AGENTES FÍSICOS EM REABILITAÇÃO

Barbara J. Behrens, PTA, MS
Coordinator, Physical Therapist Assistant Program
Mercer County Community College
Trenton, NJ

Holly Beinert, PT, MPT
Clinical Coordinator, Physical Therapist Assistant Program
Mercer County Community College
Trenton, NJ

AGENTES FÍSICOS EM REABILITAÇÃO

Teoria e prática
baseada em evidências

3ª edição

Manole

Título original em inglês: *Physical Agents – Theory and Practice, 3rd edition*
A obra original em língua inglesa foi publicada por: The F.A. Davis Company, Philadelphia, Pennsylvania, EUA.
Copyright © 2014. Todos os direitos reservados.

Este livro contempla as regras do Acordo Ortográfico da Língua Portuguesa.

Editora-gestora: Sônia Midori Fujiyoshi
Produção editorial: Cláudia Lahr Tetzlaff
Tradução: Maria Idalina Ferreira Lopes
Revisão científica: Thiago Saikali Farcic
       Especialista em Terapia Manipulativa pela CESUMAR e em Ciências da
        Reabilitação aplicada ao aparelho locomotor pela Universidade Paulista
       Mestre e Doutor em Ciências pelo Programa de Ciências da Reabilitação da
        Faculdade de Medicina da Universidade de São Paulo
       Graduado em Fisioterapia pela Universidade Paulista
       Experiência em Fisioterapia, na área de Fisioterapia Traumato-ortopédica,
        com ênfase em Terapia Manipulativa e Recursos Eletrofísicos
Revisão: Depto editorial da Editora Manole
Diagramação: Luargraf Serviços Gráficos Ltda.
Capa: Rubens Lima

CIP-BRASIL. CATALOGAÇÃO NA PUBLICAÇÃO
SINDICATO NACIONAL DOS EDITORES DE LIVROS, RJ

B365a
3. ed.

  Behrens, Barbara J.
   Agentes físicos em reabilitação : teoria e prática baseada em evidências / Barbara
J. Behrens, Holly Beinert ; tradução Maria Idalina Ferreira Lopes ; revisão científica
Thiago Saikali Farcic. - 3. ed. - Barueri [SP] : Manole, 2018.
   480 p. : il.

   Tradução de: Physical agents : theory and practice
   ISBN 9788520446188

   1. Fisioterapia. 2. Reabilitação. I. Beinert, Holly. II. Lopes, Maria Idalina Ferreira.
II. Farcic, Thiago Saikali. III. Título.

| 18-50384 | CDD: 615.82 |
| | CDU: 615.8 |

Meri Gleice Rodrigues de Souza - Bibliotecária CRB-7/6439

Todos os direitos reservados.
Nenhuma parte deste livro poderá ser reproduzida, por qualquer processo, sem a permissão expressa dos editores.
É proibida a reprodução por xerox.
A Editora Manole é filiada à ABDR – Associação Brasileira de Direitos Reprográficos
Edição brasileira – 2018

Direitos em língua portuguesa adquiridos pela:
Editora Manole Ltda.
Av. Ceci, 672 – Tamboré
06460-120 Barueri – SP – Brasil
Fone: (11) 4196-6000
www.manole.com.br
info@manole.com.br

Impresso no Brasil
Printed in Brazil

Durante o processo de edição desta obra, foram tomados todos os cuidados para assegurar a publicação de informações precisas e de práticas geralmente aceitas. Do mesmo modo, foram empregados todos os esforços para garantir a autorização das imagens aqui reproduzidas. Caso algum autor sinta-se prejudicado, favor entrar em contato com a editora.

Os autores e os editores eximem-se da responsabilidade por quaisquer erros ou omissões ou por quaisquer consequências decorrentes da aplicação das informações presentes nesta obra. É responsabilidade do profissional, com base em sua experiência e conhecimento, determinar a aplicabilidade das informações em cada situação.

Editora Manole

REVISORES

Jo Ann Beine, PTA, MLS
Faculty
Physical Therapy Assistant Program
Arapahoe Community College
Littleton, Colorado

Michelle Duncanson
Physiotherapist
Coordinator and Professor OTA & PTA Program
Department of Health Studies
Niagara College
Welland, Ontario, Canada

Nancy Greenawald, EdS, MBA, BS PT
Program Coordinator
Physical Therapist Assistant Program
Montgomery College, Takoma Park-Silver
  Spring Campus
Takoma Park, Maryland

Heather MacKrell, PT, PhD
Program Director
Department of Health Sciences
Calhoun Community College
Tanner, Alabama

Amber L. Ward, OTR/L, BCPR, ATP
Occupational Therapy Coordinator, Adjunct Professor
Department of Neurology, Occupational Therapy
  Assistant Program
Carolinas Healthcare System, Cabarrus College of
  Health Sciences
Charlotte, North Carolina

PREFÁCIO À TERCEIRA EDIÇÃO

Alguns profissionais da saúde têm receio do uso de agentes físicos, outros já os vêm como um auxiliar para alcançar os objetivos do tratamento fisioterapêutico, sabendo que tudo depende de como você os usa. Ao longo deste livro, são explicados os conceitos básicos sobre os agentes físicos, e questionamentos simples do tipo "é importante saber..." são intercalados para que esse receio possa ser amenizado. São apresentados exemplos tanto das aplicações teóricas como práticas para que o leitor possa analisar e aplicar os conceitos.

Para começar, vamos examinar a organização dos capítulos e depois suas características específicas.

Organização dos capítulos

Cada capítulo inclui muitas atividades de aprendizagem e recursos que auxiliam em uma maior compreensão dos seus principais objetivos. A primeira página de cada capítulo contém objetivos de aprendizagem, termos-chave e sumário, para ajudar a orientar o leitor ao longo do desenvolvimento do tema. Os capítulos terminam com um resumo, uma autoavaliação com questões para revisão de múltipla escolha, questões para discussão que desenvolvem ainda mais o pensamento crítico, bibliografia com sugestão de fontes, lista das referências bibliográficas e uma seção Vamos descobrir com uma variedade de atividades de laboratório.

Recursos especiais

Uma série de recursos especiais complementa o projeto gráfico e aparece conforme a necessidade ao longo dos capítulos:

- **Perspectiva do paciente** fornece uma história pessoal única que remete ao tema abordado, acompanhada de questões relevantes.
- **É importante saber** une conceitos às aplicações clínicas.
- **Para refletir** aparece de acordo com a necessidade, para concentrar a atenção nas questões específicas que o leitor deve considerar.
- **Atividade prática** é uma atividade de laboratório (sem equipamento) que inclui precauções, contraindicações e as razões.
- **Antes de começar** é uma breve descrição das considerações de segurança que devem ser tomadas antes de intervenções fisioterapêuticas.
- **Estudos de caso** são aplicações no cenário da vida real, que aparecem no final de cada capítulo antes da seção Vamos descobrir.
- **Vamos descobrir** é uma atividade mais longa de laboratório com equipamentos, e inclui também precauções, contraindicações e justificativas.

Como já observado, cada uma das atividades de laboratório (Atividade prática e Vamos descobrir) inclui contraindicações e precauções para o uso dos agentes físicos, bem como justificativas para suas utilizações. As oportunidades para a tomada de decisões clínicas começam com decisões relativas às indicações das modalidades, que são tão importantes como as contraindicações e as justificativas específicas dadas. Os cenários que envolvem os pacientes fornecem ao leitor amplas oportunidades para tomar parte na reflexão estimulada pelos exercícios focados em cada uma das modalidades dos agentes físicos. Ao mesmo tempo, o leitor também aprende sobre novas técnicas e ganha confiança na sua capacidade para cumprir os objetivos do tratamento.

VIII Prefácio à terceira edição

A capacidade de fornecer um sólido argumento fisiológico para o que se está fazendo com um agente físico, e então utilizá-lo para alcançar o objetivo do tratamento terapêutico, é tanto uma arte como uma ciência. As ferramentas incluídas no texto foram escritas com o intuito de que possamos alcançar ambas. E isso só vem com o desejo de compreender e praticar, e não com o medo do desconhecido. Há tanta coisa que podemos fazer se simplesmente aplicarmos o que já sabemos, em vez de temê-lo. Esperamos que você seja capaz de transmitir isso aos seus alunos/estudantes e pacientes.

Barbara J. Behrens, PTA, MS

AGRADECIMENTOS

Dizem que a terceira vez é a que conta, então vamos lá. A terceira edição deste livro é um verdadeiro sucesso e um casamento de muito conhecimento, incluindo:

- As opiniões e ideias em conjunto com Holly Beinert, na medida em que colaboramos na criação de vários tópicos que precisavam ser incluídos ou um pouco mais elaborados.
- O manual de laboratório e o texto, atualizados para incluir mais materiais pedagógicos e, como esperamos, torná-los mais úteis e relevantes.
- A mistura de anos de experiências e sugestões de alunos/estudantes para o que seria preciso fazer "na próxima edição do livro".
- As versões do tipo:
  - "Sempre quis incluir isso..."
  - "Gostaria de poder inserir isso..."
  - "Esqueci de agradecer..."

Não poderia ter feito nada do que fiz sem estar cercado por uma base sólida de apoio, e isso inclui aqueles que se doam completamente, às vezes mesmo sem saber:

- A base de apoio que eu mencionei.
- Os ex-alunos dos dezessete anos do Mercer PTA Program contribuíram com exemplos fantásticos para temas fotográficos, exemplos de laboratório, cenários de pacientes e a reflexão sobre a questão do exame periódico.
- Um incrível conjunto de apoio dos membros do corpo docente do programa PTA na Mercer, que emprestou seus conhecimentos clínicos, paciência, risos e habilidades editoriais ao longo do caminho para o desenvolvimento de inúmeras atividades de laboratório e palestras sobre os agentes físicos. Obrigado Holly Beinert, Jessica Sliker e Kristen Collins.
- Robin Levin Richman, que gentilmente chamava a atenção quando os prazos finais iam se aproximando.

- Lisa Thompson, cuja capacidade de editar e de "ver o todo" no meio de coisas aparentemente sem sentido nunca deixará de me surpreender.
- Melissa Duffield, que incentivou a mim e a Holly a dar à luz um "terceiro filho".
- Kate M., que pacientemente revisou as ilustrações e fotografias, para que aquilo que nós imaginamos e o que você está vendo fossem a mesma coisa.
- George, por sua capacidade de organizar a equipe FAD em alta velocidade.
- T., que me mostra a luz da manhã após uma longa noite de revisões.
- Todos ao meu redor que "toleraram bem o processo" enquanto eu trabalhava na terceira edição.
- As contribuições das seguintes pessoas na segunda edição deste livro: Ute H. Breese, Med, PT, OCS; Elizabeth Buchanan, PT; Joy Cohn, PT, CLT-LANA; Cheryl Gillespie, PT, DPT, MA; Burke Gurney, PT, PhD; Stacie Lynn Larkin, PT, Med, ACCE; Ethne Nussbaum, PT, PhD; Peter C. Panus, PT, PhD; Russell Stowers, PTA, MS; e Kristin von Nieda, DPT, Med.

Barbara J. Behrens, PTA, MS

Gostaria também de agradecer aos alunos do PTA que tão graciosamente cederam seu tempo para a sessão de fotos desta terceira edição, especialmente Jessica Sliker, Kristen Collins, Diana Diaz e a turma do PTA de 2013. Obrigada a Barbara Behrens pelo convite para acompanhá-la nesta jornada e por confiar em mim para um projeto que lhe é tão valioso. Também gostaria de agradecer a minha família, Paul, Betsy, Neil e Sean, pelo amor e apoio eternos. Por fim, agradeço a Jackson Ryan Alexander, que me abastece com doses diárias de felicidade, risos e amor, sem os quais o sucesso não seria possível.

Holly Beinert, PT, MPT

SUMÁRIO

Seção I **CONCEITO DE TERAPIAS ADJUNTIVAS**

Capítulo 1	Prática baseada em evidências com agentes físicos	2
Capítulo 2	Resposta do tecido à lesão	11
Capítulo 3	Respostas dos pacientes às intervenções terapêuticas	37

Seção II **AGENTES TÉRMICOS E MECÂNICOS**

Capítulo 4	Calor e frio terapêuticos	60
Capítulo 5	Ultrassom terapêutico e fonoforese	92
Capítulo 6	Piscinas e hidroterapia	132
Capítulo 7	Técnicas de tratamento dos tecidos moles: tração	162
Capítulo 8	Técnicas de tratamento: compressão e controle do edema	196
Capítulo 9	Técnicas de manejo dos tecidos moles: massagem	220
Capítulo 10	Radiação eletromagnética: diatermia, ultravioleta e *laser*	240

Seção III **USO DA ESTIMULAÇÃO ELÉTRICA NO TRATAMENTO TERAPÊUTICO**

Capítulo 11	Fundamentos da estimulação elétrica e da iontoforese	264

	Capítulo 12	Eletrodos e cabos: materiais e cuidados	318
	Capítulo 13	Estimulação elétrica neuromuscular	336
	Capítulo 14	Estimulação elétrica na reparação tecidual	366
	Capítulo 15	Manejo da dor com a estimulação elétrica	390
	Capítulo 16	Terapia com corrente interferencial na prática clínica	432

Seção IV ABORDAGEM GLOBAL PARA O TRATAMENTO

	Capítulo 17	Integração dos agentes físicos: tomada de decisão clínica	446

Índice remissivo 461

SEÇÃO I

Conceito de terapias adjuntivas

CAPÍTULO 1

Prática baseada em evidências com agentes físicos

Holly C. Beinert, PT, MPT

Objetivos de aprendizagem

Após a leitura deste capítulo, o leitor será capaz de:

- Definir a prática da fisioterapia baseada em evidências.
- Delinear o processo da aplicação das cinco etapas da prática baseada em evidências (PBE).
- Discutir os benefícios da PBE.
- Discutir as barreiras à PBE e as abordagens para reduzi-las na educação clínica e na prática clínica.

Termos-chave

Critério de exclusão	Modelo de pesquisa	Revisão sistemática
Critério de inclusão	Modelo experimental	Revistas especializadas
Experiência clínica	Modelo não experimental	Variáveis
Hierarquia das evidências	Modelo quase experimental	Viés
Indivíduos da pesquisa	Prática baseada em evidências	

Conteúdo

Definição da prática baseada em evidências
Argumentos para o uso da prática baseada em evidências
O processo de cinco etapas para a aplicação da prática
    baseada em evidências
  Perguntar
  Obter

Analisar
Aplicar
Avaliar
Fontes de evidências
Evidência em ação

"Conhecimento é poder." – Sir Francis Bacon

Perspectiva do paciente

"Você tem de ir à escola para aprender como fazer isso?"

A prática baseada em evidências (PBE) é o uso da melhor evidência atual para auxiliar profissionais e seus pacientes no processo de tomada de decisão clínica. Todos os prestadores de cuidados de saúde são obrigados a fornecer informações precisas e atualizadas sobre as opções de tratamento, de modo que o paciente esteja verdadeiramente informado para poder dar seu consentimento. Este livro fornece informações fundamentais sobre a utilização de agentes físicos como uma intervenção de tratamento. A pesquisa continuará se expandindo e ampliando a base de conhecimento daqueles que incorporam os princípios da PBE às suas carreiras, tornando-os prestadores de cuidados de saúde mais eficazes do que aqueles que confiam somente em um livro.

Definição da prática baseada em evidências

A prática baseada em evidências (PBE) é uma abordagem para a tomada de decisão clínica que integra as melhores evidências científicas, especialidade clínica e valores do paciente.[1] Sackett, primeiro médico a documentar o processo da **prática baseada em evidências**, e colegas a definem como "uso consciente, explícito e judicioso das melhores evidências científicas atuais na tomada de decisões sobre o tratamento de pacientes individuais".[2] De acordo com o fisioterapeuta Pete Levine, "basear-se em evidências é um estado de espírito".[3] Isso exige que os fisioterapeutas mantenham-se atualizados com a pesquisa clinicamente relevante e então implementem as descobertas para proporcionar uma melhor qualidade de atendimento ao paciente. Uma vez que a evidência foi recolhida e analisada, a experiência clínica é necessária para determinar se a evidência aplica-se a um paciente em particular e, em caso afirmativo, para determinar de que maneira ela se aplica.[1] A evidência não substitui a experiência clínica. Quando o terapeuta decide aplicar dados atuais de pesquisa no atendimento ao paciente, exige-se a **experiência clínica**, ou a proficiência de competências e habilidades clínicas, para fazê-lo com segurança e eficácia.[2,4] Finalmente, a situação, os valores e os objetivos do paciente em específico devem ser considerados quando o terapeuta está tomando decisões clínicas.

Argumentos para o uso da prática baseada em evidências

A principal razão para utilizar a PBE é que ela beneficia o paciente. De acordo com Iles e Davidson: "O uso adequado das evidências na eficácia das várias estratégias de tratamento deve ter como resultado profissionais que selecionam técnicas reconhecidamente eficazes, dessa forma fazendo com que os pacientes obtenham os melhores resultados."[5] Isso é apoiado pela declaração *Vision 2020* da American Physical Therapy Association, na qual se afirma que os fisioterapeutas prestarão serviços baseados em evidências (Quadro 1.1).[6] A incorporação da PBE irá aumentar a credibilidade da profissão de fisioterapeuta dentro da indústria de atendimento de saúde. Por último, as mudanças na estrutura dos cuidados de saúde e reembolso proporcionam uma motivação para justificar os serviços de reembolso, bem como uma maior necessidade de fornecer os melhores resultados possíveis da maneira mais eficiente. Nos EUA, as companhias de seguros já começaram a negar o reembolso para serviços de fisioterapia que não apoiam-se em evidências. Dependendo do contexto, o reembolso pode ser determinado pelo diagnóstico e não pela duração da estadia ou pelo número de intervenções fisioterapêuticas fornecidas. Portanto, fornecer intervenções de fisioterapia que ajudam os pacientes a atingirem seus objetivos em um período de tempo mais curto beneficia tanto os doentes como os estabelecimentos.

O processo de cinco etapas para a aplicação da prática baseada em evidências

De acordo com Sackett et al. (2000) e Del Mar et al. (2004), as cinco etapas da PBE são (1) fazer uma pergunta clínica que se pode responder, (2) obter a melhor evidência disponível, (3) analisar a evidência, (4) aplicar as evidências na prática clínica, e (5) avaliar o processo.[7,8]

Quadro 1.1 — Declaração *Vision 2020* da American Physical Therapy Association[6]

Esta é a declaração *Vision 2020* da APTA:

"Guiados pela integridade, aprendizagem ao longo da vida e por um compromisso com programas de saúde abrangentes e acessíveis para todas as pessoas, fisioterapeutas irão prestar serviços baseados em evidência durante todo o tratamento e melhorar a qualidade de vida para a sociedade."

4 Seção I • Conceito de terapias adjuntivas

Perguntar

Fazer uma pergunta clínica que se pode responder exige que o profissional reconheça quando há uma lacuna em seu conhecimento clínico. O profissional deve então ter a capacidade de formular uma pergunta estruturada que define o problema, a intervenção e os resultados esperados.[5]

Para trazer o processo clínico de aplicação da PBE para a vida diária, vamos seguir um exemplo deste processo que não está relacionado com a fisioterapia. Imagine que você tenha acabado de se mudar para seu primeiro apartamento. Como um presente de inauguração, seus amigos lhe compraram uma planta de interior chamada violeta-africana, mas não sabiam que você nunca tinha cuidado de uma planta antes. Você logo admite que existe uma lacuna em seus conhecimentos, pois não sabe como manter essa planta viva. E então a seguinte pergunta surge em sua cabeça: "Como faço para que uma violeta-africana mantenha-se viva dentro de casa?"

Obter

Esta etapa requer que o profissional possa acessar jornais científicos ou bancos de dados a fim de obter a melhor evidência disponível.[9] Investir em filiações a bancos de dados pode desempenhar um papel muito importante para se obter acesso a artigos de qualidade. Realizar buscas livres utilizando recursos como o sistema da biblioteca local, PubMed, PEDro, Medline e Google Scholar também é uma possibilidade.

Para encontrar uma resposta à pergunta sobre como cuidar de sua planta, aonde você iria? Vamos supor que você perguntou a uma amiga, pois ela tem muitas plantas. Infelizmente, ela nunca teve nem cuidou de uma violeta-africana, mas sugere que você exponha a planta a muita luz solar. Seu próximo passo o leva aos especialistas que já cuidaram de violetas-africanas. Você vai à biblioteca e pesquisa nos arquivos do *The Plant Journal* e no *Journal of the American Society for Horticultural Science*. Por último, você vai até sua loja de ferragens e de jardinagem local para falar com um dos vendedores. Está sendo bem trabalhoso reunir as respostas.

Analisar

Depois de reunir os artigos, o profissional deve ser capaz de analisar criticamente as evidências para determinar sua importância clínica.[5] É importante ler mais do que apenas o resumo e a conclusão. Você deve se familiarizar com a interpretação dos dados de pesquisa. O leitor deve levar em consideração a seleção e o manejo do sujeito, a confiabilidade e a validade da medição,

a validade da pesquisa e a credibilidade do estudo, para citar apenas alguns itens.

Livros inteiros e cursos de educação continuada têm se dedicado ao tema de como proceder em uma análise de pesquisa eficiente. Esta seção abrange algumas das informações fundamentais e básicas referentes à análise da qualidade da evidência. Além disso, recomenda-se o aprendizado autodirigido.

Modelo de pesquisa

Modelo de pesquisa é o plano para a condução de um estudo.[10] Alguns modelos de pesquisa são mais fortes do que outros e, em um esforço para tornar mais fácil a seleção do melhor modelo atual, o Centre for Evidence-Based Medicine de Oxford, Inglaterra, criou uma **hierarquia de evidências**, que classifica modelos de pesquisa com base na sua capacidade de minimizar o viés.[11] O **viés** é um desvio sistemático da verdade decorrente de influências descontroladas no estudo.[10] Mesmo em modelos de pesquisa que minimizam o viés, os profissionais não devem confiar nas conclusões dos estudos

Para refletir...

A autoaprendizagem é o processo pelo qual o indivíduo assume a responsabilidade de aprofundar seu conhecimento sobre um tópico específico e decide realizar pesquisas sobre ele. O *February 2009 Project Information Literacy Progress Report* afirma que os estudantes realizam com frequência uma "pesquisa cotidiana", definida como estratégias de procura por informação atualizada para resolver problemas que podem surgir na vida diária (p. ex., saúde e bem-estar, finanças e comércio, notícias, vida doméstica, carreira e questão espiritual).[9] No levantamento, estudantes relataram que a pesquisa na vida cotidiana é diferente daquela relacionada com o curso escolar, na medida em que é pessoal, conduzida com base na curiosidade, e que não tem prazo de entrega.[9]

A seguir estão as perguntas que você precisa fazer:

1. Aonde você gostaria de ir para encontrar a informação mais confiável sobre a compra de um carro novo? Você confiaria nesta fonte mais ou menos do que no vendedor de carros? Por quê?
2. O que você faria se precisasse descobrir como fazer sua própria massa de modelar antes de seu sobrinho chegar, daqui a uma hora?
3. Você considera a leitura de artigos de pesquisa para melhorar a qualidade do tratamento do paciente algo pessoalmente importante ou algo relacionado ao trabalho? Há um prazo? Essa leitura é movida pela curiosidade?

de pesquisa para tomar decisões sobre o tratamento do paciente sem antes analisar criticamente o estudo para determinar se a conclusão é ou não corroborada pelos dados apresentados.[12]

Em um **modelo experimental**, os pesquisadores colocam os participantes em dois ou mais grupos e mantêm todas as variáveis iguais, exceto aquela que estão testando. O grupo que não recebeu a intervenção teste é chamado *grupo de controle* e os pesquisadores medem os resultados para que possam comparar os dois grupos. Um exemplo seria um estudo concebido para determinar se a adição de calor úmido antes do alongamento aumenta a amplitude de movimento (ADM) passiva. Os pesquisadores podem ter dois grupos, os quais recebem os mesmos alongamentos. Só um dos grupos receberia calor úmido antes do alongamento. Depois a ADM passiva será medida em ambos os grupos para determinar se existe uma diferença. As **variáveis** são características que podem alterar de grupo para grupo. Quando o objetivo de um estudo é testar as relações de causa e efeito, a variável que é controlada pelos pesquisadores é chamada de variável independente. No exemplo acima, a adição de calor úmido é a variável independente. A variável que é medida é chamada variável dependente. Portanto, no exemplo acima, a ADM passiva é a variável dependente.

Embora se assemelhe em muitos aspectos a um modelo experimental, um modelo **quase experimental** não tem atribuição aleatória de indivíduo. Embora a validade de modelos quase experimentais tenda a ser mais frágil do que a de modelos experimentais, eles são frequentemente usados quando os pesquisadores têm dificuldades em obter um número suficiente de indivíduos para formar os grupos.[10] Há muitos tipos diferentes de modelos quase experimentais. Um dos mais utilizados inclui o teste com dois grupos de indivíduos antes e depois de uma intervenção. No entanto, é importante lembrar que os dois grupos não foram distribuídos de forma aleatória; por conseguinte, pode haver diferenças adicionais entre eles para além daquela fornecida pela intervenção. Um exemplo seria um estudo destinado a determinar os efeitos do *biofeedback* no controle do equilíbrio e da coordenação em dois grupos de pacientes pediátricos com a rara síndrome de Joubert. Como a condição é tão rara, é possível que os pesquisadores encontrem apenas duas clínicas no país que tratam de crianças com este diagnóstico. Se os pesquisadores fornecessem *biofeedback* apenas para crianças em uma dessas clínicas, não seria uma atribuição aleatória. Você consegue pensar em diferenças adicionais que estes grupos de indivíduos podem ter que não foram controladas?

Em **modelos não experimentais**, os pesquisadores observam e coletam dados sem manipular os indivíduos. Estes são também designados como estudos observacionais.[10]

Uma **revisão sistemática** é muitas vezes conduzida por revisores treinados que reúnem muitos estudos que tratam de uma questão específica de pesquisa, criando um trabalho de pesquisa minucioso que incorpora as descobertas de muitos pesquisadores.[10]

Indivíduo

Os **indivíduos da pesquisa** são pessoas cujos dados serão coletados em um esforço para responder à questão da pesquisa. Os **critérios de inclusão** definem as características que os indivíduos devem possuir para serem incluídos no estudo.[10] Por exemplo, se os pesquisadores estavam tentando determinar a eficácia da tração mecânica cervical na redução da dor em pacientes com distúrbios mecânicos do pescoço, faria sentido que todos os indivíduos apresentassem algum distúrbio mecânico do pescoço. Os **critérios de exclusão** definem as características que farão indivíduos inelegíveis participarem do estudo porque eles são considerados variáveis que podem interferir no resultado do estudo.[10] Para continuar com o mesmo exemplo, indivíduos com distúrbios mecânicos do pescoço podem ser excluídos do estudo se recentemente fizeram uma cirurgia cervical, têm sinais e sintomas de uma lesão do neurônio motor superior, ou estão atualmente tomando medicação esteroide.

O número de indivíduos incluídos também terá um impacto sobre a força do estudo. Imagine que dois estudos diferentes tentaram responder à pergunta sobre a eficácia da tração mecânica cervical na redução da dor em pacientes com distúrbios mecânicos do pescoço. No primeiro estudo, 75% dos indivíduos apresentaram diminuição da dor com a tração mecânica cervical, e no segundo estudo apenas 25% dos indivíduos apresentaram diminuição da dor depois da mesma intervenção. Quando você analisa os estudos, percebe que o primeiro tinha apenas quatro indivíduos, de modo que três dos quatro tiveram diminuição da dor. O segundo estudo teve cem indivíduos e apenas 25 deles demonstraram alívio da dor. Quais resultados podem ser obra do acaso? O que é mais matematicamente significativo?

Estatísticas

As estatísticas são ferramentas que os pesquisadores usam para compreender e avaliar os dados que coletam a partir dos estudos que fazem com os indivíduos. Cada teste estatístico tem uma finalidade específica, indicações de utilização, métodos de aplicação e limitações de desempenho. Aprender mais sobre os muitos testes estatísticos é a única maneira de se tornar capaz de considerar se o pesquisador utilizou o teste apropriado para seu estudo, e se ele foi usado corretamente. A Tabela 1.1 define os termos estatísticos mais comuns.

Você reuniu as possíveis soluções para manter sua violeta-africana viva. Sua vizinha cuida de muitas plantas e, embora nunca tenha possuído uma violeta-africana, a su-

6 Seção I • Conceito de terapias adjuntivas

gestão dela é que você proporcione muita luz solar à planta. O empregado da loja de ferragens o levou até o corredor de alimentos para as plantas. A embalagem do produto que você escolheu indica que ele vai atender às necessidades exclusivas de todas as plantas de interior. E você também leu as informações do *The Plant Journal* e da American Society for Horticultural Science. Essas duas fontes indicam que as folhas da violeta-africana não devem ser molhadas. Portanto, colocar a planta em um prato e regar a partir do fundo é uma boa ideia. Elas também informaram que você deve retirar as flores da planta quando ela florescer, girar a planta no sol, e regá-la somente quando estiver seca. Qual dessas fontes é a mais objetiva?

Aplicar

Uma vez que a importância clínica foi determinada, o profissional deve integrar a evidência com a experiência clínica e os valores do paciente.[5] Iniciar a mudança em sua prática clínica pode ser bastante difícil; no entanto, trabalhar em um ambiente favorável com outros profissionais que têm a PBE em alta estima vai estimular o crescimento da prática.

Agora é hora de ir para casa e aplicar seus novos conhecimentos. Você decidiu que o conselho sobre o produto alimentar vegetal não é objetivo porque a empresa que o fabrica tem um interesse financeiro na sua decisão em usá-lo. Você coloca a planta no sol, rega com cuidado para não molhar as folhas, e espera que ela dê flores.

Para refletir...

Como um profissional inicia este tipo de conversa com colegas de trabalho? Compare as duas seguintes abordagens. Qual apresenta maiores chances de conseguir que seus colegas de trabalho apoiem a PBE?

1. "Não estamos usando evidências suficientes nesta prática e todos nós precisamos começar a ler pelo menos um artigo por mês. Você por acaso sabe por que está usando estimulação elétrica nesse paciente?"
2. "Li um artigo realmente interessante neste fim de semana, ele mostrou que dez sessões de ultrassom usado em 1 MHz, 1 W/cm^2, 100% durante cinco minutos em pacientes com osteoartrite do joelho diminui a dor, melhora os resultados funcionais, e ajuda no tempo de caminhada de 50 m. Estou realmente animado para usar isso com o sr. Smith nas próximas dez visitas para ver se podemos obter os mesmos resultados. Aqui está uma cópia do artigo, se você estiver interessado."

Tabela 1.1	Terminologia de estatística definida[10]
Média	A soma dos pontos dos dados dividida pelo número de pontuações
Mediana	A pontuação média em um conjunto de dados
Modo	A pontuação que ocorre com mais frequência em um conjunto de dados
Valor preditivo negativo	A proporção de indivíduos com um resultado de teste negativo que não têm a condição de interesse
Valor p	A probabilidade de que uma constatação estatística ocorreu em decorrência do acaso
Valor preditivo positivo	A proporção de indivíduos com um resultado positivo que têm a condição de interesse
Força	A probabilidade de que um teste estatístico detectará, se ela estiver presente, uma relação entre duas ou mais variáveis ou uma diferença entre dois ou mais grupos
Confiabilidade	A extensão em que medidas repetidas concordam uma com a outra
Sensitividade	A proporção de indivíduos com a condição de interesse que têm um teste com resultado positivo
Especificidade	A proporção de indivíduos sem a condição de interesse que têm um teste com resultado negativo
Desvio-padrão	A distância absoluta média de pontuações da pontuação média de um conjunto de dados
Validade	O grau em que um estudo responde apropriadamente à questão colocada. Além disso, o grau em que uma ferramenta de medição captura o que deve ser medido

Avaliar

Por último, o profissional deve avaliar os passos que fez, assim como a eficácia do resultado do tratamento. Ele deve identificar as maneiras de melhorar o tratamento do paciente de forma eficaz.[5]

Um ano depois, sua violeta-africana está viva e saudável. Você tem uma nova vizinha e decide lhe oferecer uma violeta-africana como um presente de boas-vindas. Ela pergunta a você como cuidar da planta e você sabe exatamente o que responder, onde obteve sua informação e como foi bem-sucedido ao aplicá-la.

A Tabela 1.2 descreve as cinco etapas da PBE. A primeira coluna resume as medidas tomadas para responder à pergunta: "Como faço para manter viva uma planta violeta-africana?" A segunda coluna mostra as cinco etapas aplicadas a uma questão clínica em relação ao uso eficaz da terapia a *laser* de baixa intensidade e a terceira foi deixada em branco para que você possa preenchê-la com base em um dos dois estudos de caso descritos no final deste capítulo.

Fontes de evidências

As informações sobre a fisioterapia podem vir de várias fontes. Muitas vezes essa primeira fonte para a qual nos voltamos é a opinião de outros profissionais que podem ter mais experiência do que nós. Isso pode incluir instrutores, autores de livros didáticos e artigos, e colegas de trabalho. Também podemos confiar em nossa própria experiência clínica para ajudar a nos guiar no processo de

Tabela 1.2		Etapas para a aplicação da PBE		
		Exemplo da violeta-africana	**Exemplo com agentes físicos[14]**	**Exemplo próprio**
1	Perguntar	"Como faço para manter viva uma violeta-africana?"	A pesquisa atual suporta o uso da terapia *laser* de baixa intensidade para a osteoartrose do joelho?	
2	Obter	**a.** Vizinho que nunca cuidou de uma violeta-africana **b.** *The Plant Journal* **c.** The American Society for Horticultural Science **d.** Vendedor da loja de plantas local	Alfredo, P., Bjordal, J., Dreyer, S., Ferreira, Zaguetti, G., Ovanessian, V., & Marques, A. (2012). Efficacy of low level laser therapy associated with exercises in knee osteoarthritis: a randomized double-blind study. *Clinical Rehabilitation* 26(6), 523–533. doi:10.1177/0269215511425962	
3	Analisar	Você analisa a experiência da fonte e o nível do viés.	Ao ler o artigo, você nota que todos os indivíduos incluídos tinham osteoartrite, tinham entre 50 e 75 anos de idade, eram do sexo masculino e feminino, e apresentavam dor e função limitada por pelo menos 3 meses. Você nota que os indivíduos foram colocados em um dos dois grupos de forma aleatória e que os terapeutas que mediram e trataram os indivíduos desconheciam o fato. Os valores p indicam uma melhoria estatisticamente significativa no grupo do *laser* sobre o grupo do não *laser* para alívio da dor e melhora funcional.	
4	Aplicar	Você coloca a planta ao sol, rega com cuidado para não molhar as folhas e espera que ela dê flores.	Como seu paciente é um homem de 60 anos que teve dor e limitação funcional por 7 meses e não tem contraindicações para a terapia a *laser* de baixo nível, você decide incluir terapia a *laser* de baixa potência 3 vezes por semana durante as primeiras três semanas usando os parâmetros incluídos no estudo.	
5	Avaliar	A planta ainda está viva um mês mais tarde? Um ano depois?	Forneça avaliação e documentação de ADM, dos níveis de dor, força e estado funcional em comparação com os resultados do exame inicial e da avaliação.	

8 Seção I • Conceito de terapias adjuntivas

tomada de decisão com os nossos pacientes atuais. Por último, podemos olhar **revistas acadêmicas e jornais**. Essas revistas têm painéis de especialistas sobre diversos temas que depois avaliam estudos de pesquisa em relação a credibilidade e relevância antes de publicá-los na revista, em um esforço para que somente pesquisas de alta qualidade sejam publicadas.[10]

Evidência em ação

A aplicação da medicina baseada em evidências na prática diária tem seus desafios. Manter-se atualizado sobre as evidências requer um compromisso com a aprendizagem, e os profissionais de saúde são incentivados a reservar um tempo toda semana para encontrar e ler artigos de revistas.[5] A criação de um clube de revista no trabalho acaba encorajando e apoiando a aplicação da PBE. Os profissionais podem se revezar na apresentação de artigos de pesquisa clinicamente relevantes a seus pares, gerando discussões e apoiando a aplicação das evidências na prática clínica. Aqueles que estão à procura de emprego podem perguntar aos potenciais empregadores como eles estão promovendo a PBE em suas clínicas, se já existe um clube de revista ou se este seria bem-vindo, e se eles oferecem acesso às bases de dados e periódicos aos seus empregados. Além do tempo exigido, a falta de acesso às evidências também foi citada como uma barreira para a PBE.[5] Os empregadores podem fornecer acesso a várias revistas acadêmicas e às bases de dados. Os próprios profissionais também podem optar por fazer assinaturas.

A aplicação bem-sucedida da PBE exige o compromisso e a participação de cada profissional, bem como o apoio da administração e dos líderes. Os profissionais são incentivados a seguir as cinco etapas para a aplicação da PBE, discutir as descobertas com colegas e pacientes, e explicar aos paciente por qual motivo cada intervenção fisioterapêutica foi escolhida. Gerentes e líderes podem promover atividades de aprendizagem criando e apoiando os clubes de revista, fornecendo acesso a revistas e tempo para se manter atualizado, bem como fornecendo incentivos para os empregados.[13]

Fornecer uma documentação precisa, minuciosa e clinicamente significativa é um componente vital para a PBE. Quando fornecemos uma boa documentação clínica, ela nos permite analisar os resultados dos pacientes para determinar se as intervenções escolhidas foram eficazes no cumprimento dos objetivos da fisioterapia. O passo final, avaliação, permite que os profissionais da saúde naveguem melhor pelas muitas opções disponíveis.

Resumo

Tornar-se um profissional que se baseia em evidências é um processo contínuo que exige um forte compromisso com os resultados dos pacientes e com o crescimento profissional. Quando os prestadores de cuidados de saúde escolhem determinado tratamento com base em evidências sólidas, promovem a autoconfiança e a confiança do paciente. Entender por que você optou por uma modalidade e que parâmetros usar irá maximizar os resultados para o paciente e sua eficácia como um prestador de cuidados de saúde.

Questões para revisão

1. Qual das seguintes opções não é normalmente usada na PBE?
   a. A melhor pesquisa atual de evidência
   b. A experiência clínica
   c. Os objetivos e valores do paciente
   d. O que seus colegas de trabalho fazem
2. Quem se beneficia do uso da PBE nas habilidades de tomada de decisão clínica?
   a. O paciente
   b. O profissional
   c. A profissão
   d. Todas as respostas acima
3. Qual das seguintes opções é o primeiro passo para aplicação da PBE?
   a. Fazer uma pergunta clínica
   b. Aquisição de dados
   c. Avaliação dos dados
   d. Aplicação dos dados
4. Qual dos seguintes modelos de pesquisa tem pelo menos dois grupos, sendo um deles um grupo de controle?
   a. Estudo de caso
   b. Experimental
   c. Quase experimental
   d. Não experimental
5. Qual dos seguintes pontos melhor define "indivíduo de pesquisa"?
   a. A pessoa que coleta dados
   b. A pessoa que analisa os dados
   c. A pessoa de quem os dados estão sendo coletados
   d. A pessoa excluída do estudo

Perguntas mais frequentes do paciente

1. Por que estou fazendo isso?
2. Será que vai funcionar?
3. O que você sabe sobre isso?

Capítulo 1 • Prática baseada em evidências com agentes físicos **9**

Estudo de caso 1

Você está fazendo seu último estágio em um ambulatório ocupado e tem dois professores clínicos. A especialidade do ambulatório é o tratamento do quadrante superior e você vê muitos pacientes que estão tratando os ombros. Após três semanas na clínica, você percebe que um de seus professores clínicos realiza um ultrassom utilizando um gel de ultrassom comum. O outro professor mantém contato com os médicos dos pacientes para solicitar uma receita de um gel contendo fluocinonida para que possa fazer fonoforese. Você pergunta a cada um dos profissionais qual o argumento clínico para a escolha entre ultrassom e fonoforese. Nenhum deles fornece uma resposta satisfatória. O primeiro declara: "Eu sempre fiz assim", e o outro diz: "Acho que o medicamento ajuda". Na semana seguinte, você começa a tratar um paciente que tem dor no ombro, e não sabe qual gel (gel de ultrassom comum ou gel contendo fluocinonida) pode produzir melhores resultados. Portanto, você decide fazer uma revisão da literatura para responder à seguinte pergunta: "Qual é a intervenção mais eficaz na redução da dor no ombro: ultrassom ou fonoforese?" No fim de semana, você decide utilizar o banco de dados *on-line* da biblioteca da sua escola para conduzir a pesquisa.

1. Quais palavras-chave você vai digitar na ferramenta de busca do banco de dados?
2. Quais fatores você considera importante ao considerar se a evidência é relevante para seu paciente?
3. Depois de determinar o tipo de gel com a maior probabilidade de ser eficaz para seu paciente, como você vai apresentar sua decisão ao paciente? E a seus professores clínicos?
4. Por último, como você vai medir a eficácia da sua decisão?

Estudo de caso 2

Você acabou de iniciar seu primeiro trabalho e um de seus primeiros pacientes tem paralisia de Bell. Você está tratando da iniciação, facilitação, controle do movimento e relaxamento dos músculos faciais utilizando princípios e técnicas da facilitação neuromuscular proprioceptiva (FNP). Durante uma sessão de tratamento, o paciente lhe conta que anos atrás ele passou por estimulação elétrica neuromuscular (EENM) em sua coxa depois de ter rompido o ligamento cruzado anterior. Ele quer saber se a mesma coisa pode ser usada no rosto. Você decide fazer uma revisão da literatura para responder à seguinte pergunta: "A estimulação elétrica neuromuscular é eficaz no tratamento da paralisia de Bell?" Você decide utilizar o banco de dados *on-line* da American Physical Therapy Association (APTA), o *Hooked on Evidence*, para conduzir sua pesquisa.

1. Quais palavras-chave você vai digitar na ferramenta de busca do banco de dados?
2. Quais fatores você considera importantes para determinar se a evidência é relevante para seu paciente?
3. Uma vez que você determinar se a EENM é a mais adequada para seu paciente, como vai lhe apresentar sua decisão?
4. Por último, como vai medir a eficácia da sua decisão?
5. Escolha um destes dois estudos de caso e preencha a terceira coluna da Tabela 1.2, indicando as etapas que você levaria para aplicar a PBE.

▋ Questões para discussão

1. Como você explicaria a importância da PBE para um professor clínico cuja experiência clínica com este conceito é limitada?
2. Imagine que seu médico de família prescreveu um medicamento de pressão arterial para uma mulher da família que tem 20 e poucos anos. Quando perguntado o que a literatura atual diz a respeito do uso deste medicamento em mulheres jovens, o médico não consegue responder. A família decide obter uma segunda opinião e, quando faz a mesma pergunta, o segundo médico é capaz de citar dois artigos sobre a eficácia do medicamento em relação a outras intervenções não medicamentosas, bem como os efeitos colaterais em mulheres durante seus anos férteis. Como o uso da PBE influenciou sua confiança no médico e na intervenção do tratamento?
3. Conhecer a fonte de financiamento de um estudo de investigação poderia afetar sua interpretação dos resultados?
4. Dois testes clínicos randomizados são idênticos no conjunto, com exceção do número de indivíduos. O primeiro testou 20 indivíduos e o segundo 500 indivíduos. Qual é o teste mais sólido? Por quê?
5. Se um artigo de pesquisa usa apenas indivíduos do sexo masculino, você pode concluir que os resultados seriam os mesmos para mulheres? Isso dependeria do que está sendo testado?

Referências bibliográficas

1. Mellion, LR: Evidence-based research. Advance for Physical Therapy & Rehab Medicine 13(3): 6, 2012.
2. Sackett, DL, Rosenberg, WM, Gray, JA, Haynes, RB, Richardson, SW: Evidence based medicine: What it is and what it isn't. British Medical Journal 312: 71–72, 1996.
3. Levine, P: An evidence-based state of mind. Advance for Physical Therapy & Rehab Medicine, Web content, 2010.
4. Higgs, J, Jones, M, Loftus S, Christensen, N: Clinical Reasoning in Health Professions, 3rd ed. Butterworth Heinemann, Oxford, England, 2008.
5. Iles, R, Davidson, M: Evidence based practice: A survey of physiotherapists' current practice. Physiotherapy Research International 11:93–103, 2006.
6. Vision Statement for Physical Therapy. American Physical Therapy Association, Vision 2020, http://www.apta.org/vision2020/
7. Sackett, DL, Straus, SE, Richardson, SW, Rosenberg, W, Haynes, BR: Evidence-Based Medicine. Churchill Livingstone, London, 2000.
8. Del Mar, C, Glasziou, P, Mayer, D: Teaching evidence based medicine. British Medical Journal 329: 989–990, 2004.
9. Head, AJ, Eisenberg, MB: Finding Context: What Today's College Students Say about Conducting Research in the Digital Age. University of Washington, Project Information Literacy Report, February 2009.
10. Jewell, DV: Guide to Evidence-Based Physical Therapist Practice, 2nd ed. Jones & Bartlett Learning, Sudbury, MA, 2011.
11. Levels of Evidence. Centre for Evidence-Based Medicine: Oxford website. Available at: http://www.cebm.net. Accessed June 16, 2012.
12. Feise, R. Is cervical traction effective for patients with mechanical neck conditions? Journal of the American Chiropractic Association, 2009.
13. Schreiber, J, Stern, P, Marchetti G, Provident, I: Strategies to promote evidence-based practice in pediatric physical therapy: A formative evaluation pilot project. Physical Therapy 89(9): 918–933, 2009.
14. Alfredo, PP, Bjordal, JM, Dreyer, SH, et al: Efficacy of low level laser therapy associated with exercises in knee osteoarthritis: A randomized double-blind study. Clinical Rehabilitation 26(6): 523–533, 2011.

CAPÍTULO 2

Resposta do tecido à lesão

**Holly C. Beinert, PT, MPT / Barbara J. Behrens, PTA, MS /
Stacie Larkin, PT, MEd**

Objetivos de aprendizagem

Após leitura deste capítulo, o leitor será capaz de:

- Definir a dor.
- Descrever os fatores que afetam a percepção da dor pelo indivíduo.
- Definir dor aguda e crônica.
- Definir analgesia e anestesia, e diferenciá-las.
- Explicar a teoria das comportas para o controle da dor; fornecer exemplos da utilização de agentes físicos com base nesta teoria.
- Definir opiáceos endógenos, listar eventos que podem desencadear a liberação dessas substâncias.
- Descrever as intervenções terapêuticas para um paciente com dor aguda, incluindo os métodos que incentivam a participação ativa do paciente no processo de recuperação.
- Descrever a abordagem de equipe para o tratamento de pacientes com dor crônica.
- Discutir sobre analgésicos e anti-inflamatórios e seu impacto nas intervenções terapêuticas.
- Descrever os principais eventos que ocorrem nas três fases da cicatrização de feridas.
- Identificar as precauções para a manipulação das feridas durante cada uma das três fases.
- Descrever as intervenções de tratamento terapêuticas adequadas para feridas em cada uma das três fases.
- Definir os seguintes termos normalmente usados na prática clínica para descrever os sintomas relacionados às respostas dos tecidos:
  - dor
  - sensação alterada
  - edema (inchaço)
  - perda de função
- Descrever os conceitos comuns para a teoria da transmissão e da percepção da dor e explicá-la ao paciente em termos compreensíveis.
- Descrever as semelhanças e as diferenças entre os opiáceos endógenos em termos compreensíveis ao paciente.
- Debater sobre o impacto do componente psicológico na percepção da dor comparando descobertas e experiências com colegas de classe em um debate guiado.
- Debater sobre uma teoria clássica da transmissão da dor e como ela pode ser aplicada nas técnicas de alívio da dor.
- Diferenciar entre os principais eventos nas três fases da cicatrização de feridas descrevendo cada um desses principais eventos e o que os desencadeia.
- Descrever as precauções necessárias na manipulação de feridas durante cada uma das fases de cicatrização.

12   Seção I   •   Conceito de terapias adjuntivas

Termos-chave

Analgesia
Anestesia
Corno dorsal
Dermátomo
Dor
Dor aguda

Dor crônica
Edema
Endógeno
Eritema
Esclerótomo
Inflamação

Isquemia
Miótomo
Narcótico
Nociceptor
Proliferação
Remodelação

Conteúdo

Definições
 A dor aguda e a crônica
 Controle médico após lesão dolorosa nos tecidos
  moles
 Dor referida
Avaliação da dor
 Questionário de dor de McGill
 Escala visual analógica
Percepção da dor
 Receptores da dor
 Tipos de fibras da dor e vias centrais
 Fibras periféricas
 Gânglio de raiz dorsal
 Corno dorsal da medula espinal

Vias da dor
Teorias da dor
 Teoria das comportas para o controle da dor
 Opiáceos endógenos
Dor clínica *versus* dor experimental
Gerenciamento da dor
 A dor como um sintoma de disfunção
 Intervenção terapêutica – tomada de decisão clínica
Reparação tecidual
 Resposta do tecido ao trauma: inflamação e reparo
 Retardos na cicatrização da ferida
 Intervenções fisioterapêuticas para a cicatrização do
  tecido mole

"Atrás de tudo que é bonito, há algum tipo de dor." – Bob Dylan

---

Perspectiva do paciente

"Continuo ouvindo a frase 'sem dor, sem ganho'; isso é realmente necessário?"

A percepção da **dor** é uma das razões ou sintomas mais comuns que levam uma pessoa a procurar a ajuda de um médico ou de outro profissional da saúde. Ela pode ser um sinal de uma disfunção física, fisiológica ou psicológica. Isso explica por que foram desenvolvidos tantos instrumentos diferentes para avaliá-la.[2] Dependendo do indivíduo, a dor pode ser considerada um sistema de alerta do corpo ou uma maneira que o corpo encontra para avisar o indivíduo que algo está errado. Sem a sensação de dor, podem ocorrer danos adicionais ou ferimentos no tecido. A dor, no entanto, pode ter numerosos efeitos adversos que resultam em sintomas tais como a defesa muscular que, com o tempo, pode causar fraqueza, diminuição da amplitude de movimento, fadiga, insônia, aumento da irritabilidade, ansiedade, depressão, diminuição do apetite, disfunção sexual e angústia emocional.[3-6] Embora um indivíduo procure ajuda para aliviar sua dor, devemos nos lembrar que o manejo da dor é apenas um aspecto do cuidado integral do paciente que visa melhorar a função e reduzir a incapacidade. Dependendo das necessidades adicionais de reabilitação do indivíduo, várias intervenções terapêuticas podem ser usadas.

Definições

A *dor* é definida como "uma experiência sensorial e emocional desagradável associada a uma lesão tecidual real ou potencial ou descrita em termos que evocam essa lesão" (Quadro 2.1).[7] Essa definição evita vincular a dor a apenas um estímulo físico e, em vez disso, enfatiza que nossa propensão a chamar algo de "doloroso" pode ser influenciada por outros fatores. Esses fatores incluem nosso foco de atenção, nível de ansiedade, grau de sugestibilidade, nível de excitação, grau de fadiga, experiência emocional e psicológica anterior, e costumes culturais.[3,4,8,73] Em outras palavras, embora a sensação possa começar como um estímulo físico ou quimicamente mediado ao **nociceptor** (receptor da dor), nossa propensão a chamar a sensação de "dolorosa" ou a responder ao estímulo doloroso é variável dependendo da aprendizagem anterior e das circunstâncias atuais, e é puramente subjetiva. Apenas o indivíduo que experimentou a "dor" conhece a verdadeira qualidade dessa sensação e seu significado pessoal. Um aspecto de uma intervenção terapêutica para um paciente que experimenta dor envolve o controle da percepção e/ou sensação de dor. Fornecer ao paciente uma forma de manejar seu nível de desconforto pode provocar uma melhoria da função.

A resposta do organismo ao trauma é uma complexa interação de processos sensoriais, motivacionais e cognitivos que determinam uma sequência de comportamento que caracteriza a dor (Fig. 2.1).[1,6] Em um nível sistêmico, o componente simpático do sistema nervoso autônomo responde à ameaça percebida com uma reação de "luta ou fuga". Essa reação envolve inúmeros sistemas do corpo e geralmente inclui aumento da frequência cardíaca e sudorese, expansão dos bronquíolos (vias aéreas pequenas), dilatação das pupilas, desvio do sangue da pele e do aparelho digestivo para os músculos e o cérebro, diminuição do peristaltismo, e contração dos esfíncteres (Fig. 2.2).[9]

Inicialmente, quando experimenta dor resultante de um trauma, a pessoa tenta remover o estímulo. A defesa muscular ocorre como uma forma do corpo imobilizar a área lesada e evitar danos maiores (Fig. 2.3). Essa reação dos músculos requer um elevado nível de atividade metabólica ao mesmo tempo que comprime os vasos sanguíneos. A circulação comprometida torna-se muitas vezes

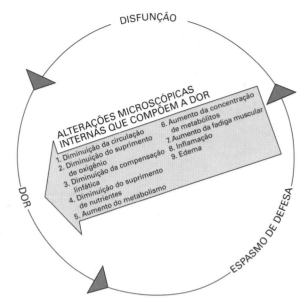

Figura 2.1 Ciclo da dor primária e alterações internas associadas. *De Mannheimer, JS e Lampe, GN, eds. Clinical Transcutaneous Electrical Nerve Stimulation. FA Davis, Filadélfia, 1984, p. 10, com permissão.*

Quadro 2.1	A terminologia da percepção da dor

O uso da terminologia adequada é útil quando se aborda o gerenciamento da dor.
- *Analgesia*: a ausência de dor ou estímulo nocivo; a ausência de sensibilidade à dor; ou o alívio da dor sem perda de consciência.
- *Anestesia*: a perda de sensibilidade, geralmente por dano no nervo ou em um receptor, isto é, dormência; ou a perda da capacidade de sentir dor causada pela administração de medicamentos ou por intervenções médicas.

insuficiente para suprir as necessidades metabólicas, levando à **isquemia**, anemia local por causa da obstrução mecânica do fornecimento de sangue.[76] Essa isquemia torna-se uma nova fonte de dor. Além disso, a circulação comprometida impede a remoção dos resíduos metabólicos, muitos dos quais sensibilizam os nociceptores, resultando no aumento da dor.

O **edema** é o acúmulo excessivo de fluido aquoso nas células, tecidos, ou cavidades serosas.[76] O edema resultante de uma lesão causa a ruptura dos capilares e linfáticos, com um aumento da permeabilidade capilar como resultado da compressão oriunda da defesa muscular. Isso agrava ainda mais os problemas de fornecimento de nutrientes e a remoção de resíduos, causando assim uma percepção da dor adicional e uma subsequente defesa muscular adicional. Portanto, um círculo vicioso de dor, defesa muscular e dor pode evoluir. Finalmente, as substâncias **endógenas** produtoras de dor são aquelas que são produzidas no interior do corpo. Alguns exemplos são potássio, serotonina (5-hidroxitriptamina [5-HT]), bradicinina, histamina, prostaglandinas, leucotrienos e substância P, que são normalmente liberadas para a área lesionada (Quadro 2.2).[6,10]

Estas substâncias podem ativar diretamente os nociceptores, ou podem atuar sozinhas ou em combinação para sensibilizar os nociceptores aos outros agentes. Por exemplo, a histamina estimula nociceptores polimodais, a bradicinina aumenta a síntese e a liberação de prostaglandinas a partir de células vizinhas, e a prostaglandina E produz hiperalgesia e sensibiliza os nociceptores.[6] O corpo responde ao trauma por meio de uma resposta inflamatória aguda. Os sintomas associados à **inflamação** são um alerta para o indivíduo, pois indicam dano tecidual. A in-

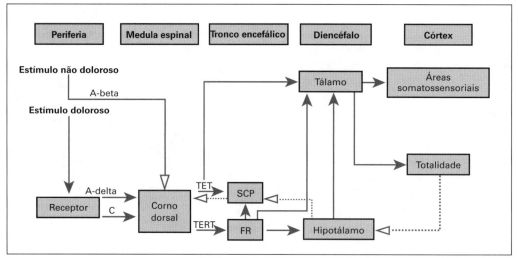

Figura 2.2 Representação esquemática das conexões ascendentes e descendentes responsáveis pela sensação da dor. As vias ascendentes estão representadas pelas linhas contínuas. O estímulo da dor desencadeia uma resposta nos receptores sensoriais periféricos. O estímulo é enviado para a medula espinal através das fibras A-delta e C e, em seguida, ao tronco encefálico (SCP = substância cinzenta periaquedutal e FR = formação reticular), através dos dois tratos (TET = trato espinotalâmico e TERT = trato espino-reticular-talâmico). A informação é retransmitida para o tálamo e o hipotálamo e em seguida para as áreas somatossensoriais e as outras áreas do córtex. As vias descendentes inibitórias estão representadas pelas linhas tracejadas. Considera-se que a modulação descendente da percepção da dor bloqueie a transmissão dos sinais de dor no corno dorsal da medula espinal. Também se considera que o estímulo sensorial não doloroso (transmitido via A-beta) bloqueie a transmissão do sinal de dor no corno dorsal.[10,21]

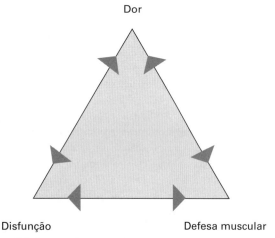

Figura 2.3 O triângulo da dor descreve uma inter-relação entre cada um dos pontos do triângulo. A percepção da dor tem a capacidade de aumentar a defesa muscular, o que poderia causar uma redução na circulação e uma diminuição no processo de cicatrização. Por outro lado, as intervenções de tratamento que cuidam da dor em adição a sua causa e sua própria disfunção vão ajudar a quebrar o ciclo, aumentando a circulação pela diminuição da defesa muscular protetora.

Antes de começar

Lembre-se de que, em um nível local, o corpo reage à lesão de três formas principais:

1. Defesa muscular
2. Formação do edema
3. Liberação de mediadores químicos endógenos da dor

Quadro 2.2 | Substâncias produtoras de dor desencadeadas por lesão

A lesão provoca a liberação das seguintes substâncias endógenas produtoras de dor para a área lesada:[6,10]
- Potássio
- Serotonina (5-HT)
- Bradicinina
- Histamina
- Prostaglandinas
- Leucotrienos
- Substância P

flamação é um complexo de reações citológicas e químicas que ocorrem em resposta à lesão.[76] Os sintomas experimentados são sinais cardinais da inflamação: dor, calor, **eritema** (vermelhidão da pele), edema e perda de função.

A dor aguda e a dor crônica

A dor pode ser classificada como aguda ou crônica.[6,11-13] A **dor aguda** é na maioria das vezes resultado de infecção, lesão ou doença interna. Ela tem características previsíveis, o paciente pode localizá-la sem dificuldade, seu diagnóstico e tratamento são relativamente fáceis, e muitas vezes o alívio é simples. A **dor crônica**, no entanto, pode ou não estar relacionada a uma lesão física real e pode persistir para além da presença de descobertas físicas óbvias para confirmá-la. Quanto mais tempo a dor persistir, mais provável que ela migre para longe do local da causa real ou da lesão.[11] A dor associada com uma lesão também pode resultar na diminuição da função da parte do corpo lesionada. A amplitude do movimento pode ser limitada, pois o movimento pode resultar no aumento da dor por causa do estresse adicional no local da lesão. Além disso, a contração muscular produz dor em razão da "tensão" criada no local da lesão pela contração. A dor pode causar defesa muscular protetora, o que aumenta ainda mais a percepção da dor. O resultado final é o ciclo dor-defesa muscular.[10] A defesa protetora prolongada de um músculo pode conduzir a uma isquemia do tecido por causa da compressão dos vasos sanguíneos. A isquemia também pode sensibilizar ainda mais os nociceptores já irritados e aumentar a percepção da dor. A combinação do evento doloroso prolongado e da resultante defesa muscular pode levar a uma incapacidade em usar a parte do corpo sem dor.

A dor crônica é aquela que dura mais de três meses[1] e leva a uma perda de longo prazo da função, bem como à imposição de muito estresse psicossocial ao paciente, amigos e familiares. O mecanismo pelo qual a dor aguda é similar ou diferente da dor crônica ainda não foi totalmente compreendido. A medida que ela é percebida e respondida pode ser uma função das influências biológicas, psicossociais, comportamentais, neuro-hormonais e fatores neuroquímicos.[1-3,11-15] Há razões postuladas para isso que ainda não são completamente compreendidas. Vários mecanismos têm sido propostos para explicar a dor crônica. Os mais comuns são descritos da seguinte forma:[6,10,13]

- *Mecânicos*: exemplos clínicos de irritação mecânica incluem síndromes de compressão como a síndrome do túnel do carpo.
- *Químicos*: irritação química na área lesionada ocorre quando o corpo libera várias substâncias em reação ao trauma, inflamação ou isquemia. Essas substâncias aumentam a sensibilidade do nociceptor,[6] reforçam a ação recíproca e facilitam a liberação da prostaglandina E. Um ciclo de retroação positiva da dor causa inflamação e resulta em mais dor.
- *Regeneração*: conforme os nervos se regeneram após a cirurgia ou o trauma, pode haver um período de aumento acentuado nas descargas das fibras nervosas periféricas que transmitem os sinais de dor (fibras A-delta e C).[6,13]
- *Reflexos*: os reflexos motores que normalmente atuam para proteger o tecido da dor aguda podem persistir e produzir mudanças associadas com dor crônica, como a defesa muscular. O resultado pode ser isquemia e compressão do nervo. A superatividade dos reflexos simpáticos pode resultar em vasoconstrição, isquemia e alterações tróficas.
- *Falha inibitória*: a falha inibitória envolve uma quebra na resposta normal do sistema nervoso central (SNC).[6] Em resposta à forte dor, o SNC normalmente libera substâncias químicas chamadas opiáceos endógenos. Essas substâncias químicas exercem controle no principal transmissor dos sinais de recepção da lesão no **corno dorsal** da medula espinal e diminuem ou bloqueiam a transmissão de outros sinais de dor. "O corno dorsal da medula espinal age como um computador que processa os sinais sensoriais recebidos, reorganizando e modulando-os antes de enviá-los para o próximo nível mais alto."[21] Alguns exemplos desta falha inibitória são dor talâmica, dor associada a lesões do cérebro ou da medula espinal, e a dor associada com doenças desmielinizantes tais como esclerose múltipla.

A transição da dor aguda para a crônica não foi bem definida. Se a dor cumpre os três seguintes critérios, no entanto, ela é normalmente denominada dor crônica:[6]

1. A causa é incerta ou não corrigível.
2. Os tratamentos médicos têm sido ineficazes.
3. A dor persiste por mais de três meses.

É importante saber...

Sinais cardinais de inflamação

Dor

A percepção da dor resultante é causada pela estimulação dos receptores da dor e das terminações nervosas livres das fibras A-delta e C pelas substâncias químicas presentes no local e pela pressão mecânica do edema.

Aumento da temperatura do tecido

O aumento da temperatura do tecido e o eritema são o resultado da vasodilatação dos vasos sanguíneos, o que permite que mais sangue passe através da área e aumente a taxa metabólica.

Eritema

Alterações vasculares ocorrem com uma resposta inflamatória que permite que o fluido e as células exsudem dos vasos sanguíneos que promovem a fagocitose, a atividade fibroblástica e o início da formação de novos leitos capilares.

Edema

O fluido exsudado no espaço extravascular se acumula por causa do aumento da permeabilidade e da vasodilatação dos vasos sanguíneos.

Perda de função

Este é o resultado final da sensibilização dos receptores da dor, dano tecidual, retenção de fluido que impede a amplitude de movimento e uma resposta inflamatória ativa descontrolada.

16 Seção I • Conceito de terapias adjuntivas

A dor crônica é muitas vezes tratada por uma abordagem em equipe com uma forte ênfase no apoio psicológico, técnicas de modificação comportamental e orientação.[11,16-21] A equipe pode incluir a coordenação de um médico e/ou enfermeira, um psicólogo, um fisioterapeuta, um terapeuta ocupacional, uma assistente social e um conselheiro de reabilitação vocacional. Terapeutas recreativos, nutricionistas, técnicos de *biofeedback* e outros prestadores de cuidados de saúde também desempenham um papel em algumas equipes. A equipe tenta capacitar o paciente e sua família por meio da educação. A intervenção com tratamento fisioterapêutico enfatiza o manejo ativo da dor[17] usando de forma correta a alternância entre a atividade e o descanso, mecânica corporal, educação postural, alongamento, fortalecimento, condicionamento cardiovascular,[16] técnicas de relaxamento, trabalho condicionado ou endurecimento e uso doméstico de agentes físicos tais como calor, gelo e estimulação elétrica nervosa transcutânea (TENS).[17] As técnicas manuais e agentes físicos são reduzidos a um mínimo, mas podem incluir técnicas de mobilização do tecido mole ou da articulação, ultrassom e estimulação elétrica. Outros membros da equipe lidam com a dependência de medicamentos, manejo do estresse, treinamento de assertividade, modificação comportamental, terapia familiar e aconselhamento profissional, conforme necessário.

Implicações psicológicas

Em um nível psicológico, o indivíduo reage ao sofrimento contínuo e ao estresse da dor crônica, ao fracasso do alívio adequado da dor, alterações na função e na posição social e dificuldades financeiras. Diante desses problemas, muitas pessoas sofrem de depressão. Pacientes com dor crônica também podem se envolver em comportamento de dor e em jogos dolorosos como respostas comportamentais mal adaptadas à sua situação (Fig. 2.4).[5,6]

Controle médico após lesão dolorosa nos tecidos moles

O controle médico muitas vezes envolve o uso de medicamentos analgésicos prescritos ou de venda livre para ajudar a aliviar os sintomas agudos associados à dor. A **analgesia** é um estado em que o estímulo doloroso foi reduzido.[76] Portanto, medicamentos analgésicos se caracterizam por uma redução da resposta aos estímulos dolorosos. O que se espera é que sua utilização diminua o potencial de progressão para uma condição crônica e para as dificuldades associadas anteriormente descritas. Os medicamentos usados para aliviar a dor são designados como analgésicos, e podem ter duas classificações: não narcóticos e **narcóticos**.

Os narcóticos incluem qualquer medicamento derivado do ópio ou compostos semelhantes ao ópio com efeitos analgésicos associados tanto ao humor como às mudanças de comportamento e ao potencial para dependência.[76] Os analgésicos narcóticos incluem codeína e morfina. Exemplos de medicamentos não narcóticos são aspirina e fármacos anti-inflamatórios não esteroides (AINE). Cada classe de medicamento afeta o corpo de diferentes maneiras para alterar a experiência dolorosa. Os medicamentos para a dor não narcóticos afetam seletivamente o hipotálamo do cérebro. Além disso, a síntese de prostaglandinas é inibida e a bradicinina é impedida de estimular os receptores da dor no local da lesão. Os AINE interrompem a resposta inflamatória fazendo com que as membranas celulares sejam menos permeáveis e inibam a síntese da prostaglandina. Os analgésicos narcóticos são usados para aliviar a dor grave. O mecanismo de ação afeta o sistema nervoso central para reduzir a ansiedade e a resposta à dor. Os medicamentos não afetam os nervos periféricos e receptores, de modo que o estímulo da dor ainda está presente. Com efeito, o paciente não responde aos estímulos em razão da depressão do SNC.[6]

Os efeitos adversos dos medicamentos deste grupo incluem irritação gastrointestinal, toxicidade, confusão mental, sonolência e hipersensibilidade. Os analgésicos narcóticos, além dos efeitos adversos mencionados anteriormente, podem produzir tolerância e dependência física do medicamento. Em alguns casos, a utilização da estimulação elétrica para o controle da dor e a terapia contínua de calor de nível baixo diminuíram a necessidade da utilização de medicamentos analgésicos.[18,21]

Acredita-se que a estimulação elétrica produza efeitos analgésicos por meio da estimulação dos sistemas nervosos periférico e central. Os aparelhos de estimulação elétrica são encontrados para uso na clínica e há também modelos portáteis (ver Caps. 13 e 15) que o paciente pode usar, se necessário, nos momentos adequados durante o dia. As unidades portáteis geralmente têm o tamanho de um "bip" e funcionam com baterias recarregáveis. A portabilidade dos estimuladores elétricos permite que o paciente tenha uma maior autonomia para cuidar de si mesmo, e a opção de utilizá-lo em longos períodos de estimulação. Quando a unidade e os eletrodos são utilizados de forma adequada, os efeitos colaterais são mínimos. É possível ocorrer uma queimadura química no local da estimulação, reações de hipersensibilidade à estimulação ou reações alérgicas aos adesivos usados para manter um eletrodo no lugar.[7,8] Esses riscos são mínimos em comparação com as reações adversas que podem resultar da ingestão de medicamentos.

É importante diferenciar os termos *analgesia* e **anestesia**. Enquanto a analgesia refere-se a uma redução da dor, a anestesia refere-se a uma perda de sensibilidade, não necessariamente à sensação de dor, resultante da depressão neurológica ou da disfunção.[76]

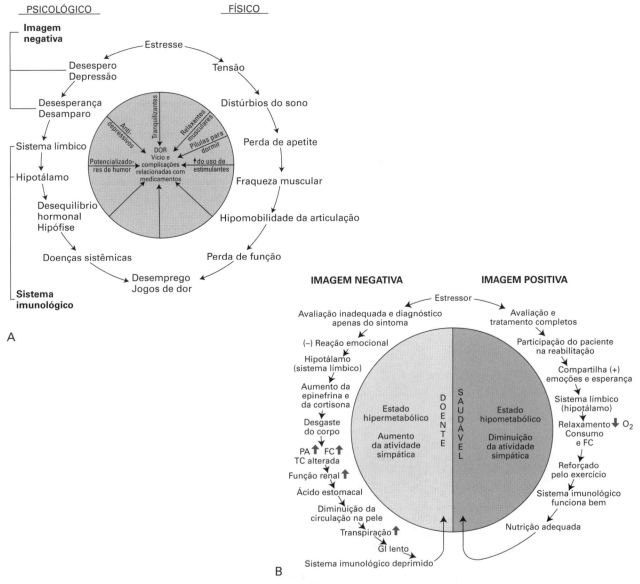

Figura 2.4 O ciclo da dor crônica. (A) Impacto psicológico e físico. (B) Sentimentos psicológicos ou atitudes em relação à doença.
Adaptado de Mannheimer, JS e Lamp, GN, eds. Clinical Transcutaneous Electrical Nerve Stimulation. FA Davis, Filadélfia, 1984, pp 12-13, com permissão.

Perspectiva do paciente

Lembre-se de que seu paciente é a única pessoa que pode realmente quantificar o que está sentindo. As respostas dadas às perguntas abaixo podem ter um efeito positivo ou adverso nos resultados da intervenção terapêutica para um determinado paciente. O medo é frequentemente associado à dor, ainda que um paciente não possa expressá-lo.

Perguntas mais frequentes do paciente

1. Como pode uma área tão pequena doer tanto?
2. Por que algumas pessoas parecem não "sofrer" tanto diante de dor?
3. Por que alguém que está tendo um "ataque cardíaco" sente dor embaixo do braço esquerdo?
4. Por que o "inchaço" acontece?
5. Por que algumas pessoas levam tanto tempo para se curar e outras não?

Dor referida

A dor resultante de estruturas corporais profundas, mas sentida em outro local distante, é chamada dor referida.[19,21,23,24] Ela é considerada um erro na localização da dor.[23,24] Mecanismos que causam a irradiação da dor são baseados na convergência das fibras nervosas aferentes cutâneas (pele) e viscerais (órgãos internos) dentro da medula espinal. As áreas de pele que são inervadas por uma raiz nervosa particular são designadas como **dermátomos**. As áreas de osso que são inervadas por uma raiz nervosa específica são conhecidas como **esclerótomos**, e **miótomos** são as áreas do músculo inervadas por uma raiz nervosa.

Essas áreas podem se sobrepor umas às outras, o que complica o processo de diagnóstico. A dor referida pode ser um indicador do segmento da coluna vertebral em que há um problema.[23] A dor no dermátomo L5 (nádega, perna e pé) pode surgir a partir da irritação ao redor da raiz nervosa L5, disco de L5, qualquer envolvimento da faceta de L4 para L5, qualquer músculo abastecido pela raiz nervosa L5, ou qualquer estrutura visceral que tem inervação da L5.[23] Outro exemplo comum de dor referida é a dor associada com a angina (isquemia do coração) e com o infarto do miocárdio (ataque cardíaco). Um indivíduo que está experimentando estas condições pode sentir a dor irradiando para o braço nos dermátomos T1 e T2.[21,25] A dor é sentida ali porque as fibras da dor que inervam o coração surgem das raízes nervosas do T1 ao T5 (Fig. 2.5).

Nem toda a dor referida segue um padrão segmentar (nervo espinal). A dor referida a partir de um ponto-

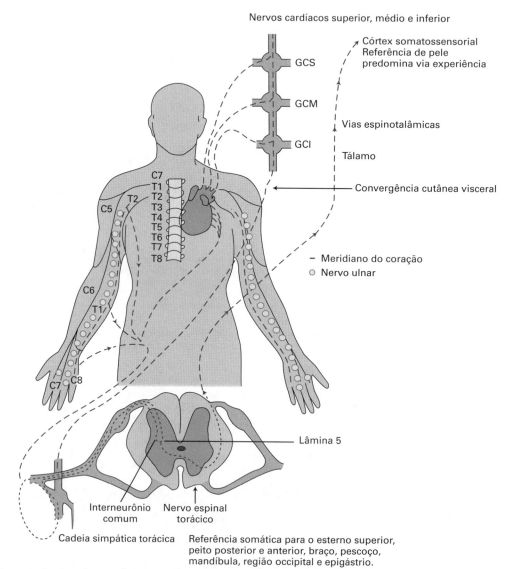

Figura 2.5 Diagrama dos dermátomos. Quando alguém está tendo um "ataque cardíaco", a dor pode ser percebida em toda a extremidade superior esquerda, que corresponde à sobreposição do dermátomo, miótomo e esclerótomo. GCS: gânglio cervical superior; GCM: gânglio cervical médio; GCI: gânglio cervical inferior.
Adaptado de Mannheimer, JS e Lamp, GN, eds. Clinical Transcutaneous Electrical Nerve Stimulation. FA Davis, Filadélfia, 1984, p. 109.

-gatilho ativo segue um padrão previsível e característico para o músculo que está abrigando o ponto-gatilho. Esses pontos-gatilho são definidos por seu padrão de dor referida.[25] É importante conhecer os padrões de referência comuns para identificar corretamente a origem anatômica da dor e tratá-la de forma adequada.[20] Além disso, como a dor que é percebida pelo paciente parece surgir a partir da área de irradiação e não das estruturas mais profundas, mais distantes, é importante explicar ao paciente a razão de não tratá-lo "onde dói", e sim a fonte da dor. Privar o paciente de informações sobre o padrão e a fonte da dor pode alimentar sentimentos de desamparo e o de não ser ouvido. A informação dada ao paciente é de que sua "perna dói", mas você parece ignorá-lo e começa a tratar de suas costas. A percepção do paciente pode ser a de que você não está ouvindo ou que não se preocupa com sua recuperação. Educar o paciente pode fazer uma diferença substancial na melhoria do seu relacionamento com ele e aumentar a eficácia global do tratamento.

Avaliação da dor

A dor é uma experiência subjetiva, e como tal é difícil de ser medida. É essencial, no entanto, ter alguns meios para controlar a percepção individual da dor em qualquer momento para monitorar a resposta ao tratamento e à atividade. O Questionário de dor de McGill (MPQ),[20,24,26] escalas visuais analógicas (EVA),[3] e escalas de classificação numérica da dor (ECND)[3,27] são algumas ferramentas de avaliação da dor comumente utilizadas na avaliação da percepção da dor (ver Cap. 3).

Questionário de dor de McGill

O MPQ é composto de várias partes e tenta medir a percepção do paciente à dor. Diagramas corporais para a localização da dor e palavras descritoras da qualidade da dor estão incluídos. A descrição da intensidade da dor pelo paciente e o padrão da dor relacionada com a atividade compõem o restante do questionário. As vantagens de se usar o MPQ incluem a coleta de informações quantitativas e qualitativas sobre a dor e o fornecimento de informações sobre os efeitos dos diferentes tratamentos e atividades na percepção da dor.

Escala visual analógica

Apesar de não ser tão sensível quanto o MPQ, a EVA é um meio rápido pelo qual os pacientes podem avaliar a dor.[3,6] Ao paciente é dado um pedaço de papel marcado com uma linha que tem 10 cm de comprimento. Em uma das extremidades está escrito "a pior dor que eu já senti"

e, na outra, "nenhuma dor". Solicita-se ao paciente que marque a linha no ponto correspondente à intensidade da dor sentida naquele momento. Os registros podem ser mantidos por meio da medição da posição das marcas sobre a escala de tratamento para tratamento. A escala numérica da dor (ECD) é uma variação da EVA. Pede-se ao paciente que avalie sua dor "em uma escala de 0 a 10, sendo 0 ausência de dor, e 10 a pior dor imaginável". Esta informação é então registrada no prontuário do paciente. Uma descrição mais detalhada da avaliação da dor encontra-se no Capítulo 3.

Percepção da dor

Os mecanismos de percepção da dor não são completamente compreendidos,[6] embora algumas peças do quebra-cabeça sejam mais bem identificadas e compreendidas do que outras. Os sinais de dor devem ser capturados por receptores sensoriais na periferia e os sinais devem ser transmitidos ao cérebro para que percebamos a dor. Esta não é uma simples situação estímulo-resposta.[6,10] Muitos fatores modificam o sinal antes e depois de atingir o cérebro.[6,28-32] O que se segue é uma breve revisão dos mecanismos neurais da percepção da dor.

Receptores da dor

Os receptores especializados chamados nociceptores sinalizam a lesão tecidual real ou potencial.[6,9,21] Os receptores na pele são mais bem compreendidos do que aqueles encontrados nas vísceras e no músculo cardíaco e esquelético.[6] Os nociceptores são na verdade três tipos distintos de terminações nervosas livres que respondem a diferentes modalidades de estímulo (Tab. 2.1). Os nociceptores normalmente não respondem a estímulos sensoriais em intervalos não prejudiciais. Por exemplo, os mecanorreceptores de alto limiar (MAL) não costumam responder ao toque leve. No entanto, a sensibilidade dos MAL aumenta em consequência de uma lesão leve, fazendo com que o tecido circundante se torne mais sensível à pressão. Os nociceptores polimodais tornam-se cada vez mais sensíveis em consequência do calor repetido ou da ativação química,[30-32] possivelmente responsável pela hiperalgesia sentida na pele lesionada. A sensação de dor é provocada por um estímulo nocivo que é o resultado da excitação dos vários receptores sensoriais e das terminações nervosas livres da pele e das estruturas internas. Os tipos de fibras nervosas que são mediadoras dos impulsos da dor no SNC são as fibras A-delta e C. As fibras A-delta transmitem estímulos discriminativos a partir do toque da pele. Elas são sensíveis ao toque grosseiro, à dor e à temperatura. As fibras C são as fibras aferentes provenientes dos receptores da dor.[9]

Tabela 2.1 Tipos de nociceptores

Tipo	Responde a	Conexão da fibra	Sensação	Velocidade da condução
Mecanorreceptores de alto limiar	Estimulação mecânica forte	A-delta	"Picada" aguda Bem localizada	Rápida
Nociceptor mecanotérmico	Estimulação mecânica forte Calor nocivo	A-delta	"Picada" aguda Bem localizada	Rápida
Nociceptor polimodal	Estimulação mecânica forte Calor nocivo Substâncias químicas irritantes	C	Fraca Dolorida Queimação Mal localizada	Lenta

Tipos de fibras da dor e vias centrais

Uma vez que um receptor de dor é estimulado, a fibra nervosa transmite um sinal para o corno dorsal da medula espinal. Algumas fibras ascendentes e descendentes se ramificam para formar o trato posterolateral e se comunicar com segmentos vizinhos da coluna vertebral. A fibra principal continua no corno dorsal para fazer conexões com os neurônios de lâmina I, II, III, IV e V. A lâmina III também é conhecida como a *substância gelatinosa*. As conexões sinápticas são feitas então com os neurônios, dando origem ao trato espinotalâmico lateral. Esses neurônios atravessam para o lado oposto da medula espinal na comissura ventral branca (Fig. 2.6). As fibras do trato espinotalâmico lateral sobem pela medula espinal e entram no tronco encefálico, onde algumas fibras emitem ramos para a formação reticular. Outras fibras continuam até o tálamo, onde formam sinapses com os neurônios que ascendem até o córtex somatossensorial primário e secundário. As fibras que foram projetadas para a formação reticular fazem em seguida sinapses com outras fibras que transmitem informações de dor ao tálamo, hipotálamo e sistema límbico. O resultado final de todas essas conexões é a percepção da dor.[1,9]

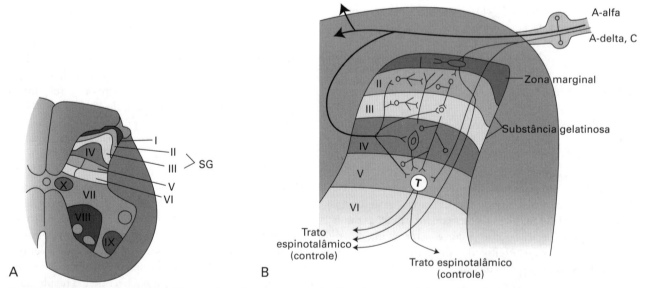

Figura 2.6 Ilustração do corno dorsal da medula espinal com cruzamento de informações. A fibra principal continua no corno dorsal para fazer conexões com os neurônios das lâminas I, II, III, IV e V. A lâmina III também é conhecida como substância gelatinosa (SG). As conexões sinápticas são então feitas com os neurônios, dando origem ao trato espinotalâmico lateral. Esses neurônios atravessam para o lado oposto da medula espinal na comissura branca ventral. As fibras do trato espinotalâmico lateral ascendem a medula espinal e entram no tronco encefálico, onde algumas fibras enviam ramos para a formação reticular. Outras fibras continuam até o tálamo, onde formam sinapses com os neurônios que ascendem até os córtices somatossensoriais primários e secundários. As fibras que foram projetadas para a formação reticular fazem então sinapses com outras fibras que transmitem as informações da dor para o tálamo, hipotálamo e sistema límbico. O resultado final de todas essas conexões é a percepção da dor.[1,9] *Adaptado de Mannheimer, JS e Lampe, GN, eds. Clinical Transcutaneous Electrical Nerve Stimulation. FA Davis, Filadélfia, 1984, p. 45. Originalmente adaptado de Heavner, JE: Jamming spinal sensory input: Effects of anesthetic and analgesic drugs in the spinal cord dorsal horn. Pain 1:239, 1975.*

Fibras periféricas

Cada tipo de nociceptor está anexado a um dos dois tipos distintos de neurônios aferentes primários (sensoriais): pequenas fibras A-delta mielinizadas e pequenas fibras C-amielínicas. As fibras A-delta conduzem impulsos a uma taxa mais rápida do que as fibras C. A estimulação das fibras A-delta evoca uma sensação de dor penetrante e perfurante que é bem localizada e de curta duração (às vezes designada como "dor primária").[23] A estimulação das fibras C produz uma sensação de queimação mais duradoura, que é imprecisa e mal localizada (às vezes chamada de "dor secundária").[23]

Gânglio de raiz dorsal

Os corpos celulares das fibras A-delta e C, em conjunto com aqueles das fibras sensoriais maiores (A-beta), são encontrados nos gânglios de raiz dorsal nos vários níveis da medula espinal. Os sinais aferentes primários (sensoriais) são transmitidos a partir desses gânglios pelos processos axonais para áreas específicas da medula espinal.

Corno dorsal da medula espinal

As fibras A-delta e C que transportam os sinais de dor viajam através da divisão lateral da raiz dorsal. Elas podem, em seguida, ascender vários segmentos da coluna vertebral antes de entrar na substância cinzenta espinal. "O corno dorsal da medula espinal age como um computador que processa os sinais sensoriais recebidos, reorganizando e modulando-os antes de enviá-los para o próximo nível mais alto."[21] Muitos fatores influenciam quais sinais são destacados e quais são ignorados.

Dentro do corno dorsal, as fibras A-delta e C se comunicam com vários tipos diferentes de neurônios nas diferentes camadas da substância cinzenta.[24] Estes incluem neurônios nociceptivos específicos que recebem a informação apenas das fibras A-delta e C (fibras de dor) e neurônios de ampla faixa dinâmica que recebem a informação das fibras A-delta mecanoreceptivas (não dolorosas), bem como das fibras A-delta e C. Os neurônios nociceptivos específicos auxiliam na discriminação do tipo específico de dor, isto é, térmica, mecânica ou química, mas não localizam bem a sensação de dor. As células de ampla faixa dinâmica contribuem para a localização da dor queimante ou perfurante, bem como para discriminação entre toque e pinçamento nocivo. Estas células recebem a informação tanto a partir das vísceras quanto da pele. Pensa-se que essa convergência de estímulos nocivos pode ser a base para a dor referida, porque o cérebro pode não ser capaz de discriminar entre uma fonte de estímulo visceral e uma fonte de estímulo cutâneo. Células de ampla faixa dinâmica também são chamadas de células T (transmissão) e formam a base para a teoria das comportas para o controle da dor (Fig. 2.7).[20,24]

Vias da dor

Ascendente

Para um indivíduo estar ciente da dor, a informação nociva para o corno dorsal da medula espinal deve viajar até o cérebro. Vários tratos ascendentes são responsáveis pela transmissão dos sinais de dor.[9] Os axônios da maior parte das células transmissoras atravessam e ascendem via trato espinotalâmico. Esse trato transmite o sinal da dor para o tálamo. Este atua como uma estação de retransmissão geral para a informação sensorial e tem projeções precisas até a parte do cérebro chamada córtex somatossensorial.[9] Uma vez que o sinal atinge o córtex, ele é entendido como uma sensação cortante, discriminativa e relativamente localizada.[9] A segunda via é chamada espino-reticular-tâlamica. Como o nome indica, os sinais viajam a partir da coluna vertebral até a formação reticular do tronco encefálico e do tálamo.

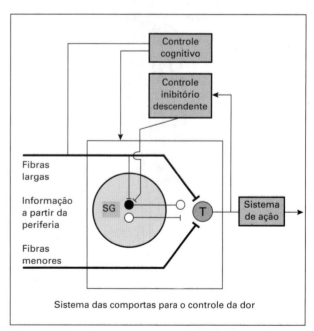

Figura 2.7 A teoria das comportas para controle da dor. O novo modelo inclui ligações excitatórias (círculo aberto) e inibitórias (círculo sombreado) a partir da substância gelatinosa (SG) para a transmissão (T) das células, bem como controle inibitório descendente dos sistemas do tronco encefálico. O botão redondo na extremidade da ligação inibitória implica que as suas ações podem ser pré-sináptica, pós-sináptica, ou ambas. Todas as conexões são excitatórias, exceto a ligação inibitória para a SG até a célula T. *De Bonica,[6] p.10, com permissão.*

Acredita-se também que sinais se conectam aos núcleos na zona cinzenta periaquedutal do mesencéfalo e áreas do sistema límbico. A informação que essa via transmite é percebida como dor somática e visceral mal localizada e difusa (Fig. 2.8).[9,33]

Descendente

O sistema de controle descendente para a modulação da dor não é completamente compreendido. Há evidências de que existem substâncias que ocorrem naturalmente, chamadas opiáceos endógenos, que inibem a percepção dor.[6,10] Os exemplos incluem encefalina metionina (met-encefalina), endorfina beta (betaendorfina), serotonina, dinorfina,[34,35] e dopamina. Elas trabalham via vários mecanismos e são eficazes por diferentes períodos de tempo. A liberação de opiáceos endógenos é estimulada por dor sistêmica, exercício intenso, riso, relaxamento, meditação, acupuntura e estimulação elétrica.[6]

Teorias da dor

Um bom número de teorias foi proposto para explicar a natureza da dor e como ela é percebida. A teoria das comportas para o controle da dor é considerada por alguns como o modelo mais completo da dor.[24] O leitor deve estar ciente, no entanto, de que o conhecimento da natureza da dor e dos mecanismos de sua percepção continua se expandindo.

Teoria das comportas para o controle da dor

A teoria das comportas para o controle da dor foi proposta em 1965 por Melzack e Wall e foi modificada em 1975 e em 1982 (Fig. 2.9).[20,26,24] Eles afirmaram que apenas os mecanismos sensoriais não conseguem explicar o fato de que as lesões nervosas nem sempre causam dor. Em vez disso, propuseram uma interação mais complexa entre mecanismos periféricos e centrais. A lesão ativa as fibras nervosas aferentes mielínicas de pequeno diâmetro (fibras A-delta) e as fibras aferentes amielínicas de pequeno diâmetro (fibras C). Estes impulsos nervosos excitam as células de transmissão central (células T) que foram consideradas por estarem na substância gelatinosa do corno dorsal da medula espinal. Essas células T recebem uma convergência de influências excitatórias e inibitórias, algumas vindas dos nociceptores e algumas das outras terminações nervosas sensoriais. Quando uma transmissão suplementar ocorre e o sinal da dor é enviado para os centros superiores, a percepção pelo indivíduo depende da somatória das influências inibitórias e excitatórias. Além disso, Melzack e Wall propuseram que o controle descendente a partir do tronco encefálico e do córtex também influenciou fortemente a excitabilidade das células de transmissão. Eles afirmaram que "fatores psicológicos como a experiência do passado, atenção e emoção influenciam a resposta e a percepção da dor por meio da ação no sistema das comportas para o controle da dor".[27]

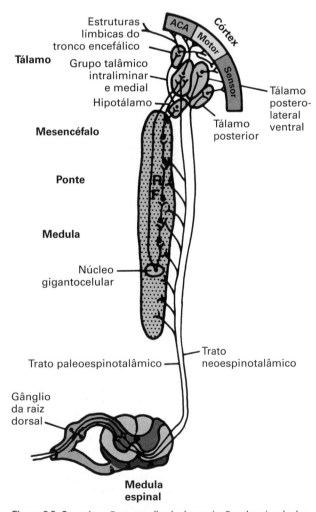

Figura 2.8 Conceituação generalizada das projeções das vias da dor que atravessam o neuroeixo. ACA: áreas corticais de associação.

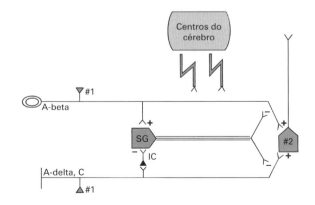

Figura 2.9 Teoria das comportas para controle da dor.
De Michlovitz, SL: Thermal Agents in Rehabilitation, 3.ed. FA Davis, Filadélfia, 1996, p. 45.

Opiáceos endógenos

A partir do ano 1965, muito se aprendeu sobre os mecanismos do controle da dor. É evidente a precisão da declaração original de Melzack e Wall de que a facilitação e a inibição ocorrem e influenciam a percepção da dor; ainda não está claro onde e como ocorrem essa facilitação e inibição. Uma nova classe de neurotransmissores chamados opiáceos endógenos[6,10] foi descoberta. Esses "assassinos da dor" que ocorrem naturalmente, incluindo encefalinas, endorfinas, serotonina e dopamina, operam em diferentes partes do sistema nervoso e são eficazes por diferentes períodos de tempo. Eles podem explicar parcialmente os "mecanismos de controle descendente" citados por Melzack e Wall. Hoje, acredita-se que as encefalinas, opiáceos endógenos de curta duração que operam no nível da medula espinal, "bloqueiam a comporta" por interferirem com o sinal de transmissão das fibras A-delta e C para as células T. Elas têm uma meia-vida muito curta, o que significa que são eficazes enquanto de fato presentes no tecido e apenas por um curto período de tempo depois. O estímulo sensorial não doloroso é eficaz para desencadear a liberação das encefalinas.

As endorfinas são outra classe de opiáceos endógenos. Elas atuam em várias áreas diferentes do sistema nervoso (incluindo o corno dorsal) para inibir a transmissão do sinal de dor ou para diminuir a quantidade de irritantes químicos presentes no sistema.[6,10] A meia-vida destes neurotransmissores é de 4 horas. A liberação das endorfinas é estimulada por uma variedade de fatores, incluindo dor intensa, exercício intenso, acupuntura, riso, meditação e relaxamento.

A serotonina (5-HT) e a dopamina também são capazes de influenciar a percepção da dor; no entanto, os mecanismos de suas ações não são bem compreendidos. A serotonina é liberada a partir de plaquetas e ativa as fibras de dor aferentes primárias,[6,35,36] o que parece aumentar o número de sinais de dor. No entanto, a serotonina também está envolvida no sistema descendente (do cérebro para a medula espinal) que inibe os sinais vindos dos nociceptores periféricos.[37] A serotonina é uma ligação necessária no sistema analgésico.[35-37] A dopamina, um neurotransmissor bem conhecido por desempenhar um papel na influência do movimento por meio do funcionamento do gânglio basal, também pode ser usada pelo corpo para sintetizar morfina e codeína.[30] Muito mais resta a ser aprendido sobre essas substâncias e os papéis que desempenham no corpo humano.

Dor clínica *versus* dor experimental

A dor experimental é a dor que é induzida para estudar as respostas fisiológicas, psicológicas, emocionais e comportamentais aos estímulos. Os indivíduos são frequentemente voluntários saudáveis que estão conscientes da natureza controlada do estudo ou pacientes com dor que estão se submetendo à dor induzida para medir suas respostas ou tolerância a ela. Embora experimentos com dor tenham expandido muito nosso conhecimento das respostas a tais estímulos, a natureza controlada do estímulo e a situação podem muito bem dar um viés às respostas dos indivíduos. Alguns cuidados devem ser tomados na extrapolação dos resultados experimentais para as situações clínicas. Como Wall afirmou: "No mundo real, fora do laboratório, a variação na relação entre a dor e a lesão ocupa todas as porções entre a lesão sem dor e a dor sem lesão."[38]

Gerenciamento da dor

A dor como um sintoma de disfunção

Em todas as disciplinas ocorreu uma mudança geral desde o alívio da dor até o gerenciamento da dor.[74] A reabilitação normalmente se concentra na dor que é causada por uma disfunção física ou que é resultado de uma doença. A dor é geralmente um sintoma de disfunção. A disfunção ou problema subjacente, bem como o sintoma da dor, deve ser tratada. Uma abordagem completa para tratar de um paciente que sente dor deve incluir o seguinte:[39,40]

1. Coleta de informações sobre os antecedentes, incluindo mecanismo de lesão (se aplicável), problemas médicos anteriores, contexto do trabalho, atividade de lazer, hábitos de saúde e padrões de sono.
2. Avaliação da dor local, aspectos temporais, quantidade e qualidade. Formas de avaliação da dor, incluindo escalas de classificação da dor, devem fazer parte da documentação de rotina.
3. Exame físico, incluindo as medições da amplitude de movimento, o volume e as avaliações da circunferência (se aplicável), avaliações de força, avaliação postural, alinhamento articular e mobilidade, exame dos tecidos moles e capacidade funcional.

O plano de intervenção resultante desta avaliação deve priorizar, e depois abordar, todos os problemas pertinentes. A intervenção terapêutica inicial com modalidades de alívio da dor ou medicamentos prescritos por um médico é importante para minimizar o ciclo dor--disfunção-defesa muscular (ver Fig. 2.3) e pode ser fundamental para o sucesso do plano; no entanto, limitar o tratamento da dor à medicação ou modalidades físicas, tais como massagem com gelo, bolsas de água quente, ultrassom, e/ou massagem dos tecidos moles raramente é eficaz no tratamento de todas as causas subjacentes da dor e na restauração da função perdida.

Muitas vezes, má postura e mecânica corporal, diminuição da flexibilidade e um declínio na forma física geral são fatores que contribuem para a disfunção que causa a dor.[39] Exemplos comuns incluem o paciente com a cabeça muito para a frente e ombros arredondados que se queixa de dor no pescoço ou no ombro por causa de uma tendinopatia, e o motorista de caminhão com os músculos isquiotibiais encurtados que se queixa de dor lombar. Se estes pacientes são tratados apenas sintomaticamente com modalidades para alívio da dor e se as questões relacionadas com postura, uso excessivo e comprimento do músculo não são abordadas, há uma grande probabilidade de que eles ou alcançarão um controle insuficiente de sua dor ou se tornarão pacientes com "síndrome da porta giratória", que sempre retornam com as mesmas queixas de dor ou com dores relacionadas.

Também é importante que os aspectos psicológicos e emocionais do problema de dor do paciente não sejam ignorados.[75] O reforço positivo do comportamento da dor pode aumentar a probabilidade de que um problema de dor aguda se torne um problema de dor crônica.[14,16] O fato do paciente tomar parte na tomada de decisões e nas atividades de tratamento é importante para encorajar um senso de responsabilidade pessoal em relação à dependência. Se forem administradas corretamente, mesmo as modalidades físicas podem incluir a educação e a participação ativa por parte do paciente. Por exemplo, uma instrução adequada sobre a mecânica corporal, posições de repouso, uso adequado de calor e técnicas de relaxamento que incluam respiração profunda e visualização podem ser parte de um programa eficaz em casa.

Intervenção terapêutica – tomada de decisão clínica

A forma que o tratamento adquire, o tempo durante o qual é administrado e a atitude do profissional de saúde em relação ao paciente e ao seu problema são todos fundamentais para o sucesso do gerenciamento da dor. A importância na correção da disfunção como meio de tratamento da dor foi previamente discutida. Em seguida, vamos revisar rapidamente as várias ferramentas que podem ser utilizadas como intervenções de tratamento terapêutico para proporcionar analgesia. Elas serão discutidas com maior profundidade nos capítulos subsequentes.

Agentes térmicos

Agentes térmicos incluem os seguintes:

- Agentes de aquecimento superficial, tais como bolsas de água quente, parafina, fluidoterapia, lâmpadas de infravermelho e banhos quentes em banheiras de hidromassagem (> 37° C).[41,42]

- Agentes de aquecimento profundo tais como ultrassom e diatermia de ondas curtas.
- Agentes frios como compressas frias, massagem com gelo, toalhas de gelo e banhos frios.

A decisão sobre qual modalidade térmica utilizar deve levar em consideração vários fatores, principalmente o objetivo do tratamento, a fase de cicatrização da lesão, a profundidade do tecido-alvo, a tolerância e a preferência do paciente e a facilidade de aplicação (especialmente para uso doméstico).

Dispositivos eletroterapêuticos

A estimulação elétrica nervosa transcutânea (TENS) é uma aplicação de eletroterapia projetada especificamente para o gerenciamento da dor.[43-45] As unidades da TENS são estimuladores pequenos, portáteis e pulsados alimentados por bateria. Os parâmetros de estímulo utilizados com estes dispositivos são baseados nas teorias da percepção da dor. Dois dos protocolos mais comumente utilizados são TENS de nível sensorial (alta frequência ou convencional), que tem um teto que vai de 75 a 100 pulsos por segundo (pps), uma duração de pulso curto e nível de intensidade na parestesia sensorial[38] para "bloquear a comporta", e TENS de baixa frequência, que tem um teto baixo (de 1 a 4 pps), uma duração moderada e um nível de intensidade do limiar motor para estimular a liberação de endorfinas.[38] A estimulação elétrica como uma intervenção terapêutica e forma de gerenciamento da dor é discutida mais detalhadamente no Capítulo 14.

O *biofeedback* é outra modalidade de dispositivo eletroterapêutico que é frequentemente utilizado no tratamento da dor. Ele é usado para monitorar várias funções no organismo, incluindo atividade muscular, temperatura da pele, condutância da pele, frequência cardíaca, frequência respiratória, pressão arterial e ondas cerebrais. A informação capturada pela unidade de *biofeedback* sob a forma de potenciais elétricos é então traduzida para um sinal de áudio e/ou um sinal visual que o paciente pode relacionar com a atividade do corpo. A ideia é trazer o funcionamento fisiológico que normalmente ocorre abaixo do nosso nível de consciência para nossa atenção consciente, de modo que seja possível aprender a controlar vários sistemas do corpo. Uma aplicação comum na fisioterapia é o monitoramento da função muscular[46] para melhorar a atividade muscular em um músculo fraco ou para promover o relaxamento em um músculo tenso.

Reparação tecidual

A sequência previsível das reações do corpo ocorre a partir da lesão até a realização da cicatrização completa. Os fatores que podem influenciar as fases dessa sequência são tanto físicos como psicológicos. As estimativas da duração de cada fase variam,[47,48] mas é geralmente aceito que as fases se sobreponham.[48,49] É certo que fatores como o tamanho da lesão ou do ferimento, a presença de doenças do sistema cardiovascular e pulmonar, infecção e distúrbios imunossupressivos, e a administração de medicamentos imunossupressores influenciam no progresso da recuperação.

Os objetivos desta próxima seção são: (1) descrever a resposta normal ao trauma tecidual, (2) discutir os fatores que afetam a cicatrização de feridas, e (3) introduzir formas em que os agentes físicos e a eletroterapia podem ser usados para influenciar na cicatrização do tecido.

Resposta do tecido ao trauma: inflamação e reparo

O organismo responde à lesão do tecido vascularizado com uma série de eventos, coletivamente denominados inflamação e reparo.[47] As respostas vascular, celular, hormonal e do sistema imunológico ocorrem para minimizar os danos aos tecidos e restaurar a função. O tecido cicatricial substitui o tecido danificado que não pode se regenerar. Embora o tecido cicatricial possa restaurar uma certa integridade estrutural do tecido, ele não é tão forte como o tecido original (a resistência à tração máxima do tecido cicatricial está entre 70 e 80% do tecido normal),[50,51] é pouco vascularizado e pode desequilibrar o funcionamento do órgão, restringir o movimento (especialmente se ocorrer perto de uma articulação) e desfigurar.

Inflamação (de 1 a 10 dias)

A fase inicial da cicatrização é descrita como resposta inflamatória ou de "autodefesa". Este processo normal, que é um pré-requisito para a cicatrização, tem sintomas desconfortáveis e às vezes angustiantes, que incluem os "sinais cardinais da inflamação": vermelhidão, calor, inchaço (edema) e dor. Além disso, tipicamente existe uma perda de função.[49] Esses sinais são o resultado de complexas interações dos sistemas vascular, hemostático, celular e imunológico. (Consulte a seção "É importante saber...?" apresentada no início do capítulo.)

Imediatamente após a lesão, alterações nos vasos seccionados ocorrem conforme o organismo tenta proteger a ferida do ambiente externo.[49] As plaquetas se agregam, e a coagulação do sangue começa, os canais linfáticos seccionados são fechados e as arteríolas se comprimem. Estes mecanismos compensatórios curtos, mas importantes, servem para proteger o indivíduo da perda excessiva de sangue e do aumento da exposição à contaminação bacteriana.

Após poucos minutos de lesão, ocorre a vasodilatação dos vasos lesionados, o que resulta em aumento do fluxo sanguíneo, vermelhidão e calor. Os vasos não lesionados dilatam em resposta a substâncias químicas como a his-

tamina e prostaglandinas liberadas pelos tecidos lesionados.[48] Também ocorre um aumento da pressão hidrostática dentro dos vasos. E ao mesmo tempo, os vasos capilares e vênulas tornam-se mais permeáveis (por causa de substâncias químicas chamadas bradicinina e histamina), o que permite a liberação de células, macromoléculas e fluido a partir do sistema vascular para dentro dos espaços intersticiais. Os vasos linfáticos que normalmente limpam osmoticamente as partículas ativas a partir desta área não conseguem responder à demanda. O edema ocorre conforme o fluido se move em direção ao interstício para restaurar o equilíbrio das pressões osmóticas.

A composição do fluido do edema muda conforme as fases da inflamação progridem e de acordo com a magnitude da lesão. Inicialmente, o fluido é uma substância clara, transparente e aquosa chamada transudato. À medida que mais células e proteínas plasmáticas entram no espaço intersticial, o fluido de edema torna-se viscoso e turvo e é chamado exsudato. Se o exsudato contém um grande número de leucócitos (glóbulos brancos), chama-se pus.[49]

Para que a cicatrização comece, a ferida deve ser descontaminada (por meio da fagocitose) e um novo suprimento de sangue deve ser estabelecido (revascularização).[50] A fagocitose é feita primeiramente pelos leucócitos polimorfonucleares. Em poucos dias, outro tipo de fagócito, chamado macrófago, aparece. Essas células permanecem na ferida até todos os sinais de inflamação sumirem. Os macrófagos atacam e invadem as bactérias e eliminam o tecido necrosado da ferida. Eles foram chamados de "células diretoras" de reparo porque, por meio da emissão de certos sinais químicos, os macrófagos recrutam os fibroblastos para formar o tecido cicatricial. O número de fibroblastos está relacionado com a quantidade de tecido cicatricial. Caso não existam macrófagos suficientes ou caso eles não possam funcionar suficientemente bem por causa de uma falta de oxigênio, não haverá nenhum sinal para estimular os fibroblastos, e o resultado são as feridas crônicas.

Outro componente importante da cicatrização é a liberação de fatores de crescimento. Os fatores de crescimento estimulam a produção de muitos dos componentes necessários da matriz extracelular do tecido. Esses fatores de crescimento são designados como citocinas. O fator de crescimento beta-1 estimula a produção de colágeno.[52] Os fibroblastos também estão intrinsecamente envolvidos na cura das feridas e na cicatrização. Os fatores de crescimento dos fibroblastos (FCF) parecem ser um componente essencial durante o início da **proliferação** celular (ou crescimento), diferenciação, migração e fases de deposição de matriz da cicatrização da ferida.[53,54] O fator de crescimento de hepatócitos (FCH) está envolvido nas atividades fibróticas, que auxiliam na prevenção da deposição fibrosa excessiva na cicatrização dos tecidos.[55] Há também fatores de crescimento osteo-

Seção I • Conceito de terapias adjuntivas

gênicos envolvidos na melhoria do reparo ósseo. A terapia genética para o fator de crescimento osteogênico recombinante já está disponível e tem o potencial de ser usada nas fraturas que não consolidam e na melhoria do reparo ósseo (Quadro 2.3).[55]

Conforme esta fase chega ao fim, substâncias químicas são liberadas dos vasos sanguíneos para dissolver os coágulos. Os canais linfáticos se abrem para auxiliar na redução do edema.[50]

Fase proliferativa (de 3 a 20 dias)

A revascularização e a reconstrução do tecido ocorrem na fase proliferativa. Acredita-se que a revascularização é desencadeada pelos macrófagos por meio da liberação dos fatores de crescimento ("células diretoras" da fase de inflamação). Os vasos sanguíneos intactos nas margens da ferida desenvolvem pequenos botões e rebentos que crescem dentro da área da ferida. Estes prolongamentos às vezes entram em contato e se juntam aos outros botões arteriolares e venulares e formam um eficaz circuito capilar. São estes circuitos que criam a cor rosa brilhante vista em toda cicatrização de feridas. Eles são extremamente frágeis quando se formam e podem ser facilmente interrompidos. A imobilização ou o movimento protegido é importante para evitar o sangramento. O aquecimento

vigoroso neste momento é contraindicado, pois pode causar aumento de sangramento.

A reconstrução da estrutura da ferida ocorre por meio da remodelação com tecido epitelial e reforço com tecido conjuntivo. Esta fase é extremamente ativa e é altamente dependente da oxigenação do tecido. As feridas hipóxicas constroem cicatrizes de baixa qualidade. Os fibroblastos, que formam o tecido cicatricial, respondem às alterações no potencial elétrico na ferida (influência quimiotáctica) e migram para a área inflamada ao longo das cadeias de fibrina.

São três os processos que ocorrem simultaneamente para fechar a ferida (descritos na Tab. 2.2). O processo de contração da ferida merece uma menção especial. O objetivo deste processo é diminuir a área aberta que a pele deve finalmente cobrir. Ele ocorre por meio da ação dos miofibroblastos localizados na margem da ferida. Esta é uma parte normal do processo de cicatrização, que começa perto do quarto dia após a lesão e continua de 14 a 21 dias. Dependendo da localização da ferida, os resultados deste processo de contração podem ou não restringir o movimento. Por exemplo, a contração de uma grande cicatriz na mão pode causar problemas funcionais, mas o mesmo pode não acontecer com a contração de uma grande cicatriz nas nádegas. A contração da ferida é uma das muitas diferentes forças que podem levar a uma contratura e subsequente perda de movimento passivo.

Remodelação ou fase de maturação (de 9 dias em diante)

O retorno da função é o objetivo de longo prazo da cicatrização de feridas. Durante a fase final da cicatrização ocorre a **remodelação** do tecido cicatricial (o processo de maturação e reorganização). O ideal é que haja um equilíbrio entre a formação de novo colágeno e a degradação do colágeno antigo. Enquanto a cicatriz tiver uma aparência mais "rosada" do que o normal, está ocorrendo a remodelação;[56] este processo pode continuar por anos. O resultado desejado é uma cicatriz pálida, plana e flexível. Cicatrizes anormais se formam quando a produção de colágeno é maior do que sua reabsorção. A superpro-

Quadro 2.3	Fatores de crescimento (citocinas) envolvidos na reparação tecidual
Fator de crescimento beta:	*para a produção de colágeno*
Fatores de crescimento dos fibroblastos	*para a proliferação celular diferenciação migração fases de deposição da matriz da cicatrização de feridas*
Fator de crescimento dos hepatócitos	*para a atividade antifibrótica previne excessivas deposições fibrosas*
Fatores de crescimento osteogênico	*para a reparação óssea*

Tabela 2.2	Três estágios da fase proliferativa da cicatrização
Estágios da fase proliferativa	**Alterações dentro da ferida**
Epitelização (granulação)	A ferida é preenchida com tecido de granulação, a partir das margens na parte interna e a partir das estruturas, tais como fios de cabelo e glândulas sudoríparas na parte externa As células epiteliais procuram um ambiente úmido, rico em oxigênio As células epiteliais só podem cobrir 2 cm da ferida aberta
Contração da ferida	Os miofibroblastos atraem as margens da ferida Isso ocorre a partir de 4 dias e dura de 14 a 21 dias
Produção de colágeno	Resistência à tração de feridas depende da reticulação Forças eletrostáticas fracas mantêm as margens unidas

dução de colágeno pode resultar em uma cicatriz hipertrófica ou queloide (Fig. 2.10). A aparência dessas cicatrizes é vermelha, alta e rígida.

Durante a remodelação, as fibras de colágeno orientadas aleatoriamente são substituídas por fibras que são orientadas tanto linear quanto lateralmente. Por meio de processos que ainda não foram completamente compreendidos, a cicatriz adquire algumas das características da estrutura que ela está substituindo: o tecido ligamentoso reparado acabará tendo uma estrutura diferente da cápsula articular reparada apenas alguns milímetros mais adiante. Duas teorias foram propostas para explicar como o colágeno se realinha adequadamente. A teoria da indução levanta a hipótese de que o tecido cicatricial tenta imitar as características do tecido que está cicatrizando. A teoria da tensão levanta a hipótese de que as fibras de colágeno que se estabelecem durante a remodelação respondem aos estresses internos e externos que são colocados na ferida e se alinham em conformidade. A aplicação de talas dinâmicas, gesso seriados, máquinas para movimentação passiva contínua (CPM), estimulação elétrica neuromuscular (EENM), massagem cicatricial, e técnicas de alongamento posicional para feridas ou cicatrizes para aumentar a flexibilidade e a amplitude de movimento é baseada nesta teoria. Mais detalhes sobre a EENM encontram-se no Capítulo 13.

Retardos na cicatrização da ferida

O retardo no fechamento de uma ferida significa simplesmente que ela está demorando mais que o esperado para cicatrizar.[56] Existem dois tipos de fechamento com retardo. O primeiro é intencionalmente criado pela equipe médica quando esta escolhe não suturar uma ferida fechada (cicatrização por primeira intenção), e sim deixá-la aberta para granular e reepitelizar por si mesma (cicatrização por segunda intenção). As razões para promover a cicatrização por segunda intenção incluem sujeira na ferida, infecção e drenagem excessiva. O segundo tipo de fechamento com retardo não é deliberado e envolve muitos fatores que afetam o tratamento conservador de uma ferida. É importante considerar se o retardo foi causado por (1), um fator relacionado à condição física ou mental geral do paciente, ou (2), por um fator iatrogênico, como a maneira pela qual a ferida é fisicamente manejada e os tratamentos, incluindo medicamentos e terapias (Quadro 2.4).[52,56] Os fatores que podem ser alterados devem ser abordados (Tabs. 2.2, 2.3 e 2.4).

Uma área importante para além do âmbito deste capítulo é a cobertura da ferida com curativos. O conceito tradicional de promover a cicatrização de feridas pela "ventilação" deu lugar a uma compreensão da importância de manter um ambiente úmido no leito da ferida. Os curativos oclusivos ou semioclusivos são agora usados para promover a reepitelização, evitar a formação de uma crosta (sarna ou escara), diminuir a exposição bacteriana e diminuir o trauma secundário da troca frequente de curativos.[56-58]

Feridas crônicas são feridas que não cicatrizaram, apesar do tratamento conservador ou cirúrgico.[56] Isso não quer dizer que a cicatrização seja impossível, mas que uma intervenção será necessária para aumentar as chances de que a ferida tenha um fechamento bem-sucedido. Alguns dos fatores que são susceptíveis de aumentar a chance de cronicidade de uma ferida estão resumidos no Quadro 2.4. A idade também é um fator na cicatrização de feridas. O recém-nascido pode ter uma resposta modificada por causa da imaturidade do funcionamento do sistema dos órgãos. As crianças têm uma maior capacidade para a reparação dos tecidos do que os adultos, mas não têm reservas necessárias para neutralizar qualquer trauma significativo. Isso é mostrado por um "equilíbrio de eletrólitos facilmente desestabilizado, por uma elevação ou diminuição súbita da temperatura corporal, e pela rápida propagação da infecção".[59] Os adultos mais velhos são submetidos ao mesmo processo de cicatrização que os adultos jovens, mas o fazem de forma mais lenta. No entanto, eles são "mais suscetíveis aos problemas de cicatrização por causa das interações dos sistemas do organismo, estresses provocados pelo ambiente e doença com um processo de envelhecimento que se instala por muitos anos".[60] Com o envelhecimento, diminui a eficiência de muitos sistemas do organismo, incluindo os sistemas cardiovascular, pulmonar, imunológico e tegumentar.[60] Esta diminuição na eficiência afeta a cicatrização. É importante lembrar, no entanto, que há mais variabilidade na população mais velha do que em qualquer outra faixa etária: o que pode ser verdade para uma pessoa frágil, debilitada, de 60 anos de idade com diabetes melito pode não ser verdade para

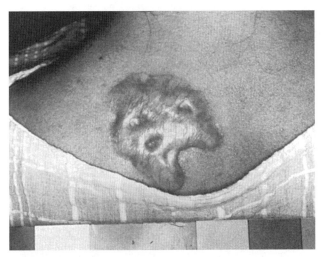

Figura 2.10 Um queloide da área esquerda posterior do ombro que é o resultado de uma lesão térmica nas costas. Essa lesão térmica é o resultado do tratamento de uma tatuagem decorativa com *laser* de dióxido de carbono.
Cortesia de David B. Afelberg, MD, Palo Alto, CA, conforme mostrado na Reed and Zarro,[47] p. 11.

28 Seção I • Conceito de terapias adjuntivas

Tabela 2.3	Efeitos dos fatores locais no estímulo ou na redução da cicatrização da ferida	
Fatores locais	**Estímulo da cicatrização da ferida**	**Redução da cicatrização da ferida**
Técnica cirúrgica	Maior aproximação das margens da ferida	Tensão excessiva Tecido desvitalizado
Fornecimento de sangue	Patente	Aterosclerose Estase venosa Isquemia tecidual
Infecção .	Nenhuma	Bactérias Microbactérias Fungos ou leveduras
Medicamentos	Alguns antibióticos tópicos (p. ex., mupirocina [Bactroban])	Esteroides tópicos Vários antibióticos sistêmicos e tópicos Medicamentos antineoplásicos Agentes hemostáticos (cloreto de alumínio ou solução de Monsel)
Trauma	Nenhum	Trauma crônico Corpo estranho Trauma factício
Microambiente	Curativos oclusivos	Curativos secos Pele foto-envelhecida Lesão por radiação
Tipo de úlcera		Úlceras de pressão Tumor (úlcera de Marjolin) Úlceras neuropáticas (úlceras mal perfurantes)

Fonte: de Daly, p. 41, com permissão.[50]

Tabela 2.4	Efeito dos fatores sistêmicos no estímulo ou na redução da cicatrização de feridas	
Fatores sistêmicos	**Estímulo da cicatrização da ferida**	**Redução da cicatrização da ferida**
Nutrição	Nenhuma deficiência	Deficiência de proteína, calorias, vitaminas (especialmente A e C), metais-traço (especialmente zinco e cobre)
Idade	Jovem	Doença crônica avançada (hepática, renal, hematopoiética, cardiovascular, autoimune, carcinoma)
Doença	Nenhuma	Doenças endócrinas (p. ex., diabetes melito, doença de Cushing) Distúrbios vasculares sistêmicos (periarterite nodosa, vasculite, granulomatose, aterosclerose) Doença do tecido conjuntivo (p. ex., síndrome de Ehlers-Danlos)
Medicamentos sistêmicos		Corticosteroides, aspirina, heparina, cumadina, penicilamina, nicotina, fenilbutazona e outros AINE; agentes antineoplásicos

Fonte: de Daly, p. 41, com permissão.[50]

Quadro 2.4	Fatores que aumentam a probabilidade de uma ferida se tornar crônica

- Medicamentos como certos anti-inflamatórios não esteroides, esteroides e medicamentos imunossupressores utilizados em pacientes transplantados.
- Comorbidades como a síndrome da imunodeficiência adquirida (AIDS), diabetes, câncer e doença vascular periférica.[56]
- Toxicidade celular dos agentes antibióticos normalmente usados como iodo-povidona (p. ex., Betadine; Becton Dickinson Acute Care, Franklin Lakes, NJ), peróxido de hidrogênio e ácido acético.
- Terapia de radiação.
- Quimioterapia.
- Desnutrição.

uma pessoa de 80 anos robusta e com uma alimentação saudável (Tab. 2.5, Quadro 2.5).

Intervenções fisioterapêuticas para a cicatrização do tecido mole

Os agentes físicos desempenham um papel vital no manejo das lesões dos tecidos moles (tanto para as feridas fechadas quanto para as abertas). Para as feridas fechadas, incluindo entorses e distensões, o manejo da fisioterapia envolve inicialmente repouso, gelo, compressão e elevação (em inglês RICE, *rest, ice, compression, elevation*) da parte afetada. Conforme a fase inflamatória é resolvida, outras intervenções terapêuticas podem ser aplicadas, incluindo ultrassom, bolsas de água quente, hidromassagem, diatermia de ondas curtas e estimulação elétrica para estimular ainda mais a cicatrização, aumentar a extensibilidade dos tecidos moles, e diminuir qualquer dor ainda presente. Exercícios de amplitude de movimento, de fortalecimento e atividades funcionais são adicionados conforme os tecidos moles cicatrizam e se tornam mais capazes de tolerar essas forças.

Tabela 2.5	Efeitos da idade na resposta cicatricial[53,56]
Fases da cicatrização	**Efeitos da idade**
Fase inflamatória, de "autodefesa"	• ↓ e interrupção do fornecimento vascular → ↓ da eliminação de metabólitos, bactérias e materiais estranhos • ↓ do fornecimento de nutrientes • ↓ da resposta inflamatória • → ↑ da probabilidade de "feridas crônicas" • ↓ da taxa de crescimento capilar da ferida
Fase proliferativa	• ↓ da resposta metabólica • ↓ da migração e proliferação de células • Retardo na maturação das células • Retardo na contração da ferida
Fase de remodelação	• Retardo na remodelação do colágeno • ↑ da reticulação terciária do colágeno → cicatrizes menos flexíveis e mais fracas

Quadro 2.5	Fatores que influenciam na cicatrização de feridas

- O equilíbrio é essencial para o sucesso do processo de cicatrização.
- Se não houver nenhuma resposta inflamatória, não existe nenhuma cicatrização.
- Se houver pouca resposta inflamatória, a cicatrização é lenta.
- Se houver muita resposta inflamatória, a cicatrização se prolonga e há a formação excessiva de tecido cicatricial.

Outros fatores
- Virulência da bactéria.
- Presença de objetos estranhos.
- Presença de tecido necrosado.
- Fornecimento deficiente de oxigênio.
- Desidratação.
- Certas deficiências de vitaminas (C, E,[70] D[71]).
- Falta de proteína.[70]
- Irradiação dos tecidos.[72]
- Imunossupressão.

Se o trauma inclui uma ferida aberta, a terapia pode incluir:

- Hidroterapia (banheira de hidromassagem ou, mais comum hoje em dia, lavagem pulsátil com sucção) para limpar e fazer incisão na ferida.
- Estimulação elétrica para estimular a cicatrização da ferida.[56,61-65]
- Fechamento assistido a vácuo (FAV) para ajudar no fechamento das feridas agudas, subagudas e crônicas.[66]
- Ultrassom pulsado para estimular a cicatrização de feridas durante as fases proliferativa e de remodelação.[66-68]
- Câmaras de oxigênio hiperbáricas para estimular a cicatrização de feridas crônicas.[66,69]
- Radiação ultravioleta C (UVC) para o tratamento de feridas infectadas.[56]
- Mobilização precoce controlada da parte lesionada, incluindo manejo do uso de órtese com fechaduras ajustáveis e exercício para prevenir contraturas e minimizar a atrofia muscular.
- Programas de posicionamento para proteger o tecido cicatricial e evitar o desenvolvimento de úlceras de pressão ou contraturas.
- Projeto de sistemas de assentos (se aplicável) para prevenir o desenvolvimento de úlceras de pressão e fornecer uma melhor mobilidade.
- Consultar funcionários, pacientes ou familiares para a seleção de dispositivos de alívio de pressão (camas especiais, colchões e almofadas de assento).
- Instrução do paciente e da família em relação às atividades domésticas apropriadas.

30 Seção I • Conceito de terapias adjuntivas

Resumo

Este capítulo abordou os temas da dor e da cicatrização de feridas. É importante saber que o conhecimento da percepção da dor, dos mecanismos de gerenciamento da dor e da cicatrização de feridas continua expandindo-se rapidamente. Para fornecer as mais eficazes intervenções de tratamentos terapêuticos aos pacientes, os profissionais de saúde devem ser capazes de modificar as opções conforme novas informações e intervenções se tornem disponíveis.

A dor é uma preocupação frequente para os pacientes envolvidos em reabilitação. O gerenciamento eficiente dos aspectos físicos, fisiológicos e psicológicos do paciente com dor é uma responsabilidade de todos os membros da equipe de reabilitação. Uma compreensão dos mecanismos da dor resulta em escolhas adequadas de intervenções de tratamento e abordagens.

A cicatrização de feridas avança ao longo de uma série de fases previsíveis, cada uma das quais pode exigir um tratamento diferente. O fechamento da ferida pode ser intencionalmente retardado se nela houver resíduos, infecção ou drenagem excessiva. Erros no tratamento das feridas, bem como fatores relacionados com a condição física e mental subjacente do paciente, podem resultar no desenvolvimento de feridas crônicas. A equipe de reabilitação pode estar envolvida em vários aspectos dos cuidados da ferida, que vão desde a incisão até a prevenção de complicações secundárias à otimização da mobilidade durante a recuperação do paciente.

Questões para revisão

1. Qual dos seguintes termos é definido como "uma experiência sensorial e emocional desagradável"?
   a. Analgesia
   b. Dor
   c. Anestesia
   d. Inflamação
2. Dor, calor, eritema, edema e perda de função são sinais de qual das seguintes opções?
   a. Inflamação
   b. Dor crônica
   c. Cicatrização de feridas
   d. Isquemia
3. A dor crônica é aquela que dura mais de:
   a. 1 mês
   b. 2 meses
   c. 3 meses
   d. 4 meses
4. Qual das seguintes opções é a que melhor descreve as duas principais categorias em que um analgésico pode ser enquadrado?
   a. Legal e ilegal
   b. Narcóticos e não narcóticos
   c. Aspirina e AINE
   d. Tóxico e não tóxico
5. Melzack e Wall propuseram a teoria das comportas para o controle da dor. Qual das seguintes opções é um fator psicológico que eles acreditam que pode influenciar a resposta e a percepção à dor?
   a. Cultura
   b. Experiências passadas
   c. Gênero
   d. Idade

Estudo de caso

Phil tem 40 anos e trabalha como motorista na Federal Express. Ele foi encaminhado à fisioterapia após sentir dor intermitente, fraqueza e câimbras no polegar da mão esquerda dominante. Estender e abduzir o polegar aumenta sua dor. Não há nenhuma fratura, e ele descreve a investida da dor como gradual. A mão é edematosa com uma extrema sensibilidade na "tabaqueira" anatômica.

1. O que poderia potencialmente fazer com que sua dor seja intermitente?
2. Considerando que Phil tem 40 anos de idade, você acredita que esta lesão vá cicatrizar tão rapidamente quanto se Phil tivesse apenas 20 anos? Por quê?
3. Como esta é a mão dominante de Phil, de que maneira o Triângulo da dor desempenha um papel na sua recuperação?

Questões para discussão

1. Se um paciente lhe pediu para explicar a natureza da dor, como você explicaria por que algumas pessoas parecem sentir mais desconforto do que outras? Que terminologia você usaria para garantir que sua explicação seja facilmente compreendida pelo paciente?
2. Como as implicações psicológicas da percepção da dor influenciam a sua abordagem de um paciente com dor crônica? Ela teria algum tipo de alteração caso se tratasse de uma síndrome de dor aguda, em vez de uma síndrome de dor crônica?
3. Se o paciente perguntar por que está sentindo dor em uma perna amputada ou uma dor que "viaja" para baixo em um braço ou uma perna, como você poderia explicar esse fenômeno? Utilize uma terminologia que o paciente possa entender.
4. Como você explicaria o processo de inflamação e reparo tecidual a um paciente? Utilize uma terminologia que o paciente possa entender. Sua explicação deve abordar a importância e a necessidade do processo.
5. Prepare uma explicação para um paciente que discutiria a importância de uma nutrição adequada e dos cuidados das feridas para estimular a cicatrização do tecido. Sua explicação deve incluir o argumento de manter a ferida úmida em oposição ao desejo expresso do paciente de "deixar a ferida seca".

Referências bibliográficas

1. Loeser, JD, and Melzack R: Pain: An overview. Lancet 353:1607-1609, 1999.
2. Turk, DC, and Melzack, R: Handbook of Pain Assessment, ed 3. Guilford Press, New York, 2010.
3. Tyrer, SR (ed): Psychology, Psychiatry and Chronic Pain. Butterworth Heinemann, Oxford, 1992.
4. Sternbach, R: Psychology of Pain, ed 2. Raven Press, New York, 1986.
5. France, RD, and Krishnan, KRR: Chronic Pain. American Psychiatric Press, Washington, DC, 1988.
6. Bonica, JJ: The Management of Pain, Vols 1 and 2, ed 2. Lea & Febiger, Malvern, PA, 1990.
7. Merskey, HM: Pain terms. Pain 3(suppl):S215-S221, 1986.
8. Kwako, J, and Shealy, CN: Psychological consideration in the management of pain. In Mannheimer, JS, and Lampe, GN (eds): Clinical Transcutaneous Electrical Nerve Stimulation. FA Davis, Philadelphia, 1984, p 29.
9. Gilman, S, and Newman, SW: Manter & Gatz's Essentials of Clinical Neuroanatomy and Neurophysiology, ed 10. FA Davis, Philadelphia, 2003.
10. Kandel, ER, Schwartz, JH, and Jessell, TM: Principles of Neural Science, ed 4. Elsevier, New York, 2000.
11. Sternbach, RA: Acute versus chronic pain. In Wall, PD, and Melzack, R: Textbook of Pain, ed 4. Churchill Livingstone, New York, 1999, p 173.
12. Bowsher, D: Acute and chronic pain and assessment. In Wells, PE, Frampton, V, and Bowsher, D (eds): Pain Management in Physiotherapy. Butterworth Heinemann, Oxford, 1996.
13. Tandon, OP, Malhotra, V, Tandon, S, and D'Silva, I: Neurophysiology of pain: Insight to orofacial pain. Ind J Physiol Pharmacol 47:247-269, 2003.
14. Brookoff, D: Chronic pain: 1. A new disease? Hosp Pract (Off Ed) 35:Jul 15, 2000.
15. Aronoff, GM: Evaluation and Treatment of Chronic Pain. Williams & Wilkins, Baltimore, 1992.
16. Sculco, AD, Paup, DC, Fernhall, B, and Sculco, MJ: Effects of aerobic exercise on low back pain patients in treatment. Spine J 1:95-101, 2001.
17. Barr, RB: Physical modalities in chronic pain management. Nurs Clin North Am 38:477-494, 2003.
18. Nadler, SF, Steiner, DJ, Erasala, GN, Hengehold, DA, Abein, SB, and Weingand, KW: Continuous low-level heatwrap therapy for treating acute nonspecific low back pain. Arch Phys Med Rehabil 84:329-334, 2003.
19. Graven-Nielsen, T, and Arendt-Nielsen, L: Induction and assessment of muscle pain, referred pain, and muscular hyperalgesia. Curr Pain Headache Rep 7:443-451, 2003.
20. Melzack, R, and Wall, PD: Pain mechanisms: A new theory. Science 150:971, 1965.
21. Bowsher, D: Central pain mechanisms. In Wells, PE, Frampton, V, and Bowsher, D (eds): Pain Management in Physiotherapy. Butterworth Heinemann, Oxford, 1996.
22. Nadler, SF, Steiner, DJ, Erasala, GN, Hengehold, DA, Abein, SB, and Weingand, KW: Overnight use of continuous low-level heatwrap therapy for relief of low back pain. Arch Phys Med Rehabil 84:335-342, 2003.
23. Bowsher, D: A note on the distinction between first and second pain. In Mathews, B, and Hill, RG (eds): Anatomical and Physiological Aspects of Trigeminal Pain. Excerpta Medica, Amsterdam, 1982.
24. Melzack, R: Pain: Past, present and future. Can J Exp Psych 47:615-629, 1993.
25. Travell, JG, and Simmons, DG: Myofascial Pain and Dysfunction: The Trigger Point Manual. Williams & Wilkins, Baltimore, 1983.
26. Melzack, R: The McGill Pain Questionnaire: Major properties and scoring methods. Pain 1:277, 1975.
27. Wall, PD: On the relation of injury to pain. Pain 6:253, 1979.
28. Melzack, R, and Wall, PD: Pain mechanisms: A new theory. Science 150:971, 1965.
29. Cepeda, MS, Africano, JM, Polo, R, Alcala, R, and Carr, DB: Agreement between percentage reductions calculated from numeric rating scores of pain intensity and those reported by patients with acute or cancer pain. Pain 106:439-442, 2003.
30. Loomis, CW, et al: Monomaine and opioid interactions in spinal analgesia and tolerance. Pharmacol Biochem Behav 26:445, 1987.
31. Roberts, MH: Involvement of serotonin in nociceptive pathways. Drug Des Deliv 4:77, 1989.
32. Matsubara, K, et al: Increased urinary morphine, codeine and tetrahydropapaveroline in parkinsonian patient undergoing L-3,4-dihydroxyphenylalanine therapy: A possible biosynthetic pathway of morphine from L-3,4-dihydroxyphenylalanine in humans. J Pharmacol Exp Ther 260:974, 1992.

32 Seção I • Conceito de terapias adjuntivas

33. Takeuchi, Y, and Toda, K: Subtypes of nociceptive units in the rat temporomandibular joint. Brain Res Bull 61:603-608, 2003.

34. Jansen, AS, Farkas, E, MacSams, J, and Loewy, AD: Local connections between the columns of the periaqueductal gray matter: A case for intrinsic neuromodulation. Brain Res 784: 329-336, 1998.

35. Gardell, LR, Ibrahim, M, Wang, R, Ossipov, MH, Malan, TP, Porreca, F, et al: Mouse strains that lack spinal dynorphin upregulation after peripheral nerve injury do not develop neuropathic pain. Neuroscience 123:43-52, 2004.

36. Witta, J, Palkovits, M, Rosenberger, J, and Cox, BM: Distribution of nociceptin/orphanin FQ in adult human brain. Brain Res 997:24-29, 2004.

37. Miranda, HF, Lemus, I, and Pinardi, G: Effect of the inhibition of serotonin biosynthesis on the antinociception induced by non-steroidal anti-inflammatory drugs. Brain Res Bull 61:417-425, 2003.

38. Melzack, R, and Wall, PD: The Challenge of Pain. Basic Books, New York, 1983.

39. Magee, DJ: Orthopedic Physical Assessment, ed 5. WB Saunders, Philadelphia, 2007.

40. Saunders, HD: Orthopedic Physical Therapy: Evaluation, Treatment, and Prevention of Musculoskeletal Disorders. Educational Opportunities, Edina, MN, 1985.

41. Ceylan, Y, Hizmetli, S, and Lilig, Y: The effects of infrared laser and medical treatments on pain and serotonin degradation products in patients with myofascial pain syndrome. A controlled trial. Rheumatol Int 24:260-263, 2004. Epub 2003 Nov 20.

42. Walsh, MT: Hydrotherapy: The use of water as a therapeutic agent. In Michlovitz, SL (ed): Thermal Agents in Rehabilitation, ed 3. FA Davis, Philadelphia, 1996.

43. Chesterton, LS, Foster, NE, Wright, CC, Baxter, GD, and Barlas, P: Effects of TENS frequency, intensity and stimulation site parameter manipulation on pressure pain thresholds in healthy human subjects. Pain 106:73-80, 2003.

44. Sluka, KA, and Qalsh, D: Transcutaneous electrical nerve stimulation: Basic science mechanisms and clinical effectiveness. J Pain 4:109-121, 2003.

45. Rakel, B, and Frantz, R: Effectiveness of transcutaneous electrical nerve stimulation on postoperative pain with movement. J Pain 4:455-464, 2003.

46. Colborne, GR, Olney, SJ, and Griffin, MP: Feedback of ankle joint angle and soleus electromyography in the rehabilitation of hemiplegic gait. Arch Phys Med Rehabil 74:1100-1106, 1993.

47. Reed, B, and Zarro, V: Inflammation and repair and the use of thermal agents. In Michlovitz, SL (ed): Thermal Agents in Rehabilitation, ed 3. FA Davis, Philadelphia, 1996.

48. Hardy, MA: The biology of scar formation. Phys Ther 69:1014, 1989.

49. Kloth, LC, and McCulloch, JM: The inflammatory response to wounding. In Kloth, LC, and McCulloch, JM (eds): Wound Healing: Alternatives in Management, ed 3. FA Davis, Philadelphia, 2002.

50. Daly, TJ: The repair phase of wound healing: Re-epithelialization and contraction. In Kloth, LC, and McCulloch, JM (eds): Wound Healing: Alternatives in Management, ed 3. FA Davis, Philadelphia, 2002.

51. Cooper, DM: Optimizing wound healing. Nurs Clin North Am 25:165, 1990.

52. Alaish, SM, Yager, DR, Diegelmann, RF, and Cohen, IK: Hyaluronic acid metabolism in keloid fibroblasts. J Pediatr Surg 30:949-952, 1995.

53. Cool, SM, Snyman, CP, Nurcombe, V, and Forwood, M: Temporal expression of fibroblast growth factor receptors during primary ligament repair. Knee Surg Sports Traumatol Arthrosc 12:490-496, 2004. Epub 2003 Dec 23.

54. Hirano, S, Bless, DM, Massey, RJ, Hartig, GK, and Ford, CN: Morphological and functional changes of human vocal fold fibro-

blasts with hepatocyte growth factor. Ann Otol Rhinol Laryngol 112:1026-1033, 2003.

55. Baltzer, AW, and Lieberman, JR: Regional gene therapy to enhance bone repair. Gene Ther 11:344-350, 2004.

56. Feedar, JA, and Kloth, LC: Conservative management of chronic wounds. In Kloth, LC, and McCulloch, JM (eds): Wound Healing: Alternatives in Management, ed 3. FA Davis, Philadelphia, 2002.

57. Hollinworth, H: Wound care: Pathway to success. Nursing Times 88:66, 1992.

58. Bayley, EW: Wound healing in the patient with burns. Nurs Clin North Am 25:205, 1990.

59. Garvin, G: Wound healing in pediatrics. Nurs Clin North Am 25:181, 1990.

60. Jones, PL, and Millman, A: Wound healing and the aged patient. Nurs Clin North Am 25:263-273, 1990.

61. Kloth, LC: How to use electrical stimulation for wound healing. Nursing 32:17, 2002.

62. Kloth, LC: Electrical stimulation in tissue repair. In Kloth, LC, and McCulloch, JM (eds): Wound Healing: Alternatives in Management, ed 3. FA Davis, Philadelphia, 2002.

63. Feedar, JA, Kloth, LC, and Gentzkow, GD: Chronic dermal ulcer healing enhanced with monophasic pulsed electrical stimulation. Phys Ther 71:639, 1991.

64. Akai, M, and Hayashi, K: Effect of electrical stimulation on musculoskeletal systems: A meta-analysis of controlled clinical trials. Bioelectromagnetics 23:132-143, 2002.

65. Houghton, PE, Kincaid, CB, Lovell, M, Campbell, KE, Keast, DH, Woodbury, MG, et al: Effect of electrical stimulation on chronic leg ulcer size and appearance. Phys Ther 83:17-28, 2003. 3816_Ch02_010-035 26/06/14 4:06 PM Page 29

66. Hess, CL, Howard, MA, and Attinger, CE: A review of mechanical adjuncts in wound healing: Hydrotherapy, ultrasound, negative pressure therapy, hyperbaric oxygen, and electrostimulation. Ann Plast Surg 51:210-218, 2003.

67. Ziskin, MC, McDiarmid, T, and Michlovitz, SL: Therapeutic ultrasound. In Michlovitz, SL (ed): Thermal Agents in Rehabilitation, ed 3. FA Davis, Philadelphia, 1996.

68. Kloth, LC, and Niezgoda, JA: Ultrasound for Would Débridement and Healing. In McCulloch, JM, and Kloth LC (eds): Wound Healing: Evidence Based Management, ed 4. FA Davis, Philadelphia, 2010

69. Niezgoda, JA, and Kindwall, EP: Oxygen therapy-management of the hypoxic wound. In McCulloch, JM, and Kloth LC (eds): Wound Healing: Evidence Based Management, ed 4. FA Davis, Philadelphia, 2010.

70. MacKay, D, and Miller, AL: Nutritional support for wound healing. Altern Med Rev 8:359-377, 2003.

71. Passeri, G, Pini, G, Troiano, L, Vescovini, R, Sansoni, P, Passeri, M, et al: Low vitamin D status, high bone turnover, and bone fractures in centenarians. J Clin Endocrinol Metab 88:5109-5115, 2003.

72. Payne, WG, Walusimbi, MS, Blue, ML, Mosielly, G, Wright, TE, and Robson, MC: Radiated groin wounds: Pitfalls in reconstruction. Am Surg 69:994-997, 2003.

73. Coghill, RC, McHaffie, JG, and Yen, YF: Neural correlates of interindividual differences in the subjective experience of pain. Proc Natl Acad Sci U S A. 100: 8538-8542, 2003.

74. American Society of Anesthesiologists Task Force on Chronic Pain Management: Practice guidelines for chronic pain management. Anesthesiology 112:810-833, 2010.

75. Mallen, CD, Peat, G, Thomas, E, et al: Prognostic factors for musculoskeletal pain in primary care: A systematic review. Br J Gen Pract 57:655-661, 2007.

76. Stedman's Concise Medical Dictionary for the Health Professions, ed. 4. Lippincott Williams & Wilkins, New York, 2001.

Vamos descobrir

Atividade de laboratório: resposta tecidual à lesão

Estas atividades de laboratório fornecem aos leitores a oportunidade de rever os conceitos de resposta tecidual que podem ter sido apresentados anteriormente em outros cursos.

Dor

1. Procure a definição de dor em três dicionários e desenvolva uma definição compósita que abranja todos eles.
   Fonte/Definição:

   _____

   _____

   Fonte/Definição:

   _____

   _____

   Fonte/Definição:

   _____

   _____

   Definição compósita: _____

   _____

   _____

   _____

2. O quanto da definição baseou-se em fatores psicológicos e o quanto em fatores físicos?
   Fatores psicológicos: _____

   _____

   Fatores físicos: _____

   _____

3. Como essas informações poderiam ser úteis para você como médico?

   _____

   _____

   _____

   _____

4. Procure e anote as definições de analgesia, anestesia e parestesia.
   Analgesia: _____

   _____

   Anestesia: _____

   _____

   Parestesia: _____

   _____

5. Qual a diferença entre as três?

   _____

   _____

34 Seção I • Conceito de terapias adjuntivas

• Qual seria o sintoma mais preocupante?

• Por quê?

Edema

1. Reveja suas definições para o edema ou a procure novamente e escreva abaixo.

2. Baseando-se na definição que você escreveu, como o edema poderia limitar a função?

3. O que você considera ser um indicador confiável para o volume do edema presente? Por quê?

Transmissão da dor

1. Revise seu texto e descreva por que estímulos sensoriais em um nervo periférico intacto são capazes de proporcionar alívio da dor no mesmo local, no lado oposto do corpo.

Opiáceos endógenos

1. Quais são as diferenças entre encefalina e beta-endorfina?

2. Se for possível estimular a liberação de um ou de ambos dos opiáceos endógenos listados, qual deles seria mais difícil estimular?

3. Que agentes farmacológicos poderiam inibir a liberação dos opiáceos endógenos mais duradouros?

Psicologia e dor

1. Entreviste três pessoas de diferentes etnias e gerações para descobrir como elas descreveriam a dor associada com cada um dos seguintes estímulos:

	Primeira pessoa	Segunda pessoa	Terceira pessoa
Queimadura solar grave			
Exposição prolongada a temperaturas abaixo de zero			
Bateu o polegar com um martelo			
Uma extremidade que "adormece"			

2. Compare as descrições das sensações dadas nas respostas. Alguma das diferenças relatadas o surpreendeu? Por quê?

3. Que conhecimento prático você poderia adquirir com esta atividade?

4. Fornecer estimulação sensorial a uma área irá diminuir a percepção de estímulos dolorosos naquela área.

- Qual resposta dos seus entrevistados apoia esta teoria?

- Qual é o nome dessa teoria, descrita pela primeira vez em 1965 por Melzack e Wall?

- Hoje, como essa informação pode ser aplicada na prática?

Estágios da cicatrização da ferida

1. Quais são os três estágios da cicatrização de ferida/tecido, e aproximadamente quanto tempo dura cada estágio?

Primeiro _____

_____

_____

Segundo _____

_____

_____

Terceiro _____

_____

_____

2. Qual é o objetivo principal para cada um dos estágios, e qual é o indicador para determinar se esse estágio da cicatrização está ou não ocorrendo?

Estágio	Propósito	Indicador
Primeiro		
Segundo		
Terceiro		

Precauções na manipulação das feridas em cada estágio

1. Cada um dos estágios da cicatrização de ferida/tecido envolve um número significativo de atividades. A cicatrização de ferida/tecido é vulnerável a possíveis contratempos que poderiam atrasar o processo de cicatrização. Reveja os textos dos exemplos de precauções que podem afetar negativamente o processo.

Primeiro _____

_____

_____

Segundo _____

_____

_____

Terceiro _____

_____

_____

Questões de laboratório

1. Neste exercício de laboratório sobre respostas teciduais a lesão, o que você aprendeu com as atividades?
2. Todos os pacientes respondem da mesma maneira aos mesmos tipos de estímulos? Por quê?
3. Que tipos de fatores tendem a influenciar a maneira pela qual um paciente responde ao "estímulo doloroso"?
4. Como as respostas dadas por seus colegas de classe influenciam suas expectativas para as respostas dos pacientes no futuro?

CAPÍTULO 3

Respostas dos pacientes às intervenções terapêuticas

Barbara J. Behrens, PTA, MS / Stacie Larkin, PT, MS

Objetivos de aprendizagem

Após a leitura deste capítulo, o leitor será capaz de:

- Descrever as possíveis respostas do paciente às intervenções de tratamento terapêutico.
- Esboçar as técnicas de exame para a avaliação da dor, a presença de edema, defesa muscular, déficit da amplitude de movimento associado ao edema e força muscular.
- Selecionar testes e medições de avaliação adequados para determinar a eficácia de uma intervenção de tratamento com um agente físico.
- Descrever e identificar as respostas esperadas para a aplicação de calor superficial.
- Fornecer um argumento para a avaliação da pele antes e depois da aplicação de agentes físicos para a pele por meio da demonstração das técnicas em um colega de classe.
- Diferenciar entre as respostas normais e anormais ao calor observadas em uma atividade controlada com colegas de classe.
- Relatar as observações sobre a aparência da pele de um colega de classe com a utilização de termos que seriam apropriados para o registro de um paciente.

Termos-chave

Avaliação	Enchimento capilar	Mancha
Apreciação	Eritema	Melanina
Branqueamento	Escala visual analógica	Palpação
Contorno	Espasmo muscular	Pigmentação
Defesa muscular	Exame	Tônus muscular
Edema	Intervenção	Volúmetro

Conteúdo

Exame, avaliação e intervenção
Avaliação da pele (tegumento)
    Pigmentação ou cor da pele
    Irregularidades circulatórias
    Manchas da pele
    Temperatura da superfície da pele

Avaliação da dor
    Escalas da dor: escalas visual analógica e numérica
    Fatores que influenciam na classificação da dor
    Inventários da dor
    Desenhos esquemáticos do corpo humano
    Algometria de pressão ou dolorímetro

Seção I • Conceito de terapias adjuntivas

Outros meios para avaliar a dor
Quando os pacientes não melhoram como o
  esperado
Avaliação do edema
  Medidas circunferenciais ou do contorno
  Deslocamento de volume de água
  Desempenho funcional limitado pelo edema

O que deve ser monitorado no tratamento do edema?
Avaliação dos tecidos moles
  Defesa muscular
  Tônus muscular
  Avaliação postural
Avaliação da amplitude de movimento (ADM)
Avaliação da força muscular

Perspectiva do paciente
"Isso realmente deveria deixar meu joelho tão vermelho?"

A importância de avaliar a reação do paciente ao tratamento é imensurável. Essa avaliação é essencial para determinar o sucesso de qualquer intervenção de tratamento em um paciente. Este capítulo se concentra no papel do profissional de saúde na avaliação da reação do paciente às intervenções com agentes físicos. O objetivo destas observações é garantir a segurança na administração do tratamento, monitorar o progresso do paciente e ajustar a dosagem quando necessário.

Exame, avaliação e intervenção

Por uma questão de coerência, as definições dadas para exame, avaliação e intervenção são aquelas que podem ser encontradas no *Guide to Physical Therapist Practice* da Physical Therapy Association, segunda edição (2003):

Exame: "Processo no qual se obtém o histórico, avaliações do desempenho dos sistemas relevantes, e seleção e administração de medidas e testes específicos."

Avaliação: "Um processo dinâmico em que o fisioterapeuta faz julgamentos médicos baseados nos dados recolhidos durante o exame."

Intervenção: "Interação intencional e qualificada do fisioterapeuta com o paciente/cliente... que usa vários métodos e técnicas de fisioterapia para produzir mudanças na condição que são coerentes com o diagnóstico e o prognóstico."

Depois de um exame e avaliação iniciais minuciosos, o fisioterapeuta cria um plano de cuidados que inclui as metas previstas e os resultados esperados. Agentes físicos e modalidades mecânicas são mais comumente usadas para as seguintes metas:

- Diminuir a dor.
- Reduzir o edema e a inflamação do tecido mole/articulações e inflamação.
- Aumentar o fluxo sanguíneo e melhorar o fornecimento de nutrientes para o tecido.
- Estimular o relaxamento muscular.
- Aumentar a extensibilidade do tecido conjuntivo.
- Aumentar a força muscular.

Avaliação da pele (tegumento)

A avaliação das características da pele (tegumento), incluindo cor, continuidade e temperatura, é necessária quando se determina o estado do tecido mole a ser tratado. A pigmentação da pele ou a cor é baseada na quantidade de **melanina** e de hemoglobina presentes. A melanina é uma substância que dá cor à pele e ao cabelo, e também pode ser designada como pigmento. A temperatura da superfície da pele indica o estado atual do tecido. Temperaturas elevadas da pele indicam inflamação na área ou, possivelmente, uma infecção ou uma queimadura. Temperaturas baixas da pele podem indicar comprometimento vascular. Deve-se também procurar por quaisquer feridas, bolhas ou erupções cutâneas, pois elas também afetarão a decisão de quais intervenções são mais apropriadas e seguras de se usar.

Pigmentação ou cor da pele

A **pigmentação** da pele humana é determinada pela presença de um composto bioquímico conhecido como *melanina*. Pessoas com tons de pele mais escuros têm uma maior quantidade de melanina. Indivíduos em que o tom de pele é mais claro parecem reagir de forma diferente às elevações da circulação subcutânea do que aqueles cujo tom é oliva ou preto, e alterações no fluxo sanguíneo serão mais evidentes quando comparadas com um indivíduo com a pele mais escura. Nos pacientes com pele clara, esta parece rosa ou vermelha após exposição prolongada ao sol ou ao calor. Essa coloração é facilmente visível por causa dos baixos níveis de melanina. Tanto os indivíduos de pele mais escura como os de pele mais clara reagem à exposição prolongada ao sol ou ao calor; no entanto, as alterações na pigmentação da pele e na circulação local serão diferentes e podem ser menos aparentes em uns do que em outros. Essa é uma das razões pelas quais é importante levar em consideração as respostas de um paciente quando fizer perguntas sobre suas experiências com a exposição ao sol ou ao calor. Na maioria dos casos, o paciente será capaz de dizer, observando sua própria pele, se as alterações ocorreram em reação ao calor. Por isso é importante que os alunos trabalhem com colegas cuja pele seja diferente da sua própria e observem as reações deles.

Os pacientes com áreas da pele que foram expostas de forma contínua a condições climáticas severas, que deixaram marcas de desgaste em sua pele, também reagirão de forma menos perceptível às alterações na circulação local. A coloração da pele pode variar por causa dos elementos do dia a dia, incluindo temperatura, aos quais ela está exposta. A textura da pele também irá variar dependendo das forças que ela enfrenta. Cicatrizes na área de tratamento fazem a pele reagir de um modo particular às intervenções de tratamento físico, mecânico e eletroterapêutico. Por exemplo, onde há tecido cicatricial, há circulação alterada, e desse modo a resposta aos agentes térmicos será diferente. Os profissionais de saúde devem se tornar observadores cautelosos da pele e dos tecidos circundantes que estão tratando, percebendo alterações sutis quando elas ocorrem.

A uniformidade da coloração e da pigmentação da pele fornece informações sobre a circulação local e a sensibilidade potencial da pele à exposição a agentes térmicos. A pele que apresenta uma aparência pálida ou azulada pode indicar uma diminuição do fluxo sanguíneo para essa área (p. ex., úlcera provocada pelo frio). A pele que está cor-de-rosa ou vermelha pode indicar um aumento do fluxo sanguíneo para a área (p. ex., uma queimadura térmica ou uma lesão aguda). É importante ter a certeza de que a modalidade escolhida para um determinado paciente está levando em consideração o estado atual do tecido a ser tratado. Os agentes de aquecimento são normalmente aplicados para estimular a circulação, o que reforçará a base nutritiva para a cicatrização do tecido. Entretanto, o uso de um agente de aquecimento não seria indicado se a pele já estiver vermelha, inflamada e quente quando palpada, pois isso só iria aumentar o fluxo sanguíneo para a área.

A presença de cicatrizes também deve ser observada e levada em consideração na escolha de uma modalidade. O tecido cicatricial imaturo, quando rosado, está bem vascularizado. Quando cicatrizes imaturas são expostas ao calor, elas reagem tornando-se vermelho brilhante. O tecido cicatricial maduro, que muitas vezes apresenta um aspecto pálido, não está tão bem vascularizado quanto o tecido não lesionado ou reparado e provavelmente irá conservar uma aparência mais clara, independentemente de ser aquecido ou arrefecido. A sensação também pode ser prejudicada em torno da cicatriz. Por estas razões, é importante observar e acompanhar de perto a presença de uma cicatriz e a pigmentação ou coloração da pele na área de tratamento durante a aplicação de qualquer agente térmico. Não notar a presença de uma cicatriz na área de tratamento e se o paciente tem ou não sensação e circulação uniforme na cicatriz e em torno dela pode ter como resultado lesões que poderiam ter sido facilmente evitadas.

Irregularidades circulatórias

Como as alterações circulatórias podem em certa medida ser percebidas pela aparência, é importante para o profissional observar e identificar os diferentes tipos de pele e suas reações às alterações locais na circulação. O teste de enchimento capilar, ou branqueamento, é um teste simples para verificar a diminuição circulatória. O **branqueamento** da pele é o termo utilizado para descrever a reação à pressão aplicada na superfície da pele. Aqueles com circulação intacta ou não comprometida terão uma alteração temporária na pigmentação quando a pressão for aplicada, e conforme os leitos capilares se enchem de sangue a pigmentação original retornará. O **enchimento capilar** é o retorno à pigmentação pré-pressão e deve ocorrer em menos de 3 segundos.[1] As áreas onde a circulação arterial diminuiu podem não responder com o branqueamento quando a pressão for aplicada; elas podem permanecer inalteradas, ou o retorno à pigmentação pré-pressão pode demorar mais de 3 segundos, o que indica a diminuição circulatória do tecido subjacente. O tecido cicatricial maduro é outro exemplo em que o branqueamento pode não ser observado. Ao ser aplicada uma pressão, a cicatriz madura pode permanecer pálida. Isto pode indicar que o paciente terá uma maior sensibilidade ao calor ou ao frio. A aplicação da pressão sobre a pele é uma atividade simples que fornece informação rápida sobre a capacidade dos leitos capilares e arteríolas em responder a essa forma de estímulos (Fig. 3.1).

Manchas da pele

As manchas irregulares do eritema que ocorrem após a aplicação de agentes térmicos são chamadas **manchas da pele**. Elas podem indicar um aquecimento ou um resfriamento da pele. Podem também indicar o uso repetido ou prolongado de agentes térmicos superficiais. *As manchas devem ser consideradas como um sinal de alerta para a*

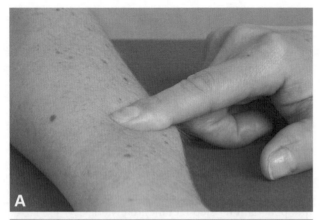
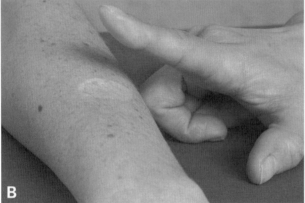

Figura 3.1 Enchimento capilar. (A) Antes; (B) depois.

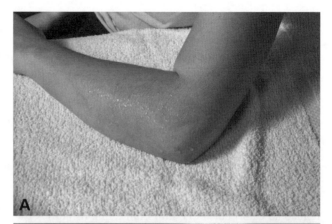
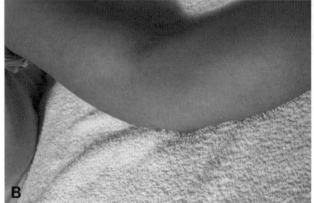

Figura 3.2 (A, B) A extremidade exibe sinais de eritema irregular com manchas brancas, indicando a exposição excessiva a um agente térmico. A condição é designada como manchas da pele.

Atividade prática 3.1

Atividade: enchimento capilar
- Observe a área da pele que você quer "investigar".
- Pressione com o polegar a pele nessa área.
- Observe o que acontece com a pele que está sob seu polegar quando você deixar de pressionar.
- Quanto tempo leva para que ela tenha a aparência pré-pressão?
- Tente novamente em alguém com um tipo de pele diferente e experimente isso em uma cicatriz.
- Houve alguma diferença no que você viu? Por quê?

potencial incapacidade do tecido em responder apropriadamente ao agente térmico. Em outras palavras, ao invés de ver um eritema uniforme em toda a área de tratamento, o que se observa são áreas sarapintadas, sendo que algumas cores indicam um eritema e outras aparecem quase esbranquiçadas. Qualquer que seja a área onde o agente térmico foi aplicado, ela deve ter a mesma pigmentação. Não deve haver inconsistências. A mancha é um dos tipos de inconsistências que podem ser observados. Se ocorrerem manchas, o tempo e/ou a intensidade da aplicação do agente térmico devem ser diminuídos durante a próxima aplicação (Fig. 3.2).

Temperatura da superfície da pele

Tal como acontece com a observação da pigmentação da pele, a temperatura da superfície da pele pode fornecer informações sobre o estado circulatório do tecido subjacente. O simples ato de tocar, ou **palpar**, a área de tratamento, antes do tratamento com agentes térmicos, pode fornecer uma riqueza de informações úteis aos profissionais. O ardor pode indicar inflamação dos tecidos subjacentes, enquanto a frieza pode indicar má circulação. A temperatura da superfície da pele deve mudar em resposta a influências ambientais. Se a temperatura da sala está fresca, mas a temperatura da pele está quente, isso pode revelar que há um processo inflamatório subjacente acontecendo na área palpada. No mínimo, seria necessário que o profissional palpasse uma área não envolvida para determinar se as áreas que não serão tratadas também estão quentes quando palpadas.

A aplicação de calor causará a vasodilatação local, um aumento da temperatura da superfície da pele, acompanhada por **eritema**, uma vermelhidão da pele, e possivelmente a transpiração dependendo da modalidade escolhida. A aplicação de frio causará uma diminuição na temperatura da superfície da pele acompanhada por um eritema de vasodilatação reflexa (depois de cerca de 8 minutos da aplicação). Essas reações podem ser detectadas pela observação da pigmentação ou pelas alterações da cor da pele e por meio da **palpação**, que envolve tocar fisicamente o paciente para sentir a temperatura da superfície da pele.

A temperatura da pele percebida por meio da palpação, da pigmentação ou da cor e integridade global oferece ao profissional informações valiosas sobre a reação do paciente ou do seu potencial de reação à aplicação de um agente térmico. Esta informação irá ajudar a determinar se a realização de uma dada intervenção é apropriada e segura. Se o profissional não realizar a inspeção visual da área tratada antes e depois das intervenções de tratamento com agentes físicos, consequentemente a segurança e a eficácia do tratamento não podem ser garantidas. No entanto, se a inspeção visual da área antes e depois do tratamento é um aspecto de rotina no atendimento ao paciente, então ela é mais uma forma de garantir a segurança do paciente e a potencial eficácia da intervenção utilizada.

Avaliação da dor

A dor representa a queixa mais difícil de medir e documentar de forma objetiva. A avaliação da dor engloba uma variedade de técnicas utilizadas para quantificar e medir o impacto que ela tem sobre a capacidade do paciente em realizar atividades funcionais. Pode haver um componente psicológico forte para a expressão da dor. O paciente é o único indivíduo que pode descrever a intensidade de sua experiência. Por causa destas complexidades, muitos pesquisadores e médicos têm tentado compilar um conjunto objetivo de medidas de referências para refletir a experiência da dor. As escalas de dor têm sido utilizadas em uma tentativa de medir rapidamente o nível ou a quantidade de desconforto que o paciente está sentindo.

Escalas da dor: escala visual analógica e escala numérica da dor

A **escala visual analógica** (EVA) envolve o uso de uma linha de 10 cm desenhada em um pedaço de papel, com uma âncora no início e outra no final identificadas por palavras descritoras como "nenhuma dor" e "dor extremamente forte", respectivamente. Pede-se aos pacientes que façam uma marca na linha que indique seu nível de desconforto (Fig. 3.3). O profissional então mede, a partir

Antes de começar

Observações

Se existem quaisquer alterações na aparência ou na temperatura da pele, essas áreas são propensas a uma resposta diferente aos agentes térmicos. Observe-as com mais atenção.

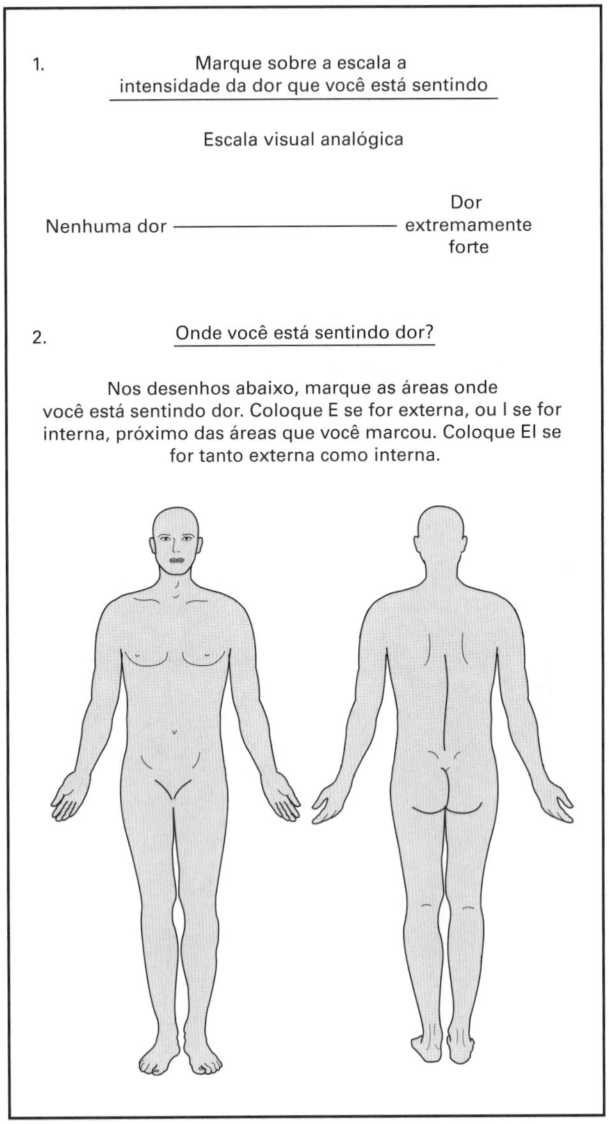

Figura 3.3 (1) Escala visual analógica. Os pacientes devem indicar o nível de dor que estão sentindo marcando na linha de 10 cm. A distância a partir do ponto inicial da linha é medida e registrada para comparações com as avaliações futuras. (2) Desenhos do corpo humano para avaliação da dor.
Partes 1 e 2 extraídas do Questionário da dor de McGill, cortesia de R. Melzack.

do início da linha, a distância em centímetros e registra o valor. Após o tratamento, o paciente recebe uma nova linha de 10 cm, sem marcação, que ele deve usar para avaliar e assinalar o nível de desconforto (Fig. 3.4). O profissional mede então a distância para a nova marca e novamente registra o comprimento da linha em centímetros. Para cada avaliação, o paciente recebe uma nova linha para assinalar seu nível de desconforto, de forma que as respostas anteriores não influenciem na avaliação do seu nível de dor atual. Se os resultados das medições da linha são registrados regularmente, o profissional poderá atualizar um mapa com o progresso do paciente. Isso pode ajudar

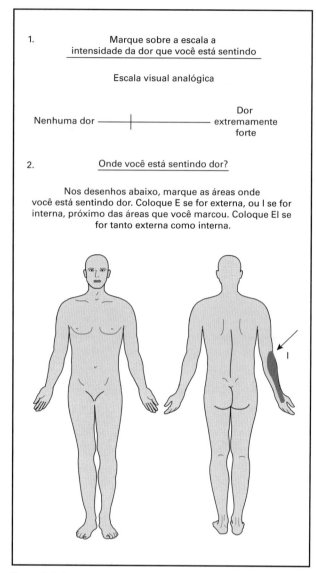

Figura 3.4 Desenho de uma linha de 10 cm que um paciente utilizou; ela indica o nível de desconforto. O início da linha tem o descritor "nenhuma dor" e o fim tem o descritor "dor extremamente forte". *Partes 1 e 2 extraídas do Questionário da dor de McGill, cortesia de R. Melzack.*

a determinar se as intervenções de tratamento escolhidas estão sendo apropriadas e eficazes, de acordo com as respostas do paciente, para aliviar a dor dele.

Uma avaliação similar pode ser feita com uma linha marcada com os números de 0 a 10, sendo, portanto, uma escala de classificação numérica da dor (ECND). Uma alteração de três pontos na ECND ou uma de 28 mm na EVA é necessária para que seja considerada uma alteração detectável.[2] A desvantagem na marcação feita sobre a linha com números é que o paciente tem um ponto de referência para usar, e isso pode influenciar em como ele marca a linha. Clinicamente, no entanto, a ECND é mais comumente utilizada, pois é muito rápida de se usar.

Fatores que influenciam na classificação da dor

A utilização da EVA ou da ECND abrange a avaliação do nível de desconforto antes e depois do tratamento para determinar se este teve qualquer efeito sobre a dor do paciente. O tipo de perguntas feitas ao paciente é importante, e os profissionais devem ter a preocupação de pedir ao paciente que respondam não à presença de dor, mas sim à presença de qualquer sensação ou sintoma que seja maior. O melhor seria que o terapeuta pedisse ao paciente para classificar seu desconforto e, após o tratamento, ele relatasse exatamente o que está sentindo. As perguntas não devem reforçar a percepção da dor com o uso da palavra "dor" na questão.[3,4] Em vez de perguntar a um paciente: "Você ainda está com dor?" ou "Você ainda está sofrendo?", perguntar: "O que você está sentindo agora?", para saber mais sobre a principal insatisfação que o paciente está experimentando.

Pacientes que não estão motivados a se recuperarem podem distorcer suas respostas e invalidar as reações subjetivas ao tratamento. Também é possível que o paciente tente controlar o "tempo de recuperação" e atribua um número arbitrário ao nível de dor "aceitável" que o capacite a voltar ao trabalho. Ele pode decidir que está disposto a interromper a terapia somente quando a dor, da forma como ele a relata, retornar ao nível três. Se estiver usando a linha não marcada, ele pode arbitrariamente decidir que sua avaliação da dor deve estar a um terço de distância a partir do ponto de partida. Esta decisão pode ser tomada pelo paciente antes de ele se sentir convencido de que pode retornar ao trabalho. Este é outro motivo para que as escalas da dor sejam apenas um fator na avaliação dela. Essas escalas são medidas subjetivas simples, rápidas, para uma queixa de dor. Elas não são perfeitas, no entanto, e não devem ser usadas como a única fonte para avaliação da dor.

Inventários da dor

Os inventários para avaliação da dor representam outra ferramenta para quantificar e documentar as queixas subjetivas de dor. O questionário da dor de McGill-Melzack[5,6] foi formulado para tentar criar um instrumento cuja aplicação seria universal para muitas culturas e diagnósticos, e para vários níveis de compreensão cognitiva. Foram realizadas pesquisas com pacientes que estavam sentindo dor e tinham sido diagnosticados com uma condição dolorosa para que a descrevessem usando todo tipo de palavras para identificar adequadamente sua experiência individual. As reações ou expressões dos pacientes foram categorizadas como respostas afetivas, emocionais, comportamentais à experiência dolorosa. Depois se solicitou aos participantes da pesquisa que classificassem as frases ou palavras oferecidas indo da experiência menos irritante à pior experiência. Muitas traduções foram feitas para que a informação pudesse ser utilizada com um paciente de qualquer cultura. Uma versão padronizada do teste foi formulada e uma metodologia de classificação ou interpretação também foi desenvolvida. Categorias individuais de descritores foram graduadas de acordo com sua classificação dentro da categoria. Assim, se há quatro palavras em uma categoria, a primeira delas é classificada como a menos incômoda, e a quarta como a mais desagradável e potencialmente grave.

Alguns dos descritores incluem palavras como "penetrante" ou "imprecisa", que vão auxiliar o profissional a avaliar adequadamente a localização do desconforto. Como discutido no Capítulo 2, os receptores de dor podem ser as fibras A-delta, que transmitem "dor ou lesão" rápidas, ou as fibras C, que são responsáveis pela transmissão da "dor do sofrimento" ou uma sensação de dor difícil de identificar ou localizar. O questionário da dor de McGill-Melzack registra as informações e avalia os componentes da experiência da dor do paciente e é bastante abrangente (Fig. 3.5).[5,6]

Desenhos esquemáticos do corpo humano

Desenhos esquemáticos do corpo humano permitem que o paciente localize exatamente onde está sentindo desconforto. Se um paciente é instruído a preencher as áreas que correspondem à dor, a figura completada orienta o profissional para a área primária de desconforto. Este tipo de informação pode ser extremamente importante se a dor irradiada estiver presente, pois ela pode indicar a fonte original. Esse desenho também funciona como um mapa para os profissionais da saúde que tratam pacientes que estão sofrendo intervenção em várias áreas, uma vez que o paciente é instruído a "colorir"

Atividade prática 3.2

Atividade: sensação

Localize a área de tratamento/teste e, sem mostrar ao seu paciente/parceiro o que você está fazendo, peça-lhe para dizer se está ou não sentindo algo e, em caso afirmativo, onde e com o quê se parece.

- Você pode usar a ponta do lápis para "espetar" e a ponta de borracha para "tocar" na área de tratamento.
- A mão fria ou quente pode ser usada para ajudar a determinar a capacidade do paciente/parceiro em distinguir a temperatura.
- Tenha cuidado para não perguntar "Você está sentido ISSO?" ou "Está sentindo espetar?" Esses são tipos de perguntas que influenciam a resposta do paciente.

primeiro a pior área. Se o profissional não puder obter as respostas diretamente do paciente, a interpretação desses desenhos exige atenção. Alguns pacientes podem ter dificuldades para reconhecer uma determinada parte do corpo no desenho. Esse seria outro motivo para que o desenho seja completado na presença de um profissional que possa responder às perguntas que eventualmente surjam. A tecnologia introduziu a animação por computador aos desenhos esquemáticos do corpo humano e à análise deles, o que pode levar a um maior refinamento dos dados obtidos.[7-12]

Inventários com palavras devem ser completados pelos pacientes enquanto eles estão em uma posição confortável e relaxados, possivelmente enquanto aguardam a consulta. As figuras anatômicas esquemáticas, no entanto, devem ser completadas na presença de um profissional, de modo que qualquer sequenciamento possa ser notado. Embora as informações obtidas nesses inventários sejam úteis, certamente não são completas e devem ser acompanhadas de outras avaliações relacionadas com o desempenho.

Algometria de pressão ou dolorímetro

Ferramentas objetivas foram desenvolvidas para ajudar a determinar a sensibilidade dos tecidos sob a forma de medidores de tensão; no entanto, sua utilização clínica não é generalizada. *Dolor* em espanhol significa "dor", de modo que um dolorímetro é um contador que mede a dor com um transdutor de força, isto é, mede a quantidade de pressão que pode ser aplicada antes que um paciente diga que está sentindo desconforto. A maioria das determinações feitas é baseada na experiência do profissional. Os medidores de tensão são calibrados para detectar a quantidade de pressão aplicada administrada a um paciente. Eles, então, podem quantificar objetivamente o quanto de força foi exercido sobre a superfície da pele antes de o paciente se queixar de desconforto. Estes dispositivos são chamados dolorímetros ou algômetros de pressão (Quadro 3.1).[13-17]

Quadro 3.1	Avaliação da dor

1. O indivíduo só pode medir sua dor quando ele a está sentindo.
2. Desenhos do corpo humano funcionam bem para alguns pacientes no sentido de descrever sua dor; eles não funcionam para todos os pacientes.
3. Alguns pacientes podem não avaliar de forma objetiva seu desconforto.
4. Alguns pacientes podem ser incentivados a não relatar uma melhora. É por isso que se deve avaliar mais que apenas a resposta subjetiva dos pacientes a uma intervenção de tratamento.

44 Seção I • Conceito de terapias adjuntivas

Questionário da dor de McGill-Melzack

Nome do paciente _____ Data _____ Hora_____

Analgésico(s) _____ Dosagem _____ Hora _____
_____ Dosagem _____ Hora _____

Diferença entre a hora do analgésico: + 4 +1 +2 +3

ICD: S _____ A _____ A _____ M (S) _____ M (AA) _____ M (T) _____ ICD (T) _____
(1-10)   (11-15)   (16)   (17-19)   (20)   (17-20)   (1-20)

1. Vibrante ___ Trêmula ___ Pulsante ___ Compassada ___ Como golpe ___ Palpitante ___	11. Cansativa ___ Exaustiva ___	IDP _____	Comentários
2. Pontada ___ Choque ___ Tiro ___	12. Enjoada ___ Sufocante ___		
	13. Apavorante ___ Assustadora ___ Aterrorizante ___		
3. Agulhada ___ Incômoda ___ Perfurante ___ Punhalada ___ Lancinante ___	14. Punitiva ___ Exaustiva ___ Cruel ___ Viciosa ___ Mortal ___		
4. Aguda ___ Cortante ___ Lacerante ___	15. Nefasta ___ Cegante ___		
5. Beliscão ___ Apertão ___ Corrói ___ Cãibra ___ Comprime ___	16. Irritante ___ Inoportuna ___ Desgastante ___ Intensa ___ Insuportável ___		
6. Fisgada ___ Puxão ___ Torce ___	17. Espalhada ___ Irradia ___ Penetrante ___ Que atravessa ___		
7. Quente ___ Ardente ___ Escaldante ___ Em brasa ___	18. Aperta ___ Dormente ___ Arrastada ___ Espreme ___ Dilacera ___		Constante ___ Periódica ___ Breve ___
8. Formigamento ___ Coceira ___ Ardor ___ Ferroada ___	19. Morna ___ Fria ___ Congelante ___	Sintomas que acompanham: Náusea ___ Dor de cabeça ___ Tontura ___ Sonolência ___ Constipação ___ Diarreia ___ Comentários:	Sono: Bom ___ Irregular ___ Não consegue dormir ___ Comentários:	Alimentação: Boa ___ Alguma ___ Pouca ___ Nenhuma ___ Comentários:
9. Imprecisa ___ Dolorida ___ Machucada ___ Fraca, mas contínua ___ Pesada ___	20. Inoportuna ___ Nauseante ___ Agonizante ___ Terrível ___ Torturante ___			
10. Sensível ___ Tensa ___ Desgastante ___ Como se fosse arrebentar ___	IDP 0 Sem dor ___ 1 Leve ___ 2 Desconfortável ___ 3 Estressante ___ 4 Horrível ___ 5 Excruciante ___		Atividade: Boa ___ Alguma ___ Pouca ___ Nenhuma ___	Comentários:

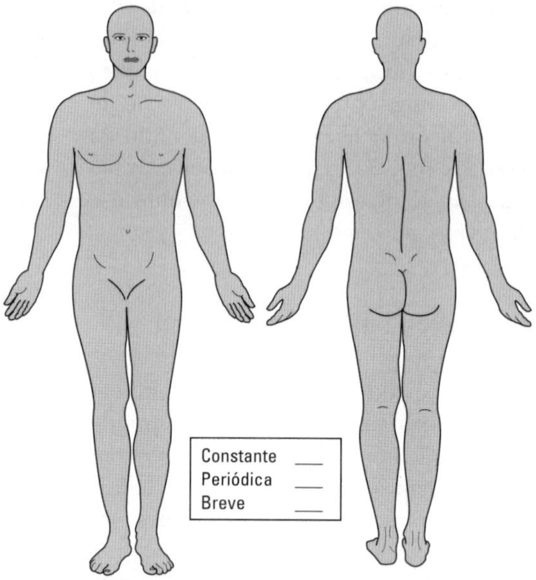

Figura 3.5 O Questionário da dor de McGill-Melzack.
Cortesia de R. Melzack.

Outros meios para avaliar a dor

A expressão facial pode ser outra forma de avaliar uma queixa subjetiva de dor do paciente. A musculatura facial, em particular na testa e em volta dos olhos, irá contrair em resposta à percepção da dor. Um paciente pode não expressar verbalmente o desconforto por causa de sua formação cultural, mas irá aparentar estar com dor. Após o tratamento, ele parece estar mais confortável, apesar das outras respostas objetivas que indicam que não houve qualquer alteração no nível de desconforto que ele está sentindo. Essa é verdadeiramente uma interpretação, mas pode fornecer ao profissional informações adicionais sobre a dor do paciente (Fig. 3.6).

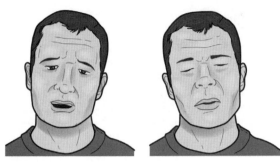

Figura 3.6 A expressão facial pode indicar se a pessoa está sentindo dor.

Escalas de intensidade da dor

Uma ampla variedade de instrumentos foi desenvolvida para a avaliação da dor em diferentes populações de pacientes. Alguns desses instrumentos utilizam as observações do profissional quando o paciente é não verbal, criança, bebê ou adulto com comprometimento cognitivo. Os vários exemplos apresentados são utilizados pelo NIH Center Clinical para medir a intensidade da dor e as respostas dos pacientes às intervenções terapêuticas. Exemplos de outras ferramentas podem ser encontrados no Apêndice: Conjunto de ferramentas para a avaliação da dor (ver p. 53-54).

A capacidade de desempenhar uma atividade funcional ou executar uma certa amplitude de movimento também pode fornecer informação em relação ao nível atual de dor de um paciente. Em vez de se concentrar na dor do paciente usando escalas de dor como um meio para determinar o progresso, o mais importante é se concentrar nos objetivos do tratamento para devolver ao paciente seu nível funcional anterior. Medições de amplitude de movimento (ADM) feitas antes e depois de uma intervenção terapêutica podem fornecer dados objetivos claros sobre a capacidade ou a disposição do paciente em se mover. Quando a ADM está limitada, a causa dessa limitação precisa ser identificada. A dor por conta de defesa muscular, limitação articular, compressão do nervo e edema são algumas possibilidades. A **defesa muscular** é a resposta protetora dos músculos após a lesão em que o comprimento do músculo permanece reduzido para limitar a função. É um sintoma temporário que deve diminuir conforme os sintomas primários e a lesão se resolvem, mas que muitas vezes os pacientes podem designar como um "**espasmo muscular**" (ver mais adiante neste capítulo). Após o tratamento para estes comprometimentos, é necessário reavaliar a ADM do paciente para ver se ocorreu uma alteração na magnitude e na qualidade do movimento. A dor também deve ser avaliada para ver se o aumento na ADM resultou em uma diminuição na dor conforme o esperado. Se não houve alteração na dor, mas houve ganhos na ADM, isto pode ser considerado como um resultado positivo na medida em que ocorreram ganhos funcionais.

Outro meio para determinar se está ocorrendo um progresso é avaliar a frequência, a dosagem e os tipos de medicamentos para a dor que um paciente está tomando. Quando ele relata uma diminuição no seu uso ou deixa de tomar um remédio mais potente prescrito para o gerenciamento da dor e não está controlando seu desconforto com um excesso de medicamentos para a dor, essa é uma informação valiosa que indica uma mudança positiva no nível de dor do paciente.

Quando os pacientes não melhoram como o esperado

A maioria dos pacientes que procura auxílio para o manejo da dor têm queixas legítimas. No entanto, há ocasiões em que o potencial de ganho secundário, ou o potencial de uma batalha legal, pode influenciar a resposta do paciente ao tratamento. Quando um paciente não progride como previsto, é importante reavaliar e determinar se alguma mudança ocorreu ou se quaisquer novos problemas surgiram. Tratar pacientes que são influenciados por fontes externas para prolongar o curso de tratamento pode ser especialmente frustrante. Fontes como *The Guide to Physical Therapist Practice*, segunda edição revisada (2003), podem fornecer ao terapeuta uma cobertura geral de visitas terapêuticas necessárias para alcançar as metas previstas e os resultados esperados para uma determinada classificação diagnóstica. Quando o progresso da terapia está acontecendo lentamente ou não está acontecendo, o fisioterapeuta deve reexaminar o paciente para avaliar o progresso, modificar o plano de tratamento ou, eventualmente, considerar a interrupção da terapia caso ela não forneça mais qualquer benefício ao paciente.

Avaliação do edema

O **edema**, ou inchaço, é um aumento anormal do volume de fluido intersticial. Ele pode ser difuso por toda a área ou localizado no local da lesão. Quando o inchaço está contido dentro de uma cápsula articular ele é chamado derrame articular. O edema em pequenas quantidades é uma reação normal ao trauma, e é necessário para o processo de reparação do tecido cicatricial. Um edema prolongado e/ou maciço pode interromper a reparação, pois pode impedir a distribuição de nutrientes para as células ou talvez conduzir à fibrose do tecido. Para avaliar com precisão o volume do edema presente em uma área existem várias opções disponíveis, dependendo da sua localização. As opções incluem:

- Medidas circunferenciais ou do **contorno**.
- Deslocamento volumétrico de água.
- Mobilidade articular.
- Desempenho funcional.

Medidas circunferenciais ou do contorno

Usar uma fita métrica pode ser uma das formas mais rápidas, fáceis e precisas de avaliar a presença de um edema. Para manter a uniformidade da medição, os seguintes fatores devem ser respeitados:

1. Usar uma fita métrica que não estique.
2. Medir sempre com a mesma fita.
3. Sempre o mesmo terapeuta deve registrar as medições.
4. As medições são mais precisas e comparáveis quando tomadas na mesma hora do dia.
5. Usar pontos ósseos como referência para a medição.
6. Usar sempre a mesma técnica de medição.
7. Recordar-se de usar sempre a mesma unidade de medida quando fizer uma medição (centímetros ou polegadas).

Se esses fatores forem cumpridos, haverá então um grau razoável de precisão e de confiabilidade nas medições (Fig. 3.7). Maiores detalhes sobre a medição circunferencial são fornecidos no Capítulo 8.

Deslocamento de volume de água

Quando o edema está confinado às extremidades distais, medições volumétricas podem ser consideradas práticas e precisas. Um **volúmetro** é um dispositivo que mede o deslocamento de água para registrar o volume que uma

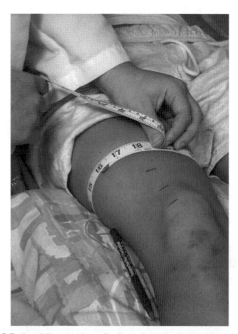

Figura 3.7 A médica está medindo a circunferência do contorno utilizando uma fita métrica. Ela está usando pontos ósseos como pontos de referência, além de áreas proximal e distal a eles que foram marcadas.

Antes de começar

Avaliação do edema
- Certifique-se de usar sempre as mesmas ferramentas de medição.
- Certifique-se de que a avaliação está sendo feita sempre na mesma hora do dia e que a pessoa que a está fazendo tem familiaridade com as ferramentas de medição usadas.

É importante saber...

Temperatura da superfície da pele

Antes do tratamento, considere o seguinte:
1. Se a pele da área a ser tratada está quente e tem uma aparência vermelha (em comparação com a área circundante), então pode haver uma inflamação ou infecção. Essa seria uma contraindicação para o uso de agentes de aquecimento.
2. Se a pele da área a ser tratada está mais fria e mais pálida (em comparação com a área circundante), então a circulação pode estar comprometida. A insuficiência vascular é uma contraindicação para todos os agentes de aquecimento e resfriamento.
3. Se houver cicatriz na área de tratamento, então se certifique de que a sensação foi testada e que ela está intacta. Isso é importante no uso de modalidades em que você depende da resposta do paciente para guiar a intensidade e a duração do tratamento.

extremidade distal ocupa quando submersa na água. Se uma extremidade edematosa é colocada em um volume conhecido de água e a água deslocada é medida, então o volume da parte da extremidade pode ser determinado (Fig. 3.8). Medições subsequentes irão revelar o estado do edema e se o volume da água deslocada aumenta, diminui ou permanece inalterado. Alguns fatores críticos para a exatidão dessa forma de medição incluem o seguinte:

1. A hora do dia para as medições subsequentes deve ser a mesma em que a primeira medição foi feita. As variações na hora do dia podem causar variações nas medições porque os pacientes podem reter líquidos em diferentes momentos ao longo do dia ou em resposta aos horários da medicação.
2. A mesma temperatura da água deve ser usada para cada medição. A água muda de densidade em diferentes temperaturas, o que poderia potencialmente oferecer leituras imprecisas.
3. A unidade de medição deve permanecer constante (onças ou mililitros de água).

Volúmetros para a mão e o pé estão disponíveis comercialmente em acrílico (Volumetrics Limited, Idyll-

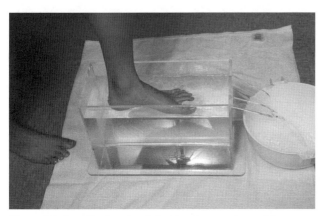

Figura 3.8 A avaliação volumétrica do edema pode ser feita usando-se um volúmetro e o deslocamento da água. O paciente coloca a extremidade edematosa na água, e a água deslocada é medida para determinar o volume do edema.

wild, CA, EUA). Dispositivos comerciais têm valores de precisão conhecidos.

Podem haver várias desvantagens para medições volumétricas se elas são utilizadas como a única fonte de avaliação do edema. Esta forma de avaliação contempla o volume total da parte imersa mas não serve para as áreas individuais do edema excessivo em relação ao edema difuso. Ela não permite que o fisioterapeuta verifique de forma precisa *onde* o edema está localizado, mas simplesmente que *há edema*. Seu uso não é tão prático na avaliação de uma extremidade inteira, como seriam as medições circunferenciais. Apesar das desvantagens, pode ser uma forma útil e eficiente em relação ao tempo de avaliação do edema para o pé, o tornozelo ou a mão.

Os profissionais da saúde são advertidos de que as comparações com a extremidade superior não envolvida pode não produzir dados fiáveis porque a dominância manual desempenha um papel significativo no tamanho de uma mão. A avaliação volumétrica do edema é mais útil para avaliar a presença de edema em uma extremidade distal específica quando comparada com a mesma extremidade distal específica nas visitas subsequentes depois de receber as intervenções de tratamento. Qualquer tentativa de comparar a mão esquerda com a direita pode possivelmente produzir uma diferença quando não houver patologia presente. Além disso, se a mão não dominante estiver envolvida e for comparada volumetricamente com a mão dominante lesionada, os volumes podem parecer ser os mesmos. Por isso as comparações entre os membros esquerdo e direito normalmente não são úteis.

Desempenho funcional limitado pelo edema

A capacidade do paciente para executar atividades da vida diária (AVD) pode ser prejudicada pela presença do edema. As limitações no movimento causadas por um aumento do edema podem restringir a habilidade do pa-

Para refletir...

Quanto volume esses cubos de gelo ocupam? Ou seja, se você estivesse realmente com sede e a temperatura do chá não é o mais importante, quanto chá haveria realmente nesse copo? Há pelo menos quatro cubos de gelo no copo. Isso significa que, na verdade, há menos chá do que se imagina, por causa do espaço que os cubos de gelo ocupam. Se adicionássemos mais um cubo de gelo, o chá transbordaria por causa do volume ocupado pelo cubo de gelo. À medida que o gelo derrete, ele dilui o chá. Não houve alteração no volume, pois mesmo o gelo que estava acima da superfície do chá, agora faz parte dele (Fig. 3.9).

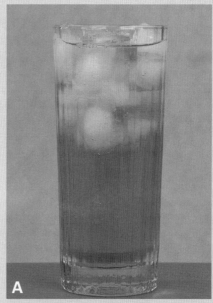

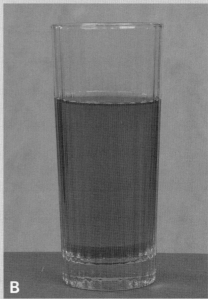

Figura 3.9 Copo com chá gelado. (A) Com gelo; (B) sem gelo.

ciente para se vestir ou colocar uma peça de roupa. Colocar meias pode ser muito difícil se existe uma quantidade significativa de edema na extremidade inferior. Estas atividades específicas também podem ser um meio para avaliar o progresso em direção aos objetivos funcionais.

O que deve ser monitorado no tratamento do edema?

A avaliação do edema levará em conta todos os elementos que se aplicam ao paciente individual. Se a possibilidade de medições volumétricas e circunferenciais for viável, ambas devem ser monitoradas. Para ser considerada válida, a forma de avaliação deve ser sempre a mesma para um determinado paciente. Se um paciente teve um entorse de tornozelo agudo e na avaliação inicial foram usadas medidas volumétricas para edema, então toda reavaliação do edema deve ser feita usando esse tipo de medição volumétrica. Da mesma forma, se a avaliação inicial utilizou medições circunferenciais, então as avaliações subsequentes do edema devem incluí-las.

Avaliação dos tecidos moles

A defesa muscular pode restringir ou retardar a recuperação de um paciente. Dois componentes da avaliação dos tecidos moles são palpação do tônus muscular e observação da postura. Cada uma dessas avaliações ajuda a delinear uma imagem mais clara da condição geral do paciente e como isso o afeta.

Defesa muscular

A defesa muscular é um termo médico para aquilo que o paciente chama "espasmo muscular." Ela é uma reação protetora em um músculo que resulta da dor ou do medo do movimento. A terminologia é especialmente importante quando se refere às respostas motoras dos músculos. Infelizmente, os pacientes tendem a confundir o termo "espasmo" com "espasticidade", ainda que eles sejam bastante diferentes. A espasticidade é um tipo de resposta motora que é mediada ou controlada por um mecanismo mais elevado no cérebro ou na medula espinal e não por um nervo periférico ou da área local envolvida. A defesa muscular ocorre para proteger a área de um trauma adicional por meio da contração dos músculos circundantes e do fornecimento de um "exoesqueleto". É uma indicação do grau de aquecimento da unidade motora presente em um músculo que existe para proteger a área. Essa é uma das razões pela qual ela pode ser medida usando-se um equipamento de monitoramento eletromiográfico (EMG). A defesa muscular prolongada pode resultar em um encurtamento do tecido subjacente e em uma sensação de "endurecimento", pois a percepção é de que o músculo agora está mais rígido do que o tecido circundante. O número real de sarcômeros, que são unidades de contração do músculo, pode diminuir por causa da imobilidade prolongada e da posição de encurtamento do músculo.[18]

Quando os pacientes relatam que "sentem um espasmo muscular" é importante que os clínicos diferenciem entre uma resposta localizada e uma resposta mediada centralmente e que ajudem os pacientes a entender o que está acontecendo e por quê. A defesa muscular é particularmente sensível ao estresse e à ansiedade, especialmente se a defesa está presente na musculatura paravertebral. Se os pacientes se sentem ansiosos em relação ao que está ocorrendo e não entendem as intervenções de tratamento que estão sendo feitas ou os resultados esperados, é possível que a defesa muscular aumente. Alguns agentes térmicos são utilizados para ajudar a reduzir ou eliminar os aumentos perceptíveis na defesa muscular. É importante palpar a área antes e após a aplicação de uma intervenção terapêutica para determinar se a técnica de tratamento produziu quaisquer alterações no tônus muscular. A palpação da área tratada antes e depois de uma intervenção terapêutica também é uma forma de validar o resultado da abordagem escolhida. Se o profissional examina a área por palpação antes do início do tratamento e não a reexamina após a aplicação, é difícil determinar se a alteração ocorreu como resultado da intervenção escolhida (Fig. 3.10).

Tônus muscular

O **tônus muscular** refere-se à resistência do músculo ao alongamento passivo ou elongação, ou quão "apertado" ele parece. Quando há defesa muscular, o músculo assume uma condição encurtada para ajudar a proteger a

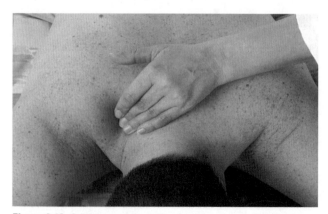

Figura 3.10 O fisioterapeuta está palpando a área a ser tratada antes da aplicação de qualquer agente físico. A mesma abordagem será repetida após a administração de uma intervenção terapêutica para auxiliá-lo a determinar se ocorreu uma alteração do tecido mole.

área de novas lesões. Portanto, seu tônus pode aumentar de forma defensiva, e por isso quando palpado é mais difícil senti-lo do que o tecido não envolvido. A facilidade em determinar se um músculo está em defesa vem pela experiência na palpação de uma variedade de lesões dos tecidos moles em um grande número de pacientes. A rigidez muscular e suas causas são difíceis de avaliar objetivamente sem uma fonte externa de medida como, por exemplo, uma leitura EMG da superfície da atividade elétrica que ocorre dentro do músculo. Em outras palavras, uma leitura EMG poderia fornecer uma medida do número de sarcômeros que foram realmente queimados para contrair o músculo e produzir seu estado atual.

A avaliação do tônus do tecido depende muito da experiência do profissional em monitoração. Em muitas situações agudas, o paciente irá experimentar algum grau de sensibilidade no tecido mole lesionado. As mudanças no tônus do tecido podem ou não ser um dos primeiros sinais palpáveis da lesão. Se a defesa muscular está presente, então normalmente ela irá ocorrer tanto nos grupos musculares agonistas quanto nos antagonistas que cruzam ou cercam a área lesionada para protegê-la contra traumas adicionais. Quando tanto os agonistas como os antagonistas cocontraem, o movimento na área envolvida é limitado, diminuindo as chances de que ocorra lesão. Comparar a palpação no lado envolvido com o não envolvido irá fornecer mais informações sobre o nível de desconforto ou rigidez que o paciente está sentindo.

Avaliação postural

Mudanças posturais podem ser observadas em pacientes que estão sentindo dor e defesa muscular. As mudanças posturais podem ser observadas em todo o corpo, mas isso é especialmente perceptível quando a área lesionada envolve os músculos posturais cervicais. Por exemplo, pacientes que se envolveram em acidentes de automóvel em que foram atingidos por trás e tiveram ferimentos na parte cervical da coluna vertebral, que sofreram uma "chicotada" ou um deslocamento cervical, exibem posturas sentada/ereta diferentes das dos indivíduos que não sofreram este tipo de trauma. Nessa situação, a defesa dos músculos cervicais age nas regiões tanto anterior como posterior que sustentam a cabeça e limita sua mobilidade. Visualmente, isso pode parecer como se eles tivessem uma rigidez do pescoço, evitando quaisquer movimentos cervicais ativos. Se os músculos cervicais não são avaliados e tratados, o resultado pode ser uma postura da cabeça para a frente, em que ela está deslocada anteriormente sobre a parte cervical da coluna vertebral por causa do aumento do tônus muscular ou da defesa na musculatura cervical posterossuperior. Em última análise, este tipo de defesa muscular na parte cervical da coluna vertebral resulta em um aumento da lordose cervical (Fig. 3.11).[19]

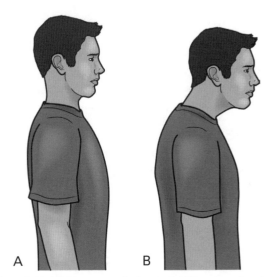

Figura 3.11 (A) Postura cervical normal e (B) postura da cabeça para a frente.

Avaliação da amplitude de movimento (ADM)

Tal como acontece com outras formas de avaliação, a medição da ADM articular pode fornecer uma medida objetiva do movimento disponível dentro de uma determinada articulação. É importante observar tanto a quantidade do movimento disponível como a sua qualidade. No caso de defesa muscular, um músculo agonista pode limitar a direção antagonista da ADM articular. A presença de edema também pode dificultar o movimento articular, e o resultado é uma diminuição na ADM. A avaliação simples da ADM deve fazer parte de cada avaliação e reavaliação da articulação periférica para determinar se houve progresso com uma intervenção de tratamento específica. As medições da ADM articular útil com um goniômetro podem fornecer informações adicionais de base objetiva com a qual fazer uma comparação após as intervenções de tratamento terapêutico.

Avaliações da força muscular

A avaliação da força muscular pode ser realizada ou manualmente ou com o uso de equipamentos sofisticados para registrar a força ou a produção de torque. Um teste muscular manual (TMM) avalia a força de músculos específicos ou ações musculares brutas. Os TMM são realizados quando a área a ser testada está estabilizada e tanto as medidas da ADM ativa como passiva foram avaliadas e registradas na ficha do paciente. A resistência manual é então aplicada conforme o paciente tenta o movimento solicitado em uma posição em que ele não está se movendo contra a gravidade ou é em uma em que ele é convidado a se mover contra a resistência. O paciente recebe instruções verbais para resistir ao movimento ou à força aplicada

50 Seção I • Conceito de terapias adjuntivas

na área. A resposta do paciente à resistência é pontuada de uma quantidade mínima a normal, dependendo de sua posição, da ADM completa e da capacidade de realizar contra a resistência quando esta é aplicada.

Testes mais reprodutíveis do desempenho muscular podem envolver a utilização de um dinamômetro fabricado comercialmente que mede a força aplicada em uma determinada velocidade do movimento. Isso é conhecido como teste de força isocinética. "Iso" refere-se à velocidade, que pode ser definida por um número fixo, e "cinética" refere-se ao fato de que há movimento. Este tipo de equipamento fornece estabilização proximal quando a resistência é aplicada à extensão da extremidade distal testada. Uma vantagem deste tipo de dispositivo é que o paciente irá experimentar a resistência apenas se ele encontrar a velocidade pré-determinada do braço de resistência. Em outras palavras, se o paciente é incapaz de contrair com rapidez suficiente para "recuperar" o braço de resistência, ele não

irá experimentar qualquer resistência. Isso significa que se um paciente sente dor com uma contração firme, ele não vai se ferir ainda mais com um instrumento isocinético. Se o paciente não "empurrar", não há nada contra o que empurrar. Isto é completamente diferente da utilização de pesos livres para a avaliação da força muscular, em que o paciente pode ser capaz de levantar o peso, mas não de abaixá-lo sem sofrer lesão. Dinamômetros isocinéticos fornecem um torque ou uma força de leitura para indicar o nível máximo do torque exercido pelo músculo. Testes subsequentes irão revelar aumentos na potência do torque se um paciente estiver progredindo e se todos os fatores do teste forem mantidos constantes, tais como posição, velocidade e estabilização do teste. O termo **avaliação** está sendo utilizado ao longo desta seção e designa uma continuação da avaliação primária, na qual o fisioterapeuta reavalia as alterações na condição do paciente e realiza exames físicos adequados.

Perspectiva do paciente

Lembre-se de que seu paciente está curioso sobre todas as avaliações, testes e medições que os profissionais fazem e registram. Talvez ele queira saber o que os resultados do teste significam e por que você está registrando as informações. Além disso, a palavra "teste" pode aumentar a ansiedade e, portanto, aumentar a defesa muscular, o que talvez tenha um impacto negativo sobre os resultados de suas avaliações ou testes. Manter o paciente informado sobre o que você está fazendo e por que está fazendo na maioria das vezes diminui a ansiedade que ele pode estar sentindo. Isto também significa que você deve prestar atenção nos termos que está usando e não se esquecer de simplificar as coisas. Embora você entenda a terminologia médica, não suponha que seu paciente vai entendê-la. Ele pode desconhecer termos relativamente simples, como "edema".

As perguntas a seguir são comumente feitas pelos pacientes durante ou após uma avaliação. Seu desafio não está tanto em respondê-las, mas sim nas palavras que você escolhe para respondê-las.

Perguntas mais frequentes do paciente

1. Por que você está fazendo vários tipos de medidas?
2. O que todos esses números significam?
3. Por que a área tratada fica "vermelha" após o tratamento; isso significa que algo "ruim" aconteceu?
4. Por que não consigo dobrar tanto meu cotovelo quando é meu ombro [ou a mão] que está machucado?
5. Qual é a diferença entre esse tanque de água e a fita métrica para o inchaço?
6. Por que "a área lesionada" fica quente depois de eu me exercitar?
7. Por que o alívio da dor que eu consigo na terapia não dura por mais tempo depois da primeira visita?
8. Como a postura incorreta influi nos problemas de pescoço ou de costas?
9. Por que é tão difícil me vestir de manhã, mas depois de ficar em pé por um tempo, pareço ser capaz de me mover com mais facilidade?

Resumo

Este capítulo apresentou muitas áreas em que os testes específicos e medidas podem fornecer informações valiosas sobre a condição de um paciente. A reunião de informações de várias fontes é importante para ajudar a fornecer uma imagem mais nítida da condição e do progresso que um paciente está fazendo. Sem medidas ob-

jetivas, as queixas subjetivas do paciente não podem ser fundamentadas. O futuro da profissão de fisioterapeuta depende de nossa capacidade em dimensionar com precisão e classificar o que fazemos para nossos pacientes. Conseguir essa informação a partir de uma variedade de fontes é essencial.

Questões para revisão

1. Os tipos de pele com as maiores quantidades de melanina vão parecer _____ em relação aos tipos de pele com uma baixa quantidade de melanina presente.
   a. Mais claras
   b. Mais escuras
   c. Mais suaves e mais flexíveis
   d. Mais resistentes e com cicatrizes

2. A presença de uma cicatriz na área que está prestes a ser tratada com um agente térmico é um fator somente se:
   a. A cicatriz está madura e bem vascularizada
   b. A cicatriz está imatura e a vascularização não é tão boa
   c. O tecido cicatricial não tem sensação e vascularização
   d. A cicatriz é imperceptível

3. O branqueamento é um outro termo usado para descrever qual dos seguintes fenômenos normais?
   a. A resposta das arteríolas à pressão
   b. A aparência dos indivíduos de pele clara depois da exposição ao calor
   c. Enchimento capilar depois que a pressão na área acaba
   d. Uma indicação de que o calor ou o frio excessivo foi aplicado

4. O paciente que você está atendendo esta tarde tem uma diferença palpável na temperatura da pele entre o lado envolvido e o não envolvido, sendo que o lado envolvido está visivelmente mais quente do que o lado não envolvido. O que isto poderia possivelmente indicar se esta área neste lado também tivesse um eritema?
   a. Nada em particular; você não tem informação suficiente
   b. Que de um lado está ocorrendo um processo ativo
   c. Que o lado envolvido está ativamente inflamado
   d. Que o calor poderia possivelmente ser indicado para este paciente

5. Um paciente que foi tratado por outro fisioterapeuta ontem será atendido por você hoje. Você foi informado de que o paciente se envolveu em um acidente de carro e que um advogado foi contratado para tentar obter uma grande soma de dinheiro para o paciente em um processo judicial. Ao tentar reunir dados sobre o progresso desse paciente, qual das seguintes escalas de dor seria a mais objetiva?
   a. Escala visual analógica
   b. Escala numérica de classificação da dor
   c. Questionário da dor de McGill-Melzack
   d. Todos os itens acima são objetivos e igualmente confiáveis, quando administrados corretamente

6. Se, como parte de uma avaliação da dor de um paciente, você optou pelos desenhos do corpo humano, qual dos itens seguintes é o mais importante para que você, como profissional da área da saúde, não se esqueça de fazer no sentido de garantir que nenhuma informação seja deixada de lado?
   a. Colocar o nome do paciente no formulário antes de lhe entregar
   b. Recolher o formulário do paciente, depois de ter sido concluído
   c. Colocar o formulário na ficha do paciente, depois de ter sido concluído
   d. Observar o paciente completar o formulário

7. Qual das seguintes afirmações descreve de forma mais precisa a resposta dos músculos que foram submetidos a uma lesão dos tecidos moles por meio da qual eles protegem temporariamente a área e limitam a ADM?
   a. Entorse
   b. Tensão
   c. Espasmo muscular
   d. Defesa muscular

8. Um dos pacientes tratados por você na semana passada foi inicialmente avaliado usando-se o volúmetro para a presença do edema na mão esquerda não dominante. Hoje é a quarta sessão e pediram que você reavaliasse a presença do edema. Qual dos seguintes cenários é o mais provável e por quê?
   a. Você usa novamente um volúmetro e compara a mão esquerda com a direita e não há diferença entre elas. Ela não melhorou
   b. Você usa novamente um volúmetro e determina que o volume deslocado hoje é menor do que era na primeira visita. Ela está melhorando
   c. Você usa uma fita métrica hoje para reavaliar o edema porque ele é insignificante. Parece que ela melhorou
   d. Você decide que não terá tempo suficiente para avaliar o edema hoje, mas baseia a melhora de estado na função, e não em outra coisa qualquer. Agora ela pode fechar um punho, então ela voltou a ser funcional

9. Qual dos seguintes métodos poderia ser usado para ajudar a determinar com precisão o grau do tônus muscular acima e além do normal que um paciente estava sentindo?
   a. Um sistema de medição de sarcômero
   b. Uma medição da condutividade elétrica
   c. Uma leitura EMG
   d. Um dolorímetro

10. Para além de um TMM, o que pode ser usado para testar objetivamente e com precisão a força dos músculos?
   a. Medidas de ADM
   b. Uma leitura EMG
   c. Um dolorímetro
   d. Equipamentos de teste isocinético

52 Seção I • Conceito de terapias adjuntivas

Estudo de caso

Richard, um motorista de caminhão aposentado de 55 anos de idade, foi encaminhado à fisioterapia para fazer um tratamento que aliviasse a dor e a rigidez no joelho direito. As radiografias revelaram mudanças artríticas em ambos os joelhos. Ele passou por uma meniscectomia medial no joelho direito há 2 anos. Suas recentes queixas de dor e rigidez estão relacionadas com suas atuais atividades de lazer e de trabalho. Richard é um jogador de golfe e dançarino ávido e trabalha com frequência como motorista.

- Quais tipos de avaliações são importantes para este paciente?
- Quais os sintomas que você precisa monitorar, e o que você usaria para fazer isso?
- Descreva como você abordaria Richard para determinar o grau de desconforto que ele está passando e quando.

Questões para discussão

1. Descreva pelo menos duas avaliações de dor que avaliam a qualidade da experiência da dor do paciente.

2. Descreva pelo menos duas avaliações de dor que tentam dimensionar a experiência da dor do paciente.

3. Quais são os componentes de avaliação do edema?

4. Qual(ais) ferramenta(s) de avaliação iria(m) fornecer dados para a determinação de múltiplos sintomas, por exemplo, edema e defesa muscular? Como isso é possível?

Bibliografia

The Guide to Physical Therapist Practice, publicado pela American Physical Therapy Association, é a fonte mais abrangente e organizada para os clínicos; o guia aborda sinais e sintomas e o que fazer com as informações.

American Physical Therapy Association: A Normative Model of Physical Therapist Assistant Education: Version 2007. American Physical Therapy Association, Alexandria, VA, 2007.

American Physical Therapy Association: Guide to Physical Therapist Practice, ed 2. American Physical Therapy Association, Alexandria, VA, 2003.

Referências bibliográficas

1. McCulloch, JM, and Kloth, LC: Wound Healing—Evidence Based Management, ed 4. FA Davis, Philadelphia, 2010, p 96.
2. Finch, E, Brooks, D, Stratford, P, and Mayo, N: Physical Rehabilitation Outcome Measures, ed 2. Lippincott, Williams, and Wilkins, Philadelphia, 2002, pp 180 and 244.
3. Warfield, CA (ed): Manual of Pain Management, ed 2. JB Lippincott, Philadelphia, 2002, pp 20–23.
4. Loeser, JD, and Melzack, R: Pain: An overview. Lancet 353:1607–1609, 1999.
5. Melzack, R: McGill Pain Questionnaire (1975). In Turk, DC, and Melzack, R (eds): Handbook of Pain Assessment. Guilford Press, New York, 1992, pp 154–161, 165–166.
6. Melzack, R: Short form McGill Pain Questionnaire (1987). In Turk, DC, and Melzack, R (eds): Handbook of Pain Assessment. Guilford Press, New York, 1992, pp 161–163.
7. Lowe, NK, Walker, SN, and MacCallum, RC: Confirming the theoretical structure of the McGill Pain Questionnaire in acute clinical pain. Pain 46:52, 1991.
8. Holroyd, KA, et al: A multi-center evaluation of the McGill Pain Questionnaire: Results from more than 1700 chronic pain patients. Pain 48:301, 1992.
9. Mann, HN, et al: Initial-impression diagnosis using low-back pain patient pain drawings. Spine 18:41, 1993.
10. Swantson, M, et al: Pain assessment with interactive computer animation.Pain 53:347, 1993.
11. North, RB, et al: Automated "pain drawing: Analysis by computer-controlled, patient interactive neurological stimulation system. Pain 50:51, 1992.
12. Toomey, TC, et al: Relationship of pain drawing scores to ratings of paindescription and function. Clin J Pain 7:269, 1993.
13. Fischer, AA: Clinical use of tissue compliance meter for documentation of soft tissue pathology. Clin J Pain 3:23, 1987.
14. Fischer, AA: Pressure threshold measurement for diagnosis of myofacial pain and evaluation of treatment results. Clin J Pain 2:207, 1987.
15. Atkins, CJ, et al: An electronic method for measuring joint tenderness in rheumatoid arthritis. Arthritis Rheum 35:407, 1992.
16. Bryan, AS, Klenerman, L, and Bowsher, D: The diagnosis of reflex sympathetic dystrophy using an algometer. Bone Joint Surg (Br) 73:644, 1991.
17. Cott, A, et al: Interrater reliability of the tender point criterion for fibromyalgia, Rheumatology 19:1955, 1992.
18. Soderberg, GL: Skeletal muscle function. In Currier, DP, and Nelson, RM (eds): Dynamics of Human Biologic Tissues. FA Davis, Philadelphia, 1992, pp 92–93.
19. Calliet, R: Neck and Arm Pain, ed 3. FA Davis, Philadelphia, 1991, pp 74–75.

Apêndice: conjunto de ferramentas para a avaliação da dor

Amostras de inventários de dor de escalas de intensidade da dor usadas pelas NIH

Pesquisadores do NIH Clinical Center usam uma variedade de escalas de intensidade da dor para ajudar a determinar se seus pacientes estão ou não respondendo às intervenções de tratamento que eles estão utilizando. A variedade de escalas da dor fornece oportunidades para pacientes e cuidadores monitorarem a dor. Estes exemplos podem ser aplicados em lactentes, crianças, adultos e aqueles que estão com deficiência cognitiva ou são não verbais. Não é uma fórmula "tamanho único" quando se tenta dimensionar a dor. Mais informações sobre as escalas de intensidade da dor podem ser obtidas no NIH Clinical Center.

WONG-Baker FACES

A escala de classificação da dor Wong-Baker FACES combina imagens e números para permitir que o usuário avalie sua dor, comparando-a a uma expressão facial. Crianças com idade superior a 3 anos são capazes de compreender e utilizar essa escala, assim como adultos que talvez não falem a língua nativa do local de tratamento. As carinhas usadas na faixa de escala variam de uma carinha com sorriso feliz até uma triste e claramente muito chateada e chorosa. Cada uma delas também tem uma classificação numérica com o 0 representando "ausência de dor" e o 10 representando "dor mais intensa possível". Há um total de seis carinhas.

Escala de classificação da dor Wong-Baker FACES

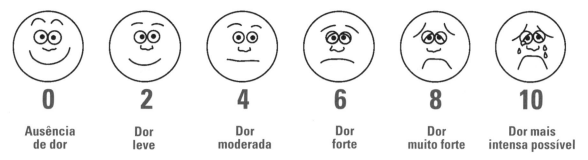

©1983 Wong-Baker FACES® Foundation. Visite: www.wongbakerFACES.org.
Reproduzido com permissão. Originalmente publicado em Whaley & Wong's Nursing Care of Infants and Children. ©Elsevier Inc.

Escala COMFORT

Outras populações, incluindo crianças, adultos com deficiência cognitiva, adultos com cognição temporariamente deficiente por causa de medicação ou doença, pessoas com deficiência de aprendizagem e pacientes sedados em UTI ou sala de operação, também podem ter sua dor avaliada por meio de uma ferramenta objetiva. A Escala COMFORT é uma escala de dor que pode ser utilizada por um prestador de cuidados de saúde quando uma pessoa não pode descrever ou avaliar sua própria dor. Ela fornece uma classificação de dor entre 9 e 45.

Escala de dor CRIES

Pacientes neonatais têm necessidades especiais e, portanto, têm a sua própria escala da dor. A Escala de dor CRIES foi elaborada para esta população e cenário. Ela é uma ferramenta de avaliação cuja classificação é feita pelo observador. Esta avaliação é realizada por um agente de saúde. A ferramenta CRIES avalia choro, oxigenação, sinais vitais, expressão facial e insônia, todos sinais de que um recém-nascido está potencialmente com dor. A Escala de dor CRIES é geralmente utilizada em bebês de 6 meses de idade ou mais novos.

Data/Hora						
Choro - O choro característico de dor é agudo 0 – Sem choro ou choro que não é agudo 1 – Choro agudo, mas o bebê é facilmente consolável 2 – Choro agudo, mas o bebê está inconsolável						
Requer O_2 para SaO_2 < 95% – Bebês com dor manifestam redução da oxigenação. Considere outras causas de hipoxemia (p. ex., sedação excessiva, atelectasia, pneumotórax) 0 – Sem oxigênio necessário 1 – < 30% do oxigênio necessário 2 – > 30% de oxigênio necessário						
Aumento dos sinais vitais (PA* e FC*) – Verifique a PA por último, pois isso pode despertar a criança, dificultando outras avaliações 0 – Tanto a FC como a PA inalteradas ou inferiores à linha de referência 1 – A FC ou a PA aumentada, mas aumenta em < 20% da linha de referência 2 – A FC ou a PA aumentou > 20% acima da referência						
Expressão – A expressão facial mais frequentemente associada com a dor é uma careta. Uma careta pode ser caracterizada pela testa franzida, olhos bem fechados, sulco nasolabial aprofundado, ou lábios e boca abertos 0 – Não há careta 1 – Apenas a careta está presente 2 – Estão presentes grunhido não vocalizado, careta e choro						
Insônia – Pontuação baseada no estado do lactente durante a hora que antecede o registro desta pontuação 0 – A criança permanece adormecida 1 – A criança desperta a intervalos frequentes 2 – A criança está constantemente acordada						
TOTAL						

Escala FLACC   **Lista de verificações dos indicadores não verbais**

Vamos descobrir

Atividade de laboratório: calor superficial

Esta atividade de laboratório foi concebida para enfatizar a importância da capacidade de observação das respostas dos pacientes às intervenções terapêuticas e para estabelecer as bases para a resolução de problemas. Durante toda a atividade de laboratório, os estudantes receberão um guia para a aplicação de um agente térmico comumente utilizado e algumas técnicas de avaliação que deveriam ser adotadas à medida que o paciente reage tanto antes como depois da aplicação do agente térmico.

Equipamentos que você vai precisar

toalhas
bolsas de água quente

cronômetro
termômetro

Precauções e motivos

Precauções	Motivos
Experiência anterior com o agente	É sempre útil solicitar essas informações ao paciente. Elas irão guiá-lo para determinar se uma tentativa anterior com essa intervenção foi bem-sucedida ou não, e se houve quaisquer reações adversas. Isso também irá ajudar a estabelecer uma relação com o paciente quanto às expectativas dele para uma intervenção.
Feridas abertas	O tecido de granulação recente é frágil demais para a aplicação de muitos agentes físicos; no entanto, as técnicas de aplicação proximais podem melhorar a circulação nas áreas de cicatrização.
Doença vascular periférica	Se uma dificuldade de circulação na extremidade inferior foi diagnosticada, uma técnica de aplicação proximal de um agente térmico pode exacerbar o desconforto dessa área.
Idade avançada	Os pacientes mais velhos podem ter menos tecido adiposo e conjuntivo para isolá-los contra os extremos de calor ou de frio. Isso pode torná-los mais suscetíveis a queimaduras. Além disso, a camada superficial da pele é muitas vezes mais fina e frágil.
Gravidez	A aplicação de calor ou de frio diretamente sobre um útero na gravidez é contraindicada; no entanto, não há contraindicação para a aplicação em outras áreas do corpo.
Diminuição da capacidade cognitiva	Quando um paciente é incapaz de comunicar seu desconforto, a aplicação de calor ou de frio seria contraindicada; no entanto, se ele tem limitações cognitivas mas é capaz de fornecer essa informação e a pele embranquece de forma adequada, a intervenção pode ser feita com cuidado.
Metástases	A aplicação de calor ou de frio diretamente sobre uma metástase é contraindicada, pois possivelmente poderia aumentar a circulação na área. No entanto, se a doença é terminal e o paciente descobriu no calor ou no frio os benefícios de um tratamento paliativo, pode ser aplicado com cuidado. Cuidados especiais devem ser tomados para garantir que as raízes nervosas nas áreas distalmente relacionadas não sejam tratadas com calor, pois elas podem aumentar a circulação na área da metástase.
Medicamentos anticoagulantes	O paciente pode facilmente experimentar hiperemia e ser capaz de regular sua temperatura de forma eficaz.

Contraindicações e motivos

Contraindicações	Calor	Motivos
Reações não confiáveis do paciente	X	O paciente pode se queimar e não avisar.
Metástase na área de tratamento	X	Um aumento na circulação pode aumentar a propagação da malignidade.
Ausência de sensação na área de tratamento	X	O paciente pode se queimar e não avisar.
Queimadura por frio na área de tratamento	X	O paciente pode ter uma incapacidade para se adaptar às mudanças bruscas de temperatura, e a aplicação de calor ou de frio pode ser extremamente dolorosa.
Doença vascular periférica distal à área de tratamento	X	O calor pode produzir um aumento local na circulação, o que agravaria o desconforto do paciente, em vez de aliviá-lo.
Inflamação aguda	X	O calor pode exacerbar a resposta inflamatória, causando ainda mais sangramento e possivelmente induzindo um choque.
Trombose venosa profunda	X	O calor exacerbaria a resposta inflamatória em uma área que não pode acomodar alterações circulatórias. Um coágulo poderia se desalojar e possivelmente viajar para o coração, pulmões ou cérebro.
Hemorragia aguda	X	O calor exacerbaria a resposta inflamatória e aumentaria o desconforto.
Febre	X	O calor exacerbaria a resposta inflamatória e aumentaria o desconforto.
Sobre um útero nos primeiros três meses de gravidez	X	Não há nenhuma indicação para esta aplicação. Não foram realizados estudos que demonstrem os efeitos sobre o feto para determinar se esse procedimento seria ou não prejudicial.

Observação dos tipos de pele e respostas à aplicação de calor superficial

Selecione dois colegas (pacientes) que têm diferentes tipos de pele e liste-os abaixo. Registre suas observações sobre os joelhos deles em relação ao tipo de pele, localização de quaisquer cicatrizes visíveis (observando a idade e o estado de cada uma), e a capacidade de diferenciar entre calor, frio, toque suave, toque impreciso, toque mais forte e dor.

Colega de classe/paciente	Cicatriz (*localização, idade, condição*)	Sensação (*calor, frio, forte, impreciso, dor*)

a. Posicione os dois pacientes de forma que cada um deles fique em decúbito dorsal e com os joelhos apoiados com uma flexão de aproximadamente 10 a 20º. Para isso coloque um rolo de toalha, travesseiro ou almofada debaixo de seus joelhos (Fig. 3.12).

b. Remova duas bolsas de água quente de tamanho padrão da unidade *Hydrocollator*. Enrole uma delas em uma toalha quente para obter quatro camadas de toalha entre a bolsa e o paciente (Fig. 3.13). Enrole a segunda bolsa na toalha para ter seis camadas entre o paciente e a bolsa de água quente. (*Use apenas toalhas, e não coberturas comerciais, para este exercício*).

c. Registre as seguintes informações, enquanto as bolsas de água quente estão sobre os joelhos dos pacientes.

Capítulo 3 • Respostas dos pacientes às intervenções terapêuticas 57

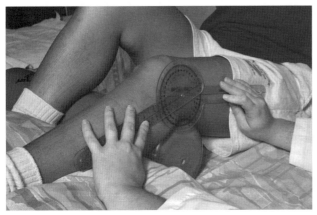

Figura 3.12 O paciente é posicionado para que o joelho fique flexionado aproximadamente a 20°, depois de se ter verificado se a pele tem cicatrizes e sensação.

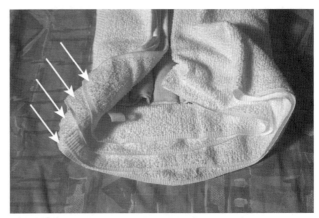

Figura 3.13 A bolsa de água quente de tamanho padrão foi removida da unidade *Hydrocollator* e colocada sobre duas toalhas que foram dobradas ao meio, fornecendo quatro camadas de toalha entre o paciente e a bolsa.

Paciente 1 (4 camadas)	Depois de 3 minutos	Depois de 6 minutos	Depois de 9 minutos	Depois de 12 minutos
Aparência da área de tratamento sob a bolsa				
Relato do paciente sobre "o que ele está sentindo" sob a bolsa				

Paciente 2 (6 camadas)	Depois de 3 minutos	Depois de 6 minutos	Depois de 9 minutos	Depois de 12 minutos
Aparência da área de tratamento sob a bolsa				
Relatório do paciente sobre "o que ele está sentindo" sob a bolsa				

Observações do paciente em relação ao joelho aquecido

d. Peça aos pacientes para andarem um pouco. Observe sua marcha, e peça que descrevam como estão sentindo o joelho tratado conforme eles andam.

	Paciente 1 (4 camadas)	Paciente 2 (6 camadas)
Como está sentindo o joelho tratado? (rígido, frouxo etc.)		
Há simetria na marcha?		
Houve alguma diferença entre as percepções dos dois pacientes?		

58 Seção I • Conceito de terapias adjuntivas

e. Como você descreveria o que observou no joelho do paciente após a aplicação da bolsa de água quente durante 6 minutos?

- Houve alguma uniformidade no que você observou? _____

- Por quê? _____

- Paciente 1 (4 camadas): _____

- Paciente 2 (6 camadas): _____

f. Se o paciente tinha alguma cicatriz, o tecido cicatricial respondeu da mesma forma que o tecido não cicatricial ou o não envolvido?

Paciente 1 (4 camadas): _____

Paciente 2 (6 camadas): _____

g. Como a presença de uma cicatriz na área de tratamento poderia afetar seu tratamento?

_____

_____

_____

_____

h. Remova as bolsas de água quente dos pacientes e observe os joelhos novamente, registre quaisquer diferenças na aparência e na sensação daquelas observadas antes da aplicação da bolsa de água quente. Devolva as bolsas de água quente para a unidade *Hydrocollator* para reutilização.

Durante a aplicação dos agentes térmicos, você achou que o paciente em algum momento deixou de lhe dizer que a sensação era forte demais, e o resultado foi uma resposta desfavorável? Se sim, o que você faria no futuro para evitar que isso ocorra?

_____

_____

_____

_____

SEÇÃO II

Agentes térmicos e mecânicos

CAPÍTULO 4

Calor e frio terapêuticos

Barbara J. Behrens, PTA, MS / Susan Michlovitz, PT, PhD CHT /
Kristin von Nieda, DPT, MEd

Objetivos de aprendizagem

Após a leitura deste capítulo, o leitor será capaz de:

- Descrever os diferentes tipos de agentes de aquecimento e arrefecimento comumente utilizados como intervenções de tratamento terapêutico no ambiente clínico.
- Debater as técnicas de aplicação dos agentes de aquecimento e arrefecimento comumente utilizadas nas intervenções de tratamento terapêutico no ambiente clínico.
- Diferenciar entre as possíveis escolhas de agentes de aquecimento e arrefecimento comumente utilizados nas intervenções de tratamento terapêutico no ambiente clínico.
- Debater a tomada de decisões clínicas envolvidas no uso de agentes de aquecimento ou de arrefecimento comumente utilizados nas intervenções de tratamento terapêutico no ambiente clínico para otimizar o benefício terapêutico.
- Descrever as considerações de segurança para a utilização de agentes de aquecimento e arrefecimento comumente utilizados nas intervenções de tratamento terapêutico no ambiente clínico.
- Descrever as sensações normais percebidas em resposta à aplicação de uma variedade de agentes térmicos aplicando-os em um colega e registrando as sensações. Os agentes térmicos para este exercício incluem:
  - Compressas quentes *Hydrocollator*
  - Parafina
  - Fluidoterapia
  - Diatermia de ondas curtas
  - Crioterapia
- Identificar as técnicas de aplicação prática e os desafios com os agentes térmicos participando de atividades de resolução de problemas nas atividades de laboratório guiadas que usam agentes físicos.
- Integrar o processo de resolução de problemas à aplicação de frio terapêutico em um paciente, praticando as técnicas com um colega de classe, discutindo os resultados e solicitando um *feedback*.
- Integrar o processo de resolução de problemas à aplicação de calor terapêutico em um paciente, praticando as técnicas com um colega de classe, discutindo os resultados e solicitando um *feedback*.

Termos-chave

Banho de parafina	Condutividade térmica	Doença de Raynaud
Calor específico	Contrairritação	Doença vascular periférica (DVP)
Clônus	Convecção	Eritema
Compressa quente	Conversão	Evaporação
Compressa quente *Hydrocollator*	Crioterapia	Fluidoterapia
Condução	Defesa muscular	Fuso muscular

Hiperemia
Hipotálamo
Homeostase
Mecanorreceptores
Neurônio motor alfa

Neurônios aferentes
Neurônios eferentes
Perfusão
Radiação
Reflexo axônio

Taxa metabólica
Tecido subcutâneo
Vasodilatação fria
Velocidade de condução nervosa
(VCN)

Conteúdo

Regulação da temperatura
Mecanismos físicos de troca de calor
   Condução
   Convecção
   Radiação
   Conversão
   Evaporação
Calor terapêutico
   Efeitos fisiológicos do calor
   Objetivos da intervenção
   Calor e exercício
Métodos de aplicação de calor

Agentes de aquecimento superficial
Considerações sobre a intervenção
Crioterapia
   Efeitos fisiológicos do frio
   Objetivos da intervenção
   Métodos de aplicação de frio
   Orientações para a intervenção
   Considerações de segurança para a aplicação de
      intervenções de tratamento com frio
   Tomada de decisão clínica: calor ou frio?
Documentação

"Podemos adquirir sabedoria por meio de três métodos: primeiro, pela reflexão, que é a mais nobre; segundo, pela imitação, que é a mais fácil; e terceiro, pela experiência, que é a mais amarga." – Confúcio

Perspectiva do paciente

"Ouvi dizer que se deve usar calor e também ouvi que se deve usar gelo para aliviar a dor. Qual deles funciona melhor, ou isso não faz diferença?"

Agentes de aquecimento e arrefecimento são remédios antigos para o controle da dor. Cada um tem um papel durante as fases de cicatrização e de recuperação do tecido e em enfermidades como artrite, que levam à dor muscular e à rigidez das articulações. Este capítulo fornece a base para o desenvolvimento de habilidades na resolução de problemas para uma aplicação clínica apropriada e segura de agentes de aquecimento e arrefecimento. O conhecimento das reações fisiológicas do corpo ao calor e ao frio combinado com os objetivos terapêuticos do tratamento que foram estabelecidos para cada paciente fornecem a base para decisões relativas ao uso, ao método de aplicação e à duração da intervenção desses agentes.

A experiência prévia com cada um desses agentes também deve ser levada em consideração, pois pode afetar o processo de tomada de decisões e, em última análise, a seleção dos agentes utilizados.

Regulação da temperatura

Nosso corpo deve manter faixas de temperatura ideais para ser capaz de trabalhar corretamente para preservar a vida e a função. Existem vários sistemas de regulação de temperatura em ação que ajudam a conservar uma temperatura corporal relativamente estável ou a restaurá-la caso ocorram flutuações. A **homeostase**, que é um estado estável ou estado de equilíbrio em que os sistemas do corpo operam com mais eficiência, é mantida por meio da interação dos mecanismos neurais locais e centrais. Receptores sensoriais na pele, músculos e articulações respondem às mudanças de temperatura. Exposição ao estímulo e uma intensidade suficiente são necessárias para a ativação do centro de regulação da temperatura no **hipotálamo**, no cérebro. O hipotálamo age como "termostato do corpo" para manter a faixa normal da temperatura do corpo humano entre 36 e 38°C. Quando a informação sensorial atinge o hipotálamo, ela é integrada e interpretada junto com a informação sobre a temperatura do sangue que circula através dele. O resultado é a ativação dos mecanismos de regulação da temperatura, que incluem:[1]

- Mudanças na circulação (p. ex., vasodilatação ou vasoconstrição de vasos sanguíneos).
- Tremedeira, para manter o calor.
- Sudorese, para perder calor.

Vários mecanismos entram em ação para que o corpo perca calor (esses mecanismos estão identificados na Tab. 4.1). Um conhecimento básico da neuroanatomia e da transmissão neural é necessário para compreender a regulação da temperatura no corpo. A transmissão neural é uma função dos neurônios aferentes e eferentes de primeira, segunda e terceira ordem ou fibras nervosas. **Neurônios aferentes** conduzem as informações sensoriais da periferia para a medula espinal e o cérebro. **Neurônios eferentes** conduzem as informações motoras do cérebro para a periferia. Os neurônios de primeira ordem transmitem informações a partir dos receptores térmicos ou terminações nervosas livres e terminam no corno dorsal da medula espinal. Os neurônios de segunda ordem transmitem informações ao longo dos tratos ascendente ou descendente da substância branca da medula espinal e terminam no tálamo. Os neurônios de terceira ordem transmitem informações sensorial ascendente e motora descendente entre o tálamo e o córtex cerebral. Por exemplo, se uma pessoa pisa sobre um prego há uma resposta de retirada do prego. A informação aferente sensorial para o córtex cerebral estimula uma resposta eferente que resulta em um efeito motor (Fig. 4.1). O Capítulo 1 deste livro fornece informações detalhadas sobre a neurofisiologia da dor.

Mecanismos físicos de troca de calor

Os meios pelos quais o calor ou frio terapêutico são enviados ao tecido-alvo são atribuídos aos seguintes mecanismos físicos: condução, convecção, radiação, conversão e evaporação, os quais serão discutidos mais detalhadamente. O grau da mudança da temperatura é o resultado de alguns dos seguintes fatores:

- A diferença de temperatura entre o agente térmico e a área de tecido que deve ser tratada.
- O tempo de exposição ao agente térmico.
- A condutividade térmica da área de tecido que deve ser tratada.
- A intensidade do agente térmico.

O tecido adiposo, o músculo esquelético, os ossos e o sangue têm diferentes níveis de **condutividade térmica**. Essencialmente, isto significa que assim como os tipos de tecidos diferem, eles também não conduzem as mudanças de temperatura da mesma forma. O tecido adiposo age como um isolante para os tecidos subjacentes, o que limita o grau de mudança de temperatura nos tecidos mais profundos. Como o sangue e o músculo têm conteúdos de água relativamente altos, eles absorvem e realizam facilmente mudanças de energia térmica ou de temperatura.

Tabela 4.1	Vias de perda de calor
Via	**Mecanismo**
Pele (principal via)	• Radiação e condução – o corpo perde calor para o ar ou o objeto mais frios. • Convecção – correntes de ar movem o ar quente para longe da pele. • Suor – o excesso de calor do corpo evapora o suor na superfície da pele.
Trato respiratório (via secundária)	• Evaporação – o calor do corpo evapora a água da mucosa respiratória e o vapor de água é exalado.
Trato urinário (via menor)	• Micção – a urina está na mesma temperatura do corpo quando eliminada.
Trato digestivo (via menor)	• Defecação – as fezes estão na mesma temperatura do corpo quando eliminadas.

De Scanlon, VC e Sanders, T: Essentials of Anatomy and Physiology, 6 ed. FA Davis, 2011, Filadélfia, p. 379.

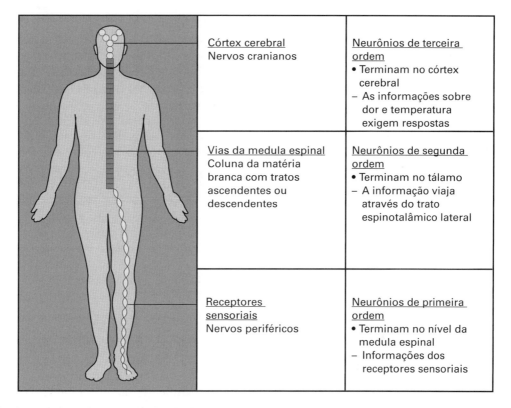

Figura 4.1 Vias de transmissão dos neurônios de primeira, segunda e terceira ordem para a percepção da sensação.

Condução

À perda ou ao ganho térmico por contato direto entre materiais com diferentes temperaturas dá-se o nome de **condução**. O calor absorvido pelo corpo quando se utiliza uma compressa quente é um exemplo de troca de calor por condução. Quando compressas frias são aplicadas sobre a pele, o calor é perdido a partir da pele por meio da condução.

Convecção

A **convecção** é exemplificada pela transferência de energia térmica para um corpo pelo movimento de ar, matéria ou líquido em torno ou passado pelo corpo. Um exemplo de calor por convecção é um forno de ar quente ou de convecção. Esses dispositivos circulam ar aquecido em torno de um espaço, e a temperatura do conteúdo se altera. Um freezer funciona quase da mesma maneira; no entanto, o ar frio em torno dos objetos dentro do ambiente fechado resfria-se em vez de se aquecer. Um exemplo clínico é o uso da **fluidoterapia**, em que o ar quente circula através de um leito de partículas de celulose de grão fino. O movimento das partículas quentes de celulose em torno de uma parte do corpo resulta em uma mudança de temperatura da pele e do tecido subcutâneo subjacente que foram submersos dentro desse meio.

Radiação

A **radiação** ou energia radiante transfere calor através do ar de uma fonte mais quente a uma fonte mais fria. Exemplos de calor radiante incluem as brasas de uma fogueira ou o elemento de aquecimento em um fogão elétrico. Um exemplo terapêutico é uma lâmpada de calor infravermelho. O elemento infravermelho da lâmpada não entra em contato com o tecido. Essa forma de transferência térmica é altamente direcional. Quando o calor radiante é gerado a partir da lâmpada, apenas as áreas do corpo que estão perto dela recebem os efeitos diretos do aquecimento. (*A lâmpada infravermelha, porém, não é de uso comum na prática clínica.*)

Conversão

A **conversão** refere-se às mudanças de temperatura que resultam da energia que está sendo transformada de uma forma em outra, como a conversão de energia mecânica ou elétrica em energia térmica. Um exemplo clínico é a onda contínua ou o ultrassom terapêutico contínuo, no qual as ondas de som (energia mecânica) são transformadas em calor (energia térmica) conforme são absorvidas pelo tecido. O ultrassom é abordado em detalhes no Capítulo 5.

Evaporação

A **evaporação** é definida como a transformação de um estado líquido em um estado gasoso. Essa transformação exige uma troca de energia. O calor é liberado quando os líquidos se transformam em gases. O suor é o resultado da produção de calor dentro do corpo. O arrefecimento ocorre quando o suor evapora-se da superfície da pele. Os pulverizadores de frio provocam o arrefecimento da pele por meio de evaporação. Alguns profissionais utilizam cloreto de etilo, que é um pulverizador de frio usado para "congelar" a pele, antes da administração de algumas formas de injeções. O cloreto de etilo deve ser uasdo com extremo cuidado uma vez que anestesia a área, o que pode ser apropriado ao procedimento executado por um profissional, mas não para as atividades do dia a dia.

Para refletir...

A respiração desempenha um papel-chave no processo de evaporação e também na manutenção dos níveis adequados de pH. Se você já esteve em um ambiente fechado, por exemplo, um carro, e estava envolvido em alguma atividade que produziu aumentos significativos na sua respiração, provavelmente percebeu que as janelas ficaram embaçadas. Seu corpo estava tentando se resfriar utilizando o mecanismo da evaporação. Tanto o sistema respiratório quanto o musculoesquelético também estavam participando do processo. A sua temperatura corporal provavelmente estava mais elevada por causa da atividade.

Calor terapêutico

Vários agentes de calor estão disponíveis para aplicação de calor nos tecidos. Geralmente, duas categorias são descritas: agentes de aquecimento superficial e profundo. Agentes de aquecimento superficial, como compressas quentes, envoltórios de calor ativado por ar, hidromassagem quente, fluidoterapia e parafina, aumentam principalmente a temperatura da pele e do **tecido subcutâneo**, com menos efeito sobre as estruturas mais profundas. Consulte a Figura 4.2 para mais esclarecimentos sobre a estrutura da pele e dos tecidos subcutâneos.

Agentes de aquecimento profundo, como ultrassom contínuo e ininterrupto e diatermia por ondas curtas contínuas, podem aumentar a temperatura dos tecidos em profundidades de 3 a 5 cm. A diatermia de ondas curtas é discutida no Capítulo 10 e o ultrassom é abordado no Capítulo 5.

Efeitos fisiológicos do calor

As mudanças fisiológicas em resposta à aplicação de calor variam de acordo com a intensidade do agente, a duração da aplicação e a área tratada. Os níveis terapêuticos de aquecimento são classificados como leve e vigoroso. O aquecimento é considerado leve quando as temperaturas do tecido são inferiores a 40°C, e o aquecimento vigoroso ocorre quando a temperatura do tecido chega de 40 a 45°C.[2] A estas temperaturas, observa-se **hiperemia** ou **eritema**. Um eritema é a vermelhidão da pele causada por um aumento no fluxo do sangue nos capilares (hiperemia) nas camadas inferiores da pele. Os

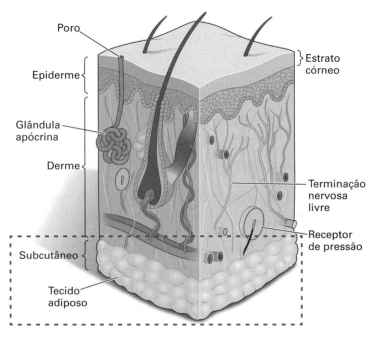

Figura 4.2 O tecido subcutâneo encontra-se abaixo da derme e é uma camada espessa de tecido conjuntivo e adiposo (tecido gorduroso). O adiposo atua como um isolante que auxilia na isolação do corpo para manter uma temperatura estável. Ele também armazena a energia obtida dos alimentos ingeridos a partir do sistema digestivo. O tecido subcutâneo também atua como um amortecedor de choques, que ajuda a proteger os tecidos subjacentes da lesão.

aumentos de temperatura superiores a 45°C tem o potencial de provocar dor térmica e danos irreversíveis.[3,4]

Elevar a temperatura do tecido resulta em um aumento do fluxo sanguíneo na área, o que é em parte atribuível à resposta vasodilatadora na superfície dos vasos sanguíneos.[5] O aumento no fluxo sanguíneo remove o calor da área, enquanto o sangue que é relativamente mais frio flui para a área, evitando assim o acúmulo de calor excessivo. Por outro lado, os níveis de aquecimento terapêutico podem não ser alcançados porque o aumento do fluxo sanguíneo pode não permitir que o calor adequado se forme na área. O acúmulo de calor é afetado pela intensidade e duração do estímulo, bem como pela taxa de absorção de calor pelo tecido. Se os níveis de aquecimento terapêutico são alcançados com a aplicação local, é possível que ocorra o aquecimento reflexo em outras áreas do corpo. A aplicação de calor local tem tanto efeitos de aquecimento diretos quanto indiretos. Por exemplo, quando o calor foi aplicado na região lombar, observou-se um aumento no fluxo sanguíneo subcutâneo e vasodilatação nas extremidades distais.[1,5,6]

Uma técnica mais antiga envolvia tentar aumentar a circulação nas extremidades de um indivíduo com **doença vascular periférica (DVP)** por meio do efeito indireto. Pacientes com DVP têm uma restrição do fluxo sanguíneo para as extremidades inferiores e às vezes podem não tolerar o calor aplicado localmente, o que pode causar uma resposta distal. Esta técnica não é comumente usada na prática contemporânea. No entanto, o efeito deve ser reconhecido para aqueles pacientes que têm comorbidades quando um efeito distal pode ser indesejável.

A aplicação dos agentes de aquecimento superficial geralmente não permite aumentos nas temperaturas musculares, a menos que essas estruturas sejam elas próprias superficiais ou o agente de calor condutivo seja deixado por 30 minutos ou mais. O aumento da temperatura nos músculos e nos tendões da mão e do pé pode ocorrer com o uso de agentes de aquecimento superficial, porque o isolamento feito pelo tecido adiposo não é predominante nestas áreas.

Foram observadas mudanças na **taxa metabólica** associadas às mudanças na temperatura do tecido. Um aumento na temperatura do tecido está relacionado com um aumento na taxa metabólica.[1] Este aumento pode ser utilizado de forma vantajosa para facilitar a cicatrização do tecido. Por outro lado, em caso de inflamação aguda, o calor pode exacerbar o processo inflamatório, por causa do aumento da taxa metabólica e da produção de calor interno. Nesse caso o frio, que retarda a taxa metabólica, pode reduzir o dano tecidual potencial.

O calor pode ter um papel benéfico na cicatrização de feridas com base no aumento do fluxo sanguíneo. Esse aumento melhora a perfusão da ferida e do tecido perilesional. Uma melhora da **perfusão** significa, essencialmente, que há um melhor fluxo sanguíneo na ferida e

Para refletir...

Quando você for tratar de um paciente na clínica, palpar a área é uma das primeiras coisas que podem ser feitas para ajudar a avaliar se existe ou não um processo inflamatório agudo na área de tratamento. Se ela estiver morna ou quente, então já existe atividade metabólica significativa ocorrendo naquele local. A aplicação de mais calor provavelmente pioraria a condição e causaria danos nos tecidos.

através dos vasos que abastecem a área circundante. O resultado é um aumento na tensão do oxigênio da ferida, o qual permite uma maior limpeza das bactérias do local da ferida.[7] Aumentar a temperatura do tecido para níveis terapêuticos (40 a 45°C)[2] pode facilitar a liberação de oxigênio da hemoglobina do sangue, melhorando então a nutrição do tecido.

Objetivos da intervenção

Com base nos efeitos fisiológicos do calor terapêutico, os objetivos da intervenção são fáceis de identificar. Agentes de aquecimento terapêutico são utilizados como técnicas de intervenção adjuvante para alcançar os objetivos funcionais. Isso significa que o calor terapêutico não é a única intervenção de tratamento prevista para o paciente, mas que é utilizado em conjunto com outras técnicas para facilitar a realização dos objetivos do tratamento.

O calor contribui para o alívio e a modulação da dor, o que pode permitir o aumento da atividade funcional ou melhorar a amplitude de movimento (ADM). O aumento no movimento, por sua vez, pode melhorar as atividades da vida diária (AVD). Quando utilizado para a redução da defesa muscular, o calor pode contribuir para a redução da dor e melhorar ainda mais a mobilidade. Quando afeta as propriedades viscoelásticas do tendão e do músculo, o uso do calor aumenta a extensibilidade do tecido, e isso possivelmente permite o retorno do movimento perdido.

Cada um dos objetivos terapêuticos – redução da dor, modulação da dor, redução da defesa muscular e aumento da extensibilidade do tecido – é abordado em relação a agentes térmicos específicos. É importante reconhecer a conexão entre estes objetivos terapêuticos e os objetivos funcionais globais de cada paciente. Objetivos terapêuticos têm uma base ampla, mas cada paciente é um indivíduo cujos objetivos pessoais devem ser considerados junto com cada intervenção de tratamento. Embora existam sólidas justificativas fisiológicas por trás de cada um dos objetivos terapêuticos que podem potencialmente ser realizados com cada um dos agentes térmicos, se o paciente não compreender, aceitar ou acreditar no que o profissional está tentando realizar, então o objetivo almejado será mais difícil de se atingir.

Redução e modulação da dor

O uso do calor superficial para o alívio ou modulação da dor é bem reconhecido, mas o mecanismo pelo qual o calor produz analgesia não é totalmente compreendido. Vários mecanismos foram propostos para explicar o alívio da dor em resposta ao calor terapêutico.

Em 1965 Melzack e Wall[8] propuseram a *teoria das comportas para o controle da dor*, em que um mecanismo de "portão" espinal era responsável pela mediação da dor (ver Cap. 2). As pequenas fibras A-delta e as fibras C são aferentes primários que transmitem impulsos de dor das terminações nervosas livres ou nociceptores para a medula espinal. Quando o calor terapêutico é usado, os estímulos térmicos fornecem informação ao mecanismo do portão ou comporta espinal, o qual na verdade substitui os estímulos dolorosos. Quando há uma maior informação de não nocivos (calor) do que uma informação de nocivos (dor), o "portão" está em uma posição relativamente fechada, inibindo assim a transmissão da dor para os neurônios de segunda ordem ou tratos ascendentes. Embora o modelo tenha sido proposto há quase 50 anos, ele ainda tem aspectos que resistem ao teste do tempo. A teoria proposta por Melzack e Wall serve como um bom arcabouço conceitual para discutir a aplicação de agentes físicos (Fig. 4.3).

Gammon e Starr[9] postularam que estímulos térmicos (calor ou frio) produzem **contrairritação**. A dor não seria tão facilmente percebida porque a informação térmica se contrapôs aos estímulos dolorosos. Isso pode explicar por que uma resposta comum à lesão inicial é friccionar ou pressionar, e ambas as respostas poderiam ser consideradas contrairritantes. Essa resposta sensorial da fricção, da pressão aplicada a uma área que está

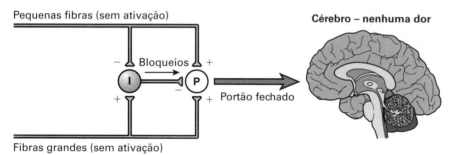

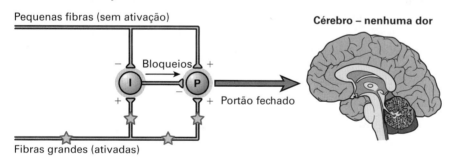

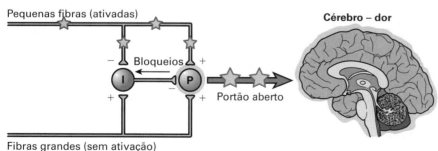

Figura 4.3 Representação esquemática da teoria das comportas para o controle da dor.

desconfortável, também foi postulada como sendo uma forma de informação **mecanorreceptiva** ou informação sensorial para a medula espinal como uma parte da teoria das comportas para o controle da dor de Melzack e Wall. Essa forma de informação sensorial viaja a uma velocidade muito mais rápida do que a informação da dor, e pela teoria ela fecha literalmente o "portão" no corno dorsal impedindo qualquer coisa que não seja a informação sensorial de ascender até o cérebro. É também por isso que o local para a informação sensorial é importante para um alívio da dor bem-sucedido.

Também foi demonstrado que o calor eleva o limiar da dor[9,10] e aumenta a **velocidade de condução nervosa (VCN)**.[11] A capacidade de um nervo em transportar um impulso a partir do ponto A até o ponto B pode ser programada e medida em metros por segundo. Existem valores conhecidos para a velocidade na qual os impulsos viajam ao longo dos nervos periféricos normais, VCN normal. Um limiar de dor elevado pode atrasar o início e a percepção da dor. Não foi demonstrada uma relevância clínica associada com a mudança na velocidade de condução do nervo.

Redução da defesa muscular

A **defesa muscular** é uma resposta protetora no músculo que resulta em uma contração muscular isotônica sustentada tanto nos agonistas quanto nos antagonistas que circundam a área lesionada para ajudar a fornecer um exoesqueleto virtual do músculo até que a cicatrização comece. Ela pode ocorrer em resposta a: (1) trauma, como um mecanismo de proteção para se defender contra a dor potencial e uma lesão maior ou uma dor associada ao movimento articular, ou (2) um estímulo doloroso que ativa ou perpetua o ciclo de dor-espasmo-dor.[12]

O calor tem sido utilizado para aliviar a defesa muscular[13,14] e aumentar a flexibilidade do tecido.[15] Quando a temperatura muscular está suficientemente elevada, como pode ser observado no uso de agentes de aquecimento profundo, há uma diminuição na taxa de disparo dos aferentes do **fuso muscular** (tipo II), ao passo que há um aumento dos órgãos tendinosos de Golgi (tipo Ib).[16] Os fusos musculares são sensíveis ao alongamento no músculo. A diminuição resultante na atividade do neurônio motor alfa leva a uma diminuição da atividade muscular tônica. Em outras palavras, há uma diminuição na defesa muscular resultante da diminuição dos estímulos para o músculo (Fig. 4.4).

A redução na defesa muscular como resultado direto da temperatura elevada do músculo não explica a redução observada com o uso de agentes de aquecimento superficial. Esse relaxamento do músculo pode ser explicado por uma redução indireta no disparo do fuso muscular como um resultado direto da elevação da temperatura da pele. O aumento da temperatura da pele provoca uma diminuição da atividade eferente gama, que altera assim o

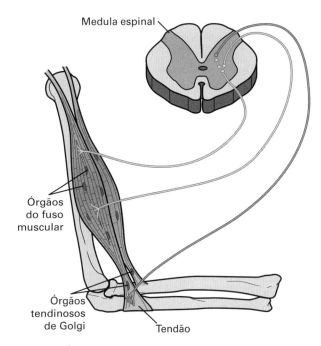

Figura 4.4 Órgão tendinoso de Golgi (OTG) e fuso muscular.

alongamento no fuso muscular e produz uma diminuição na taxa de disparo e uma diminuição global da atividade dos **neurônios motores alfa**.[17] Neurônios motores alfa são grandes neurônios motores inferiores do tronco encefálico e da medula espinal. Eles inervam os músculos esqueléticos sobre os quais também temos controle voluntário. A aplicação de calor tem um efeito direto sobre a dor e a defesa muscular (espasmo), de tal modo que o ciclo de dor-espasmo-dor[13] pode ser interrompido influenciando tanto a dor como a defesa muscular. Uma redução da dor pode conduzir a uma redução na defesa ou espasmo, reduzindo assim ainda mais a dor.

Extensibilidade de tecidos

O encurtamento do tecido conjuntivo pode ser resultado da lesão ou da imobilização. As propriedades viscoelásticas do músculo, tendão e ligamentos são afetadas.[18] O uso do calor demonstrou diminuir a viscosidade e aumentar as propriedades elásticas do tecido conjuntivo, especificamente do músculo, do tendão e da cápsula articular.[2] No entanto, uma carga suficiente deve também ser aplicada para produzir uma elongação residual do tecido durante um longo período de tempo.[17] A faixa de temperatura necessária para a variação do comprimento residual varia de 40 a 45°C.[2] Além disso, o potencial de irritação e danos ao tecido é diminuído quando o calor é aplicado *durante* o processo de alongamento.

A elongação residual do tecido conjuntivo depende de um aumento suficiente na temperatura do tecido, do momento da aplicação e do tipo de alongamento aplicado. O alongamento tem melhores resultados durante a aplicação de calor, se possível, ou imediatamente após a re-

68 Seção II • Agentes térmicos e mecânicos

moção da fonte de calor. Um alongamento prolongado de baixa carga foi considerado preferível a um alongamento breve de alta carga, pois resultou em menos danos ao tecido e em um maior aumento da ADM.[18-21]

Pacientes diagnosticados com artrite que têm dor e limitação de movimento associados com rigidez articular podem se beneficiar do uso do calor terapêutico. O efeito direto do calor é um aumento nas propriedades elásticas da cápsula articular,[22] e a redução da dor associada também pode contribuir para um aumento resultante na ADM.

Calor e exercício

Observa-se um aumento maior no fluxo sanguíneo com calor e exercício do que com apenas calor ou apenas exercício.[23] Uma diminuição inicial da força muscular isométrica foi percebida durante os primeiros 30 minutos após a aplicação de calor profundo, e um subsequente aumento na força foi medido durante as próximas 2 horas e meia.[24] Observou-se uma diminuição da resistência após as aplicações de calor.[25,26] Estas descobertas são de particular interesse porque o desempenho muscular pode ser alterado em resposta ao calor. As implicações clínicas da relação entre o uso de calor e o exercício são considerações importantes para o planejamento e a implementação de programas de exercícios e para a avaliação do desempenho do paciente. Para avaliar com precisão os progressos ou limitações na força e na resistência, as medições devem ser feitas de forma consistente antes ou após o exercício. Se uma medição inicial é feita antes do exercício e uma medição subsequente é feita após o exercício, a comparação dos resultados pode levar a conclusões erradas sobre o desempenho do paciente e a eficácia da intervenção.

Métodos de aplicação de calor

Agentes de aquecimento superficial

O calor vindo dos agentes de aquecimento superficial geralmente penetra a profundidades inferiores a 2 cm da superfície da pele. O tecido subcutâneo que é bem vas-

Antes de começar

Verifique se você conhece o objetivo da intervenção de tratamento. Se o paciente tiver defesa muscular, considere uma posição que reduza o "alongamento" do músculo. Se o calor estiver sendo usado para aumentar a ADM, você pode posicioná-lo na articulação ou perto do final da amplitude do movimento disponível.

cularizado atinge seu aumento máximo de temperatura dentro de 8 a 10 minutos de aplicação.[27-29] As temperaturas da pele e dos tecidos subcutâneos aumentam de 5 a 6°C depois de 6 minutos e são mantidas até 30 minutos após a aplicação. Uma intervenção de 15 a 30 minutos é necessária para um aumento de 1°C na temperatura do músculo a uma profundidade de até 3 cm.[27,28,30] A temperatura de uma cápsula articular do pé aumentou 9°C em resposta aos 20 minutos de exposição ao calor a 47,8°C.[31] Assim, é possível aquecer as estruturas articulares usando agentes de aquecimento superficial quando elas estão mais perto da superfície da pele. Portanto, neste exemplo, o calor deve ser aplicado de 15 a 30 minutos para um benefício máximo.

Compressas Hydrocollator

Uma das maneiras mais comuns de proporcionar calor úmido superficial são as **compressas *Hydrocollator*** comerciais, ou **compressas quentes**. Geralmente, as compressas quentes contêm uma substância hidrófila, como sílica gel ou bentonita, revestida por capas de lona com canaletas. Elas são armazenadas em unidades controladas por termostato que são preenchidas com a água a uma temperatura de 71 a 79°C.[2] O uso frequente, baixos níveis de água e termostatos defeituosos podem afetar a temperatura das compressas quentes, por isso é importante verificar o nível da água (reabastecendo-o frequentemente) e a temperatura para garantir a distribuição de calor ideal no sentido de se alcançar os níveis de calor terapêutico. É bom verificar se não há rupturas ou formação de mofo nas compressas quentes, pois isso pode enfraquecer a tela e permitir vazamentos. Quando uma compressa quente começa a vazar, ela deve ser descartada e substituída por uma nova.

A temperatura da própria compressa quente é regulada pelo tempo e pela temperatura da água em que é armazenada. Depois de usada, é necessário um período de 20 a 30 minutos para que a bolsa atinja a temperatura da água na unidade de armazenamento. Esta é uma consideração importante se as bolsas são usadas com frequência em ambientes clínicos com muita atividade.

Antes de aplicar no paciente, a compressa quente é coberta com 6 a 8 camadas de toalhas que a isolam da perda de calor e protegem o paciente de uma possível

---

Atividade prática 4.1

- Aplicar calor em uma posição articular neutra e alongar imediatamente após a remoção do calor.
- Aplicar calor na extremidade da ADM do paciente em uma posição de alongamento, mas apoiada, usando, se possível, a gravidade para ajudar no alongamento.
- Pensar sobre a melhor posição para cada paciente antes de aplicar o calor, e não apenas aplicá-lo da mesma forma para todos os pacientes todos os dias.

queimadura. Coberturas atoalhadas vendidas comercialmente também estão disponíveis e equivalem de 2 a 4 camadas de toalhas (Fig. 4.5).

A energia térmica é conduzida das compressas para a superfície da pele, e o calor é absorvido superficialmente. A mudança resultante na temperatura depende da condutibilidade térmica e do tamanho da área tratada, da temperatura e do tamanho da compressa, e da duração da aplicação.

Para que amoldem à parte do corpo onde serão aplicadas as compressas quentes são fabricadas em diversos tamanhos e formatos. O tamanho padrão de 25 x 30 cm é adequado para o tratamento de áreas de superfície plana de tamanho médio. As compressas quentes de grandes dimensões têm aproximadamente o dobro do tamanho da compressa padrão e é adequada para áreas de superfície planas maiores. Compressas cervicais são projetadas para se adaptar aos contornos do pescoço e também são apropriadas para uso em torno de articulações periféricas (Fig. 4.6). Tamanho e formato são importantes, pois o mecanismo de transferência de calor é a condução, por isso um contato ideal com a superfície da pele garante uma absorção de calor ideal. O peso da compressa quente também ajuda a manter o contato com a superfície do corpo. Esse peso aumenta de acordo com o tamanho e deve ser levado em consideração quando se escolhe essa forma de calor superficial. Os pacientes podem não tolerar o peso da compressa durante o tratamento.

A preparação do paciente para o tratamento inclui posicionamento correto e roupas adequadas do paciente, inspeção visual da área tratada e avaliação da capacidade do paciente em comunicar alterações sensoriais. A área tratada deve estar acessível e livre de roupas e joias para garantir um aquecimento uniforme.

- Selecionar e preparar a compressa quente com as camadas adequadas de toalhas.

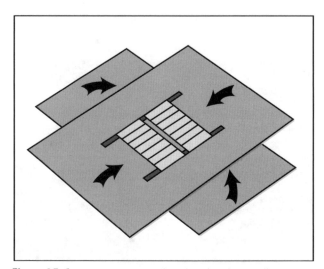

Figura 4.5 Compressa quente colocada sobre duas toalhas dobradas ao meio para ficar com 8 camadas de toalha.

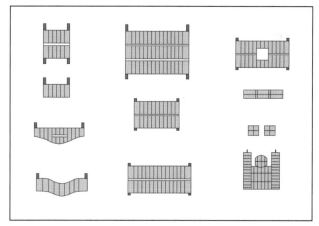

Figura 4.6 Variedade de compressas quentes disponíveis. A variação dos tamanhos permite a seleção da compressa no tamanho adequado para caber na área de tratamento. Na coluna da esquerda (*de cima para baixo*): tamanho padrão, metade do tamanho, compressas cervicais. Na coluna do meio (*de cima para baixo*): tamanhos grandes, tamanhos para a coluna. Na coluna da direita (*de cima para baixo*): compressa para o joelho ou o ombro, tamanho obstétrico, outros.

Para refletir...

Há muitos tamanhos e formatos de compressas quentes que se adequam mais ao contorno e permitem, portanto, uma melhor condução da energia térmica da compressa. Experimente-as e veja que tamanho ou formato funciona melhor nas respectivas áreas do corpo e descreva suas técnicas de posicionamento do paciente, preenchendo as informações na Tabela 4.2.

Tabela 4.2	Escolhendo os tamanhos e formatos das compressas quentes
Tamanho/formato das compressas quentes	**Posicionamento**
Ombros	
Quadril	
Joelho	
Região cervical da coluna vertebral	

- Verificar se o paciente está em uma posição confortável, e se todos os músculos que estão sendo tratados se encontram em uma posição sem carga e em repouso, e aplicar a compressa quente.
- Instruir o paciente sobre o que esperar dessa experiência com o calor, e pedir-lhe para relatar quaisquer sensações anormais ou incomuns, como superaquecimento ou queimadura.

- Monitorar a resposta inicial à intervenção durante os primeiros 5 a 10 minutos pedindo que o paciente dê um retorno e fazendo uma inspeção visual da pele, enfatizando que a sensação de calor deve ser morna, não quente. O velho ditado de "quanto mais quente melhor" deve ser deixado de lado.
- Se necessário, adicionar mais camadas de toalhas para reduzir a emissão de calor ou remover algumas camadas para aumentar a emissão de calor. Uma mudança máxima da temperatura da pele ocorre nos primeiros 10 minutos após a aplicação da compressa quente e se mantém por cerca de mais 10 minutos. Portanto, o tempo de aplicação é normalmente de 20 minutos.
- Observar novamente a pele após a remoção da compressa quente e avaliar a resposta do paciente à intervenção.

Compressas quentes comerciais também estão disponíveis para uso doméstico. Além delas, existem produtos para uso em micro-ondas reutilizáveis, que emitem calor de uma maneira semelhante às compressas *Hydrocollator*. São essenciais as instruções detalhadas para os pacientes e para os prestadores de cuidados de saúde sobre o uso seguro e apropriado, e recomenda-se uma demonstração do uso. O uso de agentes de aquecimento superficial em casa, como parte de um programa doméstico estabelecido, pode ser benéfico para o paciente na manutenção da ADM, no manejo da dor e no alívio da rigidez articular. Consulte a Tabela 4.3 para um rápido resumo dos prós e contras das compressas quentes.

Parafina

A parafina é outro agente de aquecimento superficial em que a condução é o método de transferência de calor. **Banhos de parafina** contêm uma mistura de cera de parafina e óleo mineral, os quais são combinados para diminuir o ponto de fusão e o calor específico em comparação com água.[2] Em outras palavras, já que o **calor específico** é a quantidade de calor por unidade de massa necessária para elevar a temperatura em um grau Celsius, a adição de óleo mineral à cera faz com que a temperatura de fusão da cera seja menor do que normalmente seria e, portanto, tolerável para que durante o tratamento uma pessoa mergulhe a mão. A parafina é armazenada em tanques de aço inoxidável com parede dupla, controlados por termostato, e as temperaturas são mantidas na faixa de 47 a 54,4°C. O baixo calor específico da parafina permite que os pacientes tolerem as temperaturas mais elevadas. Além disso, o calor úmido tende a ser percebido como confortável pela maioria dos pacientes.

A parafina é a mais adequada para as articulações das extremidades distais, como punho, mão, pé, por causa dos métodos primários de aplicação: "mergulhe e envolva" e "mergulhe e imerja". O primeiro é muito mais popular, prático e seguro do que o último. O método mergulhar e envolver compreende a imersão e a retirada da parte do corpo do banho de parafina de 8 a 10 vezes. Forma-se uma luva sólida que serve para isolar a parte do corpo contra a perda de calor. É comum colocar um saco plástico sobre a luva e embrulhar uma toalha em volta da extremidade para ajudar ainda mais na retenção de calor. A extremidade embrulhada é então posicionada em elevação para minimizar a formação de edema (Figs. 4.7 e 4.8). A duração da intervenção é de 15 a 20 minutos, tempo após o qual a luva é retirada. Se o paciente quiser apertar a parafina após a remoção até que o profissional comece a trabalhar com ele, isso deve ser incentivado, se não houver contraindicação. A temperatura da parte tratada está em seu nível mais elevado nesse momento, e a atividade pode ser benéfica para o paciente. A cera utilizada pode, então, ser descartada ou devolvida à unidade para ser reutilizada.

O método de mergulho e imersão é semelhante ao processo anterior em que se pede ao paciente para mergulhar e remergulhar a parte do corpo, permitindo a formação da luva. Em vez de envolver a mão ou o pé, a parte é reimersa e deixada no banho de parafina durante a intervenção. Esse método é mais eficiente para aumentar a temperatura do tecido, mas o paciente corre um maior

Tabela 4.3	Prós e contras das compressas quentes *Hydrocollator*
Prós	**Contras**
Não são caras	Pesadas
Prontamente disponíveis	Podem não se adequar a todas as áreas do corpo
Distribuição lenta e progressiva de calor	Grande fonte de queimaduras em decorrência de imprudência médica

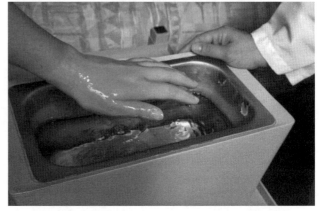

Figura 4.7 Unidade de parafina com uma aplicação de parafina para a mão.

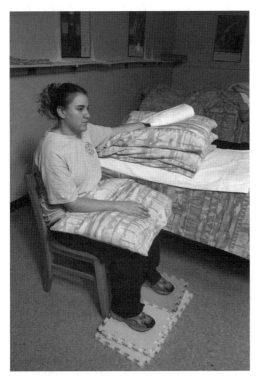

Figura 4.8 A mão com a luva de parafina é envolvida em uma toalha e colocada em uma posição elevada.

risco de queimadura. Esse método também não permite a elevação da parte do corpo tratada e o resultado pode ser um aumento no edema. Como acontece com qualquer aplicação de calor terapêutico, a monitoração cuidadosa do paciente durante e após a intervenção é essencial para uma prática segura. Por razões de praticidade e segurança, outras técnicas de calor devem ser selecionadas ao invés do mergulho e imersão na parafina.

Antes da intervenção, deve-se pedir ao paciente que remova roupas e joias da área, e que lave e seque cuidadosamente a área tratada. A pele deve ser inspecionada visualmente e tanto a sensação quanto a tolerância ao calor devem ser avaliadas. O paciente deve ser informado sobre o que esperar durante a aplicação da parafina e a comunicar quaisquer sensações anormais. Ele deve tomar cuidado e evitar tocar nos lados ou no fundo da unidade, minimizando assim o risco de queimaduras na pele.

A parafina tem vantagens sobre as compressas *Hydrocollator* na medida em que se molda à parte do corpo e pode fornecer calor intenso distribuído de uma maneira mais uniforme. No entanto, as temperaturas mais elevadas podem não ser tão facilmente toleradas. A temperatura da unidade deve ser verificada antes de o paciente mergulhar sua mão dentro dela. Se ela estiver mais quente do que de 47 a 54°C, então deve ser desligada e descoberta por alguns minutos até que a temperatura volte a um nível inferior e seguro. Essa é a única maneira de ajustar o nível de fornecimento de calor para o paciente,

assim como no caso das compressas quentes. Existem unidades domésticas, mas são mais caras do que as compressas quentes comerciais. Para uso na clínica, a "luva" de parafina deve ser descartada quando removida da mão ou do pé do paciente. Já para uso doméstico, se apenas uma pessoa a estiver utilizando, ela pode ser devolvida ao banho depois de cada utilização. Se houver muito sedimento acumulado na unidade, a cera de parafina deve ser eliminada e substituída. Consulte a Tabela 4.4 para obter um resumo dos prós e contras da parafina e as atividades de laboratório com parafina na seção "Vamos descobrir" mais adiante neste capítulo.

Fluidoterapia

A fluidoterapia permite a estimulação tanto dos termorreceptores quanto dos mecanorreceptores e, portanto, pode servir para usos simultâneos de reforço do movimento enquanto reduz a dor e a hipersensibilidade. As unidades de fluidoterapia contêm partículas de celulose natural fechadas em um recipiente, através do qual circula ar seco e quente. O método de troca de calor que ocorre com a fluidoterapia é o da convecção. As unidades são controladas por termostato, e temperaturas específicas, que podem ser estabelecidas pelo profissional, variam entre 38,8 e 47,8°C. As temperaturas mais baixas são recomendadas para pacientes com condições mais agudas que podem estar mais propensos ao desenvolvimento de edema. O nível de turbulência é controlado separadamente. As partículas suspensas em movimento criam um meio semelhante ao de um líquido, e alongamento e exercício podem ser realizados durante essa forma de aplicação de calor.

As unidades de fluidoterapia foram fabricadas para acomodar a extremidade superior distal (Fig. 4.9) e a extremidade inferior distal (Fig. 4.10). A fluidoterapia pode ser utilizada clinicamente para alívio da dor, cicatrização de tecidos e aumento da ADM. Ela também é indicada para promover a dessensibilização dos tecidos hipersen-

Tabela 4.4	Prós e contras da parafina
Prós	**Contras**
Não é cara	Não é possível ver a área tratada
Adequa-se completamente à área tratada	O paciente não pode se mover durante o tratamento
O paciente pode comprar para usar em casa	Expõe-se ao calor apenas na primeira imersão e depois fica isolada de outro aquecimento por parafina
	Pode ser aplicada apenas nas mãos e nos pés

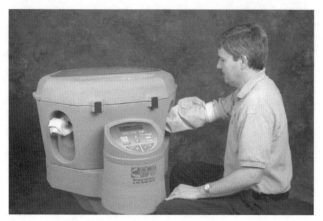

Figura 4.9 Fluidoterapia para mão e punho.
De Michlovitz, SL e Nolan, TP (eds): Modalities for Therapeutic Intervention, 4.ed. FA Davis, Filadélfia, 2005, com a permissão.

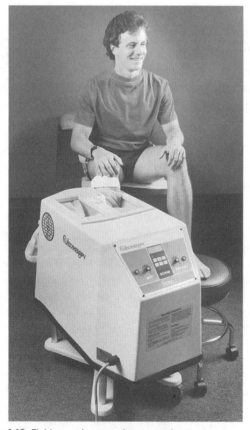

Figura 4.10 Fluidoterapia para pé e tornozelo.
De Michlovitz, SL: Biophysical principles of heating and superficial heat agents. In Michlovitz, SL, (ed): Thermal Agents in Rehabilitation, 2.ed. FA Davis, Filadélfia, 1990, p 99, com permissão.

sibilizados. Os efeitos da fluidoterapia são o resultado da combinação entre calor e movimento das partículas de celulose naturais.

Ao contrário da parafina e das compressas *Hydrocollator*, não há perda de calor durante o tempo em que a fluidoterapia é administrada. Ao longo da intervenção de tratamento,

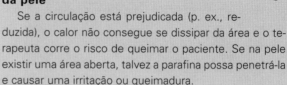

É importante saber...

Condição de circulação e integridade da pele

Se a circulação está prejudicada (p. ex., reduzida), o calor não consegue se dissipar da área e o terapeuta corre o risco de queimar o paciente. Se na pele existir uma área aberta, talvez a parafina possa penetrá-la e causar uma irritação ou queimadura.

a temperatura é selecionada e mantida, pois ao contrário das outras opções de aquecimento, ela possui um termostato. A temperatura constante pode resultar em um maior aquecimento, e foram observadas temperaturas elevadas nas cápsulas articulares da mão e do pé.[32] Ao contrário da parafina e da compressa quente, a fluidoterapia permite o movimento da extremidade durante a aplicação de calor.

A preparação para intervenções com fluidoterapia é semelhante à usada na intervenção com parafina. A área tratada tem de ser cuidadosamente lavada e seca, joias e roupas também devem ser removidas. Sensação e tolerância ao calor devem ser avaliadas, e a pele deve ser cuidadosamente inspecionada. Lesões abertas precisam ser cobertas e seladas com uma proteção estanque ao ar antes do início da intervenção para evitar que as partículas de celulose penetrem na ferida. A proteção contribui para a criação de um ambiente úmido na ferida e para uma possível incisão autolítica, em que a ferida verte dela mesma o tecido não desejado.

Observou-se que a fluidoterapia é segura quando utilizada na presença de talas, ataduras, fita, implantes metálicos, substituições mistas de plástico e tendões artificiais.[32] Talas destinadas à realização de um alongamento nas articulações podem ser usadas antes da intervenção na unidade de fluidoterapia para que o alongamento possa ser feito durante a aplicação do calor na articulação. Os equipamentos de exercício, como pequenas bolas, também podem ser utilizados pelos pacientes durante a intervenção. Um breve resumo dos prós e contras da fluidoterapia é fornecido na Tabela 4.5.

Envoltório de calor ativado a ar

Calor contínuo de baixo nível pode ser emitido via envoltório de calor ativado a ar. Esses envoltórios de calor são confortáveis e oferecem uma fonte de calor de perfil baixo, de nível baixo, que pode ser usada durante a atividade e o sono por até 8 horas de cada vez. Os envoltórios de calor podem ser vestidos, mantêm uma temperatura de aproximadamente 40°C e elevam a temperatura do tecido. Eles não são muito caros e podem ser comprados em redes de lojas de farmácia, e usados com segurança pelo paciente durante as ADV, o trabalho e o sono.

Esses envoltórios estão disponíveis em diferentes tamanhos e formatos para se moldar ao tamanho e ao contorno do corpo (Figs. 4.11 e 4.12). A aplicação de calor

Capítulo 4 • Calor e frio terapêuticos 73

Tabela 4.5	Prós e contras da fluidoterapia
Prós	**Contras**
Os pacientes podem se posicionar facilmente	Caro
Pouca ou nenhuma manutenção das próprias unidades	Os pacientes com doença pulmonar obstrutiva crônica (DPOC) podem não ser capazes de tolerar o ambiente seco em torno da unidade
A temperatura é controlada por termostato ao longo do tempo de tratamento	
Pode ser aplicada nas mãos, nas extremidades superiores e inferiores	
Os pacientes são encorajados a se mover durante o tratamento por causa do próprio meio	
Capacidade de controlar a turbulência do meio durante o tratamento	
A turbulência pode ser usada para a dessensibilização nas mãos ou pés em pacientes com problemas de sensibilidade	

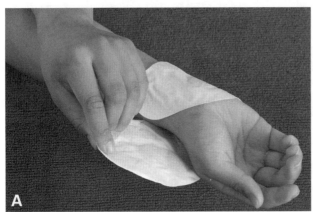

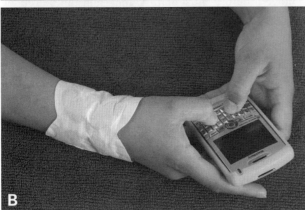

Figura 4.11 Envoltório de calor ativado a ar (Thermacare, Procter & Gamble, Cincinnati, Ohio). (A) aplicado ao pulso e (B) usado durante a atividade.
De Michlovitz, SL e Nolan, TP (eds): Modalities for Therapeutic Intervention, 4.ed. FA Davis, Filadélfia, 2005, com permissão.

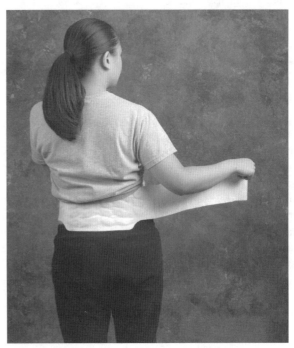

Figura 4.12 Envoltório de calor ativado a ar (Thermacare, Procter & Gamble, Cincinnati, Ohio) a ser aplicado na região lombar.
De Michlovitz, SL e Nolan, TP (eds): Modalities for Therapeutic Intervention, 4.ed. FA Davis, Filadélfia, 2005, com permissão.

de nível baixo durante um longo período de tempo (p. ex., horas) é o conceito empregado no uso de almofadas de aquecimento elétrico. Para usá-las, o paciente deve estar em um local com tomada elétrica. Além disso, al-

74 Seção II • Agentes térmicos e mecânicos

Tabela 4.6	Contraindicações e precauções para o uso de agentes de calor superficial e diatermia
Contraindicações gerais para agentes de aquecimento	**Justificativa**
Inflamação aguda	A aplicação de calor local pode exacerbar a reação inflamatória.
Presença de febre	A aplicação de calor pode elevar ainda mais a temperatura do corpo.
Malignidades	O aumento do fluxo sanguíneo resultante da aplicação de calor localizado pode promover uma metástase.
Hemorragia aguda	A hemorragia pode ser prolongada se o calor é aplicado após uma lesão aguda.
Doença vascular periférica (DVP)	O calor aumenta as demandas metabólicas e um paciente com DVP tem uma capacidade diminuída em atender o aumento da demanda metabólica do tecido aquecido.
Radiação (terapia com raio X)	Os tecidos desvitalizados pela terapia de raio X não devem ser aquecidos.
Contraindicações específicas para diatermia*	
Implantes metálicos ou qualquer metal dentro da área de tratamento (anel, zíperes, grampos de cabelo)	O metal irá alterar o fluxo de energia eletromagnética e pode resultar em queimaduras.
Marca-passos cardíacos	A função do marca-passo pode ser alterada.
Precauções para o uso de calor	
Durante a menstruação	Pode aumentar o fluxo sanguíneo se for aplicado calor na região lombar.
Na presença de déficit sensorial	Aumenta a possibilidade de uma queimadura; é necessária uma monitoração de perto.
Durante a gravidez	O efeito sobre o feto não foi estabelecido; aplicação de calor nas articulações periféricas pode ser feita com cautela.

* Equipamentos de diatermia não devem ser operados nas proximidades de marca-passos cardíacos ou de outros equipamentos que podem ser adversamente afetados pela radiação eletromagnética (tração, equipamento de estimulação elétrica).

gumas delas podem aquecer o suficiente para produzir queimaduras superficiais, especialmente se a pessoa cair no sono enquanto esse tipo de almofada estiver conectada e ligada. Foram feitos estudos mostrando que esses envoltórios de calor ativado a ar são eficazes no controle da dor e que melhoram a flexibilidade muscular e a função em pacientes com dor lombar aguda e crônica.[14,15] Além disso, há melhoras nos níveis de dor, redução da rigidez e aumento na força de preensão da mão quando pacientes com tendinite, artrite e sintomas consistentes com síndrome do túnel do carpo usam esses envoltórios no punho.[33]

Considerações sobre a intervenção

A seleção do agente de aquecimento adequado baseia-se no tamanho e na localização da área tratada, na profundidade do tecido alvo da intervenção, nos objetivos desta e nas contraindicações e precauções associadas à intervenção e ao agente de aquecimento. A Tabela 4.6 lista as contraindicações e as precauções

para os agentes de aquecimento superficial. Por exemplo, o uso de uma compressa quente é apropriado para uma intervenção de tratamento em um paciente com dor lombar se os objetivos da intervenção são diminuir a dor e a defesa muscular. A diatermia também pode ser apropriada, especialmente se os músculos mais profundos devem ser aquecidos. No entanto, a diatermia não seria considerada adequada se o paciente teve dor lombar após um procedimento cirúrgico na coluna vertebral, em que uma haste de metal foi usada como um dispositivo de fixação. A diatermia é descrita no Capítulo 10.

A intervenção de tratamento e a consequente resposta devem ser cuidadosamente monitoradas, independentemente do agente de aquecimento térmico utilizado. Antes da intervenção também devem ser determinados o estado cognitivo do paciente e sua capacidade de se comunicar, e a área deve ser cuidadosamente inspecionada para avaliar a sensação e a tolerância ao calor do paciente. Deficiências em qualquer uma dessas áreas vão exigir um acompanhamento mais cuidadoso durante a intervenção de tratamento.

Crioterapia

Crio significa "frio ou congelamento", e **crioterapia** refere-se à prática do uso de frio para alcançar objetivos terapêuticos. Agentes de arrefecimento, tais como compressas frias, banheira de hidromassagem fria e massagem com gelo, são utilizados no tratamento da dor e do edema, e são eficazes na diminuição da defesa muscular, e da defesa muscular ou espasmo muscular controlados por mecanismos centrais. Os principais métodos desta forma de troca térmica, ou neste caso abstração de calor ou arrefecimento, são condução e convecção.

Efeitos fisiológicos do frio

Quando o frio é aplicado sobre a superfície da pele, a resposta inicial é a vasoconstrição dos vasos sanguíneos superficiais. Se a temperatura da pele for suficientemente reduzida, a temperatura mais baixa estimula as terminações nervosas livres, que por sua vez provocam vasoconstrição reflexa. O fluxo sanguíneo local também é diminuído. No entanto, quando uma quantidade suficiente de sangue arrefecido flui através da circulação geral, o hipotálamo pode ser estimulado, o que resulta em mais vasoconstrição reflexa. A vasoconstrição e a redução resultante do fluxo sanguíneo são um meio para que o corpo retenha o calor ao restringir o volume de sangue arrefecido na circulação sistêmica. Tremer também é um mecanismo de retenção de calor e pode ocorrer se uma grande área do corpo for exposta a temperaturas mais baixas.

A vasodilatação tem sido observada como uma resposta à exposição prolongada ao frio.[34,35] Lewis[35] postulou que ciclos de vasodilatação se seguiam a períodos de vasoconstrição para aumentar o fluxo do sangue relativamente mais quente para as áreas do corpo afetadas pelo frio. Ele chamou esse fenômeno de "resposta de caça" e propôs que sua ocorrência é o resultado de um **reflexo axônio**. Este é o termo utilizado para descrever o fenômeno em que um nervo periférico é estimulado e transporta este impulso ao longo da fibra nervosa para longe do corpo celular até atingir uma ramificação, onde ele é desviado para a extremidade de um órgão sem entrar no corpo da célula. Ele não envolve um arco reflexo completo, por isso é designado como um reflexo axônio e não um verdadeiro reflexo.

A ocorrência da **vasodilatação fria** também foi observada sem o componente de circuito e foi atribuída às respostas locais nos tecidos mais profundos.[36] Essas respostas incluíram o seguinte:

- Os vasos da pele mostraram uma constrição máxima a 15°C seguida por vasodilatação nas temperaturas inferiores a 15°C, atingindo a vasodilatação máxima a 0°C.[36]

- Respostas vasculares induzidas pelo frio, às quais são atribuídas a prevenção de lesões do tecido local.[34,37,38] A resposta de caça é descrita como ciclos de vasodilatação-vasoconstrição que duram aproximadamente de 12 a 30 minutos durante a exposição ao frio.[39-47] A vasodilatação ocorre antes da fase vasoconstritora da resposta de caça, e variações na sensação acompanham os ciclos. A ocorrência da vasodilatação fria também foi observada sem o componente de circuito e foi atribuída às respostas locais nos tecidos mais profundos.[37]

Mudanças da temperatura do tecido em resposta à aplicação de frio foram observadas em profundidades de 1 a 4 cm,[48] dependendo do gradiente de temperatura e da duração da exposição. Quando o frio é mais intenso e mais longo isso provoca maiores diminuições na temperatura do tecido. A presença de tecido adiposo também afeta a profundidade da penetração do frio, pois ele atua como isolante. Talvez não seja possível baixar as temperaturas das estruturas mais profundas se a intensidade do agente de arrefecimento e a duração da aplicação não forem adequadas, e se a área do corpo tratada tiver baixa condutividade. No entanto, o arrefecimento dos músculos e das articulações é possível quando estas estruturas estão localizadas mais superficialmente sem a excessiva presença de tecido adiposo. Para que a temperatura do tecido em profundidades maiores mude são necessários tempos de aplicação mais longos.

Diminuições na temperatura do tecido para 10°C ou abaixo podem causar danos térmicos no tecido.[48] Esses danos podem provocar uma resposta inflamatória e resultar em um aumento do edema. Isso pode explicar, em parte, alguns resultados um tanto contraditórios em estudos com animais sobre o efeito da crioterapia no edema pós-traumático.[49-52]

As propriedades viscoelásticas do tecido também são afetadas pela aplicação de frio. Assim como o calor aumenta a elasticidade e diminui a viscosidade, o frio tem o efeito oposto. Os tecidos que são arrefecidos podem não responder de forma tão favorável às mudanças de comprimento, e as medidas de ADM após a aplicação fria podem não ser corretas.

O frio terapêutico reduz a taxa metabólica e diminui a produção de metabólitos, o que resulta em menos produção de calor metabolicamente gerado. A redução da taxa metabólica também diminui a demanda de oxigênio para os tecidos, de tal modo que estes podem se adaptar à diminuição do fluxo sanguíneo.

Objetivos da intervenção

O conhecimento dos efeitos fisiológicos do frio ajuda a identificar os benefícios da sua utilização em uma intervenção de tratamento adjuvante na fisioterapia. A justifi-

Seção II • Agentes térmicos e mecânicos

cativa para o uso do frio é semelhante à da utilização do calor terapêutico. A recuperação de deficiências, como edema, dor, defesa muscular e tônus muscular anormal, ajuda a atingir objetivos terapêuticos significativos relacionados com a mobilidade e a função (Tab. 4.7).

Redução do edema

O frio é geralmente utilizado no tratamento de inflamação aguda. As respostas vasculares ao frio afetam a permeabilidade da parede celular, inibindo assim o acúmulo de líquido no interstício. Em um estudo de mudanças microcirculatórias em resposta ao frio, Smith et al.[54] sugerem que a quantidade de fluido intersticial é controlada por um aumento na taxa de reabsorção. Eles observaram que havia um aumento no diâmetro das vênulas, mas nenhuma alteração no diâmetro arteriolar em resposta ao frio.

A diminuição do fluxo sanguíneo associada à vasoconstrição e a diminuição da taxa metabólica com a aplicação do frio podem resultar em uma menor acumulação de metabólitos e químicos irritantes na área lesionada. A própria presença de irritantes químicos pode desencadear dor e uma resposta inflamatória. Quando se minimiza a presença destas substâncias irritantes, é *possível* uma diminuição na taxa de resposta inflamatória. A falta de dor no local da área lesionada ajuda então a estimular a mobilidade, o que, por sua vez, pode facilitar um aumento no fluxo sanguíneo e uma redução no edema.

Observou-se que aplicações de frio em combinação com compressão são mais eficazes do que a compressão sozinha para o manejo do edema. Basur et al.[55] compararam o uso do frio e da compressão com o uso apenas da compressão no tratamento de entorses agudos do tornozelo. Eles observaram que o edema foi mais bem controlado combinando-se o uso do frio e da compressão em vez de apenas a compressão. Levy e Marmar[56] relataram semelhante descoberta em seu estudo do manejo pós-operatório de pacientes com artroplastias totais do joelho. Além da melhora do controle do edema com o frio e a compressão, eles também observaram uma diminuição na dor e um maior aumento na ADM. A intensidade e a duração da aplicação do frio influenciam no efeito sobre o edema. Uma aplicação de frio intenso por períodos mais longos pode ter um efeito contrário. Portanto, recomenda-se a aplicação de frio menos intenso por períodos de 20 a 30 minutos. Para maximizar a redução do edema, também se aconselha a compressão concomitante. Uma revisão recente concluiu que são necessárias mais provas para determinar se o frio afeta positivamente as consequências da lesão aguda do tecido mole.[56]

Redução da dor

A crioterapia é comumente usada para diminuir a dor. Os mecanismos previstos que permitem que o frio influencie na dor são semelhantes aos do calor. Agentes de arrefecimento aplicados sobre a superfície da pele podem elevar o limiar da dor. O frio é também um contrairritante e pode diminuir a sensação de dor pela estimulação dos receptores térmicos.

A dor associada ao edema e à inflamação é tanto direta quanto indiretamente mediada com a crioterapia. A analgesia é um efeito direto do frio terapêutico. Uma maior redução da dor pode ser o resultado da diminuição na resposta química irritante à redução da taxa metabólica. Pode haver uma diminuição na estimulação dos mecanorreceptores na área lesionada conforme o edema é reduzido. A diminuição da dor estimula um aumento da mobilidade, o que tem sido associado a um retorno mais precoce à função.

Redução da defesa muscular

A defesa muscular é uma reação local à lesão, na qual uma contração tônica é sustentada em uma tentativa de defender ou proteger o tecido de mais lesões. É também um componente do ciclo de dor-espasmo-dor, e dessa forma pode ser reflexivamente afetada por uma diminuição da dor. A rigidez muscular pode ser reduzida depois da crioterapia se a analgesia for suficientemente induzida para permitir um alongamento do músculo. No entanto, há alguns pacientes que têm uma aversão à crioterapia e não permitirão que o profissional a aplique, independentemente do que lhes for dito.

Redução da espasticidade muscular

A espasticidade é diferente do espasmo muscular na medida em que está associada ao aumento da resistência ao alongamento passivo, a um aumento nos reflexos tendíneos profundos (RTP) e ao **clônus**. Este é definido como a alteração espasmódica das contrações entre os grupos musculares antagônicos por causa de um reflexo de alongamento hiperativo vindo de uma lesão do neurônio motor superior. Vários estudos indicam que a espasticidade pode ser reduzida usando-se a crioterapia.[57-62] A aplicação do frio diminui temporariamente a amplitude

Tabela 4.7	Objetivos do tratamento para terapia com frio
Indicação	**Justificativa**
Redução da dor	Estimulação das fibras A-beta e C
Redução da defesa muscular	Redução da atividade do fuso muscular
Redução da inflamação	Redução das reações vasculares
Contenção de hemorragia	Redução pela minimização dos efeitos do sangramento ativo

dos RTP. A redução pode ser um resultado do arrefecimento direto do músculo e pode ser atribuída à estimulação dos receptores da pele.

Miglietta[60] investigou os efeitos do frio no clônus do tornozelo apoiado e observou que o clônus ou diminuiu ou foi eliminado depois de hidromassagem fria a 18,3°C durante 15 minutos. As mudanças foram mantidas durante várias horas.

A diminuição da espasticidade associada à crioterapia pode ter um efeito positivo na mobilidade e pode permitir um aumento do nível de participação em um programa de terapia. Uma vez que a redução da espasticidade pode ser mantida por várias horas, o exercício ou a atividade deve ser iniciado dentro desse prazo. Isto se torna especialmente importante quando é estabelecido um programa doméstico e o paciente, familiares e outros prestadores de cuidados são instruídos para a realização do programa de exercícios.

Métodos de aplicação de frio

Massagem com gelo

A massagem com gelo é a aplicação de gelo diretamente sobre a superfície da pele. Como se trata de uma aplicação de frio intenso, ela é geralmente feita sobre pequenas áreas, como uma área localizada de um ventre muscular ou ponto-gatilho. Para cobrir uma área de 10 x 15 cm, é necessário um período de 5 a 10 minutos.[63] No entanto, uma dormência será alcançada de forma mais eficiente se o tamanho da área for menor. As massagens com gelo feitas em grandes áreas de tratamento acabarão permitindo que a área se reaqueça mais rapidamente assim que o gelo for movido. O tempo da intervenção de tratamento para a massagem com gelo também pode ser determinado pela quantidade de tempo necessária para anestesiar a área. É importante explicar ao paciente que, antes que dormência ou analgesia ocorram, ele vai experimentar estágios de frio, queimação e dor. Essa discussão é necessária para que ele entenda que essas sensações são respostas normais, de modo que ele possa tolerar melhor a intervenção. A capacidade para produzir dormência depende do tamanho da área tratada. Recomendam-se áreas menores, pois a intensidade e a localização da aplicação do frio não permitem a efetiva regulação da temperatura local, e o arrefecimento tecidual é alcançado.

Copos de papel ou de isopor podem ser preenchidos com água e colocados no congelador. Os copos de papel ou de isopor agem como um isolante para o terapeuta que manuseia o gelo. A superfície da pele tratada deve estar exposta e a área circundante coberta com uma toalha para absorver a água conforme o gelo derrete. Mais adiante neste capítulo, consulte o tópico Massagem com gelo: Atividades de laboratório, na seção *Vamos descobrir*.

Compressas frias

Compressas frias são um método simples e eficaz para o arrefecimento do tecido. Há compressas frias disponíveis comercialmente, mas elas podem ser facilmente feitas em casa ou na clínica. Elas representam um meio de emissão de temperaturas muito frias para a área da intervenção de tratamento e são consideradas uma boa escolha para uma intervenção por frio. Compressas frias comerciais contêm uma substância semigel recoberta de plástico durável. Elas são fabricadas em tamanhos semelhantes aos das compressas *Hydrocollator*. As compressas frias são armazenadas no freezer e permanecem frias até 10 minutos após serem retiradas dessa unidade. Podem ser aplicadas diretamente sobre a pele (se utilizadas por apenas uma pessoa) ou podem ser usadas com uma interface úmida ou seca, dependendo da intensidade desejada da aplicação de frio. Esta forma de compressa se molda às superfícies irregulares, mas manter uma temperatura fria constante é problemático. Compressas frias comerciais são reutilizáveis e independentes.

As compressas com gelo podem ser feitas usando-se um saco de plástico ou uma toalha e gelo ou cubos de gelo picados. O uso do gelo picado permite uma melhor conformidade quando se aplica a compressa na parte do corpo. A compressa pode ser aplicada diretamente sobre a superfície da pele ou utilizando-se uma toalha molhada ou seca como uma interface. Não se esqueça de que o uso de uma toalha adiciona um espaço de ar entre a compressa e o paciente, e o ar não conduz o frio. Uma faixa elástica ou uma segunda toalha pode ser utilizada para fixar a compressa fria ou com gelo e absorver a água conforme ele derrete. As compressas com gelo podem facilmente ser feitas em casa e são baratas.

Os pacientes devem ser posicionados e vestidos de forma adequada durante a aplicação de gelo tendo em mente os objetivos para a intervenção de tratamento. Isso inclui a necessidade de apoio e de elevação da parte tratada, bem como a consideração de posições neutras ou livres de carga em que os músculos não têm de trabalhar durante a aplicação da compressa com gelo. O tempo médio da intervenção de tratamento para uma aplicação de compressa fria ou com gelo é de 10 a 15 minutos.

Antes de começar

- Pergunte ao paciente se ele tem uma hipersensibilidade conhecida ao frio.
- Você pode optar por não usar o frio, pois não quer causar uma reação contrária.

Banhos frios ou com gelo

A imersão em água que contém cubos de gelo parcialmente derretidos é usada principalmente para as extremidades distais ou as partes maiores do corpo. A imersão da parte do corpo permite a conformidade completa do agente de arrefecimento com a pele. As faixas de temperatura terapêuticas para banhos frios são entre 13 e 18°C e as mais baixas dentro desta faixa são toleradas por períodos mais curtos. Este método de crioterapia é facilmente aplicado no ambiente doméstico; no entanto, o paciente está em uma posição de dependência, o que não é ideal.

Unidades de frio controlado

Existem unidades domésticas portáteis que oferecem frio controlado e aplicam compressão simultânea. Elas podem ser eficazes no controle da dor pós-operatória e no edema. Uma dessas unidades é retratada na Figura 4.13. Existem diferentes luvas e mangueiras para diferentes partes do corpo ou áreas de uma extremidade. É preciso prestar atenção e ter certeza de que o paciente será cauteloso, seguirá as instruções fornecidas pelo fabricante das unidades e não vai usar a unidade mais do que o indicado por seu terapeuta, pois isso poderia resultar em uma lesão.

Orientações para a intervenção

A preparação e o posicionamento adequado do paciente são considerações preliminares para qualquer método de aplicação de frio.

- A intervenção de tratamento deve ser explicada antes de seu início.
- Os pacientes devem ser encorajados a fazer perguntas, e os profissionais devem deixar claro a importância dessas perguntas.
- O posicionamento do paciente é importante e deve considerar os princípios da mecânica do corpo, tanto do paciente como dos profissionais que interagem com o paciente.
  - Apoio para a área tratada.
  - Alinhamento da área, relaxada, neutra ou alongada, dependendo dos objetivos do tratamento.
- Roupas e joias precisam ser removidas da área de tratamento para que ela possa ser facilmente avaliada e visualizada.
- A inspeção visual inclui uma avaliação da integridade e aparência da pele, e da resposta do tecido antes, durante e depois das intervenções de crioterapia.
- A resposta subjetiva do paciente deve ser verificada periodicamente durante toda a duração da intervenção.

Considerações de segurança para a aplicação de intervenções de tratamento com frio

Precauções

A crioterapia deve ser usada com precaução em pacientes com problemas de termorregulação, déficits sensoriais, hipersensibilidade ao frio e problemas circulatórios. Se a crioterapia for usada, é essencial uma cuidadosa monitoração. Ajustes apropriados dos parâmetros de tratamento podem ser necessários para diminuir o estresse dos sistemas do corpo. Por exemplo, se um paciente relata um nível anormal de desconforto em resposta à massagem com gelo, talvez ela possa ser substituída por um método que use um frio menos intenso. O frio não deve ser aplicado diretamente sobre uma área com circulação comprometida.

Aplicações de frio podem causar um aumento transitório da pressão arterial.[64,65] Se o paciente for hipertenso, um monitoramento cuidadoso da pressão arterial deve ser realizado antes, durante e após a aplicação do frio. A intervenção deve ser interrompida caso se verifique uma elevação excessiva da pressão arterial. Um breve resumo dos prós e contras das várias formas de crioterapia que foram discutidas é apresentado na Tabela 4.8.

Contraindicações

A crioterapia é contraindicada para pacientes com sensibilidades específicas ao frio. Uma resposta negativa é conhecida como urticária fria, que pode incluir tanto reações locais quanto sistêmicas. A reação local é uma erupção cutânea, que geralmente ocorre como uma reação alérgica que apresenta prurido e pequenos inchaços pálidos ou vermelhos, e muitas vezes pode durar alguns dias. Ela também pode ser caracterizada por pápulas, ou elevações, e áreas avermelhadas, que aparecem em reação direta a uma aplicação de frio local.[66,67] A reação sistêmica pode incluir rubor facial, queda da pressão arterial, aumento da frequência cardíaca e síncope.[68]

Pacientes com crioglobulinemia, uma doença rara no sangue em que as proteínas específicas do sangue (crioglobulinas) formam um gel quando expostas ao frio, correm

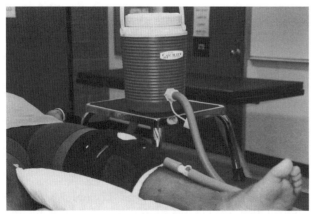

Figura 4.13 Unidade de frio controlado.
De Michlovitz, SL e Nolan, TP (eds): Modalities for Therapeutic Intervention, 4.ed. FA Davis, Filadélfia, 2005, com permissão.

Tabela 4.8 — Prós e contras das várias formas de técnicas da aplicação da crioterapia

	Gasto		Disponibilidade		Segurança relativa		Tempo clínico		Posicionamento	
	Prós	Contras	Prós	Contras	Prós	Contras	Prós	Contras	Prós	Contras
Massagem com gelo	X				X			X	X	
Banho com gelo	X		X		X		X			X
Compressas frias	X		X		X		X		X	
Unidades de frio e compressão controlada		X		X?	X	X	X		?	?

o risco de desenvolver uma isquemia ou uma gangrena por causa da proteína do sangue anormal. Essa condição é observada em pacientes com mieloma múltiplo, doença hepática crônica e várias doenças reumáticas.[69]

Os pacientes com a **doença de Raynaud** exibem ciclos de palidez, cianose, coloração vermelho brilhante ou rubor, e coloração normal nas mãos e nos pés em resposta ao frio. Dormência, formigamento ou queimadura também podem ocorrer. Estas sensações são semelhantes aos estágios normais das sensações experimentadas com o frio, por isso é importante prestar atenção aos sinais visuais, bem como às respostas subjetivas do paciente.

Hemoglobinúria paroxística do frio é caracterizada pela presença súbita de sangue na urina. Ela pode resultar de qualquer exposição local ou sistêmica ao frio. Talvez não seja possível observar esta reação na clínica, mas um histórico completo e exaustivo do paciente vai ajudar a identificar os indivíduos em risco.

Tomada de decisão clínica: calor ou frio?

As respostas à aplicação tanto de calor terapêutico como de crioterapia podem ser semelhantes. Tanto o calor como o frio são técnicas eficazes de manejo da dor e ambos são benéficos para a redução da defesa muscular. Quando se recomenda o uso do calor ou do frio, algumas orientações são aplicadas. Os benefícios do frio no manejo das lesões agudas estão bem documentados. Para as condições dolorosas associadas a lesões agudas, a crioterapia é a melhor intervenção. Calor e frio não proporcionam benefício duradouro no manejo da dor crônica,[70] mas o calor pode ajudar a promover relaxamento e poderia ser recomendado para uso doméstico. O calor ou frio pode ser utilizado para a redução da rigidez das articulações. O calor melhora as propriedades viscoelásticas do tecido conjuntivo e pode resultar em um aumento do movimento e na diminuição da dor. Embora o frio tenha o efeito oposto sobre o tecido conjuntivo, para um determinado paciente, ele pode proporcionar um maior alívio da dor. E, como a dor não mais limita o movimento, o resultado pode ser um aumento no movimento.

Para dor associada com defesa muscular, tanto o calor quanto o frio podem ser eficazes. Se um paciente recebeu intervenções de calor e não há nenhuma alteração documentada no nível de dor ou na ADM, então um teste com frio terapêutico pode ser indicado.

As lesões agudas são tratadas com frio, pois há uma redução na taxa da inflamação. O calor é contraindicado para lesões agudas, pois ele pode agravar o processo inflamatório. No entanto, um aumento no fluxo sanguíneo pode promover a reabsorção dos exsudatos e pode ser adequado no tratamento de edema e inflamação crônicos.

Precauções e contraindicações podem orientar a escolha da intervenção quando o objetivo desta pode ser alcançado tanto com o calor quanto com o frio. A tolerância do paciente ao agente térmico não deve ser descartada. Se calor ou frio produzem desconforto, e se o objetivo da intervenção pode ser conseguido com qualquer um dos dois, então a preferência do paciente pode ser o determinante principal.

Documentação

Os objetivos da documentação são fornecer uma descrição completa e precisa da intervenção e da resposta do paciente à intervenção. Ela deve incluir todos os parâmetros e componentes necessários para que a intervenção possa ser facilmente reproduzida por outro profissional. A documentação do uso de qualquer agente térmico deve incluir uma descrição do tipo de agente utilizado, do método de aplicação, da área tratada e da posição do paciente. Por exemplo, relatar a aplicação de uma compressa quente cervical no ombro de um paciente usando oito camadas de toalhas. Além disso, relatar a posição do paciente e da extremidade envolvida e se ela estava apoiada em uma posição particular.

A documentação da resposta do paciente à intervenção é importante porque fornece um meio para avaliar sua eficácia e a disposição do paciente em progredir no plano de intervenção. Tanto as respostas subjetivas como as objetivas devem ser documentadas. Declarações subjetivas por parte do paciente em relação aos níveis de dor e de atividade são indicativas da efetividade do uso de agentes térmicos para o manejo da dor. Os níveis de dor podem ser mais bem dimensionados usando-se uma escala visual analógica ou uma escala de classificação verbal. As medidas objetivas são essenciais para determinar a eficácia da intervenção. Medidas de circunferências e de volume devem ser relatadas para refletir alterações no edema e podem ser usadas para determinar se as alterações foram mantidas ao longo do tempo. O mesmo é válido para as medições goniométricas, que são úteis na avaliação das alterações da ADM como resposta à intervenção. Melhorar a função é o objetivo terapêutico final. Embora o uso de calor ou frio possa não ter um efeito direto sobre a função, o estado funcional do paciente reflete a eficácia global do plano de intervenção.

Resumo

Ao longo deste capítulo, foram apresentadas técnicas de aplicação clínica segura e eficaz para uma variedade de agentes térmicos. Objetivos da intervenção com calor ou frio, mecanismos de troca térmica, posicionamento do paciente, saúde geral e idade do paciente, todos desempenham uma parte importante na tomada decisão clínica envolvida na seleção e na utilização de agentes térmicos. Cada paciente é um indivíduo com um conjunto específico de sintomas e condições médicas anteriores ou coexistentes. Os profissionais devem entender plenamente não só os benefícios da aplicação dos agentes térmicos, mas também os potenciais efeitos adversos que podem causar.

Questões para revisão

1. Quando a informação sensorial atinge o cérebro, ela é integrada e interpretada juntamente com a informação sobre a temperatura do sangue que circula através do hipotálamo. Qual dos seguintes mecanismos regula a temperatura?
   a. Vasodilatação ou vasoconstrição dos vasos sanguíneos
   b. Tremer, para manter o calor
   c. Suar, para perder calor
   d. Todos os itens acima são exemplos de regulação da temperatura
2. Elevar a temperatura do tecido resulta em um aumento do fluxo sanguíneo para a área, atribuível em parte à resposta vasodilatadora nos vasos sanguíneos superficiais. Qual é o mecanismo que normalmente impede a acumulação excessiva de calor?

   a. A diminuição do fluxo sanguíneo remove o calor da área, e o sangue do sistema circulatório que está relativamente mais frio flui para a área
   b. O aumento do fluxo sanguíneo remove o calor da área, e o sangue do sistema circulatório que está relativamente mais frio flui para a área
   c. O aumento do fluxo sanguíneo move o calor para a área, e o sangue do sistema circulatório que está relativamente mais quente flui para a área
   d. O aumento do fluxo sanguíneo remove o calor da área, e o sangue do sistema circulatório que está relativamente mais quente flui para a área
3. De acordo com a teoria das comportas para o controle da dor, como a aplicação de calor terapêutico reduz a percepção da dor?
   a. A teoria não foi comprovada; portanto, ela não reduz a percepção da dor
   b. Estímulos térmicos inibem a informação nociceptora para a medula espinal e abrem o portão na medula espinal
   c. Estímulos térmicos substituem os estímulos dolorosos e inibem a transmissão da dor
   d. Estímulos térmicos substituem a informação sensorial e abrem o "portão" na medula espinal
4. Compressas *Hydrocollator*, ou compressas quentes, são uma das formas mais comuns de aplicar calor úmido superficial no ambiente clínico. Depois de uma aplicação de 20 minutos de uma compressa quente em um paciente, quanto tempo vai demorar até que a compressa atinja a temperatura da água na unidade de armazenamento?
   a. De 20 a 30 minutos
   b. De 30 a 40 minutos
   c. 60 minutos
   d. De 5 a 10 minutos
5. O frio é geralmente utilizado no tratamento de inflamação aguda e edema. Qual das seguintes intervenções foi a mais bem-sucedida no controle da dor e do edema no manejo de entorses agudos do tornozelo?
   a. Frio
   b. Compressão
   c. Nenhuma diferença foi identificada entre o uso de frio ou de compressão separadamente ou em conjunto
   d. Frio e compressão
6. A defesa muscular é um mecanismo de proteção para evitar dor potencial, uma lesão ainda maior ou dor associada com o movimento articular. A aplicação de calor para aliviar a defesa muscular não realiza qual das seguintes alternativas?
   a. Aumento na percepção da dor
   b. Relaxamento muscular
   c. Aumento na ADM
   d. Redução da dor

Estudo de caso

Diagnóstico: Fratura do tornozelo com perda da ADM dessa área em todos os planos.

Henry, 45 anos e motorista de um furgão, foi encaminhado à fisioterapia para tratar e aliviar a dor e a rigidez no tornozelo esquerdo. Ele tem uma fratura bimaleolar cicatrizada no tornozelo. O período pós-fratura já tem 8 semanas, ele passou por uma cirurgia para reduzir a fratura e retirou o gesso há 2 dias. Ele pode colocar peso na medida do tolerável e está usando muletas para a deambulação. O principal objetivo da intervenção de tratamento fisioterapêutico é reduzir a dor e a rigidez antes de usar técnicas para restaurar a ADM.

1. Qual(is) agente(s) térmico(s) você pode usar para reduzir a dor e a rigidez?
   Resposta: Se o inchaço no tornozelo estiver sob controle, as outras opções incluem a fluidoterapia ou banheira de hidromassagem quente. A vantagem de usar um dos dois é que o exercício pode ser realizado durante a aplicação de calor. Outra opção é o uso de compressas de calor úmido.
2. Como você realizaria essa intervenção? Em que posição você colocaria o paciente? Qual seria a duração da aplicação?

Resposta: A fluidoterapia poderia ser aplicada entre 41 e 42°C, ou a hidromassagem a 39°C, com o pé e o tornozelo imersos em um meio com celulose ou água, respectivamente. A agitação de qualquer uma dessas modalidades proporcionaria um controle da dessensibilização e da dor. Henry seria posicionado em decúbito dorsal com a perna elevada sobre um travesseiro. O calor úmido pode ser aplicado de 15 a 20 minutos; em seguida poderiam ser realizados exercícios de ADM. (O fisioterapeuta pode determinar que entre a aplicação de calor e os exercícios de ADM sejam realizadas técnicas de mobilização articular no tornozelo de Henry.)

3. Você pode dar um exemplo de uma situação em que o calor seria contraindicado?
   Resposta: A circulação está boa? Será que ele tem um pulso pedial dorsal? Ou alguma comorbidade como diabetes ou DVP que podem impedir a circulação e evitar a dissipação de calor? Você não quer correr o risco de uma queimadura em consequência da aplicação de calor.
4. Como você pode determinar se o calor foi apropriado para obter o objetivo da intervenção?
   Resposta: Em parte, você pode determinar se houve alívio da dor e da rigidez antes do exercício (auto-observada pelo paciente).

Questões para discussão

1. Em que situação o gelo ou a crioterapia são contraindicados e o calor é indicado?
2. Em que situação o calor pode ser contraindicado e a crioterapia pode ser indicada?
3. Como você pode explicar as sensações que o paciente deve sentir durante uma aplicação de calor superficial?
4. Como você explicaria as sensações que um paciente deve sentir durante a crioterapia?

Referências bibliográficas

1. Scanlon, VC, and Sanders T: Essentials of Anatomy and Physiology, ed 4. FA Davis, Philadelphia, 2003, pp 376–379.
2. Lehmann, JF, and de Lateur, BJ: Therapeutic heat. In Lehman, JF (ed): Therapeutic Heat and Cold, ed 4. Williams and Wilkins, Baltimore, 1990.
3. Moritz, AR, and Henriques, FC, Jr: Studies in thermal injury. II. The relative importance of time and surface temperature in causation of cutaneous burns. Am J Pathol 23:695, 1947.
4. Henriques, FC, Jr: Studies in thermal injury. V. The predictability and the significance of thermally induced rate processes leading to irreversible epidermal injury. Am J Pathol 23:489, 1947.
5. Abramson, DI, et al: Changes in blood flow, oxygen uptake and tissue temperatures produced by the topical application of wet heat. Arch Phys Med Rehabil 42:305, 1961.
6. Abramson, DI, et al: Indirect vasodilation in thermotherapy. Arch Phys Med Rehabil 46:412–420, 1965.
7. Rabkin, JM, and Hunt, TK: Local heat increases blood flow and oxygen tension in wounds. Arch Surg 122:221, 1987.
8. Melzack, R, and Wall, PD: Pain mechanisms: A new theory. Science 150:971, 1965.
9. Gammon, GD, and Starr, I: Studies on the relief of pain by counter imitation. J Clin Invest 20:13, 1941.
10. Benson, TB, and Copp EP: The effects of therapeutic forms of heat and ice on the pain threshold of the normal shoulder. Rheumatol Rehabil 13:101, 1974.
11. Coseutino, AB, et al: Ultrasound effects on electroneuromyographic measures in sensory fibers in the median nerve. Phys Ther 63:1789, 1983.
12. DeVries, H: Quantitative electromyographic investigation of the spasms theory of muscle pain. Am J Phys Med 45:119, 1966.
13. Harris, R: Physical methods in the management of rheumatoid arthritis. Med Clin North Am 52:707, 1968.
14. Nadler, SF, Steiner, DJ, Erasala, GN, et al: Continuous low-level heat wrap provides more efficacy than ibuprofen and acetaminophen for acute low back pain. Spine 27(10):1012, 2002.
15. Nadler, SF, Steiner, DJ, Petty, SR, et al: Overnight use of continuous low-level heat wrap therapy for relief of low back pain. Arch Phys Med Rehabil 84: 335–342, 2003.
16. Mense, S: Effects of temperature on the discharges of muscle spindles and tendon organs. Pflugers Arch 374:159, 1978.
17. LeBann, MM: Collagen tissue: Implications of its response to stress in vitro. Arch Phys Med Rehabil 47:345, 1966.
18. Enneking, WF, and Horowitz, M: The intra-articular effects of immobilization on the human knee. J Bone Joint Surg (AM) 5:973, 1972.

19. Kottke, FJ, Pauley, DL, and Ptok RA: The rationale for prolonged stretching for correction of shortening of connective tissues. Arch Phys Med Rehabil 47:345, 1966.
20. Warren, GC, Lehmann, JF, and Koblanski, JN: Heat and stretch procedures: An evaluation using rat tail tendon. Arch Phys Med Rehabil 57:122, 1976.
21. Light, KE, et al: Low-load prolonged stretch vs high-load brief stretch in treating knee contractures. Phys Ther 664:330, 1984. 3816_Ch04_058-089 26/06/14 4:08 PM Page 79 80 Section 2 | Thermal and Mechanical Agents
22. Backlund, L, and Tiselius, P: Objective measurement of joint stiffness in rheumatoid arthritis. Acta Rheum Scand 13:275, 1967.
23. Greenberg, RS: The effects of hot packs and exercise on local blood flow. Phys Ther 52:273, 1972.
24. Chastain, PB: The effect of deep heat on isometric strength. Phys Ther 58:543, 1978.
25. Edwards, HT, et al: Effect of temperature on muscle energy metabolism and endurance during successive isometric contractions, sustained to fatigue of the quadriceps muscle in man. J Phys 220:335, 1972.
26. Wickstrom, R, and Polk, C: Effect of whirlpool on the strength endurance of the quadriceps muscle in trained male adolescents. Am J Phys Med 40:91, 1961.
27. Abramson, DI, et al: Changes in blood flow, oxygen uptake and tissue temperatures produced by the topical application of wet heat. Arch Phys Med Rehabil 42:305, 1961.
28. Greenberg, RS: The effects of hot packs and exercise on local blood flow. Phys Ther 52:273, 1972.
29. Lehmann, JF, et al: Temperature distributions in the human thigh produced by infrared, hot packs and microwave applications. Arch Phys Med Rehabil 47:291, 1966.
30. Whyte, HM, and Reader, SB: Effectiveness of different forms of heating. Ann Rheum Dis 10:449, 1951.
31. Borrell, RM, et al: Comparison of in vivo temperatures produced by hydrotherapy, paraffin wax treatment and Fluidotherapy. Phys Ther 60:1273, 1980.
32. Borrell, RM, et al: Fluidotherapy: Evaluation of a new heat modality. Arch Phys Med Rehabil 58:69, 1977.
33. Michlovitz, S, Hun, L, Erasala, GN, Henehold, DA, and Weingand, KW: Continuous low-level heat wrap therapy is effective in treating wrist pain. Arch Phys Med Rehabil 85:1409, 2004.
34. Lewis, T: Observations upon the reactions of the vessels of the human skin to cold. Heart 15:177, 1930.
35. Fox, RH, and Whyatt, HT: Cold-induced vasodilatation in various areas of the body surface in man. J Physiol 162:289, 1962.
36. Downey, JA: Physiologic effects of heat and cold. J Am Phys Ther Assoc 44:713, 1964.
37. Clarke, RSJ, Hellon, RF, and Lind, AR: Vascular reactions of the human forearm to cold. Clin Sci 17:165, 1958.
38. Clarke, RSJ, and Hellon, RF: Hyperemia following sustained and rhythmic exercise in the human forearm at various temperatures. J Physiol 145:447, 1959.
39. Behnke, R: Cold therapy. Athletic Train 9:178, 1974.
40. Behnke, R: Cryotherapy and vasodilation. Athletic Train 8:106, 1973.
41. Grant, AE: Massage with ice (cryokinetics) in the treatment of painful conditions of the musculoskeletal system. Arch Phys Med Rehabil 45:233, 1964.
42. Hayden, C: Cryokinetics in an early treatment program. J Am Phys Ther Assoc 44:11, 1964.
43. Knight, KL, Aquino, J, Johannes, SM, and Urbano, CD: Reexamination of Lewis cold induced vasodilation in the finger and the ankle. Athletic Train 15:248–250, 1980.
44. Moore, R, Nicolette, R, and Behnke, R: The therapeutic use of cold (cryotherapy) in the care of athletic injuries. Athletic Train 2:6, 1967.

45. Moore, R: Uses of cold therapy in the rehabilitation of athletes, recent advances, Proceedings of the 19th American Medical Association National Conference on the Medical Aspects of Sports. San Francisco, June 1977.
46. Murphy, AJ: The physiological effects of cold application. Phys Ther Rev 40:1112, 1960.
47. Olson, JE, and Stravino, U: A review of cryotherapy. Phys Ther 52:840, 1972.
48. Michlovitz, SL: Cryotherapy. In Michlovitz, SL (ed): Thermal Agents in Rehabilitation, ed 2. FA Davis, Philadelphia, 1990.
49. Matsen, FA, Questad, K, and Matsen, AL: The effect of local cooling on post fracture swelling. Clin Orthop 109:201, 1975.
50. Jezdinsky, J, Marek, J, and Ochonsky, P: Effects of local cold and heat therapy on traumatic oedema of the rat hind paw. I: Effects of cooling on the course of traumatic oedema. Acta Universitatis Palackianae Olomucensis Facultatis Medicae 66:185, 1973.
51. Marek, J, Jezdinsky, J, and Ochonsky, P: Effects of local cold and heat therapy on traumatic oedema of the rat hind paw. II: Effects of various kinds of compresses on the course of traumatic oedema. Acta Universitatis Palackinanae Olomucensis Facultatis Medicae 66:203, 1973.
52. McMaster, WC, and Liddle, S: Cryotherapy influence on post traumatic limb edema. Clin Orthop 150:283, 1980.
53. Smith, TL, et al: New skeletal muscle model for the longitudinal study of alterations in microcirculation following contusion and cryotherapy. Microsurgery 14:487, 1993.
54. Basur, R, Shephard, E, and Mouzos, G: A cooling method in the treatment of ankle sprains. Practitioner 216:708, 1976.
55. Levy, AS, and Marmar, E: The role of cold compression dressings in the postoperative treatment of total knee arthroplasty. Clin Orthop Rel Res 297:174, 1993.
56. Bleakley, C, McDonough, S, and MacAuley, D: The use of ice in the treatment of acute soft-tissue injury: A systematic review of randomized controlled trials. Am J Sports Med 32(1):251, 2004.
57. Knuttsson, E, and Mattssan, E: Effects of local cooling on monosynaptic reflexes in man. Scand J Rehabil Med 1:126, 1969.
58. Newton, M, and Lehmkuhl, D: Muscle spindle response to body heating and localized muscle cooling: Implications for relief of spasticity. Phys Ther 45:91, 1965.
59. Miglietta, O: Electromyographic characteristics of clonus and influence of cold. Arch Phys Med Rehabil 45:508, 1964.
60. Miglietta, O: Action of cold on spasticity. Am J Phys Med 52:198, 1973.
61. Eldred, E, Lindsley, DF, and Buchwald, JS: The effect of cooling on mammalian muscle spindles. Exp Neurol 2:144, 1960.
62. Hartvikksen, K: Ice therapy in spasticity. Acta Neurol Scand 38:79, 1962.
63. Waylonis, GW: The physiologic effect of ice massage. Arch Phys Med Rehabil 48:37, 1967.
64. Boyer, JT, Fraser, JRE, and Doyle, AE: The haemodynamic effects of cold immersion. Clin Sci 19:539, 1980.
65. Claus-Walker, J, et al: Physiological responses to cold stress in healthy subjects and in subjects with cervical cord injuries. Arch Phys Med Rehabil 55:485, 1974.
66. Austin, KD: Diseases of immediate type hypersensitivity. In Isselbacher, KJ, et al (eds): Harrison's Principles of Internal Medicine, ed 9. McGraw-Hill, New York, 1980.
67. Nadler, SF, Prybicien, M, Malanga, GA, and Sicher, D: Complications from therapeutic modalities: Results of a national survey of athletic trainers. Arch Phys Med Rehabil 84(6):849–853, 2003.
68. Horton, BT, Brown, GE, and Roth, GM: Hypersensitiveness to cold with local and systemic manifestations of a histamine-like character: Its amenability to treatment. JAMA 107:1263, 1936.
69. Schumacher, HR (ed): Cryoglobulinemia. In Primer on Rheumatic Diseases, ed 9. Arthritis Foundation, Atlanta, GA, 1988, p 82.

Capítulo 4 • Calor e frio terapêuticos

▍Vamos descobrir

Atividade de laboratório: agentes térmicos

Compressas (quentes) *Hydrocollator.*

Equipamentos

Toalhas	Unidade de parafina
Sacos de plástico	Cubos de gelo
Fluidoterapia	Compressas frias
Termômetro	Travesseiros e fronhas
Bacia	Compressas *Hydrocollator* (vários tamanhos)
Avental	Diatermia por ondas curtas
Timer	Banho de gelo

Antes de começar, precisamos primeiro abordar as precauções e as contraindicações para a aplicação de compressas quentes e de outros agentes térmicos. É importante saber o que eles são, mas talvez seja ainda mais importante compreender *por que* cada um é ou uma medida preventiva ou uma contraindicação.

Precauções e motivos

Precauções	Motivos
Sobre as feridas	O novo tecido de granulação é sensível ao calor e à pressão e pode não resistir à aplicação de calor. No entanto, o calor pode melhorar a circulação na área se a ferida estiver fechada. A sensibilidade da pele deve estar intacta para a administração de calor.
Durante a gravidez	O calor pode ser benéfico; no entanto, ele não deve ser aplicado sobre um útero grávido, pois pode aumentar a circulação para o feto e os efeitos dessa aplicação ainda não foram estudados.
Com pacientes que estão em idade avançada	Se o paciente tem sensação intacta e é confiável, então a aplicação de calor pode ser indicada. No entanto, se o paciente tem uma pele frágil que não fica branca durante a depressão, talvez ele não se adapte ao aumento da temperatura provocado pelo calor.
Durante a menstruação	O calor aplicado na região lombar de uma mulher durante a menstruação pode aumentar seu fluxo. Se ela estiver preparada para isso, então a aplicação pode ser indicada, dependendo dos sinais e sintomas de diagnóstico fisioterapêutico.
Deficiência na capacidade cognitiva do paciente	Se um paciente é capaz de comunicar calor e dor de alguma maneira significativa, então ele pode receber a aplicação de calor. Mas estes pacientes devem ser cuidadosamente monitorados.
Experiência anterior com o agente físico	Se um paciente teve uma resposta fraca à aplicação de um agente térmico, ele pode ser menos receptivo para tentá-la novamente. No entanto, é importante que o profissional informe e explique ao paciente os benefícios ou riscos potenciais de qualquer modalidade antes de aplicá-la.

Contraindicações e motivos

Contraindicações	Motivos
	Pacotes *Hydrocollator*, parafina, fluidoterapia
Gravidez (durante os três primeiros meses)	Não diretamente sobre um útero grávido, pois pode aumentar a circulação para o feto e isso não foi estudado com seres humanos em relação à segurança.
Feridas infectadas ou descobertas	Primeiramente, deve ser feita uma cultura da infecção e esta deve ser tratada. A ferida deve estar coberta para evitar a contaminação cruzada.
Presença de marca-passo	Se o marca-passo é de demanda, então a aplicação é uma precaução. O calor recebido pelos pacientes com marca-passo de comando pode causar um estresse indevido sobre a musculatura cardíaca.
Metástase	A aplicação de calor diretamente sobre ou próximo da metástase irá aumentar a circulação para a área e pode aumentar a progressão da doença.
Presença de febre	O calor em uma área ativamente envolvida no processo inflamatório irá resultar em um aumento da circulação nesta área e provavelmente aumentar o edema.
Inflamação aguda	O calor em uma área ativamente envolvida no processo inflamatório irá resultar em um aumento da circulação nesta área e provavelmente aumentar o edema.
Hemorragia aguda	O calor em uma área ativamente envolvida no processo inflamatório irá resultar em um aumento da circulação nesta área e provavelmente aumentar o edema.
Doença vascular periférica	O calor aplicado em uma área com capacidade comprometida para manter a homeostase pode resultar em um aumento da percepção da dor e em outras complicações.
Ausência de sensação na área de tratamento	A segurança da aplicação de calor depende da capacidade do paciente de comunicar alterações na sensação para prevenir queimaduras.

Técnicas de aplicação e desafios

Selecione três colegas/pacientes para a aplicação de compressas quentes na região lombar. Você irá posicioná-los de forma diferente para comparar a condução de energia térmica vinda da compressa quente em cada um dos pacientes. Tal como acontece com todos os tratamentos, inspecione a área e observe a presença de cicatrizes, edema, defesa muscular ou deficiência na sensação. *Lembre-se, as cicatrizes podem não conduzir o calor de forma tão uniforme quanto nas áreas sem cicatrizes.*

Decúbito ventral

1. Colocar um paciente em decúbito ventral com um travesseiro sob seu abdome e seus tornozelos para reduzir a lordose e permitir o tratamento em uma posição neutra da coluna (Fig. 4.14).

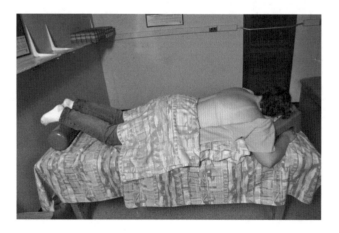

Figura 4.14 O paciente está posicionado para a aplicação de compressas quentes lombares. O lençol está cobrindo a região lombar na preparação para a aplicação de calor.

Capítulo 4 • Calor e frio terapêuticos **85**

2. Remover uma compressa quente de tamanho padrão e colocá-la em um invólucro comercial. Colocar uma toalha dobrada sobre a área de tratamento e a compressa quente em cima da toalha dobrada. Cobrir o paciente.
Como o paciente descreve o que está sentido sob a compressa quente?

Inicialmente _____

Após 5 minutos _____

Após 8 minutos _____

Após 10 minutos _____

Seu paciente relatou que a compressa quente foi ficando demasiado quente? Se sim, depois de quanto tempo e o que você fez?

_____

_____

_____

_____

Decúbito dorsal

1. Posicionar o paciente em decúbito dorsal, utilizar um travesseiro sob a cabeça e os joelhos para apoio. A roupa deve ser removida na área de tratamento para não ficar no caminho da compressa quente.
2. Remover uma compressa quente de tamanho padrão e colocá-la em um invólucro comercial. Colocar uma toalha dobrada na parte superior do invólucro e pedir ao paciente para se levantar para que você possa colocar a compressa quente debaixo dele.
Como o paciente descreve o que está sentindo em suas costas?

Inicialmente _____

Após 5 minutos _____

Após 8 minutos _____

Após 10 minutos _____

Seu paciente relatou que a compressa quente foi ficando demasiado quente? Se sim, depois de quanto tempo e o que você fez?

_____

_____

_____

_____

Decúbito lateral

1. Posicionar o paciente em decúbito lateral. Verificar se a compressa quente tem um bom contato com a parte lombar da coluna vertebral. É importante que o paciente esteja bem apoiado em uma posição neutra e esteja confortável. (A parede ou uma cinta pode funcionar bem.) *Descrever qual a posição que você escolheu, e indicar as razões para suas escolhas.*

_____

_____

_____

2. Remover uma compressa quente de tamanho padrão e colocá-la em um invólucro comercial. Colocar uma toalha dobrada sobre a área de tratamento e a compressa sobre a toalha dobrada. Segurar a compressa quente no lugar certo.
Como o paciente descreve o que está sentindo em suas costas?

86 Seção II • Agentes térmicos e mecânicos

Inicialmente _____

Após 5 minutos _____

Após 8 minutos _____

Após 10 minutos _____

Seu paciente relatou que a compressa quente foi ficando demasiado quente? Se sim, depois de quanto tempo e o que você fez?

_____

_____

_____

_____

Perguntas para a aplicação do *Hydrocollator*

Remover as compressas quentes de seus pacientes depois de 15 minutos e reavaliar a área de tratamento. Deixar uma camada de toalha sobre a área de tratamento enquanto devolve a compressa quente para a unidade *Hydrocollator*. (*Isso irá impedir que um pouco do calor e da umidade evaporem da pele do paciente.*)

	Decúbito ventral	Decúbito dorsal	Decúbito lateral
1. De modo subjetivo, qual paciente inicialmente se sentiu mais confortável?			
2. Todos os três pacientes sentiram-se confortáveis após 10 minutos? Se não, quem não se sentiu, e qual sua explicação para isso?			
3. Quanto tempo demorou para que o calor da compressa quente se estabilizasse para cada um dos pacientes?			
4. Caso tenha sido necessário, qual foi a posição mais fácil para você adicionar as camadas de toalha para o paciente?			
5. Qual paciente teve a maior quantidade de eritema após a remoção da compressa quente? Por quê?			
6. Qual paciente teve a menor quantidade de eritema após a remoção da compressa quente? Por quê?			
7. Em que circunstâncias cada uma das posições que você tentou pode ser indicada?			
8. Quanto tempo demorou, após a remoção da compressa quente, para que a aparência da área tratada retornasse à sua aparência/coloração pré-tratamento?			
9. Qual é a temperatura da água dentro da unidade *Hydrocollator*? (O nível da água na unidade *Hydrocollator* foi suficiente para cobrir completamente as compressas, e que diferença o nível da água dentro da unidade *Hydrocollator* poderia fazer?)			
Temperatura? Nível da água?			

Método de imersão em parafina
Técnicas de aplicação e desafios

A parafina deverá ser aplicada sobre a mão de um colega/paciente selecionado por você. Inspecione e lave a mão dele, e registre todas as observações feitas. *Lembre-se de que as cicatrizes ou áreas com diminuição da sensação são áreas que exigem cautela, por causa da falta de uniformidade da resposta do paciente à sensação naquela área.* A parafina pode ser aplicada usando-se vários métodos diferentes. Para este exercício, você usará o método de imersão e fará algumas anotações sobre as respostas do paciente.

1. Qual é a temperatura da unidade de parafina que você vai utilizar?
2. Pedir ao paciente para mergulhar a mão e o punho na unidade de parafina, retirar e deixar a parafina endurecer (Fig. 4.15). Pedir ao paciente que os remergulhe para obter de 8 a 10 camadas de parafina (Fig. 4.16).
3. Envolver a mão mergulhada em filme plástico (Figs. 4.17 e 4.18) e depois em uma toalha (Figs. 4.19 até 4.21).

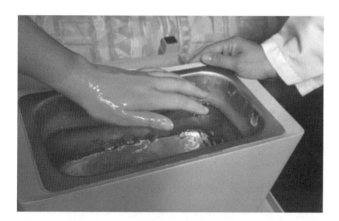

Figura 4.15 Método de aplicação de parafina por imersão. Após o primeiro banho, o paciente espera a cera endurecer antes de voltar a mergulhá-la mais algumas vezes.

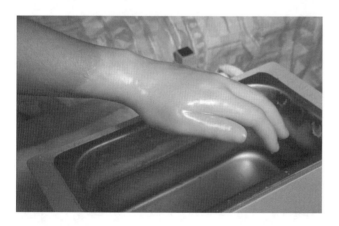

Figura 4.16 Método de aplicação de parafina por imersão. A extremidade distal superior esquerda após vários mergulhos.

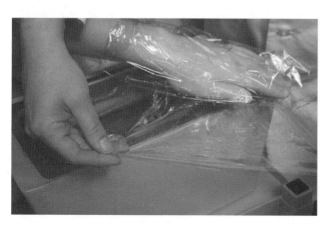

Figura 4.17 Método de aplicação de parafina por imersão. O filme plástico é envolto em torno da mão que foi mergulhada na parafina.

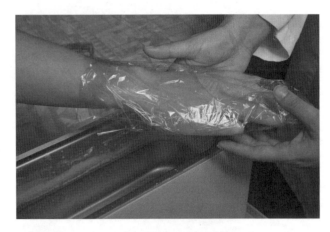

Figura 4.18 Método de aplicação de parafina por imersão. O filme plástico é preso ao redor da mão que foi mergulhada na parafina.

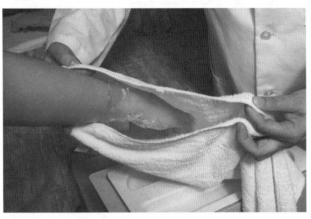

Figura 4.19 Método de aplicação de parafina por imersão. A mão, depois de ser envolvida em filme plástico, é inserida em uma toalha dobrada.

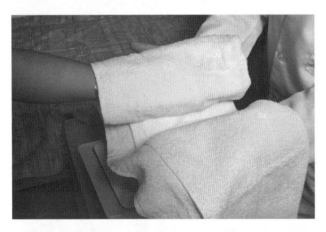

Figura 4.20 Método de aplicação de parafina por imersão. A toalha envolve a mão que foi mergulhada na parafina.

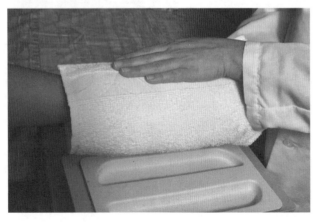

Figura 4.21 Método de aplicação de parafina por imersão. A toalha é presa ao redor da mão que foi mergulhada na parafina.

4. Posicionar o paciente para um tempo de tratamento de 15 minutos, certificando-se de que a mão mergulhada está apoiada e elevada acima do coração.

	Inicialmente	Depois de 3 minutos	Depois de 6 minutos	Depois de 9 minutos	Depois de 12 minutos
Como seu paciente sente a parafina?					
Pedir ao paciente para descrever como está sentindo sua mão após a remoção da parafina.					
Reavaliar seu paciente e depois documentar suas observações.					

A parafina retirada pode ser ou "manipulada" pela mão do paciente até que esfrie ou imediatamente removida e então você faz uma reavaliação da mão. Algumas unidades de saúde exigem que a parafina seja descartada após o paciente usá-la, ao passo que outras podem reutilizá-la. Certifique-se de que você se informou e está familiarizado com a política do estabelecimento de saúde antes de encerrar qualquer tratamento com parafina.

Perguntas para a aplicação da parafina

1. Descrever a aparência da mão tratada após a remoção da parafina. Há alguma diferença? E por que você esperaria ou não esperaria observá-la? _____
2. Que tipos de pacientes diagnosticados podem potencialmente ser indicados para o método de imersão de aplicação de parafina e por quê? _____
3. O que você faria se, antes de seu paciente imergir a mão na unidade de parafina, notasse que a temperatura era de 45,8°C? _____

Massagem com gelo

Técnica de aplicação e desafios

Envolver um cubo de gelo em uma toalha de papel, ou usar um "picolé de gelo" para a massagem com gelo (Fig.4.22).

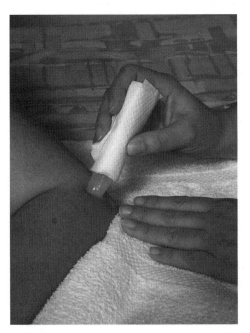

Figura 4.22 Massagem com gelo no epicôndilo lateral com um "picolé de gelo" envolto em uma toalha de papel.

90 Seção II • Agentes térmicos e mecânicos

Registre as seguintes observações:

Massagem com gelo	Depois de 3 minutos	Depois de 6 minutos	Depois de 9 minutos
Aparência da pele:			
Relatório do paciente sobre como ele se sente:			

1. Quanto tempo demorou para que seu paciente relatasse dormência?
2. Quão grande era a área afetada pelo tratamento com a massagem com gelo?

Casos clínicos

Tenha em mente as seguintes perguntas durante a leitura de cada um dos oito casos clínicos:

1. O calor terapêutico ou a crioterapia podem ser indicados?
2. Quando a crioterapia pode ser contraindicada?
3. Se o calor ou a crioterapia forem indicados, qual seria seu(s) objetivo(s) de tratamento?
4. Se o calor ou a crioterapia são indicados, *como* o que você selecionou deve ser aplicado ao paciente?
5. Quais considerações de posicionamento, se é que há alguma, estão à disposição do paciente?
6. Como você vai descrever o que o paciente deve esperar da intervenção de tratamento selecionada?
7. Como você vai avaliar se ou não sua seleção era apropriada para realizar seu(s) objetivo(s) de tratamento?
8. Qual técnica de aplicação você empregaria (se houver mais de uma opção, descreva cada uma)?
9. Quando o calor poderia ser contraindicado?
10. Quais são as precauções para o paciente descrito?
11. Caso necessário, que informações adicionais você precisa saber antes de aplicar o calor terapêutico ao paciente descrito?
12. O calor terapêutico ou a crioterapia podem ser indicados?
13. Quando a crioterapia pode ser contraindicada?
14. Se o calor ou a crioterapia são indicados, qual seria o seu(s) objetivo(s) de tratamento?
15. Se o calor ou a crioterapia são indicados, como o que você selecionou deve ser aplicado ao paciente?
16. Quais considerações de posicionamento, se é que há alguma, estão à disposição do paciente?
17. Como você vai descrever o que o paciente deve esperar da intervenção de tratamento selecionada?
18. Como você vai avaliar se sua seleção era ou não apropriada para realizar seu(s) objetivo(s) de tratamento?
19. Qual técnica de aplicação você empregaria (se houver mais de uma opção, descreva cada uma)?
20. Quando o calor pode ser contraindicado?
21. Quais são as precauções para o paciente descrito nas seguintes situações?
    a. John foi encaminhado ao departamento de fisioterapia por causa de uma lesão no tornozelo esquerdo, resultado de uma disputa acontecida durante um jogo de hóquei. Ele é jogador de hóquei profissional e sua posição é a de goleiro. Na noite passada, estava participando do campeonato quando outro jogador colidiu com ele sobre o gelo. Seu tornozelo esquerdo está agora edematoso, particularmente anterior ao maléolo lateral. E também tem sensibilidade aguda nesta área. A face posterior do tornozelo tem um grande hematoma tanto na face medial quanto na lateral. O raio X realizado na noite passada não detectou nenhuma fratura. As principais queixas de John são dor com a palpação e dor quando coloca peso sobre o tornozelo, bem como uma incapacidade para calçar seus patins, por causa do edema. John não tem histórico médico significativo. Ele já sofreu inúmeras fraturas, entorses, distensões e lacerações durante sua carreira.
    b. Marylou é uma ginasta que foi encaminhada ao departamento de fisioterapia por causa de uma lesão em sua coluna cervical quando caiu da trave de equilíbrio durante o treino desta tarde. Ela se queixa de dor e de rigidez nos movimentos em todas as direções da coluna cervical. O raio X não mostrou nenhuma fratura evidente.
    c. Betty é uma mulher mais velha que foi encaminhada ao departamento de fisioterapia por causa da dor e da rigidez nas mãos com osteoartrite. Ela teve uma exacerbação aguda de sua artrite depois de preparar conservas com frutas e legumes frescos de seu jardim. Ela vive e ganha seu sustento em uma fazenda e raramente viu um profissional da saúde em sua vida. Betty tem diabetes e perdeu dois dedos do pé por causa do frio. Betty e toda

sua família não sabem de nada mais significativo em seu histórico médico, e ela está muito ansiosa para voltar para sua fazenda e ao trabalho.

d. George é um eterno "guerreiro de fim de semana" que joga softball, futebol e ocasionalmente um futebol americano na modalidade *touch*. Tem o hábito de fazer isso junto com seus amigos desde que se formou na faculdade em 1990. Ele foi encaminhado ao departamento de fisioterapia por causa de uma lesão no joelho direito, pois escorregou na grama durante um jogo de "*Frisbee*" e sentiu uma dor aguda na face medial do joelho direito. O raio X não mostrou nenhuma fratura. Ele deve fazer uma ressonância magnética (RM) do joelho na próxima semana. George se queixa de instabilidade, dor e inchaço no joelho. Ele tem um histórico de hipertensão, que está sendo tratada com medicação, mas nenhum outro problema médico complicador.

e. Richard é um motorista de caminhão aposentado de 55 anos de idade que foi encaminhado à fisioterapia para um tratamento para aliviar a dor e a rigidez no joelho direito. Os raios X revelaram alterações artríticas em ambos os joelhos. Dois anos atrás, ele passou por uma meniscectomia medial no joelho direito. Suas recentes queixas de dor e de rigidez estão relacionadas com suas atuais atividades de lazer e de trabalho. Richard é ávido jogador de golfe, gosta muito de dançar e muitas vezes trabalha como motorista.

f. Charlotte é secretária e tem 50 anos de idade. Ela foi encaminhada à fisioterapia para um tratamento para aliviar os sintomas associados ao acidente de automóvel no qual ela se envolveu 3 semanas atrás. Quando estava dirigindo para o trabalho, outro veículo bateu na traseira do seu carro, ela sofreu entorses e estresses cervical e lombar. Está tendo dificuldade em manter uma postura ereta por causa das fortes dores de cabeça, dor nas costas e parestesias intermitentes em sua mão direita dominante. É uma mulher frágil, e dava aulas de aeróbica cinco noites por semana, mas agora ela é incapaz de fazê-lo. Não houve fraturas, e ela é saudável.

g. Mike é carpinteiro e tem 37 anos de idade, ele foi encaminhado à fisioterapia em consequência de uma queda ocorrida enquanto estava trabalhando. Ele caiu do segundo andar do andaime de uma casa. Ao tentar amortecer sua queda, agarrou uma escada próxima e caiu sobre uma laje de cimento. Suas principais queixas são dor com rotação medial, abdução e adução horizontal do ombro direito. Ele tem uma acentuada defesa muscular na musculatura paraespinal bilateralmente ao longo da parte lombar da coluna vertebral. Também lesionou novamente o tornozelo esquerdo, que já havia torcido sete vezes. Como um trabalhador independente, ele está ansioso para retomar ao trabalho o mais rápido possível para manter o projeto dentro do cronograma. Além das lesões, seu histórico médico não tem nada de significativo. Suas experiências anteriores com a fisioterapia não produziram bons resultados com o ultrassom.

h. Jimmy tem 67 anos e é um operário de fábrica aposentado. Ele foi encaminhado à fisioterapia para ajudar a aliviar a rigidez articular da artrite crônica e a dor em suas mãos. É diabético e teve uma amputação abaixo do joelho na perna direita. Ele anda com uma prótese sem nenhum dispositivo de apoio. É um homem ativo que agora está frustrado, pois não pode trabalhar em seu veleiro. Quando tenta amarrar as velas ele sente dor, e acha que elas não estão firmes.

Capítulo 5

Ultrassom terapêutico e fonoforese

Barbara J. Behrens, PTA, MS / Ethne L. Nussbaum, PT, PhD /
Peter C. Panus, PT, PhD

Objetivos de aprendizagem

Após a leitura deste capítulo, o leitor será capaz de:

- Definir os parâmetros e a terminologia para descrever o ultrassom terapêutico.
- Discutir os efeitos da variação dos parâmetros do ultrassom terapêutico.
- Descrever as aplicações clínicas do ultrassom terapêutico.
- Discutir a teoria e a justificativa para a aplicação do ultrassom terapêutico.
- Discutir o processo de tomada de decisão clínica para determinar os parâmetros de tratamento para o uso do ultrassom terapêutico.
- Destacar as tendências clínicas e de pesquisa atuais na utilização do ultrassom terapêutico.
- Descrever fatores de segurança no uso do ultrassom terapêutico, incluindo contraindicações, precauções e considerações sobre o equipamento.
- Discutir o processo de tomada de decisão clínica e procedimentos para a fonoforese.

Termos-chave

Absorção	Fonoforese	Potência
Acústica	Frequência	Rarefação
Agente de acoplamento	Heterogêneo	Reflexão
Área de radiação efetiva (ERA)	Intensidade	Refração
Atenuação	Mega-hertz (MHz)	Relação de não uniformidade do
Cavitação	Onda estacionária	feixe (BNR)
Correntes de Foucault	Onda longitudinal	Tom
Dosagem	Onda transversal	Ultrassom
Efeitos biofísicos	Parâmetros	Vácuo
Fator de atividade	Penetração	Vibração

Conteúdo

Princípios físicos
    Ultrassom terapêutico
    Características das emissões de ultrassom e
      relevância para o resultado da intervenção
    Frequência

Ultrassom pulsado ou contínuo
Absorção e penetração
Reflexão e refração
Cavitação
Qualidades do feixe

Efeitos biofísicos
Efeitos da vibração mecânica e transmissão acústica
Considerações de segurança e precauções na aplicação do ultrassom
Contraindicações
Efeitos de segunda ordem do ultrassom não térmico
Sequência de ultrassom em um plano de tratamento
Procedimentos de tratamento com ultrassom
Observação e documentação do tratamento com ultrassom
Cuidados com o equipamento de ultrassom terapêutico
Departamento de inspeção biomédica
Monitoramento clínico
Revisão dos princípios de ultrassom
Equipamento terapêutico
Geradores e transdutores

Intensidade e potência do ultrassom
Dosagem do tratamento com ultrassom
Princípios de aplicação terapêutica
Uma perspectiva histórica
Estudos clínicos que utilizam o ultrassom como agente de aquecimento
Estudos clínicos que utilizam o ultrassom para estimular a reparação tecidual
Confiabilidade e eficiência do equipamento de ultrassom
Propriedades de transmissão dos agentes de acoplamento de ultrassom
Fonoforese
Fonoforese experimental com medicamentos anti-inflamatórios
Fonoforese clínica com medicamentos anti-inflamatórios
Fonoforese e produtos fonoforéticos: indicações para tratamento

> *"Não é o que você olha que importa, mas o que você vê."* – *Henry David Thoreau*

Perspectiva do paciente

"Ultrassom não é o que eles usaram para obter uma imagem do meu bebê quando eu estava grávida?"

O ultrassom é um dos agentes físicos mais comumente usados em muitos estabelecimentos hospitalares, e provavelmente um dos menos compreendidos pelos profissionais. Mas não há razão para ser assim, uma vez que vem sendo utilizado há muitos anos e é baseado em princípios físicos bastante simples que são aplicados ao corpo humano. O ultrassom baseia-se na aplicação de ondas sonoras para realizar um objetivo de tratamento terapêutico. O som tem propriedades físicas bem definidas e compreendidas. Elas formam a base fundamental para seu uso e para nossa compreensão desta modalidade. Os mesmos princípios que modificam o som podem ser utilizados para modificar os efeitos do ultrassom, o que significa que muitos termos diferentes serão abordados neste capítulo, e que terão de ser compreendidos. Tenha em mente que para toda terminologia existem sinônimos, por isso serão fornecidos exemplos para ajudar a consolidar como os termos se relacionam entre si. A ciência do som é muitas vezes considerada como um ramo da ciência acústica, por isso os primeiros termos citados envolverão os aspectos acústicos de som.

Desde o início do século XX utilizam-se os princípios acústicos para a detecção. **Acústica** é um termo usado quando se discute o som e como ele é criado e medido, e as ondas mecânicas que podem ser produzidas nos gases, líquidos e sólidos, incluindo a **vibração**. Durante o desenvolvimento de instrumentos de detecção subaquática nos anos 1920, os princípios acústicos foram usados para descobrir a localização de submarinos. As ondas sonoras eram enviadas e, conforme elas devolviam ao remetente "zunidos" característicos, permitiam ao remetente localizar estruturas subaquáticas, incluindo os submarinos inimigos (Fig. 5.1). Hoje esta forma de detecção submarina é usada para localizar cardumes de peixes para os pescadores de águas profundas. Também nos anos 1920 observou-se que as ondas de pressão extremamente alta eram prejudiciais aos tecidos vivos. A partir dos anos 1930, pela primeira vez na medicina física foram utilizadas baixas intensidades de ultrassom terapêutico para tratar doenças dos tecidos moles com aquecimento suave. Hoje, o ultrassom terapêutico é uma modalidade utilizada nas clínicas de terapia, aplicado por sua capacidade de aquecimento profundo. No entanto, as formas terapêuticas de ultrassom que estão disponíveis no século XXI podem ser usadas em aplicações bem mais diversas do que só fornecer aquecimento profundo. Algumas das pesquisas discutidas neste capítulo descrevem os benefícios potenciais do ultrassom para aplicações não térmicas.

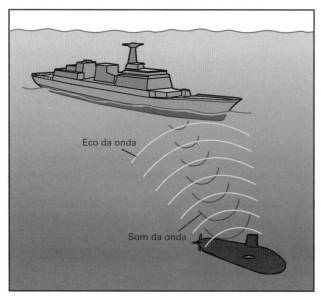

Figura 5.1 Como o sonar funciona.

Princípios físicos

O som é produzido pela vibração de um meio. Quando uma coluna de ar é vibrada, e dependendo da **frequência** com que isso acontece, o ouvido humano é capaz de perceber a alteração. No entanto, como o ultrassom é operado em alta frequência, a vibração provoca uma frequência ou um tom demasiado elevado para que o ouvido humano perceba; sua frequência está além do som audível, daí o termo **ultrassom**. **Tom** é um termo comumente associado à música e refere-se à frequência percebida do som ou do que você está ouvindo. O ouvido humano é capaz de interpretar vibrações em frequências de até 20 mil ciclos por segundo (cps), mas o ultrassom provoca eventos em uma frequência muito mais alta, em uma faixa que vai de 1 a 3 milhões de cps.

Uma onda de som exerce pressão sobre o meio pelo qual se desloca, alternadamente comprimindo, ou "apertando", e depois liberando a pressão nas partículas do meio. Durante a fase de liberação, que é designada como **rarefação**, as moléculas se espalham mais do que durante a fase de compressão (Fig. 5.2). O som pode ser transmitido através de meio líquido, gasoso ou sólido, mas não através de um **vácuo**. Este é um espaço onde todo o gás, ar ou matéria foram removidos, razão pela qual o som não pode viajar através deles. Não há nada para transmiti-lo.

Bater em um tambor é um exemplo de transmissão de uma onda de som através do ar. Ouvimos a desordem das partículas do ar porque a frequência ou tom do som está dentro do nosso espectro audível que vai de 30 a 20 mil cps. O ultrassom terapêutico é normalmente aplicado em um espectro que varia de 1 milhão de cps (**mega-hertz**) a 3 MHz.

O som é uma forma de energia que é transmitida como uma onda. Há uma série de princípios na teoria ondulatória que são válidos para o som e o ultrassom. Um princípio comum a toda formação de ondas é que a matéria em uma onda não pode viajar por si mesma; somente sua energia é transmitida. Cada partícula que vibra colide com sua vizinha e a desloca até a mais próxima, transferindo o impulso em uma reação em cadeia. Um ornamento de mesa, às vezes chamado pêndulo de Newton, ilustra alguns princípios deste tipo de transferência de energia. O pêndulo de Newton consiste em um quadro com cinco bolas de metal suspensas por hastes finas em uma barra horizontal para que elas se toquem quando estão em repouso. Se alguém suspender e soltar a primeira bola, o móbile será colocado em movimento. Quando a primeira bola retornar ao lugar ela baterá na seguinte, que por sua vez irá esbarrar naquela que está depois dela. Dessa forma, a energia é transferida de bola

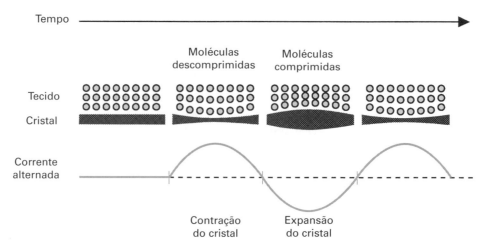

Figura 5.2 Diagrama esquemático que mostra o efeito de uma mudança no campo elétrico sobre o tamanho do cristal e o efeito da mudança da pressão sobre moléculas do tecido no campo de som.

a bola. Como a última bola não tem oposição, ela oscila no espaço. No entanto, quando retorna à linha, um novo ciclo é posto em movimento (Fig. 5.3). O móbile vai continuar oscilando até que a energia se esgote e então as bolas entram em repouso. E como isso tem relação com o ultrassom no corpo?

As ondas podem viajar através do meio de três formas: como ondas longitudinais, transversais e estacionárias. Quando as partículas de um meio são comprimidas e descomprimidas na direção em que a onda se desloca, esta se denomina uma **onda longitudinal**. Quando o movimento das partículas ocorre em ângulos retos em relação ao deslocamento, ela é denominada uma onda de *cisalhamento* ou **transversal.** Ondas de cisalhamento se propagam ou se iniciam mais rapidamente em sólidos, e as longitudinais em líquidos e gases. É bom observar que uma onda se deslocando sobre a superfície da água é uma onda de cisalhamento, o que significa que ela é uma exceção à regra. O som se propaga de um modo longitudinal nos tecidos humanos. No entanto, uma onda de cisalhamento pode se propagar quando uma onda de pressão atinge um osso, a partir do qual é transmitida ao longo do periósteo, a cobertura externa do osso.

Se a fonte de uma onda é mantida estacionária na direção oposta a um limite e o caminho da incidência e as ondas refletidas coincidem, a energia resultante ao longo do trajeto é a soma algébrica das duas ondas. Em outras palavras, como o som viaja em ondas sinodais você estaria somando o conjunto das ondas sinodais. Se as ondas também estão exatamente em fase, de modo que os picos altos e baixos da onda de entrada reforcem os picos altos e baixos da onda de retorno, o resultado são picos muito intensos e baixos de **potência** e de posição se a onda está parada (Fig. 5.4).

Isso é chamado de **onda estacionária**. Para evitar sua formação durante uma intervenção de tratamento com ultrassom, o transdutor deverá ser movido continuamente.

Ultrassom terapêutico

Com o ultrassom terapêutico, a onda transmitida para os tecidos não pode ser percebida como som audível nem pelo paciente nem pelo terapeuta. No entanto, se energia suficiente for emitida para os tecidos, o paciente irá experimentar uma suave sensação de calor. Duas características do som audível, tom e volume, descrevem (ou quantificam) a frequência e a potência do som. Essas duas características são importantes variáveis ou **parâmetros** no ultrassom terapêutico que podem ser modificados pelo profissional que administra o tratamento.

Determinar se o ultrassom é emitido em um modo contínuo ou interrompido é outro importante parâmetro no ultrassom. O modo interrompido é mais comumente designado como ultrassom pulsado. O papel destes e de outros parâmetros e os efeitos do ultrassom serão discutidos mais adiante neste capítulo e no Quadro 5.1.

Características das emissões de ultrassom e relevância para o resultado da intervenção

As características discutidas nesta seção são as seguintes: frequência, pulsado (em oposição à emissão da onda contínua), absorção e **penetração**, **atenuação**, reflexão e refração, potência, **intensidade** e **dosagem**, e perfil de feixe. A compreensão das implicações clínicas desses fatores irá ajudar o terapeuta a executar aplicações de ultrassom eficazes e seguras (Tab. 5.1).

Frequência

A frequência descreve o número de eventos que ocorrem dentro de um determinado período de tempo. Nas

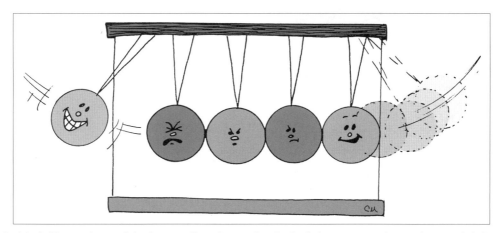

Figura 5.3 O pêndulo de Newton é um enfeite de mesa. O movimento da primeira bola causa o movimento da segunda bola assim como a força de compressão aplicada aos tecidos moles seria transferida aos tecidos moles subjacentes durante a aplicação do ultrassom. A energia se perde conforme a distância da fonte aumenta e ocorre um efeito de ricochete, que pode resultar em um cancelamento da energia, ou implosão.

Construtiva

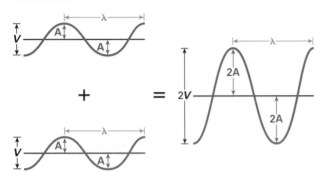

Propriedades de ondas
λ Comprimento de onda – distância de crista a crista
V Frequência – número de passagens da crista por unidade de tempo
A Amplitude – distância do nível da crista para o nível do vale

Destrutiva

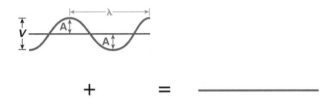
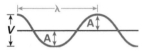

Figura 5.4 Quando ondas sinodais têm o mesmo comprimento de onda e estão "em fase", elas se complementam e criam uma onda estacionária.

Quadro 5.1 | Ultrassom como ferramenta de diagnóstico

O ultrassom tem aplicações importantes como uma ferramenta de diagnóstico. O uso do som para detectar objetos debaixo d'água é conhecido como sonar. O equipamento sonar mede a distância viajada por uma onda propagada antes que esta seja refletida de volta para a fonte. Portanto, é possível obter a informação sobre a proximidade de objetos submersos, como um navio ou o fundo do oceano. Na medicina, a imagem de ultrassom usa alguns desses mesmos princípios. Como a qualidade da onda emitida e as propriedades de absorção dos vários tipos de tecidos que a energia encontra são bem definidas, a onda de pressão refletida pode ser transformada.

ondas de som, ela refere-se ao número de ciclos de onda concluídos que passam por um ponto fixo em 1 segundo. Quanto maior a frequência, maior o número de ciclos por segundo; inversamente, uma frequência mais baixa significa menos ciclos por segundo. Anteriormente, o conceito de tom foi mencionado em relação à frequência do som. Sons de tom mais alto têm maior frequência do que os sons com tom mais baixo. Ondas sonoras de alta frequência vibram as moléculas de ar mais rapidamente e, assim, gastam sua energia mais cedo, ou seja, ao longo de uma distância mais curta, do que os sons de baixa frequência (Fig. 5.5).

Em contrapartida, sons com tom mais baixo vibram as moléculas de ar mais devagar, por isso gastam sua energia de forma mais lenta e, consequentemente, têm uma maior capacidade de viajar distâncias do que ondas de alta frequência. Considere o tom dos sons que você provavelmente ouviria se seus vizinhos estivessem dando uma festa barulhenta – os sons seriam em tons altos ou baixos? Muitas vezes é o martelar dos graves do alto-falante que alerta os vizinhos não convidados para o fato de que alguém está oferecendo uma festa. O fato de que

Tabela 5.1 | Terminologia do som

Som	Parâmetros do ultrassom	
Tom	Frequência	3 a 1 MHz
Volume	Potência	Watts (W)
Qualidade temporal	Modo de emissão da energia	Onda contínua ou onda pulsada

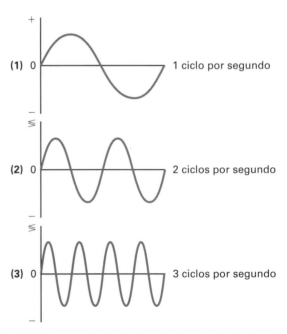

Figura 5.5 Comparação de alta frequência contra baixa frequência de uma onda senoidal. O autor usa uma ondulação e a estica para mostrar quantos "anéis/centímetros" a mais haverá se ela só for esticada cerca de 60,9 cm contra 121,9 cm. Os "anéis" estão mais próximos no mesmo espaço em uma frequência maior.

os tons graves ou ondas sonoras de baixa frequência se deslocam a uma distância maior do que as ondas sonoras de alta frequência é uma característica física do som cuja aplicação irá determinar se a terapia de ultrassom usará uma onda de som de 1 MHz (1 milhão de ciclos por segundo) ou uma de 3 MHz. A decisão deve depender se o tecido-alvo está em camadas de tecido profundas com 2,5 centímetros (1 MHz) ou em camadas superficiais com 1,5 centímetros (3 MHz).

Ultrassom pulsado ou contínuo

O ultrassom contínuo refere-se a um fluxo ininterrupto de ondas sonoras. O ultrassom pulsado é produzido pela interrupção intermitente do fornecimento de energia elétrica para a cabeça de ultrassom, o que faz com que a energia acústica, ou ondas sonoras, seja descontínua ou pulsada. Os efeitos do ultrassom dependem em parte da duração da aplicação; por conseguinte, há um efeito diferente quando a saída do dispositivo é pulsada. Se continuarmos a analogia com a música, o ultrassom pulsado seria semelhante a uma nota musical que é tocada repetidamente ao invés de mantida (Fig. 5.6).

A porcentagem do tempo "ligado" da saída do ultrassom é conhecida como o **fator de atividade** que pode ser expresso como uma porcentagem ou como uma relação. É evidente que, quando a saída é contínua, o fator de atividade é de 100%; a saída deve ficar um tempo no "desligado" para que possa ser considerada pulsada. Por exemplo, se uma unidade de ultrassom foi programada para ter períodos iguais de "ligado" e "desligado", isto significaria que a saída só aconteceria na metade do tempo. O fator de atividade pode ser expresso como 50% ou como uma relação de 1:1. Os fatores de atividade mais usados são apresentados na Tabela 5.2.

A intensidade registrada em uma unidade de ultrassom durante a emissão de ultrassom pulsado indica a intensidade da emissão *durante* cada pulso (i. é., o período "ligado"). É uma medida da amplitude, força ou "intensidade" da onda sonora durante cada pulso. Isso deve ficar claro na documentação usando-se o termo "pico de

Antes de começar

Pergunta para a seleção de parâmetros
1. O tecido que estou tratando é superficial (uso de 3 MHz) ou profundo (uso de 1 MHz)?

Definições operacionais
Superficial: algo que pode ser facilmente palpado, de 1 a 3 cm de profundidade.
Profundo: de 3 a 5 cm de profundidade no interior do tecido.

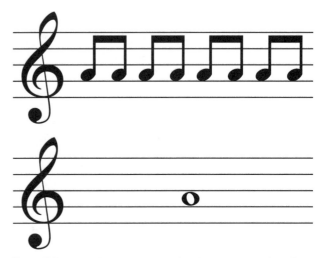

Figura 5.6 A primeira pauta tem 8 colcheias, representativas do ultrassom pulsado. A segunda tem uma nota inteira que deve ser mantida ao longo de toda a medida, representativa do ultrassom contínuo. O tom é o mesmo para ambas, mas um é *pulsado* e o outro é *contínuo*.

Tabela 5.2	Fatores de atividade comuns para o ultrassom	
Contínuo	Fator de atividade	100%
Razão de 1:1	Fator de atividade	50%
Razão de 1:4	Fator de atividade	20%

intensidade temporal", ou às vezes apenas I_{SATP}, para descrever a intensidade do tratamento com o ultrassom pulsado. A intensidade média emitida durante o ultrassom pulsado não é mostrada na unidade. A intensidade média de um tratamento dependerá da duração dos períodos "desligado": quanto menor for o ciclo de atividade, mais longos serão os períodos "desligado" e, por conseguinte, mais baixa a intensidade média. "Intensidade média temporal" é por vezes abreviada com o termo I_{SATA}.

A prática varia em relação à documentação do ultrassom pulsado. Alguns profissionais descrevem a intensidade emitida durante o pulso (I_{SATP}), mas outros descrevem a intensidade média ao longo dos períodos de pulso "ligado" e "desligado" (I_{SATA}). O modo de registro nos livros didáticos e revistas é igualmente confuso. Portanto, é importante que os profissionais compreendam que quando utilizam o ultrassom pulsado o controle das unidades está sempre se referindo à intensidade emitida durante o pulso. Apropriadamente, ela está se tornando a norma na literatura atual para definir a terminologia utilizada para a intensidade do ultrassom pulsado. Neste capítulo, a intensidade do ultrassom pulsado indica a intensidade emitida durante o pulso, que é a intensidade registrada no aparelho de ultrassom (W/cm^2).

Antes de começar

Pergunta para a seleção de parâmetros
1. O tecido que estou tratando é superficial (uso de 3 MHz) ou profundo (uso de 1 MHz)?
2. Os sinais e sintomas:
    a. Sugerem inflamação aguda?
    Resposta: Use um fator de atividade de 20%, isto é, uma razão de 1:4, durante o tratamento da inflamação aguda.
    b. Sugerem uma condição crônica? (Com exceção da dor, há poucos dos cinco sinais cardinais da inflamação.)
    Resposta: Use um fator de atividade de 100%, onda contínua, para produzir um efeito térmico.

Quando o ultrassom é aplicado de forma contínua (fator de atividade de 100%), as vibrações mecânicas transmitidas para as moléculas do tecido podem provocar o aquecimento dos tecidos subjacentes. Por isso, é importante considerar os processos subjacentes ou o estado metabólico dos tecidos quando se planeja o uso do ultrassom. Os cinco sinais cardinais da inflamação aguda são:

1. Dor.
2. Eritema.
3. Edema.
4. Calor.
5. Perda de função.

Se já havia um nível mais elevado de atividade inflamatória nos tecidos, o uso do ultrassom contínuo não seria prudente, pois a adição de mais calor na área provavelmente pioraria a condição. Pode ser mais prudente o uso de uma forma pulsada de ultrassom, pois provavelmente não vai gerar calor adicional nos tecidos já quentes. A agudeza relativa do problema do paciente levanta uma segunda pergunta que um profissional deve considerar ao determinar os parâmetros para o uso do ultrassom: existem sinais e sintomas sugestivos de inflamação aguda? Esta deve então ser tratada com um fator de atividade de 20% e com baixa intensidade de ultrassom, emitido por períodos de 10 a 20 minutos, dependendo do tamanho da área de tratamento e do transdutor.

Absorção e penetração

Absorver é "reter algo dentro de si". **Penetrar** significa "introduzir". "Penetração de ultrassom" é o termo usado para descrever a distância da fonte sonora em que 50% da energia original permanece. Conforme os tecidos absorvem a energia de uma onda sonora, uma quantidade reduzida de energia é transportada pela onda, o que diminui sua penetração; portanto, há uma relação inversa entre absorção e penetração. Se a energia penetra profundamente nos tecidos, então isso significa que ela não foi absorvida. Se a energia não penetra profundamente, então os tecidos a absorveram (Fig. 5.7).

A energia do ultrassom é absorvida de forma diferente pelos diferentes tipos de tecido dependendo da compacidade dos tecidos. *Impedância acústica* é o termo que denota a relativa resistência de um meio à energia das ondas. Quanto mais densa ou compacta as moléculas e menos complacentes quando são espremidas, tanto maior sua impedância ou resistência. Um trabalho maior tem de ser feito para transmitir uma onda contra a alta impedância. Assim, a consequência é que ao longo de qualquer distância dada na qual uma onda se desloca, quando o meio é mais denso, uma maior quantidade de energia é absorvida a partir da onda, e a distância diminui à medida que ela se desloca.

A densidade de um meio afeta a distância na qual o som se desloca. A taxa de absorção do som no ar é relativamente baixa porque as moléculas de gás são facilmente comprimidas; isso explica a grande distância que o som viaja através do ar. Em um meio denso como um tijolo, a energia é consumida rapidamente porque as molécu-

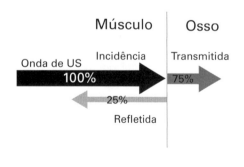
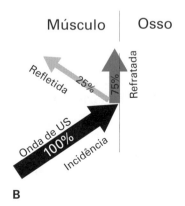

Figura 5.7 O diagrama esquemático mostra a reflexão e a refração do ultrassom em uma interface músculo-osso. (A) Uma onda que chega perpendicular ao limite. (B) Uma onda que chega a um ângulo de 34° a partir da perpendicular.

las resistem à compressão. Infelizmente, existem poucos materiais que absorvem completamente o som. No entanto, o volume que você ouve da festa do seu vizinho não é tão alto quanto o volume que você ouviria se estivesse *na* festa de seu vizinho. Evidentemente, as paredes absorvem alguma energia acústica.

Os tecidos humanos representam um meio que é mais denso do que o ar mas menos denso do que o tijolo. Os tecidos humanos, no entanto, não são um meio homogêneo; eles consistem em várias camadas e compartimentos de densidades bastante diferentes. Cada camada de tecido transmite e absorve o ultrassom de acordo com suas propriedades acústicas específicas. Elementos fluidos, como o sangue e a água, têm os valores mais baixos de impedância ou resistência e os menores coeficientes de absorção acústica. Isto significa que esses elementos são absorventes de ultrassom pobres. O osso, o mais denso de todos os tecidos, tem o valor mais alto de impedância e o maior coeficiente de absorção acústica. Isto significa que ele é um bom absorvente de ultrassom. Este é um fator importante que deve ser considerado quando se seleciona a frequência adequada de ultrassom, porque ela controla a profundidade da penetração. Em essência, isto significa que o osso vai absorver facilmente o ultrassom, o que pode não ser o efeito desejado. Se um paciente relata que está sentindo uma sensação de picada durante um tratamento com ultrassom, é possível que este esteja sendo absorvido pelo periósteo, a cobertura exterior altamente enervada de osso, o que significa que a intensidade do ultrassom está muito alta.

Reflexão e refração

Refletir, de acordo com o Dicionário *Webster*, é "curvar ou lançar de volta (como luz, calor ou som)". As ondas sonoras podem ser parcialmente refletidas a partir dos limites ou obstáculos com os quais elas se deparam (ver Fig. 5.7). A parte refletida da onda continua sujeita aos efeitos de absorção, transmissão, ou uma reflexão mais aprofundada sobre o lado original do limite. A porção da onda transmitida através do limite é reduzida em potência como um resultado da **reflexão**. No interior dos tecidos biológicos, tais limites podem ser formados por duas superfícies quaisquer de tecidos **heterogêneos** tais como ossos e nervos, músculos e tecido adiposo, e muitos outros exemplos.

Nos tecidos humanos o ultrassom encontra limites repetidamente. As propriedades acústicas de pele, gordura, vasos sanguíneos e músculos são semelhantes. Quando o ultrassom encontra limites entre tecidos acusticamente semelhantes, como tecido adiposo e muscular, a quantidade de reflexão é insignificante para o resultado do tratamento. No entanto, a reflexão aumenta proporcionalmente à diferença da impedância acústica de dois ma-

teriais de limite. Isso significa que quando o ultrassom encontra os limites entre o osso e o músculo, uma parte da energia acústica é literalmente devolvida ou refletida no músculo e no tecido mole circundante, e alguma energia é transmitida para o osso.

Uma vez que as características de impedância do metal e do ar são tão diferentes, a quantidade de reflexão em uma interface ar-metal é de quase 99%, o que significa que a quantidade de ultrassom transmitida por um transdutor de metal para o ar é insignificante. É por esta razão que se usa um meio de acoplamento entre o transdutor e a pele durante o tratamento com ultrassom. Em uma interface tecido-osso, cerca de 25% da energia incidente é refletida (ver Fig. 5.7). Se uma onda encontra um limite em um ângulo, a onda refletida é dirigida para fora do limite em um novo caminho que tem o mesmo ângulo, mas que é uma imagem espelhada da onda que está entrando.

A porção de onda que é transmitida através de um limite também está sujeita a se "curvar" caso encontre o limite em um ângulo. Isso é conhecido como **refração**. Quando crianças, muitos de nós brincamos com um prisma que divide ou refrata a luz branca nas cores ou comprimentos de onda do arco-íris. A luz foi curvada, isto é, refratada na interface vidro-ar porque as paredes do prisma estavam em um ângulo em relação à fonte de luz. A refração é proporcional à diferença na impedância acústica dos materiais de limite e ao ângulo de incidência da onda. A refração nos limites formados por camadas de pele, gordura, sangue ou músculo que se tocam é muito pequena. Nos limites tecido-ar, no entanto, como as características de impedância do tecido e do ar são tão diferentes, a onda transmitida muda de direção em 90°. Isso significa que a onda se desloca ao longo do limite do lado original em vez de atravessá-lo, o que é chamado de reflexão interna total. A relevância clínica é que a energia do ultrassom não pode ser transmitida a partir da superfície da pele para o ar. Por exemplo, o ultrassom aplicado a uma superfície da mão iria penetrar o tecido, e na superfície oposta da pele da mão o feixe seria curvado para trás na direção dos tecidos, onde uma quantidade adicional de energia remanescente seria absorvida.

Cavitação

Cavitação é o termo para o comportamento estimulado de bolhas de gás micronizadas nos fluidos em um campo de som. Essas bolhas encolhem e expandem alternadamente à medida que perdem e ganham ar durante, respectivamente, as fases de compressão e rarefação de uma onda sonora. Dependendo do tipo de cavitação, ela pode ser potencialmente útil ou prejudicial aos tecidos humanos. Durante a cavitação *estável* o fluxo e o refluxo dos gases causam pequenas mudanças no raio de bolha.

Acredita-se que estes efeitos podem contribuir para o aumento da permeabilidade da membrana celular que é observado após a aplicação do ultrassom.

A atividade de cavitação aumenta à medida que aumenta a intensidade da onda. Sob flutuações de pressão mais intensas, as bolhas de gás em um campo de ultrassom aumentam gradualmente em tamanho, porque podem recolher mais ar do que perder. Durante a cavitação *instável*, as bolhas de gás que se tornaram relativamente grandes colapsam violentamente sob pressão. Esse evento pode ter um paralelo com a implosão de um edifício, uma visão que a maioria das pessoas acha fascinante para um edifício, mas não para tecidos vivos. Para implodir um edifício, dispositivos explosivos são distribuídos em um padrão altamente orquestrado para que o edifício perca sua integridade estrutural e, literalmente, desabe sobre si mesmo. Embora o colapso da bolha ocorra em escala microscópica nos tecidos vivos sob a influência do ultrassom, este também pode ser altamente destrutivo. No entanto, um determinado número de condições deve coexistir para que a cavitação instável ocorra: a intensidade do ultrassom deve ser elevada, a duração para a expansão da bolha tem de ser relativamente longa, e devem haver repetidos ciclos para que as bolhas atinjam um tamanho crítico. Frequência e duração do ciclo estão inversamente relacionadas; portanto, a duração para o crescimento da bolha é mais longa para ondas de baixa frequência. Isso explica por que a cavitação instável ocorre mais rapidamente em ultrassom de 1 MHz do que em 3 MHz.[1]

É mais provável que a cavitação instável ocorra durante o ultrassom terapêutico *quando uma técnica imprópria* é usada, como não movimentar o transdutor durante o tratamento, e também pode ocorrer durante os modos pulsado ou contínuo do ultrassom.

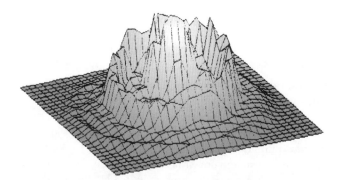

Figura 5.8 Varredura feita com hidrofone de um feixe de ultrassom na água que mostra a distribuição espacial desigual de energia. Características: 1 MHz de frequência; distância do transdutor de 0,5 cm; ERA de 5,2 cm^2; BNR de 4.2.
Cortesia da Excel Tech Ltd., Mississauga, Canadá.

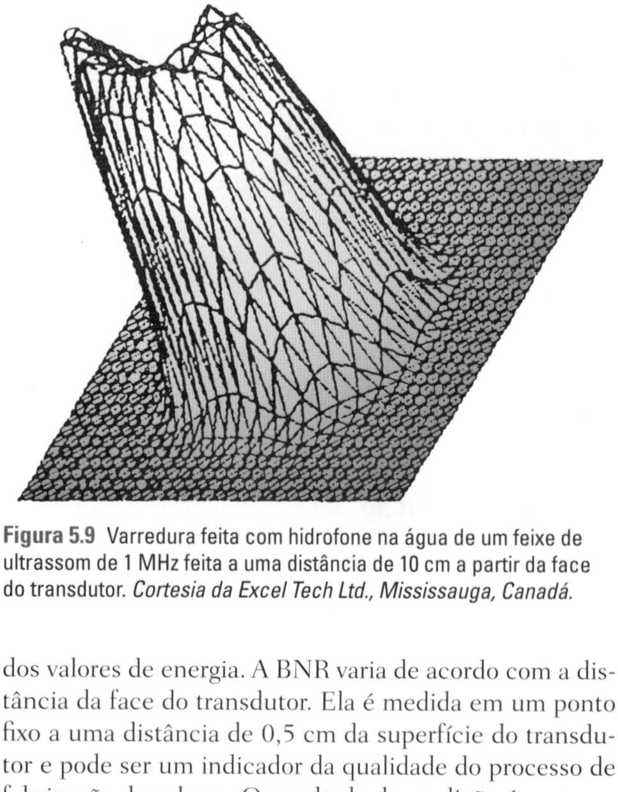

Figura 5.9 Varredura feita com hidrofone na água de um feixe de ultrassom de 1 MHz feita a uma distância de 10 cm a partir da face do transdutor. *Cortesia da Excel Tech Ltd., Mississauga, Canadá.*

Qualidades do feixe

Na maioria das vezes, a importância de conhecer as características do feixe de ultrassom de um dispositivo não é totalmente apreciada. Duas características devem ser particularmente destacadas: a **relação de não uniformidade do feixe** (**BNR** – *beam nonuniformity ratio*) e a **área de radiação efetiva (ERA)** (Figs. 5.8 e 5.9).

Relação de não uniformidade do feixe

A BNR é a relação entre a potência de pico para a média de potência no feixe de ultrassom medido em qualquer plano de corte transversal. Ela é medida usando-se um microfone subaquático conhecido como hidrofone acústico. O aplicador de ultrassom é montado em um tanque de água desgaseificada e o hidrofone se move sobre a superfície do aplicador medindo a intensidade de saída da cabeça do ultrassom. O resultado é um gráfico dos valores de energia. A BNR varia de acordo com a distância da face do transdutor. Ela é medida em um ponto fixo a uma distância de 0,5 cm da superfície do transdutor e pode ser um indicador da qualidade do processo de fabricação da cabeça. O resultado da medição é expresso em uma razão comparada com um (ver Figs. 5.8 e 5.9).

Um feixe com razão de 1:1 significa que a intensidade seria invariável ao longo de toda a área da secção transversal do feixe. No entanto, isto não é possível por causa do fenômeno físico da interferência da onda, que ocorre quando as ondas se encontram em um meio. As BNR aceitáveis para dispositivos de ultrassom nos Estados Unidos são aproximadamente de 6:1 ou inferior. Isso significa que conforme o transdutor é movido sobre a pele, existe uma "mancha" nos tecidos que estão recebendo o ultrassom em uma intensidade até 6 vezes mais elevada do que a dose estabelecida (W/cm^2). Esse "ponto quente" ocorre quando o aplicador é movido ou mantido estacionário. É inquietante encontrar evidências na literatura sobre alguns dispositivos que operam com valores BNR muito mais altos do que 6:1 porque há provas substanciais de que doses muito elevadas de ultrassom podem ser perigosas para a regeneração do tecido.[2,3]

Área de radiação efetiva (ERA)

A ERA (cm^2) descreve a área de radiação do aplicador de ultrassom. Essa área é geralmente determinada a uma distância de 0,5 cm da face do transdutor utilizando-se o mesmo hidrofone subaquático mencionado anteriormente. Como regra, a ERA significa a área do feixe que transmite potência de radiação clinicamente eficaz (5% ou mais da intensidade máxima nesse plano). Por esta regra, a área de pressão muito baixa em torno do perímetro do feixe de ultrassom não é considerada como sendo parte da ERA. Esta é menor do que a área geométrica do cristal que emite o ultrassom. Isto se deve ao fato de que o cristal está alojado no interior da cabeça, o que torna impossível que toda a cabeça faça parte da ERA. A medição precisa da ERA do transdutor é importante, pois este valor é incorporado ao da intensidade registrada no dispositivo durante o tratamento com ultrassons (W/cm^2) (Fig. 5.10).

Caso exista algum tipo de defeito no cristal e a ERA real não seja igual àquela medida no momento da fabricação, então a dose registrada não é um reflexo preciso da dose real que deve ser recebida pelo paciente. A descoberta de discrepâncias entre a ERA real e a nominal em unidades supostamente em funcionamento está relatada na literatura.[4,5] Além disso, os cristais de baixa qualidade (aqueles com alta BNR e baixa ERA) são ineficientes e capazes de operar com apenas uma fração da área de superfície de transmissão de uma onda de som. No caso da utilização de um cristal severamente danificado para emitir o ultrassom, o tratamento da área-alvo estaria operando em um sistema de tentativa e erro.

Para garantir que a dose pretendida de ultrassom seja emitida aos tecidos com segurança e confiabilidade, os profissionais são incentivados a ter a BNR e a ERA de seus aparelhos de ultrassom verificadas anualmente, ou ainda mais frequentemente se houver suspeita de danos.

Um curto exercício de laboratório no final deste capítulo, "Vamos descobrir: Testar o transdutor", foi desenvolvido com a intenção de orientar uma pessoa para que ela possa determinar se há ou não saída acústica dos transdutores e visualizar tanto a BNR como a ERA dos transdutores.

Efeitos biofísicos

Efeitos biofísicos referem-se aos efeitos físicos nas estruturas e nos processos biológicos. O ultrassom terapêutico pode ter efeitos biofísicos significativos ou sutis nos tecidos subjacentes, o que pode variar dependendo se a intensidade emitida é suficientemente alta para provocar o aquecimento dos tecidos ou se o aquecimento é minimizado ou eliminado pela utilização de baixa intensidade e/ou um modo pulsado de emissão. Os dois primeiros tópicos que serão discutidos nesta seção serão o ultrassom térmico e não térmico e seus efeitos sobre os tecidos subjacentes.

Ultrassom térmico

Ultrassom térmico é o resultado do ultrassom contínuo quando administrado em uma área de tratamento que não é maior do que duas vezes o tamanho do transdutor. O feixe de ultrassom em si não transmite calor; no entanto, este é gerado no interior dos tecidos como resultado do aumento da vibração molecular por causa da absorção da energia do ultrassom. Como o ultrassom é emitido de um modo contínuo, o que significa que o fator de atividade é de 100%, não há tempo "desligado", isto é, existe um fluxo constante de energia acústica que emana do transdutor para baixo do tecido. O calor pode ser um resultado da cavitação *instável* nos tecidos subjacentes em razão do fenômeno da "implosão" da bolha de gás que envia ondas de choque de volta através dos tecidos. Isso então libera a energia que aumenta a temperatura do tecido.

Mais calor é gerado quando o ultrassom é usado em uma frequência de 3 MHz do que de 1 MHz, pois mais

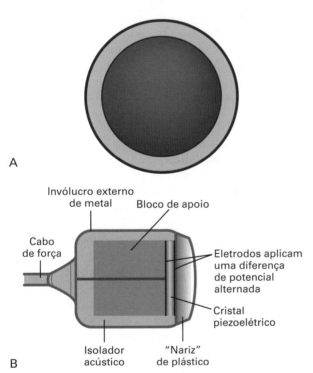

Figura 5.10 Comparação da (A) área de radiação efetiva do transdutor (ERA) com (B) a cabeça real do transdutor. (A) A área mais escura representa o cristal e a área externa mais clara representa a caixa para a cabeça. (B) Vista lateral da construção do transdutor e como o cristal é montado dentro da própria cabeça.

energia é emitida em frequência alta. Você pode grosseiramente imitar esse efeito esfregando a ponta de seu dedo para a frente e para trás sobre uma pequena área da sua pele. Esta vai ficar mais quente onde você estava esfregando. Observe que esfregar mais rápido irá produzir mais calor. Existe uma relação inversa entre absorção e penetração, o que significa que quando a energia é absorvida, a penetração é reduzida. Assim, embora o aquecimento seja maior utilizando-se o ultrassom de 3 MHz, o efeito é mais superficial quando comparado com um ultrassom de 1 MHz. O ultrassom de 3 MHz é muito superficial para aquecer lesões mais profundas ou estruturas que não são facilmente palpadas.

A energia vinda de um feixe de ultrassom é absorvida também em proporção à densidade do tecido. Portanto, tecidos diferentes tornam-se aquecidos proporcionalmente à sua densidade. Isto significa, em essência, que quanto mais denso o tecido, maior é a absorção de ultrassom. Esta é a base da afirmação muitas vezes vista na literatura de que as estruturas ricas em proteínas absorvem seletivamente o ultrassom. Provavelmente é mais correto afirmar que o ultrassom oferece aos profissionais uma oportunidade de emitir calor seletivamente aos tecidos mais densos, como algumas formas de tecido cicatricial, estruturas no interior da cápsula articular, ligamentos e tendões.

Os princípios gerais da transferência de calor também se aplicam ao aquecimento com o ultrassom. Isso significa que a temperatura produzida nos tecidos será o efeito líquido da energia mecânica absorvida que é convertida em calor, e o calor se transfere para ou a partir de tecidos por condução e convecção. Observamos mais acima que o ultrassom é rapidamente absorvido pelo periósteo, que se torna significativamente aquecido. Como resultado, as estruturas adjacentes ao osso ganham calor adicional em um tratamento com ultrassom pela condução do calor a partir do periósteo. Correntes de convecção existem tanto dentro dos tecidos por meio do sangue e da linfa, quanto externamente aos tecidos por meio da circulação pelo ar ou pela ação da água sobre a pele. O significado clínico disso é que, por um lado, estruturas relativamente densas e menos vasculares, como ramificações dos nervos periféricos, tecido cicatricial recente, a própria cápsula articular, ligamentos, tendões e osso que absorvem rapidamente o ultrassom e, por conseguinte, também o calor, também retêm calor melhor do que estruturas mais vasculares. Por outro lado os músculos, especialmente músculos grandes, posturais "vermelhos", têm uma abundante rede capilar, e o resultado é que eles rapidamente perdem calor em relação ao tecido adjacente mais frio por convecção e condução.

É importante notar que a eficácia do aquecimento do ultrassom é reduzida se o tratamento for aplicado sob a água. Há duas razões para isso: em primeiro lugar, alguma energia escapa da superfície da pele para a água como resultado da reflexão. Em segundo lugar, algum calor é transferido da superfície da pele para a água por condução. Para compensar isto, a intensidade do ultrassom deve ser aumentada em pelo menos 50% quando o tratamento é aplicado sob a água. Por exemplo, se você tem o hábito de aplicar o ultrassom diretamente sobre a pele com o gel de acoplamento utilizando uma intensidade de 1,0 W/cm^2, para alcançar os mesmos efeitos térmicos sob a água, você terá de emitir 1,5 W/cm^2.

Os efeitos do aquecimento do tecido geralmente dependem da temperatura produzida e não da modalidade utilizada para aumentá-la. Os efeitos do ultrassom na faixa de temperatura de 40 a 45°C incluem redução da dor como resultado da diminuição da velocidade da condução nervosa, diminuição da viscosidade dos fluidos do tecido, e dos seguintes aumentos: taxa metabólica, fluxo sanguíneo para ajudar na resolução de edema, resposta do sistema imunológico e extensibilidade do tecido mole.[6] As temperaturas acima de 45°C são nocivas (prejudiciais) aos tecidos e podem lhes causar alterações irreversíveis. No entanto, a dor normalmente é sentida antes que as temperaturas perigosas sejam atingidas.

Ultrassom não térmico

O ultrassom não térmico está normalmente mais associado ao modo pulsado de ultrassom, o que significa que o fator de atividade seria menor do que 100%. Fatores de atividade menores representam mais tempo "desligado" e menos potencial para a produção de calor. Quando os efeitos do aquecimento do ultrassom são reduzidos, por meio da aplicação de intensidade muito baixa ou pelo uso do ultrassom pulsado, observam-se mudanças na função da célula. Vibração mecânica e transmissão acústica são possíveis mecanismos subjacentes às alterações não térmicas.

Efeitos da vibração mecânica e transmissão acústica

As membranas celulares podem se desestabilizar como resultado da deformação e da distorção. Estas são algumas das forças a que as células estão submetidas durante o ultrassom.[7] Força da radiação é o termo apropriado para descrever esse mecanismo, mas às vezes também se usa o termo familiar *micromassagem*. Também se considera que a cavitação estável possa contribuir para estes efeitos.[8] A cavitação produz **correntes de Foucault** no fluido que envolve uma bolha que vibra. Correntes de Foucault são fenômenos interessantes que podem ocorrer em fluidos e gases. São correntes giratórias de fluido (p. ex., ar ou água) formadas durante um fluxo turbulento como aquele criado quando as bolhas de uma cavitação instável implodem. Essas correntes giram sobre si mesmas e, eventualmente, separam-se do corpo principal do fluido, opondo-se então ao fluxo principal da corrente. Esses pequenos fluxos de corrente rotacional submetem as membranas celulares e as organelas intracelulares nas imediações da vibração das bolhas de gás às forças e estresses rotacionais adicionais.[9] Esse movimento fluido em um campo de som é geralmente conhecido como transmissão acústica, mas em um campo de ultrassom em tecido vivo a escala dos eventos é microscópica, de modo que às vezes é chamada microtransmissão.

Para resumir o papel da atividade da bolha (cavitação) nos mecanismos de ultrassom, verifica-se que as bolhas de gás são prontamente geradas em um campo de ultrassom no tecido vivo, mesmo em intensidade baixa.[10] A atividade da bolha aumenta o efeito mecânico de uma onda de pressão. A escala da cavitação depende das características do ultrassom; o potencial para o crescimento da bolha é limitado quando o ultrassom é pulsado, a intensidade é baixa e a frequência é alta. Uma frequência mais alta significa que a duração do ciclo é menor, de modo que o tempo para o crescimento da bolha é limitado. O ultrassom pulsado restringe o número de ciclos sucessivos de crescimento, o que permite que a bolha recupere seu tamanho inicial durante o tempo "desligado". A probabilidade de cavitação instável durante o ultrassom é muito baixa quando se utiliza 3 MHz, fator de atividade a 20% e uma baixa intensidade. A cavitação instável é um fenômeno, no entanto, que deve ser considerado tanto no modo térmico quanto no não térmico do ultrassom.

Perspectiva do paciente

Lembre-se: seu paciente não entende o que você está fazendo, por isso é importante explicar o ultrassom em termos que possam ser facilmente compreendidos. Muitos pacientes estão acostumados a sentir alguma coisa com as intervenções de tratamento. Este pode ou não ser o caso com o ultrassom. Portanto, explique isso antes, durante e após sua sessão com o paciente.

Se for o caso, palpar a área antes e após o tratamento pode fornecer informações valiosas sobre a resposta do tecido mole à intervenção de tratamento, bem como dar um toque mais humano ao tratamento.

Perguntas mais frequentes do paciente

1. Isso vai me fazer sentir alguma coisa?

Resposta: O ultrassom terapêutico é uma intervenção de tratamento na qual o paciente pode não sentir nada durante o procedimento, com exceção do transdutor, que é a cabeça de tratamento, que se desloca sobre a superfície da pele. Ela é coberta com uma loção ou um gel que ajuda a conduzir as ondas sonoras e, por vezes, pode ser fria. Caso sinta algum desconforto, o paciente deve relatar ao terapeuta.

2. É o mesmo ultrassom usado para os bebês?

Resposta: Embora os dois sejam denominados ultrassom, eles não são os mesmos. O ultrassom utilizado durante a gravidez é aplicado a uma frequência diferente da do ultrassom usado na fisioterapia. Além disso, as técnicas são diferentes, bem como os objetivos da aplicação. O ultrassom utilizado durante a gravidez ajuda a fornecer uma imagem da criança em desenvolvimento, o que significa que o mais importante são as informações que retornam para a cabeça de som. Em contrapartida, no ultrassom usado na fisioterapia a energia que sai da cabeça de som é usada como uma modalidade de tratamento, não como uma técnica de imagem.

3. Um cão é capaz de ouvir o ultrassom utilizado na fisioterapia?

Resposta: Não, a faixa de frequência para os cães é entre 67 e 45 mil Hz, o que significa que embora eles possam ouvir um apito de cachorro e os seres humanos não, eles não seriam capazes de ouvir o ultrassom em 1 milhão de Hz.

4. Por que usar esse gel?

Resposta: Como o ultrassom é administrado com uma frequência tão elevada, ele não viaja através do ar. Ele precisa de algo para transmiti-lo, e é exatamente isso que o gel ou a loção fazem.

5. Por que mover essa "coisa" sobre mim durante o tratamento?

Resposta: Essa "coisa" chama-se transdutor e está emitindo o ultrassom para a área de tratamento. Ele deve ser movido para evitar que muita energia se acumule em um só lugar, pois isto poderia ser prejudicial para os tecidos subjacentes.

6. Se está fazendo alguma coisa, por que não sinto nada?

Resposta: O ultrassom é uma modalidade única que trabalha em profundidade nos tecidos profundos, o que significa que ele alcança o tecido mole abaixo da pele e afeta as estruturas de uma forma mais sutil para aumentar a circulação ou estimular sua capacidade de alongamento.

7. Existe um número máximo para um tratamento com ultrassom? Se sim, qual é esse número?

Resposta: Cada intervenção de tratamento que você recebe na fisioterapia é avaliada para determinar se ela foi ou não benéfica para você, seu diagnóstico e seus sintomas. Se o tratamento está trazendo benefícios que duram e nos ajudam a atingir os objetivos, então essa abordagem irá continuar. No entanto, se o que está sendo usado não for bem-sucedido, será descontinuado.

104 Seção II • Agentes térmicos e mecânicos

Considerações de segurança e precauções na aplicação do ultrassom

Precauções são considerações comuns que devem ser observadas quando se trabalha com pacientes para proteger sua segurança. Em relação ao ultrassom, alguns profissionais têm crenças antigas que podem ou não ser válidas em relação às potenciais precauções. É importante que as justificativas por trás dessas considerações sejam facilmente compreendidas por qualquer pessoa que planeja administrar o ultrassom *antes* de qualquer aplicação de tratamento. Consultar o Quadro 5.2 para informações mais detalhadas.

Não deve haver desconforto durante um tratamento com ultrassom. A dor geralmente é um sinal de excesso de aquecimento do periósteo, e as indicações de tratamento devem ser ajustadas diminuindo-se a intensidade ou movendo o transdutor mais rapidamente. Uma vez que é possível provocar uma queimadura com ultrassom,[11] alguns conselhos norte-americanos de radiação regulamentaram seus limites de saída.[12]

A técnica de usar o transdutor estacionário não é segura para a maioria das aplicações clínicas; há um grande risco de superaquecimento em pontos-chave no campo, além de aumentar o risco de formação de ondas estacionárias. Esse cuidado se aplica especialmente quando existem materiais implantados nos tecidos.[13,14] O metal reflete cerca de 90% da incidência do ultrassom[4] e, portanto, aumenta a possibilidade da formação de ondas estacionárias. O plástico responde como o periósteo e absorve uma grande porcentagem do ultrassom.[13,15] Geralmente, o tratamento sobre os materiais implantados é seguro desde que seja usada uma técnica adequada. É importante observar que a técnica do transdutor estacionário (20 minutos por dia a uma intensidade de 0,15 W/cm^2 I$_{SATP}$, pulsado em 1:4) é usada no tratamento de fraturas; no entanto, a intensidade é muito baixa em comparação com a maioria das outras aplicações clínicas.

A integridade da pele não é essencial para o tratamento com ultrassom, mas o contato direto com o gel pode ser inadequado sobre algumas lesões de pele ou quando há

Quadro 5.2	Precauções para o uso do ultrassom
Precauções	**Motivos**
Feridas abertas	Uma solução salina deve preencher a ferida para a transmissão da energia acústica.
Capacidade cognitiva deficiente	O paciente deve ser capaz de comunicar qualquer sensação desconfortável sob o transdutor.
Gravidez	Durante os estágios mais avançados da gravidez, não existem dados que indiquem que haveria quaisquer efeitos adversos, desde que a área de tratamento não inclua o abdome, o tornozelo* ou a região lombar (1 MHz).
Doença vascular periférica	A presença de doença vascular periférica não é um problema em si; no entanto, se a área de tratamento está envolvida, o tecido do paciente pode não ser capaz de manter a homeostase ou responder a um aumento na temperatura do tecido.
Idade avançada	Enquanto o paciente está alerta e sua sensibilidade está intacta, o ultrassom não deve causar quaisquer dificuldades.
Experiência prévia com ultrassom	O paciente pode ou não ter tido uma experiência positiva. É importante verificar isso com o paciente, além de explicar a razão para a aplicação para este diagnóstico.
Sobre articulações ou implantes de metal	O ultrassom pode causar aquecimento heterogêneo dentro da articulação se foi utilizado um meio de cimentação. Para evitar isso, utilizar ultrassom de 3 MHz, que não tem profundidade suficiente para atingir as faces internas de articulações. Implantes de metal tendem a se elevar em temperatura mais rapidamente que o osso, mas também tendem a dissipar o calor mais rapidamente, o que os torna seguros para aplicação do ultrassom.
Dor com pressão	O ultrassom envolve o movimento de um transdutor pela superfície da pele. Se esse tipo de pressão é dolorosa para o paciente, recomenda-se o uso de uma técnica subaquática com ultrassom.
Perda de sensação	O ultrassom pode ser administrado em um modo térmico ou não térmico. Se administrado em um modo térmico, o paciente tem de ser capaz de relatar dor se houver uma resposta adversa.

* A face medial superior do tornozelo, conhecida como BP-6 pelos acupunturistas, é um ponto popular para a indução do parto via acupuntura ou acupressão, e esta área pode ser usada para induzir ou estimular contrações uterinas.

dermatite. Uma técnica de imersão em água pode ser utilizada, se os procedimentos de controle de infecção forem seguidos. Os terapeutas devem se proteger usando luvas largas ao aplicar o ultrassom subaquático. A luva captura o ar, que reflete o ultrassom e, portanto, previne o autotratamento acidental e ao mesmo tempo o risco de infecções cruzadas. O uso de luvas de borracha protege ainda mais o terapeuta da sonação indesejada, pois a borracha protege contra a transmissão do ultrassom.

Como os cristais transdutores são frágeis, os transdutores devem ser manuseados com cuidado. A intensidade só deve ser aumentada quando o transdutor estiver em contato com um meio adequado, porque uma interface de metal-ar impede a transmissão da onda de pressão. Quando a energia não pode fluir a partir do transdutor, a própria tampa de metal torna-se aquecida. O calor pode afetar a ligação do cristal dentro do transdutor. Quando o transdutor é usado muitas vezes de forma descuidada, isso acaba danificando o cristal; e este é o principal argumento por trás das técnicas de aplicação subaquática. Se a cabeça de som disponível é muito grande para manter o contato com a área tratada, então uma técnica subaquática pode ser uma escolha melhor para o paciente e para a vida do transdutor. Observe que a eficácia de aquecimento do ultrassom é reduzida se o tratamento for aplicado debaixo d'água.

Contraindicações

O ultrassom é contraindicado por cima ou perto do local de qualquer crescimento anormal. Ele incentiva a proliferação e a atividade celular. A divisão celular anormal ocorre em muitas condições médicas graves, incluindo câncer e tuberculose, e em doenças que não colocam a vida em risco, como a psoríase. O profissional deve ser extraordinariamente cauteloso no tratamento da dor não diagnosticada em pacientes com um histórico de malignidade.[16] Os tecidos tratados com a terapia de radiação não devem ser tratados com ultrassom.

A divisão celular rápida é também uma característica do desenvolvimento fetal e o efeito do ultrassom terapêutico no feto humano ainda é desconhecido.[17,18] Por razões de segurança, o tratamento com ultrassom nunca deve ser aplicado sobre a parte inferior das costas ou sobre o abdome de uma mulher grávida. É importante observar que o ultrassom de diagnóstico, de 2,5 MHz, é usado em doses significativamente mais baixas do que o ultrassom terapêutico (menos de 0,1 W/cm²).

A contraindicação do tratamento sobre placas epifisárias em crianças já faz parte da tradição do ultrassom. Essas placas dão origem a células de osso novo e também criam outra área de superfície heterogênea. O trabalho original que deu origem à preocupação foi feito em pernas de cães anestesiados usando-se uma frequência muito baixa (0,8 MHz) e alta intensidade (0,5 a 3,0 W/cm²), com um transdutor estacionário. Essas características teriam causado alta absorção e forte aquecimento do osso. O trabalho que Dyson[19] e outros[20] realizaram depois em ossos de animais sugere que, na verdade, a cicatrização de fraturas se beneficia com o ultrassom em doses baixas. Diante das características adversas do tratamento do trabalho inicial e das vantagens descobertas em trabalhos recentes, o tratamento sobre placas de crescimento epifisário em crianças não é atualmente considerado uma contraindicação. No entanto, sugere-se que se essa área for tratada, a aplicação deverá ser feita com muito cuidado e apenas com tratamento de baixa intensidade.

O tratamento das órbitas dos olhos e diretamente sobre as gônadas é contraindicado. O ultrassom não deve ser aplicado sobre a área de um trombo.[21] O tratamento da panturrilha após uma trombose venosa profunda também é contraindicado: pensa-se que o ultrassom pode desalojar um trombo, o que poderia ter consequências catastróficas.

Dor e sensibilidade à temperatura devem ser verificadas antes do tratamento com ultrassom em modo contínuo. A sensação deve estar intacta para prosseguir com doses de aquecimento, pois há a possibilidade de o ultrassom causar uma queimadura. Para um paciente que não é capaz de relatar com precisão esse tipo de sensação, a administração do ultrassom seria considerada insegura.

A infecção que está fechada sob tensão, isto é, abscessos, não deve ser tratada com ultrassom. A infecção com drenagem aberta pode ser tratada com doses muito baixas pulsadas, mas deve ser interrompida se houver quaisquer sinais de aumento da vermelhidão, calor ou dor.

A vibração do ultrassom pode interferir com a operação de qualquer dispositivo médico implantado, como um marca-passo, e deve ser evitada diretamente sobre o dispositivo. O ultrassom não deve ser aplicado abaixo das costelas orientadas para o coração.[22]

O ultrassom não deve ser utilizado quando há sangramento descontrolado. É ideal para melhorar a reabsorção do fluido, mas o tratamento deve começar após o sangramento ter cessado ou após a administração do fator de substituição em casos como a hemofilia. Consultar Quadro 5.3 para uma lista mais detalhada das contraindicações.

Efeitos de segunda ordem do ultrassom não térmico

O principal local de interação do ultrassom é a membrana celular.[7] A desestabilização das membranas leva a um aumento da permeabilidade, o que permite que vários íons e moléculas se difundam para as células, onde precipitam uma série de eventos secundários. A pesquisa sobre o ultrassom tem focado principalmente no influxo

Seção II • Agentes térmicos e mecânicos

Quadro 5.3	Contraindicações para o uso do ultrassom
Contrain-dicações	**Motivos**
Gravidez	Não há indicação de fisioterapia para a aplicação do ultrassom ao longo de um útero grávido, e não existem dados para indicar quais efeitos, se é que há algum, a aplicação terapêutica do ultrassom teria sobre um feto.
Crescimento anormal (malignidade presumida)	É possível que as aplicações térmicas de ultrassom elevem a temperatura do tecido, aumentem a circulação para a área e, portanto, aumentem o crescimento.
Metástase	É possível que as aplicações térmicas de ultrassom elevem a temperatura do tecido, aumentem a circulação para a área e, portanto, aumentem o crescimento ou espalhem a malignidade para outros tecidos.
Perda de sensação (aplicação térmica)	Se o paciente é incapaz de relatar a dor, ele pode facilmente se queimar com aplicações térmicas de ultrassom.
Trombo	A aplicação de ultrassom diretamente sobre um trombo pode fazer com que o coágulo se desaloje e se desloque para o coração, pulmões ou cérebro.
Marca-passo	Não há nenhuma indicação para aplicar ultrassom diretamente sobre um marca-passo. Existe um potencial de interferência entre o marca-passo e o ultrassom.
Psoríase	O ultrassom deve ser aplicado na pele usando-se um meio acústico sem espaços com ar. A pele psoriática pode ter muitas irregularidades que não permitam a passagem do ultrassom para dentro do paciente.

dos íons de cálcio porque o cálcio é um segundo mensageiro conhecido para as outras funções celulares, incluindo a síntese de proteínas. A histamina também tem atraído o interesse por causa de sua influência sobre a circulação e o efeito estimulante na síntese de proteína. Clinicamente, foi demonstrado que o ultrassom facilita a reparação de tecidos, e os pesquisadores continuam explorando vários eventos que poderiam explicar os benefícios clínicos.[23] Alguns dos efeitos observados serão discutidos mais adiante.

A histamina e outras substâncias vasoativas são liberadas pelos grânulos nos mastócitos e das plaquetas que circulam durante o ultrassom.[24] A extensão da degranulação dos mastócitos é proporcional à intensidade do ultrassom. É importante manter uma baixa intensidade do tratamento, já que existe alguma indicação vinda da pesquisa com animais de que o ultrassom de alta intensidade pode produzir uma quantidade excessiva de histamina, o que poderia prolongar a inflamação em vez de produzir o estímulo desejado para a cicatrização. Uma inflamação prolongada pode ocorrer com qualquer tratamento térmico durante a fase inflamatória aguda de uma lesão.

Um aumento do plasma e das células de reparação aparece nos tecidos extravasculares em consequência do ultrassom. A consequência é uma resposta inflamatória aumentada. A inflamação é um passo essencial na reparação de tecidos porque traz as células que estão normalmente na circulação para o local da lesão. Supõe-se que o ultrassom pode aumentar a resposta normal. Por exemplo, os monócitos chegam ao local da ferida e são transformados em macrófagos, os quais limpam a ferida. Os macrófagos também liberam fatores de crescimento que atraem os fibroblastos.

Há um aumento da atividade fagocítica dos macrófagos durante o ultrassom, que é acompanhado por um aumento da concentração e da atividade dos lisossomos. Estes são as enzimas que decompõem o material estranho. A limpeza dos restos de tecido e das bactérias é essencial para que a regeneração do tecido se inicie.

Os fibroblastos aumentam em número e mostram uma expansão da motilidade em consequência do ultrassom, uma resposta que tem sido associada a fatores de liberação de macrófagos.[25] Um aumento na atividade precoce dos fibroblastos pode fornecer uma base melhor para que na etapa posterior eles se fixem e proliferem. O ultrassom também aumenta a síntese de proteínas pelos fibroblastos. Essa síntese é a base da produção de colágeno.

A angiogênese aumenta após o ultrassom.[25] Este é o processo do "brotamento" da célula endotelial e da formação de novos vasos sanguíneos. O mecanismo pelo qual o ultrassom estimula este processo não é claramente identificado. Pode ser secundário à atividade reforçada dos macrófagos.

Há um aumento da densidade capilar no tecido isquêmico após um tratamento repetido com o ultrassom. O efeito, porém, é evidente apenas após doses repetidas. O mesmo efeito não foi demonstrado no tecido não isquêmico.[26]

O ultrassom acelera a contração da ferida.[25] Durante essa fase, as fibras de colágeno saudável na margem da lesão exercem uma força de centralização nas margens da ferida, o que ajuda a fechá-la. A contração acelerada é uma vantagem na reparação dos tecidos porque é necessário menos tecido cicatricial para preencher a lacuna da ferida. O ultrassom mostrou um aumento na atividade dos miofibroblastos, o que pode ser o mecanismo por meio do qual o ultrassom acelera a contração da ferida.

Em resumo, os efeitos do ultrassom foram examinados durante diferentes fases da reparação dos tecidos. Os benefícios têm sido demonstrados por vários componentes dos processos inflamatório, de proliferação e de maturação. A pesquisa está em andamento para identificar os mecanismos e as interações que ocorrem.

Sequência de ultrassom em um plano de tratamento

A estimulação da cicatrização do tecido pelo ultrassom pulsado é uma cascata de eventos desencadeada pelo tratamento e o benefício não é imediatamente evidente. O ultrassom pulsado pode ser sequenciado antes de quaisquer outras atividades em um plano de tratamento para tirar proveito de possíveis efeitos dessa modalidade no alívio da dor.[27-29]

Um dos propósitos do tratamento térmico com ultrassom é aumentar a temperatura do tecido e, subsequentemente, o comprimento do tecido; portanto, o alongamento deve ser aplicado sobre o tecido imediatamente após o ultrassom. Sem um sequenciamento adequado, doses térmicas de ultrassom são inúteis. Existem vários métodos de alongamento dos tecidos, e os profissionais geralmente têm suas abordagens individuais preferidas.[30] O ponto importante não é o modo como o alongamento é alcançado, mas que os tecidos aquecidos devem ser alongados ao longo de toda a amplitude de movimento disponível, sem aumentar os níveis de dor. Exercício independente ou assistido que utiliza técnicas de alongamento estático, dispositivos mecânicos, técnicas de facilitação neuromuscular proprioceptiva, ou técnicas que usam a mobilização de um limite mais baixo, todos são métodos adequados de aplicação de alongamento.

Algumas pesquisas sugerem que os melhores resultados são obtidos se o alongamento for mantido até que a temperatura do tecido retorne ao nível de referência.[31-33] Com base em estudos que investigaram o tempo que leva para os tecidos humanos arrefecerem após o aquecimento com ultrassom,[34,35] as atividades de alongamento completo devem continuar por um período de 8 a 10 minutos após o ultrassom. O fortalecimento e outras atividades que não alongam completamente o tecido encurtado devem ser adiados até depois do período de arrefecimento.

Alguns fisioterapeutas costumam aplicar gelo combinado com o ultrassom. A razão para aplicar o gelo não é clara. O resfriamento muda a profundidade na qual o ultrassom é absorvido porque a atenuação aumenta à medida que a temperatura diminui.[36] Isso significa que a amplitude da intensidade diminui exponencialmente por causa da diminuição da temperatura causada pela aplicação de gelo. Fazer o arrefecimento com gelo antes iria resultar em uma absorção mais superficial do ultrassom. Na verdade, gelo e ultrassom parecem ter efeitos contraditórios. O gelo provoca vasoconstrição, diminui o metabolismo das células, e em geral tem um efeito anti-inflamatório. Uma dose baixa de ultrassom é um agente pró-inflamatório. O gelo efetivamente restringe o sangramento e o inchaço no trauma tecidual agudo; o ultrassom de baixa dose deve ser iniciado 24 horas após a lesão para estimular a resolução do edema e a reparação de tecido. Provavelmente os efeitos benéficos do ultrassom são inibidos pela imediata ou posterior aplicação de gelo.

A utilização de gelo e de doses térmicas de ultrassom também parece ser contraditória.[37] A diminuição da temperatura do tecido, e com isso o aumento da rigidez, antes ou após o uso do ultrassom para aquecer os tecidos a fim de resolver a rigidez, parece ser indefensável. Além disso, não há nenhuma vantagem para o arrefecimento rápido dos tecidos durante ou após o alongamento.[38] A aplicação de qualquer modalidade de aquecimento quando os nervos sensoriais foram anestesiados é uma prática perigosa, e por esta razão o gelo não deve ser aplicado antes do ultrassom.

A utilização de gelo para controlar a dor no fim de uma sessão de tratamento que inicialmente incluiu ultrassom térmico deve ser considerada clinicamente. Não parece haver nenhum conflito nessa prática, desde que a aplicação de gelo seja de curta duração. A pesquisa mostra que, para uma aplicação de menos de 8 minutos, o efeito de gelo é muito superficial (menos de 1 a 2 cm).[39] Portanto, uma compressa de gelo por 5 minutos irá aliviar a dor pós-tratamento sem contrariar o benefício obtido com o aquecimento profundo do ultrassom, o alongamento e o exercício.[40]

Procedimentos de tratamento com ultrassom

Para o tratamento com o ultrassom é necessária uma preparação mínima, o que provavelmente justifica sua alta preferência entre os profissionais. Nenhum desconforto é sentido durante o tratamento, o que sem dúvida explica por que é bem aceito pelos pacientes.

Preparação para o tratamento

Antes de descobrir a parte do corpo tratada e posicionar o paciente, todas as joias e acessórios pessoais devem ser removidos da área de tratamento.

O tratamento em uma banheira com turbilhão, ou na água que foi vigorosamente agitada, não é recomendado porque o ar interfere na transmissão do ultrassom. As bolhas de ar na pele do paciente devem ser alisadas antes dos tratamentos subaquáticos administrados que usam uma bacia de água.

As bolhas de ar também ficam presas na pele sob o gel: por serem menos óbvias, elas são esquecidas. Quando há muito cabelo recobrindo a pele, o ar retido pode ser um problema. Os aparelhos de ultrassom, com indicadores de acoplamento eletrônicos, confirmam isso desligando. A transmissão melhora quando o ar é removido alisando-se o cabelo com um pano molhado antes de aplicar o gel ou quando o gel é aplicado no transdutor, e não no paciente.

Instrução do paciente e consentimento para tratar

O consentimento do paciente implica que ele foi avisado sobre os benefícios e os riscos do procedimento, bem como sobre a sensação que deve experimentar durante o procedimento.

No caso do ultrassom pulsado, nenhuma sensação diferente do deslizamento do transdutor sobre a pele deve ser sentida. Quando o ultrassom é administrado em modo contínuo, ocorre um suave aquecimento da pele, geralmente em doses acima de 0,8 W/cm^2. A dor é um sinal de excesso de aquecimento do periósteo. Os pacientes devem ser informados de que a sensação de calor adequada é suave e que o excesso de calor ou dor deve ser imediatamente comunicado.

Para a segurança do paciente, e para garantir a emissão de um tratamento eficaz, a incapacidade de relatar o calor da pele deve ser um critério de exclusão para o modo contínuo do ultrassom. O potencial para cooperar deve ser considerado quando os pacientes são muito jovens, muito velhos ou têm capacidade de compreensão limitada.

Preparação do equipamento

O espaço de tratamento deve ser organizado tendo como objetivo a segurança, o conforto e o acesso. Os profissionais devem estar sentados com um suporte para as costas ou em pé e posicionados de modo que os tecidos que estão sendo tratados e os controles do dispositivo sejam simultaneamente visíveis e de fácil acesso.

Os controles do tempo e da intensidade devem estar em zero antes que a alimentação principal seja ligada e devem voltar a zero após o tratamento. É sempre bom lembrar que nesse ponto os profissionais devem verificar na unidade de ultrassom se o medidor de intensidade está fixado em W/cm^2 (não Watts total).

Posição do paciente

O conforto do paciente é fundamental para o tratamento com qualquer modalidade. O apoio é necessário para tronco e membros, se o paciente estiver deitado ou sentado. Os membros feridos precisam do apoio adicional de travesseiros ou de toalhas enroladas e devem ser posicionados em elevação quando há edema, mesmo que os períodos de tratamento sejam relativamente curtos.

Além desses princípios gerais, uma posição específica pode ser considerada. Por exemplo, o tendão supraespinal repousa parcialmente sobre o processo do acrômio. Se o braço está passivamente estendido, a cabeça do úmero gira para a frente diretamente sob o processo do acrômio, e o tendão pode ser alcançado onde ele se insere na face posterior do tubérculo maior; em outras posições, este tendão não está acessível. O paciente pode se sentar em uma cadeira de espaldar alto com o braço apoiado sobre o estofamento do encosto da cadeira para alcançar a posição desejada.

Técnica

O gel condutor acústico é aplicado sobre o transdutor. Aplicar uma camada de 1 a 2 mm deve ser suficiente para permitir o deslizamento da cabeça de som sem fazer muita sujeira. A cabeça de som é movida em círculos sobrepostos ou em caminhos lineares a partir do momento em que a força é aumentada. A sobreposição garante uma distribuição uniforme da energia no tecido tratado (lembre-se de que a intensidade máxima é distribuída no terço central do feixe de ultrassom). O ritmo do movimento do transdutor é lento, a um máximo de 3 a 4 cm/s. Se o transdutor for "corrido" sobre a pele, os efeitos do ultrassom podem ser reduzidos.

Para assegurar a máxima penetração, a cabeça de som deve estar paralela à superfície do tecido, o que significa ajustar o ângulo dela aos contornos da parte que está sendo tratada. Em outras palavras, o transdutor é "apontado" para o tecido-alvo. Isso se aplica ao tratamento feito em contato, quando não deve haver espaços de ar entre o transdutor e a pele, e para técnicas de imersão em água, quando o tratamento deve ser aplicado o mais próximo possível da pele.[1]

Ajuste dos parâmetros durante o tratamento

Se o paciente reclamar de dor durante um tratamento térmico com ultrassom, o terapeuta deve reduzir imediatamente a intensidade. Existem duas opções para o procedimento: o tratamento pode ser feito em uma intensidade mais baixa, desde que o paciente ainda sinta o calor da pele, ou a intensidade pode ser enviada em uma frequência maior, o que resultará em menos aquecimento periosteal e deve eliminar a dor. Se a dor persistir apesar do uso de um desses passos ou se o paciente se queixar de que a dor associada com a condição aumentou, o tratamento deve ser interrompido.

Repetição do tratamento

Não há limite para o número de tratamentos com ultrassom que pode ser aplicado de maneira segura, mas ele deve continuar apenas se benefícios mensuráveis e sustentados são observados.

Observação e documentação do tratamento com ultrassom

A avaliação depois do tratamento e antes do tratamento seguinte é essencial para demonstrar ao paciente, bem como para satisfazer o terapeuta e qualquer outra fonte pagadora, que o ultrassom é eficaz para o problema dele.

Podemos esperar alguns benefícios imediatos. O ultrassom tem um efeito calmante sobre a dor, possivelmente pela estimulação dos mecanorreceptores na pele que atuam por meio de um mecanismo de controle do portão, ou pelo efeito sedativo do calor. Outro possível benefício imediato é uma mudança na "sensação" do tecido como resultado dos efeitos do aquecimento. A palpação pode fornecer o sinal mais seguro dessa melhoria. Um exemplo é o amolecimento de um hematoma não resolvido depois do ultrassom. No entanto, a sensação dos tecidos é uma medida subjetiva, e como tal é difícil de documentar.[41]

Uma documentação incompleta torna difícil a repetição de um tratamento bem-sucedido ou a maneira de determinar como modificá-lo. Uma boa documentação inclui detalhes sobre a posição do paciente; a área de tratamento; a técnica; o tamanho do transdutor; as configurações da máquina para frequência, fator de atividade ou ritmo do pulso, intensidade e duração do tratamento; e a natureza e a sequência de outras atividades.

Cuidados com o equipamento de ultrassom terapêutico

Departamento de inspeção biomédica

Verificações de segurança elétrica devem ser feitas por especialistas técnicos que possam atender a serviço dos departamentos biomédicos institucionais ou dos fabricantes ou distribuidores do equipamento. É necessário um equipamento especializado para medir a potência total, a distribuição espacial da potência (BNR) e a ERA do feixe de ultrassom para recalibrar as máquinas. Como a dosagem exibida tende a ser pouco confiável, aconselha-se uma recalibração a cada 6 meses.

Monitoramento clínico

Os profissionais devem prestar atenção nos sinais de equipamento danificado ou desgastado. Quando a face de metal de um transdutor está velha, torna-se lenta ou áspera e pode não transmitir adequadamente o ultrassom. O aquecimento indevido do transdutor é um sinal de que a energia está se perdendo em seu interior em vez de ser transmitida para o paciente. O dano mais comum é causado quando se deixa a cabeça cair. Um dente no invólucro do transdutor é um sinal de que o cristal pode estar danificado.

Um teste de deslocamento de água pode ser realizado para verificar se a unidade está emitindo qualquer tipo de onda de pressão. O aplicador de ultrassom é mantido debaixo da água com a face do transdutor em ângulo para cima e não paralelo à superfície da água. Inclinar a face desta forma irá proteger o cristal de uma possível onda de pressão que está sendo refletida a partir do limite água-ar de volta para a superfície do transdutor. A intensidade é ligada até 1,0 W/cm^2. O feixe deve produzir um deslocamento da água em forma de cone na superfície oposta à face do transdutor. O deslocamento deve desaparecer conforme a intensidade é reduzida. Observe que este teste simples não substitui o controle regular feito por técnicos qualificados. Outro método para esse teste está representado na Figura 5.11.

A condutividade dos géis e dos agentes tópicos medicinais para **fonoforese** pode ser testada de um modo semelhante. A altura e o formato do deslocamento da água são comparados, utilizando-se o método indicado anteriormente, com e sem uma camada do **acoplamento** (1 a 2 mm) espalhada sobre a face do transdutor.

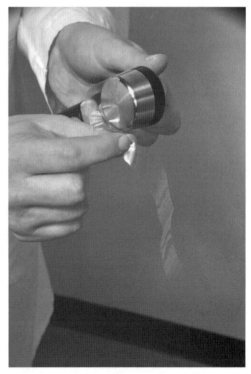

Figura 5.11 O transdutor é envolvido com uma camada de fita de celofane para se criar um "poço" ao qual será adicionada água. Ajustar a intensidade para contínuo e 1 W/cm^2. Deve haver movimento da água indicando que a energia acústica está sendo emitida a partir do cristal. Este exercício simples permite que os profissionais testem a saída do transdutor. Recomenda-se que esse teste seja realizado com frequência.

Revisão dos princípios de ultrassom

É essencial a realização de mais pesquisas no campo do ultrassom terapêutico. Testes clínicos randomizados e controlados são necessários para confirmar os resultados promissores dos estudos pré-clínicos e dos testes não controlados em humanos.

Uma compreensão das propriedades físicas e dos efeitos fisiológicos do ultrassom é fundamental para o uso eficaz da modalidade. A distribuição de energia em um feixe de ultrassom depende da frequência e das características do feixe. Quando a BNR é maior do que 6, "aquecimentos pontuais" prejudiciais podem ocorrer nos tecidos. A técnica da cabeça móvel é necessária para distribuir os pontos de máxima intensidade de maneira uniforme em todo o tecido tratado. A absorção e a penetração dependem da frequência e da densidade do tecido encontrado.

Bons resultados clínicos com o uso do ultrassom são alcançados fazendo-se um cuidadoso plano de tratamento. O ultrassom pulsado de baixa intensidade estimula atividades celulares que, por sua vez, precipitam uma cadeia de eventos que acabam reforçando a reparação dos tecidos. O benefício é obtido em dosagens de cerca de 1,0 W/cm^2 I$_{SATP}$ (20% do ciclo de atividade) durante cerca de 5 minutos por 5 cm^2 de área de tratamento (uma área igual ao tamanho do transdutor). O aquecimento do tecido pelo ultrassom é para o tratamento de condições inflamatórias crônicas que restringem o movimento. O aquecimento ocorre com o ultrassom em modo contínuo utilizando intensidades entre 0,8 e 1,5 W/cm^2 ou mais altas. O alongamento do tecido deve ser realizado imediatamente após o aquecimento. A hora adequada é um aspecto importante do tratamento.

Equipamento terapêutico

Geradores e transdutores

Máquinas de ultrassom terapêutico geram uma onda de pressão fazendo com que um cristal vibre. O cristal, que é feito de quartzo natural ou de um material sintético, se contrai e se expande em resposta à aplicação de uma corrente elétrica alternada (ver Fig. 5.1). O cristal está alojado dentro de um aplicador chamado transdutor, que é o termo utilizado para descrever um dispositivo que converte energia de uma forma para outra. A corrente é emitida ao cristal através de um cabo isolado. Conforme a corrente alterna em fase, o cristal muda sua forma de côncava para convexa. Com efeito, o cristal vibra; dessa forma, a energia elétrica é convertida em energia mecânica.

A superfície de tratamento do transdutor consiste em uma placa de metal que atua como uma interface entre o cristal de vibração e os tecidos do paciente. A continuidade entre o cristal, a placa de metal e os tecidos é essencial para a transmissão da onda de pressão para os tecidos. A reflexão em um limite metal-ar é de quase 99%. Portanto, uma lacuna de ar entre a face do transdutor e a pele irá impedir que a onda de pressão saia do transdutor. O resultado é o aquecimento do transdutor, o que é potencialmente prejudicial para o cristal.[42] Um acoplamento condutivo acústico, à base de água ou óleo, é normalmente utilizado entre a face do transdutor e a pele para assegurar a continuidade. As unidades de ultrassom podem apresentar um diodo emissor de luz (LED) na cabeça do transdutor ou algum outro tipo de sinal para avisar o operador quando o contato com a pele é insuficiente. Quando o contato é pobre, a energia é interrompida e a unidade de tempo faz uma pausa até que um bom contato seja retomado. Esse tipo de recurso foi desenvolvido na tentativa de auxiliar o profissional a aperfeiçoar a técnica de aplicação: uma atenção especial deve ser dada para manter contato com os contornos dos membros e articulações.

Tem-se observado que o tratamento com ultrassom é aplicado em diferentes frequências. Nas máquinas mais antigas, era preciso comprar um transdutor separado para cada frequência. Alguns dispositivos oferecem 1 ou 3 MHz na mesma cabeça do transdutor. Os transdutores não são intercambiáveis em dispositivos de ultrassom; você não deve tentar encaixar um transdutor de ultrassom em outra unidade independente. Os transdutores de cristais são delicados e se caírem podem se danificar. Esse é um problema para os profissionais, pois é difícil verificar a integridade de um cristal sem equipamento sofisticado de medição.

Transdutores terapêuticos estão disponíveis em uma variedade de tamanhos que vai de 1 a 10 cm^2, sendo que o de 5 cm^2 é o mais comumente usado. O tamanho adequado, no entanto, deve ser selecionado de acordo com a área anatômica tratada. Por exemplo, um aplicador de 5 cm^2 ou 10 cm^2 talvez seja adequado para o uso em torno do joelho, ao passo que um aplicador de 1 cm^2 talvez seja mais apropriado para aceder ao espaço de teia entre o dedo polegar e o indicador da mão.

As unidades de ultrassom são produzidas com várias opções. A flexibilidade é uma vantagem, pois configurar as características específicas do ultrassom para a condição do tecido levará a melhores resultados do tratamento. Deve haver opções para as seguintes características:

- Frequência (1 ou 3 MHz).
- Tamanho do transdutor (várias ERA/dimensões externas).
- Modos contínuo ou pulsado (com várias opções para os modos pulsados).
- Dosagem (intensidade) entre 0,1 e 3,0 W/cm^2.

As características também devem incluir:

- Exibição da intensidade (tipo analógico ou digital).
- Temporizador de tratamento.
- Monitor de contato eletrônico (LED no alojamento ou na cabeça do transdutor, ou algum tipo de sinal de alerta no console).

Intensidade e potência do ultrassom

A saída da energia medida de um transdutor de ultrassom deve estar registrada no dispositivo de duas formas: como potência e como intensidade. A potência, medida em Watts (W), refere-se à energia elétrica fornecida ao cristal. A intensidade, medida em Watts por centímetro quadrado (W/cm^2), refere-se à potência média distribuída pela ERA do transdutor. Uma intensidade de 1 W/cm^2 significaria que 1 Watt de energia elétrica estava sendo fornecido para cada centímetro quadrado da ARE do transdutor. A intensidade é o termo utilizado para descrever o tratamento.

O objetivo do tratamento determina a intensidade apropriada de ultrassom que deve ser usada – ela depende de qual tipo de efeitos são os mais procurados, térmicos ou não térmicos. Geralmente a intensidade de 3,0 W/cm^2 é apresentada como o limite de segurança para o tratamento, com base nas diretrizes da Organização Mundial de Saúde.[43] Intensidades mais baixas, no entanto, geralmente são eficazes. Uma abordagem prudente para o uso de qualquer forma de energia aplicada é a utilização da menor dosagem que atinja o efeito desejado.

Para reproduzir o tratamento com ultrassom de forma confiável e segura é importante documentá-lo com precisão e ajustar seus parâmetros corretamente. É essencial que o leitor compreenda a diferença entre intensidade (W/cm^2) e energia (W).

Usar um equipamento defeituoso leva o profissional a erros que ele não pode detectar e que podem fazer a diferença entre tratamento eficaz e ineficaz. Por exemplo, se a eficiência do cristal ou do seu alojamento está deficiente, o sinal elétrico não é convertido em energia de ultrassom e o paciente não recebe a dose registrada no medidor. Uma discrepância de 20% entre a dosagem registrada e a saída real é o limite da aceitabilidade.[4]

Dosagem do tratamento com ultrassom

A dosagem incorpora os parâmetros discutidos anteriormente (frequência, intensidade e fator de atividade), bem como o tempo de tratamento. Este último baseia-se no tamanho da área de tratamento em relação à ERA. As evidências mais recentes sugerem que o tempo de tratamento deve ser de cerca de 5 minutos por ERA de transdutor para tratamentos realizados no modo pulsado ou contínuo. Por exemplo, para o tratamento de uma área de 5 cm^2 utilizando um transdutor com ERA de 5 cm^2, um tempo de tratamento eficaz seria de aproximadamente 5 minutos. Para uma área de tratamento de 10 cm^2, o tempo de tratamento utilizando um transdutor com ERA de 5 cm^2 dobraria (10 minutos). As áreas maiores do que 10 cm^2 podem ser tratadas com ultrassom pulsado, mas o tempo deve ser aumentado em conformidade. No que diz respeito a tratamentos térmicos, é importante observar que o ultrassom não produz aquecimento clinicamente significativo dos tecidos profundos se a área de superfície tratada for superior a 10 cm^2. Tempos de tratamento mais longos do que 5 minutos por 5 cm^2 de área de superfície podem ser necessários para elevar a temperatura do tecido profundo se o paciente não for capaz de tolerar intensidades superiores a 1 W/cm^2. Estes exemplos são dados como ponto de partida para a dosagem de ultrassom.

Princípios de aplicação terapêutica

Uma perspectiva histórica

O ultrassom já era utilizado terapeuticamente em 1930 empregando dispositivos que produziam somente saídas de modo contínuo.[43] Durante esse período inicial, pensava-se que o benefício do tratamento era inteiramente resultante dos efeitos do aquecimento. Durante os anos 1960, ainda que o ultrassom pulsado estivesse disponível, uma abordagem comum em reabilitação continuava sendo utilizar a saída de onda contínua com variação de 0,5 a 1,5 W/cm^2. Em seguida, o desenvolvimento do ultrassom focalizado nos diagnósticos médicos e o interesse contínuo na hipertermia gerada pelo ultrassom para tratamento de câncer estimulou uma intensa pesquisa sobre os efeitos do ultrassom. Uma descoberta das primeiras pesquisas foi que o ultrassom afetou o crescimento do tecido usando-se intensidades muito baixas.

Antes de começar

Questões para a seleção de parâmetros
1. O tecido que estou tratando é superficial (uso de 3 MHz) ou profundo (uso de 1 MHz)?
2. Os sinais e sintomas são sugestivos de inflamação aguda?
   (Use um fator de atividade de 20%, ou seja, uma razão de 1:4, quando tratar de inflamação aguda.)
3. Qual é a BNR do transdutor? (Considere o potencial de pontos-chave no campo do tratamento.)
4. Qual é a ERA do transdutor? (A área de tratamento deverá ser aproximadamente o dobro do tamanho da ERA do transdutor.)

Esse conhecimento, gerado em grande parte pelos médicos biofísicos, penetrou a literatura da fisioterapia no início dos anos 1980, provocando uma mudança gradual na prática, em particular, uma diminuição da dosagem de tratamento. A pesquisa médica também deu impulso às atividades de pesquisa lideradas pelos fisioterapeutas dirigidas especificamente para os efeitos terapêuticos do ultrassom.

Uma perspectiva atual: pesquisa sobre o ultrassom terapêutico

A pesquisa durante os anos 1980 foi mais comumente realizada por cientistas que não eram usuários do ultrassom terapêutico.[44-46] Agora, esta tendência foi revertida. Além disso, a pesquisa no início dos anos 1980 concentrou-se principalmente na baixa intensidade do ultrassom pulsado para estimular a cicatrização do tecido. No entanto, o trabalho atual inclui também estudos que avaliam dosagens de aquecimento de ultrassom.

O aquecimento dos tecidos com ondas contínuas de ultrassom

A literatura sobre o aquecimento de tecidos humanos usando o ultrassom é limitada, pois são necessários procedimentos invasivos para medir a temperatura em profundidade.[48-50] Alguns pesquisadores usaram um porco como modelo para simular o aquecimento nos seres humanos;[51,52] outros utilizaram amostras de tecido.[53] A eficácia do aquecimento foi examinada utilizando-se a intensidade do ultrassom na faixa de 0,5 a 3,0 W/cm². Demonstrou-se que a temperatura do tecido pode ser aumentada para 40°C ou até mais alta utilizando-se o ultrassom, tal como medido por termistores inseridos em tecidos com várias profundidades.[48] No entanto, alguns pesquisadores avaliaram a eficácia de dosagens térmicas de ultrassom medindo a extensibilidade dos tecidos ao invés da temperatura.[48,49,54] A pesquisa demonstra que o tendão aquece a uma taxa mais rápida do que o músculo.[49] Parece que tanto a duração (10 minutos) quanto a área (10 cm²) de ultrassom são fatores críticos no aquecimento eficaz porque o aumento da extensibilidade dos tecidos não foi produzido quando a duração foi reduzida ou a área de tratamento aumentada.[54,55] No entanto, é essencial que sejam realizadas mais pesquisas sobre o aquecimento dos tecidos com ultrassom. Rever toda a literatura não é o propósito deste livro; o leitor é convidado a consultar a lista de referência fornecida no final do capítulo para obter informações adicionais.

Curiosamente, a literatura mostra que o ultrassom não aquece de forma eficaz grandes ventres musculares, como as do gastrocnêmio ou do quadríceps. A provável explicação para esta descoberta é que os músculos têm baixa capacidade de absorção do ultrassom e uma excelente fonte de sangue que dissipa o calor gerado por ele. Outras modalidades devem ser consideradas para o aquecimento de grandes músculos: as ondas curtas aquecem preferencialmente o tecido vascular e podem ser uma abordagem mais eficaz para o aquecimento muscular do que o ultrassom. Em contrapartida, o ultrassom é eficaz para o aquecimento da pele e do tecido subcutâneo ou do tecido que contém alta proteína, como tendões e ligamentos. As estruturas adjacentes ao osso, incluindo a camada muscular profunda, também são aquecidas de forma eficaz pelo ultrassom, pois há condução de calor a partir do periósteo.

Estudos clínicos que utilizam o ultrassom como agente de aquecimento

Existem alguns estudos clínicos controlados que examinam a eficácia do ultrassom nas condições inflamatórias crônicas do tecido conjuntivo, incluindo epicondilite lateral[48,52,57] e osteoartrite.[57] Os sinais e os sintomas destas condições incluem inchaço do tecido mole, diminuição da amplitude de movimento, dor e perda de força e de função. As condições têm diferentes etiologias, mas há alguns problemas subjacentes comuns, incluindo alterações inflamatórias crônicas, com fibrose, contratura do tecido e, possivelmente, o desenvolvimento de aderência.[52-55]

Clinicamente, não há nenhuma boa razão para o uso do ultrassom como uma intervenção de tratamento exclusiva para condições crônicas do tipo observado anteriormente. Geralmente, quando os tecidos são aquecidos, o objetivo é aumentar a extensibilidade; portanto, devem ser aplicados o alongamento e, logo após, o exercício em toda a amplitude de movimento. Então, o que pode ser aprendido a partir de estudos que tratam condições crônicas com níveis de aquecimento de ultrassom mas sem tratamento adjuvante apropriado? Por outro lado, é possível avaliar de forma adequada o uso do ultrassom em combinação com outras intervenções de tratamento? Um dilema que se torna evidente para o pesquisador e terapeuta. Para o leitor está claro: a literatura deve ser abordada de forma crítica. Temos de ser capazes de justificar o que fazemos com as modalidades de agentes físicos. Ao mesmo tempo não queremos descartar tratamentos baseados nos resultados negativos da pesquisa quando esta é problemática, o número de indivíduos no estudo é pequeno, e ainda assim o tratamento pode ser benéfico.

Estudos clínicos que utilizam o ultrassom para estimular a reparação tecidual

A dificuldade em estudar os efeitos do ultrassom em feridas de tecidos humanos é óbvia, e a maioria das pesquisas foi realizada em experiências com feridas em animais. Os estudos em animais muitas vezes são criticados porque animais que perdem pele, geralmente ratos e porquinhos-da-índia e, em menor medida, porcos, têm uma pele que cicatriza de maneira diferente da pele humana. Embora haja desvantagens em usar modelos animais para a pesquisa do ultrassom, informações valiosas surgiram, e elas podem e devem ser extrapoladas para a prática clínica, embora com discrição.

Estudos em animais têm sido utilizados para demonstrar os efeitos do ultrassom sobre a contração da ferida,[31] taxa de cicatrização de feridas,[53-55,58,59] taxa e qualidade da cicatrização do tendão,[30,60-62] formação de novos vasos sanguíneos,[63] atividade do sistema fagocitário,[64] e o papel dos íons de cálcio.[65] O uso do ultrassom pulsado emitido em intensidades de cerca de 1,0 W/cm² I_{SATP}, utilizando um ciclo de atividade de 20%, pareceu de forma consistente acelerar a cicatrização de uma variedade de experiências com modelos de feridas, incluindo feridas abertas, reparação de tendão e danos nos tecidos induzidos por trauma ou infiltração de medicamentos.

Há uma série de estudos clínicos que analisou os efeitos cicatrizantes do ultrassom em úlceras venosas[66-69] e úlceras de pressão.[70] Tratamentos com ultrassom no modo contínuo não produziram benefícios.[67] Alguns tratamentos que utilizam o ultrassom pulsado de baixa intensidade (20% do ciclo de atividade) a uma dosagem de 1,0 W/cm² I_{SATP} durante 5 a 10 minutos foram benéficos.[66,69] No entanto, devemos observar que nenhum benefício foi observado quando o ultrassom pulsado foi emitido na mesma intensidade (1,0 W/cm² I_{SATP}), mas usando um ciclo de atividade de 10%.[68] Qual é a razão de pulso ideal para a estimulação da cicatrização do tecido? Foi demonstrado que quando a intensidade é extremamente elevada, mesmo que o impulso seja de curta duração (2 milésimos de segundo), a ocorrência de cavitação instável é reforçada,[71] o que pode explicar a falta de benefício usando-se um ciclo de atividade de 10%.

As pesquisas mais recentes demonstram que o ultrassom pulsado (de 1,0 a 2,5 W/cm² I_{SATP}; 20% do ciclo de atividade) produz benefício quando usado em um tipo repetitivo de lesões dos tecidos moles. Nesses estudos, é importante observar o uso do ultrassom com duração relativamente longa (15 minutos) e o aumento da frequência de tratamento (de 20 a 24 sessões ao longo de um período de 6 semanas) em comparação com os estudos anteriores.[51,52]

Uma nova área de interesse no uso do ultrassom surgiu com a descoberta em grandes estudos multicêntricos em humanos que a cicatrização óssea é reforçada com o ultrassom de baixa intensidade (0,15 W/cm² I_{SATP}, pulsado em 1:4) aplicado por 20 minutos por dia usando uma técnica de transdutor estacionário.[20,72]

Contrariamente à facilitação da reparação do tecido humano demonstrada pelo uso de uma dosagem baixa de ultrassom pulsado, um estudo utilizando ultrassons de alta intensidade para tratar tecidos danificados demonstrou uma piora dos sintomas dos indivíduos. Inflamação muscular e dor muscular de início tardio (DMIT) foram induzi-

das em voluntários humanos e, em seguida, o ultrassom foi aplicado ao músculo a 1 MHz, 1,5 W/cm² durante 5 minutos utilizando um transdutor com tamanho de 10 cm².[73] Quando os controles foram comparados, o tratamento aumentou os sintomas de dor dos indivíduos. Os resultados deste trabalho sugerem que o ultrassom de alta intensidade pode agravar a lesão tecidual durante a fase aguda. Os pontos importantes para o tratamento que podem ser deduzidos a partir da pesquisa incluem o seguinte:

- A área de tecido que pode ser aquecida realisticamente utilizando ultrassom é uma área equivalente a duas vezes o tamanho da área de radiação do transdutor, ou seja, 2 × ERA.
- Técnicas de imersão em água diminuíram consideravelmente o aquecimento da pele e dos tecidos. Para compensar, a intensidade do tratamento deve ser aumentada em 50% ou até que o paciente relate sensação de calor na pele.
- Utilizando uma frequência de 1 MHz, uma intensidade de 1,0 W/cm² e uma técnica lenta a uma taxa de 3 a 4 cm/s, pode ocorrer uma mudança na temperatura de 4 a 6°C no tecido denso perto do osso.
- Temperaturas terapêuticas (40°C) são obtidas com 10 a 15 minutos de tratamento com ultrassom usando intensidades de 1 a 1,5 W/cm².[74,75]

Técnicas de tratamento para auxiliar a cicatrização dos tecidos incluem o seguinte:

- O ultrassom pulsado é o mais recomendável para melhorar a cicatrização do tecido quando usado na baixa intensidade, de 1,0 a 2,5 W/cm² I_{SATP}, com um ciclo de atividade de 20%.
- O tratamento de breve duração, de cerca de 2 minutos para cada área de superfície equivalente à ERA do transdutor, é suficiente para estimular o processo de cicatrização em úlceras crônicas.
- As lesões dos tecidos moles, como entorses, distensões, hematomas subagudos e outras, devem ser tratadas por até 5 minutos por ERA do transdutor.
- Os tratamentos devem ser repetidos diariamente ou a cada 48 horas para reforçar a cicatrização.

Confiabilidade e eficiência do equipamento de ultrassom

Um número de pesquisadores avaliou a precisão do equipamento de ultrassonografia.[2,4,5] Eles parecem concordar que o equipamento não é confiável e que as unidades clínicas devem ser verificadas com regularidade. Os pesquisadores descobriram unidades com valores BNR e características ERA que não estão de acordo com os valores reportados pelo fabricante. A disponibilidade de uma tecnologia adequada (desde aproximadamente 1980) e uma maior consciência para a importância da medição precisa da BNR e da ERA evoluíram nessa área de pesquisa.

Propriedades de transmissão dos agentes de acoplamento de ultrassom

Alguns estudos compararam as propriedades de transmissão dos meios de acoplamento para determinar sua eficiência relativa de transmissão acústica.[11,74,75]

A água desgaseificada é o meio mais comumente usado para comparar os meios de acoplamento. Os resultados mostram que a condutividade acústica difere entre os produtos. As propriedades requeridas de um agente de acoplamento são: lubrificar a pele, absorver muito pouco ultrassom, ter viscosidade suficiente para não "escorregar", não ter odor, não manchar a roupa e não formar bolhas. Uma compressa de gel com espessura de 3,3 mm, estéril, semissólida, chamada Geliperm (Geltech Sons Ltd., Newton Bark, Chester, Inglaterra), aparentemente transmite 95% da energia do ultrassom incidente.[76] Foram realizados testes com este produto debaixo da água aplicando-se uma compressa adesiva diretamente sobre a superfície do transdutor. Embora este produto seja um bom transmissor, é bom observar que seria difícil aplicar uma compressa sobre a pele sem a retenção de ar, o que reduziria significativamente sua condutividade acústica. O objetivo da compressa é permitir que o tratamento seja feito diretamente sobre abrasões e feridas, utilizando água ou um gel lubrificante entre a compressa e o transdutor. Os autores que testaram o produto recomendaram a utilização de uma seringa para encher as feridas rasas com soro fisiológico estéril antes de aplicar a compressa, eliminando assim as lacunas de ar entre o tecido e a compressa. Na América do Norte também está disponível uma compressa transparente adesiva (Opsite, Smith & Nephew, Inc., Lachine, Quebec, Canadá) que transmitiu menos do que 10% da energia do ultrassom irradiada quando testada com os mesmos procedimentos.[77]

Fonoforese

O sufixo *forese* significa movimentação ou transmissão em um meio e, como já discutido neste capítulo, *fono* se aplica a som. Quando os dois estão juntos, como em fonoforese, o significado implica o uso de ondas sonoras para transmitir ou mover alguma coisa. Fonoforese é o uso das propriedades mecânicas das ondas de energia do ultrassom para distribuir medicamentos através da pele (por via transcutânea) tanto para tecidos locais quanto sistêmicos. Foi documentado que a energia do ultrassom distribui por via transcutânea uma ampla variedade de agentes que vão de proteínas a várias substâncias que ou

são atraídas ou repelidas pela água, conhecidos como medicamentos hidrofílicos e hidrofóbicos.[90-93] No entanto, os parâmetros de energia mecânica para muitas pesquisas relatam que o aumento da distribuição transcutânea do ultrassom não está dentro da faixa de frequência de 1 a 3 MHz atualmente disponível para os profissionais dentro dos Estados Unidos. Além disso, quando os pesquisadores examinam estes promissores novos parâmetros do ultrassom, a pesquisa se concentra menos nas frequências que são utilizadas clinicamente.

Como já dissemos, a fonoforese é a prática de aplicar ultrassom através de um agente de acoplamento medicamentoso. O mecanismo pelo qual a fonoforese pode aumentar a absorção de medicamentos não é tão simples. Podemos citar três teorias: a primeira é que a pressão do ultrassom conduz o medicamento para dentro da pele; a segunda é que o aquecimento do tecido superficial provoca a vasodilatação dos capilares dérmicos, o que acelera a velocidade com a qual os medicamentos são absorvidos na circulação; e a terceira sugere que o aumento da permeabilidade das membranas celulares aumenta a difusão do medicamento na célula, que é o local das interações químicas. Os estudos sobre a fonoforese refletem todas as três teorias.

O objetivo de alguns estudos iniciais[78,79] e de alguns trabalhos mais recentes[80] foi determinar a que profundidade o ultrassom conduziu os medicamentos. Procedimentos de pesquisa tais como secção muscular em coelhos e aspirações articulares em cães foram realizados 10 minutos após a fonoforese. Ainda que os medicamentos aparecessem em maiores quantidades na profundidade dos músculos, não foi demonstrado nenhum benefício na profundidade do joelho canino. Ainda restam dúvidas se o medicamento necessita de mais tempo para se difundir a uma maior profundidade, ou se de fato o benefício é limitado à profundidade do músculo.

Não está claro a partir de uma revisão da literatura se os medicamentos que normalmente se difundem através da pele se difundem em maiores quantidades após o ultrassom.[73,80,81] Os primeiros testes clínicos não controlados[81-83] mostraram que pacientes com uma variedade de condições inflamatórias se beneficiaram com a fonoforese usando preparações de hidrocortisona; o que implica, como nos estudos da profundidade, que o medicamento foi transmitido com sucesso através da pele pelo ultrassom. No entanto, em dois recentes estudos controlados sobre epicondilite,[84,85] foram utilizadas preparações de hidrocortisona de 10 e 1%, sem benefício significativo quando comparadas ao uso do ultrassom sozinho. Um medicamento anti-inflamatório não esteroide tópico foi esfregado sobre a pele em outro estudo, e a mesma quantidade de medicamento foi absorvida independentemente da adição do ultrassom.[86] Em testes preliminares, verificou-se que menos que 1% da energia do ultrassom foi transmitida quando 10% de acetato de hidrocortisona foi misturado no gel e utilizado como um agente de acoplamento. As qualidades pobres de transmissão de algumas preparações podem ser responsáveis pela falta de benefício.[81]

A questão sobre a quantidade de ultrassom transmitida por meio de preparações fonoforéticas[75,87-89] só foi examinada muito tempo depois dos testes clínicos iniciais. Descobriu-se que, para a transmissão, uma variedade de cremes, pomadas e géis tópicos é menos eficiente do que os géis regulares e a água. Para a maioria dos produtos testados, a transmissão era melhor a uma frequência de 1,5 MHz e de 3 MHz do que a 0,75 MHz, e não houve diferença na transmissão entre as intensidades de 0,3 W/cm^2 e 1,0 W/cm^2.[87] Preparações testadas a 1,5 W/cm^2 sugeriram que o meio que contém o medicamento que transmitiu 80% de energia do ultrassom pode ser considerado um bom meio. Esse critério foi preenchido por corticoides, anestésicos locais e medicamentos anti-inflamatórios não esteroides e medicamentos salicilato. Os produtos testados incluíram uma variedade de cremes, pomadas, géis, outros meios e meios mistos. Algumas preparações têm gerado descobertas conflitantes.[88] As transmissões através do creme de hidrocortisona foram avaliadas como 47%.[89,90] Nenhum nível é satisfatório, o que torna difícil explicar os sucessos clínicos iniciais da fonoforese com hidrocortisona.

Talvez a confusão neste campo se deva à falta de uniformidade nos métodos de pesquisa. Existem diferenças na preparação de produtos fonoforéticos, particularmente na concentração dos ingredientes ativos, no tipo de base (gel, pomada ou creme), e na dosagem e número de tratamentos com ultrassom. Parece que na preparação para o tratamento fonoforético, um profissional deve realizar pelo menos um teste subaquático bruto no produto medicamentoso para ver se ele transmite qualquer ultrassom.

A experiência atual e a evidência de pesquisa clínica sugerem que a fonoforese possui o potencial para a distribuição transcutânea de fármacos anti-inflamatórios e possivelmente de outros medicamentos. No entanto, a evidência atual em relação à farmacocinética da profundidade de penetração e ao valor clínico dos farmacêuticos nestas várias profundidades de tecido ainda precisa ser definida. A discussão atual apresentará pesquisas publicadas que utilizam parâmetros fonoforéticos atualmente disponíveis para os médicos.

Parâmetros para a fonoforese

Assim como a transferência da energia mecânica do transdutor de ultrassom à superfície da pele, o gel de acoplamento utilizado durante a fonoforese deve permitir a transferência da energia mecânica do transdutor do ultrassom à superfície da pele. A inclusão de um medicamento ao gel de acoplamento deve minimizar a perda de condutância da energia mecânica. No entanto, nem todos os agentes de acoplamento fonoforéticos são iguais na condutância da energia mecânica.[94-97] Há uma diferença na transmissão do acoplamento da energia mecâ-

nica que é independente do medicamento. Por isso os profissionais devem inquirir sobre os géis fonoforéticos usados e como eles foram preparados. Por exemplo, bater um medicamento em um gel acusticamente condutor, embora normalmente eficaz para se obter uma mistura, *não* é eficaz para géis acústicos uma vez que adiciona ar, o que diminui significativamente a capacidade do meio para transmitir o ultrassom. Além disso, o medicamento administrado deve ser estável em um campo de ultrassom, e não proporcionar resistência adicional à condução da onda mecânica no gel de acoplamento.

A fonoforese tem uma clara vantagem sobre a iontoforese, que é a capacidade de distribuir medicamentos tanto ionizados quanto não ionizados.[90] Tal como acontece com a iontoforese, o estrato córneo tem sido proposto como o impedimento principal para a distribuição de medicamentos fonoforéticos transcutâneos.[91,98] Vários fenômenos foram propostos como responsáveis pela valorização fonoforética desta forma de distribuição do medicamento através da pele.[91,98,99] Esses fenômenos incluem:

- Cavitação estável das bolhas de gás no interior do estrato córneo.
- Transporte convectivo.
- Aquecimento térmico que aumenta a energia cinética do medicamento.
- Tensões mecânicas induzidas pelas variações de pressão da onda.

Além disso, este transporte pode ocorrer ou dentro do próprio estrato córneo ou por meio de folículos capilares e glândulas sudoríparas assim como com a iontoforese. Esta é discutida com mais detalhes no Capítulo 11.

Há uma variedade de tipos de sistemas de transporte que podem ocorrer dentro dos tecidos do corpo. O transporte por apêndices, que se refere ao transporte por meio de folículos capilares ou outros apêndices, o transporte transcelular, que ocorre por meio dos corneócitos na camada exterior da pele, o estrato córneo, e o transporte intercelular, por meio da matriz extracelular. Mitragotri e copesquisadores[99] examinaram esses fenômenos *in vitro* com frequências e intensidades clinicamente relevantes, de 1 a 3 MHz e de 0 a 2 W/cm^2, respectivamente. A conclusão do estudo foi que a intensificação fonoforética da distribuição transcutânea do medicamento era o resultado da cavitação estável ocorrendo intracelularmente na membrana celular dos corneócitos na estrutura do estrato. Nesta analogia, os **corneócitos** são os tijolos (Fig. 5.12).

A cavitação do ultrassom parece desordenar as estruturas de estrato córneo que intensifica o movimento passivo dos medicamentos até um gradiente de concentração que vai da superfície externa até as camadas mais profundas da pele. Além disso, esta intensificação da cavitação do transporte transcutâneo do medicamento ocorre em 1 MHz, *e não* em 3 MHz. Portanto, ao contrá-

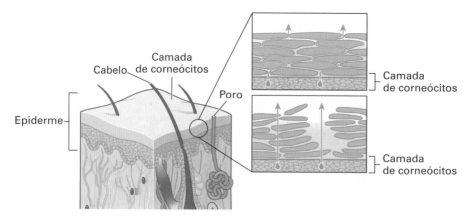

Figura 5.12 Os corneócitos são os "tijolos" em uma espécie de argamassa na construção da epiderme. Quando eles estão dispostos de modo uniforme, a passagem de substâncias através da camada de corneócitos não pode ocorrer de maneira tão fácil como quando há uma ruptura na superfície. A presença de folículos capilares e poros permite que o transporte por apêndices ocorra para facilitar a absorção nas camadas mais profundas. No entanto, o transporte por apêndice não é reforçado pela fonoforese.

rio do transporte transcutâneo iontoforético, o transporte transcutâneo fonoforético não é por apêndice.

O transporte transcutâneo de todos os medicamentos pode não ser intensificado pela fonoforese, e todos aqueles que o são podem não sê-lo na mesma medida. Mitragotri e copesquisadores[99] propuseram que a intensificação fonoforética, em comparação com a distribuição passiva, é diretamente proporcional à solubilidade orgânica do medicamento, e inversamente proporcional à permeabilidade passiva do medicamento.

A comparação apoiou a conclusão desses pesquisadores de que as variações na intensificação fonoforética previamente relatada para vários medicamentos são o resultado das diferenças físico-químicas dos agentes que passam pela fonoforese. Alguns medicamentos como acetonido de fluocinolona e dexametasona são intensificados pela fonoforese (12 vezes); outros medicamentos, como a indometacina e hidrocortisona, também são intensificados pela fonoforese, mas não com a mesma intensidade (de 3 a 5 vezes); e alguns medicamentos como lidocaína e salicilato não são intensificados pela fonoforese. Finalmente, uma pesquisa relatou intensificação na retrodifusão de um medicamento no gel fonoforético quando comparado com a aplicação passiva.[101] O medicamento foi aplicado na pele, em seguida o gel de ultrassom recobriu o medicamento e a área foi submetida ao ultrassom. Ver a Tabela 5.3 para obter um resumo dos estudos e medicamentos distribuídos via fonoforese e as indicações para a sua utilização.

É importante saber...

Propriedades acústicas

Se o medicamento foi triturado, formando uma pasta para ser aplicada sobre a pele, o medicamento pode não passar através da pele, pois a trituração adiciona ar e este não é acusticamente condutor.

Antes de começar

Você *deve* perguntar ao paciente se ele tem algum tipo de alergia a medicamentos e documentar a resposta no prontuário dele.

- A fonoforese envolve a distribuição de um medicamento através da pele do paciente.
- Não basta confiar em alguém ou acreditar que outra pessoa já perguntou ao paciente se ele é ou não alérgico à medicação que está prestes a ser administrada.
- Lembre-se de verificar a capacidade acústica do medicamento aplicando-o na superfície do transdutor, usando uma fita adesiva em torno do transdutor e adicionando água.
- Se a superfície da água é perturbada quando se aumenta a intensidade do ultrassom, então o medicamento é acusticamente condutor. Caso contrário, ele não é.

Fonoforese experimental com medicamentos anti-inflamatórios

Assim como discutido anteriormente, a permeação transcutânea de *todos os* medicamentos anti-inflamatórios não é intensificada pela fonoforese. Portanto, a discussão subsequente incide sobre essas investigações que usam agentes com os quais a permeação transcutânea é intensificada pela fonoforese. As pesquisas iniciais com fonoforese foram anteriormente revisadas.[91] Vários pesquisadores documentaram a distribuição de cortisol nos níveis de tecido intramuscular e mais profundos.[101-103] No entanto, esses parâmetros experimentais não têm paralelo com a utilização clínica da modalidade, e a relevância destes resultados na prática clínica é discutível. A distribuição fonoforética de vários medicamentos anti-inflamatórios não esteroides (AINE) já foi examinada. A fonoforese *in vivo* de 1 MHz intensifica os efeitos da

Tabela 5.3	Fonoforese clínica em disfunção musculoesquelética					
Disfunção	**MHz**	**Parâmetro W/cm²**	**Minutos**	**Agente farmacológico**	**Rx**	**Resultado**
DMIT dos flexores do cotovelo	1	1,5	5	0% ST (AINE)	3	Resultados mistos[115]
Disfunção musculoesquelética	1 1	2 máximo 2 máximo	9 Máximo	1% *Hydrocort* (anti-inflamatórios não esteroides) 10% *Hydrocort*	8 a 10 5 a 7	Eficácia 10% > 1%[117]
Disfunção musculoesquelética	1	1,5	8	0,05% Lidex (esteroide tópico)	9	Fono *vs.* US; resultado objetivo semelhante[118]
Tendinite musculoesquelética	3	1 (pulsado a 20%)	5	0,015% DexLido glicocorticoide Anestésico tópico	5	Fono *vs.* US; resultado objetivo e subjetivo semelhante[119]
Disfunção da ATM	1	0,8 a 1,5	15	1% Indo (anti-inflamatórios não esteroides)	2	Melhorias subjetivas e objetivas[116]

Abreviaturas: **Dex/Lido:** X% dexametasona mais X% de lidocaína; **DMIT:** dor muscular de início tardio; ***Hydrocort:*** hidrocortisona; **Indo:** indometacina; **Lidex:** fluocinonida; **Fono:** fonoforese; **Rx:** número de tratamentos; **ATM:** articulação temporomandibular; **ST:** salicilato de trolamina; **US:** ultrassom. A concentração de lidocaína no gel de acoplamento não pôde ser determinada a partir dos métodos.

indometacina.[104-106] Este aumento dependeu tanto da intensidade quanto do tempo, com uma maior intensidade e períodos mais longos resultando em níveis mais elevados de medicamentos no sistema sanguíneo. A intensificação da fonoforese também ocorreu com os modos contínuo e pulsado de ultrassom de 1 MHz. Estas pesquisas não definem se o transdutor de ultrassom foi movimentado durante a aplicação. No entanto, como resultado do aspecto histológico da epiderme durante o ultrassom contínuo de 1 MHz a 0,75 W/cm² ou 1,5 W/cm² a 1:2 de ultrassom pulsado, talvez o transdutor tenha ficado estacionário durante a aplicação. Finalmente, mesmo após o fim da aplicação fonoforética, os níveis do medicamento no sistema sanguíneo continuaram aumentando. Esta última informação farmacocinética demonstra que mesmo após a aplicação fonoforética clínica, o aumento da distribuição do medicamento continuou. Uma intensificação semelhante da fonoforese dependente de tempo e intensidade do ácido flufenâmico utilizando uma membrana sintética *in vitro* também foi documentada.[106,107] No entanto, nenhuma intensificação da fonoforese dos AINE, salicilato ou benzidamina foi observada.[109,110]

Nos seres humanos, a fonoforese da hidrocortisona foi realizada a 1 MHz de forma contínua sobre a face volar e palmar a 1,0 W/cm² durante 5 minutos.[111] Nenhum medicamento foi detectado no sangue venoso proximal durante ou até 15 minutos após a fonoforese. Finalmente, a profundidade máxima do tecido para o qual a fonoforese com a hidrocortisona a 1 MHz teve um efeito anti-inflamatório também foi examinada em um porco.[112] A fono-

forese com hidrocortisona foi realizada em um modo contínuo a 1,5 W/cm² durante 5 minutos. Nenhum efeito anti-inflamatório foi observado nesse processo. Nestas pesquisas, foi usada na fonoforese uma concentração de hidrocortisona a 10% (peso/volume). Ao contrário das pesquisas com fonoforese com hidrocortisona, o exame da fonoforese com dexametasona teve resultados positivos. Na pesquisa anterior feita em um porco, por Byl et al.,[112] a fonoforese com dexametasona, nos parâmetros previamente descritos para a hidrocortisona, teve como resultado efeitos anti-inflamatórios subcutâneos no local da aplicação da fonoforese. No entanto, não foram observados efeitos anti-inflamatórios em tecidos submusculares ou subtendíneos sob o local de aplicação.

Além disso, efeitos anti-inflamatórios foram observados nos locais em que os tecidos eram distais à fonoforese, sugerindo uma distribuição sistêmica da dexametasona. Nos seres humanos, uma fonoforese feita em modo contínuo na frequência de 1 MHz na intensidade de 1,5 W/cm² durante 8 minutos foi realizada sobre a superfície volar e palmar, e amostras de sangue venoso foram recolhidas próximas à fossa cubital.[113] Estes parâmetros de fonoforese foram semelhantes aos já descritos para a hidrocortisona.[111] Dos indivíduos que receberam a fonoforese com dexametasona, 40% demonstraram níveis mensuráveis, mas não quantificáveis, de medicamentos venosos. Em contraste, outra pesquisa em humanos examinou a fonoforese contínua com dexametasona de 1 MHz a 1,0 W/cm² durante 10 minutos.[114] A fonoforese foi realizada na superfície volar e palmar, e amostras de sangue venoso foram recolhidas próximas à fossa cubital. Nenhuma dexametasona mensurável foi detectada no sangue venoso proximal. Com parâmetros semelhantes de fonoforese, o que pode explicar os diferentes resultados farmacocinéticos nas pesquisas de fonoforese com dexametasona feitas em humanos.

Na pesquisa feita com porcos, que documenta o efeito anti-inflamatório subcutâneo depois da fonoforese com dexametasona,[112] e na pesquisa humana, que mede a dexametasona venosa proximal após a fonoforese,[113] a concentração de dexametasona no gel fonoforético foi de 0,33%. Na pesquisa da farmacocinética humana que foi incapaz de documentar a presença de dexametasona no sangue venoso após a fonoforese, a concentração do medicamento no gel fonoforético foi de 0,017%.[114] As diferenças na concentração de dexametasona no gel fonoforético podem explicar os diferentes resultados nas investigações que examinaram a fonoforese de dexametasona.

Como já sugerido,[91] a intensificação de fonoforese dos AINE e AIE é seletiva, sendo em parte dependente da estrutura química e da propriedade hidrofóbica, ou rejeição à água, do agente. Além disso, uma distribuição ideal do agente pela fonoforese depende da frequência e da intensidade da fonoforese, da duração do tratamento, e das propriedades mecânicas de transmissão do gel de acoplamento.

Fonoforese clínica com medicamentos anti-inflamatórios

Conclusões mais categóricas podem basear-se em pesquisas clínicas que usam controle ou grupos de tratamento alternativos. Por isso, apenas essas serão atualmente revistas. Vários tipos de pesquisas examinaram o benefício terapêutico da fonoforese com diferentes medicamentos anti-inflamatórios, e os resultados foram heterogêneos. Tanto os AINE quanto os AIE foram utilizados nessas pesquisas clínicas, e os parâmetros da fonoforese e os principais resultados encontram-se resumidos na Tabela 5.3.

Reduções na percepção da dor muscular de início tardio (DMIT) nos flexores do cotovelo com fonoforese com 10% salicilato de trolamina foram observadas em uma pesquisa de multicontrole.[115] Não houve redução significativa da DMIT quando comparada com o ultrassom *sham* ou a aplicação passiva de 10% de salicilato de trolamina. No entanto, a fonoforese com o salicilato de trolamina reduziu a DMIT quando comparada com um tratamento equivalente apenas com o ultrassom, uma vez que a DMIT aumentou com o tratamento com ultrassom quando comparada com o ultrassom *sham* ou a aplicação de hidrocortisona passiva. Em contraste, fonoforese com 1% de indometacina reduziu as queixas subjetivas e objetivas de dor em pacientes com disfunção da articulação temporomandibular (ATM).[116] Os pacientes que

receberam a terapia de ultrassom semelhante como tratamento para sua disfunção da ATM não demonstraram uma redução significativa na sua disfunção. Esses resultados sugerem que a melhoria clínica nos pacientes que receberam a fonoforese com indometacina foi resultado da adição do medicamento à terapia de ultrassom.

Da mesma forma, uma análise retrospectiva comparou uma fonoforese com 1 e 10% de hidrocortisona em pacientes com várias disfunções musculoesqueléticas.[117] Aqueles que foram tratados com 10% de hidrocortisona para sua disfunção exigiram menos tratamentos e demonstraram uma melhor avaliação subjetiva da disfunção. Em contrapartida, o uso de fonoforese a 0,05% de fluocinonida foi comparado com uma duração semelhante de ultrassom no tratamento de várias disfunções musculoesqueléticas.[118] Os dois grupos demonstraram melhorias semelhantes subjetivas e objetivas nas várias disfunções. Os pesquisadores concluíram que a adição da fluocinonida ao tratamento de ultrassom não foi significativamente benéfica. Finalmente, a fonoforese com dexametasona com lidocaína no tratamento de tendinite foi comparada com o uso de um tratamento semelhante apenas com ultrassom.[119] Assim como a pesquisa sobre a fonoforese com fluocinonida,[118] nenhuma melhoria adicional foi observada nos resultados subjetivos ou objetivos quando houve a adição da dexametasona com lidocaína ao tratamento com ultrassom. Várias conclusões sobre o sucesso destas várias pesquisas clínicas podem ser feitas com base no potencial de intensificação da permeação transcutânea de medicamentos por meio da fonoforese[91] e no tempo necessário para que esta tenha uma aplicação ideal:[97] em primeiro lugar, o sucesso da fonoforese com indometacina em comparação com a fonoforese com o salicilato.[115,116] Construções teóricas sugerem que a indometacina seria intensificada pela fonoforese, mas não com o salicilato. Além disso, a duração da aplicação da fonoforese na pesquisa com a indometacina foi três vezes mais longa que na pesquisa com o salicilato. Com base nos parâmetros fonoforéticos discutidos anteriormente, este tempo adicional deve intensificar a permeação transcutânea da indometacina em comparação com o salicilato.

Nas pesquisas que analisam os AIE,[117-119] aquela que documenta o sucesso na intensificação com 10% em comparação com 1% de hidrocortisona não incluiu um grupo de tratamento apenas com ultrassom.[117] Talvez isso explique o sucesso proposto nesta pesquisa em comparação com aquelas que não documentam qualquer diferença entre ultrassom e fonoforese com um AIE.[118,119] A fonoforese com dexametasona poderia ser prevista para ter melhorado a distribuição do medicamento.[97] No entanto, a pesquisa clínica demonstrou várias deficiências do modelo experimental.[119] A duração do tratamento com fonoforese foi de apenas 5 minutos com ultrassom pulsado de 3 MHz (20% do ciclo de atividade). Tanto a curta duração do tratamento como a frequência de 3 MHz não iriam intensificar o transporte transcutâneo da dexametasona.[97] Além disso, a concentração de dexametasona a 0,015% no gel de acoplamento pode ter sido insuficiente para fornecer um anti-inflamatório nos tecidos subcutâneos. A concentração final de lidocaína no gel de acoplamento não pôde ser determinada por esses métodos. Finalmente, os autores assumiram que a eficiência da condução mecânica do gel de acoplamento foi semelhante à de outro esteroide com condução mecânica eficaz. No entanto, para a fonoforese, comprimidos de dexametasona foram triturados e misturados ao gel de acoplamento. Esses comprimidos triturados podem conter um material inerte, o que potencialmente altera a condução mecânica do gel.

Finalmente, outros distúrbios cutâneos localizados também podem ser tratados clinicamente pela fonoforese com medicamentos anti-inflamatórios. Um estudo de caso relatou o uso da fonoforese no tratamento de granulomas epitelioides cutâneos que estão associados à sarcoidose.[120] O tratamento de nódulos no dorso da mão com AIE tinha falhado anteriormente. Para tratá-los, usou-se a fonoforese com hidrocortisona em modo contínuo de 0,5 a 0,6 W/cm^2 durante 5 minutos. A frequência da fonoforese não foi indicada. Depois de um tratamento de um mês, duas vezes por semana, os nódulos foram acentuadamente reduzidos. Concluiu-se que o efeito anti-inflamatório da fonoforese com hidrocortisona foi local, pois os nódulos em outras partes do corpo não foram reduzidos. Estes resultados clínicos sugerem que a fonoforese com medicamentos anti-inflamatórios pode ter benefícios clínicos em outras afecções cutâneas, como cicatrização hipertrófica, formação de quinoide ou psoríase.

Fonoforese e produtos fonoforéticos: indicações para tratamento

Além do ultrassom, existem outras modalidades para estimular a cicatrização de tecidos, tais como diatermia de ondas curtas pulsada, *laser* e estimulação nervosa elétrica transcutânea de baixa frequência (TENS). Existem alternativas para aquecimento de tecidos, como diatermia de ondas curtas contínua, compressas quentes e outros agentes superficiais. Uma série de perguntas pode ajudar o profissional inexperiente a decidir se o ultrassom é indicado.

Antes de começar

Questões para a seleção de parâmetros

1. Já perguntei ao paciente se ele é alérgico ao medicamento planejado para o uso?
2. Já documentei sua resposta à pergunta sobre uma alergia ao medicamento?
3. O tecido que estou tratando é superficial (uso de 3 MHz) ou profundo (uso de 1 MHz)?

(continua)

Antes de começar (continuação)

4. Os sinais e sintomas são sugestivos de inflamação aguda? (Use um fator de atividade de 20%, isto é, uma razão de 1:4, durante o tratamento da inflamação aguda.)
5. Qual é a BNR do transdutor? (Considere o potencial de pontos-chave no campo do tratamento.)
6. Qual é a ERA do transdutor? (Considere o contato entre o transdutor e a superfície do tecido.)
7. Quantas áreas equivalentes à ERA do transdutor se ajustam à área de tratamento? (Utilizar um tempo de tratamento de cerca de 5 minutos para cada ERA, mas não se esqueça de que a área de tratamento não deve ser maior do que o dobro do tamanho da área do transdutor para efeitos térmicos).
8. Existe um diagnóstico clínico? O ultrassom não é um tratamento global para dor não diagnosticada ou perda de função. Em vez disso, o ultrassom é indicado para o tratamento de problemas bem definidos de tecido localizado. Quando o ultrassom está sendo considerado, o profissional deve ter os objetivos do tratamento claramente definidos.
9. A estimulação da reparação tecidual é indicada? A inflamação aguda e subaguda de tensões e distensões, contusões, distensões musculares, queimaduras, feridas da pele superficiais e profundas, lesões por esmagamento e outros tipos semelhantes de condições responde positivamente à baixa intensidade do ultrassom pulsado.
10. O calor e o alongamento são indicados? Restrição de movimento, com ou sem dor, por causa de espasmos musculares, edema crônico, fibrose, contratura do tecido conjuntivo, aderências, hematoma não resolvidos e condições semelhantes de natureza inflamatória crônica são indicações para ultrassom térmico de alta intensidade em modo contínuo.
11. Em relação a tempo de exposição, o ultrassom é uma abordagem eficaz para o problema? O profissional tem de estar com o paciente durante o período de tratamento. O ultrassom durante mais de 15 minutos pode não ser um uso eficiente do tempo. A diatermia de ondas curtas é uma modalidade alternativa que deve ser considerada. (A diatermia será discutida no Capítulo 10.)
12. O tecido-alvo é acessível? O ultrassom é absorvido preferencialmente pelo tecido denso; portanto, estruturas ósseas e articulares não devem estar entre o tecido-alvo e o caminho do feixe de ultrassom. Por exemplo, isso significaria selecionar uma modalidade alternativa se o inchaço estiver dentro de uma articulação, e se estiver do lado de fora de uma articulação, o ultrassom pode ser indicado. Se o paciente é incapaz de manter uma postura que deixe o tecido acessível, outra modalidade deve ser considerada.

(continua)

120 Seção II • Agentes térmicos e mecânicos

Antes de começar (continuação)

Por exemplo, uma contratura da parte inferior da cápsula articular do ombro pode ser mais bem aquecida com diatermia de ondas curtas se um paciente não for capaz de abduzir o braço o suficiente para o uso do ultrassom.

13. A emissão do ultrassom é prática? Deve-se usar contato direto ou técnica de imersão em água. Ruptura da pele, risco de infecção, sensibilidade e presença de curativos, gesso e talas podem impedir o uso de ultrassom.

14. O objetivo do tratamento é intensificar a distribuição da medicação tópica? Se alguns contornos difíceis do tecido impedem o contato adequado do transdutor, fonoforese e iontoforese podem ser soluções alternativas: por exemplo, sobre o epicôndilo lateral do úmero ou a bursa do calcâneo em indivíduos "ossudos".

15. O ultrassom é medicamente seguro para o paciente? Existem algumas contraindicações que excluiriam imediatamente o ultrassom como uma opção de tratamento. É essencial fazer uma avaliação dos pacientes.

O que você está tratando é algo superficial?	Usar 3 MHz.
O que você está tratando é algo mais profundo do que você pode palpar?	Usar 1 MHz.
O que está tratando é agudo ou crônico?	Isso o ajuda a determinar o fator de atividade (ciclo de atividade).

Quanto mais agudo o problema, menor será o fator de atividade.

Quantos mais sinais cardinais da inflamação estão presentes, menor será o fator de atividade.

Isto significa que se todos os cinco sinais cardinais estão presentes (dor, edema, calor, eritema e perda de função), então um fator de atividade de 10% pode ser indicado, mas conforme cada um dos sinais for desaparecendo, o fator de atividade pode subir até um modo térmico de 100% caso reste apenas um sinal.

O tempo de tratamento pode ser baseado na área tratada e no tamanho do transdutor. A área de tratamento não deve ser superior a duas vezes o tamanho do transdutor; no entanto, o tempo deve levar em consideração qualquer fator de atividade que foi aplicado. O tempo de tratamento pode ser baseado em 2 a 3 minutos por área de tratamento que é igual a ERA do transdutor.

Resumo

Ao longo deste capítulo enfatizou-se de forma contínua a importância de compreender os parâmetros do ultrassom terapêutico e a capacidade de explicar ao paciente o que está sendo feito usando uma terminologia simples. O ultrassom foi usado terapeuticamente por muitos anos; no entanto, foi apenas nos últimos 20 ou 30 anos que a tecnologia mudou significativamente, permitindo uma emissão e um monitoramento mais precisos da energia acústica. Isso tornou possível aos pesquisadores uma melhor aplicação e compreensão dos efeitos das frequências específicas do ultrassom, das características do feixe, incluindo a BNR, e dos níveis de intensidade. Essa pesquisa também tornou possível que terapeutas e pacientes se beneficiassem com aquilo que conhecemos agora sobre o ultrassom terapêutico, e estabelecer com mais precisão os parâmetros apropriados para alcançar nossos objetivos de tratamento e prevenir potenciais danos aos tecidos subjacentes. Esperamos que a pesquisa continue para que os benefícios do ultrassom terapêutico sejam superiores à confusão que alguns profissionais ainda possam ter em relação à multiplicidade de parâmetros.

Lembre-se de que a seleção de parâmetros pode ser determinada fazendo a si mesmo as seguintes perguntas:

Questão	Para determinar este parâmetro
Qual é a profundidade do que eu estou tratando?	A frequência.

Questões para revisão

1. Uma secretária de 30 anos foi avaliada pelo fisioterapeuta após um acidente de automóvel. O PTA usou o ultrassom para tratar a dor e a defesa muscular após a palpação de um pequeno nódulo no trapézio superior. Durante o tratamento, a paciente queixou-se de sensação de queimadura sob o transdutor. O que provavelmente causou essa sensação?
   a. A BNR do transdutor era demasiado elevada
   b. Uma intensidade demasiado baixa foi usada durante o tratamento
   c. Uma frequência muito alta foi usada durante o tratamento
   d. a e b

2. Cada transdutor de ultrassom é testado em um laboratório para determinar a qualidade da energia conforme ela sai da cabeça. A área de superfície do transdutor que está produzindo energia acústica a 5 mm a partir da superfície do transdutor é designada como:
   a. Razão de não uniformidade do feixe
   b. Cavitação instável
   c. Área de radiação efetiva
   d. Transmissão acústica

3. Você recebeu instruções para aplicar o ultrassom para fins de aquecimento profundo em um dos pacientes

que vai passar por tratamento esta tarde. O departamento está particularmente ocupado e você observa que há apenas uma unidade de ultrassom disponível para você se familiarizar antes da sessão de tratamento. Aqui estão os parâmetros disponíveis desta unidade em particular:

Frequências	1 MHz, 2 MHz, 3 MHz		
Fatores de atividade	100%, 50%, 33%, 20%, 15%, 10%, 5%		
BNR	@1 MHz = 6:1	@2 MHz = 10:1	@3 MHz = 4:1
ERA	@1 MHz = 8 cm^2	@2 MHz = 6 cm^2	@3 MHz = 4 cm^2

4. Com base nestas informações, qual intensidade máxima poderia ser considerada segura para aplicação caso você estivesse usando o aparelho no tratamento do seu paciente e, claro, não quisesse exceder os níveis perigosos de aquecimento dos tecidos?
   a. Não há informações suficientes para responder à pergunta
   b. 1,5 W/cm^2
   c. 1,0 W/cm^2
   d. 0,8 W/cm^2
5. Com base nesta informação, qual frequência produz o feixe mais uniforme a partir do cristal?
   a. 1 MHz
   b. 2 MHz
   c. 3 MHz
6. Se você foi informado de que havia três transdutores separados para a unidade descrita acima, então, com base nas informações fornecidas, o tamanho dos transdutores teria sentido para essa unidade?
   a. Sim, cabeças menores seriam para áreas mais superficiais
   b. Não, cabeças menores seriam para tecidos mais profundos
   c. Sim, cabeças maiores seriam para áreas menores
   d. Não, cabeças menores seriam para áreas mais superficiais
7. Se você estava tentando cumprir o objetivo inicialmente declarado de aquecimento do tecido profundo, qual dos seguintes conjuntos de parâmetros seria mais adequado?
   a. 3 MHz @ 100% com a cabeça de 4 cm^2 @ 1 W/cm^2 (dependendo da quantidade de tecido mole na área de Rx) durante pelo menos 5 minutos
   b. 1 MHz @ 100% com a cabeça de 8 cm^2 @ 1 W/cm^2 (dependendo da quantidade de tecido mole na área de Rx) durante pelo menos 5 minutos
   c. 3 MHz @ 50% com a cabeça de 4 cm^2 @ 1 W/cm^2 (dependendo da quantidade de tecido mole na área de Rx) durante pelo menos 5 minutos
   d. 1 MHz @ 50% com a cabeça de 8 cm^2 @ 1 W/cm^2 (dependendo da quantidade de tecido mole na área de Rx) durante pelo menos 5 minutos
8. Primariamente, qual das seguintes estruturas é afetada pelo ultrassom:
   a. Arteríolas
   b. Tendões
   c. Membrana celular
   d. Cartilagem hialina das articulações sinoviais
9. Existe uma relação entre a potência de ultrassom e a intensidade de ultrassom. Qual das seguintes afirmações é a mais precisa?
   a. A intensidade de ultrassom é uma medida da energia elétrica emitida a cada centímetro quadrado do transdutor
   b. A potência de ultrassom é uma medida da energia elétrica emitida a cada centímetro quadrado do transdutor
   c. A potência do ultrassom é uma medida da intensidade da energia acústica emitida a cada centímetro quadrado do transdutor

122 Seção II • Agentes térmicos e mecânicos

Estudo de caso

Cindy tem 50 anos e é piloto amador de corrida de prova de velocidade que foi enviada para a fisioterapia com dor na região lombar e defesa muscular. A dor irradia para as nádegas e desce até o espaço poplíteo esquerdo. Ela tem um histórico de tensões na região lombar relacionadas com lesões ligadas ao levantamento de cargas ao trabalhar como carpinteira quando era mais jovem. Ela tem 1,51 m e pesa 40 kg. A tração alivia sua dor irradiada, mas o calor alivia sua defesa muscular.

- O ultrassom pode ser indicado para esta paciente?
- Se sim, responder ao seguinte:

  Onde você deve aplicá-lo?

  Quais parâmetros você usaria?

  Em qual posição a paciente deve estar durante o tratamento?

  No programa de tratamento, quando isso pode ser indicado?

  Por quê?

  O que você espera que aconteça, e depois de quantos tratamentos?

  Como você seria capaz de determinar se ou não ele foi eficaz?

  Como você pode documentar o que fez?

Questões para discussão

1. A paciente é uma mulher de 50 anos de idade, com inchaço venoso crônico dos membros inferiores. Ela tem uma úlcera de 20 cm^2 por 2 cm de profundidade na face anteromedial da perna. Apesar da excelente limpeza da ferida feita por uma enfermeira e do uso de curativos úmidos, a úlcera não cicatrizou em 10 meses.
   a. Selecionar os parâmetros de ultrassom que seriam adequados para estimular a cicatrização da úlcera.
   b. Desenhar no papel uma representação da úlcera de 20 cm^2. Calcular o tempo que você levaria para aplicar o ultrassom em torno do perímetro da úlcera, a uma taxa de 5 minutos por cada 5 cm^2 de área de tratamento. Se uma face de transdutor de 5 cm^2 estiver disponível, você pode contar exatamente o número de áreas com 5 cm^2 que se encaixam em torno do perímetro da úlcera.

   c. A circulação da pele da paciente também está comprometida nas áreas próximas da úlcera por causa do grave inchaço dos tecidos. Como você pode usar o ultrassom para melhorar a condição dessas outras áreas?
2. Um paciente com 30 anos de idade sofreu uma lesão em chicote há 10 dias. Os problemas atuais são uma dolorosa defesa muscular no trapézio superior, uma amplitude de movimento limitada do pescoço e dor de cabeça que, de acordo com o paciente, começa na parte de trás da cabeça. Como parte da sessão de tratamento em andamento você pretende usar o ultrassom.
   a. Selecionar os parâmetros de ultrassom que seriam adequados para o tratamento da defesa muscular.
   b. Você também consideraria o uso do ultrassom sobre as articulações da coluna vertebral no nível da lesão? Em caso afirmativo, quais parâmetros você usaria?

Referências bibliográficas

1. Robertson, VJ, and Ward, AR: Limited interchangeability of methods of applying 1 MHz ultrasound. Arch Phys Med Rehabil 77:379, 1996.
2. Pye, SD, and Milford, C: The performance of ultrasound physiotherapy machines in Lothian region, Scotland. Ultrasound Med Biol 20:347, 1994.
3. Hekkenberg, RT, Oosterbaan, WA, and van Beekum, WT: Evaluation of ultrasound therapy devices. Physiotherapy 72:390, 1986.
4. Williams, AR: Production and transmission of ultrasound. Physiotherapy 73:113, 1987.
5. Hekkenberg, RT, Reibold, R, and Zeqiri, B: Development of standard measurement methods for essential properties of ultrasound therapy equipment. Ultrasound Med Biol 20:83, 1994.
6. Forrest, G, and Rosen, K: Ultrasound: effectiveness of treatments given under water. Arch Phys Med Rehabil 70:28, 1989.

7. Dinno, MA: The significance of membrane changes in the safe and effective use of therapeutic and diagnostic ultrasound. Phys Med Biol 34:1543, 1989.
8. Barnett, SB: Thresholds for nonthermal bioeffects: Theoretical and experimental basis for a threshold index. Ultrasound Med Biol 24:S41, 1998.
9. Nyborg, WL: Ultrasonic microstreaming and related phenomena. Br J Cancer 45(suppl V):156, 1982.
10. ter Haar, GR: Ultrasonically induced cavitation in vivo. Br J Cancer 45(suppl V):151, 1982.
11. Shamburger, RC, et al: The effect of ultrasonic and thermal treatment on wounds. Plast Reconstr Surg 68:860, 1981.
12. Repacholi, MH: Standards and recommendations on ultrasound exposure. In Repacholi, MH, Grandolfo, M, and Rindi, A (eds): Ultrasound: Medical Applications, Biological Effects and Hazard Potential. Plenum Press, New York, 1987.
13. Lehmann, JF: Ultrasound: Considerations for use in the presence of prosthetic joints. Arch Phys Med Rehabil 61:502, 1980.

14. Skouba-Kristensen, E: Ultrasound influence on internal fixation with a rigid plate in dogs. Arch Phys Med Rehabil 63:371, 1982.
15. Krotenberg, R, Ambrose, L, and Mosher, R: Therapeutic ultrasound effect on high density polyethylene and polymethyl methacrylate (abstract). Arch Phys Med Rehabil 67:618, 1986.
16. Sicard-Rosenbaum, L, et al: Effects of continuous therapeutic ultrasound on growth and metastasis of subcutaneous murine tumors. Phys Ther 75:3, 1995.
17. Angles, JM, et al: Effects of pulsed ultrasound and temperature on the development of rat embryos in culture. Teratology 42:285, 1990.
18. CDRH Consumer Information , US Food & Drug Administration Center for Devices and Radiologic Health, March 15, 2005.
19. Dyson, M: Therapeutic applications of ultrasound. In Nyborg, W, and Ziskin, M (eds): Biological Effects of Ultrasound (Clinics in Diagnostic Ultrasound). Churchill Livingstone, New York, 1985.
20. Heckman, JD, et al: Acceleration of tibial fracture-healing by non-invasive, low-intensity pulsed ultrasound. J Bone Joint Surg Am 76-A:26, 1994.
21. Frizzel, LA, Miller, DL, and Nyborg, WL: Ultrasonically induced intravascular streaming and thrombus formation adjacent to a micropipette. Ultrasound Med Biol 12:217, 1986.
22. Williams, AR: Effects of ultrasound on blood and the circulation. In Nyborg, W, and Ziskin, M (eds): Biological Effects of Ultrasound. Churchill Livingstone, New York, 1985.
23. Maxwell, L: Therapeutic ultrasound: Its effect on the cellular and molecular mechanisms of inflammation and repair. Physiotherapy 79:421, 1992.
24. Al-Karmi, A, et al: Calcium and the effects of ultrasound on frog skin. Ultrasound Med Biol 20:73, 1994.
25. Maxwell, L, et al: The augmentation of leucocyte adhesion to endothelium by therapeutic ultrasound. Ultrasound Med Biol 20:383, 1994.
26. De Deyne, PG, and Kirsch-Volders, M: In vitro effects of therapeutic ultrasound on the nucleus of human fibroblasts. Phys Ther 75:429, 1995.
27. Williams, AR, et al: Effects of MHz ultrasound on electrical pain threshold perception in humans. Ultrasound Med Biol 13:249, 1987.
28. Gray, RJM, et al: Temporomandibular pain dysfunction: Can electrotherapy help? Physiotherapy 81:47, 1995.
29. Uygur, F, and Sener, G: Application of ultrasound in neuromas: Experience with seven below-knee stumps. Physiotherapy 81:758, 1995.
30. Lehmann, JF, et al: Effects of therapeutic temperatures on tissue extensibility. Arch Phys Med Rehabil 51:481, 1970.
31. Warren, CG, Lehmann, JF, and Koblanski, JN: Elongation of rat tail tendon: Effect of load and temperature. Arch Phys Med Rehabil 52:465, 1971.
32. Sapega, AA: Biophysical factors in range of motion exercise. Physician Sports Med 9:57, 1981.
33. Knight, CA, et al: Effect of superficial heat, deep heat, and active exercise warm-up on the extensibility of the plantar flexors. Phys Ther 81:1206, 2001.
34. Draper, DO, and Ricard, M: Rate of temperature decay in human muscle following 3 MHz ultrasound: The stretching window revealed. J Athl Train 30:304, 1995.
35. Gammell, PM, LeCroissette, DH, and Heyser, RC: Temperature and frequency dependence of ultrasonic attenuation in selected tissues. Ultrasound Med Biol 5:269, 1979.
36. Draper, DO, et al: Temperature changes in deep muscles of humans during ice and ultrasound therapies: An in vivo study. J Orthop Sports Phys Ther 21:153, 1995.
37. Lentell, G: The use of thermal agents to influence the effectiveness of a lowload prolonged stretch. J Orthop Sports Phys Ther 16:200, 1992.
38. Low, J, and Reed, A: Cold Therapy. Electrotherapy Explained: Principles and Practice. Heinemann Medical, Oxford, 1990, p 203.
39. Waylonis, GW: Physiologic effects of ice massage. Arch Phys Med Rehabil 43:38, 1967.
40. McLachlan, Z, et al: Ultrasound treatment for breast engorgement: A randomised double blind trial. Austral J Physiother 37:23, 1991.
41. Apfel, RE: Acoustic cavitation: A possible consequence of biomedical uses of ultrasound. Br J Cancer 45(suppl V):140, 1989.
42. Fyfe, MC, and Bullock, MI: Acoustic output from therapeutic ultrasound units. Austral J Physiother 32:13, 1986.
43. Lundeberg, T, Abrahamsson, P, and Haker, E: A comparative study of continuous ultrasound, placebo ultrasound and rest in epicondylalgia. Scand J Rehab 20:99, 1988.
44. Balmaseda, MT: Ultrasound therapy: A comparative study of different coupling media. Arch Phys Med Rehabil 67:147, 1986.
45. Docker, MF, Foulkes, DJ, and Patrick, MK: Ultrasound couplants for physiotherapy. Physiotherapy 68:124, 1982.
46. Stevenson, JH, et al: Functional, mechanical, and biochemical assessment of ultrasound therapy on tendon healing in the chicken toe. Plast Reconstr Surg 77:965, 1986.
47. Draper, DO, Castel, JC, and Castel, D: Rate of temperature increase in human muscle during 1 MHz and 3 MHz continuous ultrasound. J Orthop Sports Phys Ther 22:142, 1995.
48. Chan, AK, et al: Temperature changes in human patellar tendon in response to therapeutic ultrasound. J Athl Train 22:130, 1998.
49. Hayes, BT, Merrick, MA, Sandrey, MA and Cordova ML: Three-MHz ultrasound heats deeper into the tissues than originally theorized. J Athl Train 39(3): 230–234, 2004.
50. Ebenbichler, GR, et al: Ultrasound therapy for calcific tendinitis of the shoulder. N Engl J Med 340:1533, 1999.
51. Draper, DO, et al: A comparison of temperature rise in human calf muscle following applications of underwater and topical gel ultrasound. J Orthop Sports Phys Ther 17:247, 1993.
52. Robertson, VJ, and Ward, AR: Subaqueous ultrasound: 45 kHz and 1 MHz machines compared. Arch Phys Med Rehabil 76, 1995.
53. Reed, BJ, et al: Effects of ultrasound and stretch on knee ligament extensibility. J Orthop Sports Phys Ther 30:341, 2000.
54. Draper, DO, et al: Immediate and residual changes in dorsiflexion range of motion using an ultrasound heat and stretch routine. J Athl Train 33:141, 1998.
55. Hasson, S, et al: Effect of pulsed ultrasound versus placebo on muscle soreness perception and muscular performance. Scand J Rehab Med 22:199, 1990.
56. Reed, BJ, and Ashikaga, T: The effects of heating with ultrasound on knee joint displacement. J Orthop Sports Phys Ther 26:131, 1997.
57. Lehmann, JF, et al: Temperatures in human thighs after hot pack treatment followed by ultrasound. Arch Phys Med Rehabil 59:472, 1978.
58. Kimura, IF, et al: Effects of two ultrasound devices and angles of application on the temperature of tissue phantom. J Orthop Sports Phys Ther 27:27, 1998.
59. Wessling, KC, DeVane, DA, and Hylton, CR: Effects of static stretch versus static stretch and ultrasound combined on triceps surae muscle extensibility in healthy women. Phys Ther 67:674, 1987.
60. Robinson, SE, and Buono, MJ: Effect of continuous-wave ultrasound on blood flow in skeletal muscle. Phys Ther 75:145, 1994.
61. Lehmann, JF: Therapeutic temperature distribution produced by ultrasound as modified by dosage and volume of tissue exposed. Arch Phys Med Rehabil Dec:662, 1967.
62. Draper, DO, et al: Temperature change in human muscle during and after pulsed short-wave diathermy. J Orthop Sports Phys Ther 29:13, 1999.

124 Seção II • Agentes térmicos e mecânicos

63. Haker, E, and Lundeberg, T: Pulsed ultrasound treatment in lateral epicondylalgia. Scand J Rehab 23:115, 1991.

64. Binder, A, et al: Is therapeutic ultrasound effective in treating soft tissue lesions? BMJ 290:512, 1985.

65. Stratford, P, et al: The evaluation of phonophoresis and friction massage as treatments for extensor carpi radialis tendinitis: A randomized controlled trial. Physiother Can 41:93, 1989.

66. Downing, DS, and Weinstein, A: Ultrasound therapy of subacromial bursitis. A double blind trial. Phys Ther 66:194, 1986.

67. Falconer, J, Hayes, K, and Chang, R: Therapeutic ultrasound in the treatment of musculoskeletal conditions. Arthritis Care Res 3:85, 1990. 3816_Ch05_090-127 26/06/14 4:09 PM Page 117

68. Holdsworth, LK, and Anderson, DM: Effectiveness of ultrasound used with a hydrocortisone coupling medium or epicondylitis clasp to treat lateral epicondylitis: Pilot study. Physiotherapy 79:19, 1993.

69. Pienimaki, TT, et al: Progressive strengthening and stretching exercises and ultrasound for chronic lateral epicondylitis. Physiotherapy 82:522, 1996.

70. Falconer, J, Hayes, K, and Chang, R: Effect of ultrasound on mobility in osteoarthritis of the knee. Arthritis Care Res 5:29, 1992.

71. Martinez de Alpornoz, P, Khanna, A, Longo UG, Forriol F, and Maffulli, N: The evidence of low-intensity pulsed ultrasound for in vitro, animal and human fracture healing. Br Med Bull;100:39–57. 2011. Epub 2011 Mar 23.

72. Dyson, M, and Smalley, DS: Effects of ultrasound on wound contraction. In Millner, R, Rosenfeld, E, and Cobet, U (eds): Ultrasound Interactions in Biology and Medicine. Plenum Press, New York, 1983.

73. Dyson, M, and Luke, DA: Induction of mast cell degranulation by ultrasound. IEEE Trans Ultrason Ferroelectr Freq Control UFFC-33 2:194, 1986.

74. Young, SR, and Dyson, M: Macrophage responsiveness to therapeutic ultrasound. Ultrasound Med Biol 16:809, 1990.

75. Byl, N, et al: Incisional wound healing: A controlled study of low and high dose ultrasound. J Orthop Sports Phys Ther 18:619, 1993.

76. Young, SR, and Dyson, M: Effect of therapeutic ultrasound on the healing of full-thickness excised skin lesions. Ultrasonics 28:175, 1990.

77. Roberts, M, Rutherford, JH, and Harris, D: The effect of ultrasound on flexor tendon repairs in the rabbit. Hand 14:17, 1982.

78. Enwemeka, CS, Rodriguez, O, and Mendosa, S: The biomechanical effects of low-intensity ultrasound on healing tendons. Ultrasound Med Biol 16:801, 1990.

79. Turner, SM, Powell, ES, and Ng, CSS: The effect of ultrasound on the healing of repaired cockerel tendon: Is collagen cross-linkage a factor? J Hand Surg 14B:428, 1989.

80. Byl, N, et al: The effect of phonophoresis with corticosteroids: A controlled pilot study. J Orthop Sports Phys Ther 18:590, 1993.

81. Kleinkort, JA, and Wood, F: Phonophoresis with 1% vs 10% hydrocortisone. Phys Ther 55:1321, 1975.

82. Wing, M: Phonophoresis with hydrocortisone in the treatment of temporomandibular joint dysfunction. Phys Ther 62:33, 1982.

83. Mourad, PD, et al: Ultrasound accelerates functional recovery after peripheral nerve damage. Neurosurgery 48:1136, 2001.

84. Saad, AH, and Williams, AR: Effects of therapeutic ultrasound on the activity of the mononuclear phagocyte system in vivo. Ultrasound Med Biol 12:1986, 1986.

85. Dyson, M, Franks, C, and Suckling, J: Stimulation of healing of varicose ulcers by ultrasound. Ultrasonics Sep:232, 1976.

86. Eriksson, SV, Lundeberg, T, and Malm, M: A placebo controlled trial of ultrasound therapy in chronic leg ulceration. Scand J Rehab Med 23:211, 1991.

87. Lundeberg, T, et al: Pulsed ultrasound does not improve healing of venous ulcers. Scand J Rehab Med 22:195, 1990.

88. Callam, MJ, et al: A controlled trial of weekly ultrasound therapy in chronic leg ulceration. Lancet 2:204, 1987.

89. Levy, D, Kost, J, Meshulam, Y, et al: Effect of ultrasound on transdermal drug delivery to rats and guinea pigs. J Clin Invest 83:2074–2078, 1989.

90. Byl, NN: The use of ultrasound as an enhancer for transcutaneous drug delivery: phonophoresis. Phys Ther 75:539–553, 1995.

91. Mitragotri, S, Blankschtein, D, and Langer, R: Ultrasound-mediated transdermal protein delivery. Science 269:850–853, 1995.

92. Mitragotri, S, Blankschtein, D, and Langer, R: An explanation for the variation of the sonophoretic transdermal transport enhancement from drug to drug. J Pharm Sci 86:1190–1192, 1997.

93. Cameron, MH, and Monroe, LG: Relative transmission of ultrasound by media customarily used for phonophoresis. Phys Ther 72:142–148, 1992.

94. Benson, HAE, and McElnay, JC: Topical non-steroidal anti-inflammatory products as ultrasound couplants: Their potential in phonophoresis. Physiotherapy 80:74–76, 1994.

95. Benson, HAE, and McElnay, JC: Transmission of ultrasound energy through topical pharmaceutical products. Physiotherapy 74:587–589, 1988.

96. Docker, MF, Foulkes, DJ, and Patrick, MF: Ultrasound couplants for physiotherapy. Physiotherapy 68:124–215, 1982.

97. Simonin, JP: On the mechanisms of in vitro and in vivo phonophoresis. J Control Release 33:125–141, 1995.

98. Mitragotri, S, Edwards, DA, Blankschtein, D, et al: A mechanistic study of ultrasonically-enhanced transdermal drug delivery. J Pharm Sci 84:697–706, 1995.

99. Meidan, VM, Walmsley, AD, Docker, MF, et al: Ultrasound-enhanced diffusion into coupling gel during phonophoresis of 5-fluorouracil. Int J Pharm 185:205–213, 1999.

100. Griffin, JE, and Touchstone, JC: Effects of ultrasonic frequency on phonophoresis of cortisol into swine tissues. Am J Phys Med 51:62–78, 1972.

101. Griffin, JE, and Touchstone, JC: Ultrasonic movement of cortisol into pig tissues. Am J Phys Med 42:77–85, 1963.

102. Griffin, JE, and Touchstone, JC: Low-intensity phonophoresis of cortisol in swine. Phys Ther 48:1336–1344, 1968.

103. Miyazaki, S, Mizuoka, H, Kohata, Y, et al: External control of drug release and penetration. VI. Enhancing effect of ultrasound on the transdermal absorption of indomethacin from an ointment in rats. Chem Pharm Bull Tokyo 40:2826–2830, 1992.

104. Miyazaki, S, Mizuoka, H, Oda, M, et al: External control of drug release and penetration: enhancement of the transdermal absorption of indomethacin by ultrasound irradiation. J Pharm Pharmacol 43:115–116, 1991.

105. Asano, J, Suisha, F, Takada, M, et al: Effect of pulsed output ultrasound on the transdermal absorption of indomethacin from an ointment in rats. Biol Pharm Bull 20:288–291, 1997.

106. Hippius, M, Smolenski, U, Uhlemann, C, et al: In vitro investigations of drug release and penetration-enhancing effect of ultrasound on transmembrane transport of flufenamic acid. Exp Toxicol Pathol 50:450–452, 1998.

107. Hippius, M, Uhlemann, C, Smolenski, U, et al: In vitro investigations of drug release and penetration-enhancing effect of ultrasound on transmembrane transport of flufenamic acid. Int J Clin Pharmacol Ther 36:107–111, 1998.

108. Benson, HAE, McElnay, JC, and Harland, R: Use of ultrasound to enhance percutaneous absorption of benzydamine. Phys Ther 69:113–118, 1989.

109. Oziomek, RS, Perrin, DH, Herold, DA, et al: Effect of phonophoresis on serum salicylate levels. Med Sci Sports Exerc 23:397–401, 1991.

110. Bare, AC, McAnaw, MB, Pritchard, AE, et al: Phonophoretic delivery of 10% hydrocortisone through the epidermis of humans

as determined by serum cortisol concentrations. Phys Ther 76:738–745, 1996.

111. Byl, NN, McKenzie, A, Halliday, B, et al: The effects of phonophoresis with corticosteroids: A controlled pilot study. J Orthop Sports Phys Ther 18:590–600, 1993.

112. Conner Kerr, TA, Franklin, ME, Kerr, JE, et al: Phonophoretic delivery of dexamethasone to human transdermal tissues: A controlled pilot study. Eur J Phys Med Rehabil 8:19–23, 1998.

113. Darrow, H, Schulthies, S, Draper, D, et al: Serum dexamethasone levels after Decadron phonophoresis. J Athl Train 34: 338–341, 1999.

114. Ciccone, CD, Leggin, BG, and Callamaro, JJ: Effects of ultrasound and trolamine salicylate phonophoresis on delayed-onset muscle soreness. Phys Ther 71:666–675, 1991; discussion 675–678.

115. Shin, SM, and Choi, JK: Effect of indomethacin phonophoresis on the relief of temporomandibular joint pain. Cranio 15:345–348, 1997.

116. Kleinkort, JA, and Wood, F: Phonophoresis with 1 percent versus 10 percent hydrocortisone. Phys Ther 55:1320–1324, 1975.

117. Klaiman, MD, Shrader, JA, Danoff, JV, et al: Phonophoresis versus ultrasound in the treatment of common musculoskeletal conditions. Med Sci Sports Exerc 30:1349–1355, 1998.

118. Penderghest, CE, Kimura, IF, and Gulick, DT: Double-blind clinical efficacy study of pulsed phonophoresis on perceived pain associated with symptomatic tendinitis. J Sport Rehabil. 7:9–19, 1998.

119. Gogstetter, DS, and Goldsmith, LA: Treatment of cutaneous sarcoidosis using phonophoresis. J Am Acad Dermatol 40:767–769, 1999.

120. Fang, J, Fang, C, Sung, KC, et al: Effect of low frequency ultrasound on the in vitro percutaneous absorption of clobetasol 17-propionate. Int J Pharm 191:33–42, 1999.

121. Harris, DW, and Hunter, JA: The use and abuse of 0.05 per cent clobetasol propionate in dermatology. Dermatol Clin 6: 643–647, 1988.

122. Ueda, H, Ogihara, M, Sugibayashi, K, et al: Change in the electrochemical properties of skin and the lipid packing in stratum corneum by ultrasonic irradiation. Int J Pharm 137:217–224, 1996.

123. Kost, J, Pliquett, U, Mitragotri, S, et al: Synergistic effect of electric field and ultrasound on transdermal transport. Pharm Res 13:633–638, 1996.

124. Ciccone, CD, Leggin, BG, and Callamaro, JJ: Effects of ultrasound and trolamine salicylate phonophoresis on delayed-onset muscle soreness. Phys Ther 71:666, 1991.

Vamos descobrir

Atividade de laboratório: ultrassom terapêutico

Antes de testar qualquer peça de equipamento, primeiro se familiarize com cada um dos seus componentes. O preenchimento do quadro abaixo o ajudará a obter as informações que você precisa para se familiarizar com o equipamento de ultrassom antes de utilizá-lo com os pacientes.

A. Selecione uma unidade de ultrassom e anote as seguintes informações:

Fabricante
Última data de inspeção ou data de fabricação
Frequências disponíveis
Tamanhos de transdutores disponíveis
Áreas de radiação efetiva (ERA)
Ciclos de atividade disponíveis
Relações de não uniformidade do feixe (BNR):
Localize cada um dos seguintes componentes da unidade de ultrassom. Descreva-os no espaço fornecido e verifique se há algum desgaste.
Gerador
Cabo coaxial
Transdutor
Temporizador
Controle de intensidade
Controle de ciclo de atividade

B. Selecionar um transdutor à prova d'água.

- Fazer um anel de fita adesiva em torno do transdutor para criar um "poço" que possa ser preenchido com água.

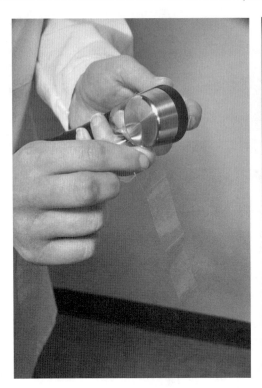
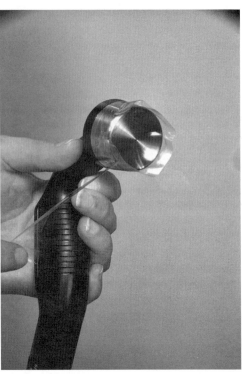

- Despejar um pouco de água da torneira no "poço" para que a profundidade da água tenha aproximadamente 0,7 cm de profundidade.

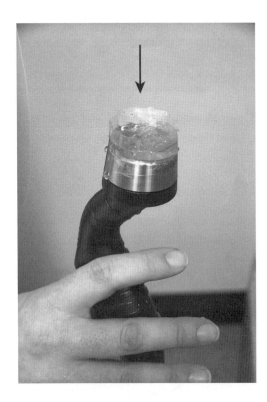

- Definir os seguintes parâmetros: 1 MHz, CW @ 1,5 W/cm².

- Olhar para a superfície do transdutor; se houver movimento na água, então há saída acústica a partir do transdutor.

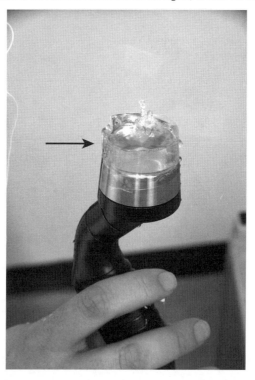

Especificações e seus significados: ERA e BNR

- Olhar para a superfície inferior do transdutor a partir de cima e verificar o quanto de sua superfície está produzindo movimentos na água.

- Isso é o mesmo que observar a ERA do transdutor. Observar o movimento para ver se ele representa uma porcentagem alta ou baixa da área da superfície.

- Olhar para a superfície da água através da fita a partir da lateral. Mover delicadamente a água em torno para que você possa ver uma seção transversal da energia acústica emitida pelo transdutor.

- Isso é o mesmo que observar a BNR do transdutor. Você está procurando pela uniformidade do feixe. BNR baixas são representadas por menos picos e vales. BNR mais altas são representadas por muitos picos e vales e por muitas irregularidades no feixe de energia.

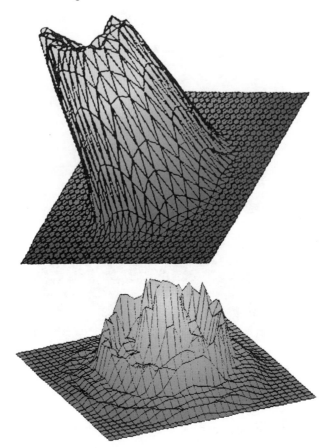

- Uma vez que o ultrassom é geralmente administrado sem que o paciente relate qualquer sensação, é importante saber se há ou não qualquer energia acústica partindo do transdutor. O teste da água irá lhe mostrar fisicamente se o transdutor está produzindo e transmitindo energia acústica. (*Alguns estabelecimentos recomendam que este exercício seja feito semanalmente para garantir que há saída de ultrassom.*)

Vamos descobrir

Atividade de laboratório: Diferenciar os grupos de parâmetros para uma intervenção de tratamento terapêutico com ultrassom eficaz – efeitos térmicos, não térmicos e mecânicos do ultrassom

Escolher quatro colegas de classe/pacientes que tenham nódulos fibrocísticos palpáveis no trapézio superior que são dolorosos à palpação. Você irá comparar vários grupos de parâmetros de tratamento com ultrassom e relatar seus resultados aos seus colegas de classe e professores de laboratório.

Posicionar e cobrir cada paciente de forma que eles fiquem confortavelmente apoiados e que o trapézio superior fique em repouso. (Para este exercício, todos os pacientes devem ser posicionados da mesma forma).

Paciente 1 _____

Palpar o trapézio superior e pedir ao paciente para avaliar o grau de desconforto que ele experimenta durante a palpação, registrando em uma escala de 1 a 10.

Definir os seguintes parâmetros:

- 3 MHz, 50% de DF, 1,0 W/cm^2, durante 5 minutos.

- Limitar a área de tratamento ao nódulo que foi palpado.

O que o paciente deve sentir durante o tratamento?

_____

_____

Palpar novamente a área após o tratamento e registrar sua classificação da dor e qualquer mudança que você perceba em relação à primeira vez que palpou a área.

Paciente 2 _____

Palpar o trapézio superior e pedir ao paciente para avaliar o grau de desconforto que ele experimenta durante a palpação, registrando em uma escala de 1 a 10.

Definir os seguintes parâmetros:

- 3 MHz, 100% de DF, 1,0 W/cm², de 5 a 8 minutos dependendo do tamanho do transdutor. (Cinco minutos por área de tratamento que é igual ao tamanho do transdutor.)

- Passar o ultrassom por todo o trapézio.

O que o paciente deve sentir durante o tratamento?

_____

_____

Palpar novamente a área após o tratamento e registrar sua classificação da dor e qualquer mudança que você perceba em relação à primeira vez que palpou a área.

Paciente 3 _____

Palpar o trapézio superior e pedir ao paciente para avaliar o grau de desconforto que ele experimenta durante a palpação, registrando em uma escala de 1 a 10.

Definir os seguintes parâmetros:

- 1 MHz, 100% de DF, 1,0 W/cm², de 5 a 8 minutos dependendo do tamanho do transdutor. (Cinco minutos por área de tratamento que é igual ao tamanho do transdutor.)

- Passar o ultrassom por todo o trapézio.

O que o paciente deve sentir durante o tratamento?

_____

_____

Palpar novamente a área após o tratamento e registrar sua classificação da dor e qualquer mudança que você perceba em relação à primeira vez que palpou a área.

Paciente 4 _____

Palpar o trapézio superior e pedir ao paciente para avaliar o grau de desconforto que ele experimenta durante a palpação, registrando em uma escala de 1 a 10.

Definir os seguintes parâmetros:

- 1 MHz, 50% de DF, 1,0 W/cm² por 2 minutos.

- Passar o ultrassom somente no nódulo.

O que o paciente deve sentir durante o tratamento?

_____

_____

Palpar novamente a área após o tratamento e registrar sua classificação da dor e qualquer mudança que você perceba em relação à primeira vez que palpou a área.

130 Seção II • Agentes térmicos e mecânicos

Perguntas

1. Qual era a lógica por trás do que você fez?
2. Qual desses grupos de parâmetros produziu diferenças palpáveis no trapézio superior?

Paciente 1: 3 MHz, 50% de DF, 1,0 W/cm² durante 5 minutos e a área de tratamento limitada ao nódulo que foi palpado.
Diferença palpável?
Por quê?
Paciente 2: 3 MHz, 100% de DF, 1,0 W/cm² durante 5 a 8 minutos dependendo do tamanho do transdutor. (Cinco minutos por área de tratamento que é igual ao tamanho do transdutor), o ultrassom foi passado por todo o trapézio.
Diferença palpável?
Por quê?
Paciente 3: 1 MHz, 100% de DF, 1,0 W/cm² durante 5 a 8 minutos dependendo do tamanho do transdutor. (Cinco minutos por área de tratamento, que é igual ao tamanho do transdutor), o ultrassom foi passado por todo o trapézio.
Diferença palpável?
Por quê?
Paciente 4: 1 MHz, 100% de DF, 1,0 W/cm² durante 5 minutos, o ultrassom foi passado apenas no nódulo palpado.
Diferença palpável?
Por quê?

3. Quando 3 MHz podem ser mais apropriados do que 1 MHz?
4. Quando o ultrassom pulsado pode ser mais apropriado do que o ultrassom contínuo?
5. Quando tratar o nódulo em vez de tratar todo o músculo pode ser indicado?

Casos clínicos

Ler cada um dos seguintes casos de pacientes e determinar o seguinte:

- Qual dos grupos de parâmetros para o ultrassom terapêutico pode ser indicado? Justifique.

- Qual técnica de aplicação você poderia utilizar?

- Quando o ultrassom pode ser contraindicado?

- Quais precauções existiriam para o paciente descrito?

- Se fosse o caso, que informações adicionais você precisaria conhecer antes de aplicar o ultrassom terapêutico ao paciente descrito?

- Como você avaliaria se sua seleção foi adequada para a realização dos objetivos estabelecidos do tratamento?

- De que maneira você posicionaria o paciente para o tratamento se o ultrassom foi considerado adequado?
    a. Betty, que foi avaliada pelo fisioterapeuta, tem 55 anos e é gerente de um teatro multimídia. Ela procura alívio para a dor e a defesa muscular em sua musculatura cervical. Seu histórico prévio inclui osteoartrite, três distensões cervicais, uma laminectomia e fusão da C5 e C6. Em seu histórico médico não há mais nada significativo.
    b. Cindy tem 50 anos e é piloto amador de corridas de teste de velocidade, ela foi avaliada por um fisioterapeuta para a sua dor lombar e defesa muscular. Sua dor irradia para as nádegas e desce para o espaço poplíteo esquerdo. Ela tem um histórico de tensões na região lombar relacionadas com lesões por levantamento de carga em decorrência do tempo em que ela trabalhava como carpinteira. Ela tem 1,51 m e pesa 40 kg. A tração alivia sua dor irradiada, mas o calor alivia sua defesa muscular. Os raios X foram negativos para estreitamento do espaço do disco, hérnia de disco, fraturas e estenose, e em seu histórico médico não há mais nada significativo.

c. Phil tem 40 anos, é motorista da Federal Express, e procurou uma clínica de fisioterapia após uma dor intermitente, fraqueza e câimbras no polegar da mão esquerda dominante. Seu registro de frequência na FedEx é perfeito e ele gostaria de mantê-lo, mas seu nível de dor e fraqueza representa agora uma real preocupação. Extensão e abdução do polegar lhe causam dor. Não há fraturas e ele descreve o início da dor como gradual. A mão é edematosa com uma extraordinária sensibilidade sobre a "tabaqueira" anatômica. Phil é ansioso e parece sincero.

d. Jim é um policial de 32 anos de idade que foi encaminhado à fisioterapia por seu advogado para o tratamento de seu antebraço direito. Quando em serviço, ele se envolveu em um acidente automobilístico em que seu veículo colidiu de frente com outro veículo. Ele sofreu múltiplas fraturas e contusões que já cicatrizaram. Sua queixa principal se refere ao pulso e ao antebraço, que tiveram fraturas e foram presos com uma placa de aço entre o rádio distal e a ulna. Ele tem dor com alongamento dos músculos supinadores durante a pronação. Sua incisão está bem cicatrizada e sua sensação na extremidade superior é normal. Jim parece relutante a fornecer mais informações sobre as circunstâncias do acidente, mas um artigo no jornal acusou-o de "brincar de roleta-russa" quando em serviço. Ele parece ter amplitude de movimento normal, mas faz caretas de dor de forma fácil e dá a impressão de permanecer na sala de terapia muito tempo depois de suas sessões terem acabado.

Documentação

Para que o tratamento possa ser realizado por outro profissional, ou para que possa ser revisto por um outro indivíduo que não estava lá naquele momento, a documentação deve incluir o seguinte:

- Os parâmetros do tratamento
  - Frequência do ultrassom administrado
  - Fator de atividade
  - Intensidade
  - Área de tratamento
  - Tempo de tratamento
- Não é importante registrar o meio, *a menos que seja algo diferente do gel de ultrassom ou da loção*.
- Se a fonoforese está sendo usada, então *deve* ser documentado que o paciente foi perguntado se ele era ou não alérgico à medicação que estava sendo administrada, e a resposta do paciente.
- A posição para o tratamento será determinada pelos objetivos do tratamento. *A única ocasião que deve ser registrada é quando ela for incomum*. Se o alongamento está sendo feito durante a administração de ultrassom, então a posição e o tipo de alongamento precisam ser registrados.
- Ferramentas de avaliação e de reavaliação devem ser registradas no prontuário do paciente.

Questões de laboratório

1. Como o conhecimento de uma BNR alta pode alterar a aplicação do ultrassom?
2. Como o conhecimento de uma BNR baixa pode alterar a aplicação do ultrassom?
3. Como o conhecimento da ERA de uma unidade pode beneficiar o profissional?
4. Que tipos de tecido absorvem a maior quantidade de energia acústica?
5. Onde um paciente irá relatar primeiro uma sensação provocada pelo ultrassom?
6. Utilizar a terminologia que o paciente possa compreender; descrever como o ultrassom funciona e por que ele não pode ouvi-lo nem senti-lo.
7. Se você for tratar com ultrassom uma área maior do que o dobro do tamanho do transdutor, e o objetivo for produzir calor, qual será a ação mais apropriada a tomar? Por quê?
8. Que diferença faria se o meio de acoplamento não fosse acusticamente condutor?
9. Se um farmacêutico "bateu" uma medicação fonoforética para ser usada no departamento de fisioterapia, o que você precisa saber sobre a mistura? Por quê? (Lembre-se que batidas adicionam ar.)
10. Descrever as etapas necessárias para o sucesso do tratamento com fonoforese.

CAPÍTULO 6

Piscinas e hidroterapia

Holly C. Beinert, PT, MPT / Russell Stowers, PTA, MS, EdD / Robert Babb, PT

Objetivos de aprendizagem

Após a leitura deste capítulo, o leitor será capaz de:

- Descrever os princípios físicos da água.
- Descrever os benefícios terapêuticos da hidroterapia.
- Descrever os componentes de um turbilhão e os cuidados que devem ser tomados.
- Descrever os benefícios do exercício aquático como uma modalidade.
- Diferenciar entre os benefícios das atividades em terra e na água.
- Descrever os benefícios da hidroterapia para o manejo de feridas.
- Descrever as técnicas para o tratamento de feridas com hidroterapia.
- Diferenciar entre os benefícios e os possíveis problemas do uso da hidroterapia no tratamento de feridas.
- Descrever os princípios físicos da água e como ela pode ser terapeuticamente benéfica para um paciente. Esses princípios incluem:
  - flutuação
  - arrasto
  - resistência/turbulência
- Comparar um ambiente flutuante com um ambiente de gravidade para as atividades terapêuticas de um paciente, descrevendo o que seria mais desafiador e o que seria mais favorável e por quê.
- Descrever a finalidade dos componentes de um turbilhão terapêutico em relação à identificação, ajuste, limpeza e uso de cada um destes componentes.
- Resolver problemas de casos clínicos que apresentaram dificuldades no uso do turbilhão em pacientes com diagnósticos médicos.
- Explicar as vantagens e as desvantagens entre os programas de exercícios em água e em terra.
- Descrever os benefícios da flutuação nos programas de exercícios terapêuticos.

Termos-chave

Debridamento
Fisioterapia aquática
Flutuabilidade

Hidromecânica
Hidroterapia

Piscinas de natação
Turbilhão

Capítulo 6 • Piscinas e hidroterapia

Conteúdo

Turbilhão *versus* piscinas
Princípios físicos e propriedades da água
 Flutuabilidade
 Centro de flutuabilidade
 Pressão hidrostática
 Gravidade específica
 Viscosidade e resistência
 Calor específico
 Hidromecânica da água
Temperatura da água
Equipamento de terapia aquática
Piscinas para terapia aquática
Técnicas de hidroterapia
 Piscinas de natação
 Técnicas de terapia aquática
 Exercício em águas profundas
 Do exercício de nível médio ao de nível raso
 Técnicas Bad Ragaz
 Método Halliwick
 Watsu
Segurança do paciente
 Instrução do paciente
 Decisões clínicas para a terapia aquática
Documentação e cobrança da terapia aquática
Hidroterapia para tratamento de feridas
 Equipamento
Turbinas

Turbilhão
Aditivos para prevenir a infecção
Considerações sobre o tratamento com
 hidroterapia
Debridamento
Modalidade
Limpeza
Hidratação
Estímulo circulatório
Analgesia e sedação
Fatores intrínsecos e extrínsecos
Condição do paciente
Condição dos tecidos circundantes
Descrição da ferida
Facilitação da cicatrização
 Indicações
Uso clínico das técnicas hidroterápicas
 Aditivos
 Temperatura
 Duração e agitação
 Posicionamento
 Temperatura ambiente
 Teoria por trás da eficácia
 Explicação para o paciente
Documentação e cobrança da hidroterapia para trata-
 mento de feridas

*"O turbilhão está meio cheio
ou meio vazio?"* – Anônimo

Perspectiva do paciente

"Na água, posso me mover com menos dor."

Hidroterapia – uso da água para fins terapêuticos – tem raízes antigas e é uma das mais antigas formas de terapia. Hipócrates, o pai da medicina grega, usava banhos de contraste de água quente e fria para tratar várias doenças. Os europeus usaram termas de águas quentes durante centenas de anos e desenvolveram uma grande variedade de regimes terapêuticos com água que são usados atualmente. O exercício na água era popular na época da poliomielite, e um ressurgimento do interesse ocorreu nos anos 1990, como fica evidente com a formação da Seção Aquática da American Physical Therapy Association, que define a **fisioterapia aquática** como "tempo de tratamento com exercícios terapêuticos na água que utilizam as posições em decúbito dorsal, decúbito ventral, vertical ou reclinada".[1] Hoje, em suas práticas, milhares de profissionais da saúde utilizam diariamente a água para fins terapêuticos. Esse uso evoluiu em duas áreas diferentes: tratamentos com turbilhão e terapia aquática que usam piscinas de natação. Este capítulo definirá, discutirá e diferenciará a grande variedade de aplicações terapêuticas da água.

Turbilhão *versus* piscinas

O **turbilhão** usa tanques de água como um *low boy* ou um tanque de Hubbard (Figs. 6.1 e 6.2). Esses tanques apresentam uma variedade de tamanhos e de profundidades em função da quantidade de imersão necessária para o tratamento.[2] O tratamento com turbilhões é feito com um paciente por vez em um tanque individual. **Piscinas de natação** designam o uso de piscinas maiores onde pode haver maior imersão do corpo e vários pacientes podem ser tratados ao mesmo tempo. Indivíduos com uma verdadeira fobia da água podem tolerar o tratamento com turbilhão, mas não o tratamento em piscina de natação (Tabs. 6.1 e 6.2).

Princípios físicos e propriedades da água

Flutuabilidade

A **flutuabilidade** é uma força que trabalha na direção oposta à da gravidade, que puxa para baixo, enquanto a flutuabilidade empurra para cima a partir do fundo. Quando se coloca um objeto na água, o deslocamento da

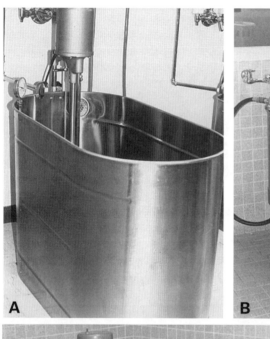
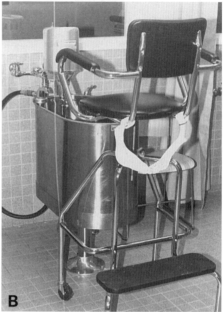
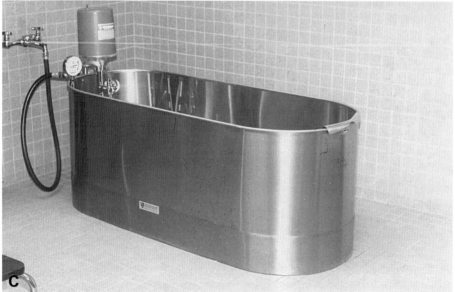

Figura 6.1 Vários tipos e estilos de tanques com turbilhão. (A) *High boy* para joelhos ou quadris. (B) Tanque para extremidades distais superiores ou inferiores. (C) *Low boy*.
De Walsh, MT: Hydrotherapy: The use of water as a therapeutic agent. In Michlovitz, SL, ed: Thermal Agents in Rehabilitation, 3.ed. FA Davis, Filadélfia,1996, p. 144, com autorização.

Capítulo 6 • Piscinas e hidroterapia **135**

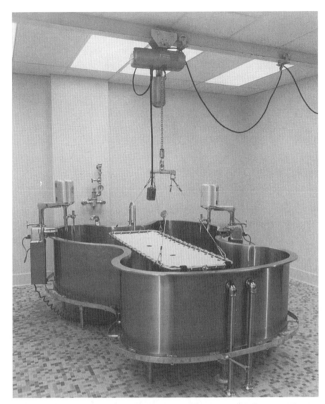

Figura 6.2 Tanque de Hubbard para a imersão total do corpo. A forma permite uma ampla gama de movimentos de ambos os membros superiores e inferiores em um ambiente de flutuabilidade. *De Michlovitz, SL ed.: Thermal Agents in Rehabilitation, 3.ed. FA Davis, Filadélfia, 1996, p. 163, com autorização.*

Tabela 6.2	Contraindicações para o uso de turbilhão e piscinas de natação		
Contraindicações		**Turbilhão**	**Piscinas de natação**
Edema		X	
Letargia			X
Ausência de reatividade		X	X
Maceração		X	X
Febril		X	X
Comprometimento cardiovascular ou doença pulmonar		X	X
Flebite aguda			X
Insuficiência renal			X
Gangrena seca		X	X
Incontinência			X

água ocorre em razão da pressão ascendente da flutuabilidade. A quantidade de deslocamento foi descrita por Arquimedes, que afirmou que um corpo imerso sofre um impulso para cima igual ao peso do líquido deslocado.[3] A água dá mais sustentação do que o ar em razão da flutuabilidade. Haverá forças flutuantes maiores atuando em objetos maiores e criando maior deslocamento de água do que em objetos menores, cujo deslocamento de água e flutuabilidade serão menores. Ocorre uma relativa "ausência de peso" quando um corpo é imerso na água. A quantidade da ausência de peso depende da porcentagem do corpo que está abaixo da superfície da água (Fig. 6.3). Forças flutuantes sustentam o corpo, dando a sensação de ausência de peso. Isso também será influenciado pela densidade corporal, alinhamento postural e capacidade vital dos pulmões. Quando um paciente enche completamente seus pulmões, a probabilidade de que ele flutue será bem maior do que se os pulmões estiverem vazios. A flutuabilidade pode oferecer uma sustentação suficiente para as extremidades e, assim, reduzir as forças de compressão que seriam experimentadas fora da água. Ela pode proporcionar oportunidades para que os pacientes realizem exercícios assistidos para a extremidade superior ou inferior ou para avançar com uma compressão articular reduzida.

Centro de flutuabilidade

O centro de flutuabilidade (CF) e o centro de gravidade (CG) são funcionalmente semelhantes. O CF refere-se a um ponto quando o corpo está sob a água, e o CG refere-se a um ponto quando o corpo está fora da água. Eles representam pontos ou locais sobre o corpo humano que precisam ser mantidos dentro de uma base de susten-

Tabela 6.1	Indicações para o uso de turbilhão e piscinas de natação	
Indicações	**Turbilhão**	**Piscinas de natação**
Doenças neuromusculares		X
Doenças musculoesqueléticas	X	X
Doenças cardiovasculares		X
Doenças pulmonares		X
Doenças tegumentares	X	

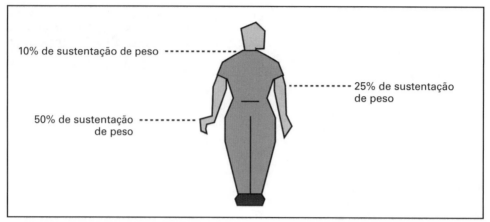

Figura 6.3 Porcentagem de sustentação de peso e imersão em três profundidades.

tação (BS) para estabelecer e manter uma postura ereta e estável. O CG localiza-se imediatamente anterior às vértebras sacrais; o CF localiza-se na região do tórax. Enquanto o corpo está submerso na água, as forças de flutuabilidade e de gravidade atuam em direções opostas uma em relação à outra. Dispositivos de flutuabilidade ou dispositivos de flutuação podem ser utilizados para ajudar o paciente a manter seu CF dentro da BS a fim de conservar uma posição vertical na água. Dispositivos de flutuação colocados na parte anterior tendem a causar a extensão da coluna vertebral para auxiliar na manutenção do alinhamento adequado do corpo. Por exemplo, um paciente que teve uma substituição total do quadril tem de ser capaz de realizar a abdução do quadril sustentado pela flutuabilidade antes de ser capaz de realizá-la na posição vertical.

Pressão hidrostática

A pressão hidrostática é aquela que a água exerce sobre um objeto nela imerso. A lei de Pascal afirma que a pressão de um líquido é exercida igualmente sobre um objeto a uma determinada profundidade, e o objeto vai sofrer uma pressão que é proporcional à profundidade de imersão.[4] A pressão aumenta 0,433 psi para cada 0,3 m de água de profundidade. Considera-se que, com o exercício na água, esta pressão ajuda a controlar a inflamação. Ela também ajudará no retorno venoso, na redução da frequência cardíaca e na centralização do fluxo sanguíneo periférico.[5] Há menos inflamação quando pacientes que passaram por uma reparação no ligamento cruzado anterior realizam seus exercícios na água do que quando estes são realizados fora da água.[6] Talvez isso ocorra por causa da redução da compressão articular e das forças de cisalhamento.

Como a pressão hidrostática é proporcional à profundidade da imersão, os exercícios serão executados com maior facilidade se realizados perto da superfície da água, onde a pressão é menor.

Gravidade específica

A *gravidade específica* é o peso de uma substância particular comparada ao peso de um volume igual de água. Ela está relacionada à densidade de um objeto e, por conseguinte, também é chamada densidade relativa. A gravidade específica de uma pessoa aumenta quando há aumento da massa óssea e da massa muscular e diminui quando há maior quantidade de tecido adiposo (gordura corporal). Um objeto com gravidade específica baixa ou inferior a 1,0 flutuará; um objeto com uma gravidade específica alta ou maior que 1,0 afundará. A gravidade específica da água é de 1,0, a do corpo humano é de 0,87 a 0,97; portanto, o corpo humano tende a flutuar pouco abaixo da superfície da água. Por exemplo, crianças com doenças crônicas debilitantes trabalham bem na hidroterapia porque gastam pouca energia para se manterem à tona e as forças flutuantes auxiliam na redução da sustentação do peso. Os homens tendem a ter uma porcentagem menor de gordura corporal em relação às mulheres[7] e podem exigir mais dispositivos auxiliares de flutuação do que as mulheres para que flutuem. As extremidades inferiores terão, provavelmente, ossos maiores do que as extremidades superiores e, por conseguinte, tenderão a afundar mais do que as extremidades superiores.

Viscosidade e resistência

A *viscosidade* é uma medida da resistência ao atrito causada por forças de coesão ou atração entre as moléculas de um líquido.[5] A *resistência* é criada pela viscosidade

Antes de começar

Considere que os pacientes podem ser capazes de realizar atividades na água que não poderiam realizar em terra.

do líquido e é proporcional à velocidade do movimento através do líquido. A água tem uma viscosidade mais elevada do que o ar, mas menos do que a do óleo, por isso seria mais fácil se mover através do ar, em seguida da água, e depois do óleo. O resultado de um treinamento físico em um ambiente aquático pode ser o de aumentar a força, melhorar as respostas cardiovasculares e as máximas de VO_2.[8,9] A quantidade de resistência na água pode ser ajustada de vários modos para que o regime de treinamento varie. A diminuição do comprimento do braço de alavanca reduzirá a resistência de um movimento resistido à flutuabilidade, um movimento para baixo em direção ao fundo da piscina. A adição de uma "bota" ou "nadadeira" aumentará a resistência de uma atividade, pois ao aumentar a área da superfície da peça que deve ser movida, aumenta-se também a resistência. A resistência que a água proporciona inibe o movimento rápido e possibilita o fortalecimento do músculo sem o uso de pesos.

Calor específico

O *calor específico* é definido como a quantidade de calor, em calorias, necessária para elevar a temperatura de um grama de uma substância por 1°C (um grau). O calor específico da água é 1,0, que é usado como o padrão para a criação de unidades de calor específico de outras substâncias. Quando o calor é adicionado a um objeto, a mudança de temperatura depende da sua massa e de seu calor específico. O calor específico ou a capacidade térmica da água é maior do que a do ar. Isto causará mais perda de calor na água do que fora dela na mesma temperatura. A temperatura da água fria ou morna é mais indicada para uma longa sessão de exercícios, enquanto a água quente é indicada para exercício e técnicas manuais de curta duração. O desempenho de pacientes diagnosticados com esclerose múltipla será melhor em águas mais frias, pois elas ajudarão a manter a temperatura corporal central interna mais baixa, evitando a exacerbação dos sintomas que poderiam ocorrer caso o exercício fosse realizado fora da água. Para os pacientes com artrite, o benefício será maior em águas com temperaturas mais quentes em decorrência do aumento da circulação e da elasticidade do tecido. Exercício em água morna pode aumentar a temperatura corporal dos pacientes obesos, pois, como o tecido adiposo funciona como um isolante, ele limita a troca adequada de calor. Portanto, temperaturas mais elevadas da água podem ser inadequadas para pacientes obesos, caso eles também façam exercício na água, uma vez que isso poderia aumentar a temperatura corporal.

Hidromecânica da água

A **hidromecânica** é um termo usado para designar o movimento através da água. Ele depende da velocidade do movimento, da área de superfície do objeto em movimento e da direção do movimento do objeto imerso. A *turbulência* é o resultado de várias forças que atuam sobre um objeto imerso em água. *Fluxo laminar*, *arrasto* e *resistência* ao movimento para a frente, todos agem sobre o corpo que se move na água (Fig. 6.4). A *resistência frontal* é encontrada, inicialmente, à medida que um corpo se move através da água, o que cria uma pressão positiva. A resistência é proporcional à velocidade: quanto mais rápido o movimento, maior será a resistência.[3] A resistência progressiva no exercício aquático pode ser intensificada com o aumento da velocidade do movimento, da área de superfície ou do movimento mais próximo à superfície da água, onde a turbulência é maior.[10]

A *resistência frontal*, proporcional à área de superfície, oferecerá resistência no início do movimento conforme as forças de inércia são vencidas. Quanto maior a área de superfície, maior é a quantidade de água movida; por conseguinte, mais arrasto será criado. O *arrasto* inibe o movimento, pois resiste ao movimento para a frente. Mudanças rápidas na direção do movimento na água também encontrarão maior resistência.

O *fluxo laminar* é o fluxo horizontal da água que passa sobre uma parte do corpo em movimento, o que cria o arrasto. Quanto mais irregular o fluxo laminar, maior é o arrasto de uma parte. Formas irregulares alterarão o fluxo laminar da água. O aumento de velocidade, a área de superfície e a mudança na direção elevarão o nível de esforço necessário para realizar uma tarefa na água. Dependendo do esforço exercido, a exigência de energia em um entorno aquático será 33 a 42% maior, com qualquer carga de trabalho, do que quando comparada a exercícios em terra (Tab. 6.3).

Temperatura da água

A regulação da temperatura é mais difícil na água, em parte por causa da área de superfície do corpo reduzida

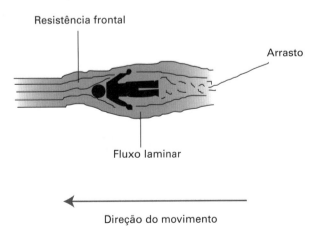

Figura 6.4 Várias forças que atuarão sobre um objeto conforme ele se move através da água.

Tabela 6.3	Visão geral dos princípios e propriedades da água
Flutuabilidade	A flutuabilidade ajuda a sustentar o peso do paciente. O estresse articular diminui e ele pode realizar exercícios na água com menos dor.
Centro de flutuabilidade (CF)	Centro de flutuabilidade é funcionalmente semelhante ao centro de gravidade. A fim de estabelecer uma postura ereta e estável, o CF precisa ser mantido dentro da base de sustentação (BS). O CF está localizado na região do tórax.
Pressão hidrostática	A pressão hidrostática ajuda a controlar o edema do tecido mole e o edema articular.
Especificidade da gravidade	O corpo humano tende a flutuar logo abaixo da superfície da água.
Viscosidade e resistência	A água fornece mais resistência do que o ar e esta resistência pode ser ajustada de várias formas.
Calor específico	Considere que a temperatura da água responderá melhor às necessidades de seu paciente.
Hidromecânica da água	Turbulência, fluxo laminar, arrasto e resistência frontal desempenham um papel no movimento do paciente na água. A seção "Técnicas de terapia aquática" discute como eles são considerados durante a terapia.

que pode perder calor. Por outro lado, a água fria pode produzir uma quantidade significativa de perda de calor, pois a água conduz o calor 25 vezes mais rápido do que o ar.[12] O calor terapêutico deve ser de 34,4°C, que é apropriado para a realização de exercícios terapêuticos. A água morna pode atuar como agente de aquecimento superficial; além disso, observou-se que ela eleva o limiar da dor e diminui o espasmo muscular.[2] A seleção inapropriada da temperatura pode diminuir a eficácia da intervenção terapêutica e possivelmente causar respostas adversas (Fig. 6.5).

Antes de começar

É útil refletir sobre suas ideias em relação ao vestuário profissional no ambiente aquático. O que você considera vestuário profissional para o tratamento de um paciente em uma piscina? É o mesmo que você usaria na praia ou é diferente? Em relação ao homem e à mulher, o que deve estar coberto durante o trabalho com um paciente na piscina? Como sua aparência na piscina pode afetar a percepção que o paciente tem de você?

Equipamento de terapia aquática

Qualquer busca na internet mostrará a vasta gama de acessórios e ferramentas que podem ser utilizados na piscina. Ao escolher a ferramenta, o terapeuta deve considerar o objetivo e a capacidade do paciente em usá-la de forma segura e apropriada. Algumas das ferramentas que podem ser utilizadas são: espaguetes de espuma, halteres triangulares e redondos, pranchas para natação, colete cervical, pesos nos tornozelos, punhos de resistência, boias, esteiras, nadadeiras, luvas para hidroginástica, cintos, calçados resistentes à água e outros brinquedos de piscina e jogos aquáticos.

Espaguete de espuma, halteres e pranchas para natação podem ser usados para fornecer flutuação, melhorar o equilíbrio, desenvolver a força e aumentar a resistência.

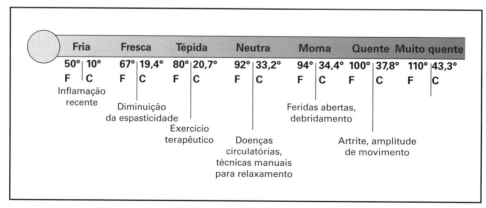

Figura 6.5 Temperaturas da água e aplicações potenciais na hidroterapia.

Esses acessórios podem ser usados tanto na superfície da água como embaixo dela. Quando usar halteres triangulares para aumentar a resistência e o fortalecimento, você pode usar os pontos para diminuir a resistência e a superfície plana para adicionar resistência. As pranchas e outras ferramentas podem ser usadas em uma variedade de posições, incluindo em pé, sentado e de joelhos. Coletes cervicais são usados para manter a cabeça do paciente acima da água. Pesos de tornozelo e punhos de resistência são usados para aumentar a resistência quando o objetivo é o fortalecimento. Flutuadores são feitos de espuma e podem ser específicos para mão, punho ou qualquer extremidade. Eles podem ser usados para obter resistência ou para flutuar a parte do corpo desejada. Existem esteiras, em diferentes tamanhos e densidades, que oferecem uma superfície sobre a qual os pacientes podem passar de uma posição para outra. As nadadeiras aumentam a resistência e podem ser usadas para reforçar o tornozelo. As luvas para hidroginástica são normalmente feitas de neoprene ou de silicone e, como aumentam a área de superfície das mãos do paciente, aumentam a quantidade de resistência quando são empurradas ou puxadas sob a água. Cintos de flutuação são feitos de espuma e maximizam a flutuabilidade. São ideais para exercícios em águas profundas. Cintos ponderados aumentam a resistência e diminuem os efeitos da flutuação. Calçados à prova de água são feitos de espuma e aumentam a flutuabilidade e o arrasto.

Piscinas para terapia aquática

As piscinas para terapia aquática variam em profundidade e tamanho, assim como as temperaturas da água, que podem ir de 30 a 34,4°C. Os objetivos do tratamento terapêutico nas piscinas podem ser os mesmos estabelecidos para o exercício terapêutico fora da água. A imersão na água elimina os efeitos da gravidade, por isso ela é o ambiente ideal para intervenções precoces em muitos casos de restrições musculoesqueléticas e neurológicas. A avaliação inicial do paciente deve ser realizada em terra e, em seguida, novamente na água para garantir que o meio seja capaz de ajudar o paciente a atingir os objetivos de tratamento estabelecidos. A reabilitação aquática deve ser combinada com técnicas em terra para que o paciente progrida funcionalmente uma vez que o meio terrestre será o objetivo final (Tab. 6.4 e Fig. 6.6).

Técnicas de hidroterapia

Piscinas de natação

Piscinas de natação e controle de infecção

Ao contrário do tratamento com tanques de turbilhão, nas piscinas de natação, a água não é retirada após o tratamento de cada paciente. Às vezes também pode haver mais de um paciente na água ao mesmo tempo, o que apresenta algumas considerações diferentes para o controle de infecção. Em primeiro lugar, recomenda-se que os pacientes se banhem para remover qualquer excesso de sujeira de sua pele antes de entrar na piscina. Essas piscinas têm um sistema de filtração em que são cloradas ou passam por outro tratamento para minimizar a propagação de organismos de um indivíduo para outro. Não é seguro para um paciente incontinente ou que tenha uma ferida aberta ser imerso em uma piscina de natação.

Técnicas de terapia aquática

A terapia aquática é uma área de interesse crescente. Infelizmente, o crescimento em popularidade comercial não vem acompanhado de estudos de eficácia para determinar a eficiência do meio aquático em comparação com um programa em terra. Evidências preliminares e intuição levam muitos profissionais a acreditarem que a terapia aquática é uma ferramenta eficaz para a intervenção

Tabela 6.4	Comparação entre os objetivos dos exercícios "em terra" e dos exercícios aquáticos	
	Em terra	**Aquáticos**
Melhorar a amplitude de movimento	Alongamento manual	Alongamento manual
Melhorar artrocinemática	Mobilização articular	Mobilização articular
Melhorar a força	Resistência manual de cadeia aberta	Resistência manual de cadeia aberta
	Equipamentos resistivos	Equipamentos resistivos
Melhorar o equilíbrio	Postura unilateral, minitrampolim	Postura unilateral, minitrampolim
Melhorar a resistência	Bicicleta, esteira	Bicicleta, esteira
Melhorar o estado de deambulação	Das barras paralelas às muletas, à bengala	Das barras paralelas às muletas, à bengala

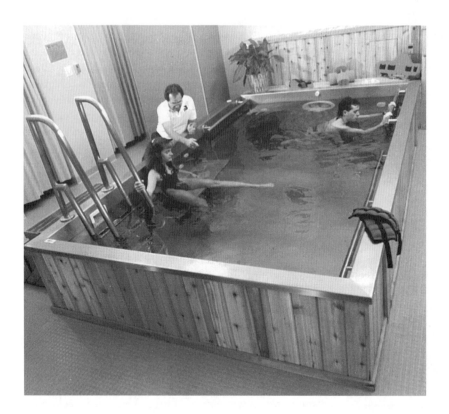

Figura 6.6 Pacientes realizando exercícios aquáticos em uma piscina terapêutica Therafit. *Cortesia do Aqua Therapy Systems, Lafayette Hill, PA.*

precoce das lesões agudas, a fim de restaurar a função, reduzir a necessidade de dispositivos de assistência ambulatorial para exercício e para inúmeras outras aplicações nas quais exercícios de resistência à gravidade e movimento são de difícil execução. Muitas vezes, as piscinas terapêuticas estão equipadas com esteiras subaquáticas, bicicletas ergométricas e várias outras estações de exercícios semelhantes às que uma pessoa poderia ver em uma ginástica terapêutica em terra. Quaisquer dos objetivos de tratamento de fortalecimento ou de condicionamento trabalhados em um ambiente em terra também podem ser feitos em um ambiente aquático. A diferença entre os dois é que o ambiente aquático fornecerá mais apoio ao paciente e diminuirá as forças de compressão sobre as articulações de sustentação do peso em consequência dos efeitos da flutuabilidade. Apesar dessa vantagem, a terapia aquática não pode satisfazer completamente todos os objetivos, uma vez que o objetivo final de restaurar a função é devolver o paciente à funcionalidade no ambiente de gravidade da vida cotidiana. Progressões sucessivas da água profunda para a água rasa dentro do ambiente aquático permitirão que os pacientes se preparem para a gravidade à medida que se recuperam.

Exercício em águas profundas

Exercícios em águas profundas são os que ocorrem em uma piscina profunda o suficiente para que os pés do paciente não toquem o fundo. Os pés não estão "fixos"

Antes de começar

1. Certifique-se de que seu paciente sente-se confortável em um ambiente aquático.
2. Pergunte-lhe se sabe nadar ou se tem medo de água.

no fundo; por conseguinte, os exercícios que podem ser realizados denominam-se *cadeia aberta*. Dependendo da altura do paciente, a profundidade da água deve ser de pelo menos de 1,5 a 1,8 m para que ele fique suspenso na água sem tocar o fundo. O paciente pode usar dispositivos auxiliares de flutuação ou dispositivos de ancoragem para manter uma postura vertical na água, de modo que as extremidades inferiores fiquem livres para se mover sem tentar manter a flutuação. As extremidades profundas das piscinas olímpicas ou das piscinas públicas são eficazes para exercícios sem peso em águas profundas. A temperatura da água deve ser morna (26,7 a 32,2°C), uma vez que se realiza exercício ativo e, por vezes, agressivo, por períodos que podem se aproximar dos 45 minutos. Os exercícios em águas profundas podem ser bem-sucedidos e, algumas vezes, são comparados, de forma favorável, aos exercícios em terra, especialmente para pacientes que se recuperam de fraturas por estresse, pois há diminuição da carga de peso sustentada.[14]

Os exercícios "sem peso" em águas profundas também podem ser um meio eficaz de exercícios no final da gravidez, pois haverá um alívio da pressão na região lombar. No entanto, precauções devem ser tomadas em relação ao período de imersão e à temperatura da água. Em geral, a frequência cardíaca em repouso é reduzida quando os pacientes estão imersos na água. Isso tem importantes implicações no tratamento de mulheres grávidas com dores na região lombar, pois observou-se que o exercício em terra aumenta a frequência cardíaca do feto.[15] Os resultados de alguns estudos indicam que há aumento no consumo de oxigênio na água em comparação com os mesmos exercícios realizados em terra.[10,16,17] Esse é um fator crítico para a manutenção dos níveis de função e da forma física ao se recuperar de uma lesão na coluna ou em uma extremidade. Os atletas podem realizar a mesma quantidade de trabalho cardiovascular com menos tensão nas articulações em razão do aumento das demandas metabólicas do exercício na água, que mantém assim seus níveis de forma física de resistência e de VO_2 máximo com uma "corrida na água".[18] Por outro lado, um paciente com comprometimento cardíaco ou pulmonar pode ser indevidamente estressado pelo exercício na água.

A excursão completa das articulações pode ocorrer debaixo da água sem se sujeitar às forças que, às vezes, são contraindicadas no exercício em terra ou nas águas rasas. Em uma imersão em um tanque profundo com espaço limitado, os dispositivos de ancoragem são utilizados para minimizar o movimento para a frente no tanque. O movimento completo e a progressão para a frente são encorajados com caminhadas ou corridas na piscina profunda para facilitar padrões normais de movimento dos tecidos moles. Hoje em dia, existem muitos tamanhos e formas de cintos de flutuabilidade ou coletes para facilitar a flutuação na posição vertical. Os dispositivos podem ser ajustados para promover tanto a flexão como a extensão lombar, o que for indicado para o paciente.[19]

Do exercício de nível médio ao de nível raso

Águas com profundidades de nível médio (T12 ao queixo) a raso (do joelho até T12) permitem que o corpo se mova ao longo de uma extremidade distal fixa, promovendo alguma sustentação de peso. As atividades nessas profundidades de água seriam consideradas atividades "de cadeia fechada", pois há sustentação de peso nas extremidades distais. Ao usar profundidades mais rasas de água, chega-se a uma progressão na sustentação de peso (Tab. 6.5). Quando os exercícios de cadeia aberta são contraindicados como, por exemplo, em uma extremidade inferior instável ou na reconstrução recente da articulação em que se deseja a sustentação de peso, profundidades mais rasas podem fornecer o apoio de cadeia fechada necessário.[20] Observou-se que pacientes com reconstruções intra-articulares tiveram menos derrame articular e retorno mais rápido aos níveis funcionais percebidos quando realizaram exercícios na água em comparação com grupo similar de pacientes que executaram apenas exercícios em terra.[6]

Foram relatados efeitos significativos do treinamento em exercícios de cadeia fechada na água. Os achados incluíram melhoria na frequência cardíaca em repouso, nas medições do VO_2 máximo e nos testes de resistência reali-

Tabela 6.5	A relação entre a profundidade da água em uma piscina de natação e os possíveis tipos de atividades nessa profundidade		
**Águas profundas 1,5 m ou >
(sem peso, em cadeia aberta)**	**Água em nível médio, do ombro ao mamilo (carga mínima, cadeia fechada)**		**Águas rasas, crista ilíaca ao mamilo (carga moderada, cadeia fechada)**
Cardiovascular com proteção articular	Deslizar pela parede		Movimentos funcionais específicos de terra
Esporte específico sem peso	Padrões de FNP para o tronco		Deambulação progressiva, balanço/desafio proprioceptivo
Deambulação sem dispositivos auxiliares	Deambulação progressiva para eliminar os dispositivos auxiliares		
Exercícios sem carga para a coluna/lesões no membro inferior	Pliométricos		Desafios específicos do esporte
	Flexibilidade geral		
	Desafios laterais progressivos		
	Equilíbrio/desafio proprioceptivo usando a turbulência		

FNP = facilitação neuromuscular proprioceptiva.

zados na esteira.[16] Estudos adicionais relataram melhorias nas respostas do VO_2 com ginástica na água e exercícios de cadeia fechada. Funcionalmente, os pacientes de nível baixo podem praticar padrões de movimentos adequados de subir uma escada ou alcançar a extremidade superior com o apoio flutuante da água. Para tratar pacientes com fraqueza no tronco, sua estabilização dinâmica pode ser abordada primeiramente com a água no nível médio, usando a flutuabilidade e as forças de pressão hidrostática como suporte.[23] A dor com o exercício pode ser minimizada em um ambiente aquático. Por exemplo, para um paciente em terra, a dor pode persistir ao longo de um movimento se o peso for aplicado, enquanto na água a resistência ao movimento cessará assim que o movimento cessar.

Técnicas de Bad Ragaz

As técnicas de Bad Ragaz têm sido utilizadas e refinadas ao longo dos últimos 60 anos. Elas foram introduzidas no Bad Ragaz Spa na Suíça no final dos anos 1950. Essas técnicas usam um anel flutuante para auxiliar o paciente a flutuar na água. O anel pode ser colocado ao redor do tronco, sob as extremidades, ou pode apoiar a cabeça e o pescoço.[21] À medida que aumentou o conhecimento dos padrões do exercício e do movimento, padrões diagonais de movimento foram desenvolvidos com padrões de movimento da Facilitação Neuromuscular Proprioceptiva (FNP) e aplicados a um ambiente aquático.[22] Essas técnicas simples são indicadas para muitas restrições musculoesquelética, neurológicas e artríticas. O alongamento manual é realizado quando existe uma restrição no movimento do tecido mole e o peso do paciente pode ser utilizado para oferecer a sobrepressão necessária para proporcionar um alongamento eficaz. Na realidade, o paciente está deitado, sustentado pela força de flutuabilidade da água e seu outro peso corporal pode atuar como resistência em consequência do arrasto criado no movimento (Fig. 6.7). A posição pode ser em flutuabilidade assistida em decúbito dorsal, flutuabilidade assistida em decúbito ventral ou em decúbito lateral. As habilidades manuais de massagem, como a de mobilização dos tecidos moles, foram às vezes incorporadas aos movimentos apoiados pela flutuabilidade. O alongamento agressivo que utiliza técnicas de massagem shiatsu foi incorporado às técnicas na água. Qualquer que seja a técnica de alongamento realizada, ela deve ter como base uma disfunção quantificável e um resultado específico desejado. Por exemplo, se a articulação glenoumeral é hipomóvel e o objetivo é aumentar a amplitude de movimento do ombro, alongamento da articulação, distração do eixo longo e mobilização articular podem ser aplicados pelo profissional no paciente deitado em decúbito dorsal e apoiado pela água. As técnicas de Bad Ragaz também usam exercícios isométricos e isotônicos para o tronco e extremidades. Exer-

cícios para o tronco com "pelve neutra" foram descritos e estudados para o desenvolvimento da estabilidade do aspecto proximal do tronco (Fig. 6.8). A progressão do exercício envolve a adição de padrões de mobilidade da extremidade distal.[23,24] A execução das técnicas isométricas de Bad Ragaz muitas vezes é menos dolorosa em uma posição em decúbito dorsal, sem peso, quando comparada ao desempenho em terra. Por essa razão, esses exercícios são um ponto de partida apropriado para pacientes sem condicionamento, bem como para aqueles com dor na região lombar. O paciente progredirá de forma adequada para levar as atividades terrestres aos níveis funcionais da atividade ou para recuperar a mobilidade.

Método Halliwick

James McMillan desenvolveu seu método nos anos 1950, quando ele e sua esposa ajudaram alunos da Escola Halliwick for Crippled Girls, em Londres, a ter independência na água.[41] O Método Halliwick ensina os pacientes a se tornarem independentes na água e, ao mesmo tempo, a aperfeiçoarem tanto o equilíbrio como o movimento controlado. Para ensiná-los, usa-se um programa de dez pontos que consiste na adaptação mental, controle da rotação sagital, da rotação transversal, da rotação longitudinal, da rotação combinada, empuxo, equilíbrio em imobilidade, deslize em turbulência, progressão simples e movimentos básicos.[42]

A adaptação mental exige que o indivíduo aprenda a controlar e ajustar a respiração para se mover em torno de

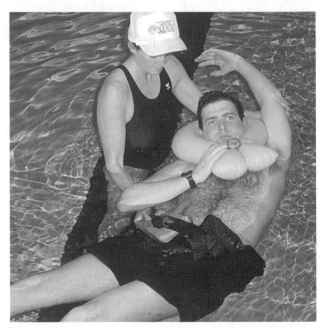

Figura 6.7 Paciente sustentado pelos dispositivos de flutuação durante a execução de elongação do lado esquerdo do tronco. A flutuabilidade está sustentando o paciente.

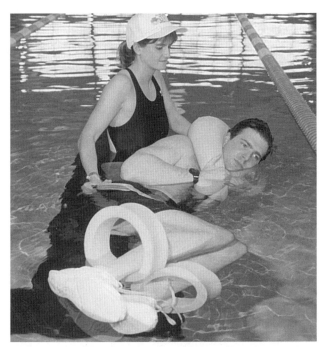

Figura 6.8 Paciente desempenhando flexão do tronco com flutuabilidade assistida. Ele está sustentado por anéis, semelhantes aos anéis de Bad Ragaz, como dispositivos de flutuação.

um corpo de água. O controle das rotações sagital, transversal e longitudinal são três etapas durante as quais o aluno adquire a capacidade de controlar qualquer rotação feita em torno desse eixo específico de movimento. Quando o nadador controla a rotação em torno desses três eixos, o controle da rotação combinada fornece ao aluno a capacidade de dominar qualquer combinação de rotações. O empuxo significa confiar que a água apoiará o indivíduo. Algumas vezes, essa etapa é chamada de inversão mental, pois o nadador deve entender que vai flutuar e não afundar. O equilíbrio na imobilidade requer tanto o controle mental quanto físico para flutuar enquanto relaxa na água. Durante o deslize em turbulência, o terapeuta move o nadador que flutua na água sem o uso de contato físico. O nadador tem de manter o equilíbrio. A progressão simples e os movimentos básicos formam o início dos movimentos de propulsão e estilos de natação.[43]

Watsu

No início dos anos 1980, Harold Dull (diretor da Harbin School de Shiatsu and Massage no norte da Califórnia) começou a aplicar alongamentos e movimentos do Zen Shiatsu na água morna. *Watsu* é uma forma de terapia realizada na água morna (por volta de 32° a 34°C), que combina elementos de massagem, mobilização articular, Shiatsu e alongamento muscular. O receptor é continuamente apoiado enquanto flutua, embala, balança e se alonga. A água morna e os efeitos reconfortantes de ser embalado proporcionam um relaxamento profundo, o que pode reforçar os efeitos dos alongamentos aplicados e da massagem.[42]

Segurança do paciente

Em um ambiente aquático, é importante lembrar-se de que os pacientes podem não saber nadar. Muitas pessoas têm um medo inato de água e de afogamento. Você vai precisar tranquilizá-las em relação às precauções de segurança enquanto estiver nesse ambiente.

- Verificar seu entorno e ficar atento a todo o tempo ao que está acontecendo.
- Conhecer seu equipamento.
- Conhecer os procedimentos de evacuação de emergência para sair de um ambiente aquático.

Além de tranquilizar o paciente, esses procedimentos beneficiarão ao terapeuta e à relação paciente-terapeuta ao reunir um histórico subjetivo da relação desse paciente com a água. Isso pode ser feito por meio de um bom levantamento sobre ele, que pode ser registrado em seu prontuário. As perguntas apropriadas incluem:

- Em qual dos seguintes níveis você se consideraria: não nadador, iniciante, intermediário, avançado?
- Você se sente confortável ao submergir sua boca, nariz e olhos debaixo d'água?
- Você se sente confortável ao entrar e ao sair da água?
- Você tem problemas com o aumento da temperatura?
- Você tem algum medo relacionado à água? Classifique seu medo em uma escala de 0 a 10, em que 0 significa nenhum medo relacionado à água e 10 significa que você se recusa a entrar na água.

Instrução do paciente

O paciente deve ser educado quanto à necessidade de progredir para formas mais funcionais de exercícios fora da piscina. A educação deverá ser contínua para tranquilizar e fortalecer o paciente em ambiente aquático e em relação a seus objetivos. Para que sejam considerados funcionais, os pacientes devem ser capazes de realizar atividades funcionais em ambiente terrestre.

Decisões clínicas para a terapia aquática

A profundidade da água, a temperatura e as técnicas são considerações importantes para a terapia aquática. Andar em águas profundas pode ser apropriado para um paciente com uma substituição total do quadril após a remoção das suturas. Exercícios em água de nível médio

Perspectiva do paciente

Os pacientes costumam dizer que nunca se sentiram tão bem quanto em um ambiente aquático.

Perguntas mais frequentes do paciente

1. Qual é a diferença entre o exercício aquático e a fisioterapia aquática?

2. Qual é a faixa de temperatura da piscina para tipos específicos de terapia e para certas doenças?
3. Pacientes com infecção pelo vírus da hepatite B e outras doenças transmitidas pela água podem participar da terapia aquática?

---

a raso aumentam de forma gradual a quantidade de sustentação de peso de um paciente; as atividades podem incluir saltar, correr ou andar, e a água pode ser usada para ajudar ou resistir à atividade. Atividades de equilíbrio unilateral podem ser realizadas em profundidades de nível médio e a resistência pode ser aumentada com a adição de turbulência para perturbar o equilíbrio.

Documentação e cobrança da terapia aquática

A reabilitação funcional deve ser cuidadosamente documentada para registrar os parâmetros de cuidados a fim de que sua eficácia possa ser estabelecida e o programa terapêutico seja ajustado de forma apropriada. A Tabela 6.6 fornece um programa com a progressão de exercícios de posições de flutuabilidade assistida ao movimento de flutuabilidade com resistência. Movimentos com flutuabilidade assistida usam dispositivos de flutuação para ajudar os grupos musculares agonistas no movimento; movimentos com flutuabilidade com resistência são os mesmos movimentos, mas sem o dispositivo. Esses exercícios são usados para melhorar o movimento e a função ativa. Movimentos de flutuabilidade com resistência são realizados com os grupos musculares agonistas em direção contrária à flutuabilidade da água; acrescenta-se um dispositivo suprarresistente para aumentar a área da superfície e a resistência. É imperativo que a progressão, que vai da flutuabilidade assistida à flutuabilidade com resistência, seja claramente documentada, assim como a profundidade e a temperatura da água. Os itens que devem ser documentados incluem:

- Equipamentos utilizados.
- Dispositivos para flutuabilidade assistida.
- Pesos usados.
- Temperatura da água.
- Exercícios.
- Forma como os dispositivos para a flutuabilidade assistida são utilizados.
- Localização e finalidade dos pesos.
- Profundidade de imersão.
- Tempo de tratamento.
- Quaisquer alterações significativas nos sinais vitais do paciente também devem ser registradas.

Atualmente, a terapia aquática tem seu próprio código de terminologia processual (CTP). A realização de intervenções fisioterapêuticas na água não é automaticamente

---

Tabela 6.6	Documentação e progressão da abdução do quadril no exercício aquático
Tipo de exercício	**Atividade**
Flutuabilidade apoiada passiva (em decúbito dorsal na água)	O terapeuta favorece o alongamento passivo.
Flutuabilidade apoiada ativa assistida (em decúbito dorsal na água)	O terapeuta auxilia no movimento de deslocamento embora na posição de flutuabilidade apoiada.
Flutuabilidade apoiada ativa (em decúbito dorsal na água)	Ativa amplitude de movimento.
Flutuabilidade supra-assistida	Em pé, abdução com dispositivo auxiliar de flutuação no tornozelo.
Flutuabilidade assistida	Em pé, abdução.
Flutuabilidade resistida	Em pé, abduzido com aumento da velocidade contra resistência.
Flutuabilidade suprarresistida	Em pé, bota resistiva fixa, abduzido contra resistência.
Flutuabilidade apoiada, resistência manual (em decúbito dorsal na água)	Cadeia fechada, corpo se move ao longo da extremidade fixa (fixada pelo terapeuta).

Hidroterapia para tratamento de feridas

Equipamento

O equipamento para a hidroterapia envolve o uso de turbilhão com tanques de aço inoxidável ou de fibra de vidro que podem ser móveis ou fixos (depende de seu tamanho e configuração) e têm uma turbina, drenagem e abastecimento de água controlado por termostato. Turbilhões variam em tamanho e um deles é selecionado para o tratamento de acordo com o objetivo do tratamento, a extremidade ou a área que deve ser tratada. Os tanques menores são para as extremidades e contêm cerca de 95 L de água, dependendo do fabricante. A profundidade deles varia de 51 a 63,5 cm e eles têm uma turbina. Tanques de corpo inteiro são chamados "low boys" e assemelham-se a uma banheira instalada no chão com espaço suficiente para que os pacientes fiquem sentados com as pernas estendidas para a frente. Eles podem conter até 757 L de água e uma turbina para aeração da água. Tanques "high boy" são altos e mais apropriados para grandes áreas do corpo. Podem receber até 378,5 L de água. Os tanques low boy, e high boy são utilizados no tratamento de feridas abertas, rigidez das articulações periféricas, entorses/distensões e no pós-operatório de próteses (ver Fig. 6.1).

Tanques de Hubbard são tanques de turbilhão criados para acomodar um paciente em decúbito dorsal e permitir a amplitude de movimento tanto das extremidades superiores como inferiores com a sustentação da água (ver Fig. 6.2). Esses tanques podem ter uma calha de profundidade em seu centro com barras paralelas para a deambulação na água. Os pacientes que não podem ser transferidos para um low boy ou que têm uma área de superfície de tratamento muito grande para esse tipo de tanque são candidatos ao tanque de Hubbard. Nesse tanque existem várias turbinas que podem se movimentar ao redor dele para posições diferentes, de modo que a turbulência possa ser direcionada para mais de uma área ao mesmo tempo. Eles têm um dispositivo de elevação para transferir o paciente de uma maca para seu interior e, em seguida, para fora dele. Muitas vezes, esses elevadores são controlados hidraulicamente e podem intimidar alguns pacientes. É importante lembrar-se disso ao transferir um paciente para qualquer piscina.

Convém considerar que tipo de reservatório deve ser usado para conservar a água e realizar um tratamento ideal. Se o paciente precisar de exercícios ativos de punho, um pequeno tanque para extremidade será bem adequado. Se ele estiver em tratamento de uma úlcera de decúbito na tuberosidade isquiática, um *low boy* ou um tanque de Hubbard serão mais adequados, pois a piscina de natação é contraindicada para este paciente.

Turbinas

Em um tanque, são as turbinas que misturam o ar e a água fornecendo assim agitação e turbulência. O estímulo mecânico da agitação para os receptores da pele pode promover um efeito analgésico, que pode ser eficaz para a redução da dor de entorses e distensões, bem como outras condições. As turbinas ajustáveis têm várias características, entre elas, altura, direção do fluxo e força do fluxo aerado. Quanto mais ar é misturado à água, maior é a turbulência. A turbulência pode auxiliar no debridamento não específico de uma ferida aberta, se indicado. O tratamento de feridas com hidroterapia será discutido mais adiante neste capítulo.

Turbilhão

O objetivo de uma intervenção terapêutica para o tratamento de feridas é proporcionar um ambiente ideal para sua cicatrização. Com base no conhecimento da progressão esperada da cicatrização da ferida e na rigorosa avaliação dos fatores intrínsecos e extrínsecos, o tratamento deve facilitar a atividade celular normal. Os profissionais precisam identificar como o tratamento afetará a função celular e, assim, proporcionar cuidados que evitem trauma à ferida.

Aditivos para prevenir a infecção

Durante muitos anos, os turbilhões foram utilizados no tratamento de feridas abertas, fraturas e outras lesões ortopédicas.[13] Para alcançar os objetivos do tratamento, sem que a infecção se alastre, os tanques e suas turbinas devem ser completamente desinfetados entre um paciente e outro. Os agentes mais comuns usados para prevenir ou reduzir a possibilidade de infecção são iodopovidona, cloramina T e hipoclorito de sódio (água sanitária doméstica). O tamanho do tanque e as recomendações do fabricante orientarão o profissional quanto à concentração apropriada do aditivo. É importante lembrar que o tanque não é o único hospedeiro potencial de infecções; a turbina também é uma fonte potencial. Rodar a turbina com um agente desinfetante na água,

---

considerada terapia aquática para efeitos de cobrança. Um terapeuta que cria um programa de intervenção com base em terra e, em seguida, faz com que o paciente realize os exercícios na água não, necessariamente, está fornecendo uma hidroterapia. O paciente pode ainda realizar exercícios terapêuticos e atividades terapêuticas, ou participar da reeducação neuromuscular, mas o uso do código de terapia aquática indica que uma terapia especializada é realizada e que o uso da água foi previamente avaliado de forma cuidadosa, e não posteriormente.

para que suas válvulas de admissão de ar também sejam desinfetadas, é um procedimento importante.

Procedimento de limpeza do turbilhão

O procedimento de limpeza do turbilhão inclui:
- Enchimento e esvaziamento do turbilhão.
- Saber onde fica o botão de abertura/fechamento da drenagem.
  - Abrir para drenar.
  - Fechar para encher.
- Saber onde fica o abastecimento de água.
  - Mangueira.
  - Instalação na parede.
- Desinfetar o tanque.
- Pulverizar/esguichar o desinfetante em todas as superfícies internas do tanque (solução diluída).
  - Deixar agir por 5 minutos (enquanto a turbina é limpa).
  - Lavar com um pano molhado.
  - Enxaguar com água.
- Pulverizar com um limpador de aço inoxidável na superfície exterior do tanque.
  - Fazer uma vez por dia, geralmente no final do dia.
- Desinfetar a turbina.
- Colocar a turbina dentro do balde.
  - Esguichar um forte desinfetante para cada 4 L de água.
  - Girar o controle de velocidade/aerador para a menor velocidade ou fechar para que a água filtre através da turbina.
  - Encher o balde com água suficiente para cobrir a saída de ar na turbina.
  - Girar a turbina por pelos menos 5 minutos.
  - Esvaziar o balde de limpeza e encher com água limpa. Colocar a turbina dentro do balde e agitar por mais 5 minutos para lavar.
- Pequenos tanques nos quais os baldes não cabem:
  - Desinfetar os lados do tanque como feito anteriormente.
  - Encher o tanque com água (suficiente para cobrir a saída de ar na turbina).
  - Fechar o aerador como feito anteriormente.
  - Deixar a turbina trabalhar por 5 minutos.
  - Drenar o tanque e encher com água limpa.
  - Deixar a turbina trabalhar por mais 5 minutos para lavar (Figs. 6.9 e 6.10).
- Para desinfetar outros tanques:
  - Pulverizar o desinfetante em todas as superfícies internas.
  - Limpar com pano molhado.
- Deixar agir de 5 a 10 minutos.
- Enxaguar com água limpa.
- Tipos de produtos de limpeza (comuns):
  - Expose® (forte e diluído).
  - Limpador de aço inoxidável.
  - Cenclean®.
  - Waxcide®.
- Expor a produtos químicos.
- Consultar o *Modo de usar* para todos os produtos de limpeza e desinfetantes utilizados.

Considerações sobre o tratamento com hidroterapia

Ao considerar a hidroterapia para o tratamento de feridas, o profissional deve fazer as seguintes perguntas:

- Quais são os efeitos do tratamento?
- Quando os efeitos facilitam a cura e quando são prejudiciais?
- Como os efeitos devem ser usados?
- Há outras opções de tratamento?

A hidroterapia pode ser usada para debridamento, limpeza, hidratação, estimulação circulatória e a analge-

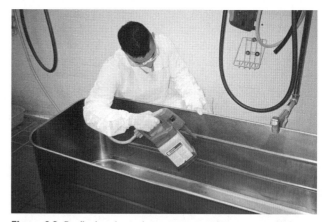

Figura 6.9 Profissional com luvas, que esvaziou o tanque com turbilhão para limpá-lo, está pulverizando produtos de limpeza dentro do tanque.

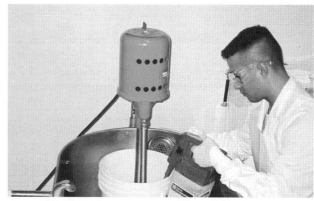

Figura 6.10 Para limpar a turbina, coloca-se um balde sob ela, enche-se com água suficiente para cobrir o buraco de entrada de ar. Adiciona-se o produto de limpeza antes da turbina começar a funcionar e deixa-o no balde por pelo menos 5 minutos.

sia. Deve-se tomar o cuidado de manter o paciente na posição apropriada a fim de evitar o aumento da pressão (Fig. 6.11).

Debridamento

Debridamento é a rápida remoção de tecido necrótico e desvitalizado para permitir a reepitelização e a granulação. O tecido necrótico e desvitalizado impede a granulação e previne ou retarda a migração de células epiteliais em toda a ferida,[25,26] por isso, é indicado para feridas com extenso tecido necrótico. Este tecido retarda a cicatrização e proporciona o potencial crescimento bacteriano e a infecção.[27] A hidroterapia pode ser usada para debridar, amaciar e afrouxar o tecido desvitalizado aderente quando se prepara o debridamento manual ou enzimático (Fig. 6.12).

A hidroterapia proporciona debridamento não seletivo, com a remoção de tecidos viáveis junto ao tecido desvitalizado necrótico e resíduos. O debridamento não seletivo pode prejudicar novas células endoteliais e epiteliais e, assim, interromper a formação de novos vasos sanguíneos (neovascularização) e a formação de nova pele (reepitelização).

Modalidade

Diferentes tipos de modalidades podem ser usados na preparação da hidroterapia para o tratamento de feridas, como turbilhão, lavagem pulsátil e irrigação. Os objetivos serão os mesmos com cada uma delas; no entanto, as modalidades fornecerão diferentes vantagens e desvantagens. Por exemplo, se um paciente é incapaz de se locomover e tem uma pequena ferida, a lavagem pulsátil pode ser mais apropriada quando comparada ao tratamento em um tanque com turbilhão.

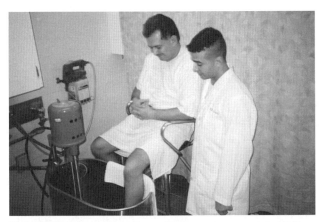

Figura 6.11 Uma vez que se determinou que o tanque com turbilhão é adequado para facilitar o reparo de feridas, o paciente deve ser posicionado para que não haja pressões indevidas das laterais do tanque sobre o membro imerso. As toalhas protegem a panturrilha e o espaço poplíteo fica distante da borda lateral do tanque.

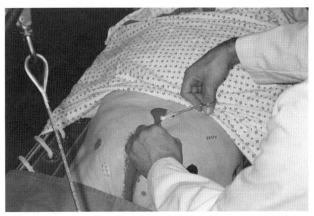

Figura 6.12 Este paciente foi transportado para a área de hidroterapia do departamento e transferido para uma maca que pode ser levantada e abaixada para dentro do tanque de Hubbard para o tratamento. Enquanto a maca estiver abaixada, a cabeça do paciente permanece inclinada acima da superfície da água, essa posição fornecerá um debridamento não específico para as áreas de cicatrização sem pressão indevida.

Limpeza

A limpeza remove a sujeira, corpos estranhos, exsudato ou resíduos de agentes tópicos e bactérias. O excesso de exsudato, resíduo de bactérias ou substâncias estranhas podem prolongar a resposta inflamatória normal e retardar a fase proliferativa da cicatrização.[28] Sujeira e corpos estranhos proporcionam um meio para promover o crescimento e a infecção bacteriana. Considera-se 10^5 organismos/grama de tecido como o número crítico de bactérias;[30] um excesso pode resultar em infecção. Se houver preocupação com infecção, deve-se obter uma cultura.

Remove-se o resíduo proveniente de agentes tópicos para permitir que anticorpos tópicos ou preparações enzimáticas, se usadas, alcancem o leito da ferida. Ao utilizar técnicas de limpeza, evite concentrações de agentes tópicos que podem danificar as células novas.

Hidratação

A hidratação fornece um leito de ferida úmido que avançará mais rapidamente através das fases de cicatri-

É importante saber...

Cicatrização e hidroterapia

Quando iniciada muito cedo, a hidroterapia pode inibir o processo de cicatrização, assim como pode inadvertidamente remover tecido viável junto aos tecidos não viáveis.

Seção II • Agentes térmicos e mecânicos

zação.[25,30] A desidratação (dessecação) da ferida pode resultar em alteração dos potenciais elétricos da pele (p. ex., um gradiente de voltagem lateral decrescente) e afetar negativamente a migração epidérmica.[31]

Estímulo circulatório

O aumento da circulação obtido com a hidroterapia parece resultar de efeitos térmicos em vez de mecânicos.[34] O aumento da circulação local pode facilitar a cicatrização ao aumentar os níveis de oxigênio e a remoção de metabólitos.

O aumento da circulação em uma área de insuficiência venosa pode facilitar o comprometimento circulatório, aumentar o edema e impedir a cicatrização. O sangue entra na área e aumenta a pressão hidrostática mais do que o sistema venoso pode compensar.

Os efeitos mecânicos da hidroterapia podem ser potencialmente prejudiciais para novas células endoteliais e epiteliais, retardar a cicatrização e diminuir a resistência à infecção.

Analgesia e sedação

A estimulação mecânica de receptores da pele, assim como ocorre com a agitação suave do tanque de turbilhão, pode ajudar a diminuir a dor. Os efeitos térmicos podem ajudar no alívio da dor ao aumentar a circulação nas áreas de fluxo arterial comprometido.

Fatores intrínsecos e extrínsecos

A utilização efetiva da hidroterapia para a cicatrização de feridas deve considerar fatores intrínsecos e extrínsecos. As informações obtidas e documentadas devem incluir o estado do paciente, a condição dos tecidos e da ferida, além de sua descrição.

Condição do paciente

Em um tratamento, os fatores importantes incluem:

- Relato subjetivo, especialmente da dor e das alterações sensoriais.
- Duração e intensidade dos sintomas.
- Idade.
- Ocupação.
- Uso de álcool e tabaco.
- Condições sistêmicas.
- Medicamentos.
  - Anteriores.

- Atuais.
- Alergia.
  - Histórico da ferida.
- Mecanismo.
- Progresso ou ausência da cicatrização.
- Tratamento prévio.
- Localização da ferida.

Condição dos tecidos circundantes

A área em torno da ferida ou mesmo no entorno de toda uma extremidade é importante para uma boa cicatrização. A área em torno da ferida ou os tecidos das extremidades devem ser avaliados da seguinte forma:

- Cor.
- Edema.
- Temperatura.
- Áreas de dor ou alterações sensitivas.
- Mudanças tróficas.
- Integridade da pele.
- Pulsos.

Exigem atenção as áreas de inchaço, vermelhidão, temperatura aumentada e dor. Durante a fase inflamatória precoce, estes podem ocorrer, mas quando se prolongam podem indicar um possível retardo da cicatrização ou infecção.

Descrição da ferida

As feridas podem ser classificadas de acordo com o tipo de fechamento:

- Primário.
- Primário retardado.
- Segunda intenção.
- Enxertos ou retalhos.
- Retardo.
- Fase crônica I-IV.

As feridas abertas podem ser classificadas de acordo com o conceito de três cores do Marion Laboratory.[32] Esse conceito utiliza uma descrição da cor do tecido do leito da ferida por ordem de gravidade: vermelho, amarelo ou preto. Documentar a cor ou cores presentes e a porcentagem de cada uma direciona o tratamento para a cor mais grave ou predominante.

Além do tipo de fechamento e da descrição do leito da ferida, o profissional deve documentar e descrever o local da ferida; seu tamanho, forma e bordas; além da quantidade, cor, consistência e odor de qualquer exsudato.

Facilitação da cicatrização

Indicações

A hidroterapia é indicada para o debridamento ou para a preparação para o debridamento na cicatrização de feridas por segunda intenção, retalhos ou enxertos estáveis e úlceras crônicas nos estágio III ou IV com menos de 50% do tecido necrosado.

Ela também pode ser indicada para a limpeza de feridas que contêm exsudato em excesso ou mal cheiroso, resíduos soltos, corpos estranhos ou infecção localizada. A úlcera de insuficiência venosa pode se beneficiar de técnicas de limpeza que evitem o posicionamento dependente e o aumento da temperatura do tecido. Um leito da ferida ressecado pode ser hidratado com técnicas de hidroterapia. O paciente com insuficiência arterial pode obter algum alívio da dor[33] e aumento da circulação com um tratamento de temperatura morna com agitação delicada.

Uso clínico das técnicas hidroterápicas

O turbilhão pode ser indicado para debridamento ou preparação para debridamento, limpeza, estimulação circulatória, hidratação ou analgesia. As técnicas de hidroterapia clínica incluem turbilhão, irrigação ou lavagem, enxágue e imersão. A técnica utilizada dependerá do efeito desejado, do estado do paciente, do estado da ferida e dos tecidos circundantes.

A irrigação ou lavagem com água estéril ou soro fisiológico em uma seringa ou Water Pik[34] pode ser indicada para remover detritos de células não aderentes superficiais ou de agentes tópicos. A limpeza de feridas com mau odor, a remoção de exsudato e a hidratação também podem ser feitas como alternativas ao turbilhão, isto é, com o uso de torneira, mangueira ou imersão em uma bacia. Como a quantidade de pressão distribuída pelos tecidos com irrigação, lavagem ou enxágue é controlada manualmente, ela não é consistente, por isso, deve-se tomar cuidado para evitar trauma no tecido e na ferida.

A limpeza ou debridamento com irrigação, lavagem, enxágue ou técnicas de imersão pode ser considerada uma alternativa ao turbilhão mais tolerável para o paciente debilitado, mas deve-se evitar um posicionamento dependente prolongado e empregar o tempo e a equipe de forma mais eficiente. Por exemplo, uma técnica de limpeza que não faz uso do turbilhão é muitas vezes apropriada a úlceras de insuficiência venosa, pois evita o posicionamento dependente e o aumento da temperatura do tecido.

Atividade prática 6.1

Precauções e motivos

Antes de começar, é preciso conhecer as precauções e as contraindicações para o uso da hidroterapia. É importante saber o que são, mas talvez o mais importante seja entender por que cada uma delas pode ser uma precaução ou uma contraindicação.

Precauções	*Motivos*
Feridas abertas com tecido de granulação	A exposição à água violenta vinda de uma turbina em um tanque com turbilhão pode remover o tecido de granulação fresco.
Membros edematosos	Colocar em um turbilhão significaria colocar o membro em posição dependente, o que pode aumentar o edema.
Sensibilidade ou alergias aos aditivos da água	Se o paciente não tem sensibilidades aos aditivos na água, o tratamento com ela e a imersão são seguros; caso contrário, o tratamento é contraindicado.
Cateter	Se o paciente tem um cateter permanente, geralmente é considerado seguro para o paciente permanecer na água. Cateteres externos não são considerados adequados para a submersão na água, pois podem vazar ou deslocar-se com facilidade.
Distúrbios convulsivos	Se o paciente tem um distúrbio convulsivo, tratado com medicamento, que esteja estável e para o qual a água não é um gatilho para um evento, então o risco é pequeno. Caso contrário, este tipo de tratamento não é adequado.
Traqueostomia	Se um paciente é tratado com a utilização de um tanque para extremidade, há um pequeno risco de a água entrar na traqueostomia. Se ele for colocado em um tanque de Hubbard ou ambiente aquático, deve haver extremo cuidado para que a água não entre na traqueostomia.

(continua)

Atividade prática 6.1 *(continuação)*

Contraindicações e motivos

Contraindicações	*Motivos*
Enxertos de pele de espessura parcial antes de 3 a 5 dias	Estes enxertos hidratam facilmente e podem se desprender quando imersos em água.
Enxertos de pele de espessura total antes de 7 a 10 dias	Este tipo de enxerto exige mais tempo para que possa garantir uma imersão segura na água. A possibilidade de o enxerto desprender é bem preocupante.
Imersão de corpo inteiro inferior a 1.500 mL	Se um paciente é incapaz de inflar os pulmões contra a pressão do ar, ele terá mais dificuldade de inflar os pulmões contra a pressão hidrostática da água, o que aumentará sua dificuldade de respirar.
Linha IV	Este tipo de dispositivo domiciliar seria difícil de estabilizar e de manter a uma altura adequada para permitir a administração de medicamentos. No entanto, um tratamento com turbilhão pode ser uma opção viável.
Colostomia	Este tipo de abertura não pode ser adequadamente selado para evitar vazamento para a piscina ou a penetração da água da piscina no paciente. A imersão em água em um ambiente aquático não deve incluir uma colostomia.
Incontinência	Os pacientes que são incontinentes não devem entrar em um ambiente aquático, pois a micção irá contaminar a água em que todos estão.
Febre	Os pacientes com uma infecção ativa e febris não devem ser colocados em um ambiente aquático, pois a temperatura da água pode aumentar ainda mais sua temperatura interior.

Aditivos

Os aditivos bactericidas utilizados com mais frequência são iodopovidona, hipoclorito de sódio e cloramina-T (Clorazina). Esses agentes, se não forem devidamente diluídos, podem ser prejudiciais aos fibroblastos.[35] Os pacientes também podem ter sensibilidade ou alergia aos aditivos, e a ferida aberta pode ser uma entrada para absorção sistêmica.[36]

O profissional deve considerar os efeitos de um aditivo e, se necessário para o controle bacteriano da infecção da ferida, utilizar uma concentração que seja bactericida, mas não agrida os fibroblastos. Muitas vezes, usar água estéril ou soro fisiológico para irrigação, lavagem ou imersão e evitar o aditivo do turbilhão fornecerá melhor ambiente para a ferida.

As diluições recomendadas de iodopovidona são de 1:1.000 e de hipoclorito de sódio de 1:100.[38] Steve et al.[37] recomendam o uso de cloramina-T em concentrações de 50 g para um tanque de 227,12 L e de 320 g para um tanque de Hubbard. Veja a seção "Aditivos para prevenir a infecção", neste mesmo capítulo.

Temperatura

Na aplicação da hidroterapia no tratamento de feridas, recomenda-se uma temperatura neutra entre 33,5 e 35,58°C[33] ou não superiores a 1°C acima da temperatura da pele. A temperatura terá como base as indicações para hidroterapia, a condição do paciente e a área tratada.

Duração e agitação

A duração do tratamento e a quantidade de agitação do turbilhão ou força de irrigação ou de enxágue são determinadas pelas indicações de tratamento. As considerações são os efeitos desejados, o estado da ferida e dos tecidos circundantes, assim como a tolerância do paciente.

Não há uma duração-padrão absoluta. Imersão, irrigação ou enxágue podem variar de 1 a 5 minutos, o debridamento de 10 a 20, e o aumento da circulação, 20 minutos.[38] A lavagem ou imersão em água morna por até cinco minutos pode ser benéfica para a úlcera venosa.[36]

Quando se utiliza o turbilhão, é importante não se esquecer de que o aumento do fluxo de ar através da turbina provoca um aumento da pressão e de que há um aumento da turbulência na superfície da água.[10] Tecidos frágeis, como um enxerto de pele com espessura parcial de 3 a 5 dias ou um enxerto de pele de espessura total de 7 a 10 dias, devem ser expostos apenas à agitação mínima e não devem ser posicionados em direção à superfície da água em razão do aumento da turbulência. A duração do tratamento deve se limitar, inicialmente, a 5 minutos.

Posicionamento

Sempre que se posiciona um paciente para o tratamento, deve-se considerar sua tolerância e conforto, assim como evitar o comprometimento circulatório ou a compressão do nervo com postura ou roupas restritivas.

Temperatura ambiente

Um ambiente aquecido é importante para garantir o conforto do paciente e evitar a vasoconstrição reflexa e o comprometimento da cicatrização da ferida, o que pode ocorrer com a exposição ao ar frio ambiente.

Teoria por trás da eficácia

O turbilhão afeta a *fase de inflamação* da cicatrização.

- A água quente aumenta a vasodilatação dos vasos superficiais.
- O aumento do fluxo sanguíneo traz oxigênio e nutrientes para o tecido e remove os metabólitos.
- O aumento do fluxo sanguíneo traz anticorpos, leucócitos e antibióticos sistêmicos.
- O fluido desvia para os espaços intersticiais e leva ao edema.
- O amolecimento e afrouxamento do tecido necrótico ajudam a fagocitose.
- A limpeza e a remoção do exsudato da ferida controla a infecção.
- Os efeitos mecânicos de hidromassagem estimulam a formação de tecido de granulação.
- A sedação e a analgesia são induzidas pela água morna.

Explicação para o paciente

Os profissionais precisam se lembrar do paciente como um membro importante da equipe de saúde. Explicar o problema, objetivos, precauções e plano de tratamento é vital para otimização do atendimento. Uma boa instrução de um paciente deve incluir a discussão da nutrição e de como isso se relaciona com a cicatrização da ferida, contraindicações e instruções de como fazer curativos.

Documentação e cobrança da hidroterapia para tratamento de feridas

O objetivo da documentação é fornecer um registro exato do tratamento prestado. Ele deve conter elementos da técnica de tratamento e detalhes específicos de sua aplicação caso seja realizado de uma maneira incomum ou não habitual. Também deverá fornecer uma avaliação da resposta do paciente à intervenção de tratamento.

Para que o tratamento seja reproduzido por outro profissional ou para que possa ser revisto por outro indivíduo que não o presenciou, a documentação deve incluir:

- Avaliação completa da ferida antes e depois da hidroterapia.
- Tipo e tamanho do turbilhão.
- Posição do paciente.
- Temperatura da água.
- Tempo de tratamento.
- Se a agitação foi usada.
- Quantidade e tipo do aditivo utilizado, se for o caso.
- Quaisquer alterações significativas nos sinais vitais do paciente também devem ser registradas, juntamente com uma avaliação e um plano baseado nessas mudanças.
- A instrução do paciente e o consentimento informado verbalmente.

Atualmente, existem códigos de CPT separados para o turbilhão e para o tanque de Hubbard. Familiarizar-se com os códigos e as definições atuais serão úteis para a cobrança adequada dos serviços prestados.

Resumo

O uso da hidroterapia pode variar do manejo de queimadura, entorses ativos, tratamento de feridas e exercícios de flutuabilidade assistida ou flutuabilidade resistida. Embora os protocolos de tratamento específico possam variar de acordo com as instalações, a decisão de incluir a hidroterapia para o tratamento deve ser baseada no conhecimento dos potenciais benefícios da água como meio terapêutico e dos objetivos de tratamento. O tratamento de feridas deve se basear no conhecimento dos eventos biológicos na cicatrização de feridas, nos efeitos das técnicas usadas, no estado do paciente e da ferida, e em outras opções disponíveis.

Outros efeitos da hidroterapia podem ser:

- Fornecer estímulos fásicos para os aferentes na pele, a fim de reativá-los continuamente.
- Aumentar a pressão hidrostática, o que pode aumentar a circulação linfática.
- Fornecer um meio de classificação de exercícios (p. ex., mover um membro com ou sem turbulência).
- Fornecer calor ou frio para a maior parte do corpo.
- Ajudar a diminuir a sustentação do peso.
- Remover detritos e tecido necrosado das feridas e diminuir a carga bacteriana.

152 Seção II • Agentes térmicos e mecânicos

Questões para revisão

1. A "ausência de peso" relativa que ocorre quando um corpo está imerso na água deve-se a qual dos seguintes fatores?
   a. Flutuabilidade
   b. Pressão hidrostática
   c. Gravidade específica
   d. Viscosidade
2. Qual das seguintes temperaturas é considerada calor terapêutico?
   a. 33°C
   b. 34°C
   c. 37,8°C
   d. 43°C
3. O que melhor descreve o tipo de debridamento de feridas fornecido pela hidroterapia com turbilhão?
   a. Debridamento seletivo
   b. Debridamento não seletivo
   c. Debridamento enzimático
   d. Debridamento profundo
4. Qual das seguintes alternativas é uma propriedade da água?
   a. Limpeza
   b. Hidratação
   c. Calor específico
   d. Estimulação circulatória
5. Sua paciente de 15 anos de idade usava chinelos quando torceu o tornozelo e está a caminho do ambulatório onde você trabalha para atendimento. O tornozelo está dolorido e inchado com uma pequena abrasão no maléolo lateral, resultado de raspagem contra o concreto. A mãe da paciente torceu o tornozelo há 20 anos e se lembrou de ter feito terapia com turbilhão. Ela está curiosa para saber por que esse mesmo procedimento não será realizado em sua filha. Qual das seguintes alternativas explica melhor a razão?
   a. Não está na prescrição do médico
   b. Sua ferida é muito pequena para um turbilhão
   c. Demora muito para preparar e limpar o tanque com turbilhão
   d. O calor do tanque com turbilhão e a posição dependente da extremidade inferior podem aumentar o edema e a dor

Estudo de caso

Maria tem 72 anos de idade e uma artrite reumatoide que afeta principalmente suas mãos, pés, joelhos e ombros. Para andar, ela usa duas muletas e o faz em uma postura flexionada em decorrência das deformidades de flexão em seus quadris e joelhos. Essa paciente adora o calor e considera a piscina muito relaxante. Ela foi internada três semanas antes com uma crise aguda e está agora na fase subaguda.

- Quais são os objetivos da hidroterapia?
- Descrever o melhor método para se entrar na piscina e a posição inicial ideal. Que tipo de tratamento você usaria?
- Como a artrite reumatoide é uma doença crônica, para a qual o tratamento é tanto preventivo como curativo, quando você interromperia o tratamento e que recomendações daria?

Questões para discussão

1. O uso da agitação do turbilhão fornece qual método de debridamento?
2. Por que o debridamento não seletivo é provavelmente prejudicial à cicatrização de feridas?
3. Qual alternativa ao método de turbilhão pode ser mais apropriada para o tratamento da úlcera de insuficiência venosa?
4. O tratamento com turbilhão é indicado para uma ferida cuja descrição apresenta 100% de leito de granulação vermelho? Por quê?
5. Quais precauções devem ser consideradas ao utilizar aditivos nos tratamentos com turbilhão?
6. Citar algumas questões de segurança em relação às piscinas de natação.
7. Citar algumas contraindicações para terapia aquática.
8. O que é mais difícil para um paciente com restrições de sustentação de peso na piscina de natação – andar em águas profundas ou andar em águas rasas? Por quê?
9. Citar algumas questões educacionais que precisam ser abordadas antes do paciente ser retirado de um ambiente aquático.

Referências bibliográficas

1. Framroze, A: Aquatic rehabilitation Q & A: Judy A Cirullo PT. Rehab Manag 8:43, 1995.
2. Walsh, M: Hydrotherapy: The use of water as a therapeutic agent. In Michlovitz, SL (ed): Thermal Agents in Rehabilitation, ed 3. FA Davis, Philadelphia, 1996.
3. Skinner, AT, and Thomson, AM: Duffield's Exercise in Water, ed 3. Bailliere Tindall, London, 1983.
4. Bueche, F: Principles of Physics, ed 6. McGraw-Hill, New York, 1994.
5. Johnson, LB, Stromme, SB, Adamczyk, JW, et al: Comparison of oxygen uptake and heart rate during exercises on land and in water. Phys Ther 57:273, 1977.
6. Tovin, BJ, Wolf, SL, Greenfield, BH, et al: Comparison of the effects of exercise in water and on land on the rehabilitation of patients with intra-articular anterior cruciate ligament reconstructions. Phys Ther 74:712, 1994.
7. Wilmore, J, II: Athletic Training and Physical Fitness. Allyn & Bacon, Boston, 1978.
8. Behlsen, GM, Grigsby, SA, and Winant, DM: Effects of an aquatic fitness program on the muscular strength and endurance of patient with multiple sclerosis. Physiotherapy 64:653, 1984.
9. Hanna, RD, Sheldahl, LM, and Tristani, FE: The effect of enhanced preload with head-out water immersion on exercise response in men with healed myocardial infarction. Am J Cardiol 71:1041, 1993.
10. Hellerbrand, T, Holutz, S, and Eubank, I: Measurement of whirlpool temperature, pressure and turbulence. Arch Phys Med Rehabil 32:17, 1950.
11. Costil, D: Energy requirements during exercise in the water. J Sports Med 11:87, 1971.
12. Bullard, RW, and Rapp, GM: Problems of body heat loss in water immersion. Aerospace Med 41:1269, 1970.
13. Toomey, R, Grief-Schwartz, R, and Piper, MC: Clinical evaluation of the effects of whirlpool on patients with Colles' fractures. Physiother Can 38:280–284, 1986.
14. Clemant, DB, Ammann, W, Taunton, JE, et al: Exercise-induced stress injuries to femur. J Sports Med 14:347, 1993.
15. Katz, VL, McMurray, R, Goodwin, WE, and Cefalo, RC: Nonweightbearing exercise during pregnancy on land and during immersion: A comparative study. Am J Perinatol 7:281, 1990.
16. Routi, RG, Toup, JT, and Berger, RA: The effects of nonswimming water exercises on older adults. J Orthop Sports Phys Ther 19:140, 1994.
17. Cassady, SL, and Nielsen, DH: Cardiorespiratory responses of healthy subjects to calisthenics performed in land versus in water. Phys Ther 72:532, 1992.
18. Fyestone, ED, Fellingham, G, George, J, and Fisher G: Effect of water running and cycling on maximum oxygen consumption and two mile run performance. Am J Sports Med 21:41, 1993.
19. Whann, CM, Chung, JK, Gregory, PC, et al: A new improved flotation device for deep-water exercise. J Burn Care Rehabil 12:62, 1991.
20. Shelbourne, KD, and Wilckens, JH: Current concepts in anterior cruciate ligament rehabilitation. Orthop Rev 11:957, 1990.
21. Boyle, AM: The Bad Ragaz ring method. Physiotherapy 67:265, 1981.
22. Voss, DE, Ionta, MK, and Myers, BJ: Proprioceptive Neuromuscular Facilitation. Harper & Row, Philadelphia, 1985.
23. Cole, A, Eagleston, RE, Moschetti, M, and Sinnett, E: Spine pain: Aquatic rehabilitation strategies. J Back Musculoskel Rehabil 4:273, 1994.
24. Saal, JA: Dynamic muscular stabilization in the non-operative treatment of lumbar pain syndromes. Orthop Rev 19:691, 1990.
25. Hunt, TK, and Van Winkle, W: Wound healing: Normal repair. In Dunphy, JE (ed): Fundamentals of Wound Management in Surgery. Chirugecom, South Plainfield, NJ, 1977, p 40.
26. Albaugh, K, and Loehne, H: Wound bed preparation/debridement. In McCulloch, JM, and Kloth, LC (eds): Wound Healing: Evidence Based Management, ed 4. FA Davis, Philadelphia, 2010.
27. Agency for Health Care Policy and Research: Treatment of Pressure Ulcers: Clinical Practice Guideline No.15. ACHPR Publication No. 95.0625. U.S. Department of Health and Human Services, Rockville, MD, 1994, pp 6–7, 47–53.
28. Kloth, LC, and Miller, KH: The inflammatory response to wounding. In McCulloch, JM, Kloth, LC, and Feedar, JA (eds): Wound Healing: Alternatives in Management. FA Davis, Philadelphia, 1990, p 3.
29. Alvarez, OM, Mertz, PM, and Eaglstein, WH: The effect of occlusive dressings on collagen synthesis and re-epithelialization in superficial wounds. J Surg Res 35:142, 1983.
30. Pollack, SV: The wound healing process. Clin Dermatol 2:8, 1984.
31. Kloth, LC: Electrical stimulation in tissue repair. In McCullough, JM, Kloth, LC, and Feedar, JA (eds): Wound Healing: Alternatives in Management, ed 2. FA Davis, Philadelphia, 1995, p 298.
32. Walsh, MT: Relationship of Hand Edema to Upper Extremity Water Temperature During Whirlpool Treatment on Normals. Master's thesis. College of Allied Health Professions, Philadelphia, 1983.
33. Cazell, JZ: Wound care forum—the new RYB color code. Am J Nursing 1342, 1988.
34. Walsh, MT: Hydrotherapy: The use of water as a therapeutic agent. In Michlovitz, SL (ed): Thermal Agents in Rehabilitation, ed 3. FA Davis, Philadelphia, 1996.
35. Trelstad, A, et al: Water Piks: Wound cleansing alternative. Plast Surg Nursing 9:117, 198.
36. Linneaweaver, W, et al: Cellular and bacterial toxicities of topical antimicrobials. Plast Reconstruct Surg 75:394, 1985.
37. Aronoff, GR, et al: Increased serum iodide concentration from iodine absorption through wounds treated topically with povidone-iodine. Am J Med Sci 279:173, 1980.
38. Steve, L, Goodhard, P, and Alexander, J. Hydrotherapy burn treatment: Use of chloramine-T against resistant micro-organisms. Arch Phys Med Rehabil 60:301, 1970.
39. Borrell, R, et al: Comparison of in vivo temperature produced by hydrotherapy, paraffin wax treatment, and Fluidotherapy. Phys Ther 60:1273, 1986.
40. McCulloch, JM, and Houde, J: Treatment of wounds due to vascular problem. In Kloth, LC, McCulloch, JM, and Feedar, JK (eds): Wound Healing: Alternatives in Management, ed 2. FA Davis, Philadelphia, 1990, p 191.
41. Martin, J: The Halliwick Method. Physiotherapy 67:288–291, 1981.
42. Brody, LT, and Geigle, PR: Aquatic Exercise for Rehabilitation and Training. Human Kinetics, Champaign, IL, 2009.
43. Hastings, P: The Halliwick Concept: Developing the teaching of swimming to disabled people. Interconnections Q J 8, 2010.

154 Seção II • Agentes térmicos e mecânicos

Vamos descobrir

Atividade de laboratório: aquáticas e hidroterápicas

Esta atividade de laboratório é projetada para que o leitor se familiarize com uma grande variedade de técnicas de aplicação potencial na água para alcançar os objetivos de tratamento terapêutico. Essa modalidade chama-se hidroterapia.

Ao longo desta atividade de laboratório, os leitores serão instruídos a aplicar ou experimentar várias formas de hidroterapia que são comumente usadas na clínica atualmente. Perguntas acompanham cada um dos exercícios. Essas perguntas destinam-se a ajudar o leitor a incorporar o uso da hidroterapia na prática clínica para a realização dos objetivos de tratamento clínico.

O laboratório é dividido em duas partes: piscinas de natação e tanque com turbilhão.

Equipamento

Turbilhão

Toalhas
Roupão
Tanques com turbilhão (vários)
Estetoscópio e esfigmomanômetro

Piscina de natação

Acesso a uma piscina terapêutica
Nadadeiras (dispositivos de exercícios aquáticos)
Estetoscópio e esfigmomanômetro
Trajes de banho ou camisetas e shorts
Toalhas
Cintos de flutuação

Atividade de laboratório: orientação para as piscinas de terapia aquática

Experimentando a flutuabilidade e a resistência na água

A flutuabilidade é uma força presente embaixo da água que não está presente em terra. Ela age em oposição à força da gravidade. Por essa razão, praticamente tudo o que é limitado em decorrência da gravidade em terra pode ser realizado mais facilmente com o apoio de flutuabilidade.

Terra

Contra a gravidade
Com gravidade
Gravidade eliminada

Aquático

Flutuabilidade assistida
Flutuabilidade resistida
Flutuabilidade apoiada

Para facilitar a aprendizagem sobre essas diferenças, você precisa ter acesso a uma piscina terapêutica com uma profundidade que varia de 61 cm a mais de 1,83 m. Uma vez que você se exercitará na piscina, como seus pacientes, a temperatura é uma consideração importante.

Exercício terapêutico · · · · · · · · · · · · · 34,4°C (± 3,5 °C)
Calor terapêutico · · · · · · · · · · · · · · · 40°C (não apropriado para uma piscina)

1. Pedir para um colega registrar seus sinais vitais e alguns outros dados antes e depois de entrar na água.

	Antes da terapia	Depois da terapia
Frequência cardíaca		
Pressão sanguínea		
Respiração		
Temperatura da piscina		
Tempo		

2. Como você estará em uma piscina terapêutica para desempenhar algumas atividades, a sugestão é que designe um colega de classe para ler e registrar suas respostas para as atividades enquanto estiver na água.

3. Caminhar na água de várias profundidades e descrever a diferença que cada uma faz em sua facilidade de movimento.

Profundidade no joelho: _____

_____

_____

Profundidade na cintura: _____

_____

_____

Profundidade no ombro: _____

_____

_____

4. Na água, com a profundidade no ombro, executar as seguintes atividades e descrever o que acontece e por quê.

Andar para a frente: _____

_____

_____

Parar rapidamente: _____

_____

_____

Tentar correr: _____

_____

_____

5. Em pé na água, com a profundidade no ombro, lentamente, na horizontal, abduzir seu ombro direito, parando em 45°.

- Será que seu braço tende a se mover ou a parar nesta posição?

_____

_____

- Será que isso é uma posição apoiada pela gravidade em terra?

_____

_____

- Como você descreveria a posição na água (flutuabilidade resistida ou flutuabilidade assistida)?

_____

_____

6. O que você poderia fazer para aumentar a quantidade de resistência encontrada no movimento que você está na fazendo na água? Experimente. Funcionou?

_____

_____

_____

_____

7. Se um paciente tentasse sua técnica para aumentar a resistência, haveria quaisquer considerações adicionais? Se sim, quais seriam?

_____

156 Seção II • Agentes térmicos e mecânicos

_____

_____

_____

8. O que acontece quando você empurra suas mãos para baixo ao longo do corpo a partir da superfície da água com os antebraços em pronação?

_____

_____

_____

_____

• O que acontece quando você repete esse gesto com seus antebraços em uma posição neutra? Por quê?

_____

_____

_____

9. Flutuar na água com os ombros abduzidos em 90°. Uma vez que você está flutuando, o que acontece quando estende o quadril?

_____

_____

_____

_____

• Para qual exercício ou movimento essa posição forneceria flutuabilidade assistida e resistida?

_____

_____

_____

_____

10. Colocar um cinto de segurança para águas profundas em torno de sua cintura antes de entrar na parte mais funda da piscina. Se você tiver uma tendência a afundar, talvez seja necessário colocar mais de um cinto. Mover-se até a parte mais funda da piscina, onde a profundidade da água seja superior à sua altura. "Andar" nessa parte bem profunda para que seu corpo permaneça vertical. Executar as seguintes atividades e registrar suas observações abaixo.

	O que aconteceu?	Quanto esforço exigiu?	Quanta sustentação de peso foi realizada?
Andar para a frente			
Andar para trás			
Deslizar			
Colocar uma perna à frente da outra			
Trazer os joelhos até o peito			
Abaixar os joelhos			

Capítulo 6 • Piscinas e hidroterapia **157**

11. Sair da piscina e registrar os mesmos dados de quando você entrou nela na tabela da questão 1. Registrar também o seguinte:

- Quanto tempo você ficou na piscina?

_____

_____

- Como seus sinais vitais mudaram, caso tenha ocorrido? Por quê?

_____

_____

_____

_____

12. Com base em quaisquer alterações nos seus sinais vitais, que impacto mudanças semelhantes teriam nos pacientes envolvidos em programas de piscina de natação?

_____

_____

_____

_____

Atividade de laboratório: tanques com turbilhão

Orientação para o equipamento

1. Identificar e nomear cada peça do equipamento de hidroterapia listada na tabela abaixo.

- Encontrar e rotular a turbina em cada um dos tanques de turbilhão.
- Encontrar e rotular o ajuste de aeração sobre as turbinas, em seguida, localizar a(s) abertura(s) de respiro.

2. Registrar suas observações sobre os vários tipos de tanques na tabela abaixo.

	High boy	*Low Boy*	**Tanque para membros**
Quantos litros de água esse tanque pode conter?			
Quais áreas do corpo poderão ser tratadas nesse tanque?			
Encher e esvaziar os tanques, registrando o tempo para preencher e sua técnica para enchê-lo e manter a água a 40°C.			
Com o tanque cheio, executar as atividades listadas nas "atividades de resolução de problemas", abaixo.			

Atividades de resolução de problemas: transferências e posicionamento do paciente em um tanque de turbilhão

Low boy

1. Transferir um paciente de uma cadeira de rodas para um *low boy*. Ele não tem sustentação de peso na extremidade inferior esquerda (EIE). E não tem histórico médico significativo (HMS).

158 Seção II • Agentes térmicos e mecânicos

- Que planejamento é necessário para que você realize essa tarefa com segurança?

_____
_____
_____
_____

- O que mais você precisa saber sobre o paciente antes de transferi-lo para o tanque?

_____
_____
_____

- Qual é a importância do nível de água no tanque antes de transferir o paciente para dentro dele?

_____
_____
_____

- Se necessário, qual dispositivo você usou ou usaria para transferi-lo?

_____
_____

- Descrever a sequência para a transferência e todas as dificuldades que você poderia ter; descrever também como abordá-la da próxima vez.

_____
_____
_____
_____

2. Ajustar a posição do paciente para que ele fique sentado com as pernas para a frente dentro do *low boy*. Apoiar as costas e os braços do paciente para que nenhum excesso de pressão seja exercido sobre ele. (Um rolo de toalhas pode ser usado para acolchoar as extremidades das bordas do tanque.)

3. Ligar a turbina e ajustá-la para que a turbulência seja dirigida a um ângulo de 45° para o lado esquerdo do tanque.

- Que sensação o paciente relata?

_____
_____

- Onde o paciente sente a agitação?

_____
_____

- Diminuir a quantidade de ar que flui para a turbina. Como isso altera a sensação relatada pelo paciente?

_____
_____

- Aumentar a quantidade de fluxo de ar para o máximo. Como isso altera a sensação relatada pelo paciente, caso ele a tenha relatado?

_____
_____

Capítulo 6 • Piscinas e hidroterapia

4. Ajustar a turbina para que ela aponte diretamente para o paciente.

- Qual é a resposta do paciente ao ajuste?

_____

_____

_____

- Após 5 minutos de submersão e de ajustes para o fluxo de ar da turbina, verificar novamente a temperatura da água. Houve mudança? Se sim, por quê?

_____

_____

5. Preparar o paciente para ser transferido para fora do tanque, de volta para a cadeira de rodas. Listar as etapas que você precisa executar.

_____

_____

_____

_____

6. Repetir a transferência para dentro e para fora do *low boy* até que você se sinta confortável em relação ao que precisa considerar para garantir sua segurança pessoal e a do paciente.

Tanque para membros

1. Posicionar o paciente que tratará o pé direito no tanque para extremidades. Que considerações você precisa fazer?

_____

_____

_____

2. Ajustar a turbina para realizar o debridamento não específico de uma úlcera de calcâneo frágil. Que considerações você precisa fazer e como vai ajustar a turbina?

_____

_____

_____

3. O que mudaria se o paciente estivesse em tratamento de uma entorse de tornozelo aguda?

_____

_____

_____

4. Descrever alguns dos problemas encontrados e como você os resolveria.

_____

_____

_____

Transferências de pacientes para o tanque de Hubbard

1. Demonstrar a utilização do tanque de Hubbard e do seu elevador transferindo um dos seus colegas de turma para dentro do tanque. Para a utilização apropriada do tanque de Hubbard e de seu elevador, descrever:

Instruções para o pacientes:

_____

_____

Indicações:

_____

_____

_____

Contraindicações:

_____

_____

Precauções:

_____

_____

Limpeza dos tanques com turbilhão

1. Esvaziar e limpar cada um dos tanques que foi usado e descrever o procedimento.

_____

_____

_____

_____

2. Onde você encontrou as informações para a limpeza dos tanques?

_____

_____

3. Qual é o procedimento para a limpeza das turbinas?

_____

_____

4. Por que as turbinas precisam funcionar durante a limpeza?

_____

_____

Casos clínicos

Ler os casos clínicos de pacientes e determinar para cada um:

- Se a hidroterapia é indicada.

- Que tipo de equipamento você usaria.

- A temperatura ideal da água.

- Se agitação deve ser utilizada.

- Os potenciais benefícios da hidroterapia.

a. Hazel é uma mulher de 80 anos de idade, magra, com uma úlcera por pressão no calcâneo esquerdo (E). Ela tem histórico médico (HM) de diabetes.

b. John é um rapaz de 25 anos que passou por uma redução aberta e fixação interna (RAFI) do tornozelo direito (D) e espasmo da musculatura da panturrilha direita. Sua incisão está bem cicatrizada e, com o uso de muletas, ele tem uma sustentação de peso parcial (SPP) na perna D. Sua amplitude de movimento (ADM) em dorsiflexão e flexão plantar é limitada.

c. Janet é uma mulher de 60 anos que passou por uma remoção do gesso da perna D. Ela mora sozinha no primeiro andar de um condomínio e tem andado sem sustentação de peso na perna D com o auxílio de um andador. Seus membros superiores (MS) e membros inferiores (MI) são bem resistentes. Ela está ansiosa para retomar suas atividades, o que inclui aeróbica e andar de bicicleta.

d. Mike é um homem de 35 anos de idade que sofreu uma amputação traumática de sua extremidade superior esquerda (ESE) acima do cotovelo. A lesão ocorreu há 8 semanas. Ele está ansioso para retomar o trabalho. A amputação está bem cicatrizada, e ele receberá uma prótese assim que o membro residual estiver enrijecido. A força da ES é fraca, e ele se cansa facilmente desde a lesão. Ele tem perguntado sobre um possível programa de terapia em casa.

e. Marty é uma mulher de 55 anos de idade que há 8 semanas passou por uma amputação transtibial da EID secundária às ulcerações insensíveis resultantes do diabetes. Ela está ansiosa para usar uma prótese e começar a deambulação. Sua incisão está bem cicatrizada e ela não tem outro HM significativo.

f. Maria é uma mulher de 68 anos de idade, obesa e com osteoporose severa do quadril bilateralmente. Ela foi encaminhada ao departamento de fisioterapia após uma queda que resultou em uma fratura do fêmur E. A fratura cicatrizou. Os objetivos incluem o aumento da força e fornecimento de sustentação de peso para prevenir a perda óssea.

g. Bill é um homem de 45 anos de idade que, há 8 semanas, passou por uma laminectomia lombar que tem defesa muscular bilateral da musculatura paravertebral. Ele trabalha como arquiteto e todos os movimentos da coluna vertebral estão limitados em razão dessa defesa muscular. Ele era um triatleta muito ativo. Ele precisa de mobilidade e exercícios aeróbicos que permitirão o relaxamento dos músculos paravertebrais.

h. Brian é um homem de 22 anos de idade, com uma entorse aguda (3 dias atrás) do ligamento talofibular anterior do tornozelo direito, que está edematoso, mas sem dor. A ADM do tornozelo está limitada em todas as direções por causa da dessa defesa muscular. Ele está ansioso para voltar ao trabalho de carteiro.

i. Sharon é uma mulher de 68 anos de idade que passou por uma mastectomia radical D, com uma diminuição da ADM do ombro em todas as direções. Suas incisões estão bem cicatrizadas, e ela está ansiosa para retomar a atividade tanto quanto possível. Ela era instrutora de aeróbica em um centro de terceira idade.

j. Jack é um homem de 45 anos de idade, que há 4 semanas passou por meniscectomia artroscópica do joelho E. Sua incisão está bem cicatrizada, e agora ele tem completa sustentação de peso (CSP) na perna E. Queixa-se de fraqueza e de que o joelho "sai do lugar", quando ele desce escadas.

Questões de laboratório

1. Quanto tempo aproximadamente para que você prepare um tanque de turbilhão?

2. Que outras considerações se deve fazer em relação ao posicionamento e à mecânica corporal com os tanques *high boy* e *low boy*?

3. Descrever os benefícios de debridamento não específico.

4. Descrever o provável efeito adverso que uma turbina pode causar em uma úlcera cicatrizada e como os danos poderiam ser evitados.

5. Seu paciente foi diagnosticado com uma lesão medular que agora está estável em T4. Quais poderiam ser as razões para que o paciente participe de um programa em uma piscina de natação?

6. Quais os benefícios adicionais que as atividades em águas profundas em uma piscina de natação trazem e que não são possíveis com os exercícios terrestres?

7. Além da ADM em um ambiente com flutuabilidade assistida, quais são os benefícios da terapia aquática para pacientes que passaram por uma mastectomia?

8. Descrever como dispositivos de flutuação podem ser utilizados para aumentar o nível de resistência de um programa de exercícios.

CAPÍTULO 7

Técnicas de tratamento dos tecidos moles: tração

Holly C. Beinert, PT, MPT / Burke Gurney, PT, PhD

Objetivos de aprendizagem

Após a leitura deste capítulo, o leitor será capaz de:

- Definir os princípios da aplicação terapêutica da tração.
- Descrever as teorias da tração cervical e lombar.
- Descrever as teorias e a aplicação das formas mecânicas de tração.
- Discutir usos clínicos e considerações de segurança relativas à utilização da tração.
- Delinear o processo de decisão clínica no uso da tração como modalidade de tratamento.
- Discutir a importância das técnicas adequadas de posicionamento de pacientes para a aplicação da tração através da descrição da linha de força e do impacto da gravidade.
- Discutir as atuais teorias que apoiam a aplicação da tração cervical e lombar.
- Demonstrar técnicas para diminuir as tensões nos músculos posturais para que uma força de tração possa ser aplicada com êxito na musculatura cervical.
- Identificar os controles nos equipamentos de tração mecânica e descrever suas funções para a provável aplicação em um paciente.
- Demonstrar a correta aplicação dos apoios, cintos e correias para realizar a tração mecânica.
- Demonstrar as técnicas de resolução de problemas para a estabilização do paciente durante a aplicação da tração manual.
- Descrever como as várias formas de tração são sentidas, quando aplicadas, e relacionar essa experiência a um paciente.

Termos-chave

Ângulo de tração	Espaço intervertebral	Tração gravitacional
Atrito	Força	Tração manual
Compressão	Hérnia de disco	Tração mecânica
Distração	Tração	

Conteúdo

Princípios da aplicação terapêutica
    Terminologia e definições
    Propriedades físicas relacionadas
Teoria da aplicação
    Breve perspectiva histórica
    Tendências e pesquisas atuais
    Objetivos gerais do tratamento para a tração
Tração cervical
    Efeitos fisiológicos e usos clínicos
    Técnicas mecânicas
    Tração manual
    Tração posicional

Tração lombar
    Efeitos fisiológicos e usos clínicos
    Técnicas mecânicas
Usos clínicos e considerações de segurança para a tração
    Indicações e efeitos
    Precauções e contraindicações para o uso da tração
    Considerações especiais para a aplicação da tração
    Instrução do paciente
    Cobrança
    Posicionamento do paciente e considerações sobre como cobri-lo
Documentação

> *"O corpo humano experimenta uma poderosa tração gravitacional na direção da esperança."* – Norman Cousins

Perspectiva do paciente

"A tração afetará minha altura?"

A tração tem sido um pilar para os fisioterapeutas quando tratam de uma variedade de problemas da coluna vertebral. Muitas causas de dor na coluna vertebral, assim como fraqueza, parestesias e dor referida a partir da coluna são, tradicionalmente, tratadas com técnicas de tração.

Entre os pesquisadores, as críticas são divergentes sobre os efeitos fisiológicos da tração.[1] Os achados variam de reivindicações de profundas mudanças na oclusão vertebral[2,3] a estudos que mostram não haver diferenças estatísticas entre tração e repouso.[4] Os achados negativos estão presentes, em grande parte, nos estudos de métodos específicos e/ou ultrapassados como o da cama de tração.

Como alguns tratamentos de fisioterapia, o uso da tração é constante tema de debate entre fisioterapeutas e médicos. Existe controvérsia sobre técnicas ideais, tempo de tratamento, posições, frequência, duração, força de tração, ângulo de tração e sua eficácia global.

O controle das pesquisas ajudou a impulsionar a evolução da tração ao longo das últimas décadas. Ela já não significa apenas uma tração mecânica realizada por máquinas e pode incluir outras formas como a poliaxial, a invertida, as unidades de tração domiciliar e uma variedade de tração manual.

É impressionante a revisão da literatura, uma vez que existe uma variedade aparentemente infinita de técnicas e de protocolos de tratamento. Na tentativa de enfrentar esse problema, vários pesquisadores unificaram os diferentes protocolos em informações úteis,[5-7] tal como a aceitação geral de que a posição em decúbito dorsal é preferível à sentada no tratamento da parte cervical da coluna vertebral. Parece também que, em relação a aparente eficácia, não se pode reunir todas as formas de tração em uma mesma categoria. De modo geral, por exemplo, parece haver uma quantidade maior de literatura para apoiar a utilização da tração cervical em relação ao uso da tração lombar.

Alguns terapeutas usam, de forma generosa, a tração para uma série de condições, como hérnia do núcleo pulposo e estenose lateral (uma diminuição do forame intervertebral). Outros não a usam. Embora a polêmica permaneça em relação aos efeitos fisiológicos, ela resiste ao teste do tempo como um tratamento útil para muitos problemas da coluna vertebral.[1-3,8-12]

Antes de começar

Os profissionais, muitas vezes, confundem as abreviaturas para tratamento e tração. A abreviatura para tratamento é "rx" ou "Rx" e a abreviatura para a tração é "tx".

Princípios da aplicação terapêutica

Terminologia e definições

Tração

Os termos "tração" e "distração", embora relacionados, não são sinônimos. A palavra **tração** é definida como um processo de separar ou de puxar. A tração é uma força. Na maioria das vezes, a tração tem como objetivo final a distração, ou a separação, dos ossos, geralmente segmentos da coluna vertebral. Duas áreas da coluna vertebral são comumente tratadas com tração: a parte lombar (tração lombar) e a parte cervical (tração cervical). Vários tipos de tração são utilizados nas clínicas; uma lista parcial é dada na Tabela 7.1.

Distração

A **distração** é definida como a separação das superfícies de uma articulação por extensão, sem lesão ou luxação das partes.[13] Como observado anteriormente, a distração é o objetivo final da tração. Como podemos assegurar que, ao aplicar uma modalidade de tração, ocorre a distração? Embora a tração possa causar distração, nem *sempre* isso acontece.

Propriedades físicas relacionadas

Para entender a fisiologia da tração é necessário um conhecimento básico dos seus princípios físicos e, para isso, deve-se discutir as definições de força e de atrito relativas à tração.

Tabela 7.1 — Métodos de tração

Tipos de tração	Características	Vantagens/desvantagens
Autotração	Isso significa que o paciente usa sua própria força muscular como força de tração, o que pode ser feito de diferentes maneiras. Ela foi usada pela primeira vez na Europa e ganhou popularidade nos EUA. Além disso, várias unidades de tração lombar domiciliar usam esse método.	**Vantagem:** O paciente pode controlar parâmetros como a posição e a quantidade da força. Algumas formas podem ser feitas em casa. **Desvantagens:** Mesas tridimensionais são caras. Além disso, observou-se o aumento da pressão intradiscal.
Tração cervical	Tração aplicada à parte cervical da coluna vertebral por meio da aplicação de uma força para mover o peso superiormente ou técnica manual usada para distrair a vértebra cervical de uma pessoa. Isso pode ser feito manualmente com o uso de cintas de tração ou de pinças Crutchfield introduzidas diretamente no crânio.	
Tração contínua (cama)	Tração administrada por vários dias ou semanas. Muitas vezes a força de tração é mínima por causa da duração do tratamento. Essa forma de tração caiu em desuso, pois estudos indicam que os resultados são semelhantes ao do repouso apenas.	**Vantagens:** Pode ser feita em casa, barata. **Desvantagens:** A eficácia é questionável.
Tração elástica	Tração que usa dispositivos elásticos, como faixas de borracha.	
Tração de gravidade assistida	Usa a gravidade para facilitar a tração localizada do problema-alvo. É diferente da tração invertida na qual o corpo não é suspenso no ar.	**Vantagens:** Pode ser feita em casa, barata. Não requer sistemas cardiopulmonares saudáveis, como na tração invertida. **Desvantagens:** A força de tração é limitada pelo peso corporal.
Tração da cabeça	Tração aplicada à cabeça na presença de lesão da vértebra cervical.	

Uma **força**, no sentido mais simples, é um empurrão ou um puxão. No caso da tração, ela pode ser gerada pelo terapeuta (**tração manual**), por uma máquina (**tração mecânica**) ou por peso (**tração gravitacional**). Se um terapeuta coloca um peso de 45 kg sobre um cabo e o prende com uma cinta ao paciente, este receberá uma força de tração de 45 kg (Fig. 7.1).

O **atrito** é a força de resistência que surge em oposição ao movimento ou à tentativa de movimento de um objeto contra o outro com o qual está em contato.[14] O atrito resulta das irregularidades das superfícies dos dois corpos. A direção da força de atrito é sempre paralela às superfícies de contato e em direção oposta ao movimento (Fig. 7.2).

A força de atrito máxima de um corpo em repouso sobre outro é proporcional à força normal que empurra os dois objetos juntos. Para nossos propósitos, a força normal seria o peso da pessoa sobre uma mesa. A relação entre a força máxima de atrito e a força normal é conhecida como atrito estático e é designada por m_s.

A expressão matemática:

$$r_s = \text{força máxima de atrito/força normal} \\ \text{(peso da pessoa)}$$

O coeficiente de atrito estático não tem unidade, é diferente para dois objetos e depende da irregularidade das superfícies entre eles. Foi demonstrado que o coeficiente de atrito estático entre uma pessoa e uma mesa de tratamento é de aproximadamente 0,5.

Portanto, se uma pessoa deitada sobre uma mesa pesa 72 kg (força normal), por exemplo, a força de atrito entre ela e a mesa é de 36 kg (Fig. 7.3).

Com tração lombar muitas vezes se usa uma cinta torácica para impedir que a parte superior do corpo deslize ao longo da mesa. Por conseguinte, apenas a metade (metade inferior) do peso do corpo do paciente está envolvida na tração. Portanto, em nosso exemplo, a quantidade de peso do corpo envolvida era de 36 kg, e a força de atrito era de 18 kg. Neste caso, a força de tração seria de 24 kg (Fig.7.4).

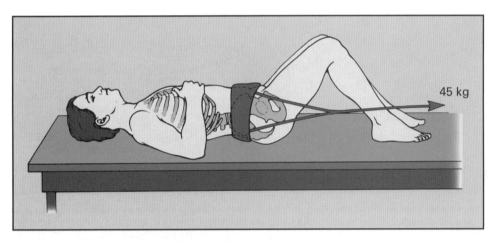

Figura 7.1 O paciente está em decúbito dorsal com 45 kg de tração.

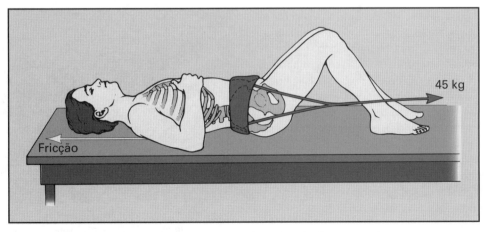

Figura 7.2 O paciente é posicionado com 45 kg de força de tração, e a força de atrito é representada.

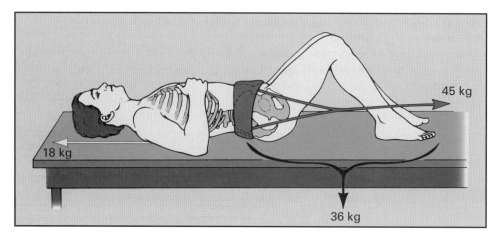

Figura 7.3 O paciente está em decúbito dorsal com 45 kg de força de tração e a força de atrito está indicada. A força resultante é equivalente a 27 kg uma vez que o coeficiente de atrito está calculado na fórmula. O peso do indivíduo era de 72,5 kg e 50% de seu peso (36 kg) foi distribuído entre as pernas e a pelve. O coeficiente de atrito era de 50%. Resumo: Paciente de 72,5 kg (36 kg abaixo da cintura), coeficiente de atrito = 50% ou 18 kg para mover a pelve e as pernas. Força de tração aplicada = 45 - 18 kg para a pelve e as pernas = 27 kg de força de tração. Com o coeficiente de atrito estático de 0,5, o paciente de 72,5 kg teria uma força de atrito de 36 kg.

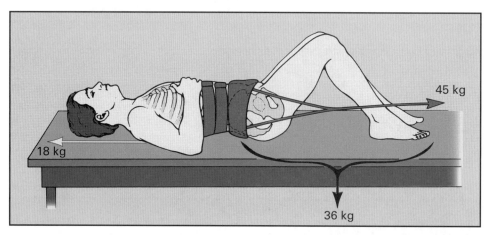

Figura 7.4 O paciente está em decúbito dorsal com 45 kg de força de tração e a força de atrito está indicada. A força resultante é equivalente a 27 kg uma vez que o coeficiente de atrito está calculado na fórmula. O peso do indivíduo era de 72,5 kg, e 50% de seu peso (36 kg) foi distribuído entre as pernas e a pelve. O coeficiente de atrito era de 50%. Resumo: Paciente de 72,5 kg (36 kg abaixo da cintura), coeficiente de atrito = 50% ou 18 kg para mover a pelve e as pernas. Força de tração aplicada = 45 - 18 kg para a pelve e as pernas = 27 kg de força de tração.

Na maioria das clínicas, no entanto, essa força de atrito é eliminada pela utilização de uma mesa de tração fracionada que permite a uma metade deslizar horizontalmente sobre rodas independentes da outra metade da mesa (Fig. 7.5). O uso de uma mesa de tração fracionada em combinação com uma cinta torácica garante a perda de pouca força no atrito; portanto, a força da tração pode ser substancialmente menor.[15] Esse equipamento é necessário apenas para a tração lombar.

Quanto à tração cervical, o coeficiente de atrito estático entre a cabeça e a mesa foi calculado como 0,62.[16] Se o peso da cabeça for de 6,8 kg, por exemplo, a força de tração deve ser de 4,2 kg para superar o atrito.

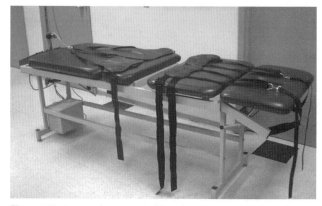

Figura 7.5 A mesa de tração fracionada reduz o coeficiente de atrito para perto de zero. A força de tração que causa o movimento ou a separação é bastante reduzida quando se usa uma mesa fracionada.

Teoria da aplicação

Breve perspectiva histórica

O uso da tração remonta, possivelmente, ao tempo dos egípcios e está documentado, pelo menos, desde os tempos de Hipócrates (460-376 a.C.). A mesa de tração original, ou *Scamnum Hippocratis* (o "banco de Hipócrates"), foi utilizada por Galeno (130-200 d.C.) e outros (Fig. 7.6). Os turcos usaram um dispositivo de tração por mais de 500 anos, e os italianos usaram uma mesa de tração em meados do século XVI que se baseava no modelo de Hipócrates.[17] A tração caiu em desuso durante algum tempo com base, em parte, em estudos que questionavam sua eficácia.

A tração renasceu nos anos 1950, com o ortopedista James Cyriax e outros que desenvolveram novas e criativas abordagens para o tratamento com tração. Isso impulsionou uma nova pesquisa que verificou alguns efeitos fisiológicos, tais como a separação vertebral e a inversão da compressão da raiz nervosa espinal.[12] O **impingimento** de uma raiz nervosa é a compressão dela e deve-se a diversas causas.

Tendências e pesquisas atuais

A pesquisa moderna sobre a tração está em curso desde, pelo menos, os anos 1950 e envolve estudos sobre os efeitos físicos e fisiológicos, a eficácia da tração e as comparações de seus diferentes protocolos, como o posicionamento ideal do paciente, tração intermitente contra tração contínua, ângulo, tempo e frequência da aplicação. Alguns dos problemas que surgem quando se pesquisa a tração (e muitas outras modalidades) são: (1) definição conclusiva da base populacional; (2) mensuração objetiva das variáveis, ou seja, os níveis de dor e de disfunção, descompressão do nervo; e (3) eliminação ou contabilização do indesejado ao confundir, por exemplo, as variáveis.[18] É provável que um equipamento melhor de imagem, como o de ressonância magnética (RM) e tomografia axial computadorizada (TC), ajude a enriquecer o futuro da pesquisa sobre a tração. Isso permitirá aos pesquisadores categorizar melhor seus grupos de diagnóstico e avaliar melhor as alterações fisiológicas.

É importante saber...

Aplicação do peso

Se o objetivo desejado é a distração dos corpos vertebrais, então a quantidade de peso utilizada deve ser grande o suficiente para superar o atrito. Se o peso usado não for suficiente para superá-lo, não ocorrerá nenhuma ação terapêutica.

Objetivos gerais do tratamento para a tração

Como todos os agentes físicos, a tração deve ser usada com especial atenção ao efeito fisiológico desejado[1] e, geralmente, deve ser combinada com componentes ativos de tratamento,[19] tais como: fortalecimento, alongamento, treinamento postural/proprioceptivo e instrução do paciente. Os objetivos da tração incluem redução de sinais e sintomas radiculares associados a condições como protrusão de disco, estenose lateral, doença degenerativa do disco e subluxações (i. e., espondilolistese). Outros objetivos da tração incluem a redução da defesa muscular/espasmo via alongamento prolongado, redução da dor articular através das vias neurofisiológicas (mecanismo do portão) e aumento da amplitude de movimento (ADM) por meio da distração das superfícies articulares. A tração também tem sido usada na imobilização da fratura. Os exemplos incluem a imobilização da fratura da parte cervical da coluna vertebral com o uso das pinças Crutchfield ou Burton e imobilização da extremidade inferior dos ossos longos por meio da tração esquelética ou da pele, isto é, a tração de Buck ou a de Russell, respectivamente. Uma discussão mais aprofundada sobre a tração para imobilização de fratura está além do âmbito deste livro. O restante deste capítulo aborda as questões dos métodos da tração lombar e cervical.

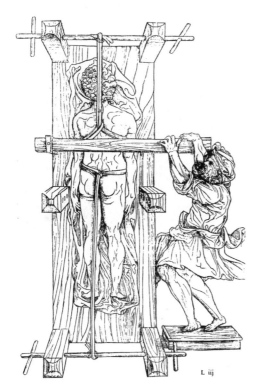

Figura 7.6 Método de Hipócrates.

Antes de começar

Você precisa avaliar quanto o paciente pesa, para que possa usar uma quantidade adequada de peso na tração lombar a fim de, pelo menos, superar o coeficiente de atrito.

Tração cervical

Efeitos fisiológicos e usos clínicos

A tração cervical é um dos pilares no tratamento fisioterapêutico para várias condições cervicais. Como observado anteriormente, uma análise atenta da literatura revela que a eficácia clínica da tração cervical é menos controversa do que a da tração lombar. Os resultados de estudos relatam que a tração cervical sozinha, e em conjunto com outras modalidades, é benéfica em casos de osteoartrite,[20] radiculopatia cervical[21-23] hérnia discal,[24-26] e cefaleias tensionais.[27,28] A radiculopatia cervical é a dor proveniente da parte cervical da coluna vertebral, às vezes chamada de extremidade superior. A **hérnia de disco** é a protrusão do disco intervertebral da sua posição anatômica normal. Cefaleias tensionais estão relacionadas à contração e à defesa dos músculos da cabeça e do pescoço.

Os efeitos fisiológicos da tração cervical incluem o aumento da separação vertebral cervical,[12,25] redução da atividade eletromiografia (EMG) cervical,[23] redução dos distúrbios da condução do nervo,[29] aumento da amplitude do reflexo H,[22,30] redução da excitabilidade do neurônio alfa-motor,[31] aumento do fluxo sanguíneo para musculatura cervical,[32] e restauração da lordose cervical.[33] Em contrapartida, há estudos que mostram que a tração cervical, na verdade, aumenta a atividade EMG na musculatura cervical,[32] não tem nenhum efeito sobre a atividade EMG da musculatura cervical,[34,35] e diminui o caminho do reflexo H para o músculo sóleo.[36]

Técnicas mecânicas

A tração mecânica é a utilização de pesos livres e máquinas de tração para criar uma força de tração. Unidades de tração programáveis são usadas principalmente por causa de sua versatilidade. Cintas de tração tradicionais puxam tanto a região occipital quanto a mandíbula (Fig. 7.7). Há evidências de que a tração mandibular pode criar e agravar os problemas na articulação temporomandibular.[37] As cintas de tração occipitais substituem amplamente as de tração tradicionais (Fig. 7.8). Elas não têm cinta mandibular e tracionam exclusivamente a partir do occipital. Além disso, alguns modelos são capazes de tracionar a cabeça em flexão lateral e rotação.

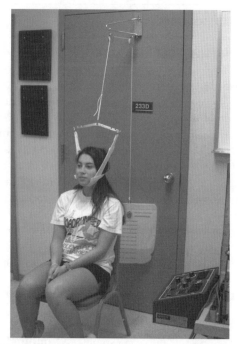

Figura 7.7 Cinta de tração tradicional que traciona tanto a região occipital como a da mandíbula.

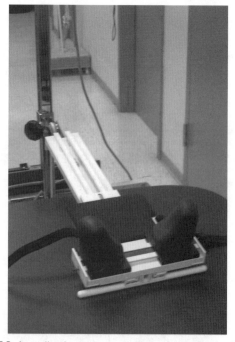

Figura 7.8 Aparelho de tração cervical que não aplica qualquer pressão sobre a mandíbula.

Posição

A posição em decúbito dorsal revelou-se preferível à posição sentada para a maioria dos tratamentos.[38] A pesquisa mostrou que a realização da tração cervical em decúbito dorsal pode ser mais eficaz para aumentar a separação vertebral posterior do que a tração cervical na posição sentada.[100]

Quantidade de peso

A cabeça pesa aproximadamente 6,3 kg. Geralmente a quantidade de peso utilizada na tração cervical varia de acordo com a fonte, no entanto, aceita-se que, para produzir a elongação da coluna vertebral, são necessários de 11,25 a 13.5 kg.[7] Quantidades superiores produzem maior separação só até certo ponto, e a tração excessiva pode resultar na defesa muscular que pode superar até 25 kg da força de tração.[12] Parece que a parte cervical superior da coluna vertebral necessita de menos força de tração para provocar uma separação do que sua parte inferior.[6] Para causar uma ruptura do disco no nível da C5-C6, foi necessário um peso aproximado de 54,4 kg.[40] Um estudo indica que a aplicação da tração cervical pode reproduzir a radiculopatia lombar em pacientes com episódios anteriores,[41] por isso deve-se tomar cuidado e usar a menor quantidade de força clinicamente eficaz.

Antes de começar

Tenha certeza de que você sabe quais segmentos está tentando separar, a fim de usar a quantidade de peso apropriada.

Ângulo de tração

O **ângulo de tração** é o da força de tração sobre a estrutura-alvo, que varia de acordo com o tecido-alvo. Para uma separação máxima da faceta perpendicular, o ângulo deve ser 0° na articulação atlantoccipital (A/O) e quantidades crescentes de extensão para C6-C7 (Fig. 7.9). No entanto, um pescoço em posicionamento prolongado em extensão deve ser feito com discrição, uma vez que provoca redução na separação intervertebral posterior.[42] Além disso, a relação entre o ângulo de tração e a separação vertebral posterior não está clara. Embora um estudo sustente que maiores quantidades de flexão causem maior separação mais distalmente para baixo na parte cervical da coluna vertebral,[43] outro estudo mostra que a tração com uma posição neutra da coluna vertebral, na verdade, provoca maior separação posterior em C6-C7 do que a mesma força de tração realizada com 30° de flexão.[42] Em geral, aceita-se que, para aumentar o espaço intervertebral, cerca de 25° de flexão seja ideal.[44]

O **espaço intervertebral** é o espaço entre duas vértebras adjacentes, que é geralmente absorvido pelo disco intervertebral em indivíduos saudáveis. Uma perspectiva ligeiramente diferente sobre o assunto foi dada pelos autores de um estudo que concluiu que a força máxima que atua sobre a parte cervical da coluna vertebral como um todo foi obtida com uma tração com inclinação de 35°.[16] O excesso de flexão demonstrou a diminuição do espaço intervertebral por causa da invasão do ligamento amarelo no forame intervertebral.[5,45] Para alguns problemas de disco, indica-se a coluna vertebral neutra, pois ela faz com que os ligamentos se afrouxem e a tração possa ser transmitida mais completamente para o disco. A tração tridimensional ou poliaxial está se tornando mais popular em razão de sua capacidade de maximizar os espaços dos segmentos vertebrais unilateralmente (Fig. 7.10).

Tração estática versus tração intermitente

Embora ainda não exista um consenso, algumas pesquisas fornecem resultados que favorecem a tração intermitente em relação à tração contínua para alívio da dor.[99] A tração intermitente parece ser mais confortável para a maioria dos pacientes. Quanto mais curto o tempo de tração, maior a quantidade de peso tolerada. A aplicação do relaxamento muscular e do alongamento da faceta da cápsula articular pode ter uma resposta melhor à baixa carga, ao alongamento de longa duração (de tração estática). Técnicas de distração da faceta poderiam ser melhor reproduzidas com tempos curtos e igualdade de tempo de atividade e de repouso (10 segundos/10 segun-

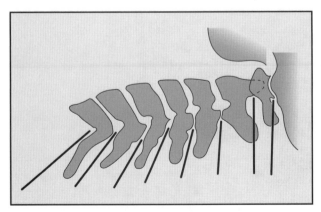

Figura 7.9 Orientação das facetas da parte lombar da coluna vertebral.

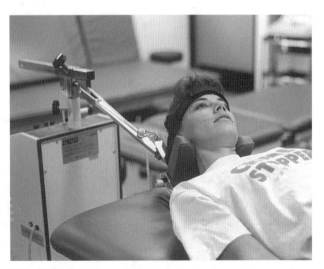

Figura 7.10 Exemplo de tração tridimensional cervical ou tração poliaxial.

dos), e pacientes com problemas de hérnia de disco com tempos mais longos de atividade-repouso com uma proporção de aproximadamente 3:1 (60 segundos/20 segundos) e tração estática.

Problemas na faceta parecem responder melhor a tempos curtos e iguais de atividade e repouso (10 segundos/10 segundos), e problemas de hérnia de disco com tempos de atividade-repouso mais longos, com proporções aproximadas de 1:3 (20 segundos/60 segundos) e trações estáticas.

Tempo de tratamento

O tempo ideal para a administração da tração varia de 2 minutos[46] a 24 horas.[47] Um estudo mostrou que a separação vertebral máxima por fase de tração ocorre após 7 segundos, com tração intermitente.[48] Outro estudo revelou que não há relaxamento muscular significativo na EMG após 10 minutos de tração e concluiu que se o relaxamento muscular ocorre com a tração, os efeitos não são imediatos.[35] Em geral, portanto, o tempo mínimo de aplicação da tração para permitir um relaxamento muscular total é de 20 a 25 minutos.[7] O tempo de tratamento para doença articular degenerativa cervical (DAD) deve ser de aproximadamente 25 minutos; para protrusão discal aguda, não mais que 8 minutos. A tração por mais de 8 minutos com protrusões discais pode fazer com que o disco absorva o excesso de fluido e aumente a pressão intradiscal.[6]

Frequência do tratamento

O número de vezes por semana em que o paciente é tratado depende do tipo e da gravidade do problema e da duração do alívio proporcionado pela tração. A frequência deve ser geralmente maior quando o problema é mais agudo, como na presença de achados neurológicos.

Outros equipamentos para tração da coluna cervical
Autotração

A autotração da parte cervical da coluna vertebral tem se tornado mais popular recentemente. A força de tração é controlada pelo paciente por meio de um estribo ou de outro dispositivo. Isso permite que o paciente faça ajustes constantes, a seu critério, e lhe confere um papel ativo na terapia. A unidade de tração cervical poliaxial Goodley (E-Z-Em, Westbury, NY) tem a vantagem de permitir ao terapeuta administrar a linha de força através de três dimensões. Os resultados com o uso deste método têm sido promissores.[8]

Unidades domiciliares

O uso da variedade "tração cervical de parede" das unidades domiciliares persiste, apesar da necessidade de executar a tração na posição sentada (ver Fig. 7.7). O peso máximo dessas unidades é de 9,7 kg. Quando se considera que o peso da cabeça é de 6,3 kg, isso significa que a força máxima na parte cervical da coluna vertebral não pode ser maior que 2,7 kg. Já foi estabelecido que são necessários 11,3 kg para criar uma distração significativa da vértebra cervical. Além disso, a menor atividade muscular cervical ocorre em decúbito dorsal e não na posição sentada.[35] Apesar disso, no entanto, existem vários estudos que mostram alívio sintomático para pacientes com síndromes espondiloses[49] e lesões do tipo chicote,[50] bem como melhora da dor e da ADM em pacientes com hérnia de disco cervical.[51]

Existem outras unidades domiciliares que permitem que o paciente seja tratado em decúbito dorsal e que podem fornecer forças de tração suficientes para permitir a separação vertebral (Figs. 7.11 e 7.12). As forças de

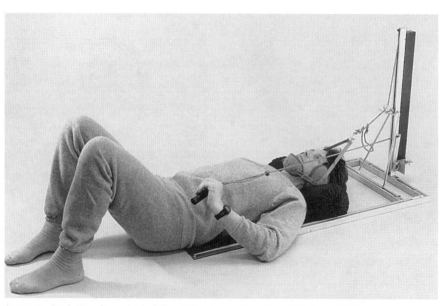

Figura 7.11 Unidade de tração domiciliar. *Cortesia de C-Tract, Granberg International, Richmond, CA.*

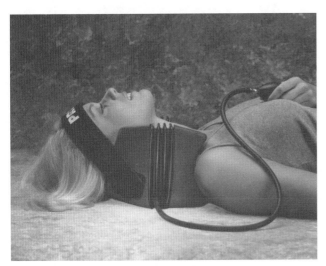

Figura 7.12 Sistema Pronex, um outro tipo de unidade de tração domiciliar. *Cortesia de EMPI, St. Paul, MN.*

Tração manual

Técnicas de tração cervical manual são comumente usadas por terapeutas, provavelmente em razão da facilidade na aplicação de uma força tridimensional e na capacidade de avaliar continuamente o paciente durante o tratamento. Ao longo de testes repetidos, ficou demonstrado que fisioterapeutas experientes são capazes de aplicar uma quantidade segura de força de tração.[54] A tração manual, assim como a tração mecânica, revelou diminuir o disparo do número de neurônios motores alfa na musculatura da extremidade superior.[31] Técnicas que vão desde a simples distração occipital (Fig. 7.13) até várias técnicas de bloqueio segmentares em uníssono com a distração tridimensional para isolar níveis vertebrais específicos são normalmente aplicadas. As técnicas específicas de tração manual estão além do escopo deste livro.

tração nessas unidades podem ser geradas com auxílio da gravidade, pressão pneumática e molas.

Embora os sistemas em decúbito dorsal tendam a ser mais caros, em dois estudos separados, os pacientes pareciam preferir as unidades de tração cervical pneumáticas em decúbito dorsal aos sistemas convencionais de contrapeso da tração cervical de parede[52] e tinham preferências específicas dentro dos modelos em decúbito dorsal.[53] Se o custo não for um problema, os sistemas de decúbito dorsal devem ser considerados para uso doméstico.

Tração posicional

As técnicas de distração posicional são atraentes porque o paciente pode realizá-las em casa com pouco ou nenhum equipamento. O princípio geral é colocar o pescoço em posições que ou melhoram a ADM limitada, ou maximizam o espaço foraminal intervertebral para liberar os tecidos comprimidos. Os componentes de movimento para abrir ao máximo as facetas seriam flexão para a frente, flexão lateral contralateral e rotação ipsilateral,

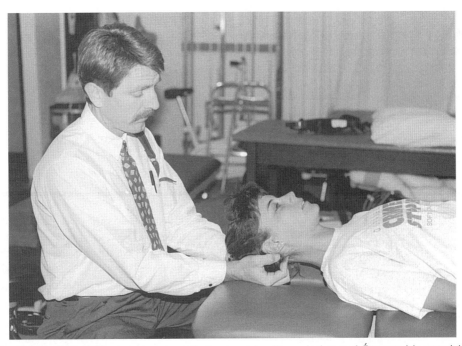

Figura 7.13 Posicionamento adequado do paciente e do profissional para tração cervical manual. É necessária especial atenção para assegurar uma linha adequada de tração.

enquanto os componentes de movimento necessários para abrir ao máximo o forame seriam a flexão para a frente, flexão lateral contralateral e rotação contralateral (Fig. 7.14). Verificou-se que a posição de flexão para a frente em 15° aumenta significativamente o volume foraminal e a área de istmo na C5-C6. Curiosamente, esse mesmo estudo mostrou que a adição de 11,3 kg de tração nessa posição pouco fez para aumentar ainda mais a abertura foraminal.[55] Posicionar um dos lados da coluna vertebral em faceta máxima, ou em abertura foraminal, coloca o outro lado da coluna vertebral em uma posição mais fechada, e precauções devem ser sempre tomadas para evitar posições prolongadas que colocariam as facetas articulares ou o forame em posição fechada.

Procedimento para tração cervical mecânica

Antes de iniciar um tratamento de tração cervical mecânica, seguir os seguintes passos:

1. Rever o gráfico, incluindo o diagnóstico, indicações, contraindicações, precauções e plano de cuidados.
2. Preparar a mesa, incluindo a cinta de tração, travesseiros, lençóis para cobrir, sineta e temporizador.
3. Predefinir tempo de tratamento, a quantidade de peso, tempo de atividade e de repouso, e duração e ângulo de tração de acordo com o plano de cuidados.
4. Explicar todos os efeitos da tração ao paciente, responder a todas as suas dúvidas e preocupações e obter o consentimento verbal informado.
5. Usar um bocal ou uma inserção macia entre os dentes se não houver uma cinta de tração occipital disponível para reduzir as forças de compressão na articulação temporomandibular (ATM).
6. Posicionar o paciente de acordo com efeito desejado, isto é, em decúbito dorsal com 25° de flexão da cervical no caso de separação foraminal intervertebral. Fornecer travesseiros para maior apoio e conforto.
7. Ajustar a cinta de tração de acordo com o efeito desejado. Cintas de tração tradicionais devem ser posicionadas de forma que o paciente sinta a maior parte da tração vinda do occipício. A parte posterior (occipital) da cinta de tração deve envolver o occipício na altura da linha nucal inferior a ambos os processos mastoides. Colocar um tecido entre a almofada anterior e o queixo. Se colocada corretamente, a almofada anterior deve envolver a mandíbula e ser ajustada de acordo com a tolerância do paciente.
8. Conectar a cinta de tração à barra de direcionamento, e eliminar toda a folga da correia.
9. Verificar novamente todos os parâmetros.
10. Ligar a máquina e ficar com o paciente pelo menos por um ciclo inteiro para garantir a configuração adequada.
11. Explicar o uso da sineta ou do interruptor de segurança antes de sair e se certificar de que o paciente compreendeu tudo.

Tração lombar

Efeitos fisiológicos e usos clínicos

A evidência sobre a eficácia clínica de tração lombar é contraditória, em parte devido à grande variedade de protocolos de tratamento utilizados e à série de patologias para as quais a tração é usada.[1] Em uma recente pesquisa sobre a abordagem fisioterapêutica para o tratamento da dor lombar (DL), o uso da tração lombar foi infrequente.[56] Estudos descobriram diversas formas de tração lombar que podem ser úteis sozinhas e em combinação com outros tratamentos em casos de hérnia discal[2,3,10,57-64] e dor lombar generalizada com e sem achados radiculares.[65-70] Outra pesquisa não lhe foi favorável. Em vários estudos, não houve diferença estatisticamente significativa entre os pacientes tratados com ela, quando comparados ao grupo de controle.[4,71-73] Uma recente revisão sistemática de testes randomizados controlados que usam a tração lombar manteve inconclusivo seu uso na dor lombar em razão da falta de rigor metodológico e da

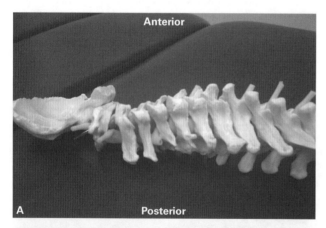
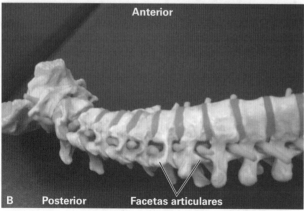

Figura 7.14 Distração posicional da parte lombar da coluna vertical. (A) Posição de abertura máxima das facetas cervicais. (B) Posição de abertura máxima do forame intervertebral.

aplicação limitada de parâmetros clínicos como os utilizados na prática clínica.[74]

Os efeitos fisiológicos da tração lombar incluem aumento na separação vertebral,[75-80] diminuição da pressão intradiscal,[81] redução da protrusão discal,[2,3,59-61] aumento da abertura foraminal lateral,[82,83] distração das articulações apofisárias,[61] redução temporária da escoliose,[84] aumento temporário da lordose com tração de extensão,[85] diminuição da atividade EMG paravertebral lombar,[86] e aumento temporário da estatura.[87] Por outro lado, há estudos que não mostram diminuição da atividade EMG paraespinal lombar com tração lombar[88] e nenhuma redução da protrusão discal ou pressão intradiscal alterada.[89]

Técnicas mecânicas

A tração mecânica que usa uma máquina de tração é o método mais utilizado. Uma unidade de tração programável é, geralmente, utilizada por causa de sua versatilidade (Fig. 7.15).

Houve um abandono geral dos pesos livres, pois era necessária uma grande quantidade de peso.

Posição

A tração lombar tem sido tradicionalmente realizada com o paciente em decúbito dorsal, com joelhos e quadris flexionados em graus variados. Demonstrou-se que, durante a tração, a separação vertebral posterior da parte lombar da coluna vertebral aumenta conforme a flexão do quadril de 0 a 90°.[75] Colachis e Strohm[80] descobriram que a tração com o quadril em flexão de 70° aumenta a separação vertebral lombar em todos os níveis. Assim como acontece com a parte cervical da coluna vertebral, uma flexão lombar excessiva pode diminuir o espaço foraminal intervertebral em decorrência da invasão do ligamento amarelo no forame intervertebral.[5,45]

As tendências atuais incluem colocar o paciente em decúbito dorsal com os quadris e joelhos estendidos e em decúbito ventral, o que depende do tecido-alvo e do efeito desejado. Alguns fornecedores de cuidados de saúde preferem o decúbito ventral nos casos que envolvem dor lombar.[39] Pois essa posição tem a vantagem de acessar a parte de trás nas modalidades que devem ser executadas simultaneamente. Estudos concluem que quando a tração lombar em decúbito ventral é realizada junto à terapia de calor, ela é mais eficaz para aumentar o espaço discal intervertebral lombar do que quando é realizada sozinha.[101] Parece que não existe qualquer diferença na atividade mioelétrica na musculatura lombar entre as posições em decúbito dorsal e ventral.[88]

Quantidade de peso

Como descrito na física de tração, a quantidade de peso necessária para vencer as forças de atrito da parte inferior do corpo (com uma cinta torácica, e na ausência de uma mesa de tração fracionada) é um quarto do peso corporal. Quando se utiliza uma mesa de tração fracionada, a força de atrito é negligenciável. O protocolo para uma força de tração ideal varia de acordo com a fonte e varia de 137 kg[10] até o mínimo de um quarto do peso corporal.[5] A tolerância máxima dos discos T11-T12 em cadáveres foi de 199,5 kg,[40] embora as estimativas para a parte lombar da colunar vertebral em pessoas vivas sejam

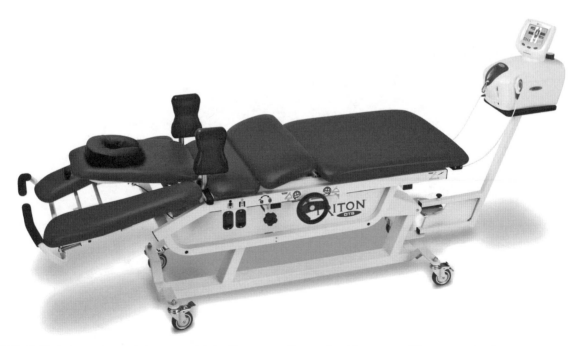

Figura 7.15 Unidade de tração mecânica comercial. *De Chattanooga Corporation, Chattanooga, TN, com autorização.*

consideravelmente mais elevadas. Um autor argumenta que, com base em uma revisão da literatura, não há relação entre a dose (quantidade de peso) de tração e a resposta, e defende baixas dosagens.[89] Outros sugerem que uma das razões pelas quais os terapeutas obtêm resultados modestos com a tração lombar é o uso de forças de tração inadequadas.[5] Um estudo mostrou que pacientes com DL não sentiram dor ao levantar a perna direita quando a força de tração usada foi entre 60 e 30% do peso corporal, mas nenhuma melhora foi relatada com 10% do peso corporal.[65] Outro estudo mostrou resultados semelhantes; a maioria das medidas de resultados da DL dos pacientes melhorou mais com 44% da força de tração do peso corporal do que com 19%.[66] Portanto, Judovich[15] talvez tivesse razão quando propôs que, como ponto de partida, pelo menos metade do peso corporal fosse usado para se ter um efeito terapêutico.

Ângulo de tração

O ângulo da força de tração sobre a pelve pode, em última análise, determinar a posição lombar durante a tração e pode realmente ser mais importante do que a posição do paciente.[44] Para maximizar a separação, a força de da tração deve ocorrer perpendicular às superfícies postas em ação. No caso de os discos lombares superiores, então, o ângulo de tração da correia deve ser relativamente horizontal. No entanto, em ralação ao nível da L5-S1 existe um ângulo lombossacral normal de 30° (Fig. 7.16) posterior ao plano transversal. Para garantir uma tração tão perpendicular quanto possível, o paciente deve ser posicionado em decúbito dorsal com flexão máxima do quadril para minimizar o ângulo de cisalhamento ou, melhor ainda, ser colocado em decúbito ventral com um ângulo de tração de 30° (Fig. 7.17). Talvez por isso, em vários estudos, os ângulos tradicionais de tração tiveram efeitos mínimos na separação

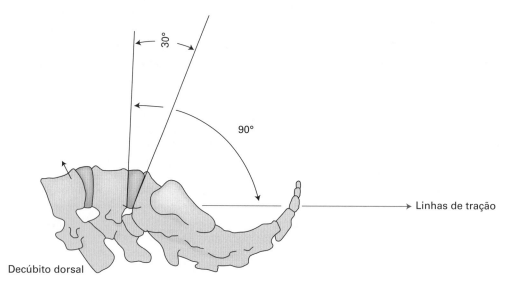

Figura 7.16 O ângulo lombossacral de 30°.

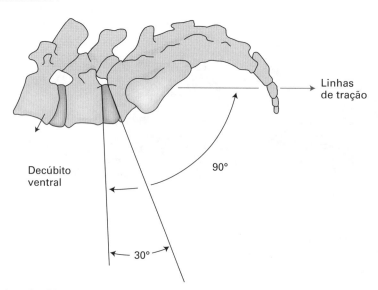

Figura 7.17 Área lombossacral em decúbito ventral, com um ângulo de 30° de tração e sua orientação perpendicular a L5-S1.

articular no nível L5-S1. Colachis e Strohm[80] descobriram que, com tração em decúbito dorsal, um aumento mínimo na separação vertebral ocorreu no interespaço L5-S1. Da mesma forma, Kane et al.[82] descobriram que, usando-se a tração da gravidade, a separação foraminal intervertebral foi significativa em todos os níveis, exceto em L5-S1.

Com o uso de cintas modernas, uma tração pode ser gerada na parte lombar da coluna vertebral para estimular a lordose ou a cifose, o que depende do posicionamento relativo das duas metades da cinta. Portanto, em decúbito dorsal com joelhos e quadris em linha reta com uma tração na lordose pode ser indicada em casos de protrusão de disco, enquanto em decúbito dorsal com joelhos e quadris flexionados a 90° com uma tração na cifose pode ser indicado no caso de estenose lateral secundária à espondilose.

A tração unilateral tem a vantagem de permitir que a flexão lateral e as forças rotacionais ocorram. Isso pode ser útil em casos de protrusão discal lateral ou de estenose foraminal unilateral, para citar apenas dois casos. A tração unilateral pode ser realizada com o posicionamento do paciente obliquamente à linha de força ou com a aplicação da força de tração sobre um lado, sem o uso de uma barra de direcionamento (Fig. 7.18).

Força de tração estática versus *tração intermitente*

Tal como acontece com a tração cervical, as diferenças fisiológicas da força de tração estática e da força de tração intermitente são mal compreendidas, embora a tração intermitente permita ao terapeuta o uso de forças de tração maiores. Um estudo concluiu que não há nenhuma diferença significativa na magnitude da atividade mioelétrica entre a tração lombar estática e intermitente.[88] Aplicações de relaxamento muscular e de alongamento da faceta da cápsula articular podem responder melhor a um alongamento de longa duração com baixa carga (tração estática). Técnicas de distração da faceta poderiam ser melhor reproduzidas com períodos mais curtos ou iguais de tempo de atividade e tempo de repouso (10 segundos/10 segundos), e problemas de hérnia de disco com períodos mais longos de tempo de atividade e de tempo de repouso com uma proporção aproximada de 1:3 (20 segundos/60 segundos) e trações estáticas.

Tempo de tratamento

A duração do tratamento depende do efeito desejado e tende a ser menor para as hérnias de disco (até 8 minutos) e mais longa para a espondilose (cerca de 25 minutos). Na protrusão discal, a tração por mais de 8 minutos pode fazer com que o disco absorva o excesso de fluido e aumente a pressão intradiscal.[6]

Frequência de tratamento

O número de vezes que o paciente é tratado por semana depende do tipo de problema e de sua gravidade. Geralmente, quanto mais grave é o problema, maior é a frequência.

Outros equipamentos para tração da parte lombar da coluna vertebral
Autotração

Em uma definição geral, o termo "autotração" refere-se a qualquer forma de tração na qual o paciente utiliza sua própria força muscular para gerar a força de tração; mas ele também pode ser usado para designar um tipo específico de tração que usa uma mesa capaz de girar nas três dimensões. O paciente serve-se de sua própria força muscular para criar a força de tração, por isso, ele, com a orientação do terapeuta, pode estabelecer um tratamento variado de tração tridimensional. Este último tipo de autotração ganhou apoio em partes da Europa e dos Estados Unidos. Há vários estudos sobre a eficácia clínica dessa modalidade que demonstrou reduzir a incidência de cirurgia em uma população de pacientes com DL quando comparada a grupos de controle após 6 meses de intervenção.[62] Em um estudo, o uso de autotração comparado ao da tração mecânica contínua apresentou resultados significativamente melhores,[57] embora os métodos desse estudo fossem questionados.[90] Outro estudo que comparou a autotração com a tração manual mostrou que ambas foram igualmente bem-sucedidas.[58] Esses estudos parecem favoráveis; no entanto, o uso da autotração parece aumentar a pressão intradiscal, provavelmente porque o paciente cria uma contração da sua musculatura abdominal.[91]

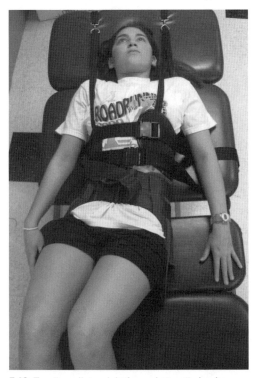

Figura 7.18 Tração unilateral da força de tração lombar.

Tração assistida por gravidade, incluindo tração invertida

Tração assistida por gravidade é o uso do peso corporal como uma força distrativa, e é utilizada tanto na clínica quanto no tratamento domiciliar. Vários dispositivos evoluíram, inclusive a tração invertida, na qual o peso do corpo suspenso, todo ele ou da cintura para baixo, é usado como força de tração. Ambas as técnicas de inversão criam uma força de tração lombar de cerca de 40% do peso corporal. Esse método de tração é aceitável apenas em pacientes sem comprometimento cardiopulmonar ou cardiovascular ou hipertensão, pois demonstrou estimular, significativamente, o aumento na pressão sanguínea sistólica e diastólica, além de aumentar a absorção de oxigênio.[76,92,93]

A tração invertida revelou efeitos semelhantes aos da tração mecânica, o que inclui a separação vertebral[76,80] e a separação foraminal intervertebral.[82] Há várias maneiras de suspender um paciente sem que ele fique na posição invertida, pois as cintas permitem que a parte inferior do corpo exerça uma força de tração sobre a parte lombar da coluna. Esse tipo de tração gravitacional reduz os possíveis problemas cardiovasculares e aumenta o espaço intervertebral em mais de 3 mm em todos os níveis entre L2 e S1.[78] Em um estudo, a tração gravitacional não invertida revelou-se eficaz em pacientes com DL sem verdadeira hérnia de disco, mas ineficaz em pacientes com diagnóstico de disco extrudido.[67] Um estudo mais recente mostra que esse tipo de tração é mais eficiente que o repouso na redução da dor e tem ganho objetivo em indivíduos com dor radicular.[68]

Em outros estudos que usam a tração gravitacional não invertida, o alongamento lombar foi medido, bem como a redução da lordose.[77]

Unidades domiciliares

Muitas das unidades domiciliares para tração lombar usam a força muscular do próprio paciente como força de tração e, por isso, poderiam ser consideradas autotração. Além disso, várias outras unidades domiciliares usam a força de tração da gravidade, hidráulica, acionada por molas e vários outros sistemas mecânicos (Fig. 7.19).

Tração manual

As técnicas de tração manual podem ser tão simples como, por exemplo, fornecer uma simples força de tração longitudinal, ou então recorrer às técnicas de bloqueio usadas em conjunto com trações tridimensionais para criar tração articular específica em qualquer direção desejada.

Tração posicional

Geralmente, os terapeutas usam a tração posicional na região lombar porque ela pode ser feita em casa e exige pouco ou nenhum equipamento. As forças podem ser tridimensionais e significativas, pois é possível usar o peso das pernas como força de tração. Os componentes do movimento, para abrir ao máximo as facetas, seriam a flexão para a frente, a flexão lateral contralateral e a rotação ipsilateral, enquanto os componentes de movimento necessários para abrir ao máximo o forame são a flexão para a frente, a flexão lateral contralateral e a rotação contralateral. Um estudo confirmou por meio de radiografias o aumento do forame neural lombar em uma média de 4 mm com distração posicional.[83] Tal como acontece com a parte cervical da coluna vertebral, a posição que aumenta tanto a ADM limitada ou maximiza a extensão foraminal deve ser encorajada, e posições que criam uma posição compacta por um longo período de tempo devem ser evitadas.

Procedimento para a tração lombar

Antes de iniciar a tração lombar, é preciso:

1. Rever o gráfico, que inclui diagnóstico, indicações, contraindicações, precauções e plano de cuidados.
2. Preparar a mesa, o que inclui cintas, travesseiros, lençóis para cobrir, sineta e temporizador. Se houver, usar sempre uma mesa de tração fracionada.

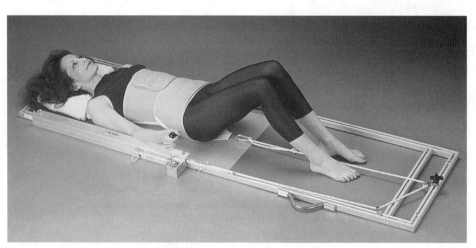

Figura 7.19 Uma unidade de tração "E-Z track". *Cortesia de Granberg International, Richmond, CA.*

3. Predefinir o tempo de tratamento, a quantidade de peso, o tempo de atividade e de repouso, a duração e o ângulo de tração de acordo com o plano de cuidados.
4. Explicar claramente os efeitos da tração ao paciente, responder e explicar todas as suas questões e preocupações e obter o consentimento verbal informado.
5. Retirar a roupa em torno dos locais dos cintos e cobrir o paciente de forma adequada. Posicioná-lo de acordo com o efeito desejado, ou seja, em decúbito dorsal com joelhos e quadris flexionados a 45°. Fornecer travesseiros para apoio e conforto.
6. Ajustar a cinta de acordo com o efeito desejado. Colocar uma toalha dobrada entre o abdome do paciente e a cinta de tração. Anexar a cinta de tração (pélvica) em primeiro lugar; a parte superior deve estar alinhada ao umbigo. A cinta de contratração (torácica) deve então ser posicionada para que a parte superior se encaixe de forma confortável em torno das costelas 8, 9 e 10. Se aplicadas corretamente, as duas cintas devem se sobrepor ligeiramente e ser ajustadas de acordo com a tolerância do paciente.
7. Fixar a cinta na barra de direcionamento e remover toda a folga da correia.
8. Verificar novamente todos os parâmetros.
9. Ligar o aparelho e aguardar um ciclo completo para que toda a folga seja absorvida; desbloquear a mesa fracionada (durante o ciclo de repouso, se estiver usando tração intermitente).
10. Explicar o uso da sineta ou interruptor de segurança antes de sair e garantir que o dispositivo esteja ao alcance do paciente.

Antes de começar

Não se esqueça de perguntar aos pacientes se precisam usar o banheiro antes de fixar as cintas de tração.

Usos clínicos e considerações de segurança para a tração

Indicações e efeitos

Material para hérnia de disco

A tração tem sido um tratamento para pinçamento ou irritação dos nervos secundários por uma variedade de causas, inclusive para contato material do disco com as raízes nervosas da coluna vertebral. Há um aumento mensurável no espaço intervertebral tanto com a tração cervical[11,12,18,25,48] quanto com a lombar.[2,10,59,75-80] O debate até hoje gira em torno de quanta separação ocorre com forças distrativas específicas. Alguns estudos parecem indicar que a aplicação da tração pode inverter a obstrução espinal secundária na protrusão do disco.[2,3,25,60] É provável que, na presença de um aumento de volume do disco, a pressão intradiscal seja reduzida. Em outras palavras, a pressão negativa, que acompanha o aumento do volume, deve "sugar" o material do disco de volta para o disco.[9,25,60,61,81] Isso é geralmente aceito, embora um estudo tenha constatado que a pressão intradiscal permanece a mesma ou aumenta efetivamente durante a aplicação de diferentes tipos de tração.[91] Em resumo, ainda que os mecanismos exatos de ação não sejam claros, a tração foi considerada eficaz no tratamento de hérnias discais.[2,10,11,18,24-26,48,59-64]

Doença articular degenerativa

Em relação à DAD da coluna vertebral, existem pelo menos duas ocorrências clinicamente significativas: (1) diminuição do espaço intervertebral com uma redução associada do espaço foraminal intervertebral e (2) produção de osteófitos no interior do espaço intervertebral proveniente da faceta articular e do corpo vertebral. Comumente, essa progressão conduz à estenose lateral, que é uma redução da extensão foraminal intervertebral. Como mencionado, a tração revelou um aumento do espaço intervertebral e, com ele, o tamanho do forame intervertebral. Após o término do tratamento, no entanto, a extensão foraminal aumentada com a tração retorna ao tamanho inicial, enquanto a diminuição da dor pode durar um período prolongado. Uma vez que o nervo foi descomprimido, talvez o inchaço retroceda e a extensão foraminal existente seja suficiente para acomodar o nervo de menor diâmetro. A tração demonstrou ser um tratamento eficaz para a compressão do nervo espinal secundário na estenose espinal.[5-7,9,10,17,20,82,85]

Defesa muscular

Na presença de dor vertebral, seja ela cervical, torácica ou lombar secundária ao espasmo ou defesa muscular, a tração pode ser útil para provocar um alongamento lento, prolongado dos músculos. Embora algumas fontes afirmem que o alongamento prolongado via tração possa causar uma inibição reflexa do músculo,[31,47,86] outros discordam.[32,34,35,88] As explicações possíveis incluem o envolvimento dos órgãos tendinosos de Golgi, uma "redefinição" do eixo muscular para um comprimento mais longo, um alongamento dos receptores articulares ou mesmo dos receptores da pele,[94] e o relaxamento dos reflexos nociceptivos.

Hipomobilidade articular

Em estudos discutidos anteriormente, demonstrou-se que a tração é capaz de separação vertebral tanto na parte cervical quanto lombar da coluna vertebral. Essa separação poderia ocorrer em ambos os corpos intervertebrais e nas facetas articulares. Na presença de diminuição generalizada da ADM vertebral, portanto, a tração vertebral mobilizará as articulações ao mover as superfícies articulares umas sobre as outras, distrair as superfícies articulares

178 Seção II • Agentes térmicos e mecânicos

e diminuir a pressão.[61] Além disso, a tração intermitente deve aumentar a produção de líquido sinovial e, assim, nutrir a cartilagem, bem como disparar mecanorreceptores do "portão" da transmissão da dor. Tratar pacientes com áreas específicas de hipomobilidade seria difícil com a tração generalizada; no entanto, a tração manual ou a tridimensional pode ser indicada neste caso.

Compressão da faceta

As facetas articulares têm uma cápsula que pode, teoricamente, tornar-se comprimida dentro do espaço articular.[95] Técnicas de tração, especialmente em combinação com posições que maximizam a separação articular específica, causarão uma descompressão das facetas articulares e, portanto, poderiam ser de alguma utilidade no tratamento das compressões.[61] Apesar da tração mecânica padrão poder ser usada para essa condição, a autotração poliaxial, a tração posicional e a tração manual seriam os métodos preferidos em consequência de sua capacidade de isolar as articulações específicas.

Precauções e contraindicações para o uso da tração

Antes de começar, é preciso estabelecer as precauções e as contraindicações para a tração. É importante saber o que elas são, mas talvez seja mais importante entender *por que* cada uma pode ser ou uma precaução ou uma contraindicação. No Quadro 7.1 há uma lista de perguntas que informa sobre as possíveis contraindicações.

Precauções	Motivos
Hipermobilidade articular (vertebral)	Na tração, a força aplicada pode exacerbar a instabilidade articular a menos que seja cuidadosamente monitorada.
Gravidez	As cintas lombares que devem ser aplicadas ao administrar a tração lombar mecânica podem ser inadequadas, dependendo da data do parto.
Inflamação recente (espinal)	Após uma lesão recente, pode apresentar defesa muscular, o que prejudicaria a capacidade de relaxamento do paciente durante a aplicação da tração. Isso pode levar à ruptura do músculo menor e, consequentemente, ao aumento dos sintomas do paciente.
Claustrofobia	Os pacientes que têm dificuldade com confinamento ou espaços fechados podem experimentar um aumento da defesa muscular durante a aplicação da tração mecânica.

Precauções	Motivos
Disfunção da articulação temporomandibular	A cinta cervical utilizada para esses pacientes deve ser aquela que não aplica qualquer pressão sobre a mandíbula, caso contrário, a tração cervical mecânica pode agravar sua disfunção da ATM.
Insuficiência cardíaca ou respiratória	A tração invertida e a tração lombar mecânica podem ter efeitos adversos sobre a função cardíaca e respiratória.[96]
Pacientes cujos sintomas aumentam com a tração	A tração deve ser encerrada e o paciente reavaliado.
Pacientes com problemas de pressão sanguínea	Observou-se a diminuição tanto da pressão arterial sistólica como da diastólica em pacientes submetidos à tração cervical.[98]

Contraindicações	Motivos
Infecção espinal	Existe a possibilidade de que a infecção possa ser transmitida pelo uso de tração da coluna vertebral.
Artrite reumatoide	A integridade da articulação fica comprometida pelo processo da doença. A adição de uma força de tração pode aumentar ainda mais a instabilidade articular, sem fornecer qualquer alívio para o paciente.
Osteoporose	A aplicação da tração mecânica pode causar fraturas aos ossos frágeis quer por meio da força de tração ou da tensão das correias.
Câncer espinal	Aumentar a circulação nas estruturas espinais com o uso de tração vertebral pode incentivar a disseminação da malignidade via semeadura.
Insuficiência cardíaca ou respiratória ou uma cirurgia oftálmica recente	Tração invertida é a única forma de tração contraindicada para esses pacientes, pois aumenta a pressão interna.
Pressão na medula espinal secundária à hérnia de disco central	Os pacientes com maior envolvimento de hérnia do disco intervertebral, incluindo hérnia de disco central, não receberão benefício continuado da tração aplicada externamente.

Quadro 7.1	**Contraindicações e tomada de decisão clínica**

Durante os tratamentos do paciente, algumas questões podem ajudar a evitar o surgimento de problemas. Abaixo, exemplos de algumas das perguntas feitas aos pacientes que poderiam render informações valiosas e descartar contraindicações e precauções:

1. Você tem dor em ambas as pernas (braços)? Contraindicação: tumor espinal ou compressão da medula espinal central.
2. Você tem problemas para ir ao banheiro? Contraindicação: tumor da medula espinal ou compressão da medula espinal central.
3. Você já teve qualquer inchaço ou dor em outras articulações sem nenhuma razão (sem um evento traumático)? Contraindicação: reumatismo ou outras doenças inflamatórias sistêmicas.
4. Fale sobre todos os ossos que você já quebrou. Contraindicação: osteoporose.
5. Você já teve febre ou sudorese e cansaço incomum recentemente? Contraindicação: infecção espinal.
6. Sua dor é pior à noite, você tem qualquer alteração em seu apetite, padrões de sono etc.? Contraindicação: tumor espinal.
7. Quando foi a última vez que você lesionou suas costas ou o pescoço? Precaução: inflamação recente, evitar forças excessivas na tração.
8. Será que todo movimento machuca as costas ou o pescoço, ou apenas alguns movimentos específicos, sente qualquer estalido excessivo, crepitação ou outros ruídos com o movimento? Precaução: hipermobilidade, evitar forças excessivas na tração.
9. Você fica com falta de ar facilmente? Precaução: insuficiência respiratória, evitar tração invertida.
10. Você tem pressão alta? Precaução: insuficiência cardíaca, evitar tração invertida.
11. Você tem estalidos, crepitação ou dor na mandíbula, dores de cabeça frequentes? Precaução: disfunção da ATM.
12. Você já recebeu tração antes? Em caso afirmativo, ela agrava a sua condição? Contraindicação/precaução: todos os itens acima.

Considerações especiais para a aplicação da tração

Os pacientes devem receber um botão de desligar (se houver) ou um botão de chamada para usarem em caso de emergência.

Instrução do paciente

Como em todos os tratamentos, o paciente deve ser informado, da forma mais completa possível, sobre efeitos e objetivos do tratamento com a tração. A adesão do paciente aumenta significativamente quando ele compreende o tratamento que vai receber. Um modelo da coluna vertebral com nervos espinais e desenhos dos efeitos físicos são ferramentas úteis para a educação sobre a tração. Por exemplo, para explicar os efeitos da tração cervical no tratamento da estenose lateral, o terapeuta pode usar um dedo para representar um nervo e formar um "O" com os dedos indicador e polegar da outra mão para representar o forame, em seguida, passar o "nervo" através do "forame", demonstrando a relação normal. A inflamação do nervo pode ser representada com o uso de dois dedos lado a lado; a radiculopatia, fazendo-se o "O" demasiado pequeno para o nervo. Em seguida, o terapeuta pode mostrar, em um modelo da coluna vertebral, como a distração pode aumentar o tamanho do forame para permitir a passagem desimpedida do nervo. Se o terapeuta prescrever a distração posicional para um paciente, o efeito desta no diâmetro do forame pode ser representado com o "O" maior para descrever a posição correspondente à distração posicional.

Se o paciente recebe um dispositivo de tração domiciliar ou a técnica para realizá-la, o terapeuta deve demonstrar como usá-los e verificar se o paciente compreendeu, pedindo-lhe que faça uma demonstração.

Perspectiva do paciente

Lembre-se de que seu paciente pode não entender o que você vai lhe fazer. Talvez até tenha imagens de "tortura" em sua mente quando você menciona a palavra "tração". Tenha calma e lhe forneça instrução, valendo-se de termos facilmente compreensíveis. Alguns pacientes podem perceber que são claustrofóbicos apenas depois da instalação do equipamento da tração mecânica. Por esse motivo é fundamental verificar o paciente durante os primeiros 5 minutos e também fornecer acesso a um sistema de chamada, caso isso seja necessário.

Perguntas mais frequente do paciente

1. Ficarei mais alto depois da tração?
2. Por que as correias estão tão apertadas?
3. Posso ler enquanto a tração é realizada em meu pescoço?
4. O que faço se precisar usar o banheiro enquanto recebo a tração?
5. Por que a dor que descia pela minha perna começou a subir pelas minhas costas depois da tração? Minhas costas não doíam antes.

Também deve pedir ao paciente que, na próxima sessão, traga o dispositivo (ou use um modelo semelhante disponível na clínica) e demonstre novamente sua utilização adequada. Esses "questionários" darão ao terapeuta valiosas informações em relação à complacência do paciente e alertarão sobre o uso incorreto da modalidade. Tanto o uso quanto o posicionamento inadequado de unidades de tração podem agravar muitas condições.

Cobrança

A cobrança da tração mecânica pode ser feita com o uso do código da *Current Procedure Terminology* (CPT). Para a tração manual, ela pode ser feita com o código da terapia manual. Os itens que devem ser documentados no uso da tração como intervenção são:

- Área tratada (cervical ou lombar).
- Objetivo da tração.
- Posição do paciente.
- Ângulo de tração.
- Quantidade de peso.
- Estática ou intermitente (tempo de atividade; tempo de repouso).
- Duração.
- Resposta do paciente.
- Instrução do paciente e consentimento informado.

Posicionamento do paciente e considerações sobre como cobri-lo

O posicionamento do paciente é especialmente importante quando se lida com problemas para os quais a tração é indicada.

Embora ainda haja controvérsias sobre o uso da extensão ou da flexão no tratamento da coluna vertebral, o conforto do paciente é fundamental. Como mencionado anteriormente, se ele está em uma posição desconfortável e existe defesa muscular, a força dos músculos da coluna vertebral superará quaisquer efeitos fisiológicos desejados da tração. Como a posição do paciente afeta fortemente a pressão intradiscal,[38] ela é particularmente importante para os pacientes com hérnia discal.

Parte lombar da coluna vertebral

O decúbito ventral tende a aumentar a extensão lombar (lordose) da coluna vertebral com uma cunha anterior relativa do disco, diminuir o espaço foraminal intervertebral e aumentar as forças de sustentação do peso sobre as facetas (posição compactada). Esse tipo de posição pode ser indicado para protuberâncias de disco sem dissociação total do material nuclear. Seria contraindicado para osteoartrite severa com estenose lateral.

O decúbito dorsal sem apoio das pernas também pode criar extensão lombar (lordose), que tem os mesmos efeitos relatados acima. O decúbito dorsal com joelhos e quadris flexionados cria flexão da coluna lombar e produz uma cunha posterior relativa do disco, aumento do espaço foraminal intervertebral e diminuição da força de sustentação de peso sobre as facetas. Na verdade, a flexão lombar excessiva demonstrou diminuir o espaço intervertebral, provavelmente como consequência do movimento do ligamento amarelo para dentro do espaço foraminal.

Tração cervical

A tração cervical é geralmente realizada na posição sentada ou em decúbito dorsal. Como mencionado anteriormente, há menos atividade do músculo nos paraespinais quando se compara o decúbito dorsal à posição sentada e, por isso, essa parece ser a posição preferencial nos casos em que o paciente pode tolerá-la. O decúbito ventral cria um viés de extensão e deve ser evitada, a menos que o terapeuta, com o auxílio de suportes, possa criar uma coluna vertebral neutra. O decúbito dorsal mantém a parte cervical da coluna vertebral aproximadamente neutra em pacientes com cifose torácica normal. Aqueles com cifose excessiva ou corcunda experimentarão uma posição com excessiva lordose cervical quando em decúbito dorsal sem nenhum travesseiro para apoio. A posição com ligeira flexão de quadril e joelho durante a tração cervical impede a lordose lombar em pessoas com flexores do quadril apertados e pode relaxar o paciente para garantir maior eficácia.

Cobrir o paciente deve estar de acordo com a temperatura ambiente e a timidez dele, e deve expor apenas a parte necessária para a realização das técnicas de forma eficaz.

Documentação

Tal como acontece com outras modalidades, é importante documentar os parâmetros administrados a um paciente. Quando se utiliza a tração, isto é particularmente relevante. Os seguintes parâmetros devem ser documentados:

- Posição do paciente (p. ex., decúbito dorsal, joelhos flexionados ou estendidos, decúbito ventral, sentado).
- Tipo de tração:
  - Mecânica.
  - Intermitente.
  - Sustentada.
  - Manual.
- Quantidade de força em quilos.
- Duração:

- Tempo de atividade.
- Tempo de repouso.
- Ligações:
  - Tração cervical Saunders (Empi).
  - Cinta de tração cervical.
  - Unidade domiciliar de tração de parede.
  - Tempo total de tratamento.

Também é importante documentar a queixa inicial do paciente antes da tração e como ele responde a ela. A tração é comumente aplicada para aliviar os sintomas radiculares. Registre se o objetivo foi alcançado subsequente à sua aplicação. Às vezes, o paciente relatará uma diminuição dos sintomas durante o tratamento, mas o retorno deles assim que a força de tração é liberada. Isso também deve ser documentado.

Resumo

A tração resistiu como técnica de tratamento por centenas de anos em razão de sua facilidade de aplicação e versatilidade. Embora não seja uma panaceia, ela pode ser uma técnica eficaz para o tratamento de uma variedade de distúrbios da coluna vertebral e precisa de muito pouco equipamento, tanto na prática clínica como no ambiente doméstico. Embora exista grande quantidade de pesquisas que fundamentem a eficácia de certos métodos de tração, há também um corpo de literatura que refuta seus efeitos fisiológicos e sua eficácia clínica, principalmente em relação à tração lombar. De todo modo, é preciso realizar mais pesquisas para validar (ou invalidar) métodos específicos de tratamento com tração em todas as suas aplicações.

Questões para revisão

1. Qual das seguintes alternativas melhor define o termo "tração"?
   a. A separação de superfícies articulares
   b. Uma força que separa ou puxa as superfícies articulares
   c. Uma peça de equipamento de fisioterapia
   d. É o mesmo que o atrito
2. Qual das seguintes opções *não* é um objetivo comum do tratamento com tração?
   a. Redução dos sinais e sintomas radiculares
   b. Redução da defesa muscular
   c. Redução da dor
   d. Redução da amplitude de movimento
3. Qual das seguintes posições é a preferida para a tração cervical?
   a. Decúbito dorsal
   b. Decúbito ventral
   c. Sentada
   d. Deitada com os joelhos flexionados
4. Qual das seguintes porcentagens de peso corporal é necessária para ultrapassar as forças de atrito da parte inferior do corpo (com uma cinta torácica e na ausência de uma mesa de tração fracionada)?
   a. Um oitavo do peso corporal
   b. Um quarto do peso corporal
   c. Metade do peso corporal
   d. Três quartos do peso corporal
5. Qual das seguintes opções não é uma provável contraindicação para o uso da tração?
   a. Osteoporose
   b. Câncer na coluna vertebral
   c. Lombalgia
   d. Artrite reumatoide

182 Seção II • Agentes térmicos e mecânicos

Estudo de caso 1

Ellen é uma canhota de 68 anos de idade, que se queixa de dor no pescoço, predominantemente no lado esquerdo. Ela não tem nenhuma causa subjacente específica, mas lembra-se de ter caído cerca de 8 anos atrás e de ter sentido um pouco de dor no pescoço por mais ou menos uma semana depois desse fato. Sente dor com extensão e flexão lateral para a esquerda. Relata que, geralmente, seu braço esquerdo fica pesado e desajeitado, mas nega alterações sensoriais. Ela diz: "Na parte da manhã não é tão ruim, mas piora conforme o dia passa", também se queixa de problemas quando olha de cima e está costurando. Seu exame revela que ela tem limitações com extensão, flexão lateral esquerda e rotação para a direita. Os reflexos no tríceps esquerdo são um pouco reduzidos em comparação com o direito e há uma extensão do pulso 4/5 à esquerda quando comparado ao direito. Ela tem uma redução do deslizamento do lado direito para a direita em ligeira extensão da C6 em C7 e tem sensibilidade na faceta esquerda da C6-C7 com pressão profunda. Sua radiografia mostra algumas alterações degenerativas nesse nível com alguns esporões da faceta articular que invadem seu forame lateral. Exibe também alguma rigidez no trapézio superior, escaleno anterior e levantador da escápula em ambos os lados. De acordo com o *Guide to Physical Therapist Practice*, ela se insere na categoria da mobilidade articular prejudicada, função motora, desempenho muscular da ADM e integridade do reflexo associada a problemas da coluna vertebral com intervenções que incluem tração mecânica intermitente. Você opta por começar com uma tração supina com 25° de flexão por um tempo de permanência de 15 segundos, com 5 segundos de tempo de repouso com 9 Kg de tração durante 15 minutos no primeiro tratamento para avaliar a eficácia.

A instrução da paciente inclui o uso de uma escadinha para garantir que seu espaço de trabalho fique no nível dos olhos ou abaixo; autoamplitude do pescoço com ênfase na flexão e flexão lateral direita; alongamento do trapézio superior, do escaleno e do levantador da escápula; e instrução para o uso de uma unidade domiciliar de tração cervical. Ela foi orientada a usar uma unidade de tração cervical de parede na posição sentada, enquanto olha a porta com 6,8 kg de força por 20 minutos pela manhã. Além disso, recebeu informações sobre a anatomia da parte cervical da coluna vertebral inclusive sobre o forame lateral, e uma demonstração de como o nervo na parte inferior do pescoço pode estar preso por causa das alterações ósseas em sua coluna vertebral e de como abrir ao máximo o forame lateral utilizando a posição de flexão para a frente, flexão lateral direita e rotação para a direita (ver Fig. 7.14). Também recebeu instruções para o uso de travesseiros e de colocação para facilitar essa posição.

Estudo de caso 2

Henry é um carpinteiro de 27 anos de idade com um histórico de DL que começou com um episódio cerca de 3 meses atrás, quando ele alcançava um cavalete para levantar um pouco de madeira de uma prateleira. Ele sentiu uma dor imediata no lado direito da sua lombar. Foi ao pronto-socorro, onde fizeram uma radiografia que foi negativa e lhe deram alguns AINE e relaxantes musculares. Afirmou que a dor continuou piorando e que ele começou a desenvolver uma dor que ia da parte posterior da perna para a parte de trás do joelho. Retornou ao médico, que lhe pediu uma RM, também negativa para hérnia de disco. O médico o encaminhou para o terapeuta, que descobriu que o paciente teve um teste negativo para a elevação da perna reta para a direita, dor e limitações com inclinação para a frente, extensão sem dor, rotação dolorosa e curvatura lateral esquerda. Ele também se queixava de algum desconforto com o deslizamento posteroanterior na L4-L5, que reproduziu sua dor na região lombar e na perna. Folgas articulares revelaram uma hipermobilidade na abertura da faceta na L4-L5 e L5-S1 à direita. A ADM passiva segmentar revelou falha da faceta L4-L5 para abrir no lado direito. Não havia nenhuma evidência de mudanças na sensação, reflexos ou força na extremidade inferior.

De acordo com o *Guide to Physical Therapist Practice*, ele se insere na categoria "Mobilidade articular prejudicada, função motora, desempenho muscular, amplitude de movimento e integridade de reflexo associada a problemas da coluna vertebral", com as intervenções que incluem tração mecânica estática. O terapeuta decidiu efetuar a tração mecânica em decúbito dorsal e começou com metade do peso do corpo para causar um efeito terapêutico de separação articular. Colocou o paciente com os quadris e joelhos flexionados em 90° para garantir a inclinação pélvica posterior e redução da lordose lombar e o ângulo de tração em 20° acima da posição horizontal para maximizar a separação da faceta. O terapeuta optou por fazer a tração estática a fim de favorecer a redução na defesa muscular e induzir uma possível elongação do tecido cicatricial que pode ter se formado na cápsula articular da faceta.

A educação desse paciente deve incluir a compreensão de que a tração deve ser realizada na posição deitada do lado esquerdo com um travesseiro sob seu quadril esquerdo, joelhos até o peito e rotação esquerda, pois ela pode maximizar a separação de suas facetas articulares no lado direito. Foi-lhe dito para manter essa posição por pelo menos 30 minutos, ao menos uma vez por dia.

Questões para discussão

1. Por que a posição faz diferença no resultado do tratamento quando se usa tração cervical ou lombar?

2. Qual é a importância da presença de uma lordose na parte lombar da coluna vertebral quando se usa a tração lombar?

3. Como o conhecimento do coeficiente de atrito influencia sua decisão sobre a quantidade de tração necessária para causar distração das superfícies articulares?

4. Como você explicaria o objetivo da tração cervical para um paciente que tem um diagnóstico de tensão cervical com irradiação da dor e parestesia na extremidade superior direita em consequência de um acidente de automóvel, e que foi encaminhado para tratamento?

5. Descreva as diferenças entre o uso de uma cinta de tração occipital e de uma cinta comum para a cabeça na tração cervical.

Referências bibliográficas

1. Pellecchia, GL: Lumbar traction: a review of the literature. J Orthop Sports Phys Ther 20:262-267, 1994.
2. Mathews, J: Dynamic discography: a study of lumbar traction. Ann Phys Med 9:275, 1968.
3. Gupta, R, and Ramarao, S: Epidurography in reduction of lumbar disc prolapse by traction. Arch Phys Med Rehabil 59:322, 1978.
4. Pal, B, et al: A controlled trial of continuous lumbar traction in the treatment of back pain and sciatica. Br J Rheumatol 25:181, 1986.
5. Saunders, H: Lumbar traction. J Orthop Sports Phys Ther 1:36, 1979.
6. Saunders, H: The use of spinal traction in the treatment of neck and back conditions. Clin Orthop Rel Res 179:31, 1983.
7. Harris, P: Cervical traction: review of literature and treatment guidelines. Physical Therapy 57:910, 1977.
8. Walker, G: Goodley polyaxial cervical traction: a new approach to a traditional treatment. Physical Therapy 66:1255, 1986.
9. Larsson, U, et al: Auto-traction for treatment of lumbagosciatica. Acta Orthop Scand 51:791, 1980.
10. Cyriax, J: The treatment of lumbar disc lesions. Br Med J 2:1434, 1950.
11. Judovich, B: Herniated cervical disc. Am J Surg 84:649, 1952.
12. Bard, G, and Jones, M: Cineradiographic recording of traction of the cervical spine. Arch Phys Med Rehabil August:403, 1964.
13. Taber's Cyclopedic Medical Dictionary, ed 21. FA Davis, Philadelphia, 2009.
14. Hewitt, P: Conceptual Physics, ed 11. HarperCollins, New York, 2009.
15. Judovich, BD: Lumbar traction therapy—elimination of physical factors that prevent lumbar stretch. JAMA 159:549, 1955.
16. Pio, A, et al: The statics of cervical traction. J Spinal Disord 7:337-342, 1994.
17. Natchev, E: A Manual of Auto-traction Treatment for Low Back Pain. Folksam, Stockholm, Sweden, 1984.
18. Goldie, I, and Reichmann, S: The biomechanical influence of traction on the cervical spine. Scand J Rehabil Med 9:31, 1977.
19. Tan, JC, and Nordin, M: Role of physical therapy in the treatment of cervical disc disease. Orthop Clin North Am 23:425-449, 1992.
20. Gilworth, G: Cervical traction with active rotation. Physiotherapy 77:782-784, 1991.
21. Moetti, P, and Marchette, G: Clinical outcomes from mechanical intermittent cervical traction for the treatment of cervical radiculopathy: a case series. J Orthop Sports Phys Ther 31:207-213, 2001.
22. Abdulwahab, SS: The effect of reading and traction on patients with cervical radiculopathy based on electrodiagnostic testing. J Neuromusculoskeletal System 7:91-96, 1999.
23. Lee, MY, Wong, MK, Tang, FT, Chang, WH, and Shiou, WK: Design and assessment of an adaptive intermittent cervical traction modality with EMG biofeedback. J Biomech Eng Trans ASME 118:597-600, 1996.
24. Constantoyannis, C, et al: Intermittent cervical traction for cervical radiculopathy caused by large-volume herniated discs. J Manipulative Physiol Ther 25:188-192, 2002.
25. Chung, TS, et al: Reducibility of cervical disc herniation: evaluation at MR imaging during cervical traction with a nonmagnetic traction device. Radiology 225:895-900, 2002.
26. Saal, JS, et al: Nonoperative management of herniated cervical intervertebral disc with radiculopathy. Spine 21:1877-1883, 1996.
27. Fitz-Ritson, D: Therapeutic traction: a review of neurological principles and clinical applications. J Manipulative Physiol Ther 71:39-49, 1984.
28. Stone, RG, and Wharton, RB: Simultaneous multiple-modality therapy for tension headaches and neck pain. Biomed Instrum Technol 31:259-262, 1997.
29. Hattori, M, Shirai, Y, and Aoki, T: Research on the effectiveness of intermittent cervical traction therapy, using short-latency somatosensory evoked potentials. J Orthop Sci 7:208-216, 2002.
30. Haraoka, K, and Nagata, A: Modulation of the flexor carpi radialis H reflex induced by cervical traction. J Phys Ther Sci 10:41-45, 1998.
31. Brandman, L, Rochester, L, and Vujnovich, A: Manual cervical traction reduces alph-motoneuron excitability in normal subjects. Electromyogr Clin Neurophysiol 40:259-266, 2000.
32. Nanno, M: Effects of intermittent cervical traction on muscle pain. Flowmetric and electromyographic studies of the cervical paraspinal muscles. Nihon Ika Daigaku Zasshe 6(12): 137-147, 1994.
33. Harrison, DE, et al: A new 3-point bending traction method of restoring cervical lordosis and cervical manipulation: a nonrandomized clinical controlled trial. Arch Phys Med Rehabil 83:447-453, 2002.
34. Jette, DU: Effect of cervical traction on EMG activity of upper trapezius. Phys Ther 65:730, 1985.
35. Murphy, MJ: Effects of cervical traction on muscle activity. J Orthop Sports Phys Ther 13:220-225, 1991.
36. Hiraoka, K, and Nagata, A: The effects of cervical traction on the soleus H reflex amplitude in man. Jpn J Phys Fitness Sports Med 47:287-294, 1998.
37. Shore, A, et al: Cervical traction and temporomandibular joint dysfunction: report of case. J Am Dent Assoc 68:4, 1964.
38. Deets, D, et al: Cervical traction: a comparison of sitting and supine positions. Physical Therapy 57:255, 1977.
39. Sood, N: Prone cervical traction. Clin Manag 7:37, 1987.
40. DeSeze, S, and Levernieux, J: Les traction vertebrales. Semin Hip Paris 27:2075, 1951.
41. LaBan, M, et al: Intermittent cervical traction: a progenitor of lumbar radicular pain. Arch Phys Med Rehabil 73:295, 1992.
42. Wong, AM, et al: The traction angle and cervical intervertebral separation. Spine 17:136-138, 1992.

43. Hseuh, TC, et al: Evaluation of the effects of pulling angle and force on intermittent cervical traction with the Saunder's Halter. J Formos Med Assoc 90:1234-1239, 1991.
44. Saunders, H: Evaluation, Treatment, and Prevention of Musculoskeletal Disorders, ed 4. WB Saunders, Philadelphia, 2004. 45.
45. Maslow, G, and Rothman, R: The facet joints, another look. Bull NY Acad Med 51:1294, 1975.
46. Frazer, H: The use of traction in backache. Med J Aust 2:694, 1954.
47. Crue, BL, and Todd, EM: The importance of flexion in cervical halter traction. Bull Los Angeles Neurol Soc 30:95, 1965.
48. Colachis, SC, and Strom, BR: Cervical traction: relationship of traction time to varied tractive force with constant angle of pull. Arch Phys Med Rehabil 46:815, 1965.
49. Swezey, RL, et al: Efficacy of home cervical traction therapy. Am J Phys Med Rehabil 78:30-32, 1999.
50. Olson, VL: Whiplash-associated chronic headache treated with home cervical traction. Phys Ther 77:417-424, 1997.
51. Baker, P, and Marcoux, BC: The effectiveness of home cervical traction on relief of neck pain and impaired cervical range of motion. Phys Ther Case Rep 2:145-151, 1999.
52. Waylonis, GW, et al: Home cervical traction: evaluation of alternative equipment. Arch Phys Med Rehabil 63:388-391, 1982.
53. Venditti, PP, et al: Cervical traction device study: a basic evaluation of home-use supine cervical traction devices. J Neuromusculoskeletal Syst 3: 82-91, 1995.
54. Sailors, ME, et al: Force reproduction in submaximal manual cervical traction applied by experienced physical therapists. J Manual Manipulative Ther 5: 27-32, 1997.
55. Humphreys, SC, et al: Flexion and traction effect on C5-C6 foraminal space. Arch Phys Med Rehabil 79:1105-1109, 1998.
56. Li, LC, and Bombardier, C: Physical therapy management of low back pain: an exploratory survey of therapist approaches. Physical Therapy 81:1018-1028, 2001.
57. Tesio, L, and Merlo, A: Autotraction versus passive traction: an open controlled study in lumbar disc herniation. Arch Phys Med Rehabil 74:871, 1992.
58. Ljunggren, A, et al: Autotraction versus manual traction in patients with prolapsed lumbar intervertebral discs. Scand J Rehabil Med 16:117, 1984.
59. Mathews, W, et al: Manipulation and traction for lumbago sciatica: physiotherapeutic techniques used in two controlled trials. Physiother Pract 4:201, 1988.
60. Onel, D, et al: Computed tomographic investigation of the effect of traction on lumbar disc herniations. Spine 14:82, 1989.
61. Goldish, G: Lumbar traction. In Tollison, CD, and Kriegel, M (eds): Interdisciplinary Rehabilitation of Low Back Pain. Williams & Wilkins, Baltimore, 1989.
62. Tesio, L, et al: Natchev's auto-traction for lumbago-sciatica: effectiveness in lumbar disc herniation. Arch Phys Med Rehabil 70:831-834, 1989.
63. Weinert, AM, and Rizzo, TD: Nonoperative management of multilevel lumbar disc herniations in an adolescent athlete. Mayo Clin Proc 67:137-141, 1992.
64. Guvenol, K, et al: A comparison of inverted spinal traction and conventional traction in the treatment of lumbar disc herniations. Physiother Theory Pract 16:151-160, 2000.
65. Meszaros, TF, et al: Effect of 10%, 30% and 60% body weight traction on the straight leg raise test of symptomatic patients with low back pain. JOSPT 30:595-601, 2000.
66. van der Heijden, GJM, et al: Efficacy of lumbar traction: a randomized clinical trial. Physiotherapy 81:29-35, 1995.
67. Oudenhoven, RC: Gravitational lumbar traction. Arch Phys Med Rehabil 59:510-512, 1978.
68. Moret, NC, et al: Design and feasibility of a randomized clinical trial to evaluate the effect of vertical traction in patients with a lumbar radicular syndrome. Manual Ther 3:203-211, 1998.
69. Werners, R, et al: Randomized trial comparing interferential therapy with motorized lumbar traction and massage in the management of low back pain in a primary care setting. Spine 24:1579-1584, 1999.
70. Corkery, M: The use of lumbar harness traction to treat a patient with lumbar radicular pain: a case report. J Manual Manipulative Ther 9:191-197, 2001.
71. Beurskens, AJ, et al: Efficacy of traction for nonspecific low-back pain. 12-week and 6-month results from a randomized clinical trial. Spine 22:2756-2762, 1997.
72. Beurskens, AJ, et al: Efficacy of traction for nonspecific low-back pain: a randomized clinical trial. Lancet 346:1596-1600, 1995.
73. Borman, P, et al: The efficacy of lumbar traction in the management of patients with low back pain. Rheumotol Int 23:82-86, 2003.
74. Harte, AA, et al: The efficacy of traction for back pain: a systematic review of randomized trials. Arch Phys Med Rehabil 84:1542-1553, 2003.
75. Reilly, JP, et al: Effect of pelvic-femoral position on vertebral separation produced by lumbar traction. Physical Therapy 59:282-286, 1979.
76. Gianakopoulos, G, et al: Inversion devices: their role in producing lumbar distraction. Arch Phys Med Rehabil 66:100-102, 1985.
77. Janke, AW, et al: The biomechanics of gravity-dependent traction on the lumbar spine. Spine 22:253-260, 1997.
78. Tekeoglu, I, et al: Distraction of lumbar vertebrae in gravitational traction. Spine 23:1061-1063, 1998.
79. Twomey, LT: Sustained lumbar traction, an experimental study of long spine segments. Spine 10:146-149, 1985.
80. Colachis, SC, and Strohm, BR: Effects of intermittent traction on separation of lumbar vertebrae. Arch Phys Med Rehabil 50:251-258, 1969.
81. Ramos, G, and Martin, W: Effects of vertebral axial decompression on intra - discal pressure. J Neurosurg 81:350-353, 1994.
82. Kane, MD, et al: Effect of gravity-facilitated traction on intervertebral dimensions of the lumbar spine. JOSPT 6:281-288, 1985.
83. Creighton, DS: Positional distraction, a radiological confirmation. J Manual Manipulative Ther 1:83-86, 1993.
84. Hales, J, et al: Treatment of adult lumbar scoliosis with axial spinal unloading using the LTX3000 Lumbar Rehabilitation System. Spine 27:E71-E79, 2002.
85. Harrison, DE, et al. Changes in sagittal lumbar configuration with a new method of extension traction: nonrandomized clinical controlled trial. Arch Phys Med Rehabil 83:1585-1591, 2002.
86. Falkenberg, J, et al: Surface EMG activity of the back musculature during axial spinal unloading using an LTX 3000 Lumbar Rehabilitation System. Electromyogr Clin Neurophysiol 41:419-427, 2001.
87. Bridger, RS, et al: Effect of lumbar traction on stature. Spine 15:522-524, 1990.
88. Letchuman, R, and Deusinger, RH: Comparison of sacrospinalis myoelectric activity and pain levels in patients undergoing static and intermittent lumbar traction. Spine 18:L1361-L1365, 1993.
89. Krause, M, et al: Lumbar spine traction: evaluation of effects and recommended application for treatment. Manipulative Ther 5:72-81, 2000.
90. Trudel, G: Autotraction. Arch Phys Med Rehabil 75:234-235, 1994.
91. Andersson, G, et al: Intervertebral disc pressures during traction. Scand J Rehabil Med 9:88, 1983.
92. Ballantyne, B, et al: The effects of inversion traction on spinal column configuration, heart rate, blood pressure, and perceived discomfort. J Orthop Sports Phys Ther 7:254, 1986.

93. LeMarr, J, et al: Cardiorespiratory responses to inversion. Phys Sport Med 11: 51, 1983.
94. Katavich, L: Neural mechanisms underlying manual cervical traction. J Manual Manipulative Ther 7:20-25, 1999.
95. Paris, S: The spine: etiology and treatment of dysfunction including joint manipulation. Course notes, 1979.
96. Quain, BM, and Tecklin, JS: Lumbar traction: Its effect on respiration. Phys Ther 65:1343-1346, 1985.
97. Simmers, TA, et al: Internal jugular vein thrombosis after cervical traction. J Internal Med 241:333-335, 1997.
98. Balogun, JA, et al: Cardiovascular responses of healthy subjects during cervical traction. Physiother Canada 42:16-22, 1990.
99. Graham, N, Gross, A, and Goldsmith, C: Mechanical traction for mechanical neck disorders: a systematic review. J Rehabilitation Med 38:145-152, 2006.
100. Fater, D, and Kernozek, T: Comparison of cervical vertebral separation in the supine and seated positions using home traction units. Physiotherapy Theory Pract 24:430-436, 2008.
101. Cevik, R, Bilici, A, Bukte, Y, et al: Effect of new traction technique of prone position on distraction of lumbar vertebrae and its relation with different application of heating therapy in low back pain. J Back Musculoskeletal Rehab 20:71-77, 2007.

Vamos descobrir

Atividade de laboratório: tração

Esta atividade de laboratório é concebida para demonstrar os princípios da terapêutica da tração atualmente praticados nos ambientes clínicos. Os leitores irão se familiarizar com os objetivos do tratamento, posicionamento, aparelhos e técnicas comumente empregados. Eles administrarão e receberão várias formas de tração e aprenderão sobre a importância do posicionamento adequado tanto do paciente como do dispositivo ou na aplicação individual da tração. Esta atividade de laboratório abrange também o que documentar e a importância da adequada instrução do paciente para o sucesso do tratamento.

Equipamento

Unidade de tração mecânica (com manual de instruções)
Cintos e correias para unidade de tração
Cinta de cabeça para a tração cervical
Mesa de tratamento
Aparelho Saunders de tração cervical

Goniômetro
Banquinho
Travesseiros
Toalhas

Parâmetros para simulação da tração cervical (opcional)

Galão de plástico vazio
Nível (nível de bolha de plástico pequeno)
Tiras de tecido (cerca de 3 m)

Prumo de corda
Transferidor
Fita adesiva

Atividade de laboratório: orientação para o posicionamento do paciente para a tração

A tração pode ser definida como um processo que envolve puxar ou separar as superfícies articulares. Ela pode ser aplicada manual ou mecanicamente. Independentemente da técnica, o posicionamento do paciente para realizar o objetivo é uma parte integrante do processo. Sem o posicionamento adequado, a linha de tração pode não ser capaz de realizar a separação desejada.

Decúbito dorsal

1. Pedir para que um de seus colegas de classe se deite em decúbito dorsal sobre um tablado, sem nenhum travesseiro. Posicioná-los de modo que formem uma linha reta ao longo de uma linha mediana que separe seu lado esquerdo do direito.

   • Qual/quais foi/foram seu(s) ponto(s)de referência para determinar que ele estava "em linha reta"?

- O paciente está confortável nesta posição?

- Qual é a posição da coluna lombar? (Existe lordose?)

- Qual é a posição da coluna cervical?

2. Posicionar seu colega de classe para que tenha uma lordose lombar plana e uma lordose cervical neutra (Figs. 7.20 e 7.21).

    - Descrever o que você teve de fazer para alcançar este objetivo.

    - O paciente está confortável nesta posição?

    - O paciente ainda está "em linha reta" em relação à linha mediana que o divide?

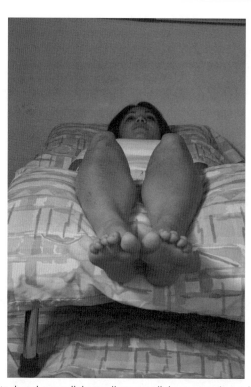

Figura 7.20 O paciente está em decúbito dorsal com a linha mediana em alinhamento adequado com todos os pontos ósseos.

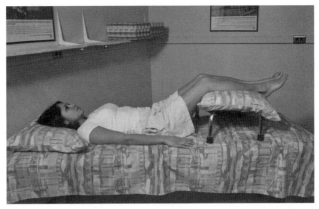

Figura 7.21 O paciente está em decúbito dorsal com uma lordose lombar plana quando vista de lado.

- Quanto tempo demora para posicionar o paciente a fim de que ele tenha tanto uma lordose plana quanto uma coluna cervical neutra?
  ___

3. Segurar o úmero de seu colega de classe (o paciente), superior à epífise distal, de modo que você possa aplicar uma forte distração/tração no membro superior direito.

   - O que acontece com o alinhamento do paciente?
   ___
   ___

   - Quanta força da tração você usou para que o alinhamento mudasse (muita, pouca, quase nenhuma)?
   ___

4. Pedir para outro colega de classe (paciente) estabilizar o processo acrômio da escápula e do tronco, enquanto você distrai o úmero.

   - O que acontece com o alinhamento do paciente?
   ___
   ___
   ___

   - Quanta força de tração você usou para que o alinhamento mudasse (muita, pouca, quase nenhuma)?
   ___

   - Qual o propósito da estabilização quando se aplica a tração?
   ___
   ___
   ___
   ___

Sentado

1. Pedir para que um de seus colegas de classe sente-se em uma cadeira de encosto reto (descanso de braços opcional). Ele deve ser posicionado de modo que os pés permaneçam retos e firmemente apoiados no chão em uma postura ereta com uma linha reta que corre do meato auditivo externo do ouvido através do processo acrômio, da coluna vertebral e do trocanter maior.

188 Seção II • Agentes térmicos e mecânicos

- Descrever o que você teve de fazer para alcançar esse objetivo.

_____

_____

_____

- Quais as ferramentas que você usa para avaliar a posição do paciente?

_____

_____

_____

- O paciente está confortável nessa posição?

_____

- Quanto tempo levou para realizar essa posição?

_____

- Enquanto você gravava suas respostas, o paciente mudou de posição? Se sim, como?

_____

_____

- Se seu objetivo era aliviar a pressão criada pela gravidade que a cabeça exerce sobre a parte cervical da coluna vertebral, de onde precisaria "puxar"?

_____

_____

_____

- Como você estabilizaria o resto do corpo?

_____

_____

_____

2. Selecionar uma das cintas cervicais de cabeça e inspecioná-la. Determinar qual é a correia mandibular e qual é a correia occipital. Com o colega de classe (paciente) sentado, colocar a cinta em volta dele. Deve haver algum tipo de ajuste a ser feito entre a correia mandibular e a occipital. Ajustar as correias com uma mão em cada lado da cabeça. Com cuidado, puxar para cima e eliminar a folga nas correias; não tentar aliviar o peso da cabeça.

- Se seu objetivo fosse aliviar o peso da cabeça, em que direção ou ângulo a tração deveria ser exercida?

_____

_____

- Por que é importante que a tração não venha da mandíbula?

_____

_____

- É difícil ajustar a linha de tração para realizar uma tração occipital? O que você precisa fazer?

_____

_____

_____

3. Qual a razão para realizar uma tração occipital? O que poderia ser feito?

4. Qual/quais é/são o(s) objetivo(s) do tratamento com tração cervical?

5. Como saber se o paciente está respondendo favoravelmente à aplicação da tração cervical? Quais seriam as mudanças em seus sintomas?

Parâmetros para a simulação da tração cervical (opcional)

1. Encher um galão vazio com água e fechar com a tampa, fixando-a com um anel de fita adesiva. Para esse exercício, o galão representará a cabeça. A alça representa a parte cervical superoposterior da coluna vertebral, uma vez que vem da base do occipital. A tampa do galão é inferior ao queixo.
2. Colocar um anel de fita adesiva em torno da base do occipital e em torno de toda a cabeça (galão) para que ele a divida um pouco abaixo do nariz. A linha de fita adesiva deve ser perpendicular à costura do recipiente (Fig. 7.22).

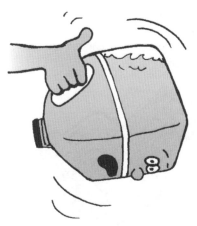

Figura 7.22 O galão de água cheio, fechado com a tampa e marcado com fita para indicar a posição da linha mediana horizontal e occipital.

3. Colocar outra linha de fita sobre a costura anterior do recipiente. Este será um ponto de referência adicional para o posicionamento.
4. Encaixar o nível de um lado do recipiente, para que fique paralelo à costura e perpendicular ao anel de fita occipital.
5. Você perceberá que não é fácil manusear o galão cheio de água. Seu peso é de aproximadamente 3,5 kg, que, na verdade, é menor do que o peso da cabeça humana.

6. Você também perceberá que não é nada fácil colocar o galão em cima da mesa com a costura voltada para cima e alinhada. A cabeça humana é muito parecida. O paciente tenderá a virar a cabeça para um lado para descansar, uma vez que não é fácil equilibrar na posição neutra (Fig. 7.23).

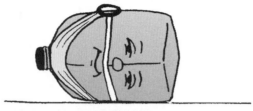

Figura 7.23 O galão está deitado de lado e vestindo uma cinta cervical para a cabeça.

7. Pegar a tira de tecido e fazer uma cinta cervical semelhante à pré-fabricada com a qual você já trabalhou e inspecionou. Começar com um laço de quase 60 cm de comprimento quando dobrado. Fazer dois anéis de fita para esse laço; eles representarão as argolas de metal que você segura na cinta cervical pré-fabricada (Fig. 7.24).

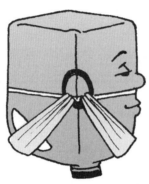

Figura 7.24 O galão está na postura ereta e vestindo uma cinta cervical para a cabeça.

8. Construir uma correia occipital e uma mandibular com fita adesiva para que as proeminências ósseas da cabeça ("galão") tenham um lugar para segurar.
9. Colocar sua cinta cervical sobre o galão. Determinar o ângulo que a linha de tração deve ter para aliviar o peso da cabeça e manter o nível em posição fixa (Fig. 7.25).

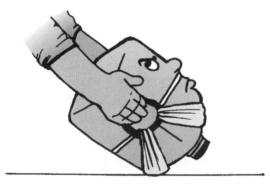

Figura 7.25 Ajuste manual da linha de tração na cinta para tentar tracionar a partir do occipital.

Demonstração da tração cervical manual

1. Pedir a um de seus instrutores de laboratório que demonstre a tração cervical manual com o paciente sentado e em decúbito dorsal.

- Qual posição pareceu "mais fácil" para o profissional? Por quê?

_____

_____

_____

- Qual posição pareceu mais confortável para o paciente? Por quê?

_____

_____

_____

2. A tração cervical é geralmente aplicada na posição de decúbito dorsal. Qual a razão para isso?

_____

_____

_____

3. Pedir a um dos instrutores de laboratório que configure o aparelho de tração cervical Saunders, anexando-o a uma unidade de tração mecânica (consultar a Fig. 7.8).

- Antes de posicionar o paciente sobre o tablado, o que você pode antecipar sobre a posição em que o aparelho colocará a coluna cervical?

_____

_____

_____

- Verificar o aparelho. Qual é a função do pequeno trenó no qual repousa o occipital?

_____

_____

_____

- Inspecionar correias e suportes do aparelho. Qual é a função da correia temporal/frontal?

_____

_____

_____

- Como a mandíbula é tratada com esse aparelho? Existe algum suporte para ela ou para tracioná-la?

_____

_____

_____

4. Se você tivesse de dar ao seu paciente uma revista para passar o tempo enquanto ele está sentado realizando uma tração cervical, o que aconteceria com o posicionamento dele?

_____

_____

192 Seção II • Agentes térmicos e mecânicos

5. Se você dissesse ao paciente em decúbito dorsal para "simplesmente se levantar" depois da força de tração que foi aplicada e liberada, o que aconteceria com a pressão intradiscal?

_____

_____

_____

6. Por que a posição do paciente antes da aplicação de uma força de tração faz diferença?

_____

_____

_____

_____

7. Qual a quantidade de força necessária para superar o peso da cabeça?

Sentado _____

_____

_____

Decúbito dorsal _____

_____

_____

8. Enquanto o paciente estava deitado e você usava o aparelho cervical, o que aconteceu quando tentou ajustar o ângulo de tração ao occipital? Surgiu alguma dificuldade em manter o alinhamento da parte cervical da coluna vertebral? Por quê?

_____

_____

_____

_____

_____

9. A parte cervical da coluna vertebral tem duas curvas individuais. Qual a importância delas quando se aplica a tração cervical?

_____

_____

_____

_____

10. Quais músculos mantêm as curvas normais da cervical?

_____

_____

_____

_____

11. Quais são os músculos que tendem a apresentar defesa muscular em consequência de uma tensão cervical? Caso ela ocorra, qual seria o impacto da defesa nesses músculos sobre as curvas da parte cervical da coluna vertebral?

_____

_____

_____

_____

Demonstração da tração lombar

1. Observar enquanto um de seus instrutores de laboratório demonstra a tração lombar manual em um paciente em decúbito dorsal com os quadris e joelhos flexionados.

- Quais problemas você observa para que o clínico mantenha esse nível de tração?

_____

_____

_____

- Qual forma de tração parece mais confortável para o paciente? Por quê?

_____

_____

_____

- Quanta força de tração o fisioterapeuta foi capaz de aplicar manualmente, e quanto isso seria reproduzível de fisioterapeuta para fisioterapeuta? Por quê?

_____

_____

_____

2. A tração lombar geralmente é aplicada com dispositivos mecânicos. Por quê?

_____

_____

_____

3. Observar enquanto um dos instrutores de laboratório configura as cintas e correias de tração torácica e lombar e as prende à unidade de tração mecânica.

- Antes de posicionar um paciente sobre o tablado, o que se pode prever sobre a posição em que o aparelho colocará a parte cervical da coluna vertebral?

_____

_____

_____

- Verificar a configuração. Por que as correias foram aplicadas às áreas torácica e lombar?

_____

_____

_____

- Por que adicionaram almofadas às correias?

_____

_____

_____

- Por que os quadris estão flexionados? O que isso representa para a parte lombar da coluna vertebral?

_____

_____

_____

194 Seção II • Agentes térmicos e mecânicos

4. Se você dissesse ao paciente que se encontra em decúbito dorsal para "simplesmente se levantar" depois da força de tração que foi aplicada e liberada, o que aconteceria com a pressão intradiscal?

5. Por que a posição do paciente antes da aplicação de uma força de tração faz diferença?

6. Qual a quantidade de força necessária para superar o peso da metade inferior do corpo em decúbito dorsal?

   • Se você estiver usando uma mesa de tração fracionada, isso faz alguma diferença? Se sim, como?

7. O que acontece com a pressão sobre a parte lombar da coluna vertebral quando o ângulo de tração é ajustado?

8. Quais músculos tendem a apresentar defesa muscular em consequência de uma tensão lombar? Caso ela ocorra, qual seria o impacto da defesa nesses músculos sobre as curvas da parte lombar da coluna vertebral?

9. Aplicar a tração lombar em um colega de classe, e pedir para que outro colega a aplique em você. Usar a quantidade de peso sugerida pelo seu instrutor de laboratório. Registrar suas observações a respeito de como sente a tração. Suas observações

   Observações do colega de classe

Capítulo 7 • Técnicas de tratamento dos tecidos moles: tração

10. Que informações seu instrutor de laboratório passou com o exemplo do paciente que você usaria no futuro? Por quê?

_____

_____

_____

11. É importante perguntar a um paciente se ele precisa ou não usar o banheiro antes da aplicação de tração lombar. Por que você acha que essa consideração pode ser importante?

_____

_____

_____

Casos clínicos

a. Se você foi orientado a aplicar tração cervical para reduzir a dor muscular cervical e a defesa muscular unilateral do trapézio superior direito apresentada por um paciente, se algo nos parâmetros do tratamento tivesse de ser mudado, o que seria e por quê?

b. Matt tem 45 anos e trabalha na construção civil, machucou as costas durante a instalação de uma grelha de aço para cobrir uma bacia de drenagem. Seu histórico médico não apresenta nada de significativo. Suas dores nas costas e nas pernas começaram depois que largou a grelha ao tentar se endireitar. Agora tem sintomas radiculares na perna esquerda que descem das nádegas para o maléolo lateral. Sua força e sensação são normais. Sua queixa principal é a dor na parte de trás da perna. Ele está ansioso para voltar ao trabalho. A tração de alguma forma seria indicada? Se sim, como? Se não, por quê? Haveria outras considerações para esse paciente?

c. Sue foi encaminhada para terapia para avaliação e tratamento dos sintomas de dor cervical. A recomendação foi para que considerasse a tração juntamente com outras modalidades paliativas para aliviar o desconforto e melhorar sua mobilidade. O médico está ansioso para discutir essas opções de tratamento com o terapeuta encarregado da avaliação. Sue feriu-se em um acidente automobilístico quando seu carro foi atingido por trás. Ela apresenta defesa muscular bilateral em todos os músculos cervicais. Sofreu recentemente uma redução mandibular para corrigir o alinhamento horizontal de seus incisivos. Que considerações adicionais podem ser feitas a essa paciente? A tração poderia ser contraindicada? Por quê?

d. Will foi encaminhado à terapia pelo seu médico de família para fazer tração lombar para aliviar prováveis radiculopatias lombares que parecem ser transitórias. Ele machucou as costas durante o trabalho, para o qual ainda não retornou. Ele trabalha como arquiteto. Suas queixas de dores e dormência variam. Em alguns dias, a parestesia está localizada no pé direito e, em outros, no pé esquerdo. A tração foi sugerida para determinar se a centralização da dor seria possível. Não havia sinais de fratura. Após exame e discussão, a tração foi iniciada para determinar se traria ou não algum benefício duradouro.

Um dia depois de receber seu primeiro tratamento com tração, Will retornou à clínica para outra sessão. Afirmou que seus sintomas diminuíram após a tração. Hoje, sua parestesia está atrás do joelho esquerdo, mas ele também se queixa de dor na nádega direita. Ao configurar as correias lombares, você lhe pergunta se ele precisa usar o banheiro antes de receber a tração. Will recusou e afirmou que não conseguiu urinar nas últimas 12 horas. Qual ação você deve tomar? Por quê?

Questões de laboratório

1. Descrever como a mecânica do seu corpo pode mudar, caso você realize a tração cervical manual, com o paciente sentado em uma cadeira e deitado em decúbito dorsal.

2. Se a tração cervical e a lombar são realizadas para aliviar radiculopatias, qual é o objetivo da tração manual apendicular?

3. Qual a importância do posicionamento da mão do indivíduo que está estabilizando o paciente durante um tratamento por tração manual?

CAPÍTULO 8

Técnicas de tratamento: compressão e controle do edema

Holly C. Beinert, PT, MPT / Joy C. Cohn, PT CLT-LANA

Objetivos de aprendizagem

Após a leitura deste capítulo, o leitor será capaz de:

- Discutir a fisiopatologia do edema e identificar seus diferentes tipos.
- Discutir as intervenções específicas para tratar o edema.
- Discutir os fatores que determinam a intervenção apropriada para a redução do edema.
- Discutir o processo de tomada de decisão clínica para determinar a eficácia da intervenção escolhida para a redução do edema.
- Demonstrar as técnicas de avaliação do edema para os membros superior e inferior, o que inclui o uso de volúmetro e de fita métrica.
- Demonstrar o posicionamento do paciente para a aplicação clínica e a posterior remoção de um dispositivo de compressão intermitente para redução do edema nos membros superiores e inferiores.
- Demonstrar o monitoramento do pedal, poplíteo e pulsos radiais nos colegas de classe e indicar sua relevância clínica para as populações de pacientes com membros edematosos.

Termos-chave

Espaço intersticial	Linfedema secundário	Sistema linfático
Linfedema primário	RICE	

Conteúdo

Fisiopatologia do edema	Exercício
Tipos de edema	Fisioterapia aquática
Exame do paciente	Estimulação elétrica
Objetivos e resultados esperados	Massagem
Controle do edema	Terapia descongestionante completa (TDC)
Intervenções para edemas	Documentação
Terapia RICE	Instrução do paciente

"E que abelhas! Bilbo nunca tinha visto nada parecido. 'Se uma me picasse' – pensou ele – 'eu incharia tanto quanto meu tamanho!'" –J.R.R. Tolkien, O Hobbit

Perspectiva do paciente

"Pensei que poderia deixar meu câncer para trás, mas agora esse inchaço é um lembrete diário."

O edema é um acúmulo anormal de fluido no **espaço intersticial**, que são as áreas cheias de fluido que envolvem as células. Essa é uma definição aparentemente simples, mas que na verdade reflete uma interação muito complexa entre fatos fisiológicos e anatômicos. O edema pode se apresentar como um evento agudo em uma área localizada do corpo como se observa muitas vezes depois de uma lesão desportiva, por exemplo. Ou um indivíduo pode sentir um efeito mais prolongado e um inchaço menos localizado de um membro como consequência do tratamento para câncer, por exemplo. A intervenção requerida pode ser muito diferente nesses dois casos. Como acontece em todas as áreas da prática fisioterapêutica, uma compreensão precisa dos mecanismos que deram origem ao edema é fundamental para determinar a intervenção apropriada.

Fisiopatologia do edema

O fluido viaja através do corpo por três grandes caminhos – o sistema circulatório, o sistema linfático e os espaços intersticiais entre as células. O sistema circulatório tem uma "bomba" – o coração – que empurra o fluido através de uma extensa rede de vasos que se divide em um lado arterial e outro venoso. Esses lados são divididos pelo leito capilar nos espaços intersticiais onde fluido e nutrientes deixam esse leito no lado arterial; e os fluidos e os subprodutos do metabolismo são reabsorvidos no lado venoso. Em um estado de saúde normal, 90% do fluido filtrado no leito capilar no lado arterial são reabsorvidos pelo lado venoso.[1] Os 10% restantes, todas as proteínas e outros detritos, são removidos pelos vasos linfáticos que estão em contato íntimo com os capilares no espaço intersticial. A remoção das proteínas junto ao excesso de líquido não pode ser enfatizada muito fortemente porque [grifo do autor] *"essa remoção das proteínas dos espaços intersticiais é uma função essencial sem a qual morreríamos dentro de aproximadamente 24 horas".*[2] O fluido e as proteínas no espaço intersticial são mantidos principalmente em uma "matriz de gel" que serve a vários propósitos: atua como espaçador entre as células, evita o movimento excessivo do fluido para a parte inferior do corpo quando estamos em pé e impede a rápida propagação de bactérias através dos tecidos.[2]

O **sistema linfático** (Fig. 8.1) é análogo a um sistema de esgoto e, frequentemente, é ignorado, a menos que a "água retorne para a rua" e o edema torne-se clinicamente sintomático. Ele desempenha três importantes funções no organismo: (1) regulação do equilíbrio do fluido através do transporte de fluido e proteínas, (2) defesa contra infecção/câncer como parte do sistema imunológico e (3) transporte da gordura digerida a partir do intestino. É um sistema com um fluxo unidirecional que vai da periferia até sua terminação nos ângulos jugulares pouco acima do coração, onde o fluido linfático é devolvido ao sistema circulatório. Os vasos do sistema linfático avançam gradualmente a partir de frágeis capilares muito superficiais até os mais profundos "coletores", paralelos às veias profundas no retorno do fluido ao sistema circulatório. Os capilares linfáticos absorventes são vasos com paredes de células endoteliais em uma única camada. Eles estão ancorados nos tecidos por filamentos finos. Esses vasos de fluido entram através de aberturas entre as células, abertas pelos filamentos de ancoragem, em resposta às alterações na pressão no tecido local, em consequência do movimento ou do aumento da pressão hidrostática no espaço de tecido. Essas aberturas são maiores do que aquelas nos capilares sanguíneos e também permitem a absorção de proteínas e detritos. Os vasos linfáticos mais profundos têm válvulas como as veias que impedem o refluxo. Eles também têm músculo intrínseco em suas paredes e pulsam em resposta quando são alongados ou quando são estimulados pelo sistema nervoso autônomo, a fim de ajudar a impulsionar o fluido para o coração. O transporte da linfa depende de vários mecanismos extrínsecos porque não há nenhuma bomba intrínseca (o coração) como no sistema circulatório. Isso inclui a bomba musculoesquelética, alterações na pressão respiratória, pulsação intrínseca dos vasos linfáticos profundos, muito próximo das artérias pulsantes, e gravidade. Todos esses mecanismos devem ser lembrados quando se trata um indivíduo com edema.

Normalmente, o sistema linfático transporta de volta para o sistema circulatório cerca de 2 a 2,5 L de fluido por dia e de 80 a 200 g de proteína.[3] O fluido é filtrado através de nódulos que são responsáveis pela remoção de substâncias estranhas e são o local da atividade dos linfócitos no combate à infecção. Ele tem a capacidade de aumentar em até dez vezes o fluxo do volume normal de fluido transportado conforme aumenta a pressão hidrostática,[1] mas não por um longo período.

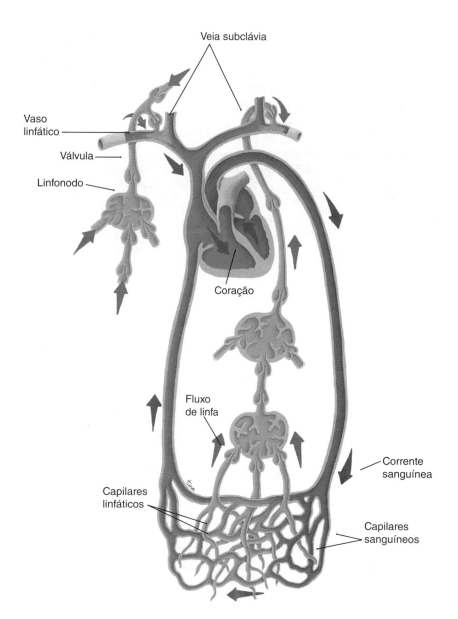

Figura 8.1 Sistema linfático. *De Scanlon, V e Sanders, T: Essentials of Anatomy and Physiology, 5.ed. Filadélfia: F. A. Davis, 2007.*

Tipos de edema

O edema torna-se aparente quando o fluido intersticial atinge um nível pelo menos 30% acima do normal.[2] Como o sistema linfático tem a capacidade de aumentar em dez vezes seu ritmo de fluxo e a matriz de gel é capaz de absorver de 30 a 50% mais fluido do que o normal antes que o fluido livre se acumule, se o edema for aparente, isso significa, pelo menos, em curto prazo, uma falha dos mecanismos compensatórios normais nos tecidos.

O edema agudo localizado geralmente ocorre por causa de uma lesão tecidual em resposta a um trauma de natureza mecânica, infecciosa ou tóxica. Isso causa a inflamação, caracterizada por vermelhidão, calor, inchaço e dor. O paciente pode estar incapaz de se mover de forma confortável ou de suportar peso sobre o membro afetado. O edema, neste caso, é causado por um aumento substancial na permeabilidade capilar, que permite que grandes quantidades de fluido e proteína escapem dos capilares e inundem o espaço intersticial. Também é possível o sangramento real com formação de hematoma. A permeabilidade capilar é alterada por um trauma real nos vasos, resposta inflamatória a uma lesão e liberação secundária de substâncias químicas que não só estimulam a resposta de cicatrização, mas também aumentam a permeabilidade capilar.[4] O fluido do edema tem um teor relativamente baixo de proteína nessa situação. É comum um edema agudo ocorrer em conjunto com um sistema linfático e venoso normal. Esse tipo de edema geralmente se resolve em um período de tempo limitado (de semanas a meses), embora lesões mais extensas possam evoluir para uma forma mais crônica. A intervenção do terapeuta concentra-se em melhorar os mecanismos fisiológicos normais para curar o edema via retorno venoso e linfático. Exemplos desse tipo de edema podem incluir uma lesão esportiva do tecido mole ou de uma articulação, uma ferida na pele, uma infecção localizada ou uma reação a picada de inseto ou de cobra (Tab. 8.1).

O edema agudo de uma área amplamente afetada do corpo é, em geral, resultado de estados de doença metabólica como desnutrição ou doenças de fígado, rim ou coração. A insuficiência cardíaca congestiva (ICC) é um bom exemplo. Nesse caso, há um aumento da pressão capilar por causa de uma obstrução oriunda do acúmulo de sangue nas veias uma vez que o coração não consegue bombeá-lo adequadamente.[2] A ICC provoca um inchaço suave, simétrico nas pernas. As causas da insuficiência cardíaca são complicadas, e o tratamento desse tipo de edema requer os cuidados de um profissional qualificado, o que está fora do âmbito deste capítulo.

O edema crônico ou progressivo (acúmulo lento ou rápido) pode ser descrito com mais precisão como linfedema e é o resultado de obstrução venosa e/ou linfática. O fluido do edema, nesse caso, tem alto teor de proteínas, pois elas se acumulam de forma lenta na ausência da limpeza pelos linfáticos. O retorno linfático é limitado por causa da obstrução ou falha decorrente da sobrecarga para compensar a falta de retorno venoso adequado.

É bom lembrar que os vasos linfáticos são o único mecanismo para remover a proteína dos tecidos. Muitas vezes, esse tipo de edema pode ser indolor e apenas levemente morno em relação ao membro contralateral. Outros sintomas comuns a esse tipo de inchaço incluem peso, calor, dor, rigidez, pele apertada/brilhante, perda de dobras cutâneas e incapacidade de usar roupas ou joias no membro afetado. O linfedema pode ser dividido em duas variedades. **Linfedema primário** é a falta congênita de drenagem linfática adequada. Os vasos linfáticos são, geralmente, ou malformados ou em número reduzido. Existem várias apresentações (Quadro 8.1). **Linfedema secundário** é o resultado de uma lesão sofrida pelo sistema venoso ou linfático. Existem muitas causas conhecidas. Muitas vezes o linfedema está associado às alterações fibróticas da pele. A fibrose é o resultado do aumento da atividade dos fibroblastos em resposta ao elevado nível de proteínas nos tecidos. Nesse caso, a intervenção do terapeuta destina-se a melhorar o retorno venoso e linfático restante para reduzir o volume do linfedema, modificar alterações crônicas no tecido mole e ensinar estratégias para reduzir o acúmulo de líquido.

Exame do paciente

No *Guide to Physical Therapist Practice* da American Physical Therapy Association,[23] a prática padrão "6H – Circulação prejudicada e dimensões antropomórficas associadas ao sistema linfático" aborda todos os dados pertinentes que devem ser incluídos em um exame aprofundado. Alguns aspectos do exame inicial merecem atenção particular, uma vez que foram considerados dados demográficos gerais, além de ambientes e hábitos sociais, de emprego e moradia.

1. *Tempo de sintomas do edema*: Quando o inchaço começou? Houve algum evento que o precipitou? O inchaço melhorou, piorou ou permaneceu inalterado?

Tabela 8.1	Tipos de edemas
Agudo	Rápido início após a ocorrência da lesão Vermelhidão Calor Dói à palpação ou movimento Localizado
Venoso	Lentamente progressivo Calor moderado Cor escura ou coloração acastanhada da pele Dor contínua conforme o dia passa Contornos normais da perna desaparecem
Linfático	Progressão lenta Calor ameno Raras mudanças de cor Geralmente indolor Sensação de inchaço ou de peso nos membros Macio e com depressão ou duro Assimétrico na comparação dos membros
Edema sistêmico (coração, rim, e geralmente com depressão)	Inchaço abdominal (ascite) Generalizado, edema variável (doença do fígado) Bilateral, edema simétrico
Tóxico	Agudo Localizado Coça ou é doloroso Vermelhidão Sem depressões

Quadro 8.1	Tipos de linfedema[5]

Linfedema primário
- Doença de Milroy (apresenta-se no nascimento)
- Linfedema precoce (apresenta-se na adolescência)
- Linfedema tardio (apresenta-se após 30 anos de idade)

Linfedema secundário
Linfáticos danificados por:
- Trauma
- Cirurgia
- Infecção
- Obstrução por tumor
- Radioterapia
- Obstrução por parasita
- Paralisia de um membro
- Insuficiência venosa crônica

O edema piora conforme o dia passa? Bem cedo de manhã, o edema some?

2. *Histórico médico/cirúrgico:* Inclui histórico de tratamento do câncer, outras condições médicas, todos os procedimentos cirúrgicos e histórico de lesão anterior.
3. *Dor:* Intensidade, qualidade e o que provoca seu aumento ou diminuição.
4. *Autotratamento:* O paciente se autotratou ou recebeu qualquer tratamento até agora e com o que resposta?
5. *Medicamentos/testes:* O paciente tomou qualquer medicamento com ou sem prescrição? O paciente realizou quaisquer exames médicos; em caso afirmativo, quais foram os resultados?
6. *Limitações funcionais:* Quais são as limitações funcionais relatadas pelo paciente?

Os resultados dessa parte do exame podem ajudar a classificar um edema de membros generalizado como linfedema e determinar se este é um linfedema primário ou secundário. O linfedema é caracterizado por estágios, e cada um deles descreve a quantidade de progressão (Quadro 8.2).

Testes e medidas para documentar as deficiências particulares do paciente são escolhidos com base na entrevista inicial com ele realizada, mas, na presença de edema, sempre se deve incluir:

- Inspeção musculoesquelética, inclusive amplitude de movimento (ADM), força, estabilidade das articulações e postura.
- Estado neurológico, inclusive sensações e sinais de tensão neural.
- Integridade da pele, inclusive cor, quebras ou irritações, presença de cicatrizes, marcas que delimitem uma área de radioterapia anterior e temperatura.
- Edema, o que inclui medidas circunferenciais ou medições volumétricas, irregularidades ou não e sua extensão.
- Estado cardiovascular/circulatório, o que inclui pressão arterial, pulso, frequência cardíaca, rubor com dependência e tempo de enchimento venoso.
- Se houver feridas, estas devem ser descritas pelo tamanho, profundidade, presença de drenagem, odor, aparência da profundidade da ferida e da área de pele imediata.

Quadro 8.2	Estágios do linfedema[14]

Estágio I – reversível: o edema reverte com elevação, edema com depressão quando pressionado.
Estágio II – irreversível: o edema permanece com a elevação. Atividade dos fibroblastos aumentada, pois as proteínas causam fibrose nos tecidos. Depressão mínima quando pressionado.
Estágio III – elefantíase: extenso endurecimento do tecido, papilomas (protuberâncias como verrugas), e o membro tem um tamanho enorme.

- Estado funcional e nível de atividade, o que inclui se o paciente tem dificuldade com roupas ou sapatos, dificuldade para alcançar coisas suspensas, deambulação ou transferências.

Características antropomórficas do membro ou da área do edema podem ser documentadas por medições circunferenciais ou volumétricas. Um simples diagrama do corpo também é muito útil. As medições sempre devem ser feitas, idealmente, à mesma hora do dia e pela mesma pessoa. Medições circunferenciais são feitas com uma fita métrica não elástica composta de um material que pode ser facilmente limpo com álcool entre as utilizações. A fita deve ter uma sobra no início, o que significa que o zero deve ser facilmente percebido e não pode estar escondido ou ausente. Todas as medições devem ser realizadas com referências reprodutíveis, que devem ser documentadas, ou com intervalos regulares. Casley-Smith e Casley-Smith[5] descrevem que realizam medições com intervalos de 4 ou 10 cm sem perda de precisão ou reprodutibilidade. Esse se tornou um método comumente utilizado no controle do linfedema porque é barato, pode ser realizado em qualquer local e é conveniente. Esse método é sensível aos diferentes graus de mudança no membro. Essas medições podem ser usadas para obter um volume calculado pelo método de cones truncados.[5] As medições podem ser utilizadas para calcular uma estimativa aproximada da diferença no volume entre dois membros pela soma de todas as medições de cada membro e a comparação da soma do lado afetado com o não afetado. A diferença percentual também pode ser calculada. Esse método muito simples permite que o terapeuta saiba como o membro muda ao longo do tempo quando comparado ao membro oposto, com pequeno erro em comparação com as determinações matemáticas mais rigorosas de volume.[5] As comparações podem ser expressas como uma diferença percentual.

Uma medição do volume também pode ser obtida através de um volúmetro que segue o princípio do deslocamento da água (Fig. 8.2). Esse método é excelente quando se avalia o edema em uma lesão da mão ou do pé/tornozelo em razão das superfícies irregulares. Ele requer um volúmetro projetado para a mão ou o pé preenchido, de preferência, com água tépida ou morna. O paciente mergulha a parte do corpo em uma profundidade padrão, e a água deslocada é coletada ao sair pelo bico (Fig. 8.3A). O volume de líquido deslocado é medido[22] (Fig. 8.3B). Esse método não é muito prático, nem é facilmente transportável, além de ser mais caro, já que a clínica deve possuir um volúmetro. Além disso, ele fornece apenas uma medida da mudança na parte do corpo e não é sensível a quantidades variáveis de mudança em diferentes partes do membro. No entanto, esse "volume total" pode ser utilizado para fazer comparações diretas ao longo do tempo a fim de avaliar a resposta global ao

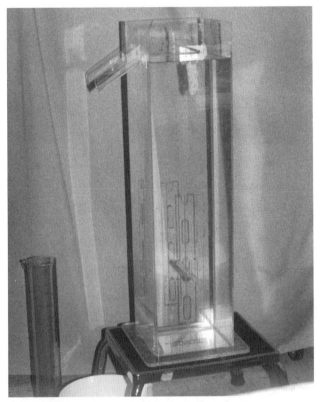

Figura 8.2 Um volúmetro é geralmente feito de acrílico com um bico e enchido com água até que uma pequena quantidade escorra do bico e pare.

tratamento. Qualquer método (deslocamento de água ou o volume calculado) é aceitável, pois demonstraram (pelo menos para o membro superior) ter fundamentação convergente, embora não sejam intercambiáveis.[24,25] A medição do e a comparação com o membro contralateral fornecem informações sobre um valor "normal" para o indivíduo em tratamento.

É importante observar a qualidade do edema. Um edema agudo com um súbito aumento no fluido no espaço tecidual criará um "poço" quando a pele for pressionada por um dedo. Isso ocorre porque, com a pressão, o líquido flui através da matriz de gel para longe da área de pressão e, em seguida, retorna à posição original no prazo de 5 a 30 segundos. A escala comumente usada pelos profissionais classifica a depressão do edema em uma escala de um a quatro (Quadro 8.3). Quando o edema ou a inflamação são antigos, a matriz de gel torna-se fibrótica, por causa da atividade dos macrófagos, e será firme e sem "poço" com a pressão.

A palpação da pele também é útil para fornecer informações sobre o espessamento da pele e dos tecidos moles. Tentar levantar uma dobra de pele para compará-la à área contralateral correspondente do corpo pode dar uma sensação do turgor da pele. Isso é particularmente útil quando se avalia áreas como o tronco para edema. O sinal de Stemmer[28] é uma ferramenta de diagnóstico utilizada no exame físico. Se uma dobra da pele não pode ser levantada

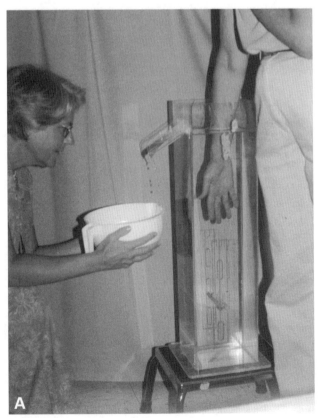
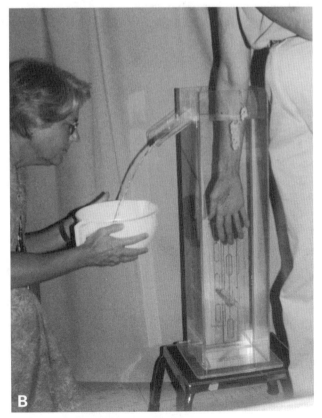

Figura 8.3 O paciente mergulha o membro lentamente (A), e a água deslocada por ele é coletada e medida (B).

| Quadro 8.3 | Depressão do edema[26,27] |

1+ = O edema é praticamente imperceptível.

2+ = Uma ligeira endentação fica visível quando a pele é pressionada.

3+ = Uma impressão digital mais profunda desaparece entre 5 e 30 segundos.

4+ = O membro está inchado e seu tamanho é de 1,5 a 2 vezes maior que seu tamanho normal.

do dorso da mão ou do pé, ela é considerada um sinal de Stemmer positivo para linfedema. No entanto, se for negativo, ela não elimina o linfedema como diagnóstico.

Objetivos e resultados esperados

O "Padrão 6H" do *Guide to Physical Therapist Practice* da American Physical Therapy Association abrange a vasta gama de possíveis objetivos que devem ser definidos na resolução de danos, limitações funcionais e deficiências identificados durante o exame inicial. Objetivos e resultados específicos para a redução do edema devem incluir:

- Aumento da ADM.
- Diminuição da dor.
- Diminuição do edema, linfedema ou derrame.
- Melhora da integridade da pele.
- Temperatura normal do tecido.
- Controle independente dos sintomas alcançado pelo paciente/cuidador.
- Risco de recorrência reduzida mediante a instrução do paciente.
- Se indicado, controle adequado do edema alcançado com o dispositivo apropriado.
- Paciente/cuidador capaz de colocar/retirar e cuidar corretamente dos dispositivos.

No tratamento de um linfedema no estágio II, a literatura mostra que a eliminação completa do inchaço é raramente alcançada em razão das alterações de tecido crônicas que acompanham um linfedema nesse estágio. A expectativa é de um resultado com 50% ou mais de redução no volume do edema. Se mantida com um autocontrole consistente, a expectativa é de que essa redução continue, mais lentamente, ao longo do tempo.[5]

Controle do edema

Intervenções para edemas

As intervenções para controle do edema incluem terapia de RICE, exercício, fisioterapia aquática, estímulo elétrico, massagem e terapia complexa descongestiva

(TCD). O edema localizado agudo, resultante de uma lesão traumática, é melhor tratado logo após a lesão para minimizar a extensão do sangramento e a acumulação de fluido do edema. Isso é importante para minimizar o acúmulo de proteínas nos tecidos. O fluido rico em proteínas, ou exsudato, pode determinar a extensão da reação inflamatória; quanto maior a reação inflamatória, maior será o risco de alteração crônica e fibrótica nos tecidos.

Terapia RICE

A terapia **RICE** é a intervenção mais utilizada desde os anos 1950 nas primeiras 24 a 72 horas após a lesão.[4] RICE [*Rest*, *Ice*, *Compression* e *Elevation*, em inglês] significa repouso, gelo, compressão e elevação da parte afetada do corpo.

Repouso

O repouso é, em grande parte, importante para limitar o fluxo sanguíneo para a área durante o período de tempo em que há permeabilidade capilar excessiva e aumento da dor com o movimento. No entanto, esse período de tempo é muito breve.

Gelo

A aplicação de gelo ou de frio aos tecidos provoca uma série de efeitos fisiológicos importantes: diminuição da temperatura dos tecidos locais, da inflamação, da taxa metabólica, da circulação através da vasoconstrição e da dor com tratamentos que duram mais que 2 a 3 minutos.[35] Geralmente, a aplicação contínua de gelo limita-se a períodos de tempo de 10 a 20 minutos porque as aplicações prolongadas de frio podem causar vasodilatação reflexa ou lesão ao tecido.[4] São muitas as formas de aplicação de frio: massagem com gelo, compressa fria química ou com gel, toalha gelada, banho de gelo ou em tanque com turbilhão. Como não permite a elevação da parte do corpo e é menos prático em muitas configurações, o banho de gelo ou em tanque de turbilhão não é o tratamento de escolha em muitas situações. As contraindicações para o uso do frio incluem intolerância a ele (pergunte ao paciente sobre experiências anteriores), histórico de fenômeno de Raynaud, tecido isquêmico (lesão por congelamento com provável ausência de fluxo sanguíneo adequado) e diminuição da sensação. Em um paciente com ferida aberta/ incisão recente ou sangramento ativo, o uso do frio deve ser cauteloso. Embora a técnica de compressão seja discutida mais adiante, verificou-se que a combinação de gelo e compressão pode ter melhores resultados do que a utilização apenas de gelo. Knobloch et al. mediram a microcirculação no tendão do calcâneo e descobriram o aumento da recuperação do fluxo sanguíneo no grupo que recebeu gelo e compressão, quando comparado ao grupo que recebeu apenas gelo.[36]

Compressão

A compressão aumenta a pressão hidrostática nos tecidos, provoca uma diminuição da ultrafiltração dos capilares danificados e aumenta a absorção de fluido pelas veias e de fluido e proteínas nos vasos linfáticos.[9] Ela pode ser realizada com o uso de dispositivos de compressão intermitente, faixas de compressão, roupas de compressão ou com uma combinação de dispositivo de compressa/frio. Os dispositivos de compressão intermitente mais comuns são as luvas infladas de ar que se encaixam ao longo do membro. Elas podem ter apenas uma câmara ou múltiplas câmaras que se enchem sequencialmente.[8] Os parâmetros que, em geral, podem ser controlados pelo terapeuta incluem pressão de enchimento, ciclos de tempo de permanência/de relaxamento e tempo total de tratamento. As pressões de enchimento são frequentemente fixadas entre 30 e 100 mmHg. Existe um problema potencialmente importante associado à regulação da pressão acima da pressão diastólica do paciente, uma vez que isso pode obstruir o fornecimento de sangue arterial. Por isso, a maioria dos fabricantes recomenda que se fique abaixo desse nível. As pressões recomendadas estão na faixa de 30 a 60 mmHg para o membro superior e de 40 a 80 mmHg para o membro inferior. Muitos autores recomendam que se fique com a pressão em até 30 a 40 mmHg em todos os casos, por causa do controle impreciso das pressões reais criadas pelos dispositivos[8] ou do dano potencial aos delicados linfáticos superficiais.[9] Há um autor que relata o completo fechamento dos vasos linfáticos em pressões de 75 mmHg.[10]

Não há pesquisa publicada sobre o ciclo de tempo de permanência/relaxamento. Em muitos dispositivos ele ainda não é ajustável. A escala de configurações pode variar de 30 segundos de permanência/30 segundos de relaxamento a até 4 ou 5 minutos de permanência/1 a 5 minutos de relaxamento. Algumas dessas proporções parecem se relacionar mais ao tempo necessário para encher todas as câmaras em sequência do que a qualquer razão fisiológica real. O conforto do paciente pode, provavelmente, ser usado como um fator decisivo. O tempo total de tratamento recomendado também varia muito.[7] Os tempos podem variar de 30 minutos até 6 ou 8 horas repetidas ao longo de 2 ou 3 dias.[11] Em termos práticos, os tempos de tratamento variam de 30 minutos a 1 hora. Para avaliar a resposta, as medições circunferenciais devem ser feitas antes e depois de uma sessão de compressão intermitente. A escolha de uma bomba de câmara única em vez de bombas com múltiplas câmaras também não é clara. O uso de uma bomba com múltiplas câmaras, que enchem sequencialmente à medida que sobem pelo membro, apresenta uma vantagem teórica que seria a de empurrar o fluido do edema ao longo do membro; no entanto, ela não foi provada.[12,13] Recomendou-se que fossem completados testes com diferentes bombas antes de um uso prolongado em casa.[7] As contraindicações para o uso de uma bomba intermitente incluem ICC, infecção ativa, fraturas instáveis, tromboflebites recentes e embolia pulmonar.

A compressão também pode ser aplicada com faixas ou roupas. A intenção da compressão externa estática é diminuir a ultrafiltração pelo aumento da pressão hidrostática, diminuir o edema presente pela melhora da bomba musculoesquelética e amolecer o tecido fibrótico.

A faixa de compressão está disponível em três variedades: elástica curta, média e longa (Tab. 8.2). Faixas elásticas curtas fornecem baixa pressão em repouso e alta pressão quando o membro trabalha (Fig. 8.4). Faixas elásticas longas proporcionam alta pressão em repouso, em consequência do aumento da elasticidade, mas uma pressão mais baixa quando o membro trabalha, em razão da "elasticidade" inerente da faixa. As faixas elásticas curtas são preferíveis na redução do edema, pois proporcionam melhor efeito de bombeamento em combinação com os músculos quando o paciente se move (Fig. 8.5). As faixas elásticas longas são baratas e, geralmente, adequadas para inchaços agudos e localizados. Elas sempre devem ser removidas à noite e substituídas pela elevação do membro a fim de evitar a oclusão arterial que pode ocorrer durante a noite em razão da diminuição da perfusão do membro com elevação,

Tabela 8.2	Faixas de compressão
Elasticidade curta	<70% de elasticidade
Elasticidade média	70% a 140% de elasticidade
Elasticidade longa	<140% de elasticidade

Tipos: curta, Comprilan (BSN Medical, Charlotte, NC), Rosidal (BSN Medical, Charlotte, NC); média, Coban; longa, faixas de Ace.

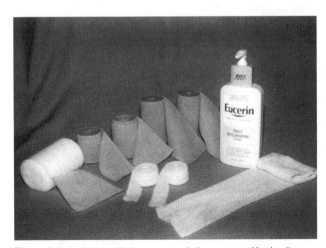

Figura 8.4 As faixas elásticas curtas de larguras variáveis são usadas para se adequarem ao membro e aplicarem uma pressão de repouso baixa e uma pressão de trabalho alta. Materiais de preenchimento e gaze elástica macia são incluídos para proteger proeminências ósseas e adicionar pressão aos dedos dos pés ou das mãos.

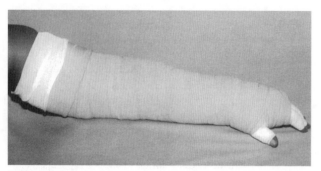

Figura 8.5 Uma faixa de compressão pronta para um membro superior, que vai dos dedos até a axila.

da diminuição da perfusão sem assistência da bomba musculoesquelética e do perigo de rolamento ou deslocamento da faixa que poderia produzir um efeito de torniquete. Uma bota Unna é um tipo de faixa elástica muito curta que pode ser usada na perna. É uma faixa de gaze impregnada de óxido de zinco que mantém a pele úmida, enquanto cria um "gesso macio" sobre o membro, o que melhora a bomba musculoesquelética e previne o acúmulo de fluido adicional. É geralmente usada no controle do edema associado a uma ferida venosa e pode ser deixada no lugar por até uma semana. Outro esquema de faixa para o controle do edema com feridas é a combinação de faixas elásticas curtas e médias em camadas usadas da mesma forma que as botas Unna. Todas as faixas devem incluir o adequado acolchoamento das áreas ósseas com feltro, espuma ou algodão macio para evitar uma pressão excessiva e a rachadura da pele. As contraindicações para o uso da faixa incluem infecção ativa, tromboflebite recente ou embolia pulmonar sem anticoagulação adequada e ICC. As precauções para o uso das faixas incluem doença arterial, diabetes melito, diminuição da sensibilidade e doença metastática.

Elevação

Sozinha, a elevação da parte do corpo pode diminuir o edema em um tornozelo.[6] Ela permite que a gravidade ajude tanto as veias quanto os vasos linfáticos a transportar o excesso de fluido e de proteínas para longe da área da lesão. Também diminui a pressão hidrostática nos tecidos.[7] Caso seja prático, costuma-se recomendar a elevação da parte do corpo acima do nível do coração. Salvo nas fases iniciais do inchaço,[7] não foi demonstrado que a elevação ajude. A elevação de um membro isquêmico é contraindicada, pois o aumento da sua pressão hidrostática reduzirá ainda mais o fluxo arterial para o membro.

Roupas de compressão agem de forma semelhante às faixas e são utilizadas para manter o tamanho do membro e evitar a reacumulação de fluido durante o dia, quando o membro é dependente. Elas são um consenso quando comparadas aos suportes elásticos curtos ou não elásticos, pois permitem maior liberdade de movimento e conforto. No entanto, não se deve esperar a redução do edema crônico.[7,15] Elas se ajustam de forma mais adequada ao membro quando o volume do edema é reduzido e chega a seu patamar. Um estudo randomizado, controlado das faixas de compressão, seguido pelo uso das roupas de compressão – ao contrário do uso apenas destas últimas – demonstrou que essa terapia de combinação provocou o dobro da redução alcançada apenas pelas roupas de compressão.[16] Uma roupa de compressão é fabricada para comprimir mais o pulso ou o tornozelo e então, progressivamente, menos o restante do membro[17] (ver Fig. 8.5), o que se designa como um gradiente de pressão sobre o membro. Essas roupas são vendidas no comércio ou podem ser feitas sob medida. Elas *devem* se ajustar corretamente ao pulso ou ao tornozelo uma vez que esse é o local onde será aplicada a compressão máxima. Uma roupa sob medida é muito mais cara, mas essencial no caso de um membro desproporcional, como um pequeno tornozelo com uma grande panturrilha, ou fora do padrão de tamanho. Há muitos outros fatores que devem ser considerados ao se escolher uma roupa para um paciente (Quadro 8.4). A classe de compressão escolhida varia de acordo com o membro e o grau do edema. Para o tratamento de um linfedema no braço, geralmente, prescreve-se uma manga/luva na classe I ou II e para a perna uma roupa de compressão na classe II ou III (Tab. 8.3). Depois de uma lesão aguda, como uma fratura do tornozelo, muitos pacientes podem se beneficiar de uma roupa de compressão na altura do joelho da classe I para controlar o inchaço na fase de reabilitação após a imobilização. As contraindicações para as roupas de compressão são tromboflebite/infecção aguda, edema cardíaco, linfedema maligno (relativo), doença arterial (relativa), e bloqueios vasculares agudos.[17,18] Essas roupas devem ser usadas com precaução em pacientes com câncer ativo, diminuição da sensibilidade ou comprometimento arterial.

Exercício

O exercício melhora o fluxo venoso e linfático.[4,5,19] Em combinação com uma compressão de qualquer tipo, ele aumenta ainda mais a bomba musculoesquelética.[20] Pode incluir exercícios isométricos durante o bombeamento de

Quadro 8.4	Fatores que devem ser considerados na escolha da roupa de compressão[18]

- Cobertura
- Classe de compressão
- Aparência
- Sob medida *versus* em série
- Material ou tecido
- Construção
- Suspensão
- Condição da pele/sensibilidade/feridas
- Capacidade do paciente para colocar/retirar
- Custo e fonte de pagamento

Tabela 8.3	Classes de compressão para vestuários de grau médico[1,17]	
Classe I	20 a 30 mmHg	Veias varicosas menores, varizes menores de gravidez, linfedema leve do braço
Classe II	20 a 40 mmHg	Veias varicosas significativas com edema, inchaço pós-traumático, inchaço pós-flebite, varizes significativas de gravidez, linfedema do braço
Classe III	40 a 50 mmHg	Insuficiência venosa crônica, úlceras pós-venosas de posição, linfedema do braço ou da perna
Classe IV	50 a 60 mmHg	Linfedema

compressão intermitente, andar com uma faixa compressiva na parte inferior da perna, exercícios simples de braço enquanto se usa uma faixa ou manga de compressão, ou programas de exercícios específicos destinados a pacientes com linfedema.[5] Programas de exercícios para o manejo de linfedema geralmente são realizados em uma sequência específica em que as regiões mais centrais são exercitadas antes das porções mais distais do membro, o que permite esvaziar os reservatórios mais centrais antes de exercitar as áreas edematosas.[5] Elevar o membro durante a realização do exercício aumenta a redução do edema. Exercícios aeróbicos geralmente são prescritos para pacientes com edema. Um atleta com lesão aguda pode querer manter seu condicionamento físico enquanto se recupera. Um indivíduo com um linfedema crônico pode perder seu condicionamento em razão da diminuição do nível de atividade. O exercício aeróbico é acompanhado por um aumento da frequência cardíaca e respiratória. O fluxo de linfa é reforçado tanto pelo diferencial de pressão no tórax, que ocorre com a respiração, quanto pelo aumento da pulsação e das artérias.[21] Exercício como ADM ativa pode fornecer uma redução do edema mais intensa quando utilizado em combinação com outras modalidades de redução do edema, como o gelo. Yanagisawa et al. mediram a área da secção transversal do manguito rotador de um lançador de beisebol 24 horas após o arremesso e descobriram que a área da secção transversal estava significativamente menor no grupo que recebeu gelo e exercício, em comparação com o grupo que recebeu apenas gelo ou apenas exercício.[37]

Fisioterapia aquática

A terapia aquática é particularmente benéfica para indivíduos com inchaço de origem não metabólica nas per-

nas e sistema cardiovascular estável. A água exerce uma compressão gradiente em um corpo imerso, com as partes mais distais do membro sob maior pressão. Por exemplo, um indivíduo com 81 cm do pé até a coxa, que permanece em pé, com a água até a virilha, tem uma pressão de 60 mmHg exercida sobre o pé/tornozelo.[5] Combinando a atividade da bomba musculoesquelética com o exercício, um indivíduo com edema agudo pode experimentar uma notável diferença no inchaço após uma sessão de terapia aquática. A redução do edema é, muitas vezes, considerada um benefício suplementar à facilidade de movimento atingida pela redução na sustentação do peso e pela assistência ativa para o movimento da articulação oferecida pela flutuabilidade. O calor excessivo, no entanto, pode ter um efeito prejudicial por causa do aumento no fluxo sanguíneo local, que eleva a pressão hidrostática nos tecidos e pode aumentar a ultrafiltração para o espaço intersticial, levando a um maior volume de edema.

Estimulação elétrica

A estimulação elétrica pode ser usada para alcançar a contração rítmica dos músculos em uma área de edema localizado, o que aumenta a bomba musculoesquelética. Quando feita abaixo do limiar para provocar a contração do músculo, ela também pode ser utilizada para repelir proteínas. As proteínas e o plasma no espaço intersticial têm uma polaridade negativa e, quando tratados com polaridade negativa, são repelidos, o que causa um movimento a partir do local de edema. À medida que a água é atraída para as proteínas, ela também é deslocada da área (ver Cap. 13). Esse tratamento é mais facilmente usado para o edema da mão.[22]

Massagem

A massagem é eficaz na redução do edema.[32,33] Drenagem linfática, massagem esportiva e massagem especializada como um componente da terapia descongestionante completa para tratar o linfedema podem ser incorporadas em uma sessão de tratamento para diminuir o edema. A massagem como uma intervenção terapêutica é discutida com mais detalhes no Capítulo 9.

Terapia descongestionante completa

A terapia descongestionante completa (TDC) é o programa de intervenção mais utilizado para tratar de pacientes com linfedema. Tratar essa população de pacientes requer conhecimentos específicos e experiência, além de requisitar educação profissional. Fisioterapeutas podem se tornar especialistas certificados em linfedema. A TDC é um programa de duas fases. A fase I inclui cuidados com a pele, drenagem linfática manual, enfaixamento e exercício.[34] Por fim, esses pacientes usarão roupas de compressão. A fase II também inclui cuidados com a pele e exercício. Se necessário, o terapeuta fornecerá drenagem linfática manual. Roupas de compressão podem ser usadas durante o dia e enfaixamento à noite.[34]

Documentação

Quando documentar intervenções para controle de edema, deve medi-lo antes e depois da intervenção. O método de medição, circunferencial ou com volúmetro, deve ser consistente de medição para medição. A documentação das intervenções previstas devem incluir detalhes e parâmetros suficientes para tornar a intervenção facilmente reproduzível por outro profissional. Por exemplo, se o paciente utilizar um dispositivo fora da configuração do departamento ou receber tratamento no ambulatório, é importante documentar as configurações do dispositivo. Além disso, o edema é um evento cíclico, o que significa que é importante reexaminar o paciente na mesma hora do dia para cada sessão. É útil registrar comparações com o membro não afetado para observar as diferenças. A resposta do paciente à aplicação do dispositivo também deve ser registrada. Alguns pacientes podem experimentar maior urgência para urinar após a compressão intermitente. Isso deve ser documentado. Se a ingestão e a saída de líquidos são monitoradas pela equipe de enfermagem, então os planos deverão incluir a medição da urina produzida depois de uma compressão intermitente. O objetivo da redução do edema deve ser vinculado às habilidades funcionais que o profissional pretende melhorar. Finalmente, toda a instrução do paciente em relação à redução do edema e ao autocontrole deve ser documentada.

Instrução do paciente

Em todos os casos em que o edema for tratado, é essencial instruir o paciente sobre as medidas de autocuidado para alcançar a redução do edema em tempo oportuno. Fornecer a ele uma descrição do "manual do proprietário" de como ocorre o inchaço e o que pode ser feito para reduzi-lo confere ao paciente uma sensação de controle e, geralmente, resulta em melhor adesão aos tratamentos sugeridos. Instruções escritas para levar para casa, feitas em termos leigos e na linguagem do paciente, melhoram significativamente a compreensão e o acompanhamento. Os membros da família ou cuidadores são sempre incentivados a participar de uma sessão de tratamento para aprenderem a ajudar o paciente em seu manejo do edema.

O linfedema não é uma condição bem compreendida entre os profissionais. Como consequência do tratamento para o câncer, ele é bem compreendido pela maioria dos cirurgiões e oncologistas, que geralmente encaminham seus pacientes imediatamente para tratamento; no entanto, nem todos os pacientes recebem ou compreendem a tempo a informação sobre as medidas de redução de risco após o tratamento para o câncer. Indivíduos com formas congênitas de linfedema muitas vezes veem muitos médicos antes de receber um diagnóstico preciso. Até pouco tempo, a informação acessível ao público em geral sobre o linfedema ainda era mais difícil de se obter. Com o advento do uso generalizado da internet, tornou-se mais fácil obter essas informações. Muitos pacientes chegam a sua primeira consulta com um grande arquivo impresso de suas pesquisas feitas na internet. É extremamente importante ajudá-los a entender que devem ser cuidadosos ao considerar qualquer informação obtida por meio da internet. Duas excelentes fontes de informação sobre o linfedema são a Lymphedema Association of Australia e a National Lymphedema Network (Quadro 8.5). Nos últimos anos, foram publicados vários excelentes textos sobre o linfedema e seu tratamento.

Uma preocupação particular para as pessoas com risco de linfedema é a forma de prevenir seu desenvolvimento. Até hoje, não há pesquisa que demonstre que ele pode ser evitado. Há vários fatores conhecidos que aumentam seu risco em mulheres tratadas de câncer de mama:[29] radioterapia da axila, dissecção do nó axilar e obesidade. Apesar da falta de pesquisa nessa área, uma série de listas de "o que fazer e o que não fazer" foram desenvolvidas como diretrizes, baseadas na compreensão da fisiologia normal e da fisiopatologia do linfedema.[30] A mais conhecida dessas listas é o *18 Steps to Prevention* ["18 passos para a prevenção"], publicada pela National Lymphedema Network para pessoas com risco de linfedema no membro superior ou inferior. Na prática, essas listas são, em geral, muito perturbadoras para os pacientes, pois parecem intransponíveis. Em nossa prática, desenvolvemos uma versão um pouco condensada para pacientes com câncer de mama, que enfatiza a compreensão do "porquê" da redução de riscos.[31]

Quadro 8.5	Fontes da internet para a informação sobre linfedema

Lymphoedema Association of Australia
www.lymphoedema.org.au
National Lymphedema Network
www.lymphnet.org
American Cancer Society
www.cancer.org
Oncolink–University of Pennsylvania Cancer Center Site
www.oncolink.upenn.edu

Resumo

A presença do edema pode ter os impactos negativos na ADM, força, nível de dor, integridade da pele, função e imagem corporal de uma pessoa. Embora o edema por si só não seja um diagnóstico, ele é um sinal de que algo está errado. É importante compreender que há diversos tipos e causas de edemas, assim como existe uma variedade de intervenções. Saber quais intervenções são adequadas para a redução do edema de cada indivíduo é vital. Os profissionais medirão a quantidade e a localização do edema para que a eficácia da intervenção escolhida possa ser determinada e ajustada, se necessário. Como a presença do edema pode ter impacto negativo sobre muitos fatores, os pacientes tendem a ser muito agradecidos a seus terapeutas quando as intervenções para a sua redução são bem-sucedidas.

Questões para revisão

1. Qual das seguintes opções geralmente acontece com o edema agudo que ocorre em paralelo com um sistema linfático e venoso normal?
   a. Edema com baixa proteína
   b. Edema com alta proteína
   c. Edema rico em proteínas
   d. Linfedema
2. Qual dos seguintes mecanismos é o único que remove proteínas do espaço intersticial?
   a. Sistema circulatório
   b. Sistema linfático
   c. RICE
   d. Cirurgia

3. Qual dos seguintes enunciados descreve melhor o tipo de massagem que pode reduzir o edema?
   a. Massagem da cicatriz
   b. Massagem de fricção transversal
   c. *Effleurage* (deslizamento)
   d. Massagem retrógrada
4. Qual dos seguintes diagnósticos seria o mais provável para se beneficiar da terapia descongestionante completa (TDC) para controle do edema?
   a. Entorse de tornozelo aguda
   b. Pós-mastectomia com linfedema
   c. Substituição total do joelho com infecção
   d. Insuficiência cardíaca congestiva
5. Você está definindo os parâmetros para o dispositivo de compressão intermitente da sua paciente. Quando ela chega à clínica, você mede sua pressão arterial, que é de 120/80 mmHg. Ao decidir a pressão de compressão adequada para configurar o dispositivo, qual delas você usa?
   a. Não deve ser superior a 120 mmHg, então você configura o dispositivo para 100 mmHg
   b. Não deve ser inferior 120 mmHg, então você configura o dispositivo para 140 mmHg
   c. Não deve ser superior a 80 mmHg, então você configura o dispositivo para 60 mmHg
   d. Não deve ser inferior a 80 mmHg, então você configura o dispositivo para 100 mmHg

Perspectiva do paciente

Perguntas mais frequentes do paciente

1. Qual é a causa do inchaço?
2. Como faço para reduzir o inchaço de forma eficaz?
3. Como faço para evitar que o inchaço volte?

Estudo de caso 1

Entorse de tornozelo aguda
Descrição do paciente

O paciente é um contador de 40 anos de idade que sofreu uma lesão por inversão aguda do tornozelo direito quando jogava basquete com amigos há 2 dias. Após exame de raio-X no pronto-socorro, que não revelou nenhuma fratura, ele foi enviado à sua clínica. Foi tratado imediatamente com gelo e elevação, procedimento que ele continuou em casa. Ele apresenta um edema sem depressão significativa e equimoses na região do maléolo lateral e na lateral do pé. O tornozelo está dolorido à palpação sobre o aspecto anterior do ligamento talofibular. A medida da circunferência do tornozelo feita com o método Figura Oito é 2,8 cm maior do que o do tornozelo oposto. Sua dorsiflexão ativa do tornozelo e a flexão plantar são limitadas e dolorosas, e ele é incapaz de suportar o peso sobre esse membro sem muletas.

Diagnóstico

Entorse de tornozelo aguda (inversão).

Plano de cuidados

Compressão intermitente.

Faixa de compressão/tornozeleira de compressão.
Exercícios de amplitude de movimento ativo.
Progressiva tolerância à sustentação do peso.
Equilíbrio/treinamento proprioceptivo.
Retorno ao trabalho e às atividades de lazer específicas.

Intervenção

Após a conclusão do primeiro exame, o paciente foi posicionado com a perna direita elevada. Uma meia de compressão foi colocada dos dedos dos pés até o joelho, e uma bota de compressão sequencial de três câmaras foi posta sobre o membro. O membro foi tratado por 30 minutos com uma pressão de 30 a 40 mmHg ajustada à tolerância à dor do paciente, que foi encorajado a movimentar suavemente o pé dentro da bota e a usar o músculo da panturrilha durante o tempo de relaxamento do ciclo de bombeamento. Foram feitas medições pós-tratamento com o método Figura Oito. O tornozelo do paciente foi enfaixado com uma faixa elástica de compressão baixa com uma almofada maleolar posterior em forma de rim posicionada atrás do maléolo lateral. Um método alternativo para a compressão é um estribo termoplástico de tornozelo com uma bolsa de ar interna para compressão. O estribo é preferível se o paciente puder tolerar a sustentação do peso, pois combina compressão com estabilidade mediolateral protetora. Para os procedimentos domiciliares, ele recebeu instruções escritas que incluem:

- Deambular de acordo com a tolerância (com dispositivo de apoio apropriado, se necessário).
- Elevar e continuar a aplicação de gelo durante 20 minutos de cada vez.
- Fazer flexões suaves com o tornozelo quatro ou cinco vezes por dia.
- Vestir a faixa/suporte do tornozelo sempre que não estiver na cama.

O paciente compareceu a seis sessões adicionais durante as duas semanas seguintes, com resolução gradual do edema/inflamação e diminuição da dor com a amplitude de movimento ativa (ADMA)/sustentação de peso. A compressão intermitente foi interrompida após duas sessões adicionais e exercícios de fortalecimento foram gradualmente adicionados e avançados. As habilidades funcionais para melhorar o equilíbrio e a propriocepção foram adicionadas de acordo com a tolerância e, conforme a ADMA e a força voltaram ao normal, o paciente foi abandonando o uso da sustentação do tornozelo.

Estudo de caso 2

Linfedema pós-mastectomia
Descrição do paciente

A paciente é uma mulher de 56 anos de idade que há quatro anos tratou um câncer de mama com uma lumpectomia/dissecção dos nodos axilares no lado direito; seguida por seis ciclos de quimioterapia e radioterapia para a mama direita/parede torácica e axila. Na semana passada, a paciente foi ao oncologista queixando-se de duas semanas de inchaço na mão direita e dificuldade para abotoar o punho de sua blusa. Ela afirma que o inchaço está melhor, mas não desaparece quando se levanta e piora ao longo do dia, além disso, tem uma dor desconfortável no antebraço quando encerra seu dia de trabalho como secretária. A paciente é destra. O exame realizado destacou: depois de se despir até a cintura, a paciente foi examinada. Observou-se que ela teve uma caída no ombro direito com protração moderada da escápula direita. Sua ADM ativa foi limitada a 0 a 150° de flexão do ombro direito, de 0 a 160° de abdução do ombro, e 0 a 70 °de rotação externa de ombro. Todas as outras medidas de ADM estavam dentro dos limites normais. Ela relatou que a mama direita e a axila "puxam" com todos os extremos de ADM. A força foi classificada como 4 ou 4/5 em todos os grupos musculares de ambos os quadrantes superiores. A inspeção da pele revelou uma incisão da lumpectomia cicatrizada, mas enrugada e rela-

(continua)

Estudo de caso 2 *(continuação)*

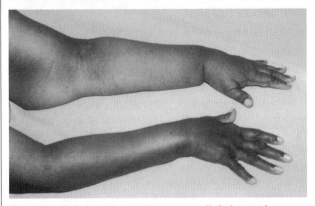

O quadro clínico de uma mulher com um linfedema pós-mastectomia do membro superior esquerdo. Isso representa um linfedema secundário de estágio II causado por danos na drenagem linfática do braço esquerdo em razão da remoção de linfonodos na axila esquerda e subsequente radioterapia.

tivamente imóvel no quadrante superolateral da mama direita e inchaço na região axilar posterior em comparação com a esquerda. Marcas que delineiam o campo de radiação foram procuradas e anotadas.

As medidas circunferenciais de ambos os braços foram feitas com o pulso mais distal como a marca zero e medindo cada 4 cm distais (para as articulações metacarpais) e proximais (até a axila). Cada dedo foi medido individualmente apenas distalmente à articulação metacarpofalângica. A paciente teve uma diferença de 10% (direito maior do que o esquerdo).

Diagnóstico

Fase inicial do linfedema de estágio II do membro superior direito e tronco secundário para câncer de mama/lumpectomia.

Plano de cuidados

- Reeducação: diagnóstico e fisiopatologia.
- Reeducação: redução de risco e cuidados com a pele.
- Exercícios posturais e de flexibilidade.
- Exercícios de respiração diafragmática.
- Massagem de drenagem linfática.
- Faixa de compressão do membro superior direito.
- Instrução em um programa de exercícios em casa para o aumento do fluxo linfático.
- Modificação da cicatriz.
- Uso de roupa de compressão no final do tratamento.

Intervenção

Depois de completar o exame inicial, a paciente recebeu material didático escrito sobre linfedema e seu tratamento, e o plano de cuidados foi discutido. Ela recebeu orientações para exercícios posturais e de flexibilidade suaves para tratar a ADM limitada e defeitos posturais observados. Foram programadas de duas a três consultas por semana pelas próximas três semanas.

Na sessão seguinte, alguns dias mais tarde, a paciente recebeu instruções de como hidratar a pele com uma loção de baixo pH e, em seguida, aplicar uma faixa de compressão leve (ver Fig. 8.5) para ser usada em tempo integral e removida para o banho. Também recebeu instruções sobre um programa de exercícios simples de respiração diafragmática e de massagem suave dos linfonodos regionais adjacentes combinada ao movimento do membro. O objetivo do exercício era melhorar a flexão musculoesquelética por meio do movimento combinado com o apoio de compressão da faixa. A paciente foi encorajada a completar seu exercício com uma caminhada a pé de 15 a 20 minutos em um ritmo moderado para aumentar o efeito da mudança da pressão respiratória no fluxo linfático.

Na sessão seguinte, o braço da paciente foi novamente medido e observou-se uma redução 6% maior do que a observada no braço esquerdo. A massagem linfática manual e a suave mobilização da cicatriz da lumpectomia foram iniciadas, o braço foi mais uma vez enfaixado e o programa de exercícios foi reavaliado. A ADM do ombro direito tinha melhorado em 10° em flexão, abdução e rotação externa. Uma pequena almofada de espuma de alta densidade foi cortada e, depois de recoberta com meia, colocada no sutiã da paciente sobre a parede torácica lateral para proporcionar uma compressão suave na axila posterior. Após o banho, a paciente foi encorajada a, muito delicadamente, mover a cicatriz da lumpectomia.

Nas visitas posteriores, seu programa de exercícios foi avançado para incluir exercícios de fortalecimento com pesos livres de 1 a 1,4 kg. Após cinco sessões, a medição demonstrou uma redução do linfedema no braço direito, que está apenas 2% maior do que o esquerdo, com inchaço mínimo sobre o dorso da mão. Como a paciente é destra, esperava-se um pequeno diferencial no tamanho como consequência do maior desenvolvimento muscular de um membro dominante. A paciente recebeu uma manga de compressão de 20 a 30 mmHg a partir do punho até a axila e uma luva com a mesma compressão para pressionar o dorso da mão. Também foi instruída a vestir/despir a manga e a cuidar das roupas. Ela deverá usá-la diariamente, retirá-la à noite e substituí-la pelas faixas de compressão. Todas essas orientações foram dadas por escrito. O retorno foi agendado para uma semana depois, mas ela foi instruída a contatar o terapeuta em caso de inchaço anormal.

Na semana prevista, a paciente retornou com completa ADM ativa do braço direito, melhor postura e um tamanho estável do membro, e demonstrou que era independente em todos os aspectos do autocontrole. Foi instruída a substituir suas roupas de compressão a cada quatro ou seis meses.

Seção II • Agentes térmicos e mecânicos

Estudo de caso 3

Edema após cirurgia patelar

Descrição do paciente

O paciente é um professor aposentado de 72 anos de idade que seis semanas atrás caiu e teve uma fratura cominutiva da patela esquerda. Ele passou por uma correção cirúrgica e usou um imobilizador por quatro semanas. Começou a fisioterapia duas semanas atrás para recuperar a ADM e a força, com o que demonstrou um bom progresso. Quando começou a terapia, teve um edema mínimo sem depressão no tornozelo. À medida que usava menos o imobilizador e ficava mais em pé, começou a notar um aumento no inchaço no final do dia. Essa tarde, apresentou mais dois edemas com depressão no meio da panturrilha, sem dor. A outra perna não está inchada. Ele afirma que não havia inchaço ao se levantar essa manhã. Apesar de um baixo nível de suspeita para uma trombose venosa profunda, o paciente foi encaminhado de volta ao cirurgião em razão da alteração de seu estado.

Diagnóstico

Insuficiência venosa leve.

Plano de cuidados

Uso de roupa de compressão até a altura do joelho Instrução para colocar, cuidar e vestir e cronograma de substituição.

Intervenção

Após o paciente ter um resultado negativo para o ultrassom Doppler, ele foi encaminhado de volta para sua fisioterapia. Foi agendado bem cedo, pela manhã, quando seu edema era mínimo, medido e se ajustava aos 20 a 30 mmHg da roupa de compressão. Por causa da ADM limitada do joelho, ele era incapaz de alcançar o pé para vestir sua roupa de forma independente, por isso sua esposa aprendeu a vesti-lo e a despi-lo. Ele recebeu a instrução de remover a roupa de compressão à noite e de usá-la durante o dia por pelo menos um a dois meses e, então, a necessidade da terapia de compressão foi reavaliada. Ele continuou a reabilitação de sua fratura patelar sem mais edema.

Questões para discussão

1. Seu paciente veio à fisioterapia hoje e está na sala de recepção. Você observa que ele está sentado com as pernas estendidas e cruzadas, com os tornozelos apoiados em uma cadeira à frente. Ele estava programado para vê-lo para o tratamento de um entorse/tensão de tornozelo aguda com edema acentuado. Ele também já havia se queixado de dor no joelho e nas costas. Durante sua última visita, você o instruiu a usar corretamente muletas axilares com sustentação de peso conforme o tolerado e a manter a perna elevada.

   a. Em qual ponto a instrução do paciente precisa ser revista e por quê?
   b. O que você espera encontrar quando reavaliar o edema desse paciente e por quê?
   c. Como você pode evitar isso no futuro?

2. Você observa a paciente que foi agendada para a fisioterapia para o linfedema após uma mastectomia; ela veste uma roupa de elastano. Isso é algo que deve preocupá-lo como responsável pelo tratamento? Por quê?

Bibliografia

Livros recomendados sobre linfedema

Modern Treatment for Lymphedema, ed 5, by Judith R. Casley-Smith and J. R. Casley-Smith, Lymphoedema Association of Australia, Adelaide, Australia, 1997.

Textbook of Lymphology for Physicians and Lymphedema Therapists, by M. Foldi, E. Foldi, and S. Kubik, Urban and Fischer, Munich, Germany, 2003.

A Primer on Lymphedema, by Deborah G. Kelly, Prentice Hall, Upper Saddle River, NJ, 2002.

Lymphedema: Diagnosis and Therapy, ed 3, by H. Weissleder and C. Schuchhardt, Viavital Verlag GmbH, Koln, Germany, 2001.

Lymphedema: A Breast Cancer Patient's Guide to Prevention and Healing, by Jeannie Burt and Gwen White, Hunter House, Alameda, CA, 1999.

Pesquisa na literatura

Uma referência essencial para entender e tratar o linfedema é o livro "Textbook of Lymphology for Physicians and Lymphedema Therapists", de M. Foldi, et al. Esse livro pode ser encomendado pela National Lymphedema Network, pelo site www.lymphnet.org.

Referências bibliográficas

1. Foldi, M, and Foldi, E: Foldi's Textbook of Lymphology for Physicians and Lymphedema Therapists, ed 2. Urban & Fischer, Munich, Germany, 2007.
2. Guyton, AC, and Hall, JE: Textbook of Medical Physiology, ed 12. WB Saunders, Philadelphia, 2010, p. 306.
3. Weissleder, H, and Schuchhardt, C: Lymphedema: Diagnosis and Therapy, ed 3. Viavital Verlag, Koln, Germany, 2002, p 26.

4. Leadbetter, WB, Buckwalter, JA, and Gordon, SL: Sports-Induced Inflammation. American Academy of Orthopaedic Surgeons, Park Ridge, IL, 1990, p 12.
5. Casley-Smith, JR, and Casley-Smith, JR: Modern Treatment for Lymphoedema, ed 5. The Lymphoedema Association of Australia, Adelaide, Australia, 1997, p 55.
6. Sims, D: Effects of positioning on ankle edema. J Orthop Sports Ther 8:30–33, 1986. 3816_Ch08_186-209 27/06/14 11:48 AM Page 199 200 Section 2 | Thermal and Mechanical Agents
7. Brennan, MJ, DePompolo, RW, and Garden, FH: Focused review: postmastectomy lymphedema. Arch Phys Med Rehabil 77:S74–S80, 1996.
8. Segers, P, Belgrado, JP, LeDuc, A, LeDuc, O, and Verdonck, P: Excessive pressure in multichambered cuffs used for sequential compression therapy. Phys Ther 82:1000–1008, 2002.
9. Foldi, E: Editorial: Massage and damage to lymphatics. Lymphology 28:1–3, 1995.
10. Miller, GE, and Seale, J: Lymphatic clearance during compressive loading. Lymphology 14:161–166, 1981.
11. Pappas, CJ, and O'Donnell, TF: Long term results of compression treatment for lymphedema. J Vasc Surg 16:555–564, 1992.
12. Klein, MJ, Alexander, MA, Wright, JM, Ward, LC, and Jones, LC: Treatment of adult lower extremity lymphedema with the Wright Linear Pump: statistical analysis of a clinical trial. Arch Phys Med Rehabil 69:202–206, 1988.
13. Zanolla, R, Monzeglio, C, Balzarini, A, and Martino, G. Evaluation of the results of three different methods of post mastectomy lymphedema treatment. J Surg Oncol 26:210–213, 1984.
14. Foldi M, and Foldi, E: Lymphoedema (translation from German: Das Lymphodem, ed 5.) Lymphoedema Association of Victoria Inc, Victoria, Australia, 1993, pp 48–49.
15. McCulloch, JM, and Kloth, LC (eds): Wound Healing: Evidence Based Management, ed 4. FA Davis, Philadelphia, 2010, p 599.
16. Badger, CMA, Peacock, JL, and Mortimer, PS: A randomized, controlled, parallel-group clinical trial comparing multilayer bandaging followed by hosiery versus hosiery alone in the treatment of patients with lymphedema of the limb. Cancer 88:2832–2837, 2000.
17. Hohlbaum, GG: The Medical Compression Stocking. Schattauer, Stuttgart, 1989, pp 34, 56.
18. Cohn, JC, and Lowry, AL: It's all in the stocking. Rehab Management June/July:36–40, 2002.
19. Mortimer, PS. Managing lymphedema. Clin Exp Derm 20:98–106, 1995.
20. LeDuc, O, Peters, A, and Bourgeois, P: Bandages: Scintigraphic demonstration of its efficacy on colloidal protein resorption during muscle activity. Progr Lymphol 12:421–423, 1990.

21. Wittlinger, H, and Wittlinger, G: Textbook of Dr. Vodder's Manual Lymph Drainage, ed 7. Karl F. Haug Verlag, Heidelberg, Germany, 2003.
22. Villeco, J, Mackin, EJ, and Hunter, JM: Edema: Therapist's Management in Rehabilitation of the Hand and Upper Extremity, ed 5. Mosby, St Louis, 2002, p 192.
23. Guide to Physical Therapist Practice, rev ed 2.,APTA, 2003.
24. Karges, JR, Mark, BE, Stikeleather, SJ, and Worrell, TW: Con_ current validity of upper extremity volume estimates: Comparison of calculated volume derived from girth measurements and water displacement volume. Phys Ther 83:134–145, 2003.
25. Megens, AM, Harris, SR, Kim-Sing, C, and McKenzie, DC: Measurement of upper extremity volume in women after axillary dissection for breast cancer. Arch Phys Med Rehabil 82:1639–1644, 2001.
26. Guyton, AC, and Hall, JE: Textbook of Medical Physiology, ed 12. WB Saunders, Philadelphia, 2010.
27. Kelly, DG: A Primer on Lymphedema. Prentice Hall, Upper Saddle River, NJ, 2002, p 37.
28. Weissleder, H, and Schuchhardt, C: Lymphedema: Diagnosis and Therapy, ed 3. Viavital Verlag, Koln, Germany, 2002, p 34.
29. Rockson, SG: Precipitating factors in lymphedema: Myths and realities. Cancer 83:S2814–S2816, 1998.
30. Ridner, SH: Breast cancer lymphedema: pathophysiology and risk reduction guidelines. Oncol Nursing Forum 29:1285–1293, 2002.
31. Cohn, JC: Lymphedema: Understanding and decreasing your risks. Living Beyond Breast Cancer Newsletter Fall 2000. Available at: www.lbbc.org/docs/nlfall00.pdf.
32. Zainuddin, Z, Newton, M, Sacco, P, and Nosaka, K: Effects of massage on delayed-onset muscle scoreness, swelling, and recovery of muscle function. J Athletic Training 40:174–180, 2005.
33. Coban, A, and Sirin, A: Effect of foot massage to decrease physiological lower leg oedema in late pregnancy: a randomized controlled trial in Turkey. Int J Nurs Pract 16:454–460, 2010.
34. O'Sullivan, SB, and Schmitz, TJ: Physical Rehabilitation, ed 5. FA Davis, Philadelphia, 2006.
35. Hocut, J, Jaffe, R, Rylander, C, et al: Cryotherapy in ankle sprains. Am J Sports Med 192:316–310, 1982.
36. Knobloch, K, Grasemann, R, Spies, M, et al: Midportion Achilles tendon microcirculation after intermittent combined cryotherapy and compression compared with cryotherapy alone: a randomized trial. Am J Sports Med 36:2128–2138, 2008.
37. Yanagisawa, O, Miyanaga, Y, Shiraki, H, et al: The effects of various therapeutic measures on shoulder range of motion and cross-sectional areas of rotator cuff muscles after baseball pitching. J Sports Med Phys Fitness 43:356–366, 2003.

Vamos descobrir

Atividade de laboratório: controle do edema

Esta atividade de laboratório centra-se em técnicas terapêuticas para controle do edema. Claramente, existem várias causas para o edema e ele é um problema complexo para o paciente e para os profissionais que o tratam. Os leitores praticarão técnicas de avaliação do edema, pois, sem uma medição precisa, será impossível determinar se a técnica utilizada mostrou-se eficaz ou não. Parte da atividade de laboratório também se concentra nas técnicas de tratamento com o uso de dispositivos de compressão intermitente.

Equipamentos

Fita métrica de vinil
Goniômetro
Volúmetro para membro superior
Volúmetro para o pé
Bacia coletora de água
Grande cilindro graduado
Estetoscópio

Termômetro
Marcador
Esfigmomanômetro
Dispositivo de compressão intermitente
Aparelhos para os membros superiores e inferiores para o dispositivo de compressão
Meia descartável

Precauções e motivos

Precauções	Motivos
Diuréticos	Pacientes que tomam diuréticos podem precisar de pausas mais frequentes para a micção.
Diminuição da capacidade cognitiva	Se o paciente é capaz de comunicar desconforto, frio e sensações de formigamento, então essa aplicação é considerada segura.

Contraindicações e motivos

Contraindicações	Motivos
Edema pulmonar agudo	A compressão intermitente causa o movimento dos fluidos através do sistema circulatório. Se o sistema já está comprometido, essa aplicação não é considerada segura.
Infecção localizada aguda	A infecção localizada pode ser transmitida através do sistema circulatório se a compressão intermitente for aplicada na área de tratamento.
Insuficiência cardíaca congestiva	Compressão intermitente faz com que o fluido se movimente pelo sistema circulatório. Se o sistema estiver comprometido, essa aplicação não é segura.
Trombose profunda aguda sem controle ou acompanhamento médico	A compressão destina-se a movimentar os fluidos. Um trombo poderá se desalojar e se deslocar para o coração, pulmões ou cérebro, o que causará complicações adicionais.

Atividade de laboratório: avaliação do edema com o uso de fita métrica

1. Selecione dois colegas/pacientes com tamanhos corporais diferentes. Você medirá as circunferências dos membros superiores direito e esquerdo. Peça aos pacientes para se deitarem em decúbito dorsal, com o primeiro membro a ser medido elevado e apoiado. Para que possa medir o membro, você precisará apoiar tanto a face distal como a proximal.
2. Limpe a fita métrica com álcool. Usando uma caneta, coloque uma marca na dobra bicipital do cotovelo.
3. Use a fita métrica para desenhar uma marca sobre a pele a cada 3,8 cm, deslocando-se proximalmente a partir do cotovelo até a axila e distalmente a cada 3,8 cm até o pulso (Fig. 8.6). É melhor fazer uma marca pequena, pois algumas tintas podem causar reações alérgicas ou machucar a pele frágil.

Capítulo 8 • Técnicas de tratamento: compressão e controle do edema 213

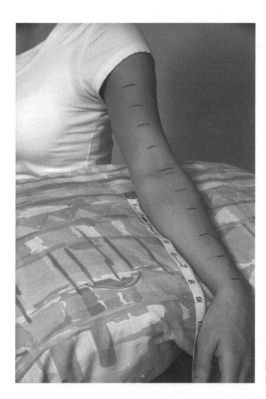

Figura 8.6 Membro superior com marcações feitas a cada 3,8 cm a partir da dobra bicipital em direção proximal e, em seguida, distal.

4. Registre sua medição e a do seu parceiro na tabela abaixo. Comece com as medições distais e trabalhe proximalmente.

ES Direita	Suas medidas										
	Medidas do parceiro										

ES Esquerda	Suas medidas										
	Medidas do parceiro										

5. Compare as medidas do braço direito e do braço esquerdo do paciente. Compare suas medidas com as de seu parceiro de laboratório.
6. Troque de lugar com os pacientes e repita o processo de medição. Compare suas descobertas.

Avaliação do edema com um volúmetro

1. Selecione dois colegas/pacientes que terão o volume de seus pés e tornozelos avaliados com um volúmetro.
2. Encha o volúmetro com água até a "linha inicial". A água deve estar quente (acima de 37°C). Registre a temperatura da água (Fig. 8.7).
   Temperatura da água:

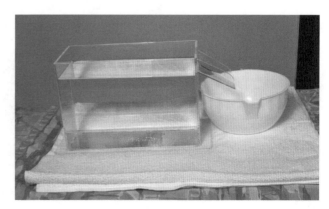

Figura 8.7 Volúmetro preenchido com água e com uma bacia coletora posicionada debaixo do bico.

3. Inspecione o pé que será imerso. Certifique-se de que ele esteja limpo e de que não existam lesões abertas.
4. Posicione a bacia coletora abaixo do bico do volúmetro (Fig. 8.8)

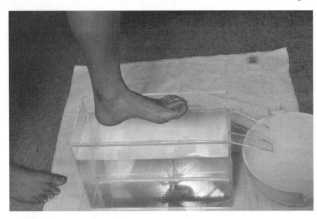

Figura 8.8 O paciente em pé está prestes a mergulhar o pé e o tornozelo no volúmetro cheio de água.

5. O paciente deve ficar em pé com a planta do pé apoiada na parte inferior da volúmetro. A água escorrerá pelo bico na bacia (Figs. 8.9 a 8.11).

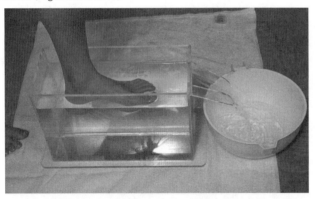

Figura 8.9 O paciente mergulha o pé e o tornozelo no volúmetro cheio de água. A bacia coletora recolhe a água deslocada.

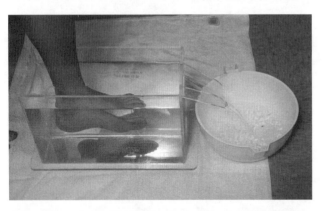

Figura 8.10 O paciente mergulha o pé e o tornozelo no volúmetro cheio de água. A bacia coletora ainda recolhe a água deslocada.

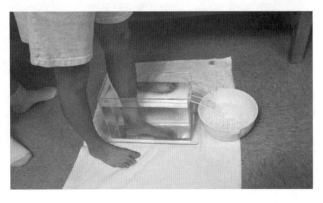

Figura 8.11 A superfície plantar do pé do paciente está em contato com o fundo do volúmetro.

6. Peça ao paciente que retire o pé e retome seu lugar na mesa de tratamento.
7. Meça e registre o volume de água deslocada usando um cilindro graduado (Figs. 8.12 e 8.13).

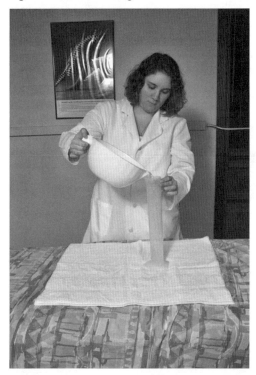

Figura 8.12 O terapeuta pega a bacia coletora da água para medir o volume de água deslocada.

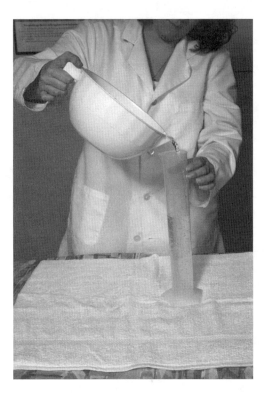

Figura 8.13 A água deslocada é medida em um cilindro graduado para determinação do volume.

Volume:
8. Esvazie a água, limpe o volúmetro e encha-o novamente. Repita esses passos, mas desta vez use água fria, a cerca de 4,5°C.

9. Registre suas medições e observações.
Temperatura da água:

Volume:

Observações:

Orientação para dispositivos de compressão intermitente

1. Leia o manual de instruções do dispositivo. Localize os controles que ajustarão a pressão para inflar, a pressão para desinflar, o tempo de permanência, o tempo de repouso e o tempo de tratamento. Selecione um colega/paciente para receber a compressão intermitente no membro inferior.
2. Posicione e cubra o paciente para que ele se sinta confortável durante o procedimento. Inspecione o membro para lesões abertas, hematomas etc.
3. Meça o membro a partir do joelho até aproximadamente 23 cm proximal ao joelho, utilize a mesma técnica usada para o membro superior (Figs. 8.14 e 8.15).

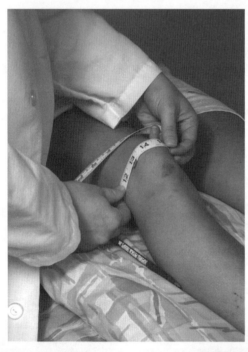

Figura 8.14 A medição circunferencial da face superior do joelho é feita com uma fita métrica.

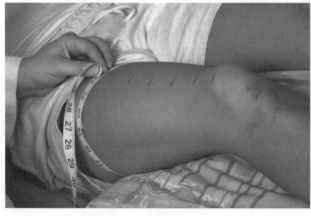

Figura 8.15 São feitas marcações sequenciais sobre a coxa a cada 3,5 cm a partir da borda superior da patela e em movimento proximal.

4. Registre sua medição e a do seu parceiro na tabela abaixo. Comece com as medições distais e trabalhe proximalmente.

EI Direita	Suas medidas								
	Medidas do parceiro								

EI Esquerda	Suas medidas								
	Medidas do parceiro								

5. Monitore e verifique o pedal e os pulsos do poplíteo. Registre suas observações.
___
___

6. Pegue e registre a frequência cardíaca de repouso e a pressão arterial.
Frequência cardíaca de repouso:
___
___

Pressão arterial de repouso:
___
___

7. Aplique uma meia no membro inferior do paciente. Certifique-se de que não existem pregas ou dobras.
8. Aplique o aparelho para o membro inferior. Reverifique a posição do paciente e garanta que a perna esteja elevada e apoiada (Figs. 8.16 e 8.17).
9. Verifique as pressões para inflar e desinflar no dispositivo. Defina a pressão para inflar a 50 mmHg e a pressão para desinflar a 20 mmHg.

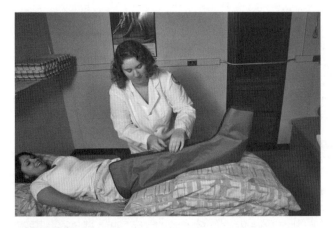

Figura 8.16 O terapeuta certifica-se de que não há rugas dentro do aparelho e de que a paciente está devidamente posicionada para a aplicação da compressão intermitente no membro inferior.

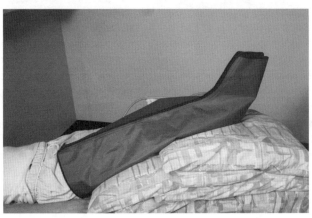

Figura 8.17 O membro inferior do paciente é posicionado para a compressão intermitente com o uso de travesseiros para ajudar na elevação do ponto mais distal do membro.

218 Seção II • Agentes térmicos e mecânicos

Considerações especiais para quando se administra a compressão intermitente

- A pressão de enchimento deve ser mantida abaixo da pressão diastólica do paciente para que os vasos não sejam ocluídos durante a fase de compressão.

- Os pacientes devem ser encorajados a mover os dedos das mãos e dos pés durante os tempos de repouso para incentivar a circulação nas extremidades distais.

10. Defina o tempo de permanência em 20 segundos e o tempo de repouso em 6 segundos. (Se você não puder definir individualmente esses parâmetros ou se o dispositivo tiver parâmetros predefinidos, selecione o parâmetro predefinido mais próximo a essa relação e registre suas configurações.)
11. Inicie o dispositivo. Permaneça até que o enchimento esteja completo e o dispositivo tenha realizado dois ciclos completos. Deixe o dispositivo funcionar por 15 minutos. Verifique o paciente para se certificar de que ele está confortável.
12. Quando o tempo se esgotar, esvazie o aparelho e retire-o, retire a meia e, rapidamente, meça novamente o membro. Anote os achados pós-tratamento e suas observações no gráfico na questão 4 e calcule as diferenças, se houver.
13. Repita para que outros colegas tenham a oportunidade de sentir o aparelho de compressão conforme ele infla e desinfla.

Casos clínicos

Leia os casos clínicos e determine o seguinte para cada um:

- Se a compressão intermitente seria indicada ou não

- Se você decidiu que não era indicada em razão da falta de informações, que informações adicionais você precisaria saber

- Se indicada, qual seria a expectativa realista do tratamento

- Se indicada, como o tratamento seria aplicado
  - posição do paciente
  - instrução ao paciente
  - considerações adicionais

- Como você avaliará se suas seleções de parâmetros foram adequadas

- Quando a compressão intermitente seria contraindicada

- Quando técnicas de avaliação do edema devem ser empregadas

- Qual técnica de avaliação do edema seria a mais adequada

a. Todd foi encaminhado à terapia por causa de uma lesão no tornozelo esquerdo resultante de sua queda de uma escada. Ele trabalha como telhador. Seu tornozelo está agora edematoso, particularmente na região anterior ao maléolo lateral. Ele caiu há três semanas, mas não procurou atendimento médico até agora porque não queria faltar ao trabalho. O médico não observou nenhuma fratura. Todd tem um longo histórico de entorses de tornozelo e distensões, aproximadamente uma por ano nos últimos dez anos. Além de ser diabético, seu histórico médico não apresenta nada de significativo. Sua principal queixa é a de não conseguir usar suas botas de trabalho em razão do inchaço. Não tem queixas de dor.

b. Karen é uma secretária jurídica que foi encaminhada para terapia por causa de um linfedema secundário a uma mastectomia radical no lado esquerdo. Ela foi diagnosticada com câncer de mama cerca de seis meses atrás. Desde a cirurgia, teve crises de depressão e tem sido incapaz de trabalhar. Agora está passando por quimioterapia e seu médico lhe assegurou que não havia sinais de câncer ativo nos tecidos circundantes. Seu braço esquerdo está tão edematoso que ela tem dificuldade para levantá-lo, o que o faz com que ela não consiga trabalhar.

c. Inga é cabeleireira e seu problema é a retenção de líquidos em ambas as pernas. Ela fica em pé o dia todo e raramente tem a oportunidade de se sentar. Está grávida de cinco meses de seu primeiro filho. Ela foi encaminhada para terapia para a redução do edema e não tem nenhum histórico médico significativo.

d. Keith é estudante universitário e está retornando à escola depois de se aposentar em outra carreira. Ele tem uma esposa e três filhos adultos que vivem com ele. Uma de suas filhas está grávida e está passando por um momento difícil de sua gravidez. Keith é obeso e sua personalidade é o tipo clássico A. Até agora, sua média geral é de 4,0. Ele viu um médico em razão do acúmulo repentino de fluidos em todas as suas extremidades.

Questões de laboratório

1. Qual é a justificativa para demarcar a dobra bicipital como ponto de partida para a medição do membro superior?
2. Quais as razões potenciais para usar uma fita métrica de vinil?
3. Qual a potencial importância da dominância manual na avaliação do edema? Houve diferenças entre sua mão dominante e não dominante?
4. Qual é a razão potencial para as diferenças nas medidas que você tomou e que outro colega registrou?
5. Se você notou diferenças, como vai solucioná-las no futuro e o que isso significa para a sua prática?
6. Por que a hora do dia faz diferença nas medições do edema?
7. Quais informações a fita métrica fornece e o volúmetro não?
8. Quais informações o volúmetro fornece e a fita métrica não?
9. Houve alguma diferença nas leituras do volúmetro entre a água morna e a água fria? Por quê?
10. Quais são as sensações relatadas pelo paciente enquanto o dispositivo de compressão intermitente operava?
11. Houve diferenças entre as medidas de pré-tratamento e pós-tratamento? O que explica isso?
12. Qual é a justificativa para uma pressão de deflação sobre esse tipo de dispositivo?
13. Por que são usadas pressões relativamente baixas? Por que não usar uma pressão que se se assemelhe mais à pressão arterial do paciente?
14. O que explica a conexão entre a micção e o edema?

CAPÍTULO 9

Técnicas de manejo dos tecidos moles: massagem

Holly C. Beinert, PT, MPT

Objetivos de aprendizagem

Após a leitura deste capítulo, o leitor será capaz de:

- Definir a massagem de tecidos moles.
- Diferenciar os serviços de um massoterapeuta e de um fisioterapeuta.
- Identificar as indicações, contraindicações e precauções para os vários tipos de manejo de tecidos moles.
- Explicar as técnicas de tratamento para a massagem cicatricial, liberação do ponto-gatilho, liberação miofascial, massagem de fricção transversa e massagem clássica.
- Demonstrar capacidade para organizar uma intervenção por massagem com a reunião de todos os suprimentos necessários, a configuração do ambiente e a preparação do paciente.
- Demonstrar habilidades de comunicação eficazes durante a coleta de informações subjetivas do paciente.
- Discutir os tipos de perguntas que devem ser feitas a um paciente antes de iniciar as técnicas de manejo de tecidos moles.
- Demonstrar uma inspeção visual completa da área de tratamento para fins de contraindicação, precauções e documentação.
- Demonstrar competência no desempenho da massagem clássica, da massagem cicatricial e da massagem de fricção transversa.
- Discutir os elementos necessários das técnicas de desativação de pontos-gatilho.
- Demonstrar a conclusão da intervenção de tratamento e avaliar sua eficácia.
- Demonstrar a capacidade de documentar o tratamento fornecido.

Termos-chave

Amassamento (*petrissage*)	Drenagem linfática manual	Ponto-gatilho
Cicatriz	Liberação miofascial	Ponto-gatilho ativo
Contraindicação	Massagem de fricção transversa	Ponto-gatilho latente
Deficiência	Palpação	Precaução
Deslizamento (*effleurage*)	Percussão (*tapotement*)	Terapia craniossacral

Conteúdo

Definição da massagem do tecido mole
Perspectivas históricas
Abordagens comuns usadas na fisioterapia
   Técnica Alexander
   Massagem do tecido conjuntivo

Terapia craniossacral
Cyriax
Feldenkrais
Drenagem linfática manual
Terapia neuromuscular (ponto-gatilho)

Rolfing
Massagem sueca
Trager
Considerações clínicas
Aparência pessoal
Ambiente
Posicionamento do paciente e cobertura
Mecânica do corpo
Início da palpação
Efeitos da massagem

Indicações, contraindicações e precauções
Técnicas de massagem de tecidos moles
Massagem clássica
Massagem cicatricial
Desativação do ponto-gatilho
Liberação miofascial
Massagem de fricção transversa
Documentação e cobrança
Tomada de decisão clínica

"Quando alguém não toca a si mesmo, não pode tocar os outros." – Anne Morrow Lindbergh

Perspectiva do paciente

"Quando receberei minha massagem?"

As mãos do terapeuta são ferramentas vitais que desempenham um importante papel no processo de reabilitação. Alguns estudos indicam que os níveis de satisfação do paciente são maiores quando os fisioterapeutas usam técnicas manuais como parte do plano de cuidados fisioterapêuticos.[1,2] O manejo de tecidos moles, que utiliza técnicas de massagem, exige do clínico uma boa compreensão da anatomia e da fisiologia, assim como o uso confiante e competente de suas mãos como uma modalidade. Como todas as outras habilidades da fisioterapia, as técnicas de massagem requerem prática e avaliação contínua dos resultados para determinar sua eficácia.

Definição da massagem do tecido mole

Quando usada como uma intervenção fisioterapêutica, a massagem é o emprego das mãos do terapeuta para manipular de forma deliberada os tecidos moles do paciente com o objetivo de estimular a cicatrização e restaurar a função.[3]

Perspectivas históricas

A origem da massagem é anterior à história registrada e pode ser encontrada em todas as culturas do mundo[3] (Figs. 9.1 e 9.2). É o meio mais natural e instintivo de aliviar a dor e o desconforto.[4] O shiatsu, por exemplo, originou-se no Japão e a Ayurveda na Índia. Os antepassados da massagem ocidental foram Pehr Henrik Ling (1776-1839) e Johann Georg Mezger (1838-1909), da Suécia e Amsterdã (Holanda), respectivamente. Mezger cunhou os termos franceses *effleurage* (deslizamento), *petrissage* (amassamento), *friction* (fricção), e *tapotement* (percussão) para descrever as quatro principais técnicas de massagem do tecido mole. Desde então, a prática da massagem cresceu consideravelmente. À medida que a comunicação entre culturas se expandiu, aumentou também o compartilhamento das técnicas de prática de massagem. Hoje, técnicas de massagem de todas as culturas podem ser encontradas em diversos países.

Antes de começar

Lembre-se de que as pessoas respondem de forma diferente ao toque físico. Nem todas as técnicas de tecidos moles são percebidas como agradáveis e relaxantes, especialmente quando o indivíduo sente dor. Estar ciente disso pode ajudá-lo a preparar o paciente e, finalmente, a maximizar a eficácia da técnica de tecidos moles escolhida.

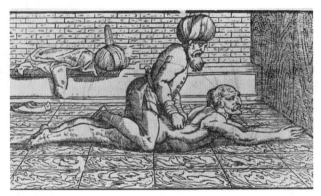

Figura 9.1 Xilogravura antiga que mostra um homem massageando as costas de outro. *Da U.S. National Library of Medicine, Imagens da History of Medicine, originalmente do Avicenna arabum Medicorum Principis. Venetiis: Juntas, 1595.*

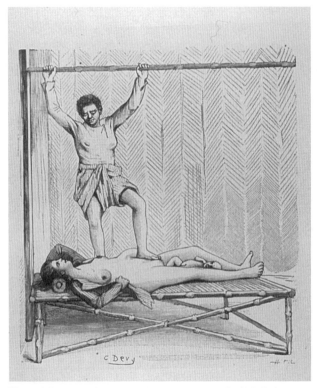

Figura 9.2 Massagem para a barriga com os pés. *Da U.S. National Library of Medicine, Imagens da History of Medicine, originalmente da Witkowski, GJ: Histoire des accouchements chez tous les peuples. Paris, Steinheil, 1887, Figura 425, p. 602, Georges Devy, artista.*

Abordagens comuns usadas na fisioterapia

Técnica Alexander

Frederick Matthias Alexander foi um ator shakespeariano que desenvolveu uma técnica para restaurar sua voz perdida. Com o uso de espelhos, ele conseguiu encontrar uma relação entre a cabeça, a postura do pescoço e a capacidade de projetar sua voz. A técnica Alexander prioriza a postura correta e o equilíbrio dinâmico por meio da melhoria da consciência cinestésica.[3]

Massagem do tecido conjuntivo

Nos anos 1940, a fisioterapeuta alemã Elizabeth Dicke (1884-1952) desenvolveu a massagem do tecido conjuntivo. A própria Elizabeth começou a sentir dores na perna e, por imposição dos médicos, que consideravam também a amputação dos membros inferiores, teve de permanecer em repouso absoluto. Durante esse período, ela começou a sentir dor na lombar. Instintivamente, ela pressionou de forma suave a lombar e observou que a sensação na perna começou a voltar. Assim, recuperou-se e evitou a amputação. Desenvolveu então todo um sistema de técnicas de massagem do tecido conjuntivo, que foram concebidas para agir sobre os reflexos vasculares e viscerais relacionados a uma variedade de patologias e deficiências.[4]

Terapia craniossacral

A terapia craniossacral foi desenvolvida por John Upledger, doutor em Osteopatia, junto com William Sutherland, um colega osteopata. Em 1970, durante uma cirurgia, Upledger observou um movimento rítmico da medula espinal que era independente da pulsação do coração e da respiração do paciente.[4] A **terapia craniossacral** é o uso delicado de um leve toque para sentir o movimento rítmico criado teoricamente pelo movimento do líquido cerebrospinal.[4] Baseia-se na teoria do movimento que ocorre nas suturas do crânio, no movimento rítmico do líquido cerebrospinal e de seu impacto na saúde. Essa abordagem não invasiva descobre e corrige desequilíbrios cerebrais e espinais ou bloqueios que podem causar disfunções sensoriais, motoras ou intelectuais recorrendo ao realinhamento dos ossos do crânio e ao alongamento dos tecidos relacionados, tais como a dura-máter. Upledger adicionou o conceito de Liberação Somatoemocional (LSE), que é o armazenamento de emoções negativas no tecido traumatizado.[3]

Cyriax

O dr. James H. Cyriax (1905-1985) foi um cirurgião ortopédico inglês que desenvolveu a massagem de fricção transversa, às vezes chamada de massagem de fricção cruzada ou massagem de fricção profunda.[4] Esse método utiliza técnicas de fricção aplicadas de forma específica para criar um efeito de alongamento e de ampliação no tecido fibroso dos músculos e tendões. A fricção transversa é aplicada para reduzir as aderências fibrosas indesejadas no intuito de restaurar a mobilidade e reduzir a dor.

Feldenkrais

O método Feldenkrais é relativamente novo no campo da massagem; tornou-se popular durante os anos 1970 e 1980. Ele foi desenvolvido por Moshe Feldenkrais (1904-1984), um engenheiro, matemático, físico e mestre de judô. Depois de uma lesão no joelho, ele desenvolveu um sistema de padrões de reeducação do movimento passivo realizado por um profissional em uma pessoa. Desenvolveu também a Consciência pelo Movimento, isto é, padrões de reeducação do movimento ativo realizados no chão.[3]

Drenagem linfática manual

Embora as técnicas relacionadas com o aumento da função linfática tenham sido desenvolvidas nos anos 1800, foram Emil e Astid Vodder que desenvolveram o método Vodder de drenagem linfática manual (DLM) nos anos 1930. Esse método é agora um dos muitos componentes da terapia descongestiva completa (TDC), uma abordagem holística para tratamento do linfedema. A **drenagem linfática manual** (DLM) consiste em técnicas delicadas aplicadas superficialmente para melhorar a circulação de fluido linfático nos vasos superficiais e através do sistema linfático, que por sua vez reduzem o edema e melhoram a função imunitária e a cicatrização.[3]

Terapia neuromuscular (ponto-gatilho)

A terapia neuromuscular é uma forma de massagem na qual pontos-gatilho são localizados e desativados através da liberação da pressão do **ponto-gatilho**, que é uma faixa irritável do tecido muscular contraído que provoca dor tanto nele quanto em sua zona de referência. A pressão é aplicada sobre ele, seguida de alongamento do músculo. Janet Travell, MD (1901-1997) tornou essa terapia conhecida quando tratou dos presidentes Kennedy e Johnson nos anos 1960.[3]

Rolfing

A bioquímica Ida Rolf (1896-1979) desenvolveu o Rolfing, uma abordagem para a manipulação miofascial cujo objetivo é criar melhor alinhamento e postura.[3] Em um corpo saudável, os segmentos da coluna vertebral e o corpo estão corretamente alinhados, o que permite que os órgãos funcionem adequadamente. Uma vez formados os maus hábitos, o corpo perde seu alinhamento normal, saudável. Isso pode causar problemas estruturais, tensão muscular e diminuição da função do órgão. O Rolfing é geralmente composto de uma série de dez sessões de tratamento de uma hora em que o *rolfer* (terapeuta que utiliza o Rolfing) aplicará uma forte pressão sobre várias partes do corpo.[4]

Massagem sueca

Esta é uma forma de massagem ocidental tradicional. As técnicas de massagem padrão aprendidas nos programas de fisioterapia, incluindo deslizamento, amassamento, percussão, fricção e vibração, têm suas origens na massagem sueca.[3] Ela usa um sistema de toques longos e técnicas sobre as camadas mais superficiais dos músculos, combinados com movimentos ativos e passivos das articulações. É usada principalmente em sessões de corpo inteiro e favorece o relaxamento geral, melhora a circulação sanguínea, a amplitude de movimento (ADM) e alivia a tensão muscular. Também pode ser usada como massagem preparatória na fisioterapia para relaxar o paciente e os tecidos antes da realização de outras técnicas mais específicas.

Trager

Desenvolvida por Milton Trager, MD (1908-1997), a abordagem Trager fornece mobilização oscilatória do tecido para melhorar a mobilidade da fáscia e de outras estruturas mecânicas, bem como inibição neurológica para diminuir o tônus muscular em repouso. Isso é combinado com relaxamento e exercícios de movimento chamados *mentastics*.[3]

Considerações clínicas

Aparência pessoal

A aparência pessoal desempenha um importante papel tanto na impressão quanto na percepção que o paciente/cliente tem de um prestador de cuidados de saúde, mas também pode afetar a intervenção e o resultado. Como as mãos são as principais ferramentas na aplicação das técnicas de massagem dos tecidos moles, deve-se tratá-las com especial atenção. Ao realizar a massagem ou a terapia manual, é muito importante manter as unhas curtas – limitadas às pontas dos dedos – e macias para evitar arranhar a pele do paciente/cliente. Muitas vezes, as técnicas para os tecidos moles exigem que o terapeuta aplique uma profunda pressão com os dedos, o que pode causar desconforto no paciente ou ruptura da pele se as unhas estiverem muito compridas.

As mãos não devem ter qualquer odor, e precisam estar limpas e mornas antes de iniciar as técnicas manuais. Os prestadores de cuidados de saúde que fumam devem remover cuidadosamente o odor da mão antes de tocar o paciente/cliente. Todos os terapeutas devem realizar uma lavagem adequada das mãos antes e depois de cada sessão. Dependendo do objetivo da técnica terapêutica manual, o terapeuta pode optar por aquecer suas mãos antes de tocar o paciente. Por fim, anéis, relógios e pulseiras devem ser retirados a fim de que não arranhem ou machuquem a pele do cliente.

Se o profissional tiver o cabelo comprido, este deve estar protegido para assegurar que não toque o paciente. Como terapeuta e pacientes ficam bem próximos, deve-se evitar o uso de perfume ou usá-lo com moderação, considerando possíveis alergias e intolerâncias dos pacientes.

Ambiente

A preparação do ambiente e do paciente é um primeiro passo essencial para a massagem. Embora fisioterapeutas normalmente não massageiem o corpo inteiro por um período prolongado de tempo, convém tomar medidas para estimular a mecânica corporal adequada e o conforto. É preferível o uso das mesas de tratamento com superfícies firmes, habitualmente encontradas nas clínicas de fisioterapia. Se uma mesa de altura ajustável estiver disponível, ela deve ser usada quando as técnicas para os tecidos moles forem aplicadas.

Prever a necessidade de travesseiros, almofadas, lençóis e lubrificantes maximizará a eficiência durante o dia de trabalho. Uma barreira como um lençol colocado entre o paciente e a mesa de tratamento aumentará o conforto do paciente, bem como a limpeza do ambiente. Caso necessário, travesseiros e almofadas devem estar disponíveis para que o paciente se apoie. As toalhas devem estar à mão para que, no final do tratamento, seja possível remover qualquer excesso de lubrificante (Fig. 9.3).

Algumas técnicas de terapia manual são mais eficazes sem lubrificante, enquanto outras o exigem para diminuir o atrito entre as mãos do terapeuta e a pele do paciente, pois isso pode causar irritação. Existem muitos tipos de lubrificantes, como loções, cremes, géis, óleos ou talcos. Embora muitos massagistas empreguem óleos, a maioria das clínicas de fisioterapia usa loções e cremes para trabalhar os tecidos moles em uma área limitada do corpo.

Posicionamento do paciente e cobertura

Ao selecionar a posição do paciente para as técnicas dos tecidos moles, o terapeuta deve considerar o objetivo da intervenção, a área de tratamento e o conforto do paciente. Se necessário, utilizam-se travesseiros, almofadas e toalhas enroladas para suportar o corpo. Os posicionamentos comuns em decúbito dorsal incluem apoio sob os joelhos para reduzir o estresse sobre a parte lombar da coluna vertebral e sob a cabeça, se necessário (Fig. 9.4). Um suporte comum em decúbito ventral é colocado sob os tornozelos e o abdome para reduzir a tensão lombar. Quando o paciente está em decúbito ventral, apoios ou aberturas removíveis para o rosto podem garantir que ele respire sem restrição (Fig. 9.5). Na posição deitada de lado, talvez os pacientes prefiram um travesseiro entre as pernas (Fig. 9.6).

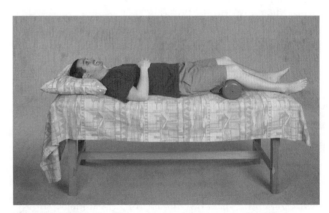

Figura 9.4 Posição adequada do paciente com apoio em decúbito dorsal.

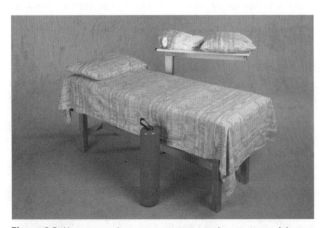

Figura 9.3 Uma cama de tratamento preparada com acessórios perto dela.

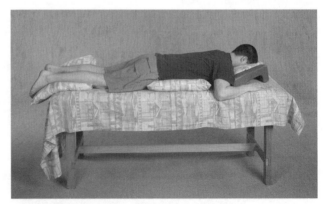

Figura 9.5 Posição adequada do paciente com apoio em decúbito ventral.

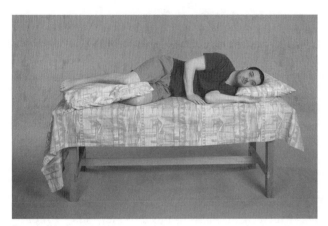

Figura 9.6 Posição adequada do paciente com apoio na posição lateral.

Uma vez determinada qual área do corpo se beneficiará das técnicas de manejo de tecidos moles, é preciso discutir o plano de cuidados com o paciente, que deve receber informações claras sobre quais peças do vestuário deverão ser retiradas e por que ou que tipos de roupas devem ser usados (i. e., shorts em vez de calças compridas) e o porquê. O profissional deve sempre deixar o paciente em uma área privada, enquanto ele se veste e se despe, além de oferecer um lençol, toalha ou avental para que ele use no lugar da roupa. É responsabilidade do terapeuta manter a dignidade, o pudor e o nível de conforto do paciente em todos os momentos, fornecendo coberturas que exponham apenas a área em tratamento.

Mecânica do corpo

Quando exerce muitas intervenções de fisioterapia, a posição e o uso que o profissional faz do seu corpo podem criar tensão e lesão no prestador de cuidados de saúde. Prestar muita atenção à sua própria saúde e mecânica corporal é um hábito que deve ser prioridade, de prática contínua. Uma adequada mecânica corporal durante a aplicação da massagem do tecido mole ajudará a reduzir o cansaço e a dor. A postura deve ser na posição vertical, com os dois pés sempre em contato com o chão. A inclinação deve ocorrer na altura dos joelhos e não nas costas e deve-se evitar a torção desnecessária da parte lombar da coluna vertebral. Para chegar mais perto dos tecidos-alvos, o peso deve ser deslocado para a frente sobre as pernas, em vez de curvar as costas ou alcançá-los com os braços. As articulações do terapeuta devem ser mantidas em posição neutra, e a intervenção no tecido mole tem de ser interrompida caso a hiperextensão do punho e dos dedos não possa ser evitada. Por fim, é preciso que o terapeuta tente primeiro deslocar o peso do seu corpo para aumentar a pressão manual antes de aumentar as contrações musculares nos membros superiores. Como o Tio Patinhas diz: "Trabalhe de forma mais inteligente, e não mais dura".

Início da palpação

A **palpação** é a "percepção pelo sentido do tato".[5] É a capacidade de sentir, com o uso das mãos, as condições e as mudanças no corpo. As mãos agem como uma ferramenta, pois permitem que o profissional identifique estruturas ósseas, músculos, pele e fáscia. Profissionais experientes usam suas mãos para se informar sobre condições como tensão, fragilidade, aderências, espasmos, defesa muscular e pontos-gatilho.[4] É uma habilidade que exige paciência, prática e concentração. Na fisioterapia, o objetivo final da palpação é identificar áreas locais de disfunção. Uma vez identificada a área da disfunção pela arte da palpação, o terapeuta emprega técnicas de manejo de tecidos moles com o objetivo de melhorar a mobilidade do tecido e restaurar a função.

A competência nas habilidades da palpação requer um forte conhecimento de base da anatomia humana funcional. A maioria das pessoas pode perceber a diferença entre mãos confiantes, experientes e novatas. Ao desenvolver essa habilidade, relaxe suas mãos e use um toque suave. Fechar os olhos pode ajudá-lo a se concentrar na informação sentida pelo tato.[6] Um componente essencial da competência é a oportunidade de realizar técnicas de palpação e de tecidos moles sob a orientação direta de profissionais experientes.

Efeitos da massagem

Embora sejam inúmeros os benefícios físicos e mentais da massagem, seus efeitos podem diferir de uma pessoa para outra, dependendo do tipo de técnicas de massagem oferecidas e das necessidades do receptor.[3] Algumas técnicas de massagem têm um efeito estimulante conhecido, enquanto outras têm efeito relaxante. A escolha da técnica apropriada para atender as necessidades do cliente é parte do processo de tomada de decisão clínica. Os efeitos físicos da massagem incluem aumentos no metabolismo, na cicatrização, no relaxamento muscular e melhora da função linfática. A massagem tem um efeito benéfico sobre a imunidade da pessoa.[7,8] Também ajuda a prevenir e a aliviar cãibras e espasmos musculares, além de melhorar a circulação sanguínea e da linfa.[9] No nível do tecido, melhorará a reparação tecidual e a formação de cicatriz, além de permitir o rompimento de aderências. O sistema esquelético beneficia-se da massagem, pois favorece a função articular, a ADM ideal e o adequado alinhamento esquelético.[10] A massagem desempenha, muitas vezes, um papel no gerenciamento da dor ao melhorar a circulação sanguínea superficial e profunda e ativar o mecanismo do portão neural. Foi demonstrado que ela reduz a pressão arterial e a frequência cardíaca, produzindo efeitos psicológicos, como maior clareza mental, redução da ansiedade e do estresse, além

226 Seção II • Agentes térmicos e mecânicos

de um aumento na sensação de bem-estar geral.[11,12,13] Estudos mostram que a massagem aplicada em bebês pode melhorar o crescimento e o desenvolvimento.[3,4]

Indicações, contraindicações e precauções

As técnicas de tecidos moles podem abordar muitas deficiências apresentadas pelos pacientes em um ambiente de fisioterapia. De acordo com o modelo Nagi de incapacidade, uma **deficiência** inclui qualquer perda ou anormalidade da função ou da estrutura fisiológica, anatômica ou psicológica.[14] As deficiências incluem diminuição da ADM, diminuição da força, má postura, edema e dor. A ADM limitada pode ser causada por muitas disfunções do tecido mole, que por sua vez podem ser melhoradas com intervenções de massagem desse tecido.[15,16,17] Essas disfunções que podem limitar a ADM incluem aderências, cicatrizes, restrições na fáscia, pele, ligamentos, cápsula articular, músculos e tendões; pontos-gatilho, defesa muscular e espasmo. A limitação da força pode ser causada por tensões musculares, lacerações, pontos-gatilho e tendinopatias. A má postura e o edema podem ser tratados com técnicas de manejo de tecidos moles. A dor é uma deficiência em si mesma, mas também pode ser causada por qualquer uma e por todas as listadas acima. Portanto, tratar as deficiências primárias, recorrendo-se ao manejo de tecidos moles e a outras intervenções fisioterapêuticas adequadas, pode indiretamente aliviar a dor.

Contraindicação é uma razão médica para não fornecer técnicas de massagem a um indivíduo.[3] **Precaução** é qualquer condição que *pode* tornar uma determinada linha de tratamento desaconselhável. As Tabelas 9.1 e 9.2 listam contraindicações e precauções comuns às técnicas de tecidos moles em geral. Locais que podem representar risco são áreas do corpo com maior potencial de sofrer algum dano. Por isso a precaução é necessária

Tabela 9.1	Contraindicações para a massagem em geral
Contraindicações	**Motivos**
Condições agudas que requerem cuidados médicos de emergência	A complexidade aguda exige cuidados médicos de emergência
Febre	A febre pode ser um sinal de inflamação aguda ou de problemas sistêmicos
Inflamação aguda	A massagem pode alastrar a inflamação
Condições da pele	Evitar condições de pele que são contagiosas ou que podem ser agravadas pela aplicação de pressão
Envenenamento do sangue e infecções	A massagem aumenta a circulação nos sistemas linfático e circulatório
Malignidade	A massagem aumenta a circulação nos sistemas linfático e circulatório
Sangramento e hematomas	Pode haver rompimento dos tecidos já danificados

Tabela 9.2	Precauções para a massagem em geral
Precauções	**Motivos**
Cirurgia recente	O profissional deve ser contatado sobre a cirurgia recente
Queimadura	Pele extremamente frágil
Fraturas recentes	A estabilidade do local da fratura terá de ser discutida com o profissional
Sensação reduzida	Os pacientes podem ser incapazes de fornecer um *feedback* preciso
Aumento da sensibilidade ao toque	Prestar atenção à reação do paciente à massagem para, se for o caso, ajustá-la
Doenças cardiovasculares	Esses pacientes podem estar sob medicação e o aumento da circulação pode ou não ser desejado
Edema	Algumas causas do edema (tal como o linfedema) podem ser uma indicação para a massagem. Outras podem ser uma precaução ou contraindicação
Osteoporose	Os ossos estão frágeis e se fraturam com maior facilidade

quando se realizam as técnicas de tecidos moles nessas áreas. Locais de risco incluem a região anterior do pescoço, olhos, traqueia, apêndice, processo xifoide, axila, rins, umbigo, coluna vertebral, cotovelo, região inguinal, fossa poplítea e as principais veias nos membros.[3,18,19]

Técnicas de massagem de tecidos moles

Massagem clássica

As técnicas de massagem clássica usam uma variedade de toques superficiais que incluem deslizamento (*effleurage*), amassamento (*petrissage*) e percussão (*tapotement*).

Deslizamento [effleurage]

O **deslizamento** inclui a aplicação de toques que deslizam e escorregam as mãos sobre o corpo. Ele pode ser feito superficial ou profundamente. O deslizamento superficial é o toque usado com maior frequência na massagem clássica. É usado para iniciar e finalizar uma sessão e para fazer a transição entre outros tipos de toques e, também, para espalhar o lubrificante sobre a área de tratamento, o que permite que o paciente se sinta confortável ao toque do terapeuta que recolherá as informações. As informações fornecidas por esse toque inicial incluem temperatura e textura da pele, tônus muscular e sensibilidade. O deslizamento pode ser feito com a palma da mão, dedos, polegares, falanges ou antebraço. Toques lentos, superficiais, repetitivos podem auxiliar no relaxamento tanto do corpo como da mente. O deslizamento profundo requer mais pressão do que o superficial. Como têm o efeito mecânico do alongamento do músculo e da fáscia, os toques são aplicados na mesma direção que as fibras musculares. Por sua capacidade de aumentar a circulação venosa e linfática, os toques do deslizamento profundo geralmente são feitos na mesma direção que o fluxo venoso ou linfático.[4] Embora existam inúmeros toques, a Tabela 9.3 apresenta três para a prática e correspondem às Figuras 9.7 até 9.9.

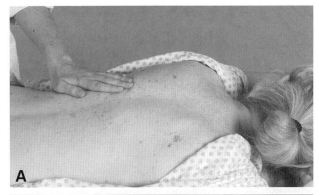
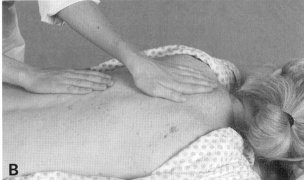
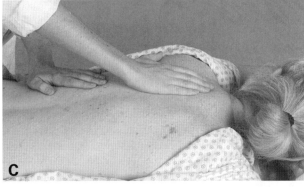

Figura 9.7 Técnica do deslizamento alternado em execução. A, uma mão começa a se movimentar ao longo do caminho determinado pelo tecido mole. B, a segunda mão começa a percorrer o mesmo caminho dos tecidos moles, após a primeira mão. C, enquanto a segunda mão continua ao longo do caminho dos tecidos moles, a primeira mão retorna e recomeça o caminho, proporcionando uma sensação de movimento contínuo.

Tabela 9.3	Exemplos de movimentos de deslizamento na massagem clássica
Deslizamento alternado	É um movimento alternado que usa as duas mãos. Uma mão está sempre em contato com o corpo. Ambas se movem na mesma direção. Uma delas começa quando a outra está prestes a terminar o movimento, o que dá a percepção de contato ininterrupto[3] (Fig. 9.7).
Movimento bilateral nas costas	Esse movimento exige que as duas mãos trabalhem simultaneamente em ambos os lados das costas. As mãos começam no pescoço e se movem distalmente ou começam na região lombar e se movem proximalmente. Elas são colocadas sobre a linha mediana e se movem de forma simultânea em uma direção lateral, antes de serem trazidas de volta para a linha mediana (Fig. 9.8).
Movimento horizontal	É uma técnica utilizada com frequência sobre as grandes áreas. Embora as duas mãos se movam no sentido inverso uma da outra, elas se movem na mesma direção global[3] (Fig. 9.9).

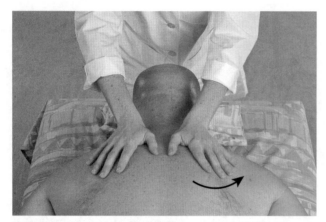

Figura 9.8 Técnica de deslizamento em movimento bilateral nas costas.

Amassamento [petrissage]

O **amassamento** é um movimento que, como o deslizamento profundo, tem efeitos mecânico e circulatório. Ele pode romper aderências localizadas no músculo e na fáscia superficial e profunda, enquanto proporciona um efeito de elongação para os mesmos tecidos. Realiza-se o amassamento com o levantamento da pele e do tecido mole subjacente de seu estado de repouso normal e, em seguida, pressionando, rolando, apertando e amassando-o antes de soltá-la. Ao trabalhar sobre uma grande área, as duas mãos movem-se juntas em um padrão rítmico alternado. Quando se trabalha sobre uma área menor, uma mão poderá levantar e amassar o tecido entre os dedos e o polegar. O amassamento pode ser a escolha perfeita de massagem de toque clássico quando se desejam os seguintes efeitos: maior mobilidade no músculo e na fáscia superficial e profunda, melhora da circulação e da nutrição celular.[4] A Tabela 9.4 e as Figuras 9.10 até 9.12 esboçam três técnicas de amassamento específicas.

Percussão [tapotement]

A **percussão** consiste em movimentos executados de maneira rápida e alternada. É preciso uma força mínima,

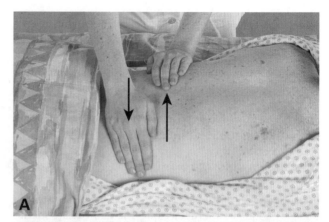

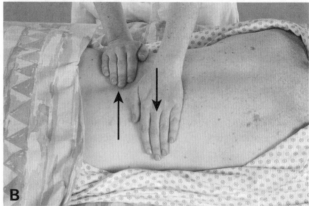

Figura 9.9 Técnica de deslizamento em movimento horizontal em execução. A, a mão direita afasta-se do profissional enquanto a mão esquerda se move em sua direção. Ambas as mãos se movem paralelamente uma à outra em direções opostas. B, as mãos então invertem os papéis, criando um movimento alternado de vaivém.

e os punhos do praticante devem permanecer relaxados durante a realização desses toques. As mãos podem permanecer em várias posições, com um punho frouxo, uma mão em concha ou aberta. A percussão tem efeito estimulante sobre a área. Ela pode aumentar o fluxo sanguíneo local e o tônus muscular, deve ser agradável e não dolorosa para o paciente.[3,4] Três movimentos de percussão

Tabela 9.4	Exemplos de movimentos de amassamento na massagem clássica
Amassamento básico com as duas mãos	Com esse movimento, cada mão se assemelha ao Pac Man tentando comer os pontos amarelos. Usar a mão inteira e alternar o movimento de levantar, apertar e soltar o tecido mole[3] (Fig. 9.10).
Amassamento circular com as duas mãos	Esse movimento é mais bem executado em áreas grandes, lisas, como as costas. As mãos devem estar apoiadas no corpo. Cada uma se move em um círculo no sentido horário (uma começa às 12h e a outra às 6h), de modo que às 3h e às 9h a pele seja pressionada entre as duas mãos[3] (Fig. 9.11).
Rolamento da pele	É um movimento que requer uma quantidade mínima de lubrificante, pois uma quantidade maior a dificulta. A pele é levantada entre o polegar e os dois primeiros dedos e, então, empurrada para a frente pelos polegares. É como criar uma onda no oceano e rolá-la para frente. Essa técnica também é considerada uma técnica de liberação miofascial. Ela alonga a pele e a fáscia superficial enquanto aumenta a circulação[3] (Fig. 9.12).

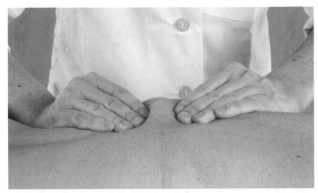

Figura 9.10 Técnica de amassamento básico com as duas mãos em execução.

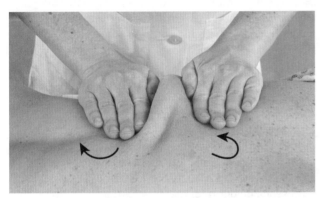

Figura 9.11 Técnica de amassamento circular com as duas mãos em execução.

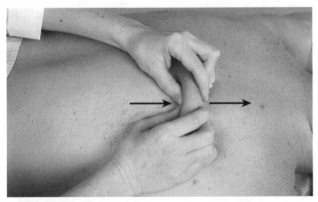

Figura 9.12 Técnica de amassamento com rolamento da pele em execução.

são descritos em detalhe na Tabela 9.5 e ilustrados nas Figuras 9.13 a 9.15.

Cherkin et al. descobriram que técnicas de massagem clássica melhoravam a função e diminuíam a dor em pacientes com dor lombar crônica após dez semanas.[20] Vários outros estudos avaliaram a eficácia das técnicas de massagem clássica e descobriram resultados positivos.[21-27] Demonstrou-se que essas técnicas também desempenham importante papel na redução do inchaço e retardam a dor muscular de início tardio (DMIT) após sua indução pelo exercício.[28]

Massagem cicatricial

As cicatrizes têm a capacidade de limitar a ADM e a função. Uma **cicatriz** é uma aderência da pele, que pode ou não colar nos tecidos subjacentes. Embora não haja uma técnica de massagem específica para a cicatriz, a ação mecânica de várias técnicas de massagem separa os tecidos e rompe aderências.[3] Levantar, ampliar e aplicar forças de cisalhamento pode romper as aderências criadas pelas cicatrizes da pele, o que pode provocar um aumento da pele, dos músculo e da flexibilidade das articulações.[3] Devem-se escolher as técnicas de tecido mole que proporcionam um efeito mecânico, como compressão, amassamento, rolamento da pele, fricção transversa profunda e técnicas miofasciais (Fig. 9.16). Estas são consideradas eficazes para afrouxar o tecido cicatricial mediante a quebra das aderências entre os tecidos cicatricial e subjacente.[29-31] Como o objetivo geral da massagem cicatricial é alcançar uma ADM normal, realizá-la em conjunto com exercícios de ADM é eficaz para alongar o tecido cicatricial e atingir os objetivos.

Desativação do ponto-gatilho

Travell e Simons definem um **ponto-gatilho** (PG) como "um foco de hiperirritabilidade em um tecido que, quando comprimido, é uma área delicada e, se suficientemente hipersensível, dá origem à dor referida e à sen-

Tabela 9.5	Exemplos de movimentos de percussão na massagem clássica
Com os lados da mão	Durante esse movimento, as mãos devem olhar uma para a outra, com os antebraços em repouso. O profissional deve manter punhos, mãos e dedos relaxados enquanto golpeia o corpo com o lado ulnar do punho e da mão, alternando entre direita e esquerda. Cuidado ao usar essa técnica sobre os rins[3] (Fig. 9.13).
Com as mãos fechadas	Esse movimento usa os punhos levemente fechados e relaxados. Os antebraços são mantidos em pronação e os punhos e as mãos soltos golpeiam alternadamente o corpo com uma leve força[3] (Fig. 9.14).
Com as mãos em concha	Esse movimento usa as mãos em concha e o polegar contra o primeiro metacarpal. O lado palmar das mãos em concha golpeia alternadamente, criando um som oco[3] (Fig. 9.15).

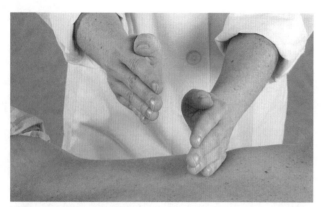

Figura 9.13 Técnica de percussão com os lados da mão em execução.

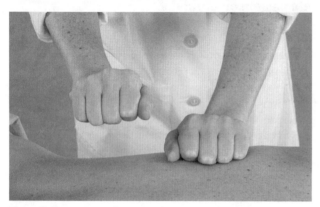

Figura 9.14 Técnica de percussão com as mãos fechadas em execução.

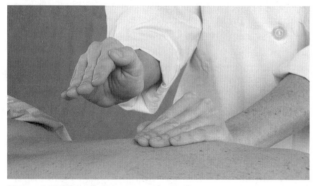

Figura 9.15 Técnica de percussão com as mãos em concha em execução.

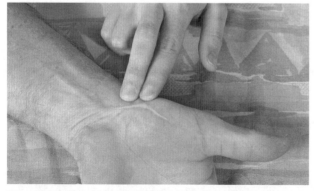

Figura 9.16 Massagem cicatricial em execução.

sibilidade".[32] Os pontos-gatilho são palpados como um nódulo palpável no tecido muscular, pele, cicatrizes, ligamentos, cápsula articular e fáscia. Os pontos-gatilho são classificados como ativos ou latentes. Os **pontos-gatilho ativos** são sempre sensíveis, mesmo quando não há pressão sobre eles. Eles impedem o alongamento completo do músculo, enfraquecem-no e referem dor quando comprimidos diretamente.[3] Quando a dor se irradia a partir do pontos-gatilho para outra área do corpo, geralmente ela não está associada a um nervo ou dermátomo.[4] "O padrão da dor referida é normalmente característico de um PG específico e as áreas referidas são muito previsíveis".[4] Travell e Simons mapearam as áreas de dor referida para os pontos-gatilho comuns no *Myofascial Pain and Dysfunction*.[32] Os **pontos-gatilho latentes** são dolorosos somente quando se aplica pressão sobre eles e,[32] apesar de não estarem associados à dor, muitas vezes causam rigidez e ADM limitada. São os mais comuns.

De acordo com Beck, quase 70% dos pontos-gatilho comuns estão localizadas no local de pontos de acupuntura conhecidos.[4] Localizar um ponto-gatilho exige palpação da faixa rígida de tecido, enquanto se pede um *feedback* verbal do paciente, que será capaz de ajudá-lo com informações sobre a localização do ponto-gatilho (p. ex., "você está quase sobre ele"), a extensão de sua dor e a presença de dor referida.[3]

Após a localização exata do ponto-gatilho, já é possível escolher as técnicas de desativação. Embora só discutamos as técnicas manuais para desativar os pontos-gatilho, elas não são as únicas opções de intervenção. As técnicas não manuais incluem injeções, agulhamento seco, acupuntura, pulverização e alongamento.[4] A técnica manual usada para desativá-los é a liberação de pressão do ponto-gatilho, que pode ser usada em conjunto com a massagem de fricção transversa. Essas técnicas manuais são acompanhas de alongamento e elongação do tecido que contém o ponto-gatilho.

A liberação de pressão do ponto-gatilho estava originalmente associada à compressão isquêmica. No entanto, verificou-se que para desativar um ponto-gatilho não há necessidade alguma de se exercer uma pressão excessiva para provocar a isquemia dos tecidos que já estão privados de oxigênio adequado. A liberação de pressão do ponto-gatilho usa as mãos, o olécrano ou outras ferramentas portáteis para comprimir o tecido nesse local. Quando se empregam ferramentas portáteis para pressionar, é preciso primeiramente palpar com os dedos para identificar com precisão o ponto-gatilho. A pressão é mantida no local por 20 a 60 segundos, o que faz com que os sarcômeros alonguem.[33] Ela deve ser gradualmente aumentada até o ponto em que o paciente relate dor (Fig. 9.17).

Dependendo da localização e das ferramentas disponíveis, muitas vezes, a liberação do ponto-gatilho pode ser feita pelo paciente. Ferramentas clínicas como o Thera

Capítulo 9 • Técnicas de manejo dos tecidos moles: massagem 231

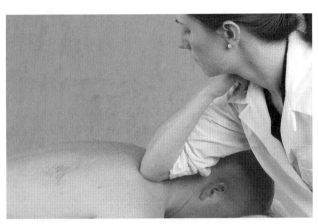

Figura 9.17 Liberação do ponto-gatilho em execução com o olécrano sobre a parte descendente do músculo trapézio, em um paciente em decúbito ventral.

É importante saber...

Conhecer as áreas de dor referida dos pontos-gatilho comuns pode auxiliar o profissional a diferenciá-los das neuropatias e de outras fontes de dor referida.

Cane (Fig. 9.18) podem ajudá-lo a realizar a liberação de forma independente. Estudos mostram que quando técnicas de desativação dos pontos-gatilho são adicionadas a um protocolo de autoalongamento para tratamento de fascite plantar, os resultados são efeitos de curto prazo superiores.[34] Outros estudos mostram que a desativação do ponto-gatilho pode aumentar imediatamente a ADM associada ao músculo tratado.[35-37]

Liberação miofascial

Liberação miofascial (LMF) é um termo usado para descrever um conjunto de técnicas de tecidos moles destinadas a aliviar os tecidos moles da compressão anormal da fáscia tensionada.[38] A liberação miofascial alonga o sistema fascial do corpo, o que pode romper aderências fasciais, aliviando assim as restrições de mobilidade e a dor, que podem levar a desvios posturais e limitações funcionais. A fáscia é o tecido conjuntivo que recobre todo o corpo e é o mecanismo pelo qual tudo no corpo está conectado. A fáscia subcutânea é a camada de tecido conjuntivo localizada entre a pele e a fáscia profunda; enquanto esta mantém músculos e órgãos no lugar. Como toda a fáscia está conectada, uma restrição em uma área pode afetar as outras, tanto adjacentes como distantes da área de restrição.

O objetivo de todas as técnicas de liberação miofascial é alongar a fáscia, ou localmente, ou de forma mais geral. Os tipos mais comuns de liberação miofascial realizados nas clínicas de fisioterapia são o espalhamento e a mobilização das miofáscias. O espalhamento miofascial afeta a fáscia subcutânea e libera as restrições locais quando se coloca uma mão ao lado da outra sobre a área de restrição e, em seguida, cada uma puxa para um lado (Fig. 9.19). Os tecidos se espalham até que se sinta uma resistência, e essa tensão é mantida até que a resistência ceda; nesse momento as mãos podem avançar um pouco mais. A mobilização miofascial inclui técnicas tais como rolamento da pele, em que os tecidos são rolados contra a fáscia subcutânea. O rolamento da pele também é considerado uma forma de amassamento e pode ser encontrado na Tabela 9.4 e na Figura 9.12. Ele alonga a fáscia superficial nas áreas de tratamento e aumenta a circulação local.

Um estudo pretendia comparar os resultados em pacientes com epicondilite lateral. O grupo de controle recebeu uma simulação de ultrassom, enquanto o outro recebeu LMF. Concluiu-se então que a LMF é mais eficaz no tratamento da epicondilite lateral.[39] Ficou demonstrado que o uso da terapia miofascial uma vez por semana reduz a ansiedade e melhora a qualidade de vida e do sono.[40]

Massagem de fricção transversa

A **massagem de fricção transversa** (MFT), popularizada por James Cyriax, gera uma infinidade de bene-

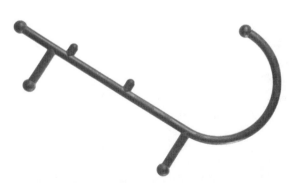

Figure 9.18 Thera Cane.
Cortesia da Thera Cane, www.theracane.com.

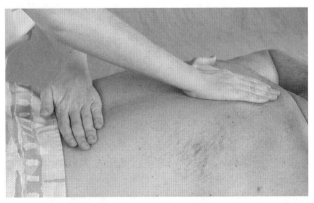

Figura 9.19 Técnica de espalhamento miofascial em execução em um paciente em decúbito ventral.

fícios. Alguns estudos compararam a abordagem Cyriax com o tratamento da epicondilalgia lateral com fonoforese e concluíram que a MFT é uma abordagem de tratamento superior.[44]

A massagem de fricção transversa é uma técnica de não deslizamento repetitiva e específica que produz movimento entre as fibras do tecido conjuntivo.[43] É indicada para qualquer condição em que a mobilidade tenha sido comprometida pela remodelação irregular do tecido, entorses, distensões e lesões por esforço repetitivo crônico, tais como tendinite, tenossinovite e fascite plantar.[43] Na MFT, a fricção superficial cria vasodilatação dos capilares, enquanto a fricção profunda pode aumentar a circulação sanguínea e linfática. A massagem de fricção transversa rompe aderências fasciais, amolece o tecido cicatricial e causa uma inflamação terapêutica leve. Essa resposta inflamatória leve pode iniciar uma resposta celular protetora que estimula a reparação. Quando uma adesão está localizada dentro de um músculo ou tendão, as tensões não se distribuem de forma igual através dos tecidos, pois eles tendem a se acumular em torno da aderência, levando à dor. Romper uma aderência pode permitir que o músculo e o tendão compartilhem tensões e forças contráteis, levando à diminuição da percepção da dor.[41,42]

Considerando-se a natureza da MFT, é especialmente importante que o profissional mantenha suas unhas curtas. Como o terapeuta não desliza suas mãos sobre a pele do paciente, nenhuma lubrificação é indicada para essa técnica. Os dedos das mãos do terapeuta e a pele do paciente devem se mover ao mesmo tempo para evitar lesões na pele, e a fricção deve ser feita perpendicularmente (ou transversalmente) às estrias musculares ou às fibras dos tendões. De acordo com Cyriax, quando se aplica a MFT em um tendão ou em um ligamento, o tecido deve ser alongado, enquanto a barriga do músculo deve permanecer relaxada.[42] O ponto de contato é muito específico, e a palpação deve ser feita para diferenciar a área exata dentro do tecido que está fragilizada, normalmente a mais macia. A almofada do segundo dedo (indicador) deve ser usada nas áreas pequenas, com o terceiro dedo (médio) sobre o segundo. A profundidade da pressão deve acompanhar a tolerância à dor do paciente e ser profunda o suficiente para enganchar no tecido em questão. O terapeuta então move o tecido para trás e para a frente, tentando varrer o máximo possível de tecido envolvido sem escorregar para fora e sobre aquele saudável (Fig. 9.20). Executa-se essa técnica a uma velocidade relativamente rápida de dois ou três ciclos por segundo por períodos de 5-20 minutos, dependendo da gravidade da lesão.[45]

É extremamente importante que haja uma comunicação completa e clara com os pacientes quando a técnica de tecidos moles aplicada é a fricção, pois existe o risco de produzir danos no tecido local e ela tende a causar desconforto. Uma vez identificado o tecido que necessita de fricção, o terapeuta pode palpá-lo delicadamente e pedir um *feedback* do paciente a fim de determinar onde ele está mais macio. Como essa técnica pode ser dolorosa, ela precisa ser explicada de forma clara ao paciente antes de ser iniciada, para que ele possa dar o consentimento informado para prossegui-

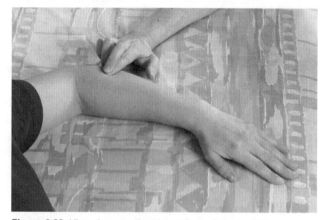

Figura 9.20 Vista de perto da adequada posição do dedo para a realização da MFT no antebraço do paciente.

Perspectiva do paciente

"Isso realmente deveria deixar meu joelho tão vermelho?"

Os pacientes precisam saber de antemão se sofrerão algum desconforto durante a técnica de tecido mole planejada. Também precisam ser informados sobre os motivos para a escolha da técnica executada. Embora a eficácia de *todos* os progressos dos pacientes aumente com a consciência cultural, o uso de técnicas manuais requer um profundo conhecimento das diferenças culturais pelo profissional.

Perguntas mais frequentes do paciente

1. Por que a dor caminha em direção à minha cabeça quando você pressiona sobre esse ponto das minhas costas?
2. Por que meu braço fica tão vermelho depois que você realiza a técnica de massagem de fricção transversa?
3. É tão bom quando você massageia, mas a dor retorna assim que você para. Por que isso acontece?

mento. Conversar sobre o propósito e o objetivo da técnica de tratamento o ajudará a entender por que esse tipo de intervenção foi o escolhido. Também é benéfico conversar com ele sobre quantos minutos o terapeuta planeja realizar a MFT e explicar que a pressão pode e será ajustada caso o paciente deseje. Para que o tratamento seja mais tolerável, profissionais experientes envolvem naturalmente esses pacientes com estímulo a conversas durante a sessão de tratamento individual.

Documentação e cobrança

Existem códigos distintos na terminologia de procedimento atual (CPT) para massagem e técnicas de terapia manual. Massagem inclui deslizamento, amassamento e percussão. Técnicas de terapia manual incluem a terapia manual qualificada como a mobilização, a drenagem linfática manual e a tração manual. Os itens que devem ser incluídos na documentação das técnicas de tecidos moles são:

- A área específica em tratamento
- A técnica específica empregada para os tecidos moles
- O período de tempo que o serviço foi fornecido (para quantificar a intervenção)
- O relato da finalidade da técnica de tecidos moles escolhida para o objetivo
- A resposta do paciente à intervenção, o que inclui a integridade da pele

Tomada de decisão clínica

Uma vez realizado o exame inicial do paciente, o fisioterapeuta conclui a avaliação, que inclui a determinação dos objetivos funcionais. Uma vez identificados os objetivos funcionais, o profissional determina quais deficiências precisam ser consideradas para que os objetivos estabelecidos sejam alcançados. Após identificar as deficiências, o terapeuta poderá determinar quais técnicas de tecidos moles podem responder de forma mais favorável. Ao analisar quaisquer contraindicações e precauções possíveis, ele pode identificar quais técnicas de tecidos moles serão mais eficazes para o paciente. Para maximizar a adesão do paciente ao plano de cuidados fisioterapêuticos, este deve ser revisto com o paciente, que também deve ser informado dos objetivos específicos de seu uso e de outras intervenções que foram definidas (i. e., exercícios terapêuticos, reeducação neuromuscular e outras modalidades).[43]

Resumo

Fornecer técnicas de tecidos moles eficazes pode ser uma experiência muito gratificante para todos os envolvidos. O uso competente das mãos como ferramentas pode elevar a qualidade dos cuidados prestados, bem como os progressos dos pacientes. Crescimento e competência ocorrem somente quando o profissional solicita outros pontos de vista, de profissionais mais bem informados, e avalia continuamente sua efetividade, adaptando então as técnicas manuais. Fisioterapeutas tendem a ser pessoas muito carinhosas, que gastam uma grande quantidade de tempo e de energia trabalhando com seus pacientes. A manutenção de sua própria saúde física é fundamental para ajudar aos outros, por isso tornar-se cliente e receber uma massagem pode ser a receita necessária para manter o bom trabalho.

Questões para revisão

1. Qual das seguintes alternativas é a melhor definição para o termo "massagem de tecidos moles"?
   a. Usar suas mãos para movimentar tecidos moles
   b. Enviar uma mensagem para as partes mais moles do corpo
   c. Proporcionar uma experiência relaxante para um paciente
   d. Um serviço adicional que seu paciente pode pagar à parte no final da sessão
2. Qual das seguintes opções não precisa ser considerada antes de aplicar uma massagem?
   a. O comprimento de suas unhas
   b. O comprimento de seu cabelo
   c. A presença de anéis e relógios
   d. A presença de brincos
3. Em qual das seguintes situações a realização da massagem seria segura?
   a. Feridas abertas
   b. Surto agudo de artrite reumatoide
   c. Pneumonia aguda
   d. Gravidez
4. A maioria dos pontos-gatilho está localizada em que área?
   a. Articulação musculotendínea
   b. Pontos de acupuntura
   c. Membro superior dominante
   d. Conduto auditivo externo
5. Todos os pacientes apreciarão o uso das técnicas de manejo de tecidos moles.
   a. Verdadeiro
   b. Falso

234 Seção II • Agentes térmicos e mecânicos

Estudo de caso 1

Betsy é uma enfermeira destra que trabalha em um consultório médico de asma e alergia. Recentemente, ela chegou a administrar até cem injeções para alergia todos os dias. Ela está em fisioterapia com queixas de dor no cotovelo direito próximo do epicôndilo lateral.

O fisioterapeuta determinou que a extensão repetitiva do punho exigida ao aplicar as injeções em seus pacientes resultou em epicondilite lateral.

- Qual técnica de tratamento dos tecidos moles seria a mais adequada para Betsy?
- Por quantos minutos você a realizaria?
- Existem outras modalidades cujo uso você poderia considerar junto a uma abordagem prática?

Estudo de caso 2

Betsy se tornou uma cliente regular. Como ficou muito feliz com o tratamento da epicondilite lateral no ano passado, ela retornou, desta vez com queixas de dor no pescoço do lado direito. Como seu empregador decidiu adotar os registros médicos eletrônicos, Betsy passou muito tempo debruçada sobre o computador, no trabalho, introduzindo dados nos prontuários existentes. A ADM na flexão cervical lateral-esquerda diminuiu e há

uma dor surda e um nódulo palpável na parte descendente do trapézio direito.

- Qual técnica de tratamento dos tecidos moles seria a mais adequada para Betsy?
- Por quantos minutos você a realizaria?
- Existem outras modalidades cujo uso você poderia considerar junto a uma abordagem prática?

Questões para discussão

1. Que tipos de habilidades de palpação são exigidos de um profissional que emprega técnicas de tecidos moles?
2. Quais são algumas das contraindicações para a massagem clássica?
3. Se um paciente lhe perguntasse qual é a diferença entre a massagem terapêutica e a fisioterapia, como você explicaria?
4. Qual é o objetivo final da massagem cicatricial quanto às deficiências e limitações funcionais?
5. Quais são os efeitos considerados normais da massagem de fricção transversa?

Referências bibliográficas

1. Lewis, M: Patient satisfaction . . . "In good hands." Physiotherapy Frontline 15(3):20, 2009.
2. Saunders, C: Manual therapy for low back pain. Patient Care 35(10):12–23, 2001.
3. Benjamin, PJ, and Tappan, FM: Handbook of Health Massage Techniques, ed 4. Pearson Prentice Hall, Upper Saddle River, NJ, 2005.
4. Beck, MF: Theory & Practice of Therapeutic Massage, ed 5. Cengage Learning, Clifton Park, NY, 2010.
5. Stedman's Concise Medical Dictionary for the Health Professions, ed 4. Lippincott Williams & Wilkins, New York, 2001.
6. Biel, A: Trail Guide to the Body, ed 4. Books of Discovery, Boulder, CO, 2010.
7. Arroyo-Morales, M, Olea, N, Ruiz, C, Luna del Castillo, JD, et al: Massage after exercise. Response of immunologic and endocrine markers: a randomized single-blind placebo-controlled study. J Strength Cond Res 23(2): 638-644, 2009.
8. Rapaport, MH, Schettler, P, and Bresee, C: A preliminary study of the effects of a single session of Swedish massage on hypothalamic-pituitary-adrenal and immune function in normal individuals. J Alternative Complementary Med 16(10):1079–1088, 2010.
9. Sefton, JM, Yarar, C, Berry, JW, and Pascoe, DD: Therapeutic massage of the neck and shoulders produces changes in peripheral blood flow when assessed with dynamic infrared thermography. J Alternative Complementary Med 16(7):723–732, 2010.
10. Dommerholt, J, and Huijbregts, P: Myofascial Trigger Points: Pathophysiology and Evidence-Informed Diagnosis and Management. Jones & Bartlett, Boston, 2011.
11. Sturgeon, M, Wetta-Hall, R, Hart, T, et al. Effects of therapeutic massage on the quality of life among patients with breast cancer during treatment. J Alternative Complementary Med 15(4):373–380, 2009.
12. Hemmings, B, Smith, M, Graydon, J, and Dyson, R: Effects of massage on physiological restoration, perceived recovery, and repeated sports performance. Br J Sports Med 34:109–114, 2000.
13. Arroyo-Morales, M, Olea, N, Martinez, M, Moreno-Lorenzo, C, et al: Effects of myofascial release after high intensity exercise. A randomized clinical trial. J Manip Phys Ther 21:217–223, 2008. 3816_Ch09_210-229 26/06/14 4:19 PM Page 223
14. American Physical Therapy Association: Guide to Physical Therapist Practice, ed 2. Phys Ther 81:1, 2001.
15. Arroyo-Morales, M, Olea, N, et al: Psychophysiological effects of massage — myofascial release after exercise: a randomized sham-control study. J Alternative Complementary Med 14(10):1223–1229, 2008.
16. Wiktorsson-Moller, M, Oberg, B, Ekstrand, J, and Gillquist, J: Effects of warming up, massage, and stretching on range of motion and muscle strength in the lower extremity. Am J Sports Med 11:249–252, 1983.

17. van den Dolder, PA, and Roberts, DL: A trial into the effectiveness of soft tissue massage in the treatment of shoulder pain. Aust J Physiotherapy 49:183–188, 2003.
18. Fritz, S: Fundamentals of Therapeutic Massage. Mosby-Lifeline, St. Louis, MO, 1995.
19. Salvo, SG: Massage Therapy. WB Saunders, Philadelphia, 1999.
20. Cherkin, DC, Sherman, KJ, Kahn, J, et al. A comparison of the effects of 2 types of massage and usual care on chronic low back pain a randomized, controlled trial. Ann Intern Med 155:1–9, 2011.
21. Furlan, AD, Imamura, M, Dryden, T, and Irvin, E: Massage for low back pain: an updated systematic review within the framework of the Cochrane Back Review Group. Spine 34:1669–1684, 1976.
22. Cherkin, DC, Eisenberg, D, Sherman, KJ, Barlow, W, Kaptchuk, TJ, Street, J, et al: Randomized trial comparing traditional Chinese medical acupuncture, therapeutic massage, and self-care education for chronic low back pain. Arch Intern Med 161:1081–1088, 2001.
23. Hernandez-Reif, M, Field, T, Krasnegor, J, and Theakston, H: Lower back pain is reduced and range of motion increased after massage therapy. Int J Neurosci 106:131–145, 2001.
24. Preyde, M: Effectiveness of massage therapy for subacute low--back pain: a randomized controlled trial. CMAJ 162:1815–1820, 2000.
25. Field, T, Hernandez-Reif, M, Diego, M, and Fraser, M: Lower back pain and sleep disturbance are reduced following massage therapy. J Bodywork and Movement Ther 11:141–145, 2007.
26. Kumnerdee, W: Effectiveness comparison between Thai traditional massage and Chinese acupuncture for myofascial back pain in Thai military personnel: a preliminary report. J Med Assoc Thai 92:117–123, 2009.
27. Little, P, Lewith, G, Webley, F, Evans, M, Beattie, A, Middleton, K, et al: Randomised controlled trial of Alexander technique lessons, exercise, and massage for chronic and recurrent back pain. BMJ 337:884, 2008.
28. Zainuddin, Z, Newton, M, Sacco, P, and Nosaka, K. Effects of massage on delayed-onset muscle soreness, swelling, and recovery of muscle function. J Athletic Training 40(3):174–180, 2005.
29. Ward, RS: Physical Rehabilitation. In Carrougher, GJ (ed): Burn Care and Therapy. CV Mosby, St. Louis, MO, 1998.
30. Miles, WK, and Grigsby, L: Remodeling of scar tissue in the burned hand. In Hunter, JN, et al (eds): Rehabilitation of the Hand. CV Mosby, St. Louis, MO, 1984.
31. O'Sullivan, SB, and Schmitz, TJ: Physical Rehabilitation, ed 5. FA Davis, Philadelphia, 2007.
32. Simons, DG, Travell, JG, and Simons, LS: Travell and Simons' Myofascial Pain and Dysfunction: The Trigger Point Manual. Volume 1: Upper Half of Body, ed 2. Lippincott Williams & Wilkins, Baltimore, 1999.
33. Simons, D: Review of enigmatic MTrPs as a common cause of enigmatic musculoskeletal pain and dysfunction. J Electromyogr Kinesiology 14:95–107, 2004.
34. Renan-Ordine, R, Alburquerque, F, et al. Effectiveness of myofascial trigger point manual therapy combined with a self-stretching protocol for the management of plantar heel pain: a randomized controlled trial. J Orthop Sports Phys Ther 41(2):43–50, 2011.
35. Grieve, R, Clark, J, Pearson, E, et al: The immediate effect of soleus trigger point pressure release on restricted ankle joint dorsiflexion: A pilot randomised controlled trial. J Bodywork Movement Ther 15:42–49, 2011.
36. Wu, S, Hong, C, You, J, Chen, C, Wang, L, and Su, F: Therapeutic effect on the change of gait performance in chronic calf myofascial pain syndrome: a time series case study. J Musculoskeletal Pain 13(3):33–43, 2006.
37. Grieve, R: Proximal hamstring rupture, restoration of function without surgical intervention: a case study on myofascial trigger point release. J Bodywork Movement Ther 10:99–104, 2006.
38. Juett, T: Myofascial release—an introduction for the patient, Phys Ther Forum 7(41):7–8, 1988.
39. Ajimsha, MS, Chithra, S, and Thulasyammal, RP: Effectiveness of myofascial release in the management of lateral epicondylitis in computer professionals. Arch Phys Med Rehabil 93(4):604–609, 2012.
40. Castro-Sanchez, AM, Mataran-Penarrocha, GA, Granero-Molina J, et al: Benefits of massage myofascial release therapy on pain, anxiety, quality of sleep, depression, and quality of life in patients with fibromyalgia. Evidence Based Complementary Alternative Med, 2011, doi:10.1155/2011/561753.
41. Cyriax, J, and Coldham, M: Textbook of Orthopedic Medicine. Vol 2: Treatment by Manipulation, Massage and Injection, ed 11. Bailliere-Tindall, London, 1984.
42. Cyriax, J: Deep massage. Physiotherapy 63:60–61, 1977.
43. Andrade, CK, and Clifford, P: Outcome-Based Massage. Lippincott Williams & Wilkins, Baltimore, 2001.
44. Nagrale, AV, Herd, CR, et al: Cyriax physiotherapy versus phonophoresis with supervised exercise in subjects with lateral epicondylalgia: a randomized clinical trial. J Manual Manipulative Ther 17(3):171–178, 2009.
45. Kessler, RM, and Hertling, D: Friction massage. In Hertling, D, Kessler, RM (eds): Management of Common Musculoskeletal Conditions, ed 3. Lippincott-Raven, Philadelphia, 1996.

236 Seção II • Agentes térmicos e mecânicos

Vamos descobrir

Atividade de laboratório: técnicas de manejo de tecidos moles: massagem

Esta atividade de laboratório é concebida para demonstrar as técnicas de manejo de tecidos moles que atualmente são praticadas em ambientes clínicos. Os leitores praticarão a preparação e o posicionamento do paciente, aplicarão técnicas de manejo de tecidos moles, proporcionarão a justificativa para o uso de cada uma delas e descreverão os componentes utilizados para avaliar a eficácia do tratamento. Eles administrarão e receberão várias formas de massagem de tecidos moles e aprenderão a importância do posicionamento adequado tanto do paciente quanto do indivíduo que a aplica. Esta atividade de laboratório abrange também o que documentar e quão importante é a apropriada instrução do paciente para um tratamento bem-sucedido.

Equipamento

Maca   Lençóis e toalhas
Lubrificante

Atividades de laboratório

Massagem clássica

1. Reúna todos os equipamentos necessários.
2. Prepare-se para uma intervenção prática de tratamento: prenda o cabelo longo; avalie o comprimento da unha; remova relógios, anéis e pulseiras; realize a técnica adequada de higiene das mãos.
3. Justifique por que é preciso preparar cabelo e mãos:

_____

_____

4. Que tipos de perguntas você deve fazer a um paciente antes de realizar a massagem do tecido mole?

_____

_____

_____

Que tipo de informações você precisa fornecer ao paciente antes de tocá-lo?

_____

_____

_____

5. Coloque o paciente em posição prono.
   A. Como você deve posicionar a cabeça e o pescoço do paciente? Qual é sua justificativa?

_____

   B. Ao posicionar o paciente, como você poderia proteger a região lombar?

_____

_____

6. Cubra o paciente dos ombros aos pés e, em seguida, exponha a área que deve ser tratada, descobrindo as costas até o nível da coluna ilíaca posterossuperior (CIPS).
   A. Qual a justificativa para cobrir o paciente dessa maneira?

_____

_____

Capítulo 9 • Técnicas de manejo dos tecidos moles: massagem **237**

7. Avalie a área de tratamento.

A. O que pode ser observado na área de tratamento depois de expô-la?

_____

_____

_____

B. Você está prestes a tocar o paciente. Descreva as técnicas que pode usar para testar a percepção do paciente ao toque suave e à circulação.

_____

_____

_____

8. Aplique a massagem terapêutica.

A. Explique com que tipo de movimento você vai começar e terminar. Justifique suas escolhas.

_____

_____

B. Se você pressionar com seus movimentos, a pressão coincidirá com a inspiração e a expiração do paciente?

_____

C. Escolha pelo menos dois movimentos de deslizamento, de amassamento e duas formas de percussão. Realize pelo menos dez movimentos de cada em seu paciente.

9. Quando finalizar o tratamento, que medidas adicionais devem ser tomadas para completá-lo?

_____

_____

10. Como você avalia a eficácia do tratamento?

_____

_____

_____

11. Documente esta sessão de tratamento.

_____

_____

_____

_____

Massagem cicatricial

1. Que tipos de técnicas de massagem você praticou que têm os efeitos mecânicos necessários para romper o tecido cicatricial?

_____

2. A técnica de massagem cicatricial escolhida deve ser feita em que direção?

_____

3. Localize uma cicatriz real em seu parceiro de laboratório que tenha mais de um ano de idade e esteja totalmente cicatrizada ou identifique um tecido no qual você possa imaginar a localização de uma cicatriz. Realize a massagem cicatricial por 5 minutos, mantenha a mecânica corporal adequada.

4. Se seu parceiro de laboratório realmente tinha uma cicatriz no tecido que você escolheu, que articulação e movimento poderiam ter a amplitude limitada? Como você a alongaria?

_____

_____

Massagem de fricção transversa

1. Permita que seu parceiro de laboratório escolha um dos seguintes tecidos para receber 2 minutos de MFT:
   a. tendões extensores do punho proximal
   b. fibular longo proximal
   c. supraespinal
2. Pratique explicar a seu parceiro de laboratório o que é MFT e por que você escolheu essa intervenção dos tecidos moles em particular. Não se esqueça de incluir aquilo que você espera que ele sinta.
3. Antes de começar, certifique-se de que você está em uma posição que maximize a mecânica corporal adequada, incluindo o uso adequado e a proteção de suas mãos e dedos.
4. Seu parceiro de laboratório deve ficar em que posição para maximizar a exposição do tecido em tratamento? Você o alongará ou afrouxará? Por quê?

_____

_____

_____

5. A força da fricção será fornecida em que direção?

_____

6. Mesmo que seu parceiro de laboratório não apresente disfunção no tecido que será tratado, você ainda será capaz de identificar a área específica e localizada a ser tratada. Como o fará?

_____

_____

7. Você foi capaz de se concentrar na intervenção de tratamento mesmo enquanto mantinha uma conversa agradável com seu parceiro de laboratório? Sim/Não
8. Em uma escala de 0 a 10, sendo 0 sem fadiga e 10 com fadiga máxima, qual o nível de cansaço dos seus dedos após 2 minutos de execução da MFT? Por quê?

_____

_____

Liberação do ponto-gatilho

1. Liste as técnicas não manuais e manuais para o tratamento de pontos-gatilho:

_____

_____

_____

_____

2. Qual técnica manual você aplicaria?

_____

3. Descreva como realizaria essa técnica.

_____

_____

_____

_____

4. O que você tem de pedir para seu paciente fazer logo após identificar a técnica manual acima?

_____

_____

Casos clínicos

- Ruth é uma mulher de 67 anos de idade que há duas semanas passou por uma substituição total do joelho direito. Na fisioterapia, ela apresenta ADM limitada do joelho direito e diminuição da força no quadríceps direito, nos isquiotibiais e no gastrocnêmio. Queixa-se de dor classificada como 4 em uma escala de 1 a 10 e inchaço mínimo no pé direito. Ela tem uma longa cicatriz de 12,7 cm ao longo do aspecto anterior do joelho direito e está preocupada com sua incapacidade para subir escadas e dirigir seu carro. Quais dos itens acima são deficiências e quais são limitações funcionais? Qual dessas deficiências pode se beneficiar de uma técnica de tecido mole?

- Billy é um homem de 32 anos de idade que recentemente começou a fazer *jogging*. Ele corre em seu bairro e reclama de dor na coxa direita. O fisioterapeuta examina e avalia Billy para descobrir se ele tem síndrome da banda iliotibial (SBI). Qual (ou quais) técnica de manejo de tecido mole seria mais adequada para ele? Por quê?

- Amy é mãe de uma menina de oito semanas de vida. Sente dor no pescoço e no ombro esquerdo há quatro semanas. Ela relata que, várias vezes por dia, dobra e desdobra um pesado carrinho e o coloca para dentro e para fora de seu SUV. Não tem dormido porque passa a metade da noite na poltrona no quarto de sua filha. Outro dia, ao colocar o bebê no berço e se abaixar, sentiu uma dor aguda no trapézio superior esquerdo que disparou em direção à cabeça. Foi isso que a trouxe para a fisioterapia. Qual (ou quais) técnica de manejo de tecido mole seria mais adequada para ela? Por quê?

Questões de laboratório

1. Quando um paciente com dor lombar pode se beneficiar de um travesseiro sob o abdome (em decúbito ventral)?
2. Quando um paciente com dor lombar pode se beneficiar da ausência de um travesseiro sob o abdome (em decúbito ventral)?
3. Apesar de serem intervenções diferentes, quais objetivos do tratamento são comuns à massagem cicatricial, massagem de fricção transversa e liberação do ponto-gatilho?

CAPÍTULO 10

Radiação eletromagnética: diatermia, ultravioleta e *laser*

Barbara J. Behrens, PTA, MS

Objetivos de aprendizagem

Após a leitura deste capítulo, o leitor será capaz de:

- Definir os usos da luz, da luz ultravioleta (UV) e da diatermia na prática clínica.
- Apresentar as propriedades físicas da energia eletromagnética (EM) de vários comprimentos de onda.
- Apresentar a energia eletromagnética quanto à luz terapêutica e às fontes de energia que podem ser usadas como intervenções de tratamento potenciais na fisioterapia.
- Descrever a aplicação da diatermia como uma potencial intervenção de tratamento.
- Discutir a produção de luz *laser* e como ela difere das outras formas de luz.
- Discutir os potenciais usos do *laser* e da luz UV como potenciais intervenções de tratamento na fisioterapia.
- Discutir o papel da Food and Drug Administration (FDA) como uma agência reguladora e a influência de suas diretrizes que envolvem dispositivos experimentais no âmbito da fisioterapia.

Termos-chave

Absorção	Dipolo	Nanômetros
Actinoterapia	Divergência do feixe	Não ionizante
Bioestimulação	Fotossensível	Radiação eletromagnética
Coerência	Isenção de dispositivo experimental	Reflexão
Comitê de avaliação institucional	(IDE)	Refração
Comprimento de onda	*Laser*	UV
Diatermia	Monocromática	

Conteúdo

Radiação eletromagnética
    Campos eletromagnéticos e diatermia
    Efeitos fisiológicos da diatermia
    Tipos de aplicações da diatermia
    Considerações sobre as aplicações clínicas da
        diatermia
    Campos eletromagnéticos pulsados para a reparação
        do tecido ósseo

Luz como modalidade terapêutica
    Características da luz
    Propriedades físicas da luz
    Ângulo de incidência e dosagem
Ultravioleta
    Efeitos fisiológicos da luz UV
    Uma visão geral da técnica de aplicação da luz UV
    Efeitos de longo prazo da exposição à luz UV

Laser
  Produção da luz *laser*
  Características da luz *laser*
  Laser de baixa potência na prática clínica

Técnica de tratamento com *laser*
Dosagem do *laser*
Parâmetros documentáveis
Usos terapêuticos da luz

"A ciência não sabe da dívida que tem para com a imaginação." – *Ralph Waldo Emerson*

Perspectiva do paciente

"Este não é o mesmo tipo de laser *que vejo nos filmes, aquele que desmaterializa as pessoas?"*

Como observado na pergunta acima, é importante considerar o ponto de vista do paciente sobre o emprego das intervenções terapêuticas. Nunca saberemos realmente o que um paciente pensa quando lhe falamos pela primeira vez sobre o conceito do que queremos usar. Embora, como profissionais, possamos achar graça em algo dito por nossos pacientes, eles podem ter uma reação completamente diferente ao que dizemos. Por exemplo, para os pacientes, os *lasers* podem evocar imagens de armas de raio ou sabres de luz e, por isso, podem ser vistos apenas como ferramentas destrutivas e não como modalidades terapêuticas. É provável que a imagem de Darth Vader ou de algum outro herói de ação seja o que eles conheçam como o uso mais comum para o *laser* ou o *laser tag*, mas certamente não o veem como uma intervenção de tratamento. A instrução do paciente é crucial para ajudá-lo a entender o que esperar desses tipos de intervenções terapêuticas, tão diferentes dos outros agentes físicos mais comumente aplicados e discutidos nos capítulos anteriores.

Talvez a luz solar seja um dos exemplos mais primitivos de agente físico. Ela fornece iluminação no escuro e aquece do frio. O contínuo estudo das características que a diferenciam levou ao desenvolvimento e ao refinamento de várias formas de modalidades de tratamento que utilizam diferentes formas de radiação eletromagnética (REM), o que inclui a diatermia com várias formas de luz, principalmente a luz ultravioleta (UV) e o *laser*. O termo REM pode ser assustador para aqueles que não entendem seu significado; no entanto, ele apenas significa radiação como raios X, micro-ondas, raios gama, luz UV, luz visível, radiação infravermelha (IV) e ondas de rádio.

Radiação eletromagnética

A **radiação eletromagnética (EM)** tem campos magnéticos e elétricos perpendiculares uns aos outros e também à direção em que se deslocam. Ao contrário da energia elétrica, a REM viaja sem um condutor ou suporte específico. Como pode viajar através do ar, ela pode ser muito intrigante e também despertar muito a imaginação na mente dos cineastas. A Figura 10.1 ilustra o espectro EM.

A Figura 10.2 ilustra o caminho pelo qual a energia EM pode viajar, que é diferente do caminho pelo qual outras formas de energia viajam, pois estas o fazem estritamente através de um condutor.

Este capítulo discute e apresenta os usos desses tipos de agentes físicos, que incluem diatermia, UV e *laser* frio, quanto às suas indicações, técnicas de aplicação e considerações de segurança. Ele não pretende ser um estudo aprofundado da base teórica de qualquer dessas modalidades, mas apenas uma visão geral para profissionais que pretendem usá-las.

A diatermia e o *laser* representam modalidades cujo uso, talvez e por razões muito diferentes, ainda não seja tão comum como o de outros agentes físicos nas clínicas dos Estados Unidos. Os *lasers* foram considerados dispositivos experimentais pela U.S. Food and Drug Administration (FDA) e, portanto, seu uso em seres humanos ficou restrito a aplicações e diagnósticos específicos. O estatuto experimental da modalidade é uma classificação atribuída a qualquer nova modalidade para uso humano. Para que seja introduzida nos Estados Unidos, qualquer nova modalidade deve passar por um processo que garanta tanto sua segurança como sua eficácia. O *laser* será discutido em função do processo que uma modalidade de investigação envolve, assim como das aplicações mencionadas na literatura. O uso da diatermia não é frequente por causa do número de precauções e contraindicações, que resultam

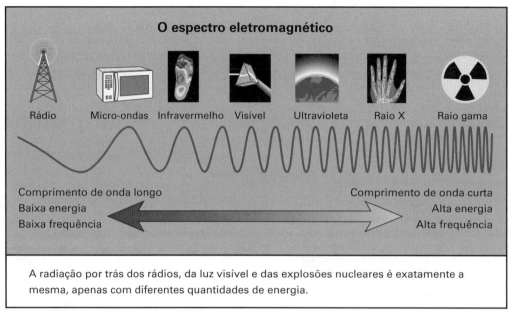

Figura 10.1 O espectro EM. Cada uma das cores da luz é representada por um comprimento de onda específico, que é medido em nanômetros (nm). A variação visível está indicada.

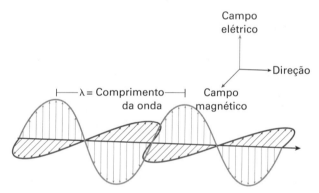

Figura 10.2 O caminho da energia EM gera um campo EM que é perpendicular à direção da fonte de energia e à própria fonte.

principalmente do modo de emissão da modalidade. Os resultados obtidos quando a diatermia foi aplicada foram favoráveis, mas a tendência dos profissionais foi a de não usá-la e de optar por outros agentes físicos que não usam campos EM para alcançar os resultados que procuravam.

Campos eletromagnéticos e diatermia

Os campos EM usados terapeuticamente são aqueles aplicados externamente ao corpo a partir do segmento de radiofrequência *não ionizante* do espectro EM. É importante guardar essa observação. O DNA é a espinha dorsal da composição genética. A ruptura da sequência das cadeias de aminoácidos que o compõem pode alterar de forma significativa o funcionamento do corpo. Essa é a base para o tratamento com radiação para condições como o câncer, em que o objetivo é fazer exatamente isso.

Os raios X são uma forma de energia ionizante, razão pela qual devemos ter cuidado quando a eles somos expostos. **Não ionizante** significa que esta forma de energia não tem a capacidade de alterar a estrutura química do tecido com o qual interage; no entanto, ela afeta o tecido, e as formas como a usamos terapeuticamente revelaram que estimulam a cicatrização do tecido.[1-3] Há energia insuficiente para despolarizar um nervo motor e fazer com que um músculo se contraia ou para causar a percepção sensorial. A amplitude usada com essa forma de energia também é insuficiente para interferir nos padrões dos elétrons que orbitam em torno das moléculas individuais. Em outras palavras, não há mutação de DNA quando essa forma de tratamento é aplicada. Contudo, há energia suficiente, dependendo do modo de aplicação, para produzir um efeito de aquecimento.

A **diatermia** é um termo que significa literalmente "aquecer por meio de" e se refere ao uso da energia eletromagnética que passa através e é absorvida pelo corpo e, em seguida, convertida em calor. O termo é usado para abranger técnicas de aplicação que utilizam campos EM, que incluem tanto a diatermia de ondas curtas pulsada quanto contínua, aplicações não térmicas de campos eletromagnéticos pulsados e energia de radiofrequência pulsada. Todas essas formas de energia eletromagnética são aplicadas externamente para efetuar uma alteração na cicatrização dos tecidos moles. São modalidades que foram usadas nos últimos vinte ou trinta anos, tornaram-se impopulares por causa de problemas técnicos relacionados a vazamentos[4,5] e começaram a desfrutar de um ressurgimento do interesse como consequência dos resultados promissores observados com sistemas tecnologicamente avançados que solucionaram alguns dos problemas do passado.[6] Dependendo do tipo de configuração usada, essas formas de campos eletromagnéticos podem ser a modalidade de escolha para a população de pacientes, caso ela inclua a reparação de feridas. Ver a Tabela 10.1 para obter uma lista dos dispositivos eletromagnéticos, as siglas associadas a eles e as possíveis aplicações.

A principal diferença entre os vários dispositivos nessa categoria baseia-se no comprimento de onda do dispositivo no espectro EM. Desde que a demanda para o uso de nossas ondas aumentou exponencialmente nas últimas décadas, e a Federal Communications Commission (FCC) regula quais frequências podem ser usadas para determinados fins, o que inclui a transmissão de rádio, televisão, radar, uso do telefone celular e aplicações médicas, há controles rígidos sobre as frequências disponíveis. É interessante ressaltar que esta não é uma simples questão regulatória que envolve apenas uma nação. A regulação das frequências da REM depende da cooperação de todas as nações do mundo, já que o ar, o espaço, a comunicação e a navegação dependem muito das ondas. Se não existissem tratados entre as várias nações, haveria uma grande quantidade de interferência, que faria com que a comunicação por radiofrequência fosse praticamente inútil.[7] As frequências e os comprimentos das ondas aprovados pela FCC para aplicações médicas estão listadas na Tabela 10.2.

Efeitos fisiológicos da diatermia

A diatermia pode ser aplicada em modo pulsado ou contínuo. Sempre que a energia é pulsada, isso se refere a uma interrupção temporária, mas consistente, no tempo "de atividade". Um fluxo contínuo de energia no tecido tem um efeito diferente do de uma forma de energia pulsada. A diatermia por ondas curtas pulsadas (DOCP) pode produzir calor, e a DOC contínua (DOCC) também pode produzir calor no campo do tratamento. O fator determinante é a saída de potência do dispositivo e a capacidade da energia de passar através do corpo.

Ao contrário de formas superficiais de calor que eram fontes de calor condutoras, a diatermia é uma forma de calor que funciona por meio de conversão. Como ela tem a capacidade de passar através dos tecidos humanos e influenciar aqueles com os quais se encontra, é essa influência que precisamos entender.

Tabela 10.1	Acrônimos dos dispositivos de energia eletromagnética e suas possíveis aplicações			
Dispositivo		**Acrônimo**	**Térmico?**	**Aplicação potencial**
Campo eletromagnético pulsado		CEMP	Não	Cicatrização tecidual
Radiofrequência pulsada		RFP	Não	Cicatrização tecidual
Diatermia por onda curta pulsada		DOCP	Não	Cicatrização tecidual
Diatermia por onda curta contínua		DOCC	Sim	Aquecimento dos tecidos
Diatermia por micro-ondas		DMO	Sim	Aquecimento dos tecidos

Tabela 10.2	Tipos de radiação EM e suas características aprovadas pela Federal Trade Commission		
Tipos de radiação EM	**Comprimento da onda**	**Frequência (MHz)**	**Aplicações potenciais**
DOC/RRFP	22 m	13,56	Diminuir: dor, defesa muscular; estimular o aquecimento dos tecidos profundos
DOC/RRFP	11 m	27,12*	
DOC/RRFP	7,5 m	40,68	
DMO	33 m	915,000	
DMO	12 cm	2.450,00	

* Frequência mais comumente usada para DOC e RRFP
Legenda: Diatermia por onda curta: DOC
       Radiação por radiofrequência pulsada: RRFP
       Diatermia por micro-onda: DMO

Os tecidos humanos contêm quantidades significativas de água, que é uma molécula **dipolo**. Isso significa que a molécula de água é mais positiva em uma extremidade e mais negativa na outra (Fig. 10.3).

Uma vez expostas a frequências específicas de DOCC, essas moléculas dipolo são literalmente desviadas ionicamente, o que causa atrito interno conforme elas tentam girar ao contrário para voltar ao seu estado original.

Essa oscilação e atrito podem causar aquilo que se designa correntes de Foucault (*eddy currents*) no interior dos tecidos subjacentes. As correntes de Focault são círculos fechados de corrente induzida que circulam em planos perpendiculares à fonte de energia EM (Fig. 10.4).

Essa rotação dipolo também afeta outros tecidos adjacentes às moléculas que contêm água e cria mais calor no interior dos tecidos. O aquecimento que ocorre com a diatermia é aquele que ocorre a partir dos tecidos. Não há sensação de calor nas estruturas superficiais nem massa na superfície, como se pode observar com compressas quentes.

Tipos de aplicações da diatermia

A diatermia pode ser aplicada com um método de campo elétrico ou de campo magnético. A seleção de um método em detrimento de outro se baseia na composição do tecido subjacente, na disponibilidade de dispositivos e nos objetivos do tratamento. A diferença entre os dois é a maneira pela qual a energia é emitida à área de tratamento. Essa determinação pode ser feita baseada no dispositivo disponível na clínica.

Diatermia com campo elétrico

A introdução da energia EM nos tecidos humanos mediante a criação de um campo elétrico é o que foi an-

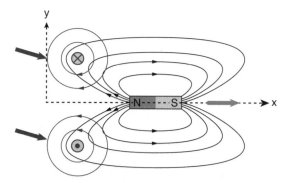

Figura 10.4 Correntes de Foucault como resultado da indução aplicada do campo eletromagnético.

teriormente descrito na rotação dipolo. O aquecimento criado a partir dessa forma de diatermia não é uniforme, em grande parte, em razão da falta de uniformidade nos tecidos. Os tecidos humanos são compostos de pele, tecido conjuntivo, músculo, gordura e osso. Cada um desses tecidos tem um teor de água diferente ou concentração de dipolos. Os dipolos giram em resposta à introdução da energia EM, que por sua vez gera calor, cuja quantidade produzida é altamente dependente da concentração de tecidos condutores dentro do campo. Por exemplo, músculo e pele são bons condutores, mas gordura e osso são maus condutores. Com efeito, as diferenças nos tipos de tecidos encontrados pela energia EM dissipam a energia ou a espalham para fora.

Os tipos de tecidos que têm o maior número de moléculas dipolo também têm a maior capacidade de armazenar carga. No caso da energia EM, isso ocorre sob a forma de calor, a partir do movimento dos íons. *Os tecidos com maior teor de água ou capacidade de transportar carga são os mais propensos a se aquecerem rapidamente.* Perceber isso é de vital importância quando se aplica a diatermia em um paciente. A presença de qualquer metal no campo do tratamento é contraindicada, pois o metal é altamente condutor e se aqueceria primeiro, muito antes de os tecidos superficiais perceberem o desconforto. Ver na Tabela 10.3 um resumo dos diferentes tipos de tecidos e sua condutividade relativa de energia eletromagnética.

Os aplicadores dessa forma de diatermia são chamados aplicadores capacitivos. Eles podem ser colocados paralelos à estrutura em tratamento, ou medial e lateralmente a ela, para que a corrente passe através das articulações e dos tecidos moles. Independentemente da posição dos aplicadores, deve-se colocar uma toalha sobre a superfície da pele para absorver a umidade. Lembre-se de que a umidade é altamente condutora e que qualquer quantidade dela poderá levar a uma desconfortável sensação de queimação.

Diatermia com campo magnético

Quando a diatermia é aplicada com o uso de um aplicador em tambor, um campo magnético passa através

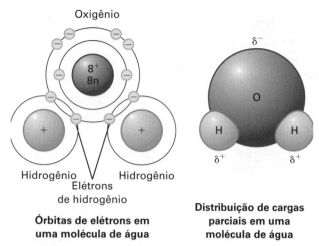

Figura 10.3 Água: um exemplo de uma molécula polar na qual uma extremidade é mais carregada positivamente e a outra extremidade é mais carregada negativamente.

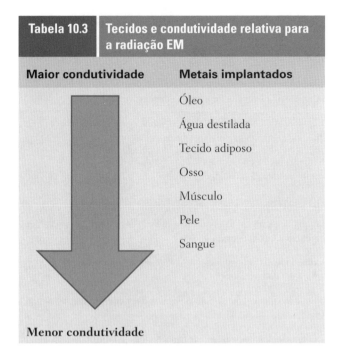

Tabela 10.3 | **Tecidos e condutividade relativa para a radiação EM**

Maior condutividade	Metais implantados
↓	Óleo
	Água destilada
	Tecido adiposo
	Osso
	Músculo
	Pele
	Sangue
Menor condutividade	

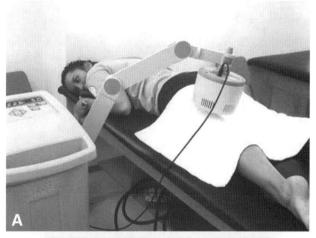

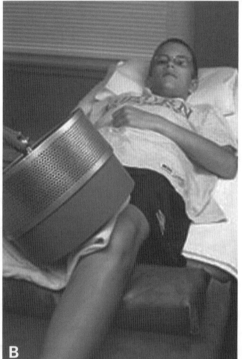

Figura 10.5 Aplicação da diatermia por campo magnético.

dos tecidos e provoca a criação de correntes de Foucault perto da superfície do tambor. Consequentemente, há uma redução do aquecimento mais profundo no interior dos tecidos, que se torna mais intenso nos músculos superficiais, que tendem a ter maior teor de sangue e, portanto, maior condutividade elétrica.[8] A Figura 10.5 ilustra um eletrodo de indução, que é um aplicador em tambor único utilizado para induzir correntes de Foucault no interior dos tecidos subjacentes.

Independentemente do tipo de aplicador, a diatermia tem precauções específicas que devem ser observadas de acordo com o tipo de distribuição. A presença de metal na área de tratamento é perigosa para o paciente, pois ele é facilmente aquecido por DOCP em níveis suficientes para provocar-lhe uma queimadura. Isso vale tanto para os implantes metálicos profundos dentro do tecido como para as joias usadas pelo paciente naquele dia na clínica. Por isso, os implantes metálicos são considerados uma contraindicação e as joias devem ser removidas antes da aplicação da diatermia. Ver as Tabelas 10.4 e 10.5 para as precauções e considerações especiais na utilização da diatermia.

Considerações sobre as aplicações clínicas da diatermia

Quando se emprega a diatermia como modalidade de tratamento, é importante compreender que o paciente torna-se parte do circuito que deve ser "ajustado" ao tratamento. Todos os vários tipos de tecido do paciente contribuem para o circuito que é criado assim que a diatermia é iniciada. Uma vez que o circuito do paciente é ajustado ao circuito criado pela própria unidade de diatermia, a quantidade de calor é determinada pela potência fornecida ao dispositivo de diatermia. Na maioria das vezes, os dispositivos modernos são autoajustáveis, mas os mais antigos necessitam de um ajuste manual feito pelo profissional. Isso, bem como outras variáveis mencionadas anteriormente, torna a medição da quantidade de energia EM fornecida ao paciente praticamente impossível. E, por essa razão, os terapeutas devem se apoiar nas respostas subjetivas do paciente ao calor como resposta à dosagem. Ver Tabela 10.6 para níveis de dosagem de diatermia.

A diatermia pode ser aplicada como modalidade térmica ou não térmica, o que significa que pode ser indicada tanto para as condições agudas como crônicas. As indicações comuns para calor também são indicações para dia-

Seção II • Agentes térmicos e mecânicos

Tabela 10.4	Precauções para a diatermia e motivos
Precauções	**Motivos**
Retirar as lentes de contato quando aplicar DOC ao redor da cabeça, face ou olhos.	A REM faz com que os olhos sequem com mais facilidade, o que torna as lentes de contato desconfortáveis.
A pele exposta ao tratamento deve ser coberta por pelo menos 1,3 cm de toalhas.	A umidade se acumula na superfície da pele e terá de ser absorvida para evitar queimadura.
Não permitir que a transpiração se acumule no campo do tratamento.	A transpiração é condutora, o que a deixa propensa à produção de calor.
Tecido adiposo espesso na área de tratamento.	O tecido adiposo é propenso ao superaquecimento.
É difícil aquecer apenas as áreas localizadas.	As vias de água no interior dos tecidos dissipam o calor formado na área tratada.
Nunca permitir que a pele entre em contato direto com a unidade de aquecimento ou com os cabos.	A umidade se acumula na pele, que estará propensa à produção de calor.
Se o método com cabo for o utilizado, não permitir que os cabos se toquem.	Os cabos que se tocam não devem passar corrente através do paciente.
Se forem usadas almofadas de eletrodo, o espaço entre elas deve ter pelo menos a distância do seu diâmetro.	São criados campos mais profundos aumentando-se o espaço entre os eletrodos, que causam uma penetração mais profunda da corrente.
Uma profunda sensação de dor pode ser sintoma de superaquecimento dos tecidos.	A diatermia trabalha de dentro para fora, por isso os sintomas de superaquecimento são a partir da parte interna.
O superaquecimento dos tecidos do paciente pode causar danos ao tecido, sem quaisquer sinais imediatos.	A diatermia trabalha de dentro para fora, por isso os sintomas de superaquecimento são a partir da parte interna.
A energia DOC se espalha de 60 a 90 cm a partir da fonte de energia. E essa distância deve ser mantida para garantir a segurança do operador.	A REM viaja através do ar, por isso deve-se tomar cuidado com outros dispositivos e profissionais que possam ser afetados na área.

Tabela 10.5	Considerações especiais para a diatermia e motivos
Contraindicações para a diatermia	**Motivos**
Remover todas as joias, roupas, moedas e outros objetos metálicos do paciente.	A REM proveniente da diatermia produzirá calor em qualquer metal no campo de tratamento, o que será suficiente para causar queimadura.
Para segurança pessoal, o terapeuta deve remover todos os anéis, relógios, pulseiras e roupas com zíperes ou detalhes em metal.	A REM proveniente da diatermia produzirá calor em qualquer metal no campo de tratamento, o que será suficiente para causar queimadura. Os zíperes das calças jeans não devem ser de metal e, se forem, o paciente deve usar uma camisola.
Não deve haver nenhum metal na área de tratamento imediato.	A REM proveniente da diatermia produzirá calor em qualquer metal no campo de tratamento, o que é suficiente para causar queimadura. Isso inclui implantes metálicos, como dispositivos intrauterinos (DIU), *piercings*, pinças cirúrgicas e grampos.
Manter o paciente fora do alcance de quaisquer objetos de metal (p. ex., canos, tubos).	Objetos de metal podem servir como um campo e, potencialmente, ser prejudicial.

Tabela 10.6 — Níveis de dosagem para a diatermia

Dosagem	Nível	Sensação/resposta	Aplicações potenciais
I	Mais baixo	Logo abaixo do ponto de qualquer sensação de calor	Inflamação aguda
II	Baixo	Sensação de aquecimento leve	Inflamação subaguda
III	Médio	Aquecimento moderado	Resolução de processo inflamatório
IV	Alto	Aquecimento vigoroso, mas confortável	Condições crônicas

termia. No entanto, ao contrário das compressas quentes, a diatermia aquece de dentro para fora, sem a necessidade de uma massa pesada sobre a superfície da pele. Ela também é diferente do ultrassom, que é uma técnica de tratamento local, pois é capaz de tratar áreas maiores de forma mais eficiente do que o ultrassom, além de ser uma técnica de tratamento sem vigilância. Ver a Tabela 10.7 para as indicações para a diatermia e o quadro "Vamos descobrir", no final do capítulo, um exercício curto de laboratório que trata da aplicação da diatermia.

Campos eletromagnéticos pulsados para a reparação do tecido ósseo

Dispositivos de sinais de campo eletromagnético pulsado (CEMP) foram concebidos para a estimulação do crescimento ósseo e os de sinais de radiofrequência pulsada (RFP) para tratamento de feridas dos tecidos moles. Ambas as técnicas de aplicação dependem de um acoplamento indutivo do sinal ao tecido-alvo sem a necessidade de tocar fisicamente a área, o que evita o contato direto com a própria ferida. Essas formas de terapia representam formas novas e emergentes do tratamento nos Estados Unidos.[9]

Luz como modalidade terapêutica

Tanto o *laser* (um acrônimo de *"light amplification by the stimulated emission of radiation"* [amplificação da luz pela emissão estimulada de radiação]) como a luz UV podem ser administrados a um paciente a fim de alcançar objetivos específicos do tratamento terapêutico. No entanto, eles representam formas muito diferentes de luz e são tratados de forma bastante diferente. As características da luz devem ser explicadas antes que sua aplicação possa ser totalmente compreendida. Esta seção discute as características da luz que a diferenciam de outras modalidades explicadas até agora neste texto.

Características da luz

A luz tem qualidades únicas quanto à forma de energia e é descrita, em parte, pelo seu comprimento de onda e frequência. Quando uma onda de estimulação elétrica é descrita, ela o é por aquilo que parece durante cada evento individual do seu próprio tempo – em outras palavras: quanto tempo leva para o ciclo da onda se repetir (comprimento de onda), quantas vezes ele ocorre em um segundo (frequência) – e por sua forma. A luz também tem um comprimento de onda, mas este é utilizado para descrever onde ela cai no espectro EM ou a cor que ela produz dentro do espectro visível. As técnicas que utilizam a luz consideram suas propriedades físicas de reflexão, refração e absorção.

Comprimento de onda

O espectro da luz visível é composto de luz de diferentes comprimentos de onda, cada um representado por sua própria cor específica. O **comprimento de onda** é a distância entre o início e o fim de um único ciclo de

Tabela 10.7 — Indicações para diatermia

Indicações	Motivos
Dor	• Redução em grandes áreas do corpo • Articulações
Defesa muscular	• Redução em áreas grandes demais para o US ou que não podem tolerar o peso de uma compressa quente
Inflamação	• Estágios não agudos usam níveis de dosagem mais elevados • Estágios agudos usam níveis de dosagem mais baixos
Rigidez dos tecidos moles	• Rigidez articular e contraturas articulares antes de atividades de ADM e alongamento
Aquecimento reflexo	• Aumentar o fluxo sanguíneo para os membros por meio do aquecimento da região lombar
Doença inflamatória pélvica (DIP)	• Melhorar a administração da medicação na cavidade pélvica
Herpes-zóster	• Promover a cicatrização das vesículas de herpes-zóster

onda, que é a oscilação da energia EM que ocorre em um padrão ordenado e previsível de uma onda senoidal.

Os comprimentos de onda são medidos em **nanômetros** (nm) ou bilionésimos de metro. O espectro visível de comprimentos de onda ocorre entre 400 e 800 nm. Todas as cores visíveis do violeta ao vermelho têm comprimentos de onda dentro dessa gama. Os comprimentos de onda de 180 a 400 nm representam a luz UV não visível, e os comprimentos de onda com cerca de 800 a 1.500 nm são considerados infravermelhos (IV). A luz **UV** ocorre no espectro EM apenas adjacente à luz violeta visível. A luz IV ocorre pouco além dos comprimentos de onda vermelha visíveis. O espectro de comprimentos de onda é apresentado na Figura 10.6.

Frequência

A frequência de uma cor da luz é inversamente proporcional ao comprimento de sua onda. Quanto mais elevada a frequência, mais curto o comprimento de onda. A frequência e o comprimento de onda resultante influenciam a absorção da fonte de luz. De frequência mais alta, a luz com comprimento de onda mais curto tende a ser absorvida em um nível mais superficial do que a luz com comprimento de onda mais comprido.[10,11] Ver a Tabela 10.8 para uma comparação das duas.

Usam-se habitualmente duas faixas da luz UV. Elas são designadas como luz UVA e luz UVB. As duas formas de luz UV diferem em frequência e comprimento de onda. A UVB tem uma frequência mais elevada e, consequente-

Para refletir...

Aqui está outro exemplo da importância de tudo que você aprendeu na escola. Lembre-se da primeira vez em que você viu um arco-íris. Qual é sua sequência de cores? Cada cor representa um comprimento de onda de luz diferente.

| Tabela 10.8 | A relação entre comprimento de onda, profundidade de penetração, frequência e absorção |

Frequência	Comprimento de onda	Profundidade/absorção
Alta	Curta	Superficial
Baixa	Longa	Profunda

A frequência de uma cor da luz é inversamente proporcional a seu comprimento de onda. Quanto maior a frequência da luz, menor seu comprimento de onda. A frequência e o comprimento de onda resultante influenciam na absorção da fonte de luz. A luz com alta frequência e com comprimento de onda mais curta tende a ser absorvida em um nível mais superficial do que a luz com comprimento de onda maior.

mente, um comprimento de onda mais curto (250 a 320 nm) do que a UVA (320 a 400 nm). Tanto a UVA como a UVB são utilizadas clinicamente com diferentes respostas.[4] A UVB da luz solar não filtrada ou da luz solar simulada pode ser potencialmente prejudicial à pele humana. Ela pode causar alterações degenerativas e neoplásicas da pele e modificação de seu sistema imunológico, por isso não é recomendada a exposição prolongada não monitorada.[16] A UVC é uma terceira faixa da luz UV discutida na literatura. A UVC, que tem um comprimento de onda de 250 nm, foi utilizada para estimular efeitos bactericidas no debridamento de feridas e na regeneração de tecidos.[16]

Propriedades físicas da luz

A luz, como o som, viaja em um padrão de onda senoidal e tem propriedades específicas, como reflexão, refração e absorção.

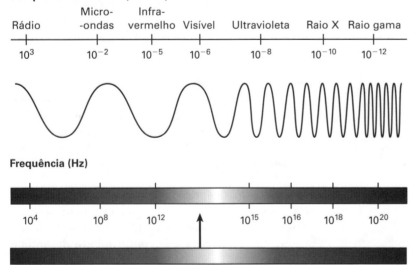

Figura 10.6 O espectro EM da luz visível.

Reflexão

A **reflexão** refere-se ao fenômeno de enviar de volta um raio de energia radiante a partir de uma superfície. A luz tem a capacidade de ricochetear em diferentes superfícies. O grau de reflexão se reduz conforme o ângulo de tratamento se aproxima de 90°.

Refração

A **refração** é a curvatura da energia ligada à fonte de energia, refere-se ao ângulo de incidência da energia fornecida. A fonte de luz pode ser redirecionada para fora de uma superfície em um ângulo. Por exemplo, quando uma lanterna aponta para um espelho, ele refletirá a luz de volta para a lanterna caso esta esteja perpendicular à superfície do espelho. Se o ângulo não for perpendicular, a luz será refratada ou *curvada* em outra direção. O ângulo incidente determina a direção da luz redirecionada; mas também influencia a distribuição da energia ao tecido tratado.

Absorção

Absorção é a capacidade de uma substância de incorporar energia luminosa ou radiante. A intensidade da fonte de luz diminuirá à medida que ela passar através de uma substância. Persianas normalmente absorvem grande quantidade de luz e permitem que apenas uma pequena quantidade dela atravesse. Assim, quando chega ao quarto, ela já está com uma intensidade muito mais baixa. A absorção está inversamente relacionada à penetração. Se uma fonte de energia é absorvida por tudo através do que ela passa, então não penetrará profundamente. Se a fonte de energia não é absorvida, refletida ou refratada, ela pode penetrar em uma profundidade muito maior. Para que uma fonte de luz tenha um efeito fisiológico, ela deve ser absorvida pelo tecido.

Ângulo de incidência e dosagem

A luz pode ser refletida, refratada ou absorvida, dependendo do comprimento de sua onda, do ângulo de incidência da fonte e do tipo de material que recebe a fonte de luz. Se o comprimento de onda dado pode ser absorvido por uma substância ou tecido, a intensidade de absorção também dependerá da distância da fonte. A duplicação da distância com fontes de luz radiante normalmente aumenta a propagação da fonte de luz com a finalidade de cobrir uma área maior. Ao aumentar o tamanho da área, sem alterar a intensidade da fonte, obtém-se o mesmo resultado que ao diminuir a intensidade por unidade de área. Se, por exemplo, a área de tratamento for de 1 cm² e a fonte estiver a 10 cm de distância da superfície, mover a fonte para uma distância de 20 cm a partir da superfície aumentará a cobertura para 4 cm² e proporcionará 25% da intensidade por área dada. Isto é conhecido como a lei inversa da raiz quadrada: dobrar a distância diminuirá a intensidade da quantidade original em 25%. Se a intensidade de uma fonte de calor radiante é muito grande, aumentar a distância a partir do paciente a diminuirá significativamente (Fig. 10.7).

Ultravioleta

A luz UV tem sido utilizada como modalidade de tratamento para doenças dermatológicas, como a psoríase, na preparação do leito de feridas para a cicatrização ou, ainda, para matar patogênicos bacterianos prejudiciais, incluindo o *Staphylococcus aureus*, resistente à meticilina (SARM). A luz UV cai pouco além da parte visível do espectro eletromagnético e, por isso, não é visível a olho nu. A luz UV segue os princípios descritos para a luz. Sua absorção também depende do comprimento de onda, com a absorção maior para comprimentos de onda mais curtos. Comprimentos de onda mais curtos tendem a penetrar menos profundamente do que os comprimentos de onda mais longos, mas isso tam-

Para refletir...

> Você tirou um dia de folga e resolveu ir para a praia ou para a piscina do bairro, e o tempo está perfeito para isso.
> - Qual das seguintes opções vai proteger melhor seus olhos dos raios solares e da superfície da água: usar óculos escuros ou não os usar? Por quê?
> - Qual cor você usaria se quisesse se sentir mais fresco no sol – preto ou branco? Por quê?

Para refletir...

> - Apontar uma lanterna para algo e focalizar a luz para que as bordas do feixe sejam nítidas.
> - Medir e gravar a distância a que ela estava do objeto.
> - Agora, mover a lanterna para trás, de modo que a distância entre ela e o objeto para o qual ela apontava seja o dobro.
> - Ao ligar a lanterna, o que acontece com a nitidez das bordas e o brilho da luz?
> - Qual o tamanho da área coberta agora? É maior, menor ou do mesmo tamanho? Por quê?
>
> O ângulo de incidência torna-se uma consideração importante no uso da luz como uma modalidade terapêutica. Para manter uma dosagem constante de tratamento a tratamento, a distância da fonte deve ser constante. Se um paciente for tratado com uma fonte de energia radiante, como uma lâmpada de calor, por exemplo, e se sentir desconfortável, aumentar a distância da fonte de energia o deixará mais confortável. É importante observar que o aumento da distância alterará de forma significativa a dosagem emitida.

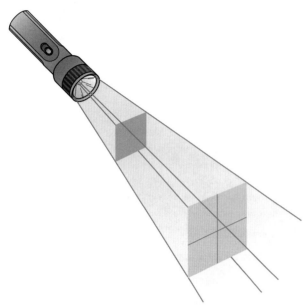

Figura 10.7 A lei do inverso do quadrado: aumentar a distância diminuirá a intensidade pelo quadrado da distância. Se a distância da lanterna é dobrada, então a luz cobrirá quatro vezes a área, mas terá um quarto da intensidade ou do brilho do original.

bém depende da espessura da epiderme e da quantidade de melanina na pele.[10] A melanina é um fator significativo na proteção da pele humana contra os efeitos da luz UV.[15]

Efeitos fisiológicos da luz UV

A luz UV é utilizada predominantemente para estimular uma resposta do eritema, que ocorre dentro do prazo de doze horas de exposição à luz UV. A energia dos fótons é absorvida pelas moléculas de pigmentos da pele, como, por exemplo, a melanina. A energia absorvida pode induzir reações fotoquímicas e liberar energia para as moléculas circundantes da pele, o que estimula várias reações bioquímicas, e pode ter algum impacto sobre o sistema imunológico.[10,16-18]

Uma visão geral da técnica de aplicação da luz UV

As informações a seguir servem como um breve guia para aplicação, razões potenciais e considerações de segurança para o uso dessa modalidade. Elas não pretendem ser um estudo aprofundado sobre a luz UV.

Objetivos do tratamento com a luz UV

Seus objetivos incluem:

- Resposta eritematosa no prazo de doze horas da exposição inicial.
- Espessamento da pigmentação do estrato córneo da pele.
- Destruição de bactérias em feridas e úlceras.

Ver a Tabela 10.9 para um breve resumo do tempo de aplicação da luz UVC necessário para matar a SARM e as *Pseudomonas*.

Considerações sobre segurança

Abaixo, as considerações de segurança para o uso e a aplicação da luz UV:

- Pacientes fotossensíveis não devem ser tratados com a luz UV. Esta é uma fonte de energia do fóton que pode não ser bem tolerada por indivíduos especificamente **fotossensíveis**. Normalmente, eles se queimam com facilidade quando expostos à luz solar.
- Os pacientes com pelagra, uma dermatite por deficiência de niacina, não devem receber luz UV. A exposição à luz UV pode reduzir a eficácia das células de Langerhans da epiderme. Estas células são capazes de ativar linfócitos T e podem estar envolvidas na ocorrência da dermatite de contato.[16]
- Os pacientes que têm dermatite secundária ao lúpus eritematoso sistêmico (LES) não devem receber luz UV. Considera-se que a luz solar induz lesões de pele em pacientes com LES e exacerbam as manifestações sistêmicas da doença.[17,18]
- Os pacientes com tuberculose ativa não devem receber luz UV, pois ela pode agravar o processo da doença.[12]
- Os pacientes com febre ou diabetes agudas não devem receber luz UV, pois ela pode agravar o processo da doença.[12]
- A pele raramente exposta à luz pode responder de forma mais dramática à luz UV. Áreas como os órgãos genitais também podem responder negativamente e, por isso, devem receber de um terço à metade da dose do resto do corpo.[14]
- Alguns medicamentos são fotossensibilizantes e causam reações à luz UV. Anti-histamínicos tópicos, fenotiazina, sulfonamidas, hexaclorofeno e branqueadores tópicos são considerados alérgenos de fotocontato que respondem adversamente à luz UV.[18] Alguns antibióti-

Tabela 10.9	Tempo de exposição à luz UVC necessário para matar 99.99%	
	Pseudômonas	SARM (*Staphylococcus aureus* resistente à meticilina)
In vitro		
3 segundos	X	
5 segundos		X
In vivo		
30 segundos		X

cos e diuréticos fotossensibilizam o paciente. Aqueles que tomam medicamentos identificados como droga fotossensibilizante não devem receber luz UV.[14]

- Tanto o paciente como o terapeuta devem usar equipamentos de proteção ocular contra a luz UV (a exposição desprotegida pode promover a formação de catarata e conjuntivite).

Dosagem

A fim de estabelecer uma dose eritematosa mínima (DEM) – o tempo de exposição necessário para produzir um eritema leve que dure até 48 horas – a lâmpada UV deve ser colocada a uma distância aproximada de 60 a 90 cm do paciente com um ângulo de 90° em relação à superfície a ser tratada. Os passos envolvidos na determinação do nível de dosagem estão ilustrados na Figura 10.8 e expostos no Quadro 10.1.

Em razão das técnicas de aplicação da luz UV e da importância da dosimetria exata, a instrução do paciente é importante. Um paciente deve compreender que o objetivo do teste DEM é apenas determinar quanto tempo de exposição é necessário com base em sua sensibilidade da pele. A luz UV utilizada na clínica não é para fins de bronzeamento, e a exposição deve ser cuidadosamente monitorada. A adequada instrução do paciente está descrita no Quadro 10.2.

Uma dosagem inadequada pode causar nenhum efeito terapêutico ou um dano potencial à pele. A documentação adequada também é parte importante do tratamento. Os detalhes que devem ser incluídos na documentação são apresentados no Quadro 10.3.

Quadro 10.1	Procedimento para dose eritematosa mínima (DEM)

1. Os pacientes devem estar cobertos de modo que apenas uma pequena área do antebraço fique exposta.
2. Fornecer aos pacientes óculos polarizados de proteção e instruí-los a não olhar para a lâmpada UV quando ela estiver ligada.
3. Cobrir o antebraço exposto com um cartão de cartolina UV opaca que tenha um total de quatro a seis aberturas. Cada abertura deve ter cerca de 1 cm^2 e 1 cm de distância, de preferência de diferentes formas. Cobrir as aberturas com outra cartolina UV opaca de mesmo tamanho.
4. Deixar a lâmpada aquecer de acordo com as instruções do fabricante.
5. Colocar a lâmpada perpendicular à área a ser testada e a uma distância de 60 a 80 cm do local de teste.
6. Não olhar para a luz sem óculos de proteção.
7. Abrir os obturadores da lâmpada e expor a primeira abertura por 30 segundos, em seguida expor a segunda abertura por um período adicional de 30 segundos etc.
8. Fechar os obturadores da lâmpada.
9. Desligar a lâmpada.
10. Instruir o paciente para que monitore o antebraço a cada duas horas e observe qual abertura ou forma apareceu primeiro rosa/vermelho e quando desapareceu.

Dosimetria

DEM = tempo necessário para produzir eritema
Dose 1° grau = 2,5 DEM para produzir eritema por até 48 horas
Dose 2° grau = 5 DEM para produzir eritema por até 72 horas
Dose 3° grau = 10 DEM para produzir eritema e formar bolhas (limite a uma área de superfície de exposição pequena)[12,14]

Efeitos de longo prazo da exposição à luz UV

A exposição durante toda a vida à luz UVB foi bem-aceita como um fator causal relacionado a várias fomas de cânceres de pele.[15] Os níveis de dosagem terapêutica administrados não estão dentro dos mesmos níveis de exposição prolongada. Mesmo assim, ao longo da vida é importante estar ciente de que a luz UVB é conhecida por causar os cânceres listados no Quadro 10.4.

Laser

Laser é um acrônimo para "*light amplification by stimulated emission of radiation* [amplificação da luz por emissão estimulada de radiação]". Ele consiste em fótons de luz que se movem na mesma direção, na mesma frequência e no mesmo comprimento de onda.[12] O uso da luz para fins terapêuticos não é novo na prática clínica, mas a tecnologia que permite que a fonte de luz tenha as características específicas do *laser* é relativamente nova para a medicina física. O *laser* foi a primeira modalidade introduzida nos Estados Unidos desde que, em 1976, foi aprovada a lei que exigia que o Bureau of Radiologic Health da FDA regulasse esse tipo de dispositivo para uso humano. A FDA é uma agência dentro do Department of Health and Human Services e é responsável

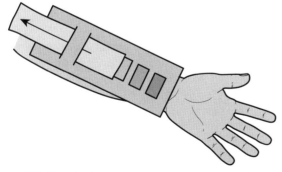

Figura 10.8 Um método que pode ser usado para determinar uma dose eritematosa mínima (DEM). O paciente deve ser coberto para que somente a pele do antebraço seja exposta. Esse pedaço de cartolina tem várias aberturas, bem como uma cobertura deslizante que pode ser puxada para cima para mostrar uma abertura de cada vez. A abertura mais distal receberá o tempo de exposição mais longo e a abertura mais proximal receberá o tempo de exposição mais curto.

Seção II • Agentes térmicos e mecânicos

Quadro 10.2	Instrução do paciente para teste e tratamento com UV

1. Usar óculos de proteção durante todo o tempo de exposição (a catarata pode se desenvolver se a luz UV for vista sem proteção adequada).
2. Acompanhar e monitorar a condição da pele após a exposição à luz UV.
3. Manter a pele hidratada após a exposição à luz UV.
4. Alterações da pigmentação são esperadas e consideradas uma resposta normal após a exposição à luz UV. O momento do aparecimento da alteração da pigmentação deve ser registrado e relatado ao terapeuta na próxima visita.
5. Não se recomenda uma exposição prolongada e repetida à luz UV, pois ela pode estimular o envelhecimento prematuro da pele.

Quadro 10.3	Documentação para o tratamento com a luz UV

1. Registrar a resposta do paciente às exposições anteriores à luz UV (tempo e aparecimento de eritema, quaisquer sensibilidades adversas à luz UV ou aos agentes aplicados).
2. Documentar a lâmpada UV que foi usada. Registrar a marca, o modelo e o número de série se houver mais que uma lâmpada UV no departamento. Isso é importante porque a idade da lâmpada e as diferenças de especificação do fabricante podem produzir variações na previsibilidade de resultados.
3. Registrar a distância da lâmpada até o paciente (usando de forma sistemática as mesmas unidades, que podem ser centímetros).
4. Registrar o ângulo de incidência da luz até o paciente (ele deve ser de 90º para oferecer uniformidade e resultados mais previsíveis para a resposta).
5. Os procedimentos de cobertura devem ser anotados indicando a área exata da exposição e quaisquer irregularidades da superfície da pele (p. ex., proeminências ósseas ou outros contornos irregulares da área de tratamento).
6. Documentar o tempo de exposição em segundos.
7. Documentar o aspecto da pele após a exposição à luz UV.
8. Documentar se você perguntou ao paciente sobre alguma alergia a qualquer hidratante ou medicamento aplicado topicamente antes da aplicação e se ele negou qualquer alergia.
9. Documentar o uso de qualquer hidratante ou medicamento aplicados topicamente após a exposição à luz UV.

Quadro 10.4	Efeitos da exposição à luz UVB

- Aumento da incidência de câncer de pele em cobaias animais com horas de exposição.
- Aumento da incidência de câncer de pele nos indivíduos que têm pele mais clara e vivem no ou perto do equador.
- Aumento da incidência de câncer de pele nos indivíduos que tanto trabalham ao ar livre como têm pele mais clara.
- Aumento da incidência de câncer de pele nas áreas de tecidos expostas de forma contínua à luz UVB.

pela supervisão de produtos médicos, tabaco, alimentos, operações de regulação global e política para a proteção do público. Antes de 1976 não havia nenhuma agência reguladora específica, nem exigência de testes para dispositivos médicos antes que eles fossem comercializados para uso humano no público em geral. Antes dessa data, esses dispositivos recebiam o que é comumente designado direitos "adquiridos", o que indicava que não haviam passado pelo processo de aprovação da FDA agora em vigor, que exige dispositivos seguros e eficazes, devidamente testados e rotulados antes de serem utilizados e comercializados para o público em geral. O ultrassom e vários outros dispositivos de eletroestimulação, que hoje são usados normalmente, foram, por muitos anos, considerados dispositivos de direitos adquiridos.

Produção da luz *laser*

A produção da luz *laser* é bastante diferente daquela que normalmente poderíamos imaginar em relação à produção da luz que emana de uma lâmpada, por exemplo. Um *laser* envolve uma câmara confinada ou um ambiente que aloja um meio ativo de átomos excitáveis ou de um gás, um líquido ou um sólido. Quando a energia elétrica é introduzida no meio ativo, ocorre uma excitação molecular. Os elétrons no nível mais externo de energia do meio ativo são elevados para o próximo nível, o que resulta em moléculas instáveis no meio ativo. Essas moléculas instáveis precisam se livrar da energia para acomodar a degradação dos elétrons à sua posição original e estável. A energia que eles liberam nesse processo está sob a forma de fótons de energia, que passam através do meio ativo, ainda mais excitante, e criam uma situação conhecida como inversão de população ou processo de emissão de fóton ativo.[13,14]

A câmara que aloja o meio ativo é, por vezes, designada cavidade ressonante. Essa cavidade ressonante tem espelhos em cada extremidade que são praticamente paralelos uns aos outros. Um dos espelhos é completamente reflexivo e o outro é parcialmente reflexivo, o que permite que uma pequena porcentagem da energia dos fótons (luz) seja emitida a partir da cavidade ou câmara. A luz que sai é o que chamamos luz *laser*, cujas características particulares são descritas a seguir.

Características da luz *laser*

A luz *laser* diferencia-se ainda mais da luz branca, pois é monocromática, coerente e apresenta uma fraca divergência do feixe. A luz *laser* tem um comprimento de onda específico e, portanto, uma cor, ou seja, ela é **monocromática**. Como a emissão de fótons é o resultado da excitação de um meio ativo isolado, a luz emitida tem um comprimento de onda específico. A luz branca é composta por vários comprimentos de onda diferentes ou de muitas cores diferentes, como evidenciados pela refração da luz branca através de um prisma; ela sai do prisma como um arco-íris de cores do espectro visual. A luz *laser* que entra em um prisma sai idêntica porque é monocromática.

Coerência

A **coerência** refere-se à natureza precisa do comprimento de onda do *laser* e na maneira como ela se desloca. Cada fóton em particular, emitido a partir de um *laser*, é emitido exatamente em fase com cada outro fóton. A luz *laser* é uma forma relacionada à fase de energia. Todos os fótons emitidos viajam na mesma direção, o que cria um perfil de feixe paralelo (Fig. 10.9). O importante é que todos os picos e vales do padrão de onda senoidal ocorrem precisamente ao mesmo tempo.

Divergência do feixe

O **divergência do feixe** refere-se ao paralelismo relativo do feixe. Quanto mais paralelo (colimado) o feixe, maior a concentração de energia em uma área localizada. Há uma divergência mínima ou difusão separada dos fótons a partir de um *laser*. Eles são facilmente focados em áreas bem contidas.[14] Essa propriedade da luz *laser* permitiu o primeiro sistema de medição preciso para registrar a distância até a Lua. Parte da missão Apollo 11 da NASA foi o experimento Laser Ranging Retroreflector. Uma série de refletores com cantos de cubo foi orientada para a superfície da Lua. Este é um tipo especial de espelho que tem a propriedade de sempre refletir um feixe de luz recebido de volta para a direção de onde veio. Os feixes de *laser* são usados porque permanecem bem focados a grandes distâncias. O *laser* pulsado a partir da Terra estava focado neles e eles refletiam a luz de volta para a fonte incidente. Como a velocidade da luz é conhecida, a distância podia ser calculada com base no tempo necessário para que o feixe de *laser* voltasse. Depois de viajar 384.600 km no espaço, o feixe de *laser* espalhara-se para fora de um diâmetro de um pouco menos de 20,1 km por causa de sua baixa divergência de feixe.[4,12,13] Considerando a distância, a precisão necessária para apontar o feixe é comparável ao uso de um rifle para acertar uma moeda de dez centavos em movimento que está a 3 km de distância (Fig. 10.10).

Essas características permitem que os *lasers* sejam focados em pontos microscópicos, produzindo enormes densidades de energia na área do foco para muitas aplicações médicas e não médicas. A combinação das tecnologias de fibra óptica e do *laser* permitiu que profissionais manuseassem e dirigissem facilmente o feixe incidente independentemente das dimensões da cavidade de ressonância do meio ativo. *Lasers* gasosos, como o dióxido de carbono (CO_2) e os *lasers* de dióxido de carbono ítrio alumínio-granada (IAG) usam fibra ótica para transmitir os feixes de *laser* para procedimentos cirúrgicos por via artroscópica.[15]

Laser de baixa potência na prática clínica

Nos Estados Unidos, profissionais relataram efeitos benéficos de dois *lasers* específicos, o néon de hélio (HeNe) e o arseneto de gálio (GaAs). Ambos são considerados *lasers* de baixa potência (frios), porque seus níveis máximos de potência não são capazes de produzir uma resposta térmica. Os *lasers* HeNe produzem um comprimento de onda de 632,8 nm e caem dentro do espectro de luz visível, que emite uma luz vermelha brilhante. Os *lasers* de *chips* diodo semicondutor à base de GaAs produzem um comprimento de onda de 910 nm, que não se insere no espectro de luz visível. Por esta razão, os *lasers* GaAs são chamados *lasers* IV (910 nm é considerado IV no espectro EM).[11,16-18,20]

Os *lasers* HeNe e GaAs são considerados de baixa potência, uma vez que normalmente a potência total de pico é de menos de 1 miliwatt (mW), e não produzem calor significativo nos tecidos tratados. Os *lasers* cirúrgi-

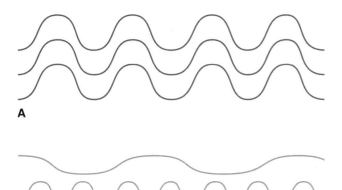
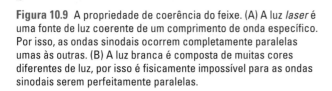

Figura 10.9 A propriedade de coerência do feixe. (A) A luz *laser* é uma fonte de luz coerente de um comprimento de onda específico. Por isso, as ondas sinodais ocorrem completamente paralelas umas às outras. (B) A luz branca é composta de muitas cores diferentes de luz, por isso é fisicamente impossível para as ondas sinodais serem perfeitamente paralelas.

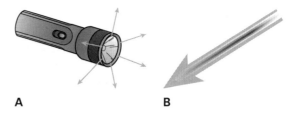

Figura 10.10 Divergência do feixe. (A) A luz de uma lanterna, que é composta de vários comprimentos de onda diferentes, se espalhará em todas as direções. (B) A luz *laser* tem propriedades de divergência muito baixas; não tende a se espalhar.

cos são considerados de alta potência e seus efeitos são associados a alterações prejudiciais às células e aos tecidos através dos efeitos térmicos.[20,42] A potência de um dispositivo de *laser* está predefinida no interior do dispositivo, junto ao comprimento da onda, com base na forma ativa ou no tipo de *laser* e fonte de alimentação.

Os *lasers* têm sido utilizados em uma extensa variedade de aplicações desde seu desenvolvimento no início dos anos 1960.[45] Seus usos variam de aplicações industriais, como brocas muito precisas, dispositivos de escaneamento em supermercados e aparelhos de disco compacto (CD), até aplicações médicas em muitas áreas, que incluem, mas não se limitam a, dermatologia, oftalmologia, ginecologia, urologia, odontologia e medicina física.[24-33] Os *lasers* foram os primeiros dispositivos introduzidos nos Estados Unidos após o *Title 21 Foods and Drugs, Chapter 1 FDA Dept. of Health and Human Services Subchapter H, Medical Devices Part 890 Physical Medicine Devices, Subpart A, General Provisions Section 890.3* de 1976, data efetiva da exigência de requisitos para a aprovação da pré-comercialização. O fabricante de qualquer novo dispositivo a ser introduzido no mercado deve solicitar uma autorização através da FDA e demonstrar a segurança e a eficácia do dispositivo antes de iniciar sua distribuição comercial.[45] Antes de qualquer dispositivo receber essa aprovação pré-comercialização da FDA, o fabricante também deve passar por processos identificados pela FDA, e certos protocolos para a autorização de uso dos dispositivos devem ser seguidos. Até um dispositivo receber a aprovação ou a remoção da FDA, ele é considerado experimental e pode ser usado apenas como parte de um estudo, e não pela população em geral, até que sua segurança e eficácia tenham sido estabelecidas.

O estatuto experimental também restringe reivindicações que possam ser feitas sobre a aplicação do dispositivo até ao momento em que a completa aprovação pré-comercialização da FDA seja obtida. Esse processo de aprovação será apresentado ao longo desta seção.

Indicações propostas

Na literatura, os *lasers* de baixa potência aparecem com efeitos terapêuticos específicos na cicatrização do tecido e no manejo tanto da dor aguda como crônica.[25-27] Uma publicação de 2010, que marcou o 50º aniversário da descoberta do *laser*, discutiu os efeitos de longo alcance mencionados na literatura, inclusive aplicações na reabilitação neurológica, que variam desde seu benefício aos doentes com acidentes vasculares encefálicos (AVE), lesões cerebrais traumáticas, doença degenerativa do sistema nervoso central, lesão da medula espinal até lesão do nervo periférico.[44]

Considerações de segurança

Os *lasers* utilizados na reabilitação física têm poucas contraindicações, pois são de baixa potência com baixa

energia emitida. A FDA classificou o risco desses dispositivos como insignificante, pois são geralmente seguros. Apesar disso, existem algumas precauções para sua utilização em razão do potencial para o aumento do crescimento de tecidos no nível celular, por vezes designado **bioestimulação**. A lista a seguir descreve as precauções adicionais em relação a esse tipo de *laser*:

- Mulheres grávidas não devem ser tratadas com *lasers* de bioestimulação.
- Fontanelas não fechadas de crianças não devem ser tratadas com *lasers* de bioestimulação.
- Áreas com lesões cancerosas não devem ser tratadas com *lasers* de bioestimulação.
- Deve-se evitar a aplicação direta do *laser* através da córnea.

Processos de regulamentação e segurança do *laser* de baixa potência

A FDA classifica os *lasers* de baixa potência como dispositivos médicos de Classe III, que são aqueles que mantêm ou apoiam a vida, aqueles implantados no corpo, aqueles que apresentam risco potencial ou desmedido de doença ou lesão, ou aqueles dispositivos novos ou modificados não substancialmente equivalentes a quaisquer dispositivos comercializados antes de 28 de maio de 1976 (data da promulgação das *Medical Device Amendments*).[19,46]

Os profissionais norte-americanos entraram em contato com o *laser* no início dos anos 1980 e começaram a usá-lo no tratamento da dor e no aumento da cicatrização tecidual.[20] Os *lasers* estão entre os primeiros dispositivos médicos propostos para serem usados pelos terapeutas a passar pelo processo de aprovação de pré-comercialização (PMA) para a segurança e eficácia, apresentados pelo Center for Devices and Radiological Health da FDA. Eles foram introduzidos depois de 28 de maio de 1976. Muitos testes médicos até esse dia tinham sido mal concebidos.

Este capítulo trata da modalidade *laser* e das questões de regulamentação subjacentes ao seu uso para informar os profissionais sobre o processo necessário para a utilização dos dispositivos. Afinal, é responsabilidade do profissional se certificar de que qualquer modalidade recentemente introduzida está de acordo com as diretrizes regulatórias estabelecidas pela FDA, independentemente do que o fabricante do dispositivo afirme.

Como dispositivos médicos da Classe III, de baixa potência ou *lasers* frios, exigem a PMA antes de uma grande distribuição e do uso humano. Os pedidos foram feitos em relação aos benefícios da bioestimulação a *laser* para a aceleração da cicatrização dos tecidos e à redução da dor por numerosos pesquisadores europeus nos últimos quinze ou vinte anos. Esses pedidos estão sendo testados atualmente pelos Estados Unidos, Canadá e China.

Efeitos propostos

Estudos preliminares sugerem que a bioestimulação a *laser* tem um efeito sobre os níveis do pró-colágeno mRNA tipos I e III, o que parece melhorar a cicatrização de feridas através da otimização da formação cicatricial.[20-22] Os pesquisadores também relataram resultados favoráveis para o alívio da dor, melhora da força de preensão e da força de pinça de ponta no tratamento de pacientes com artrite reumatoide, melhora dos limiares de dor experimental[25,26] e reparo tecidual.[16-18] Apesar de inúmeros pesquisadores relatarem descobertas favoráveis, a análise dos projetos de pesquisa indicou que alguns estudos foram mal controlados ou monitorados.[31]

Comitê de avaliação institucional

Pesquisadores que desejam realizar pesquisas com *laser* de baixa potência são obrigados a submeter um protocolo a um **comitê de avaliação institucional** (*Institutional Review Board* – **IRB**), ou comitê do ser humano, que irá rever a utilização da técnica com seres humanos. O IRB é um comitê ou grupo reunido para aprovar a abertura de novos protocolos de investigação e realizar avaliação periódica das pesquisas biomédicas que envolvem seres humanos. Sua finalidade principal é assegurar a proteção dos direitos e do bem-estar dos seres humanos. Os estudos podem ser patrocinados ou financiados por uma clínica ou um fabricante. O patrocinador da pesquisa é responsável pela condução da experiência, mas não a realiza. Os fabricantes dos dispositivos têm exercido essa função ao longo dos últimos quinze ou vinte anos. Se os dispositivos estão em uso sob a supervisão de um IRB, com um protocolo bem definido, então o dispositivo é considerado experimental e pode ser utilizado com os participantes humanos no âmbito do estudo como uma **isenção de dispositivo experimental (IDE)**.[45]

Lasers de baixa potência têm sido considerados dispositivos de riscos não significativos desde que sua produção não seja suscetível a provocar uma queimadura. Eles são, no entanto, os dispositivos experimentais que requerem a aprovação de um IRB para uso dentro de um protocolo bem definido, com o consentimento informado do paciente, antes de poderem ser usados.

Documentação para os IRB

Cada instituição tem seu próprio procedimento destinado a proteger os seres humanos em estudo. Orientações gerais para as informações apresentadas a um IRB incluem:

- Um protocolo bem definido que descreve o diagnóstico e a população de pacientes.
- Os membros da equipe de pesquisa e qualquer relação financeira com o fabricante.
- Plano de revisão periódica dos resultados da pesquisa.

- Formulários de consentimento informado, que descrevam a finalidade do estudo e os riscos potenciais para pacientes.

O futuro do *laser* de baixa potência como uma modalidade terapêutica é incerto, mas promissor de acordo com o resultado de relatos conflitantes na literatura em relação aos requisitos de dosagem e da grande variedade de comprimentos de onda disponível. Até que a uniformidade da documentação da dosagem exista e testes médicos mais bem controlados tenham sido realizados, os profissionais são incentivados a manter o olho e a mente abertos, mas críticos, sobre o uso da modalidade.

Técnica de tratamento com *laser*

Os protocolos são baseados na quantidade de energia emitida ao paciente medida em joules por centímetro quadrado, o que é calculado por uma fórmula que abrange o tempo de exposição, a potência do *laser* e o tamanho da área em tratamento. *Lasers* de baixa potência (bioestimulantes) não fornecem qualquer sensação ao paciente e não têm a definição de intensidade, então a dosagem de tratamento é determinada pelos fatores acima mencionados. Uma vez que a variedade dos dispositivos em uso é vasta e os *lasers* estão disponíveis em aplicadores com um único ou com múltiplos feixes, os parâmetros de tratamento específicos ainda estão sendo determinados no momento da redação deste texto.

Dosagem do *laser*

A dosagem de *lasers* é frequentemente relatada na literatura em joules/cm². Variedades terapêuticas dependem do objetivo do tratamento. Um joule é equivalente a 1 watt por segundo. Uma vez que os *lasers* emitem miliwatts de saída ou milésimos de um watt, a dosagem é determinada pelo tempo de exposição. Se houver mais de um feixe ou *laser* diodo, então isso dobraria a saída ou diminuiria o tempo de exposição pela metade. Ver Quadro 10.5 para um exemplo.

Parâmetros documentáveis

Para que os resultados médicos possam ser duplicados em qualquer modalidade ou plano de tratamento, os parâmetros de tratamento precisam ser documentados. Cada uma das modalidades ou técnicas individuais terão suas próprias configurações específicas de variáveis que devem ser registradas. O *laser* não é diferente de outras modalidades quanto à necessidade de documentação

Quadro 10.5 | Cálculo dos joules

A dosagem do *laser* é medida em joules/cm² e um joule = 1 watt/s.
- Se tivéssemos um *laser* de 10 watts, seria necessário 1 segundo para emitir 10 joules de energia.
  Este seria um tempo de tratamento muito curto e irrealista.
- A maioria dos *lasers* terapêuticos emitem mW de intensidade.
- Um *laser* de 10 mW levaria 100 segundos para emitir a mesma energia que um *laser* de 50 mW em 20 segundos.
- No entanto, na fisioterapia usamos a terapia com *laser* de nível baixo (TLNB), que é não térmico.
- *Lasers* de energia mais alta produzem calor, e não é isso o que estamos tentando fazer.

precisa para a reprodutibilidade dos resultados. Os parâmetros específicos que devem ser registrados para um tratamento a *laser* estão listados na Tabela 10.10.

Usos terapêuticos da luz

Este capítulo delineou duas fontes diferentes de luz terapêutica. O seu uso em clínicas varia muito, dependendo de muitos fatores, inclusive da população de pacientes, dos tipos de condições tratadas na maioria das vezes dentro da clínica e do fato de a clínica participar ou não de um estudo experimental.

Para que os *lasers* se tornem mais clinicamente disponíveis e aceitáveis, estudos mais bem concebidos e controlados devem demonstrar parâmetros, técnicas de aplicação e sua eficácia. Esses estudos, negativos ou positivos, devem ser publicados e revistos. A eficácia comprovada das técnicas facilitará maior disponibilidade dos dispositivos para uso profissional.

A **actinoterapia**, isto é, o uso terapêutico da luz UV, foi utilizada durante muitos anos, embora tivesse seu uso limitado no passado recente, talvez, em razão da morosidade em determinar a dosagem apropriada para um paciente e do aparecimento de novos medicamentos. As intervenções farmacológicas raramente não apresentam efeitos colaterais e nem todos os pacientes podem ingerir medicamentos sem dificuldade. A luz UV representa uma possível opção de tratamento segura para muitos pacientes com doenças de pele. Ela não deve ser deixada de lado ou desacreditada como uma opção de tratamento.

Resumo

Ao longo deste capítulo, a luz foi apresentada como uma modalidade terapêutica e incluiu uma variedade de fontes como a luz UV, a diatermia e o *laser*. Cada uma dessas formas de energia EM tem características específicas que as diferenciam das outras, mas todas compartilham uma mesma vantagem de aplicação em relação às outras intervenções de tratamento. A energia EM viaja através do ar e funciona por conversão e não por condução. Praticamente todos os outros agentes terapêuticos de aquecimento habitualmente usados têm em comum um mecanismo primário de ação, isto é, eles devem tocar o que estão tratando. A energia EM talvez seja a mais interessante intervenção terapêutica para o futuro, pois tem a capacidade de ser usada sem tocar a pele, o que diminui significativamente a possibilidade de qualquer contaminação cruzada dos pacientes, além de permitir que essas formas de tratamento sejam usadas em pacientes sem uma camada externa protetora da pele ou que não podem tolerar o peso de outras modalidades de aquecimento. O futuro é particularmente brilhante em relação ao potencial do que a pesquisa com esses dispositivos pode produzir.

Questões para revisão

1. Qual das seguintes afirmações reflete melhor como a luz *laser* se difere das outras formas de luz?
   - **a.** *Laser* é um acrônimo e luz branca não é um acrônimo
   - **b.** A luz *laser* é monocromática e a luz branca é multicromática
   - **c.** A luz *laser* é não colimada e a luz branca é colimada
   - **d.** A luz *laser* é ionizante e a luz branca é não ionizante
2. A aplicação da diatermia como uma potencial intervenção de tratamento na fisioterapia baseia-se em qual das seguintes fontes?
   - **a.** Como uma fonte de calor condutora
   - **b.** Como fonte de calor por convecção

Tabela 10.10 | Parâmetros registrados para a documentação das intervenções de tratamento com *laser*

Tipo de *laser* usado	HeNe, YAG, GaAs etc.
Comprimento de onda do laser	632,8 nm, 1.032 nm etc.
Potência do *laser*	Miliwatts ou watts
Tamanho da área de tratamento	Número de centímetros quadrados
Tempo de exposição	Segundos, minutos
Número de diodos	Aplicação com um ou com múltiplos diodos
Joules de energia	Aplicados no paciente por raio X

c. Como uma fonte de calor que funciona por conversão

d. A diatermia não é uma fonte de calor

3. Qual das seguintes opções representa um uso em potencial da luz UV como uma intervenção de tratamento na fisioterapia?

a. Preparação de leitos para a cicatrização de feridas

b. Psoríase

c. Matar a SARM

d. A luz UV não é uma intervenção de tratamento potencial na fisioterapia

4. Qual das seguintes afirmações é a mais precisa sobre o papel da U. S. Food and Drug Administration (FDA) como uma agência reguladora e sua influência envolvendo dispositivos que são introduzidos no ambiente clínico da fisioterapia?

a. A FDA é uma comissão regulatória que não tem impacto sobre o que é feito no ambiente médico

b. A FDA controla os dispositivos que podem ser vendidos nos Estados Unidos

c. A FDA garante a segurança pública ao exigir que, antes de serem aprovados, os dispositivos demonstrem segurança e eficácia.

d. A FDA é a agência reguladora que atrasa o progresso ao exigir documentação antes que os produtos possam ser comercializados nos Estados Unidos

5. O que o arco-íris tem a ver com o espectro eletromagnético?

a. O arco-íris não tem nada a ver com o espectro EM

b. O arco-íris é um exemplo dos comprimentos de onda da luz visíveis no espectro EM

c. O arco-íris é um mito

d. O arco-íris representa cada uma das cores do espectro EM e é idêntico à luz que um *laser* é capaz de produzir

◼ Questões para discussão

1. Descreva as diferenças entre a luz *laser* e a luz UV.
2. Apresente o processo necessário para a aprovação de qualquer nova modalidade para uso humano.
3. Quais são as diferenças entre fontes de energia radiante e fontes de energia não radiante?
4. Descreva a produção da luz *laser* e explique por que algumas são visíveis e outras não são fontes de luz visíveis.
5. Discuta os benefícios potenciais da luz UV na prática clínica.
6. Quais são as precauções para a aplicação de uma fonte de luz luminosa?
7. Você está tratando um paciente com a luz UV. A distância entre a lâmpada e ele é de 91 cm, e seu tempo de exposição para uma DEM é de 90 segundos. Qual deveria ser o tempo de exposição necessário para proporcionar uma DEM se a distância entre ele e a lâmpada fosse o dobro? Se a distância entre a lâmpada e o paciente fosse de 45 cm?

8. Explique a relação entre o ângulo de incidência de uma fonte de luz e o tecido-alvo.

Referências bibliográficas

1. Kloth, LC, Berman, JE, Nett, M, Papanek, PE, and Dumit-Minkel, S: A randomized controlled clinical trial to evaluate the effects of noncontact normothermic wound therapy on chronic full-thickness pressure ulcers. Adv Skin Wound Care 15(6):270–276, 2002.
2. McCulloch, J, and Knight, CA: Noncontact normothermic wound therapy and offloading in the treatment of neuropathic foot ulcers in patients with diabetes. Ostomy Wound Manage 48(3):38–44, 2002.
3. Alvarez, OM, Rogers, RS, Booker, JG, and Patel, M: Effect of noncontact normothermic wound therapy on the healing of neuropathic (diabetic) foot ulcers: an interim analysis of 20 patients. J Foot Ankle Surg 42(1):30–35, 2003.
4. Lerman, Y, Jacubovich, R, and Green, MS: Pregnancy outcome following exposure to shortwaves among female physiotherapists in Israel. Am J Ind Med 39(5):499–504, 2001.
5. Sheilds, N, O'Hare, N, and Gormley, J: An evaluation of safety guidelines to restrict exposure to stray radiofrequency radiation from short-wave diathermy units. Phys in Med Bio 49(13):2999–3015.
6. Leitgeb, N, Omerspahic, A, and Neidermayr F: Exposure of non-target tissues in medical diathermy. BioEMs 31:12-19, 2010. doi:10.1002/bem.20521
7. Electronic Code of Federal Regulations Title 47: Telecommunication Part 2— Frequency Allocations And Radio Treaty Matters; General Rules And Regulations. Web site: http://ecfr.gpoaccess.gov/cgi/t/text/text-idx?c=ecfr&sid=5a4fe2fc8f23563f06fc775318439fbc&rgn=div5&view=text&node=47:1.0.1.1.3&idno=47#47:1.0.1.1.3.2.214.5
8. Tiktinsky, R, Chen, L, and Narayan, P: Electrotherapy: yesterday, today and tomorrow. Haemophilia 16:126–131, 2010.
9. Assiotis, A, et al: Pulsed EM fields for the treatment of tibial delayed unions and nonunions: a prospective clinical study and review of the literature. J Orthop Res 7:24, 2012.
10. Kitchen, SS, and Partridge, CJ: Review of UV radiation therapy. Physiotherapy 77:423, 1991.
11. Scott, BO: Clinical uses of UV radiation. In Stillwell, GK (ed): Therapeutic Electricity and UV Radiation, ed 3. Williams & Wilkins, Baltimore, 1983, pp 228–262.
12. Kahn, J: Physical agents—electrical, sonic and radiant modalities. In Skully, RM, and Barnes, MR (eds): Physical Therapy. JB Lippincott, Philadelphia, 1989, pp 894–897.
13. Patil, UA, and Dhami, LD: Overview of lasers, Indian J Plast Surg 41(Suppl):S101–S113, 2008.
14. Kollias, N, et al: New trends in photobiology (invited review). Photoprotection by melanin. Photochem Photobiol 9:135, 1991.
15. Kubo, Y, Murao, K, Matsumoto, K, and Arase, S. Molecular carcinogenesis of squamous cell carcinomas of the skin. J Med Invest 49(3–4):111–117, 2002.
16. Baadsgaard, O: In vivo UV irradiation of human skin results in profound perturbation of the immune system. Arch Derm, 127:99, 1991.
17. Nussbaum, EL, Biemann, I, and Mustard, B: Comparison of ultrasound/UV-C and laser for treatment of pressure ulcers in patients with spinal cord injuries. Phys Ther 74(9):812–823, 1994.
18. Nived, O, Johansson, I, and Sturfelt, G: Effects of UV irradiation on natural killer cell function in systemic lupus erythematosis. Ann Rheum Dis 51:726, 1992.
19. Golan, TD, et al: Enhanced membrane binding of autoantibodies to cultured keratinocytes of systemic lupus erythmatosus. Clin Invest 90:1067, 1992.

20. Taber's Cyclopedic Medical Dictionary, ed 17. FA Davis, Philadelphia, 1993, p 1501.
21. Kleinkort, JA, and Foley, RA: Laser: A preliminary report on its use in physical therapy. Am J Acupunct 12:51, 1984.
22. Asimov, I: Understanding Physics. Dorset Press, New York, 1988, pp 99–101.
23. Nave, CR, and Nave, BC: Physics for the Health Sciences, ed 3. WB Saunders, Philadelphia, 1985, pp 348–352.
24. Miller, F: College Physics, ed 4. Harcourt Brace Jovanovich, New York, 1977, pp 680–684.
25. Corson, SL: Uses of the YAG laser in laporoscopic gynecologic procedures. Obstet Gynecol Clin North Am 18:619, 1991.
26. Goldman, JA, et al: Laser therapy of rheumatoid arthritis. Lasers Surg Med 1:93, 1980.
27. Gogia, PP, Hurt, BS, and Zirn, TT: Wound management with whirlpool and IR cold laser treatment—a clinical report. Phys Ther 68:1239, 1988.
28. King, CE, et al: Effect of helium-neon laser auriculotherapy on experimental pain threshold. Phys Ther 70:24, 1990.
29. FDA: Fact sheet—laser biostimulation. Clin Manag 7:40, 1987.
30. Lam, TS, et al: Laser stimulation of collagen synthesis in human skin fibroblast cultures. Lasers Life Sci 1:61, 1986.
31. Lyons, RF, et al: Biostimulation of wound healing in vivo by helium-neon laser. Ann Plast Surg 18:1987.
32. Sapiera, D, et al: Demonstration of elevated type I and type II pro-collagen mRNA levels in cutaneous wounds treated with helium-neon laser—proposed mechanisms for enhanced wound healing. Biochem Biophys Res Commun 138:1123, 1986.
33. US Department of Health and Human Services Public Health Service, Food and Drug Administration: Investigational Device Exemptions, Division of Small Manufacturers Assistance, Office of Training and Assistance, Rockville, MD, February 1986.
34. Enwemeka, CS: Laser photostimulation. Clin Manag 10:24, 1990.
35. Snyder-Mackler, L, et al: Effects of helium-neon laser irradiation on skin resistance and pain in patients with trigger points in the neck or back. Phys Ther 69:336, 1989.
36. King, CE, et al: Effect of helium-neon laster auriculotherapy on experimental pain threshold: Phys Ther 70:24, 1990.
37. Snyder-Mackler, L ,and Bork, CE: Effects of helium-neon laser irradiation on peripheral sensory nerve latency. Phys Ther 68:223, 1988.
38. Kramer, JF, and Sandrin, M: Effect of low-power laser and white light on sensory conduction rate of the superficial radial nerve. Physiother Can 45:165, 1993.
39. Basford, JR, et al: Low-energy helium neon laser treatment of thumb osteoarthritis. Arch Phys Med Rehab 68:794, 1987.
40. Waylonis, GW, et al: Chronic myofascial pain: Management by low-output helium-neon laser therapy. Arch Phys Med Rehab, 69:1017–1020, 1988.
41. Beckerman, H, et al: The efficacy of laser therapy for musculoskeletal and skin disorders: A criteria-based meta-analysis of randomized clinical trials. Phys Ther 72:483, 1992.
42. Fonseca, PA, et al: Effects of light emitting diode (LED) therapy at 940 nm on inflammatory root resorption in rats. Lasers Med Sci, 2012. doi:10.1007/s1013-012-1061-z
43. Bjordal, JM, et al: Low-level laser therapy in acute pain: a systematic review of possible mechanisms of action and clinical effects in randomized placebo controlled trials. Photomed Laser Surg 24(2):158–168, 2006.
44. Hashmi, JT, et al: Role of low-level laser therapy in neurorehabilitation. PM R 2(12 Suppl 2): S292–S2305, 2010.
45. U.S. Food and Drug Administration Medical Devices, Device Advice: Comprehensive Regulatory Assistance, How to Market Your Device. Retrieved from http://www.accessdata.fda.gov/scripts/cdrh/cfdocs/cfcfr/CFRSearch. cfm?fr=890.3

Vamos descobrir

Técnicas de aplicação da diatermia por ondas curtas

A diatermia por ondas curtas é uma modalidade de tratamento utilizada há muitos anos. Ela tem a capacidade de elevar as temperaturas internas do tecido em áreas de tratamento relativamente grandes e é capaz de alcançar esse objetivo sem que seja necessário colocar qualquer coisa além de uma toalha sobre a superfície da pele. Por causa do aumento do número de precauções associadas a seu uso, nem sempre os profissionais a empregam nas situações em que ela pode ser apropriada. Uma pesquisa recente produziu um apoio adicional ao uso da diatermia tanto como uma modalidade de tratamento térmico como não térmico. Este exercício concentra-se nas técnicas de aplicação térmica da diatermia e nas sensações que são comuns a esta aplicação. As técnicas de aplicação não térmicas usariam os mesmos princípios para a configuração, mas não haveria sensação relatada pelo paciente.

A. Selecione um de seus colegas de classe para ser o paciente no qual será aplicada a diatermia por onda curta térmica contínua no aspecto medial do joelho.

- Reveja as contraindicações para a diatermia antes posicionar seu paciente.

- Inspecione a área, verifique a pele para irregularidades e sensações e documente suas observações.

_____

_____

_____

_____

_____

- Posicione o paciente para que ele permaneça apoiado e confortável durante o tempo de tratamento de 15 minutos.

- Cubra o joelho com uma toalha para que esta fique em contato com a pele.

- Familiarize-se com todos os comandos da unidade.

- Posicione o(s) aplicador(es) de tratamento (tambor, placas ou cabos). LIGUE a unidade.

	Inicialmente	Depois de 3 minutos	Depois de 6 minutos	Depois de 9 minutos	Depois de 12 minutos
Pedir ao paciente para descrever como sente o joelho.					
O paciente transpirou durante o tempo de tratamento? Se sim, o que você fez?					
Ele relatou qualquer diferença na sensação entre os aspectos medial e lateral do joelho?					
• DESLIGAR a unidade. Remover o(s) aplicador(es) de tratamento. DESLIGAR a unidade da tomada.					
Reavaliar o paciente e documentar suas observações.					

260 Seção II • Agentes térmicos e mecânicos

B. Selecione um de seus colegas de classe para ser o paciente no qual será aplicada a diatermia por ondas curtas não térmicas pulsadas no aspecto anterior do ombro.

- Reveja as contraindicações para a diatermia antes de posicionar o paciente.

- Inspecione a área, verifique a pele para irregularidades e sensações, documente suas observações.

- Posicione o paciente para que ele permaneça apoiado e confortável durante o tempo de tratamento de 15 minutos.

- Cubra o ombro com uma toalha para que ela fique em contato com a pele.

- Familiarize-se com todos os comandos da unidade. Posicione o(s) aplicador(es) de tratamento (tambor, placas ou cabos). LIGUE a unidade.

- Selecione o modo de tratamento não térmico pulsado.

	Inicialmente	Depois de 3 minutos	Depois de 6 minutos	Depois de 9 minutos	Depois de 12 minutos
Pedir ao paciente para descrever como sente o ombro.					
O paciente transpirou durante o tempo de tratamento? Se sim, o que você fez?					
Ele relatou qualquer diferença na sensação entre os aspectos anterior e posterior do ombro?					

- DESLIGAR a unidade. Remover o(s) aplicador(es) de tratamento. DESLIGAR a unidade da tomada.

Reavaliar o paciente e documentar suas observações.

Perguntas sobre a aplicação da diatermia

1. Quais as possíveis vantagens das intervenções de tratamento térmico com diatermia?

---

2. Quais as possíveis vantagens das intervenções de tratamento não térmico com diatermia?

---

3. Quais pacientes se beneficiariam das intervenções de tratamento térmico com diatermia? Justifique suas escolhas.

---

4. Quais pacientes se beneficiariam de intervenções de tratamento não térmico com diatermia? Justifique suas escolhas.

5. Qual o tipo de sensação produzido pela diatermia contínua? Qual o tipo de sensação produzido pela diatermia pulsada?

6. No futuro, como você explicaria essa forma de tratamento a um paciente?

SEÇÃO III

Uso da estimulação elétrica no tratamento terapêutico

CAPÍTULO 11

Fundamentos da estimulação elétrica e da iontoforese

**Cheryl A. Gillespie, PT, DPT, MA / Peter C. Panus, PT, PhD
Barbara J. Behrens, PTA, MS**

Objetivos de aprendizagem

Após a leitura deste capítulo, o leitor será capaz de:

- Compreender os conceitos básicos, a terminologia e a fisiologia da estimulação elétrica e ser capaz de diferenciá-los.
- Orientar a seleção dos parâmetros de correntes ideais para a administração eficaz e segura da estimulação elétrica com a finalidade de alcançar os objetivos de tratamento terapêutico.
- Descrever o uso da estimulação elétrica para a administração de medicamentos, o que inclui as propriedades iônicas da corrente contínua.
- Apresentar os procedimentos de administração forética de medicamentos diferenciando entre a administração do medicamento iontoforético e uma injeção.
- Compreender o ajuste dos parâmetros de tratamento para atender às necessidades e às respostas dos pacientes individuais à aplicação da estimulação elétrica para alcançar os objetivos de tratamento terapêutico.
- Demonstrar habilidades para a tomada de decisões clínicas sobre se deve ou não aplicar a estimulação elétrica para alcançar os objetivos de tratamento terapêutico.
- Diferenciar entre os parâmetros disponíveis dos dispositivos de eletroestimulação e descrever as diferenças entre eles para um colega.
- Descrever as relações entre terminologia técnica e respostas sensoriais à estimulação elétrica e combinar com precisão cada termo com a sensação que ele produz.
- Descrever os princípios que apoiam a aplicação dos eletrodos na estimulação elétrica para obter um nível confortável de estimulação e discutir o que pode ser feito para melhorar o conforto do paciente.
- Demonstrar o ajuste de vários parâmetros nos dispositivos de estimulação elétrica para obter intencionalmente resposta sensorial, motora e rápida à dor e documentar criteriosamente os parâmetros de modo que a resposta possa ser duplicada por um colega.

Termos-chave

Acomodação	Ceramidas	Duração da fase
Amplitude	Ciclo de trabalho	Duração do pulso
Ânodo	Contração muscular tetânica	Elastina
Aquoso	Corrente	Epiderme
Avascular	Corrente alternada	Espasmo muscular
Bifásica	Corrente contínua	Forma de onda
Capacitância	Corrente pulsada	Frequência
Carga	Corrente total	Hepático
Cátodo	Derme	Impedância

Intervalo intrapulso
Iontoforese
Junções aderentes
Lei de Ohm
Medicamento anti-inflamatório
    esteroide (AIE)
Medicamento anti-inflamatório não
    esteroide (AINE)
Modulação

Monofásica
Parenteral
Plasticidade
Polifásica
Ponto isoelétrico
Reobase
Resistência
Tecidos excitáveis
Tegumento

Tempo de elevação
Tempo de queda
Tempo de rampa
Trem de pulsos
Turgor
Varredura
Voltagem

Conteúdo

Aplicação da estimulação elétrica
Objetivos do tratamento terapêutico
Características da eletricidade
Características do fluxo de corrente
Saídas do estimulador
    Estimuladores de corrente constante
    Estimuladores de voltagem constante
Classificação da corrente
    Corrente contínua
    Corrente alternada
    Corrente pulsante
    Características da corrente
    Descrição de um pulso único
    Forma de onda
    Amplitude
    Tempo de elevação e de queda
    Intervalo intrapulso
    Duração
    Carga
    Descrição do trem de pulso
    Intervalos interpulso e *interburst*
    Frequência
    Ciclo de trabalho
    Tempo de rampa
    Corrente total
    Modulação
    A grande imagem
Fornecimento da estimulação elétrica
    Fisiologia muscular e nervosa
    Recrutamento da unidade motora

Excitabilidade da membrana
    Acomodação
    Iontoforese
Sistema tegumentar: nossa pele
    Morfologia e função
    Propriedades elétricas da pele
Transporte transcutâneo
    Penetração transcutânea do medicamento
    Administração passiva do medicamento
    Intensificação iontoforética
Instrumentação e aplicação da iontoforese
    Fontes de alimentação iontoforética
    Modelos de eletrodos
    Procedimentos de aplicação
Iontoforese experimental e clínica de medicamentos
    anti-inflamatórios
    Iontoforese experimental de medicamentos
        anti-inflamatórios
    Iontoforese clínica de medicamentos anti-inflamatórios
Respostas adversas relatadas da iontoforese
Uso da estimulação elétrica
    Indicações
    Contraindicações
    Precauções
O tratamento
    Pré-tratamento
    Administração
    Pós-tratamento
    Documentação
Tomada de decisão clínica

*"Cada batida do coração, cada contração de um músculo,
cada fase da secreção de uma glândula está associada
de alguma forma a mudanças elétricas."* – A. Watkins

Perspectiva do paciente

"Isso não vai me eletrocutar, vai? Lembro-me dos filmes de terror a que assisti na TV e que usavam coisas como esta!"

O uso de estimulação elétrica para alcançar um objetivo terapêutico não é um conceito novo para os profissionais; no entanto, é um conceito bastante novo para os pacientes em tratamento. Os profissionais precisam considerar isso quando discutem o uso da estimulação elétrica com seus pacientes e quando a aplicam. Provavelmente isso ajudará a diminuir a ansiedade de alguns pacientes em relação ao conceito, que tem, literalmente, milhares de anos. Uma das primeiras aplicações é atribuída a Luigi Galvani (46 D.C), que usou um peixe-torpedo (raia-elétrica) para tratamento de gota e de dores de cabeça crônicas. Felizmente, já percorremos um longo caminho, desde então, em nossa compreensão do uso eficaz das modalidades eletroterapêuticas na prática atual.

Este capítulo usará a terminologia eletroterapêutica padronizada, definida pela *Section on Clinical Electrophysiology and Wound Care* da American Physical Therapy Associations.[2] O uso dessa terminologia é essencial para a comunicação consistente dos parâmetros de tratamento na pesquisa e na prática. Infelizmente, alguns dos fabricantes de dispositivos de estimulação elétrica não seguem o padrão descrito. Por essa razão, é imperativo que todos os profissionais compreendam completamente o equipamento com o qual trabalham antes mesmo de tentar utilizá-lo com um paciente. Ao longo deste e de outros capítulos do livro, são dadas atividades complementares para ajudar nessa compreensão.

Aplicação da estimulação elétrica

A história da eletricidade e da eletroterapêutica tem sido bem documentada por inúmeros autores.[3-7] Dois campos emergiram dessa pesquisa precoce e do uso da eletricidade: a eletroterapia e a eletromiografia. A eletroterapia usa a eletricidade para tratar doenças e disfunções; já a eletromiografia (EMG) é usada para diagnosticar doenças mediante a interpretação da resposta de nervos e músculos às formas de estimulação elétrica aplicadas. A EMG combinada a procedimentos de diagnóstico dos estudos de condução nervosa (ECN) permitiu que a tecnologia biomédica florescesse. Os fabricantes vêm desenvolvendo unidades de estimulação elétrica mais versáteis e de mais alta tecnologia, com microprocessadores que permitem níveis altamente sofisticados de função. Os estimuladores portáteis pequenos aumentaram o uso da estimulação elétrica domiciliar, inicialmente para o gerenciamento da dor e agora para muitas condições que precisam de estímulo neuromuscular. A demanda para desenvolvimento e aperfeiçoamento de próteses neurais para implantação em várias populações de pacientes cresceu significativamente depois do aumento do número de veteranos de guerra que retornaram para casa sem um ou mais membros, dos avanços na robótica, da aceitação da tecnologia e do desejo de retornar à força de trabalho.

Objetivos do tratamento terapêutico

De maneira geral, a estimulação elétrica é descrita pelo objetivo de sua aplicação. Na maioria das vezes, esses objetivos são comunicados sob a forma de acrônimos identificados no *Guide to Physical Therapist Practice* da APTA.[8] A Tabela 11.1, que contém os acrônimos mais usados, foi incluída para facilitar a consulta.

A eletroestimulação muscular (EEM) envolve a estimulação do músculo denervado para manter sua viabilidade. A estimulação elétrica para o reparo tecidual (EERT) é usada na redução do edema, na melhora da circulação e no manejo de feridas. A estimulação elétrica neuromuscular (EENM) é a estimulação dos músculos inervados para restaurar sua função e inclui o fortalecimento muscular, a redução da defesa muscular e da espasticidade, a prevenção da atrofia, o aumento da amplitude de movimento (ADM) e a reeducação muscular. A estimulação elétrica funcional (FES) é usada para ativar músculos para a realização de atividades funcionais. A EENM e a FES são frequentemente empregadas como sinônimos, mas representam, de fato, duas aplicações diferentes de estimulação elétrica. A EENM pode ser usada para avaliar o paciente no tratamento de longo prazo com a estimulação elétrica, a qual geralmente incorpora o uso de um implante neural.[9] A FES usa implantes neurais para melhorar a função e inclui dispositivos como marca-passos cardíacos,[10] respiradores eletrofrênicos, estimuladores da coluna dorsal[11-13] e implantes visuais e auditivos.[11] Implantes neurais também são usados no tratamento da incontinência urinária, anal[11,14,15] e como substitutos de órteses.[11] A estimulação elétrica nervosa transcutânea (TENS) tornou-se sinônimo de estimulação para manejo da dor. Geralmente, esse tipo de aplicação está associada a um grupo de pequenos estimuladores elétricos movidos à bateria, chamados unidades TENS, que foram desenvolvidos especificamente para atingir esse objetivo. Como a TENS

Tabela 11.1	Acrônimos e explicação dos objetivos do tratamento	
Acrônimo	**Explicação**	**Objetivo do tratamento**
EME	Estimulação muscular elétrica	Estimulação do músculo denervado para manter sua viabilidade
EERT	Estimulação elétrica para reparação de tecido	Usar a estimulação elétrica para reduzir o edema, o aumento da circulação e o manejo da ferida
EENM	Estimulação elétrica neuromuscular	Estimular os músculos inervados para restaurar a função muscular, incluindo o fortalecimento muscular, a redução da defesa e da espasticidade muscular, prevenção da atrofia, aumento da amplitude de movimento e reeducação muscular
EEF	Estimulação elétrica funcional	Ativar os músculos com estimulação elétrica para realizar atividades funcionais
TENS	Estimulação elétrica nervosa transcutânea	Estimulação para o gerenciamento da dor

é a aplicação da estimulação elétrica através da pele, todos os estimuladores são realmente unidades TENS e podem ser usados no manejo da dor, desde que tenham parâmetros adequados de corrente. As unidades comerciais de TENS têm a vantagem da portabilidade.

Características da eletricidade

Na maioria das vezes, a eletricidade é descrita por sua *força* (**carga**), taxa de vazão (**corrente**), *condução de força* (**voltagem**) e *oposição* (**resistência/impedância**). A revisão desses termos está na Tabela 11.2.

A relação entre corrente, voltagem e resistência é definida pela **lei de Ohm** e está ilustrada na Figura 11.1. A taxa de vazão da corrente é diretamente proporcional à voltagem. Um aumento na voltagem, quando a resistência permanece constante, aumentará a corrente. O fluxo da corrente é inversamente proporcional à resistência. Um aumento na

Tabela 11.2	Terminologia da eletricidade
Eletricidade	**Água**
Elétron	Gota de água
Coulomb	Galão de água
Corrente	Fluxo da água
Voltagem	Pressão da água
	Baixa voltagem: em casa antiga
	Alta voltagem: limpeza dental (irrigador oral)
Resistência (impedância)	Tubulação da água: tubo estreito
	Entupimento por cabelos

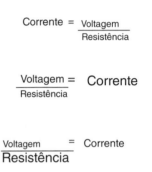

Figura 11.1 As relações na lei de Ohm.

resistência quando a voltagem é constante diminuirá a corrente. Portanto, a magnitude da corrente aumenta quando aumenta a voltagem ou quando a resistência diminui. Uma alta resistência requer altas voltagens para produzir o fluxo de corrente necessário nos tecidos profundos.[16]

Os **tecidos excitáveis** e os tecidos biológicos não excitáveis possuem uma resistência inerente. Tecidos excitáveis incluem nervo, músculo esquelético, músculo liso e músculo cardíaco, nos quais neurônios e neurotransmissores têm a capacidade de conduzir sinais. O termo "impedância" descreve melhor do que "resistência" a oposição ao fluxo da corrente no corpo. A oposição do corpo resulta essencialmente da combinação das propriedades resistivas e da reatância capacitiva do tecido. A **capacitância** é a capacidade de armazenar carga em um campo elétrico e de opor mudança no fluxo da corrente. Membranas nervosas e musculares são exemplos de capacitores. Os tecidos do corpo também funcionam como resistências e modelam um arranjo paralelo ou em série. Quando as resistências estão em série, há apenas um caminho para a eletricidade fluir, que é através de cada resistência sucessivamente; quando elas estão em paralelo, a corrente tem algumas opções de caminhos e sempre fluirá através do caminho de menor resistência. Pele e tecido adiposo funcionam como resistências em série, ao passo que músculo, sangue, tendões e ossos agem como resistências em paralelo.[17] A corrente elétrica, portanto, toma o caminho de menor resistência quando pele e tecidos subcutâneos foram penetrados.

A impedância do tecido varia ao longo do corpo, e a condutividade depende do teor de água do tecido. Quando este é alto, diminui a impedância e melhora a condutância. A pele saudável tem uma fina camada de água que contém sal, mas oferece uma das mais altas impedâncias (1.000 + V)[18] para o fluxo da corrente porque a camada exterior da pele, a **epiderme**, contém pouco líquido. A quantidade de umidade nas camadas mais profundas é determinada pela idade e pelo número de glândulas sudoríparas. A resistência da pele também é inversamente proporcional à sua temperatura.[19] O calor aumenta a umidade e o teor de sal da superfície, o que promove a condutividade. Osso, tecido adiposo, tendões e fáscia também são maus condutores com baixo teor de água, de 20 a 30%.[20] Os componentes intracelulares dos nervos e músculos têm alto teor de água, de 70 a 75%,[20] mas suas membranas têm uma alta reatância capacitiva que opõe o movimento de carga.

A impedância pode influenciar de forma drástica a capacidade de gerar uma resposta eletricamente adequada no músculo subjacente. Uma maior intensidade da corrente seria necessária para obter uma resposta motora em uma área coberta por tecido adiposo (como o músculo glúteo máximo), quando comparada a uma área com pouco tecido adiposo (como o músculo tibial anterior). O aumento da intensidade da corrente para um nível suficiente para conduzi-la através do tecido adiposo até o nervo torna a sensação da estimulação insuportável para o paciente. Isso pode excluir a estimulação como opção de tratamento ou limitar sua eficácia. Minimizar a impedância é importante para todas as aplicações de estimulação elétrica, pois permite que a intensidade da corrente seja reduzida e aumente, assim, o conforto do paciente. Antes da aplicação do eletrodo, deve-se limpar a superfície da pele com álcool, a fim de remover sujeira e óleos corporais; isso diminuirá a impedância. A remoção do excesso de pelos sob os eletrodos e o aquecimento da região a ser estimulada ou do gel do eletrodo também a reduzirão.

A impedância muda na presença de lesões e doenças. Ela aumenta com edema, isquemia, aterosclerose, formação de cicatrizes e denervação, porém diminui em feridas abertas e escoriações.[19]

Características do fluxo de corrente

A corrente fluirá sob duas condições: (1) quando houver uma fonte de energia que cria uma diferença no potencial elétrico e (2) quando houver um caminho eletricamente condutor entre os dois potenciais. Na estimulação elétrica terapêutica, ocorre uma transferência de carga

É importante saber...

Impedância/resistência

Se por algum motivo o paciente já estiver apreensivo sobre a aplicação da estimulação elétrica, um de seus objetivos com ele será aplicá-la da maneira mais confortável possível.

Se for do seu conhecimento que haverá necessidade de uma intensidade menor de estimulação elétrica para alcançar seu objetivo, quando a resistência da pele já foi reduzida antes da aplicação da estimulação elétrica, então esta será mais confortável.

entre o gerador elétrico e o tecido biológico na interface do eletrodo.[21] O fluxo do elétron se converte em fluxo iônico no corpo.[22] Os íons de cloreto de sódio (NaCl) são exemplos de portadores de carga no corpo.

O fluxo iônico ocorre como consequência da lei elementar subjacente à eletrofísica. Essa é uma lei que você aprendeu cedo na vida, mas provavelmente não sabia por quê. Esta lei estabelece que *cargas iguais se repelem, cargas diferentes se atraem*.[1] Os íons positivos (cátions) são repelidos do eletrodo positivo e migram para o eletrodo negativo (cátodo), enquanto os íons negativos (ânions) migram para o eletrodo positivo (ânodo). Em repouso, o nervo é carregado positivamente no lado de fora e negativamente no interior; os nervos tornam-se hiperpolarizados (menos excitáveis) sob o ânodo e mais excitáveis sob o cátodo (Fig. 11.2). Embora tanto o ânodo como o cátodo sejam necessários para formar um circuito completo, o cátodo normalmente é designado eletrodo ativo porque é sob ele que a ativação do nervo (excitação) ocorre mais facilmente.

As reações químicas ocorrem na interface entre o eletrodo e o tecido durante a transferência de carga.[23] Os íons de sódio (Na^+), que são carregados positivamente, migram para o polo negativo e se misturam à água, formando a base do hidróxido de sódio (NaOH). Essa reação química aumenta a alcalinidade da área e promove a liquefação das proteínas, o que deixa os tecidos mais moles.[17] Os íons de cloro (Cl^-), que estão carregados negativamente, migram para o polo positivo e se misturam à água, formando o ácido clorídrico (HCl). Essa reação química aumenta a acidez da área e promove, assim, a coagulação das proteínas e o endurecimento dos tecidos.[17] A circulação melhora conforme o corpo tenta neutralizar a alterações no pH.[16] A magnitude da reação química depende do tempo e da quantidade de fluição da corrente por centímetro quadrado de área de superfície. Grandes acumulações de carga ocorrem quando a corrente é muito forte. Isso poderia causar danos, como queimaduras, aos tecidos. Pequenos acúmulos de carga são vantajosos para certos tratamentos de estimulação elétrica, como a cicatrização de ferida e de fratura. A Figura 11.3 ilustra o fluxo da corrente e as reações químicas que ocorrem com a estimulação elétrica.

Capítulo 11 • Fundamentos da estimulação elétrica e da iontoforese 269

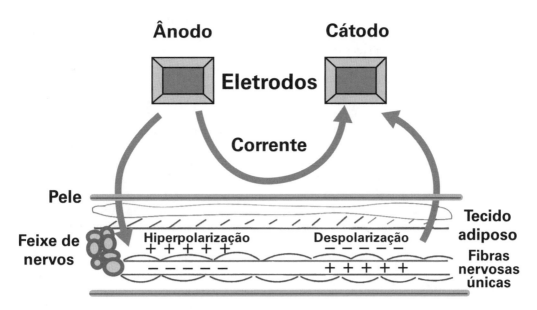

Figura 11.2 Demonstração do fluxo da corrente dos eletrodos de superfície até um nervo motor subjacente. A hiperpolarização ocorre sob o ânodo porque os íons positivos são conduzidos para longe deste eletrodo dentro dos tecidos circundantes. A despolarização, que pode levar a um potencial de ação, ocorre sob o cátodo.

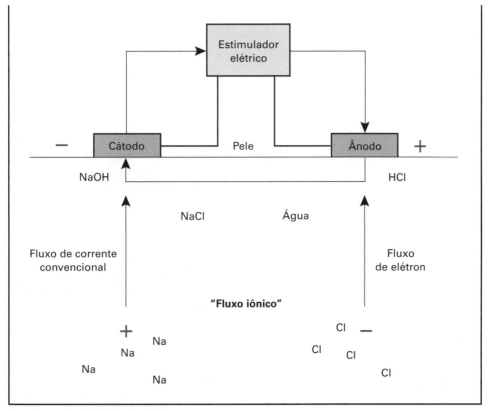

Figura 11.3 Conceitos de corrente e do fluxo iônico na aplicação da estimulação elétrica.

Saídas do estimulador

A saída de qualquer máquina comercial de estimulação elétrica pode ser classificada como de corrente constante ou de voltagem constante. As unidades de estimulação têm um recurso de segurança que define um limite superior e inferior para a resistência. Isso impede os aumentos excessivos de saída de corrente ou de voltagem quando há grandes mudanças na resistência (manifestação clínica da lei de Ohm). A seleção de uma *corrente constante* ou de uma saída de *voltagem constante* para o tratamento depende do tipo de unidades comerciais disponíveis na clínica, e às vezes isso não é uma escolha. Se ambos os tipos de saídas estão disponíveis, então a escolha depende da preferência do profissional ou do objetivo terapêutico. Há vantagens e desvantagens para ambos os tipos de saída.

Estimuladores de corrente constante

Um estimulador de *corrente constante* produz uma corrente que não varia e é independente de resistência. Esse gerador mantém a mesma corrente de saída, independentemente das alterações na resistência. A saída de voltagem aumenta ou diminui para manter constante o fluxo da corrente. O mecanismo é semelhante ao controle de cruzeiro em um carro. A velocidade do carro (corrente) é predefinida, e o acelerador (voltagem) mantém essa velocidade constante, mesmo quando o carro sobe e desce colinas (resistência).

A vantagem da estimulação com saída de corrente constante é a consistência da resposta fisiológica. A qualidade da contração muscular, por exemplo, permanece a mesma ao longo do tratamento quando o nível da corrente é constante durante o tempo em que os parâmetros de tratamento são tais que a fadiga muscular é evitada ou, pelo menos, minimizada.

A desvantagem dessa saída é o efeito sobre o tecido quando a resistência muda. A impedância aumenta à medida que diminui o tamanho do eletrodo. O tamanho do eletrodo diminui com a perda de contato do eletrodo ou com sua secagem. Isso muda a condutividade e aumenta a impedância. A voltagem aumenta para manter o mesmo nível de fluxo da corrente, que agora foca uma área menor. O resultado pode ser dor com a possibilidade de danos aos tecidos.

Os próprios profissionais podem facilmente determinar se uma máquina tem uma saída de corrente ou voltagem constante retirando lentamente o eletrodo fora da superfície da pele. A máquina é um estimulador de corrente constante se a corrente picar e começar a beliscar. A saída da máquina é de voltagem constante se a corrente diminuir quando o eletrodo for retirado da pele.

Estimuladores de voltagem constante

Uma máquina de *voltagem constante* produz uma voltagem que não varia. A saída da corrente aumenta ou diminui de acordo com as mudanças na resistência. Esse mecanismo é semelhante às condições de condução normal. O carro diminuirá a velocidade (corrente), à medida que sobe uma colina íngreme (resistência) ou a aumentará ao descer a colina, se a mesma quantidade de pressão for mantida no acelerador (voltagem).

Um estimulador de voltagem constante tem a vantagem de diminuir os níveis de corrente com o aumento da resistência, o que previne desconforto ou danos.

A desvantagem dessa saída é que a qualidade da resposta, como a contração muscular, mudará com a resistência. A corrente também aumentará quando a impedância inicial da pele é superada e a resistência diminuída. A voltagem constante pode ser um problema se houver grandes diminuições na resistência. A corrente pode aumentar para níveis que causam danos ao tecido. A Figura 11.4 apresenta um exemplo que usa a lei de Ohm para descrever como estimuladores de corrente constante e de voltagem constante se comparam.

Classificação da corrente

Embora os tratamentos de estimulação elétrica sejam frequentemente citados e documentados pelo nome co-

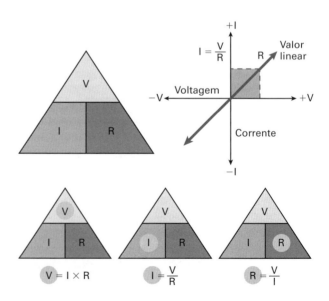

Figura 11.4 A lei de Ohm mostra uma comparação entre os estimuladores da corrente constante e da voltagem constante.
I = V/R, onde I representa a corrente, V representa a voltagem e R, a resistência.
A fórmula tem de ser apresentada com V como uma constante e depois com R como uma constante para mostrar a mudança em I (usando números).

mercial do tipo da corrente usada, o profissional deve estar ciente da classificação real da corrente produzida pelo aparelho. Esse conhecimento é muito mais importante para determinar a eficácia da corrente mais adequada à intervenção de tratamento. Todas as unidades terapêuticas de estimulação elétrica usam uma das três formas genéricas de corrente: (1) corrente contínua (CC), (2) corrente alternada (CA), ou (3) corrente pulsante (pulsada) (Fig. 11.5).

Na maioria das vezes, os nomes dos geradores comerciais são dados pelo fabricante e incluem corrente pulsada de alta voltagem (CPAV), interferencial (CIV), estimulação russa, estimulador muscular variável (EMV), TENS, e unidades de estimulador microelétrico de nervo (EME).

Corrente contínua

A **corrente contínua** (CC) é um fluxo unidirecional contínuo de partículas carregadas com uma duração de pelo menos 1 segundo. Um eletrodo é sempre o **ânodo** (positivo) e o outro é sempre o **cátodo** (negativo) durante a estimulação. Um eletrodo sempre recebe corrente da máquina e o outro devolve a corrente para a máquina. Determina-se a polaridade de determinado eletrodo pela seleção de um interruptor de polaridade na unidade de estimulação elétrica. Como um eletrodo é sempre positivo e o outro é sempre negativo, há um acúmulo de carga, tal como discutido anteriormente. Esse acúmulo de carga recebe o nome de efeito químico ou polaridade. A CC tem um forte efeito químico sobre os tecidos e pode ser liberada continuamente a fim de estimular a absorção de medicamentos através da pele, o que se chama **iontoforese**; ou pode ser interrompida para estimular músculos denervados (EEM). A CC é a única forma de corrente capaz desses dois protocolos de tratamento. A iontoforese será abordada mais tarde neste capítulo.

Corrente alternada

A **corrente alternada** (CA) é um fluxo bidirecional ininterrupto de partículas carregadas que mudam de direção pelo menos uma vez por segundo. Ela também pode ser liberada de uma forma interrompida, por vezes chamada de *bursts*. Cada eletrodo torna-se positivo em uma fase do ciclo e, em seguida, negativo à medida que a corrente inverte. Quando os eletrodos mudam continuamente sua polaridade, as cargas não se acumulam nos tecidos.

Não se usa mais a CA diretamente para estimular o tecido. Vários estimuladores comerciais, tais como o inter-

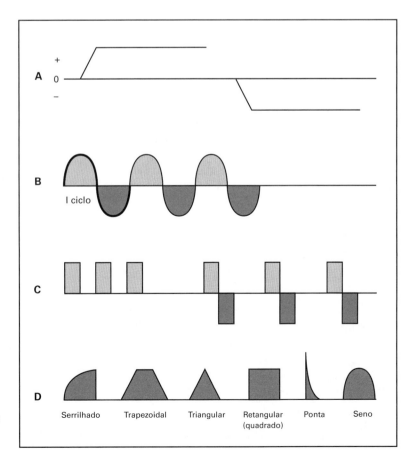

Figura 11.5 Tipos de corrente. (A) Corrente contínua. (B) Corrente alternada. (C) Corrente pulsante. (D) Formas de onda comuns para a corrente pulsada.

ferencial e o russo, usam a CA como sua base ou corrente transportadora, que é depois modificada e entregue ao paciente sob a forma de batidas ou *bursts*, respectivamente.

Corrente pulsante

A **corrente pulsada** ou **pulsante** pode assumir as características de direcionalidade da corrente CA ou CC. Ela é definida como um fluxo unidirecional (como CC) ou bidirecional (como CA) de partículas carregadas que cessam periodicamente por menos de 1 segundo (milissegundos ou microssegundos) antes do próximo evento elétrico. Essa pequena interrupção na corrente ou o movimento de carga entre pulsos sucessivos diferencia a corrente pulsante das correntes CA e CC. A corrente pulsante é composta de pulsos individuais, de curta duração, liberados em uma série contínua chamada de **trem de pulsos**. Este trem de pulsos pode ser liberado continuamente ou interrompido como nas formas de corrente CA e CC. Cada pulso individual é constituído por uma ou mais fases.

A corrente pulsante tem um efeito químico insignificante nos tecidos e a quantidade do efeito depende da unidirecionalidade do pulso, como na CC, ou da bidirecionalidade, como na CA. Um efeito catódico ou anódico ocorrerá sob cada eletrodo quando o pulso for unidirecional. Quando for bidirecional, uma fase do pulso terá características anodais e a outra terá características catódicas, por isso o efeito da polaridade será neutralizado.

Características da corrente

A corrente pulsante é a forma de corrente gerada e clinicamente usada com maior frequência e, portanto, é nela que o resto deste capítulo se concentrará.

Manipular as características tanto do pulso único como do trem de pulsos é importante para a personalização de protocolos de tratamento. A Tabela 11.3 lista as características do pulso único e do trem de pulsos.

Tabela 11.3	Características da corrente pulsante
Pulso único	**Trem de pulso**
Forma de onda	Intervalo interpulso
Amplitude	Frequência
Tempo de elevação/tempo de queda	Ciclo de trabalho
Intervalo intrapulso	Tempo ligado-desligado
Duração	Tempo de rampa
Carga	Corrente total

Descrição de um único pulso

Na estimulação elétrica, o pulso único é, na verdade, um evento e pode ser descrito pelas características de como ocorre. Por exemplo, as características relacionam-se ao tempo necessário para que ele ocorra, "pela duração"; à intensidade do evento quando este é medido, "pela amplitude"; e a uma relação entre os dois ou uma característica dependente de "duração do pulso/amplitude".[2]

Forma de onda

A **forma de onda** é uma representação visual do pulso ou evento. É um desenho espacial que descreve a forma do pulso, reflete a **amplitude** (*intensidade*) e a **duração** (*período de tempo*) em que o pulso ou o evento ocorre.

Os pulsos são classificados pelo número de fases que têm; por exemplo, existem formas de onda monofásicas, bifásicas e polifásicas. Uma forma de onda **monofásica** significa que todo o evento ocorre acima ou abaixo do zero isoelétrico, o que significa que o pulso é positivo ou negativo. **Ponto isoelétrico** é a demarcação entre positivo e negativo, no qual não há carga líquida. Às vezes, ele também é chamado linha de base. Ondas **bifásicas** têm duas fases, com uma acima e outra abaixo da demarcação zero do ponto isoelétrico. Elas podem ser equilibradas, quando não há carga líquida, ou desequilibradas, quando há uma carga positiva ou negativa remanescente. Formas de onda **polifásicas** têm várias fases que ocorrem acima e abaixo do ponto isoelétrico zero. A Figura 11.6 resume as três formas de ondas.

Geralmente, adiciona-se uma descrição suplementar à forma da onda (Fig. 11.7), tais como onda quadrada ou de pulso acentuado. O corpo não faz distinção entre forma quadrada ou trapezoidal, mas responde às características de amplitude e tempo da forma de onda.

Formas de onda são apenas esquemáticas e raramente refletem o que realmente acontece no paciente. Dois fatores influenciam a configuração da forma de onda e consideram a diferença entre a forma de onda ilustrativa e a verdadeira. A primeira é a propriedade de

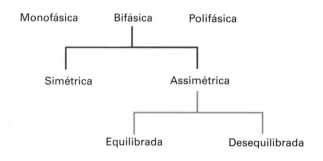

Figura 11.6 Classificação das formas de onda.

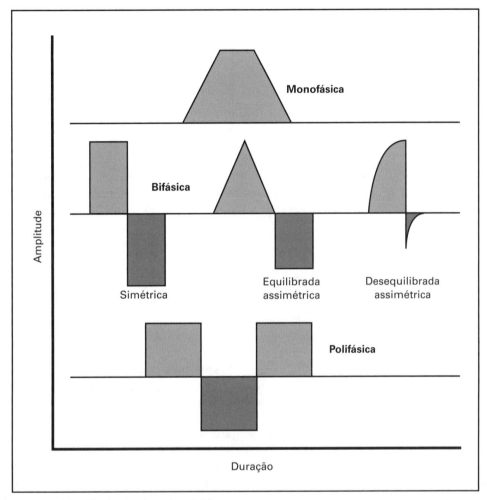

Figura 11.7 Representação das várias formas de onda pulsátil.

reatância capacitiva do tecido, sobre a qual já falamos.[23] Uma carga aplicada a uma corrente, como a resistência encontrada nos tecidos do corpo, alterará a configuração ou a forma real da onda. A forma de onda real que é liberada quando uma carga (resistência) é aplicada pode ser visualizada em um osciloscópio. O segundo fator que determina a forma real da onda é se o equipamento tem saída de corrente constante ou de voltagem constante.

Forma de onda monofásica

Um pulso monofásico tem uma fase. Este pulso é unidirecional a partir da linha de base que leva uma carga positiva ou negativa; portanto, como a CC, um eletrodo é sempre positivo e outro é sempre negativo. A polaridade ou efeitos químicos não são da mesma ordem de grandeza da CC porque a corrente pulsante flui por um período de tempo mais curto. Os tecidos são capazes de se neutralizar ligeiramente entre cada pulso. O pulso monofásico está representado na Figura 11.7.

Muitas vezes existe uma confusão na diferenciação entre CC interrompida e corrente monofásica pulsada. Essas são duas formas de corrente diferentes e não podem ser indistintamente classificadas. A CC interrompida é usada no tratamento de músculos denervados (EEM). Não é possível usar a corrente pulsante nesse protocolo por causa da pequena interrupção da corrente entre cada pulso. A corrente pulsada/pulsante não é semelhante à CC, que é contínua. A interrupção torna a corrente menos forte e incapaz de realizar o mesmo objetivo de tratamento. Pela mesma razão, o trem de pulsos contínuo também não é comparável à CC e, portanto, é incapaz de realizar a iontoforese.

Essas unidades de estimulação elétrica com o termo **corrente pulsada** de alta voltagem ou de "alta tensão" muitas vezes deixam os profissionais bastante confusos, por causa da presença de um interruptor de polaridade na face das unidades. Essas unidades comerciais diferem significativamente, e algumas são capazes de fornecer um pulso monofásico, enquanto outras fornecem um pulso bifásico que é desequilibrado. Os profissionais devem consultar o manual de instruções para determinar que tipo de dispositivo de "alta tensão" estão usando. Independentemente do tipo, ambos são pulsados e, mesmo assim, incapazes de realizar as intervenções de tratamento em que a CC é necessária.

Forma de onda bifásica

Um pulso bifásico é bidirecional com duas fases. Uma fase desvia-se da linha de base, em uma direção positiva, e a outra desvia em uma direção negativa; por isso, como a CA, os eletrodos mudam continuamente sua polaridade.

Os pulsos bifásicos podem ser subdivididos em dois tipos: (1) bifásico simétrico e (2) bifásico assimétrico. As fases do *pulso bifásico simétrico* são idênticas (ver Fig. 11.7). Os produtos químicos formados em uma fase são neutralizados pela inversão da corrente na segunda fase. As cargas das duas fases se anulam mutuamente e há uma carga líquida zero (CLZ) do outro lado da linha de base. Não ocorre acúmulo de carga positiva ou negativa. A estimulação muscular variável (unidade EMV) e algumas unidades neuromusculares movidas a bateria produzem essa forma de onda.

Um pulso é *bifásico assimétrico* quando as duas fases não são idênticas. O pulso bifásico assimétrico pode ser subdividido em (1) equilibrado e (2) desequilibrado. Quando a carga de uma fase é eletricamente igual à carga da outra fase, a forma de onda é um bifásico *equilibrado* assimétrico (ver Fig. 11.7). As cargas iguais se anulam mutuamente, e uma CLZ ainda existe através da linha de base. Um pulso é um bifásico *desequilibrado* assimétrico quando a carga elétrica de uma das fases é maior do que a carga elétrica da outra fase (ver Fig. 11.7). O pulso bifásico desequilibrado assimétrico produz uma carga líquida através da linha de base, com alguma carga residual nos tecidos. Esse pulso é similar ao pulso monofásico no qual há acúmulo de carga, mas as reações eletroquímicas são mínimas porque o pulso é bifásico.

A maioria das unidades TENS comerciais e algumas unidades neuromusculares movidas a bateria produzem formas de ondas bifásicas assimétricas.

Forma de onda polifásica

Polifásico significa que o pulso é composto de três ou mais fases (ver Fig. 11.7). Todos os pulsos polifásicos são *bursts*. Um *burst* é uma série finita de pulsos agrupados e liberados no corpo como uma carga única. Um único pulso pode ser comparado a engatilhar uma arma. Uma única bala é liberada. Um *burst* é como puxar o gatilho de uma metralhadora. Muitas balas são liberadas ao mesmo tempo. Isso está ilustrado na Figura 11.8. O *burst* é percebido pelo corpo como um único pulso. Ele se comporta fisiologicamente como um pulso único e não tem nenhuma vantagem fisiológica sobre este último.[16] O termo "burst" também é sinônimo dos termos "pacote", "batida" e "envelope". Embora todos os pulsos polifásicos sejam *bursts*, nem todos os *bursts* são polifásicos. Um *burst* também pode ser um grupo de pulsos monofásicos ou bifásicos liberados como uma única carga.

A CA *burst* ou modificada produzida pelos estimuladores comerciais interferenciais e russos são exemplos do que pode ser designado como um pulso polifásico.

Fase versus *pulso*

O efeito fisiológico da corrente no tecido é determinado pela fase, não pelos parâmetros de pulso. O pulso monofásico tem apenas uma fase. As características da fase, portanto, descrevem todo o pulso.

O pulso bifásico tem duas fases individuais. Os termos "fase" e "pulso" não são a mesma coisa. A descrição de uma fase é suficiente no pulso bifásico simétrico desde que as fases sejam iguais. A característica de cada fase deve ser identificada no pulso bifásico assimétrico, especialmente se ele é desequilibrado, casos em que as cargas não são iguais.

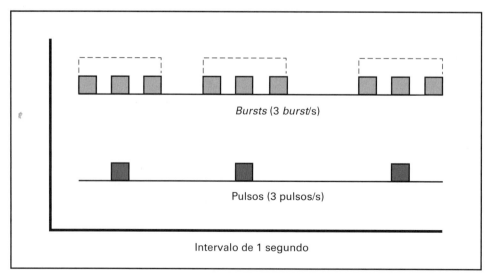

Figura 11.8 O *burst* e o pulso único. Exemplo de três *bursts* e de três pulsos fornecidos com 1 segundo de tempo de intervalo. Nesta ilustração, cada *burst* compreende três pulsos monofásicos.

Forma de onda e conforto

Muitos estudos pesquisaram os níveis de conforto das diferentes formas de onda durante a estimulação elétrica.[9,24-28] Na maioria das vezes, a onda bifásica simétrica é citada como a preferida. Em uma comparação entre formas de onda bifásica simétrica, bifásica equilibrada assimétrica, monofásica e polifásica, as ondas bifásicas foram as preferidas.[9] Entre as duas bifásicas, a simétrica bifásica foi a preferida para a estimulação dos grandes músculos, enquanto não houve preferência por nenhuma das duas para a pequena estimulação muscular.[9] Muitos estudos concluíram que a preferência varia em um pequeno subgrupo de pacientes. Por isso, se uma forma de onda não é tolerada, outra deve ser tentada antes de abandonar a estimulação elétrica como uma intervenção de tratamento. Em uma mesma pessoa, a preferência para os diferentes tipos de estimulação elétrica também pode variar para diferentes grupos musculares. Os profissionais precisam estar atentos ao possível resultado positivo, mas também devem se lembrar de que, muitas vezes, os pacientes não entendem a razão e podem precisar de encorajamento para aderir ao regime de tratamento.

Seleção da forma de onda

Todas as formas de onda são basicamente eficazes na ativação dos nervos periféricos, mas uma consideração na seleção deverá ser a capacidade da forma de onda de ativar nervos com carga elétrica mínima. A forma de onda bifásica simétrica atende a essa qualificação sem as potenciais reações cutâneas que podem ocorrer em uma forma de onda monofásica.[29] Alguns protocolos de tratamento podem impor a escolha da forma de onda. A exigência de efeitos electroquímicos específicos em tratamentos, como a cicatrização de feridas, exclui o uso de formas de ondas bifásicas. As ondas monofásicas podem ser a escolha apropriada. Verificou-se igualmente que, embora a bifásica simétrica seja a preferida para os músculos grandes e pequenos, quando associada à estimulação dos músculos pequenos, ela não é diferente do seu recrutamento e há transbordamento.[9] Portanto, a bifásica equilibrada assimétrica pode ser a melhor escolha para pequenos músculos. Descobriu-se que as formas de ondas monofásicas e bifásicas simétricas geram contrações musculares com maior torque do que as formas de onda polifásicas e que também foram menos cansativas.[30]

Antes de começar

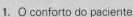

Lembre-se de que a forma de onda selecionada do estímulo afetará:

1. O conforto do paciente
2. A fadiga
3. Os efeitos químicos ou de polaridade

Amplitude

A amplitude de pico (*corrente de pico, voltagem de pico*) é a corrente ou voltagem máxima liberada em uma fase de um pulso. É a magnitude ou a intensidade do estímulo e é um fator determinante da força de estimulação. Também é um dos três critérios necessários para a despolarização: o *estímulo deve ser forte o suficiente*. A amplitude de pico descreve a amplitude máxima do pulso monofásico, mas se refere apenas à amplitude máxima de uma fase do pulso bifásico.

A *amplitude de pico a pico* indica a corrente máxima ou a amplitude de voltagem ao longo das duas fases de pulsos bifásicos. Ela não indica a intensidade do pulso porque não reflete a diferença na carga elétrica entre as fases positivas e negativas. A amplitude de pico de cada fase deve ser comparada para determinar as diferenças na força elétrica entre as fases. A voltagem RVQM (raiz do valor do quadrático médio) ou corrente descreve a força média do pulso bifásico. Ele considera as cargas opostas das fases. A amplitude de pico e a amplitude pico a pico são mostradas na Figura 11.9.

A amplitude de pico é medida na corrente (miliampères ou microampères) ou na voltagem (volts), de acordo com a unidade de estimulação elétrica. A amplitude é lida em qualquer medidor de miliampères ou em um voltímetro. O controle da amplitude em unidades estimuladoras é rotulado intensidade. A Tabela 11.4 fornece muitos sinônimos que são comumente utilizados para os aparelhos de eletroestimulação.

Corrente e voltagem estão diretamente relacionadas como definido pela lei de Ohm. Uma máquina com uma saída de alta voltagem é capaz de produzir uma corrente de pico elevada.[16] A maioria das unidades comerciais são de baixa voltagem (0 a 100 V), com exceção das unidades de alta voltagem, que têm uma potência máxima de 500 V.

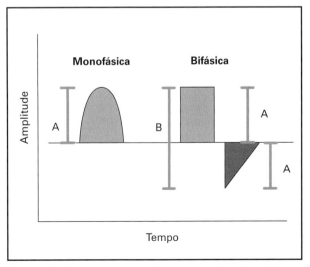

Figura 11.9 Características que descrevem o pulso único. (A) amplitude de pico. (B) Amplitude pico a pico.

Tabela 11.4	Sinônimos elétricos e suas "traduções"				
Amplitude	Intensidade	mAmps	Amps	Voltagem	Corrente
Frequência	Quanto?	Hertz (hz)	Taxa	Ciclos por segundo (cps)	
Duração do pulso	Quanto tempo?	Segundos	Segundos	Extensão do pulso	
Recíproco	Alternando (a depois b)		Um canal está ligado, depois o outro está ligado enquanto o primeiro está desligado		
Simultâneo	Os dois canais ficam ligados ou desligados ao mesmo tempo		Cocontração		

O pico de amplitude está associado à profundidade de penetração da corrente.[17] Amplitudes de pico mais elevadas penetram mais profundamente no tecido. A condutividade elétrica dos tecidos sob o eletrodo determina quão profunda será essa penetração. A saída de alta voltagem, que gera uma amplitude de pico elevada, não terá mais penetração do que um dispositivo com saída de baixa voltagem se os tecidos sob os eletrodos forem compostos de tecido adiposo e osso, que não são bons condutores elétricos.

A estimulação elétrica produz três respostas excitatórias: (1) sensorial, (2) motora, e (3) dor.[31] A amplitude de pico influencia a resposta do tecido à estimulação elétrica. Baixas amplitudes de pico podem não conseguir excitar o tecido, enquanto amplitudes elevadas podem causar dor e não produzir a resposta pretendida. O nível de corrente necessário para excitar uma fibra nervosa é inversamente proporcional ao diâmetro da fibra.[17] O nervo com maior diâmetro oferece menor resistência em razão de sua área de secção transversal maior. Em condições "ideais", as fibras sensoriais maiores são recrutadas antes das pequenas fibras de dor. A localização anatômica da fibra nervosa em relação ao eletrodo é um fator determinante para a estimulação elétrica.[22] As fibras sensoriais geralmente disparam primeiro com a sensação de tremor, pontada ou alfinetes e agulhas. As fibras sensoriais são menores e têm um limiar mais elevado do que as fibras motoras, mas geralmente são mais superficiais e estão mais perto do eletrodo. A discriminação seletiva de cada resposta excitatória ocorre conforme a amplitude ou a intensidade é aumentada lentamente ao longo do tempo, recrutando primeiro o sensorial, depois o motor e, finalmente, a dor. Quando a amplitude é aumentada rapidamente, todas as fibras nervosas atingem o limiar simultaneamente e a resposta imediata é a dor, geralmente descrita como uma sensação de queimação afiada que é facilmente localizada. A seção "Vamos descobrir", no final deste capítulo, ilustra esses conceitos.

São possíveis quatro níveis clínicos de estimulação com os aparelhos de eletroestimulação. Em relação às respostas que são realizadas, eles são normalmente chamados: (1) subsensorial, (2) sensorial, (3) motor e (4) níveis nocivos ou desagradáveis da sensação. A Tabela 11.5 oferece uma listagem dos diferentes tipos de níveis de estimulação e das sensações e/ou tipos de fibras que lhes são comumente associadas. A escolha do nível de estímulo depende principalmente do objetivo do tratamento. Um período de teste pode ser necessário para o paciente atingir a força de estímulo pretendida para o tratamento.

É importante saber...

Amplitude de pico

A amplitude de pico, que é ajustável, refere-se a:

1. Excitabilidade tecidual (critérios para um potencial de ação)
2. Força do estímulo
3. Discriminação entre respostas excitatórias para tecidos inervados e denervados

Tabela 11.5	Níveis clínicos de estimulação
Subsensorial:	Nenhuma ativação das fibras nervosas
	Sem percepção sensorial
Sensorial:	Parestesias não nocivas
	Formigamento, picada ou alfinetadas e agulhadas
	Ativação de fibras nervosas cutâneas *A-beta*
Motor:	Parestesia forte
	Contração muscular
	Ativação de fibras nervosas *A-alfa*
Nocivo:	Parestesias fortes, desconfortáveis
	Forte contração muscular
	Ardor ou dor com sensação de queimadura
	Ativação das fibras *A-delta* e C

Tempo de elevação e de queda

O **tempo de elevação** é o tempo que leva para que a amplitude do pulso aumente de zero ao pico de amplitude. A taxa de elevação afeta diretamente a capacidade de excitar o tecido nervoso[17] e é o segundo critério necessário para a despolarização: o *estímulo deve ser suficientemente rápido*. As membranas nervosas se acomodam ou se adaptam para retardar as introduções de corrente ao longo do tempo (tempo de elevação lenta), com uma elevação automática no limiar. A membrana tem tempo para se adaptar à variação de voltagem e, então, é necessário maior estímulo para causar a despolarização (excitação). Aumentar a amplitude pode compensar formas de onda com baixas taxas de elevação. O músculo denervado não exibe acomodação e pode ser excitado seletivamente por formas de corrente com baixas taxas de elevação.[17]

O **tempo de queda** é o tempo que leva para a amplitude de pico diminuir até zero e define a extremidade terminal da fase. Tempos de elevação e de queda são fixados pela forma de pulso. A Figura 11.10 ilustra esses parâmetros.

Intervalo intrapulso

O **intervalo intrapulso** (*intervalo interfase*) define o período de tempo entre o final de uma fase e o início da segunda fase de um pulso quando a amplitude de pico cai para a linha de base (Fig. 11.11). Ele é medido em microssegundos e geralmente fixado pelo fabricante. Um pulso monofásico não tem um intervalo intrapulso, uma vez que tem apenas uma fase.

Há relatos de que, quando a fase anódica (positiva) segue imediatamente à fase catódica (negativa), a excitação provocada pela fase de estimulação catódica é enfraquecida e pode retroceder.[32] Uma amplitude de pico maior é então necessária para a excitação. A introdução de um intervalo intrapulso abole esse efeito da fase anódica e diminui a quantidade de amplitude necessária para provocar excitação.[32] Há alguma discrepância na literatura relativa ao comprimento do intervalo intrapulso necessário para abolir o efeito anódico.[26,32]

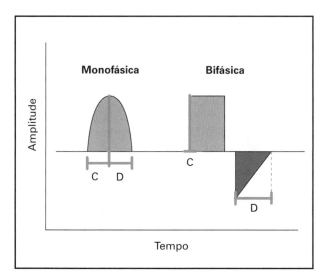

Figura 11.10 Características que descrevem o pulso único. (C) Tempo de elevação. (D) Tempo de queda.

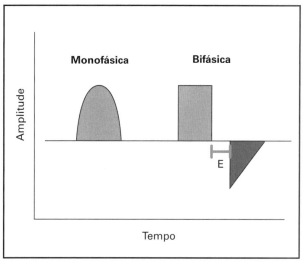

Figura 11.11 Características que descrevem o pulso único. (E) Intervalo intrapulso.

Antes de começar

Lembre-se de que o tempo de elevação refere-se a:

1. Excitabilidade tecidual (critérios de despolarização)
2. Acomodação ou adaptação do tecido

Duração

A **duração da fase** é o período de tempo que se estende do início ao fim de uma *fase* de um pulso. A **duração do pulso** é o intervalo de tempo entre o início e o fim de todas as fases do *pulso*, o que inclui o intervalo intrapulso. A duração da fase é o terceiro critério para a despolarização: *o estímulo deve ser longo o suficiente*. Os termos fase e duração do pulso são sinônimos no pulso monofásico. A duração do pulso de um pulso bifásico inclui a *duração da fase 1 + intervalo intrapulso + duração da fase 2*. As durações da fase e do pulso são medidas em microssegundos e estão ilustradas na Figura 11.12.

A intensidade (*amplitude*) e tempo (*duração*) da corrente determina a excitabilidade do tecido. Esta é a lei da excitação.[3] A curva da intensidade-duração (CID) demonstra a relação inversa entre essas duas variáveis. À medida

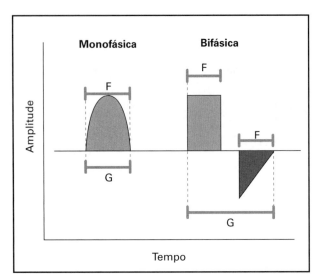

Figura 11.12 Características que descrevem o pulso único. (F) Duração da fase. (G) Duração do pulso.

que a duração da fase aumenta, menos amplitude de pico é necessária para atingir a resposta fisiológica desejada (Fig. 11.13). Existe uma duração mínima de estímulo, abaixo da qual nenhuma amplitude do estímulo pode provocar excitação, e uma amplitude mínima, abaixo da qual nenhuma duração pode causar excitação.[17] Nervos e membranas musculares funcionam como capacitores, o que significa que possuem a capacidade de armazenar carga. Suas membranas são capazes de absorver certa quantidade de carga antes de atingir seu limite de excitação. A duração mínima necessária para excitar o músculo é maior do que a de um nervo, pois as membranas musculares têm maiores níveis de capacitância do que as membranas nervosas.[17]

Se você pensar em um capacitor como um recipiente que pode ser preenchido com um líquido e na carga como o líquido, você poderá adicionar mais e mais líquido ao recipiente até que ele esteja cheio. No entanto, uma vez cheio, tudo o que você adicionar a mais derramará. O mesmo vale para a corrente adicionada aos tecidos que são eletricamente condutores, mas têm cargas capacitivas. A carga capacitiva deve ser atingida antes que a excitação ocorra.

A duração da fase, como a amplitude de pico, está associada à discriminação entre as respostas excitatórias. Cada tecido excitável tem sua própria CID. A discriminação, portanto a seletividade, é maior entre as diferentes fibras nervosas nas durações mais curtas. A capacidade de distinguir entre as diferentes fibras diminui à medida que aumentam as durações da fase,[17] como mostrado na Figura 11.14. Durações mais curtas excitam os grandes aferentes sensoriais, enquanto durações mais longas são necessárias para excitar as fibras A-delta menores e as

Antes de começar

Lembre-se de que...
O intervalo intrapulso refere-se ao tempo decorrido entre o final de uma fase e o início da segunda fase e afeta:

1. A excitação dos tecidos que você tenta estimular
2. A fadiga do músculo
3. Os efeitos químicos ou polares, e pode ser ajustável

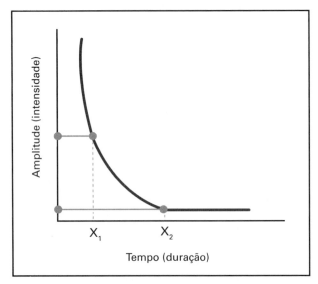

Figura 11.13 Relação entre a amplitude de pico e a duração da fase tal como definida pela curva da intensidade-duração (CID). Observar os diferentes requisitos da amplitude nas durações (X_1) e (X_2). Uma menor amplitude de corrente é necessária para atingir o limiar à medida que a duração da fase aumenta.

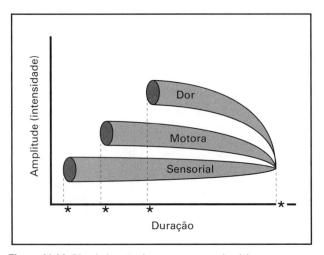

Figura 11.14 Discriminação das respostas excitatórias na estimulação elétrica. À medida que aumenta a duração da fase, a capacidade para discriminar seletivamente entre a ativação de fibras nervosas sensoriais, motoras e de dor diminui e se atinge um ponto em que todas as respostas excitatórias são provocadas ao mesmo tempo.

fibras C.[22,33,34] Durações de estímulo entre 20 e 200 microssegundos são eficazes para discriminação.[16] A capacidade de discriminação se perde nas durações da fase superiores a 1.000 microssegundos (1 milissegundo).[35]

A duração de fase afeta o nível de conforto da estimulação, que diminui com frequência à medida que a duração aumenta. Nenhuma duração ideal da fase foi definida para eletrodos de superfície. Vários estudos indicam que de 50 a 1.000 microssegundos (ms) podem estar dentro de uma faixa ideal, sendo 300 microssegundos a duração mais confortável quando comparada às durações de 50 e 1.000 microssegundos.[9,24,26]

A magnitude das alterações químicas no tecido é diretamente proporcional à duração da fase. O aumento dos efeitos químicos ocorre com o aumento da duração da fase, o que faz o pulso se assemelhar mais a uma forma de onda mais contínua no tempo do que a uma forma de onda pulsada.

Pulso curto e durações das fases estão associados à diminuição da impedância e melhor condutividade da corrente para o tecido.[16] Lembre-se de que o objetivo de qualquer forma de estimulação elétrica é fazer com que a corrente entre no tecido e de que quanto mais fácil isso ocorrer, melhor! Se a corrente encontrar uma excessiva resistência na pele, então será:

- Difícil para ela passar pelos tecidos subjacentes a fim de atingir qualquer objetivo de tratamento terapêutico
- Mais provável que seja desconfortável para o paciente.

A duração da fase pode ser fixada pelo fabricante ou por um controle variável no aparelho de estimulação. Durações da fase variáveis permitem ajustar a intensidade e a duração da corrente que chega ao paciente.

Carga

A carga da fase é a quantidade de energia elétrica fornecida ao tecido em cada fase de cada pulso, que pode ser medida em micro-coulomb por segundo (μC/segundo). É a quantidade de carga definida pela amplitude e pela duração. A carga é representada pela área da fase. A carga do pulso é a soma de todas as cargas da fase no pulso. A carga da fase é igual à carga do pulso no pulso monofásico. A carga da fase está ilustrada na Figura 11.15.

Ela reflete a intensidade hábil da unidade de estimulação elétrica. As máquinas são classificadas como fracas, moderadas ou fortes, dependendo da carga da fase máxima que a unidade é capaz de produzir. A carga da fase da unidade pode ser tão fraca quanto 12 μC ou tão poderosa quanto 40 μC. A carga da fase adequada determina

É importante saber...

Duração da fase

A duração da fase está relacionada ao tempo das fases e afeta (Quadro 11.1):

1. A excitabilidade tecidual (critérios para despolarização)
2. A intensidade do estímulo
3. O conforto do paciente
4. A quantidade de efeito químico
5. A impedância
6. A discriminação entre respostas excitatórias

Quadro 11.1 | Intensidade *versus* duração do pulso

A duração da fase foi descrita como algo que também descreve a intensidade do estímulo, mas como isso pode ser verdade? Não é isso que a intensidade deveria ser? Ambas são, mas por razões diferentes, e eis aqui uma maneira prática de refletir sobre elas. As duas estão representadas na curva de duração de força (CDF) em diferentes eixos, com a intensidade representada verticalmente e a duração horizontalmente. Agora, pense nos metros quadrados de um arranha-céu em uma cidade grande, em comparação com os de um único edifício histórico que ocupa todo um quarteirão da cidade. É possível que ambos tenham a mesma capacidade de espaço? Sim, eles têm! Dê uma olhada:

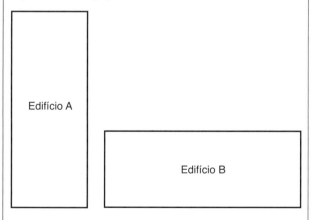

A quantidade de metros quadrados disponíveis em ambos os edifícios é a mesma, mas eles estão distribuídos de forma diferente. O mesmo poderia ocorrer com um pulso de duração curta, mas de alta intensidade, comparado a um pulso de duração longa e forma de onda de baixa intensidade da estimulação elétrica. A quantidade de carga seria a mesma, mas teria sido administrada no corpo de modo diferente.

Antes de começar

Lembre-se de que...
Carga da fase refere-se a:

1. Força do estímulo ou intensidade
2. O potencial para eventuais danos de tecidos está subordinado aos valores de outros parâmetros (duração)

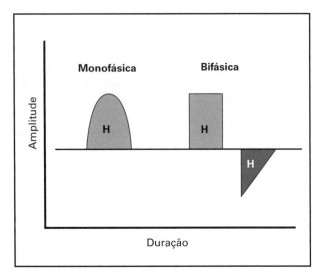

Figura 11.15 Característica que descreve o pulso único. (H) Carga da fase.

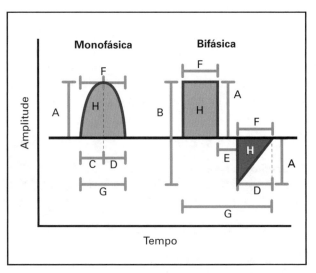

Figura 11.16 Resumo das características que descrevem o pulso único. (A) Amplitude de pico. (B) Amplitude pico a pico. (C) Tempo de elevação. (D) Tempo de queda. (E) Intervalo intrapulso. (F) Duração da fase. (G) Duração do pulso. (H) Carga da fase.

a excitabilidade do tecido. Uma carga da fase excessiva resulta em dano tecidual.

A quantidade de carga necessária para provocar as três respostas excitatórias diminui à medida que as durações do pulso e da fase diminuem.[36] Isso pode ser o resultado da impedância reduzida no pulso com durações menores de fase, que reduzem a carga necessária para a excitação.[16]

Descrição do trem de pulso

Todos os parâmetros relacionados ao pulso único foram discutidos. Essas características encontram-se resumidas na Figura 11.16. Esta seção detalha as características que descrevem uma série de pulsos ou o *trem de pulsos*.

Intervalos interpulso e *interburst*

O intervalo interpulso é o período de tempo que se estende desde o final de um pulso ao início do próximo pulso e é medido em milissegundos (msec). *Bursts* são separados por um intervalo *interburst*, que é menor que o intervalo interpulso, pois cada *burst* contém mais fases (Fig. 11.17). O intervalo interpulso diminui à medida que a fase ou as durações dos pulsos aumentam (Fig. 11.18). A maioria dos estimuladores produzem durações de pulsos relativamente curtas com longos intervalos interpulsos. Esse intervalo, como o intervalo intrapulso, representa uma interrupção da corrente e resulta em menor fadiga da estimulação elétrica. No entanto, mais

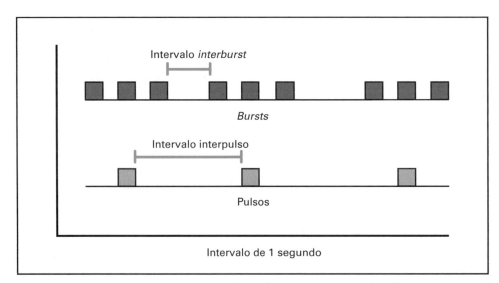

Figura 11.17 Características que descrevem o trem de pulsos. Os intervalos *interburst* e interpulso. O intervalo *interburst* é mais curto porque a duração do *burst* é maior do que a do pulso.

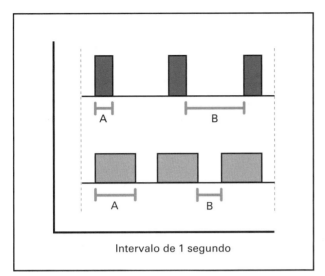

Figura 11.18 Relação entre (A) duração da fase e (B) intervalo interpulso. O intervalo interpulso encurta à medida que a duração da fase aumenta.

uma vez, assim como o intervalo intrapulso, não há relaxamento porque a ausência de corrente é muito breve.[35] Qualquer parâmetro que diminua o intervalo interpulso aumentará o tempo de fluxo de corrente e a fadiga à estimulação elétrica.

Uma razão para que os efeitos da polaridade sejam minimizados com a corrente pulsante são os intervalos intrapulso e interpulso. Mesmo que sejam microssegundos e milissegundos extremamente breves, respectivamente, ambos encurtam o período de tempo durante o qual a corrente está ligada. Os tecidos têm tempo para neutralizar os efeitos químicos entre as fases ou os pulsos e há menos acúmulo de carga elétrica residual nos tecidos.

Frequência

A **frequência**, que muitas vezes é chamada de pulsos por segundo (pps) ou a taxa de pulso, é o número de pulsos fornecidos ao corpo em 1 segundo. O organismo responde ao número de pulsos, e não ao número de fases. Um único pulso monofásico, bifásico ou polifásico é contado como um pulso pelo corpo. Frequência transportadora é a frequência base da onda senoidal da

CA produzida antes de ser modificada e administrada ao paciente em uma frequência diferente. A frequência da CA é expressa em hertz (Hz) ou ciclos por segundo (cps). A frequência do *burst* é o número de *bursts por segundo*. A fadiga é maior em frequências mais altas porque o intervalo interpulso diminui (Fig. 11.19).

Enquanto a amplitude de pico define a intensidade da resposta muscular, a frequência define a qualidade da resposta muscular e impõe um espasmo muscular ou uma contração tetânica. Um **espasmo muscular** como resposta indica que pelo menos uma unidade motora responde ao estímulo com uma contração muscular não funcional. A **contração muscular tetânica** é uma representação mais funcional, na qual mais unidades motoras se contraem juntas de forma significativa. A resposta muscular muda do espasmo muscular para a contração tetânica conforme a frequência aumenta. A frequência crítica da fusão representa o ponto em que o espasmo muscular se converte em uma contração tetânica.

A impedância é influenciada pela frequência. A reatância capacitiva característica do tecido é inversamente proporcional à frequência.[37] A impedância diminuirá à medida que a frequência aumentar.

Estimuladores elétricos são muitas vezes chamados de unidades de baixa, média ou alta frequência, sendo que as baixas e médias frequências têm a capacidade de estimular o tecido excitável. Infelizmente, a classificação dos estimuladores elétricos em baixa e média frequência provoca confusão: fundamentalmente, todas as máquinas de estimulação elétrica terapêutica são de baixa frequência. As máquinas de média frequência usam uma frequência transportadora média de CA que é fornecida ao paciente como uma corrente de baixa frequência na forma de *bursts*.

Antes de começar

Lembre-se de que...
Intervalo interpulso refere-se a:

1. Fadiga
2. Efeitos químicos ou polares nos tecidos subjacentes estão subordinados aos valores de outros parâmetros

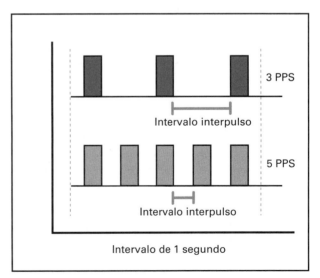

Figura 11.19 Características que descrevem o trem de pulsos. A frequência do pulso. O comprimento do intervalo interpulso diminui à medida que a frequência aumenta.

A frequência portadora de 2.500 Hz foi considerada mais confortável do que a estimulação com mil ou 5 mil Hz.[25]

Frequência é um controle variável dos estimuladores elétricos e normalmente é rotulada como taxa de pulso. Uma gama de frequência de 1 a 120 pps é suficiente para a maioria dos objetivos de tratamento terapêutico.[35] Contrações musculares fundidas intencionais ocorrem nas frequências de 15 a 50 pps.[38] Verificou-se que a estimulação em 50 pps é mais confortável do que em 35 pps.[9] Nervos com diâmetro largo têm taxas de disparo mais elevadas do que os nervos de menor diâmetro. Pesquisas bioelétricas fornecem algumas indicações sobre as faixas de frequência mais adequadas para afetar tanto os tecidos excitáveis como os tecidos não excitáveis. Uma janela de frequência, que foi postulada, sugeriu que as células podem ser receptivas a certas frequências e não responderem a outras,[39] um conceito importante para a cicatrização tecidual e óssea.

Ciclo de trabalho

Não deveria ser, mas o conceito de ciclo de trabalho talvez seja um dos mais confusos. O **ciclo de trabalho** de uma unidade de estimulação elétrica representa o tempo ligado e o tempo desligado e se existe ou não uma proporção entre eles quando há mais de um canal na unidade de estimulação elétrica. Tempo "ligado" é o período durante o qual a corrente é fornecida ao paciente. Tempo "desligado" é o período em que o fluxo de corrente para. Ambos os tempos são medidos em segundos e são mostrados na Figura 11.20. A corrente deve estar ligada por pelo menos 1 segundo e desligada por pelo menos 1 segundo para ser uma verdadeira interrupção de corrente com relaxamento. Intervalos intrapulso, interpulso e *interburst* são muito mais curtos do que 1 segundo e, portanto, não resultam em um verdadeiro relaxamento.

Antes de começar

Lembre-se de que...
A frequência, que é ajustável, afeta:

1. A fadiga
2. A qualidade da contração muscular
3. A ativação dos tipos de fibras
4. A impedância

Tempo ligado versus tempo desligado pode ser expresso como uma proporção. Se a corrente for ligada por 5 segundos e desligada por 20 segundos, a proporção é de 1:4. O ciclo de trabalho é a porcentagem de tempo que a corrente está realmente ligada. Ele representa o *tempo ligado* dividido pela *soma do tempo ligado e desligado* expressa em porcentagem. No exemplo acima, o ciclo de trabalho seria de 20%. Ele deve ser conhecido para calcular o tempo total de estimulação. Usando o mesmo exemplo, se fossem necessários 5 minutos de tempo de contração, o tempo total de tratamento teria de ser de 25 minutos.

Contrações musculares geradas por estimulação elétrica são mais cansativas do que as geradas pelo sistema nervoso. A relação de tempo ligado-desligado desempenha um importante papel para evitar a fadiga muscular durante a estimulação. Se o tempo desligado for maior que o tempo ligado, haverá menos fadiga.

Tempo de rampa

O **tempo de rampa** é o aumento da amplitude de pico do *trem de pulso*. É o tempo que a corrente leva para ir de zero à amplitude de pico e o tempo que ela leva para voltar da amplitude de pico para zero (Fig. 11.21). O tempo de rampa não é sinônimo do tempo de elevação. Este descreve a mudança na amplitude de um pulso

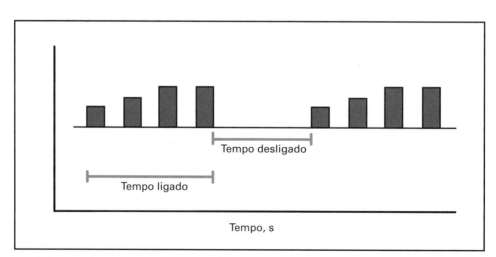

Figura 11.20 Características que descrevem o trem de pulsos. Tempo ligado/tempo desligado (ciclo de trabalho).

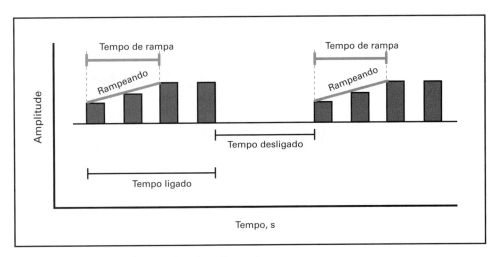

Figura 11.21 Características que descrevem o trem de pulsos. Tempo de rampa.

Antes de começar

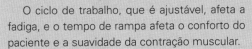

Lembre-se de que...
O ciclo de trabalho, que é ajustável, afeta a fadiga, e o tempo de rampa afeta o conforto do paciente e a suavidade da contração muscular.

único. O tempo de rampa descreve a mudança na amplitude do trem de pulso durante um período de tempo específico do fluxo de corrente. *Rampa de subida* é um aumento na amplitude ao longo do tempo. *Rampa de descida* é uma diminuição da amplitude ao longo do tempo. Ambos os tempos de rampa são medidos em segundos.

O tempo de rampa pode ser fixo ou variável, dependendo do estimulador. Pode haver um recurso de rampa, geralmente a rampa de subida, ou até nenhum. Quando variável, a gama ajustável é geralmente de 1 a 8 segundos.

O tempo de rampa está associado ao conforto da estimulação, e 2 segundos de rampa são, geralmente, considerados adequados.[38] O recurso da rampa de subida permite um recrutamento motor normal maior e contração mais suave do músculo com acúmulo lento da corrente até a amplitude de pico. O recurso da rampa de descida pode aumentar o conforto do paciente. As rampas são análogas às de entrada e saída em uma estrada. Quando se tenta chegar a uma estrada, há uma rampa que permite ao motorista acelerar até a velocidade do tráfego na estrada e uma rampa que permite ao condutor se ajustar ao sair. Uma rampa de subida de 8 a 10 segundos é recomendada quando se aplica estimulação elétrica no antagonista de um músculo espástico.[38] Evita-se assim o alongamento rápido e a ativação dos aferentes 1A no músculo espástico.

O tempo de rampa é adicionado ao tempo ligado para garantir que o tempo de pico da contração seja suficientemente longo. Se o que se deseja é um pico de 10 segundos de contração muscular com 2 segundos de rampa de subida, o total de tempo é de 12 segundos.

Corrente total

A **corrente total** (corrente média) é a quantidade de corrente liberada ao tecido por segundo e é medida em miliampères (mAmps ou mA). A corrente total está intimamente relacionada à carga da fase. A corrente total é *igual* à carga da fase *vezes* o número de fases de pulsos por segundo.[16]

A corrente total determina a segurança do tratamento e a magnitude do efeito fisiológico. Danos ao tecido resultam de efeitos térmicos e eletroquímicos no tecido, e ambos são funções da corrente total.[40] A dissipação do calor geralmente não é um problema relacionado à estimulação da superfície.[40] Os tecidos podem ser prejudicados se a corrente total for excessiva, e não haverá resposta fisiológica se a corrente total for demasiado baixa. A maioria das máquinas funciona dentro dos limites de segurança, mas existem várias unidades comerciais com saídas de corrente total elevadas, como a interferencial e a estimulação russa.

Qualquer parâmetro que aumente a intensidade do estímulo da corrente ou diminua o comprimento do intervalo interpulso aumentará a quantidade total da corrente para o paciente. *Amplitude de pico, frequência de pulso* e *duração de fase* são diretamente proporcionais à corrente total, como mostrado na Figura 11.22. Alterações na amplitude de pico e na duração da fase afetam a intensidade da carga do pulso. Mudanças na duração da fase e na frequência do pulso afetam o comprimento do intervalo interpulso.

A corrente total é relativa ao tamanho do eletrodo. Uma faixa de segurança da corrente total para o paciente considerada segura é a de 1 a 4 mA/cm² de área de eletrodo.[41] O nível mais baixo de estimulação que produz a resposta desejada é o nível de corrente mais bem utilizado. Não se devem usar eletrodos pequenos com máquinas capazes de fornecer uma corrente total elevada.

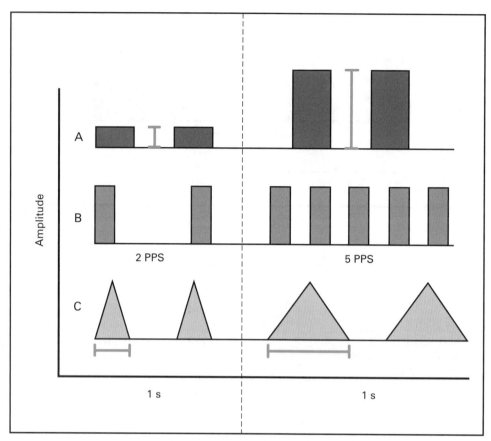

Figura 11.22 A corrente total pode ser aumentada com o aumento (A) da amplitude de pico, (B) da frequência do pulso e/ou (C) da duração da fase.

A intensidade da corrente é muito concentrada e pode causar danos aos tecidos sob a forma de queimadura.

Modulação

A **modulação** refere-se à capacidade de as unidades de estimulação elétrica serem capazes de variar um ou mais dos parâmetros elétricos enquanto fornecem o estímulo. Isso impede a adaptação à corrente. Se os tecidos subjacentes se adaptam à corrente, a eficácia da estimulação elétrica pode diminuir, por isso, adicionar a modulação pode ajudar a diminuir essa possibilidade. O pulso único ou trem de pulso pode ser modulado. A amplitude e a duração podem ser moduladas no pulso. Exemplos de modulação no trem de pulso incluem modulação de frequência, tempo de rampa, tempo ligado-desligado e *bursting*.

Amplitude, fase ou a duração do pulso e frequência podem ser moduladas individualmente ou em combinação. A Figura 11.23 ilustra as modulações intermitentes desses parâmetros.

Varredura é um termo usado pelos fabricantes para designar a modulação sequencial da frequência do pulso. Esse recurso oferece a opção de uma modulação sequencial constante (varredura) de toda a faixa de frequência disponível ou partes dela.

Rampear é a modulação sequencial da fase de carga pela alteração da duração da fase ou da amplitude. O tempo de rampa já foi discutido e é um exemplo de modulação de amplitude.

A corrente pode ser fornecida continuamente ou interrompida. A capacidade da máquina de fazer as duas coisas é uma característica importante para a versatilidade do tratamento. No modo contínuo, a corrente é fornecida sem interrupção durante o tratamento. No modo interrompido, a corrente é cortada por períodos específicos de tempo

> *É importante saber...*
>
> **Corrente total**
> A corrente total afetará:
> 1. O conforto do paciente
> 2. A magnitude do potencial efeito fisiológico
> 3. O dano tecidual dependente dos valores de outros parâmetros e
> 4. A modulação, que pode ser ajustada, para ajudar a diminuir a adaptação à sensação

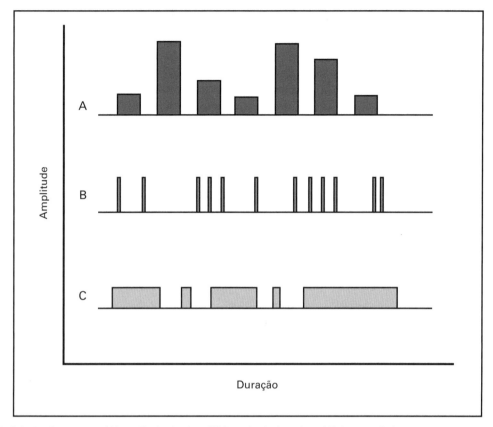

Figura 11.23 Modulação da corrente: (A) amplitude de pico, (B) frequência do pulso e (C) duração da fase.

de pelo menos 1 segundo. Os controles de tempo ligado-desligado são usados para definir os períodos de tempo. O modo interrompido pode ser configurado para ativar todos os canais da unidade ao mesmo tempo (simultaneamente) ou alternado entre dois canais (reciprocamente).

A grande imagem

Cada parâmetro elétrico exige uma resposta específica no organismo e se relaciona intimamente com muitos outros parâmetros. O pulso e os vários tipos de corrente formam uma delicada teia de causa e efeito, e é importante escolher os parâmetros ideais para o tratamento. O profissional que compreende os conceitos básicos de eletricidade, a terminologia, as relações entre parâmetros elétricos e o efeito sobre o tecido do corpo será capaz de executar o tratamento com confiança, segurança e eficácia.

Fornecimento da estimulação elétrica

Uma unidade de estimulação elétrica deve ser avaliada quanto às suas características elétricas como "sim, eficaz para atingir o objetivo" ou "não, sem os recursos necessários para o objetivo do tratamento ou o protocolo".

É possível fornecer a estimulação elétrica ou com um estimulador clínico com fonte de alimentação doméstica (tomada), ou com um estimulador portátil a bateria. A unidade que usa a bateria foi considerada tão eficaz quanto a que se alimenta na tomada para gerar contrações, desde que os parâmetros de intensidade estejam disponíveis.[30] A corrente ou voltagem, que depende da saída do estimulador, é convertida a partir da fonte de alimentação da corrente para as apropriadas formas de onda de corrente terapêutica. Circuitos osciladores no interior da máquina permitem o controle independente de diferentes variáveis de tratamento, como frequência, duração da fase, e ciclo de trabalho.

A estimulação elétrica é fornecida ao corpo por eletrodos. Um cabo condutor conecta o gerador ao eletrodo. Os eletrodos têm a capacidade de efetuar duas funções distintas. Podem aplicar uma corrente de estimulação ao tecido corporal para excitar, ou podem registrar e detectar a presença de um sinal elétrico no corpo. Os princípios da utilização e da colocação do eletrodo são discutidos com mais detalhes no Capítulo 12.

A corrente elétrica pode ser introduzida usando-se eletrodos transcutâneos em contato com a pele ou eletrodos subcutâneos. O eletrodo subcutâneo é invasivo e pode ser inserido através da pele com um eletrodo de metal ou agulha percutaneamente, ou cirurgicamente implantado no tecido excitável.[42] Com frequência, o método percutâneo é usado para avaliar a resposta e as reações do paciente à estimulação elétrica antes da implantação.

Fisiologia muscular e nervosa

A compreensão da base fisiológica da estimulação do nervo e do músculo é essencial para uma aplicação segura e eficaz da estimulação elétrica. É possível que o leitor considere útil uma revisão mais detalhada desses conceitos. A Tabela 11.6 descreve os principais conceitos e termos-chave importantes.

Recrutamento da unidade motora

Existem várias diferenças entre uma contração muscular gerada pelo sistema nervoso central (ativa) e uma gerada por uma unidade de estimulação elétrica (passiva). O torque de saída ou a intensidade de uma contração muscular é determinado pelo número de unidades motoras recrutadas. Quando um músculo é contraído pelo sistema nervoso central, pequenas unidades motoras são imediatamente recrutadas, garantindo o desenvolvimento de uma tensão suave e gradual. Pequenas unidades motoras são normalmente feitas de fibras musculares do tipo I e tendem a ser resistentes à fadiga. As primeiras unidades motoras a serem recrutadas podem então manter uma contração mais longa. As grandes unidades motoras são recrutadas à medida que a força de contração aumenta. A ordem do recrutamento das unidades motoras é revertida com a estimulação elétrica. As unidades motoras superficiais maiores são recrutadas imediatamente e estas são normalmente feitas de fibras musculares tipo II fatigáveis.

Outra diferença entre a contração muscular gerada pelo sistema nervoso central e a gerada pela estimulação

Tabela 11.6	Excitação muscular e nervosa: conceitos para revisão

- Potencial de repouso da membrana
- Potencial de geração e propagação de ação
- Estrutura nervosa e muscular
- Estrutura e função sináptica
- Classificação dos nervos periféricos
- Tipo de fibra muscular e padrão de recrutamento
- Excitação muscular e contração
- Estrutura da unidade motora
- Recrutamento das unidades motoras

Termos-chave: períodos absolutos e relativos refratários, fenômeno todos ou nenhum, acomodação, adaptação, condução saltatória, nódulos de Ranvier, condução ortodrômica e antidrômica, teoria dos filamentos deslizantes, princípio tamanho de recrutamento.

elétrica é o padrão de disparo das unidades motoras. Durante uma contração voluntária, as unidades motoras são ativadas de forma assíncrona, ligando e desligando constantemente de forma alternada. O disparo assíncrono tem uma alta eficácia energética, retarda o aparecimento da fadiga e auxilia na manutenção de uma suave tensão muscular constante. Não há disparo assíncrono na estimulação elétrica. As unidades motoras que atingem o limiar do estímulo disparam e continuam disparando até que o estímulo elétrico cesse. Isso se chama recrutamento síncrono e, ao contrário de contrações musculares assíncronas, é muito cansativo para o músculo.

Uma terceira diferença entre os potenciais de ação gerados pelo sistema nervoso central e pela estimulação elétrica é a direção de propagação. No sistema nervoso central, o potencial de ação afasta-se do corpo celular nervoso em uma direção ortodrômica. Quando uma contração muscular é causada por um estímulo elétrico, há a geração de um potencial de ação em duas direções em vez de apenas uma, é isso o que ocorre normalmente. Assim, não somente vemos um potencial de ação ortodrômica, mas também um potencial de ação antidrômica de volta para o corpo celular a partir do local do estímulo.

A combinação da ordem de recrutamento inversa, recrutamento síncrono e da propagação bidirecional do potencial de ação torna a estimulação elétrica muito ineficiente. Portanto, para evitar a fadiga desnecessária, uma escolha cuidadosa dos parâmetros de estímulo, como frequência e tempo ligado/desligado, é importante na concepção de programas de estimulação neuromusculares.

Excitabilidade da membrana

Tal como discutido anteriormente, existem três critérios para a despolarização: o estímulo deve ser *forte o suficiente* (amplitude), por tempo suficiente (*duração*), e *rápido suficiente* (tempo de elevação).

As propriedades resistivas e de reatância capacitiva das membranas nervosas e musculares permitem que esses tecidos se oponham ao fluxo da corrente e armazenem uma carga elétrica. Se a resistência da membrana é multiplicada pela sua capacitância, ela produz um valor conhecido como constante de tempo. A constante de tempo configura a taxa na qual uma carga através da membrana é alterada por um estímulo elétrico. Ela representa o tempo mínimo que um estímulo deve ser aplicado antes que ocorra a despolarização.

Se a duração do estímulo aplicado é infinitamente longa, cuja definição é de 300 milissegundos, a amplitude da corrente mínima que produzirá excitação é chamada **reobase**. Se a intensidade da reobase é duplicada, a quantidade de tempo (duração do pulso) em que a corrente deve fluir para alcançar a excitação é chamada cronaxia. Se alguém diminui gradualmente a duração do estímulo abaixo de 300 milissegundos e registra a intensidade mínima de estimulação necessária para gerar uma resposta de limiar, é possível traçar uma curva representando a excitabilidade dos tecidos, que é a curva intensidade-duração (CID) discutida anteriormente neste capítulo.

Acomodação

Existem algumas condições sob as quais uma célula nervosa não gerará um potencial de ação mesmo na presença do que, normalmente, seria considerado um estímulo limiar. Essas condições incluem despolarização sublimiar do nervo antes da aplicação de um estímulo limiar ou que apresenta o nervo com um estímulo que tem uma intensidade de elevação lenta (tempo de elevação lento). Essas situações elevam o limiar da célula nervosa com a finalidade de que ele então aceite um estímulo supralimiar (extremamente alto) para provocar um potencial de ação. Essa propriedade é chamada **acomodação** e é exclusiva das células nervosas. A capacidade de acomodação das células musculares é mínima. Além de atender a certos requisitos mínimos de excitação do nervo, a corrente deve atingir sua intensidade máxima rapidamente a fim de evitar os efeitos de acomodação; caso contrário, o estímulo será ineficaz na geração de um potencial de ação.

Iontoforese

Os medicamentos ou drogas podem ser introduzidos no corpo por uma variedade de meios, que incluem as vias entéricas (deglutição) ou as **parenterais** (injeção) ou a absorção passiva através da pele (transcutânea) por longos períodos de tempo. As vias que contornam o fígado, chamadas de circulação **hepática**, evitam, portanto, o principal local de degradação potencial.[43] Os mecanismos de administração parentérica de medicamentos incluem injeção, distribuição transcutânea passiva e a utilização de forças eletrorrepulsivas (iontoforese) ou mecânicas (fonoforese). A administração iontoforética é desejável para os medicamentos que:

- Demonstram metabolismo hepático significativo.
- Exigem níveis plasmáticos constantes.
- São usados para efeitos tópicos ou locais do tecido transcutâneo.

A administração iontoforética também pode alcançar alguns dos objetivos previamente estabelecidos. Agora revisaremos a composição celular e biofísica da pele (**tegumento**) em relação à administração transcutânea de medicamentos, bem como o(s) mecanismo(s) atualmente aceitos por medicamentos que penetram a pele de forma transcutânea sob condições iontoforéticas passivas. Também serão discutidos os dispositivos e os eletrodos iontoforéticos disponíveis atualmente nos Estados Unidos para uso humano. Por fim, examinaremos a evidência experimental e clínica que apoia a aplicação iontoforética na reabilitação.

Sistema tegumentar: nossa pele

Morfologia e função

O tegumento é o maior órgão do corpo e é composto por duas camadas principais. A epiderme é a camada superficial **avascular**, o que significa que não tem seu próprio fornecimento de sangue; a derme é uma camada vascularizada mais profunda, e essas duas camadas são separadas pela lâmina basal (Fig. 11.24). A epiderme consiste em cinco camadas. A camada mais profunda, estrato basal, é uma camada única de células que se dividem e se diferenciam de forma contínua à medida que uma "célula filha" migra aleatoriamente para a superfície. A camada mais superficial, estrato córneo, representa as células

---

Perspectiva do paciente

"Quer dizer que não preciso tomar uma injeção, posso receber o medicamento por essa almofada?"

Lembre-se de que seu paciente não entende o que você está prestes a fazer. Uma explicação simples usando um ímã como exemplo, descrevendo como polos semelhantes de um ímã se repelem, pode ajudá-lo a compreender como a carga do medicamento será repelida pelo eletrodo em seu corpo. Com essa explicação você também ficará mais tranquilo, pois terá certeza de que está aplicando o medicamento na polaridade correta durante a iontoforese.

Perguntas mais frequentes do paciente

1. O que vou sentir exatamente?
2. Todos os meus medicamentos podem ser administrados desta forma?
3. Se você aumentar, será melhor para mim?
4. Eu não deveria sentir algo semelhante ao que sinto com os outros dispositivos da estimulação elétrica?
5. É seguro tocá-lo enquanto está ligado?

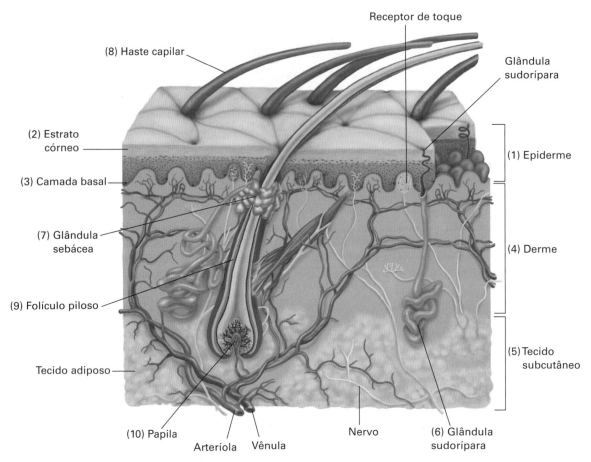

Figura 11.24 Vista tridimensional do tegumento (pele) com apêndices. *De Gylys, BA e Wedding, ME: Medical Terminology Systems: A Body Systems Approach, 5.ed. Filadélfia: FA Davis, 2005, com autorização.*

mais diferenciadas, e é composta por cerca de 10 a 15 e camadas dessas células cornificadas achatadas (corneócitos). A espessura total da pele é cerca de 2 a 3 mm, mas a espessura do estrato córneo é apenas cerca de 10 a 15 mm. A maior parte da massa epidérmica está concentrada no estrato córneo, que é a principal barreira tanto para as lesões ambientais como infecciosas. Essa proteção é proporcionada pela diferenciação que ocorre à medida que as células migram a partir do estrato basal até o estrato córneo.

As células que migram para cima a partir da camada do estrato basal se diferenciam e seu metabolismo celular diminui à medida que se afastam de sua fonte de oxigênio e nutrientes. Durante essa migração e diferenciação superficial, as células sintetizam queratina intracelular e expelem lipídios. Esses lipídios constituem essa matriz extracelular lamelar e são compostos por ceramidas, colesterol e ácidos graxos livres.[44] As **ceramidas** são encontradas em elevadas concentrações no interior das membranas celulares das células. Elas são um dos componentes lipídicos, ou adiposos, que constituem um dos principais lipídios na camada adiposa dupla da membrana celular. As células se mantêm ligadas umas às outras por meio de **junções aderentes**, que são os complexos de proteínas que ocorrem nas junções célula-célula nos tecidos epiteliais (desmossomos). Essa queratinização intracelular e secreção lipídica extracelular fornece a barreira de "tijolos e argamassa" do estrato córneo. O movimento das moléculas no corpo exige uma passagem tortuosa através de canais **aquosos** ou hidrofóbicos do estrato córneo (Fig. 11.25). *Aquoso* significa simplesmente "aguado" e hidrofóbico é utilizado para descrever coisas que são incapazes de se dissolver na água, o que indica que as moléculas selecionam uma via aquosa ou não aquosa.

A lâmina basal é uma superfície irregular que separa a epiderme avascular da derme vascularizada subjacente. A **derme** também é chamada camada de tecido conjuntivo sensível da pele.

A lâmina contém uma rede de interligação de colágeno e glicoproteínas que auxilia na ancoragem da epiderme na derme subjacente. Além disso, as superfícies laminares aumentam a área da superfície global para a difusão de nutrientes e de oxigênio na epiderme.

A derme divide-se em duas regiões principais: a camada papilar mais superficial e a camada reticular mais profunda. A camada papilar encontra-se diretamente debaixo da lâmina basilar, a matriz extracelular que oferece

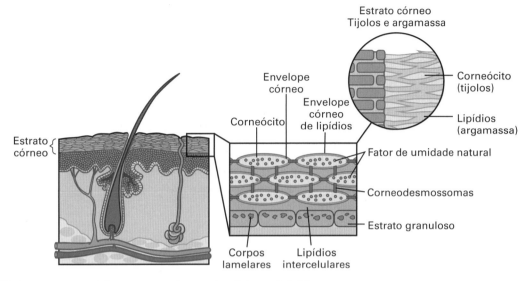

Figura 11.25 Representação celular do estrato córneo e da célula-matriz lipídica.

continuidade e suporte estrutural entre a epiderme e as estruturas mais profundas. A camada reticular é o principal componente da derme. A substância fundamental, a rede de colágeno/elastina, fornece o turgor ao tegumento. A **elastina** é o principal componente que proporciona as propriedades elásticas das fibras. Este **turgor** mencionado representa a tensão produzida pelo conteúdo fluido no interior dos tecidos e é realizado pelas proteínas de colágeno e de elastina que restringem a expansão quando os precursores de açúcar atraem a água, da mesma forma que um fio enrolado em torno de uma esponja na água restringe a sua expansão. Essa substância fundamental também estimula a **plasticidade** da pele, ou sua capacidade para alterar e recuperar a forma.

O tegumento ou pele é responsável por várias funções de não proteção. O tegumento sintetiza a vitamina D_3 a partir do colesterol com uso da radiação ultravioleta e protege o tecido dessa mesma radiação eletromagnética por meio da síntese da melanina. A melanina foi descrita anteriormente neste livro. Por fim, o tegumento tem um papel imunorregulador no reconhecimento do antígeno cutâneo e um papel no biometabolismo no processamento das moléculas absorvidas cutaneamente, que são as moléculas absorvidas através da pele.

A vasculatura do tegumento divide-se em dois grandes plexos. O plexo superficial situa-se entre as camadas papilar e reticular da derme, e o plexo vascular mais profundo está localizado entre a camada reticular da derme e o tecido subcutâneo. Esses plexos vasculares estão envolvidos no fluxo sanguíneo nutricional para o tegumento e na termorregulação da temperatura corporal central. A própria epiderme é avascular, o que significa que não tem seu próprio suprimento de sangue específico. As inervações nervosas localizadas no interior da derme também alimentam o sistema nervoso com informações via vários receptores aferentes químicos, térmicos e sensoriais. Por fim, o tegumento tem diferentes apêndices que se originam ou penetram através da derme até a epiderme. Esses apêndices incluem folículos pilosos e glândulas sudoríparas. Essas glândulas estão envolvidas na termorregulação ou regulação da temperatura e na produção e liberação do reconhecimento pelo odor em outros vertebrados não humanos.

É importante saber...

Hidratação

A hidratação é uma componente-chave no processo de cicatrização. Sem umidade, as células não podem migrar.

Propriedades elétricas da pele

O papel e mecanismo(s) do estrato córneo como a camada de alta resistência ao fluxo de corrente elétrica e um componente significativo da impedância da pele foram extensivamente revistos em outros livros.[45-48] O estrato córneo forma a camada de alta resistência elétrica e é um componente significativo da impedância da pele.[49] Por sua vez, a alta resistência dessa camada se deve, em parte, ao seu menor teor de água (cerca de 20%) em comparação com o nível fisiológico normal (cerca de 70%). A carga que a pele mantém em um campo elétrico é dependente do pH da solução. Em um pH superior a 4, a pele mantém uma carga negativa quando colocada em um campo elétrico, e em um pH inferior a 3, a carga da pele é positiva. Portanto, uma carga negativa está presente em um pH normal da pele. Esse pH (3 a 4) sobre o qual a mudança de carga ocorre é chamado de ponto isoelétrico e é semelhante ao ponto isoelétrico da queratina na camada do estrato córneo.[50] Os tecidos biológicos, como a pele, também têm uma capacitância, uma capacidade de armazenamento de carga elétrica e são, portanto, condensadores elétricos. Caso tenha alguma dúvida quanto a isso, pense na última vez em que andou sobre um tapete de lã e, em seguida, tocou um objeto metálico. Se sentiu um "choque", ele foi, na verdade, a forma de seu corpo descarregar a carga acumulada no tapete.

Quando um circuito elétrico contém tanto os elementos capacitivos como os resistentes, o circuito é chamado reativo. O modelo de circuito equivalente para a pele é o de uma resistência em paralelo com uma resistência e um condensador.[49] Um circuito reativo demonstra impedância. A impedância representa a oposição elétrica total do circuito à passagem de uma corrente. A pele humana tem uma impedância a uma corrente alternada de baixa frequência, mas essa impedância diminui à medida que a frequência da corrente elétrica alternada é aumentada.[51] Por causa das variações na impedância da pele, a intensidade da corrente de estimuladores de voltagem regulável pode não ser facilmente controlada; portanto, a maioria dos fabricantes usa estimuladores de corrente regulável.[52] A perda de impedância da pele com a aplicação da corrente pode ser o resultado de uma reorientação das moléculas ao longo das vias de transporte de íons, como o possível realinhamento das moléculas de lipídios nos folículos pilosos e nas glândulas sudoríparas.[53] Além disso, a aplicação da corrente acabará provocando um aumento na concentração de íons no local, que resultará na redução da impedância.[54] Portanto, a aplicação da corrente elétrica reduz a impedância da pele. Essa redução pode ser responsável por parte do aumento da distribuição transcutânea de medicamentos pela aplicação de uma corrente elétrica. A relação entre corrente e voltagem na pele é não linear.[55,56] O estado de hidratação da pele influencia significativamente essa relação, sendo que uma maior hidratação resulta em uma impedância reduzida. Por fim, a temperatura também afeta a impedância da pele, com uma impedância reduzida no aumento das temperaturas cutâneas.[57]

Transporte transcutâneo

Penetração transcutânea do medicamento

Como já descrevemos, o extrato córneo age como uma barreira que minimiza a perda de água transepidérmica. E também é a principal barreira para a distribuição transcutânea de medicamentos. A distribuição transcutânea de pequenas moléculas pode ser facilmente comparada à difusão molecular através de uma barreira. Com base em modelos teóricos, os medicamentos podem difundir-se através do estrato córneo via um percurso transepidérmico ou um percurso transapêndice.[45,47,58,59] A distribuição transepidérmica do medicamento através do estrato

É importante saber...

Melhorar a condutância

Se o objetivo é melhorar a condutância (que é o oposto da impedância), então você tem algumas opções:

- Aquecer a pele antes de aplicar a estimulação elétrica.
- Certificar-se de que a pele está hidratada antes de aplicar a estimulação elétrica.
- Aplicar um nível confortável de estimulação elétrica antes do "nível de tratamento" para ajudar a diminuir os níveis de impedância.

córneo pode ocorrer dentro da matriz lamelar rica em lipídios entre as células (percurso intercelular) ou através dos dois percursos transcelulares (domínios intracelular e intracelular cheio de proteínas) (Fig. 11.26). Normalmente, o percurso alternativo transapêndice pouco contribui para a distribuição transcutânea não passiva de medicamentos devido à pequena fração do total da superfície da pele humana formada por essas estruturas.[47,59]

Quanto mais aquosos os canais dentro da matriz lamelar intercelular, mais provável que ele seja o percurso potencial para que ocorra a distribuição transcutânea passiva de medicamentos hidrofílicos. No entanto, folículos pilosos e dutos de suor podem interferir e agir como "vias" de difusão para moléculas iônicas durante o transporte iontoforético.

Administração passiva do medicamento

Os métodos de administração passiva de medicamento são usados tanto nas indicações locais quanto sistêmicas. Um amplo espectro de medicamentos pode ser fornecido

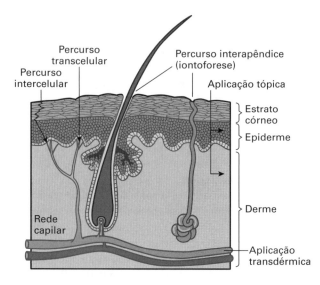

Figura 11.26 Representação esquemática das vias potenciais para a administração intracutânea e transcutânea de medicamentos.

pela administração passiva e varia da assistência para parar de fumar (nicotina) aos enjoos provocados pelos meios de transporte (escopolamina). Portanto, a absorção cutânea de uma variedade de medicamentos existe. A administração intracutânea e transcutânea passiva de medicamentos anti-inflamatórios foi documentada tanto nas pesquisas em animais quanto em humanos.[60-63] Também foi relatada a administração passiva de piroxicam, um medicamento anti-inflamatório não esteroide (AINE), na musculatura sob o local de aplicação.[60] No entanto, outras pesquisas que examinaram uma variedade de analgésicos relatam que a profundidade máxima de penetração no tecido local durante a administração passiva, que não é atribuível à vasculatura sistêmica, ocorre na fáscia superficial à interface do músculo.[64-66] O consenso dessas pesquisas é que a profundidade máxima de administração desses medicamentos é melhor na musculatura superficial, uma vez que a penetração mais profunda do tecido depende da absorção vascular sistêmica e da redistribuição.

Por fim, sob condições clínicas, a duração da aplicação para alcançar essa distribuição do tecido é medida a partir de um meio dia a vários dias.[60,62,63] Portanto, a administração passiva para a diminuição localizada da dor e da disfunção associada à inflamação musculoesquelética é possível apenas após um prolongado período de aplicação.

Intensificação iontoforética

Um histórico de iontoforese e do amplo potencial de produtos farmacêuticos que podem ser administrados pela via transcutânea foi anteriormente analisado.[47,48] A administração de medicamentos tópica, ou transcutânea, isto é, administração de medicamentos na ou através da pele, pode ser auxiliada pela energia elétrica. O(s) mecanismo(s) envolvido(s) pode(m) ser iontoforese, eletro-osmose ou eletroporação.[45,47] A eletro-osmose é um fenômeno que acompanha a iontoforese e será discutido junto com a iontoforese.

A iontoforese implica a utilização de pequenas quantidades de corrente elétrica fisiologicamente aceitáveis para administrar medicamentos no interior do corpo. A técnica tem potencial para aumentar várias vezes a permeação transcutânea tanto dos compostos iônicos (com carga)[64-68] como não iônicos (sem carga)[69-70] ao longo da administração passiva. Com a iontoforese, um eletrodo da mesma polaridade que a carga do medicamento o conduz para dentro da pele por repulsão eletrostática (Fig. 11.27).

A lidocaína, que é um medicamento catiônico e transporta uma carga positiva, utilizaria o ânodo ou eletrodo positivo para a repulsão da carga-carga a ser administrada no corpo. Em contrapartida, o fosfato de dexametasona, que é um medicamento aniônico e com carga negativa, precisaria usar o cátodo ou eletrodo negativo para a administração. A iontoforese pode ser utilizada para a administração localizada ou sistêmica do medicamento e possibilita uma administração programada, pois o transporte do medicamento é proporcional à corrente elétrica utilizada para "empurrar" ou aplicá-lo. A adesão do paciente à terapia também vai melhorar, e a dose pode ser ajustada considerando-se a variabilidade interpacientes pela regulação da corrente.

Folículos pilosos e glândulas sudoríparas no interior da pele são apenas 0,1% da área de superfície e representam poros dentro da pele com diferentes concentrações de raios, polaridade e carga.[47] Dessa forma, esses poros podem restringir a permeação transcutânea de compostos maiores do que o dos poros ou de polaridade oposta.[68] A evidência sugere que a iontoforese transcutânea distribui medicamentos através desses poros, e que esses poros respondem por aquilo que foi anteriormente discutido para o percurso alternativo transapêndice[71,72] (ver Fig. 11.27).

Durante a iontoforese, espera-se que a maior concentração de substâncias ionizadas mova-se para regiões danificadas da pele ou ao longo das glândulas sudoríparas e dos folículos pilosos. Nessas áreas, é menor a resistência da pele à permeação do medicamento. A iontoforese pode também estimular a formação de poros nas regiões não associadas às apêndices.[73,74] O domínio lipídico extrace-

É importante saber...

Transporte transcutâneo
- Quanto mais demorada a aplicação de um agente tópico sobre a pele, maior será o potencial para que ele seja absorvido passivamente.
- A estimulação elétrica não é a única causa para a administração do medicamento durante a iontoforese.

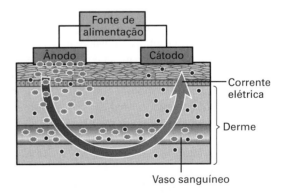

Figura 11.27 Conceito iontoforético que usa repulsão carga-carga para administrar medicamentos a partir tanto do ânodo "A" (eletrodo positivo) como do cátodo "B" (eletrodo negativo). Medicamentos catiônicos, tais como lidocaína (L+), seriam administrados a partir do ânodo. Medicamentos aniônicos, tais como fosfato de dexametasona (D-), seriam administrados a partir do cátodo.

Antes de começar

- Você deve conhecer a polaridade dos eletrodos e do medicamento que vai aplicar.
- Você deve perguntar se o paciente tem alergias para garantir sua segurança.
- Você deve documentar que perguntou ao paciente sobre alergias e que ele negou ter uma alergia específica conhecida ao medicamento que será administrado, caso essa tenha sido a resposta do paciente à sua pergunta.

lular e o transporte transcelular contribuem pouco para o transporte iontoforético transcutâneo de medicamentos hidrofílicos.[73-76] A abertura dos poros durante a iontoforese é dependente do tempo, assim como o fechamento após o processo iontoforético.[59,77,78] O tempo necessário para a abertura e o fechamento desses poros depende da duração da corrente aplicada e da sua densidade. Uma vez que o aumento da administração passiva do medicamento continua após o término da corrente aplicada, os aplicadores iontoforéticos (eletrodos) devem permanecer no local para maximizar a quantidade de medicamento administrado por via transcutânea. Em conclusão, o modelo via poro iontoforético é intercelular e de natureza aquosa, com um atraso no transporte transcutâneo de medicamentos após o início e uma continuação após o término da iontoforese.

Se uma diferença de voltagem é aplicada através de uma membrana porosa carregada como a pele, o fluxo em massa de fluido ou fluxo de volume, eletro-osmose, ocorre na mesma direção que o fluxo dos contra íons. O termo "ionto-hidrocinese" foi utilizado na literatura anteriormente para descrever esse transporte de água durante a iontoforese.[79] Esse fluxo não é difusão e envolve um movimento do fluido sem gradientes de concentração.[80] Os contra íons são geralmente cátions e o fluxo eletro-osmótico ocorre a partir do ânodo ou do eletrodo positivo para o cátodo ou eletrodo negativo. O principal cátion transportado através da epiderme é Na^+. Portanto, a pele, e o estrato córneo em particular, é uma membrana permosseletiva, com carga negativa no pH fisiológico.[50,81] A eletro-osmose aumenta o fluxo de medicamentos carregados positivamente (catiônicos) a partir do ânodo, enquanto impede o fluxo de medicamentos carregados negativamente (aniônicos) ou dos medicamentos neutros administrados a partir do cátodo. Em tais casos, para os medicamentos neutros ou para os carregados negativamente, a administração transcutânea a partir do cátodo pode efetivamente aumentar após o interrupção da corrente.[70] Por fim, a contribuição prevista do fluxo eletro-osmótico para o fluxo total do medicamento durante a iontoforese depende ainda da formulação do medicamento e das variáveis relacionadas à pele, que foram revisadas em outros lugares.[47]

Em termos realistas, os parâmetros biofísicos para o aprimoramento elétrico da administração transcutânea constituem uma área bastante complexa com grande número de variáveis operacionais.

Instrumentação e aplicação da iontoforese

Os fabricantes comercializam dispositivos iontoforéticos para uma variedade de usos clínicos, que vão da hidrose na detecção de fibrose cística à administração sistêmica de analgésicos opiáceos. A U.S. Food and Drug Administration (FDA) é responsável tanto pelos testes como pela regulamentação dos equipamentos médicos usados em humanos nos Estados Unidos. É um longo processo pelo qual todo fabricante deve passar para provar que seu dispositivo é seguro e eficaz antes de comercializá-lo. Um dos primeiros passos envolve a obtenção da aprovação pré-comercialização, para depois ser classificado em diferentes tipos de categorias baseadas no grau de risco potencial para a vida humana. *Kits* de iontoforese foram classificados pela FDA como dispositivos de Classe III.[82] No entanto, eles não foram submetidos a testes clínicos, pois começaram a ser comercializados antes de 1976. A maioria foi autorizada no âmbito do processo de aprovação pré-comercialização 510(k) aplicado aos dispositivos de direitos adquiridos de Classe III. As fontes de alimentação iontoforética serão discutidas junto aos aplicadores de eletrodos de distribuição de medicamentos.

Fontes de alimentação iontoforética

Sistemas de corrente iontoforéticas são uma combinação de estimuladores a bateria usados para fornecer corrente elétrica pré-programada ou programável para uma dosagem de tempo especificada e dois eletrodos. O eletrodo aplicador de medicamento pode ser selecionado ou como ânodo ou como cátodo. O segundo eletrodo está presente apenas para completar o circuito elétrico, ao qual o paciente também é incorporado. O circuito elétrico completo inclui o eletrodo de distribuição de medicamento, o paciente e o eletrodo de não tratamento. A forma de onda elétrica para dispositivos iontoforéticos é a corrente contínua (CC). As variações na impedância da

É importante saber...

Classificações FDA

Sempre que aplicar um dispositivo médico em um paciente, é importante saber qual é a situação do dispositivo na FDA. Isso fornecerá uma visão sobre o conjunto de informações sobre a aplicação da intervenção de tratamento.

pele resultam na intensidade da corrente dos dispositivos iontoforéticos de voltagem regulável, como demonstrado na variabilidade interpessoa. Isso resulta na exigência de um período de tempo variável para administrar uma única dose iontoforética a pacientes diferentes ou ao mesmo paciente em dois pontos de tempo diferentes. A dosagem iontoforética é apresentada no Quadro 11.2.

Além disso, a corrente através do tecido foi apresentada como o parâmetro iontoforético mais importante.[47] Dispositivos de corrente constante ajustam a voltagem baseados na impedância da pele do paciente para que a corrente se mantenha constante. Em caso de mau contato do eletrodo, os fabricantes desses dispositivos incorporaram interrupções automáticas para que a voltagem alcance os níveis pré-determinados. Essa característica de segurança é para evitar queimaduras elétricas nos locais dos eletrodos.

Nos Estados Unidos, vários fabricantes comercializam dispositivos iontoforéticos para uso na medicina de reabilitação. Alguns desses fabricantes incluem Iomed, Empi, Life-Tech e Birch Point Medica. Na fisioterapia, o mercado anual para a iontoforese é de cerca de 20

Antes de começar

Saber qual é a quantidade desejada da dosagem em mA*min e basear sua intensidade na sensação do paciente e no tempo disponível, lembrando que um tempo mais longo de tratamento pode ser melhor.

milhões de dólares.[82] As quatro primeiras empresas comercializam dispositivos externos de bolso com corrente controlada, nos quais cada paciente pode programar sua dosagem iontoforética. Estes dispositivos de corrente controlada são conectados a eletrodos separados para a administração transcutânea do medicamento. Em contrapartida, a Birch Point Medical Inc. utiliza uma unidade autônoma de voltagem controlada com bateria e eletrodos concebidos para uma única atadura em formato de oito. A faixa de amplitude da corrente para todos os dispositivos iontoforéticos comercializados é entre 0 e 4 mA (Tab. 11.7). A dosagem iontoforética (mA*min) administrada é programável como nos dispositivos da Empi, Iomed e da Life-Tech. A dosagem iontoforética para o dispositivo da Birch Point Medical não é programável e é definida pela fábrica em 40 ou 80 mA*min. Um mA-min é determinado multiplicando-se o número de mA (intensidade) pelo número de minutos que a corrente é administrada. Por exemplo, 40 mA*min = 4 mA e um tempo de tratamento de 10 minutos. Como o dispositivo da Birch Point Medical é de voltagem controlada, a duração do tratamento para uma única dosagem iontoforética

Quadro 11.2	Cálculo da dosagem em miliampères por minutos

O cálculo dos miliampères por minuto baseia-se na seguinte fórmula:

Dosagem (mA*min) = corrente (mA) × tempo (minutos)

Tabela 11.7	Parâmetros para as fontes disponíveis de iontoforéticos comercialmente disponíveis			
Fabricante	**Amperagem (mA)**	**Dosagem máxima (mA*min)**	**Canais**	**Polaridade**
Dupel EMPI *St. Paul, MN*	0–4	160	2	+ ou -
Phoresor II Auto IOMED *Salt Lake City, UT*	0–4	80	1	+ ou -
Iontophor PM/DX	0–4	N.C.	1	+ ou -
Microphor (*Check*) *Life-Tech* *Houston, TX*	0,5–4	80	1	+ ou -
Iontopatch *Birch Point Medical, Inc.* *Oakdale, MN*	0,1*	Fixado em 40 ou 80	1	+ ou -

As abreviaturas são: polaridade, cátodo (-) ou ânodo (+). O dispositivo dependente da voltagem e a corrente (*) variam em função da impedância do paciente, com a variação de uma dosagem de 20 mA-minuto 0,05 a 0,16 mA. N.C. não há limites máximos de dosagem com a fonte de alimentação.

294 Seção III • Uso da estimulação elétrica no tratamento terapêutico

pode variar entre os pacientes ou para o mesmo paciente em dois tempos diferentes (ver Tab. 11.7). Quando uma dosagem de 20 mA*min foi conduzida com o dispositivo da Birch Point Medical, a corrente variou de 0,05 a 0,16 mA, e a duração do tratamento pôde variar de 2,1 a 6,7 horas. Portanto, quando a iontoforese é conduzida na clínica, onde os períodos de tempo para o tratamento são limitados, os dispositivos iontoforéticos de corrente controlada são dominantes. No entanto, o dispositivo da Birch Point Medical é concebido para que o paciente o use depois de sair da clínica. Por fim, cada dispositivo contém circuitos únicos, diferentes dos de outros fabricantes. Por exemplo, o sistema Phoresor II Auto requer o ajuste da dose e da corrente a partir do qual se calcula a duração do tratamento exigido. Em contrapartida, o dispositivo DUPEL é um sistema de dois canais em que o usuário pode ajustar a dosagem e os níveis da corrente para cada um dos canais independentemente.

Modelos de eletrodos

As primeiras pesquisas clínicas com iontoforese utilizaram gaze ou toalhas de papel saturadas com medicamento.[83,84] Pinças jacaré ligavam o gerador de corrente elétrica a esses eletrodos que continham o medicamento. Alternativamente, outros pesquisadores pediram a seus pacientes que colocassem a área de tratamento em uma bacia que continha a solução do medicamento. Um eletrodo a partir do gerador de corrente elétrica foi ligado à lateral da bacia, se de metal, ou colocado no fundo do recipiente com a solução, mas não em contato com a pele do paciente.[85,86] O segundo eletrodo foi ligado ao paciente, distante da bacia, com a finalidade de completar o circuito elétrico. Os eletrodos comerciais posteriores consistiam em bolhas de plástico simples que atuavam como reservatórios de fluido.[87]

Os modelos de eletrodos disponíveis comercialmente variam entre os fabricantes (Tab. 11.8). O modelo geral para a maioria dos eletrodos é mostrado na Figura 11.28. O modelo geral para a maioria dos eletrodos consiste em um suporte adesivo que permite que o eletrodo se fixe firmemente à pele do paciente. Uma camada eletricamente condutora é adicionada a esse suporte para distribuir uniformemente a corrente elétrica sobre a área de superfície do eletrodo. A composição condutora pode ser de carbono ou de outro condutor e varia conforme o fabricante. O reservatório do medicamento é constituído de uma substância que contém a solução do medicamento durante a iontoforese. A composição dessa camada varia de acordo com o fabricante, mas geralmente é formada por materiais absorventes (ver Tab. 11.8). Por fim, vários fabricantes utilizam uma camada externa adicional que está em contato com a pele. Esta última camada serve para estabilizar as camadas subjacentes do eletrodo e/ou atuar como uma camada de embebição para absorver a solução do medicamento aplicada. A Empi desenvolveu ainda mais este conceito separando o eletrodo de distri-

Tabela 11.8	**Eletrodos disponíveis comercialmente**		
Fabricante	**Tamanhos**	**Composição do reservatório para o medicamento**	**Sistema de ampliação**
B.L.U.E. ‡ Upper Lower EMPI *St. Paul, MN*	4	Flanela de algodão Espuma de poliuretano	Troca de íon Resina
Trans-Q	2	Hidrogel	Ag/AgCl
Trans-Q E	2	Hidrogel/esponja	Ag/AgCl
Iogel IOMED *Salt Lake City, UT*	3	Hidrogel/esponja	Ag/AgCl
DynaPak Life-Tech *Houston, TX*	7	Algodão/Raiom	0,9% Salina* 0,5% $NaHPO_4^{-*}$
Iontopatch *Birch Point Medical, Inc.* *Oakdale, MN*	1	Cátodo de polipropileno: AgCl/Ag	Ânodo: Zn/Zn^{++}

As abreviaturas são: Ag/AgCl: eletrodo de prata-cloreto de prata, Zn: zinco; * adição de ampliador opcional; ‡ B.L.U.E.: *Bilayer Ultra Electrode*. O cátodo é o eletrodo negativo e o ânodo é o eletrodo positivo.

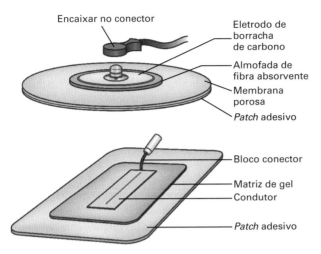

Figura 11.28 Esquema geral dos modelos de eletrodos iontoforéticos à base de fibras (A) e à base de hidrogel (B).

buição do medicamento em duas camadas; esse modelo será descrito em maiores detalhes mais adiante. Uma exceção ao modelo do eletrodo acima é o da Iomed, que utiliza um gel polimerizado (Hidrogel) sozinho ou dentro de uma matriz de esponja como um reservatório do medicamento. Uma formulação de Hidrogel proporciona uma base condutora, uma aplicação mais fácil e uma uniforme distribuição da corrente no local de tratamento.

A escolha apropriada dos eletrodos é um fator fundamental para a bem-sucedida administração iontoforética de um medicamento.[47] O material do eletrodo determina a eletroquímica que ocorre nos eletrodos. A corrente elétrica deve ser transferida do ambiente eletrônico, isto é, os fios, para o ambiente iônico, isto é, a solução aquosa do eletrodo e o corpo. A menos que sejam utilizados mecanismos adequados, a iontoforese é acompanhada pela eletrólise da água. Esta eletrólise resulta em uma mudança no pH dentro tanto do eletrodo como da interface eletrodo-pele da seguinte forma:

$$2\ H_2O \rightarrow 4H + O_2 + 4\ e^-\ (\text{ânodo})\ \textit{diminuem o pH}$$
$$(\textit{ácido})$$

A oxidação da água no ânodo resulta na produção de íons de hidrogênio (H^+) e em uma diminuição no pH.

$$2\ H_2O + 2\ e^- \rightarrow H_2 + 2\ OH^-\ (\text{cátodo})\ \textit{aumentam o pH}$$
$$(\textit{alcalino})$$

A redução da água no cátodo resulta na formação do íon hidroxilo (OH^-) e em um aumento no pH. Esta mudança do pH pode originar a irritação química da pele ou alterar sua condutividade de corrente elétrica. Além disso, ambos H^+ e OH^- são móveis no campo elétrico iontoforético, competindo com o medicamento ionizado para transportar a corrente e, finalmente, diminuir o transporte do medicamento para os tecidos subjacentes.

Uma degradação do medicamento induzida pelo pH também pode ocorrer no eletrodo, diminuindo a eficiência da aplicação iontoforética do medicamento.

Para evitar essas alterações do pH no eletrodo e na pele no local da aplicação, agentes amplificadores podem ser usados (ver Tab. 11.8). A minimização das mudanças do pH no eletrodo também são alcançadas usando-se resinas poliméricas de troca iônica,[46] tais como as utilizadas pela Empi no modelo Bilayer Ultra Electrode (BLUE) (ver Tab. 11.8).

A Empi desenvolveu um eletrodo bicamada reservatório de medicamento com a resina polimérica imóvel impregnada na camada da fibra superior (BLUE). A camada inferior atua como uma matriz hidrofílica para absorver e reter a solução do medicamento.

Nenhum modelo de eletrodo de iontoforese é capaz de administrar todos os medicamentos sob todas as condições potenciais. Portanto, os modelos de eletrodos e a disponibilidade comercial podem limitar sua utilização clínica por períodos prolongados ou resultar em uma administração iontoforética subideal de alguns medicamentos. O uso de gaze saturada ou de toalhas de papel pode resultar em um campo elétrico não homogêneo devido à saturação desigual desses aplicadores com a solução. Essa saturação desigual resulta em alta densidade da corrente elétrica através das partes mais molhadas da toalha ou da gaze. Esse problema também pode existir com os eletrodos iontoforéticos comercializados, caso eles não sejam preenchidos com o volume da solução recomendada pelo fabricante. O uso de uma bacia para a iontoforese do medicamento exclui o problema da alta densidade da corrente. No entanto, nem todas as partes do corpo são passíveis de serem colocadas em uma bacia que contenha a solução do medicamento. Além disso, o volume necessário para preencher a bacia provoca um excessivo desperdício da solução do medicamento, uma vez que ela será eliminada após a iontoforese. As pinças jacaré ligadas ao gerador da corrente elétrica também podem provocar alta densidade da corrente elétrica onde a pinça está ligada à gaze ou à toalha. Os eletrodos comercializados usam uma camada de dispersão para aplicar uniformemente a corrente elétrica sobre toda a área de superfície do aplicador do eletrodo e através das camadas restantes do eletrodo. A ausência de amplificadores na matriz do eletrodo pode resultar em uma alteração do pH tanto no ânodo como no cátodo.

No entanto, uma pesquisa recente analisou alterações do pH nos eletrodos disponíveis comercialmente nas várias dosagens iontoforéticas e com o cátodo como eletrodo de distribuição.[89] Com uma dosagem iontoforética inferior a 40 mA-min, não foram observadas alterações significativas do pH nos modelos de eletrodos sem amplificador, com amplificador ou sacrificiais. Quando a dosagem iontoforética foi de 80 mA*min, houve um aumento no pH no modelo do eletrodo sem amplificador. Esses resultados sugerem que as doses iontoforéticas clínicas de 40 mA*min ou menos podem ser conduzidas de forma segura em modelos de eletrodos sem amplificador.

A administração iontoforética de medicamentos também é proporcional à corrente aplicada.[90] Em geral, 0,5 mA/cm² é muitas vezes designada como a densidade de corrente máxima que deve ser utilizada nos seres humanos.[47] A carga, o tamanho e a estrutura do medicamento influenciarão sua eventual candidatura para a iontoforese. Os candidatos ideais devem ser medicamentos potentes solúveis em água que existam em sua forma de sal com alta densidade de carga.[91,92] Em uma formulação iontoforética, um aumento relativo da concentração do medicamento, em comparação com outros íons, resulta normalmente na administração iontoforética alta.[93,94] Em contrapartida, um aumento da viscosidade da formulação pode diminuir o fluxo iontoforético do medicamento, pois impede sua mobilidade.[94,95] O pH da solução também determinará se o medicamento tem carga ou a proporção das espécies com carga e sem carga.[76] Portanto, a administração iontoforética de medicamentos depende do modelo de eletrodo, da formulação do medicamento, da carga e das características de barreira da pele. Se a pele é frágil, ela será sensível à iontoforese.

Procedimentos de aplicação

Com base nas discussões anteriores sobre os conceitos básicos da iontoforese, métodos específicos devem ser utilizados durante a aplicação.

1. O profissional deve determinar a área de tratamento e o tamanho do eletrodo de distribuição do medicamento para a aplicação. O eletrodo deve ser suficientemente grande para cobrir a área de tratamento, mas não tão pequeno que a densidade da corrente elétrica exceda a 0,5 mA/cm².

2. O profissional deve saturar o eletrodo de distribuição com a solução do medicamento. Isso resulta em que toda a área de superfície do eletrodo de distribuição transfira a corrente, minimizando o potencial de que a densidade da corrente localizada exceda 0,5 mA/cm². Além disso, o contato completo entre os eletrodos e a superfície da pele também minimizará a alta concentração de densidades da corrente.

3. O terapeuta deve determinar a polaridade do medicamento, prescrito pelo médico do paciente, que será usado no tratamento específico; deve ainda determinar se é um ânion ou um cátion quando ionizado, pois ele tem de estar ionizado ao pH utilizado para aplicação iontoforética de modo que carga-carga de repulsão possa ser útil na administração transcutânea. Além disso, o profissional deve tentar utilizar uma solução do medicamento que tenha o menor número de íons em competição com os do medicamento.

Uma vez determinada a carga do medicamento, o eletrodo adequado da fonte de alimentação deve ser ligado ao eletrodo de distribuição, ao cátodo para medicamentos aniônicos e ao ânodo para medicamentos catiônicos. Por fim, o local da administração do medicamento e o local do eletrodo de retorno devem ser cuidadosamente limpos com uma solução de álcool. Isso remove os óleos e as células superiores do estrato córneo, a principal barreira para a aplicação iontoforética de medicamentos e, além do mais, intensifica a aplicação iontoforética de medicamentos. A colocação dos eletrodos de administração e de retorno deve seguir as instruções do fabricante. Em geral, a distância mínima entre os dois eletrodos deve ser de 2 cm. Colocá-los muito próximos poderá gerar um "curto-circuito" através da superfície do estrato córneo, sem penetração da corrente elétrica nos tecidos mais profundos. A remoção do eletrodo de distribuição do medicamento após o tratamento iontoforético pode ser determinada pelo profissional em função de cada paciente. O potencial para uma maior administração do medicamento existe mesmo após a remoção da fonte de alimentação. No entanto, não foram feitas pesquisas controladas para determinar se esta aplicação adicional tem quaisquer efeitos positivos ou negativos sobre os resultados do tratamento.

É importante saber...

Mudanças do pH
- Uma alteração do pH no cátodo e no ânodo pode ter como resultado uma menor irritação da pele sob os eletrodos após a intervenção terapêutica.
- Por causa dessa pequena irritação, aconselha-se usar uma loção hidratante sobre a pele após o tratamento.

Antes de começar

Perguntar ao paciente se ele é alérgico ao medicamento que será administrado. Se a resposta for afirmativa, suspender a administração. Não se deve presumir que a pergunta já tenha sido feita.

Iontoforese experimental e clínica de medicamentos anti-inflamatórios

Iontoforese experimental de medicamentos anti-inflamatórios

Vários agentes farmacológicos foram usados na iontoforese para alcançar tanto a administração localizada como sistêmica, e foram consideravelmente revistos em outros lugares.[47,48] Dentro da medicina de reabilitação, o principal uso da iontoforese é na administração localizada de medicamentos anti-inflamatórios. No entanto, pesquisas clínicas que documentam resultados positivos para esse procedimento são inconsistentes. A razão para isso pode ser a ausência de dados farmacocinéticos sobre a iontoforese experimental que é realizada em condições paralelas à clínica. A farmacocinética é o exame do mecanismo de absorção, distribuição e eliminação dos medicamentos no corpo. A pesquisa farmacocinética que examina a iontoforese para prevenir a inflamação local usou tanto **medicamentos anti-inflamatórios esteroides** (AIE) quanto não esteroides (AINE). Os primeiros são medicamentos anti-inflamatórios derivados do colesterol e classificados como glicocorticoides.[96] Os AINE são um grupo quimicamente diverso de medicamentos que inibem a produção de compostos do tipo da prostaglandina.[97]

O fosfato de dexametasona é um pró-medicamento aniônico da classe AIE. No interior dos tecidos, o pró-medicamento fosfato de dexametasona converte-se na forma ativa do medicamento, dexametasona.[98] A análise farmacocinética inicial e mais citada na iontoforese de fosfato de dexametasona em um macaco *rhesus* calculou uma perda de 26% a partir do eletrodo aplicador, supostamente no tecido subjacente. A penetração do medicamento após a iontoforese foi documentada até os tecidos submusculares e espaços intra-articulares. Uma vez convertida em dexametasona, a carga negativa está ausente do medicamento. No entanto, os parâmetros iontoforéticos utilizados nessa pesquisa inicial não correspondem ao uso clínico normal da iontoforese de fosfato de dexametasona. O eletrodo de distribuição era o anódico; construções teóricas sugerem o cátodo como eletrodo apropriado, a dosagem excedeu a maioria das dosagens clínicas em 100 mA*min (Tab. 11.9), os íons de cloreto estavam presentes na solução e deveriam diminuir a eficiência da administração do medicamento, e a densidade da corrente (em 0,94 mA/cm^2) excedeu o limite de segurança anteriormente especificado (de 0,5 mA/cm^2). Por fim, os medicamentos farmacocinéticos foram indiretamente medidos por radiatividade. Uma

Tabela 11.9	Iontoforese clínica de glicocorticoides na disfunção musculoesquelética				
Disfunção	**Polaridade da ionto**	**Parâmetros de dosagem (mA*min)**	**Agente farmacológico**	**Rx**	**Resultado**
Inflamação musculoesquelética	Ânodo	85	Dex/lido	1–3	Alívio da dor subjetiva[127]
Inflamação musculoesquelética	?	45	Dex/lido	4	Melhora subjetiva e objetiva[128]
Disfunção musculoesquelética	Ânodo e cátodo	3–7	Kenacort-a	11	56% de alívio da dor subjetiva[129]
Tendinite infrapatelar	?	40–80	Dex/lido	6	Melhora subjetiva e objetiva[130]
Síndrome do túnel do carpo	?	40–45	Dex/lido	3	58% de melhora subjetiva e objetiva[131]
Joelho reumático	Cátodo	80	Dex	3	Melhora apenas subjetiva[78]
Fascite plantar	Cátodo	40	Dex	6	Intensificação da reabilitação[79]
Disfunção ATM	Cátodo	40	Dex/lido	3	Resultados conflitantes[80,81]

Abreviaturas: **Dex:** dexametasona; **Dex/lido:** dexametasona e lidocaína; **Kenacort-A:** triancinolona acetonida; **Ionto:** iontoforese; **Rx:** número de tratamentos; **ATM:** articulação temporomandibular

Fontes:
78- Li, Ghanem, Peck, et al.
79- Gudeman, Eisele, Heidt, et al.
80- Reid, Dionne, Sicard, Rosenbaum, et al.
81- Schiffman, Braun e Lindgren
127- Harris
128- Bertolucci
129- Chantraine, Ludy e Berger
130- Pellecchia, Hamel e Behnke
131- Banta

pesquisa posterior *in vitro* estabeleceu que os parâmetros ideais para a iontoforese de fosfato de dexametasona são a partir do cátodo, e sem ânions concorrentes, como o cloreto, na solução.[99,100] Além disso, alguns pesquisadores[101] propuseram que durante a iontoforese o fosfato de dexametasona e outros medicamentos carregam a corrente iônica do eletrodo de distribuição até a epiderme. Ali, íons menores concorrentes e altamente móveis e numerosos, tais como Cl^-, para o fosfato de dexametasona, transportam a corrente iônica para o outro eletrodo no circuito. O fosfato de dexametasona é "deixado" em um depósito na epiderme. A penetração do medicamento nos tecidos mais profundos depende da difusão passiva e da remoção pela vasculatura.

O suporte farmacológico existe baseado no conceito de que a vasodilatação no local iontoforético diminui a administração localizada do medicamento e aumenta a absorção sistêmica, ao passo que a vasoconstrição no local iontoforético tem efeito oposto.[102-104] Os glicocorticoides, como fosfato de dexametasona, têm um efeito vasoconstritor sobre a vasculatura cutânea humana.[62] Essa vasoconstrição não é observada durante os 40 mA-min da iontoforese catódica convencional, em 3 mA, em função do eritema galvânico induzido, mas é observada após uma dosagem semelhante de iontoforese catódica que usa corrente baixa (de 0,05 a 0,1 mA).[101] Portanto, aumentos adicionais na distribuição localizada do fosfato de dexametasona podem ocorrer caso sejam utilizadas densidades de corrente iontoforética que não causem eritema no local de aplicação.

O fosfato de dexametasona não foi mensurável na vasculatura venosa local em seres humanos durante ou após 40 ou 80 mA*min da iontoforese catódica de fosfato de dexametasona no antebraço.[106]

As farmacocinéticas dos AINE aniônicos também foram examinadas.[48] Apesar de o transporte iontoforético entre fosfato de dexametasona e AINE e sua farmacocinética após a iontoforese não serem idênticos, é possível derivar construções gerais pertinentes relativas à iontoforese de medicamentos anti-inflamatórios aniônicos para administração localizada. No entanto, várias pesquisas mais recentes que examinam a administração iontoforética transcutânea dos AINE usam parâmetros iontoforéticos não clinicamente disponíveis. O valor clínico dessas pesquisas é, portanto, questionável e não será discutido. A iontoforese de vários AINE diferentes sob parâmetros clinicamente relevantes é ideal a partir do cátodo, e a penetração nos tecidos sob o local da aplicação parece ser baixa na interface da fáscia superficial do músculo.[64,108-110] Uma conclusão inicial da farmacocinética de várias das pesquisas iontoforéticas *in vivo* que usam o AINE cetoprofeno era que densidades da corrente, mais elevadas, de 0,28 em comparação com 0,14 mA/cm², resultaram em uma maior distribuição do medicamento para a mesma dosagem de 160 mA-min.[48,108,109] No entanto, uma sub-

sequente reavaliação dos resultados sugerem que a densidade da corrente mais elevada resultou em um eritema induzido por iontoforese maior e no aumento da absorção desse AINE a partir do local da aplicação na vasculatura sistêmica. Isso se baseia na evidência de que o cetoprofeno redistribui de forma eficiente a partir do espaço intersticial sob o local iontoforético para a vasculatura local e que as correntes iontoforéticas na faixa de 0,5 mA/cm² estimulam o eritema localizado.[111-113] Várias pesquisas também documentaram um tempo necessário para o transporte transcutâneo do cetoprofeno.[108,109,111,112] Uma diferença de tempo entre o início da iontoforese com cetoprofeno e a presença na vasculatura local deve-se à permeação do medicamento através da epiderme. Uma diferença de tempo semelhante para a permeação transcutânea do fosfato de dexametasona também pode ocorrer. Glicocorticoides como a dexametasona não têm uma extensa ligação extravascular, e o medicamento administrado no espaço intersticial deve ser rapidamente redistribuído ao compartimento vascular do local.[96] No entanto, para o fosfato de dexametasona o tempo exato necessário para um tratamento de iontoforese a fim de obter o transporte transcutâneo não foi documentado até agora. Por fim, assim como na pesquisa iontoforética com fosfato de dexametasona,[107] após uma iontoforese catódica de cetoprofeno de 160 mA*min nenhum medicamento foi detectável no espaço articular.[114]

A farmacocinética para a iontoforese dos AIE e dos AINE tem sido examinada. O que ainda é incerta é a profundidade do tecido local em que AIE e AINE são administrados por iontoforese, e em que medida a vasculatura sistêmica distribui esses medicamentos para os tecidos mais profundos.

Iontoforese clínica de medicamentos anti-inflamatórios

Clinicamente, nos Estados Unidos, a maioria das iontoforeses na medicina de reabilitação utiliza fosfato de dexametasona. Em uma pesquisa controlada com placebo examinou-se a capacidade da iontoforese para evitar a dor muscular de início tardio (DMIT), induzida experimentalmente em 18 indivíduos do sexo feminino.[115] Os indivíduos foram expostos ao exercício excêntrico do quadríceps. Foi administrada a iontoforese anódica com lidocaína/fosfato de dexametasona em uma dosagem de 65 mA*min 24 horas mais tarde, e a avaliação final foi realizada 48 horas após o exercício. A avaliação da função muscular e da percepção da paciente da dor foi realizada todos os dias durante os três dias de testes. Embora o grupo tratado com iontoforese demonstrasse uma melhoria significativa na avaliação subjetiva da dor muscular, nenhum dos testes de função muscular objetiva foi diferente entre os grupos.

Uma importante aplicação da iontoforese dentro da medicina de reabilitação é o tratamento da inflamação musculoesquelética aguda. As pesquisas clínicas que examinam a iontoforese glicocorticoide como um tratamento para essas disfunções, os parâmetros iontoforéticos, o agente farmacológico utilizado e os resultados clínicos são revisados na Tabela 11.9. Como se pode observar nessa tabela, a polaridade do eletrodo de distribuição do medicamento está ausente em algumas das publicações. Este vazio reafirmaria a dificuldade destes estudos. Além disso, várias das pesquisas utilizaram soluções de medicamentos com íons que competem com os do fosfato de dexametasona. Esses íons concorrentes seriam de Cl⁻ a partir da lidocaína, pois esta é formulada como um cloreto de sal. A presença de Cl⁻ resultaria em um fosfato de dexametasona transcutâneo subideal. A maioria das pesquisas da Tabela 11.9 constatou melhorias nos resultados subjetivos e objetivos. No entanto, uma pesquisa encontrou uma melhoria apenas no resultado subjetivo, mas não no objetivo.[116] Outra observação clínica significativa vem de uma pesquisa que trata da fascite plantar.[117] Os pacientes no grupo experimental receberam uma iontoforese de fosfato de dexametasona além do regime de fisioterapia regular. Os pacientes do grupo controle receberam uma iontoforese com placebo com o mesmo regime de fisioterapia. O grupo iontoforético demonstrou uma maior taxa de reabilitação. No entanto, durante o mês de acompanhamento, os dois grupos demonstraram escores clínicos equivalentes. Estes resultados sugerem que a iontoforese com fosfato de dexametasona em determinada disfunção musculoesquelética pode intensificar a velocidade da reabilitação, mas não pode, em última análise, afetar o resultado em longo prazo. Apenas uma fisiopatologia musculoesquelética foi examinada em duas pesquisas separadas. A disfunção da articulação temporomandibular (ATM) foi examinada por duas pesquisas que utilizaram protocolos semelhantes de iontoforese de fosfato de dexametasona.[108,109] Uma delas documentou resultados positivos com os tratamentos,[119] enquanto a outra não revelou nenhuma diferença significativa entre os grupos de tratamento e o de placebo.[118]

Por fim, pede-se aos fisioterapeutas que usem a iontoforese no tratamento não cirúrgico conservador da doença de Peyronie.[120] Quando conduzido de acordo com a literatura, no entanto, esse é um tratamento polifarmácia e deve ser realizado em estreita associação com um farmacêutico para os serviços de formulários. A publicação das pesquisas controladas disponibiliza vários parâmetros iontoforéticos e farmacêuticos. O ânodo é utilizado para o eletrodo de administração do medicamento e é um resultado da iontoforeses de outros medicamentos com o fosfato de dexametasona. A dosagem iontoforética varia de 60 a 100 mA*min, e o número de tratamentos varia de 3 a 53 tanto entre as pesquisas quanto entre os pacientes. Os outros medicamentos utilizados na iontoforese com

fosfato de dexametasona também variam entre as pesquisas, mas podem incluir verapamil, lidocaína e orgoteína. O valor clínico desse procedimento iontoforético ainda aguarda mais exame clínico.

Em conjunto, as pesquisas clínicas sugerem que a iontoforese de fosfato de dexametasona pode resultar em melhores resultados clínicos objetivos e/ou subjetivos em uma variedade de disfunções musculoesqueléticas. No entanto, a variabilidade entre as pesquisas dificulta as comparações, e mecanismos farmacocinéticos e farmacodinâmicos básicos permanecem inexplicados. Por fim, a evidência experimental é insuficiente para determinar a profundidade exata da distribuição no tecido subcutâneo após a iontoforese de medicamentos anti-inflamatórios ou aniônicos ou quais medicamentos proporcionam um potencial maior para a permeação transcutânea por iontoforese.

Respostas adversas relatadas da iontoforese

Reações adversas relatadas pelos pacientes durante e após a iontoforese foram relacionadas ao procedimento. Esses efeitos adversos incluem queimadura de primeiro grau, eritema transiente no eletrodo de distribuição do medicamento, gosto metálico quando a iontoforese foi utilizada no rosto, e algumas das seguintes sensações durante o procedimento: formigamento, ardor, picadas ou desconforto.[46,121,122] Relatos adicionais de choque dos pacientes foram documentados como resultado do desligamento abrupto do dispositivo enquanto o paciente ainda estava ligado ao circuito do dispositivo.[122] Por fim, um estudo clínico documentou dermatite de contato em um paciente após a iontoforese de 5-fluorouracil tanto no local de aplicação como em um local distante.[123] Este último relatório sugere uma reação sistêmica resultante de uma iontoforese de medicamento para aplicação local.

Uso da estimulação elétrica

O *Guide to Physical Therapist Practice* da APTA[8] categoriza a estimulação elétrica sob a intervenção processual de modalidades eletroterapêuticas. Esta intervenção tem aplicação em vários padrões da prática e é uma valiosa terapia adjuvante no tratamento de problemas musculoesqueléticos, neuromusculares e do sistema tegumentar. As indicações gerais, contraindicações e precauções serão discutidas nesta seção.

Indicações

A eletricidade pode ser aplicada ao corpo no tratamento (estimulação clínica) ou no diagnóstico (estudos da velocidade de condução nervosa). A eletricidade do corpo pode ser registrada para tratar (*biofeedback*) ou para diagnosticar (eletromiografia). Muitos indicadores são abordados na seção sobre os objetivos terapêuticos.

Há muito tempo a eletroterapia tem sido associada ao manejo da dor, fortalecimento muscular e estimulação do músculo denervado. Ela também tem um lugar no tratamento de feridas, na cicatrização de fratura, na promoção da circulação e no manejo do edema. Tem sido usada para aumentar a ADM articular, administrar medicamentos através da pele (iontoforese), substituir órteses, reduzir a defesa muscular e a espasticidade e reduzir a escoliose.

Contraindicações

As contraindicações da estimulação elétrica são relativamente poucas. A gravidez deve ser considerada uma contraindicação mesmo quando aplicada em uma área distante do abdome. O uso da corrente elétrica para o manejo da dor durante o parto é ocasional.

A corrente elétrica pode interferir no funcionamento de um marca-passo. Um marca-passo provisório detecta a atividade do coração e responde em conformidade. Um pulso de um estimulador externo poderia enganá-lo ao suprimir os ritmos necessários ou ao criar ritmos anormais.[38] Marca-passos fixos poderiam ser afetados por sinais através dos condutores.

A estimulação elétrica não deve ser usada na presença de outros estimuladores elétricos implantados, em pacientes com instabilidade arrítmica cardíaca ou em casos de distúrbios de condução cardíaca. Um paciente cardíaco estável com uma história de angina ou infarto do miocárdio pode receber estimulação elétrica, mas os eletrodos devem ser cuidadosamente colocados para evitar o fluxo de corrente através da linha mediana na região do peito. Ele deve ser monitorado com um ECG inicial e depois cuidadosamente monitorado durante o tratamento. Alguns terapeutas não aplicam a estimulação elétrica em um paciente com doença cardíaca, seja ele estável ou não.

O câncer é tratado como uma contraindicação por causa do risco de metástases. Em favor do alívio da dor quando os pacientes estão em estágios avançados, às vezes essa contraindicação é deixada de lado.

A estimulação não deve ser realizada adjacente ou distal a uma área de tromboflebite ou flebotrombose por causa do risco de embolia. Muitos terapeutas tratam essas condições como totalmente contraindicadas para um tratamento com estimulação elétrica.

A estimulação elétrica não deve ser utilizada na presença de tuberculose ativa. Não deve ser feita sobre o seio carotídeo ou em áreas de hemorragia ativa.

Precauções

A estimulação elétrica deve ser utilizada com cautela na presença de obesidade. O tecido adiposo é um isolante elétrico e, geralmente, a estimulação não é bem tolerada. Muitas vezes são necessários níveis de corrente maiores do que o normal para alcançar o efeito fisiológico desejado.[38]

Recomenda-se precaução nas áreas onde a sensação está ausente ou diminuída. Áreas de impedância anormal devem ser evitadas. As correntes elétricas podem agravar eczema, psoríase, acne e dermatite e podem espalhar infecções.[19] Pacientes, inclusive aqueles com diabetes, que têm pele fina e frágil poderiam entrar em risco de colapso.

As neuropatias periféricas podem evitar a geração de contrações musculares em níveis de estimulação confortáveis e seguros.[38] Áreas de denervação não responderão a qualquer forma de corrente além da CC.

Na presença de metais, ou de dispositivo de fixação interna ou externa, os eletrodos devem ser posicionados de forma que o metal fique bem afastado do caminho da corrente.

Deve-se permitir que o paciente realize exercício ativo nos protocolos que exigem níveis motores de estimulação. Cuidados devem ser tomados para que a força de contração esteja dentro de um intervalo tolerado e permita a amplitude de movimento.[38]

É necessário bom senso para determinar se a estimulação elétrica deve ser aplicada a qualquer paciente incapaz de seguir instruções ou de fornecer um *feedback* ao terapeuta. O tratamento deve ser supervisionado de perto caso se decida pela administração da estimulação elétrica.

A estimulação em pacientes com lesão medular pode aumentar um episódio de disreflexia.[38]

Segurança elétrica
Equipamento e usuário

O choque elétrico é a resposta do corpo a qualquer exposição elétrica que coloca a pessoa dentro do circuito. Esta declaração apenas descreveu o tratamento com estimulação elétrica. O terapeuta deve estar ciente dos perigos potenciais da aplicação da corrente elétrica e das medidas que garantam um tratamento seguro.

A magnitude do choque elétrico depende da quantidade de corrente (ampères) enviada para dentro do corpo. Correntes entre 100 e 200 mA são letais.[124] As reações fisiológicas às intensidades da corrente seguem uma progressão da sensação, contração muscular, fibrilação, desfibrilação e queimaduras.[125] O choque elétrico em torno de 1 mA é percebido primeiramente como um leve formigamento pelos nervos sensoriais, mas níveis de corrente tão baixos como vários microampères foram percebidos pelas pontas dos dedos.[126] Corrente de largar é o nível máximo de corrente que permite o abandono voluntário da fonte de corrente e enfatiza o perigo da CA sobre a CC. A resposta motora à CC é um espasmo muscular, enquanto a

CA provoca uma conservação ou contração tetanizada. A capacidade de *largar* pode ser perdida nos níveis em que a corrente CA está por volta de 20 mA.[126] Esse valor aumenta com correntes pulsantes. Os intervalos intrapulso e interpulso fornecem as interrupções da corrente. A respiração pode se tornar trabalhosa em 20 mA de CA e cessar antes de 75 mA.[124] O espasmo descoordenado dos ventrículos do coração (fibrilação ventricular) ocorre em níveis superiores a 80 mA.[42] O coração manterá uma contração sustentada (desfibrilação ventricular) em 6-A (6.000 mA) e retornará ao ritmo normal se a exposição à corrente nesse nível for de curta duração.[127] Queimaduras ocorrem nos níveis de corrente acima de 12 A.

O choque elétrico é ou *macrochoque* ou *microchoque*. O macrochoque é uma corrente perceptível em níveis maiores ou iguais a 1 mA.[42] Ele ocorre quando a corrente é introduzida no corpo através da pele e entra na cavidade do corpo. O microchoque é abaixo da faixa perceptível e resulta da exposição a correntes inferiores a 1 mA aplicadas diretamente ao miocárdio.[42] A corrente passa pela pele e entra diretamente no coração através das pontas dos cateteres cardíacos ou dos eletrodos do miocárdio. Os marca-passos podem ser muito suscetíveis aos microchoques através dos fios do marca-passo. A margem de limite de segurança superior da passagem da corrente diretamente para o coração é 10 mA.[126]

Como discutido anteriormente neste capítulo, os tecidos do corpo oferecem resistência à passagem da corrente. A resistência da pele protege os órgãos internos do choque e determina o quanto de corrente entra. Essa resistência varia entre as pessoas e em cada indivíduo de acordo com o ponto de contato e a hidratação da pele. A pele seca oferece cerca de 500 mil V de resistência, ao passo que a pele úmida oferece cerca de mil V.[124] Essa resistência de proteção é ultrapassada quando se usa um eletrodo invasivo, mas esse tipo de utilização não é uma prática clínica comum.

A energia elétrica é fornecida para a máquina através das extremidades de dois fios que têm um potencial elétrico de 115 V entre eles. O fio *vivo* (quente) tem o potencial elétrico elevado. O fio *neutro* tem zero potencial e se conecta à terra. O termo "terra" refere-se a qualquer coisa com uma ligação elétrica com a terra, que é uma fonte inesgotável de elétrons, capaz de aceitar ou doar grandes quantidades de carga.[128] Geralmente, a corrente flui a partir do fio vivo pela unidade elétrica de volta para o fio neutro e, em seguida, para a terra.[18] Uma troca ocorre entre os corpos carregados e a terra. Um corpo carregado positivamente receberá elétrons e um corpo carregado negativamente dará elétrons para a terra. A corrente flui. Aterrado significa que não há diferença de potencial entre o condutor e a terra, por isso a corrente não fluirá.

Um potencial risco clínico é o contato direto com o circuito do fio vivo através de um cabo de alimentação desgastado ou com problema de saída.[126] O choque terra, um outro perigo possível, resulta de uma conexão indireta feita entre o fio vivo e a terra.[18] O fio vivo, possivelmente por causa de um isolamento defeituoso ou velho, entra em contato dentro da máquina com seu invólucro. Uma pessoa que toca o invólucro e está de pé no chão atrai essa corrente e completa o circuito entre o fio vivo e a terra. Hoje em dia, as máquinas mais novas são geralmente revestidas com material isolante plástico ou outro. O choque terra também pode resultar de um fenômeno chamado vazamento ou corrente de *fuga*. É um fluxo inerente de uma pequena quantidade de corrente a partir do circuito vivo ao longo de uma superfície isolante tal como o revestimento ou acessórios. Durante os tratamentos elétricos, os choques também podem resultar do contato com objetos aterrados, como tubulações de água, chão úmido e radiadores.

O choque terra pode ser evitado por um fio terra que proporciona o caminho de menor resistência do revestimento da máquina até a terra. O fio terra, que normalmente não conduz a corrente, dispara um fusível no fio vivo quando problemas elétricos fazem com que a corrente flua através dele. Isso interrompe o fluxo da corrente e alerta o operador para a existência de um problema. Uma tomada polarizada e o plugue de três pinos fornecem esse circuito de aterramento. A tomada de saída tem três *slots*, um retangular pequeno para a ligação do fio vivo, um retangular maior para a ligação do fio neutro e uma abertura redonda para a ligação do fio terra. Este pino redondo de proteção é mais longo do que os retangulares, para assegurar que o fio terra seja o primeiro fio ligado ao circuito e o último desligado.[19]

Falha da conexão do fio terra do edifício a uma fonte terra ou quebra do fio terra na tomada podem passar despercebidas, criando um perigo potencial. O sistema elétrico é pensado para ser seguro, mas na realidade o circuito terra não é funcional. Um interruptor de falha de aterramento (GFI) é um sensor que desliga o circuito elétrico quando detecta alterações de potenciais elétricos, impedância ou aumento nos níveis normais de corrente de fuga.

A manutenção preventiva é necessária para garantir a segurança elétrica na área de tratamento. Os novos equipamentos adquiridos devem ter selo de aprovação Underwriters Laboratory (UL), que garanta o grau máximo de segurança.[128] A Tabela 11.10 descreve outras orientações de segurança que devem ser observadas na clínica. Segurança elétrica vem com consciência e conhecimento. O terapeuta sempre deve ler o manual do fabricante e ter certeza de que entende as limitações da unidade, bem como suas características de segurança.

Fatores ligados ao paciente
Instrução do paciente

O público está familiarizado com a eletricidade e o risco de choque e eletrocussão. No início, muitos pacientes podem temer o tratamento. Um paciente pode estar ansioso ou relutante em colocar seu pé em uma banheira de água contendo dois eletrodos.

Tabela 11.10 — Segurança elétrica na clínica

- Substituir tomadas padrão por interruptores contra falha de aterramento (GFI).
- Substituir os plugues pelos de padrão hospitalar Underwriters Laboratory (UL) com ponto verde.
- Checagens de manutenção anuais de todos os equipamentos elétricos pelo engenheiro biomédico.

- Selo com a data da vistoria deve estar afixado em todas as unidades elétricas.

- Desligar o equipamento quando não estiver em uso.

- Desconectar as máquinas das tomadas pelo plugue, não pelo cabo.
- Verificar frequentemente a integridade dos plugues, cabos e condutores da estimulação elétrica para evitar desgastes ou rupturas.
- Relatar conexões frouxas entre o plugue e a tomada de saída.

- Nunca usar fios de extensão.

- Nunca usar falsos adaptadores que permitam a entrada de plugues com três pinos em tomadas feitas para plugues de apenas dois pinos.
- Não utilizar equipamentos elétricos perto de objetos ou de ambientes que atraiam corrente.
- Afixar cartazes para avisar que o uso do equipamento pode interferir em marca-passos.

- Isso reduz a possibilidade de flutuações de energia perigosas que afetam a segurança do paciente.
- O selo UL indica que o plugue é seguro para uso e possui fio terra para proteger a segurança do paciente.
- Todo equipamento médico elétrico que será usado com os pacientes deve passar por manutenção anualmente. Engenheiros biomédicos são especialmente treinados para executar as checagens de segurança nos equipamentos que deverão ser utilizados em seres humanos.
- Se algo não estiver em uso, desligue-o para protegê-lo contra picos de energia que possam danificar os mecanismos de segurança incorporados ao sistema.
- Os plugues, e não os cabos de alimentação, são feitos para serem retirados da tomada.
- Se um cabo de alimentação estiver desgastado, ele poderá originar um curto-circuito imprevisto.
- Conexões frouxas podem provocar curto-circuito, que pode resultar em risco de incêndio.

- Os cabos de extensão podem não ser capazes de suportar a quantidade de corrente que o estimulador elétrico exige, o que poderia representar um risco de segurança.
- Plugues de três pinos têm fio terra para a segurança. Não remova elementos de segurança das intervenções de tratamento com os pacientes.
- Utilizar equipamento elétrico em um ambiente onde a corrente pode ser alterada significa que os parâmetros podem variar sem conhecimento do médico.
- Marca-passos poderiam roubar energia eletromagnética transitória que poderia alterar seu funcionamento.

A chave para o sucesso do tratamento é a educação e a cooperação do paciente. As questões relativas à instrução do paciente que devem ser colocadas é o *que* e *quanto*. Já se observou que às vezes as informações podem aumentar e desenvolver sentimentos de estresse que talvez não estivessem presentes normalmente.[129] Verificou-se a existência de dois tipos de estilos de adaptação. Existem as pessoas que buscam informações para superar um evento aversivo e as que preferem não saber de nada. Pacientes tratados de acordo com seu estilo de adaptação apresentaram maior nível de tolerância à estimulação elétrica.[129]

Certas instruções de segurança são necessárias. A informação que deve ser dada inclui a sensação do tratamento e as instruções quanto a tocar os controles, mudar a posição do corpo e chamar o terapeuta quando há um problema ou uma alteração na sensação. O material informativo deve incluir o objetivo e o resultado esperado do tratamento, número programado de sessões e período de tratamento. Os pacientes que utilizam uma unidade doméstica exigem instruções mais detalhadas sobre a forma como a unidade funciona, a aplicação dos eletrodos, o objetivo e a consequência dos ajustes do seletor, como proteger a pele e inspecionar a área antes e após o tratamento, e sob quais circunstâncias interrompê-lo. As instruções e, principalmente, os esquemas para a colocação dos eletrodos devem ser dadas por escrito.[130]

Posicionamento do equipamento

A estimulação elétrica fornecida por uma unidade alimentada pela energia elétrica (*versus* unidade a bateria) deve ser administrada em uma área predeterminada dentro do ambiente clínico onde as tomadas apropriadas (GFI) foram instaladas. O equipamento elétrico gera calor e deve ser bem ventilado. Ele não deve ser colocado ao lado de tubulações de água, radiadores ou outras fontes que possam atrair corrente, criando um risco de choque. A máquina deve ser posicionada perto da tomada de parede para evitar a tensão sobre o cabo e que alguém tropece neles. O posicionamento da unidade de estimulação elétrica deve ser de fácil acesso ao terapeuta para o ajuste dos controles, bem como para evitar o excesso de tensão nos fios condutores ou uma situação em que

Perspectiva do paciente

Lembre-se de que os pacientes não tiveram quase nenhuma experiência com a estimulação elétrica e que farão perguntas. Eles precisarão saber que ela é segura, que você a sentiu, e o que esperar quando eles a sentirem. Talvez o paciente não permita que você ajuste a intensidade para um nível suficientemente elevado para produzir uma resposta motora durante a primeira visita. Você precisará estabelecer um nível de confiança com ele antes que ele o deixe fazer isso. Também é importante lembrar que o reforço positivo é muito útil para o paciente que não sabe ao certo o que esperar quando sentir uma contração muscular com a estimulação elétrica.

Perguntas mais frequentes do paciente

1. É seguro usar a estimulação elétrica durante uma tempestade elétrica?
2. Será que vou ser "eletrocutado" pelo estimulador?
3. Qual é a diferença entre os estimuladores utilizados na clínica e um desfibrilador?
4. Quanto tempo a sensação do estimulador continua após o tratamento?

---

o paciente possa ajustar os parâmetros sem supervisão. Deve-se mostrar ao paciente o seletor que controla a amplitude e como baixá-lo. O botão de interrupção da corrente deve ser facilmente acessado.

Inspeção da pele

A intensidade da estimulação é guiada pelo nível de resposta e tolerância do paciente. A avaliação sensorial da área de tratamento é essencial para estabelecer a confiabilidade do paciente. A pele deve ser cuidadosamente inspecionada antes da aplicação dos eletrodos. O tom e a cor da pele devem ser avaliados para indicações de comprometimento circulatório e fragilidade que poderiam resultar em ruptura ou danos nos tecidos. A pele deve ser examinada para condições que afetam a impedância da pele, como edema, isquemia, cicatrizes, lesões de pele e escoriações. As áreas de impedância anormalmente alta exigem o aumento dos níveis de corrente para a penetração. Áreas de impedância anormalmente baixa atraem corrente e aumentam a corrente total em uma pequena área. Dano tecidual poderia resultar de uma ou outra situação. Escoriações e áreas abertas que não podem ser isoladas com vaselina não devem ser tratadas, a menos que o objetivo seja a cicatrização de feridas.

Posicionamento do paciente

Os princípios básicos do posicionamento são o conforto do paciente e a acessibilidade à área de tratamento. Há várias considerações específicas para a estimulação elétrica. O posicionamento deve permitir uma folga suficiente nos fios condutores da máquina até os eletrodos para que as conexões não se soltem durante o tratamento. O contato firme e a fixação dos eletrodos influenciarão a escolha da posição. Alguns locais de colocação podem exigir o peso corporal do paciente sobre os eletrodos. O paciente deve ser capaz de utilizar um botão de chamada ou de desligar a máquina se surgir um problema.

O tratamento

A estimulação elétrica pode exigir um período de treinamento e, talvez, os níveis de estimulação necessários não sejam alcançados durante a primeira sessão. Às vezes a ansiedade do paciente pode ser aliviada ao permitir que ele controle o seletor de aumento da amplitude.

O tempo de contração muscular pode ser limitado a picos de 5 a 7 segundos com repetições de nível baixo de 10 a 15 contrações no primeiro tratamento para evitar a dor inicial. No começo, os tempos ligados e desligados têm uma proporção alta (1:4, 1:5), mas são reduzidos nos tratamentos subsequentes de acordo com o condicionamento. Considerar que essas proporções devem ser especificadas quanto ao número de segundos de tempo ligado e de tempo desligado ao fazer a documentação para diminuir possíveis confusões. Um tempo ligado de 2 segundos e um tempo desligado de 8 segundos encaixa-se na proporção de 1:4, mas não significa o mesmo que 10 segundos ligado e 40 segundos desligado, que também se encaixam nessa proporção.

Deve-se perguntar ao paciente se ele sente formigamento em todas as áreas do eletrodo. Este poderia estar fixado de forma inadequada ou perder sua condutividade se a resposta for não. Se o paciente não tem qualquer sensação conforme a amplitude é aumentada após um ponto onde as fibras sensoriais devem disparar, pare imediatamente e retorne o controle de amplitude a zero antes de fazer quaisquer ajustes. A maioria das máquinas contemporâneas tem controles de reinicialização para proteger contra elevados níveis de corrente que fluem para o paciente quando as máquinas são energizadas com níveis de corrente superiores. Esses tipos de controles exigem que os seletores de amplitude sejam desligados antes de aumentar a amplitude. Nunca aumente a amplitude durante a fase desligada do ciclo da corrente.

Deve-se exercer o bom senso clínico para avaliar quando o tratamento deve ser interrompido por causa da intolerância física ou mental, que impede a realização segura dos objetivos pretendidos.

O tratamento de estimulação elétrica pode ser dividido em *pré-tratamento*, *administração*, *pós-tratamento* e *documentação*. O conforto do paciente, a tolerância e a segurança são prioridades. O manual de instruções do fabricante deve ser cuidadosamente lido, compreendido e seguido. As seguintes diretrizes gerais apenas contribuirão para o sequenciamento do tratamento.

Pré-tratamento

1. Checar os fios da máquina e o eletrodo (datas de inspeção devem ser verificadas periodicamente).
2. Instruir o paciente.
3. Conectar a máquina à tomada da parede.
4. Ligar o interruptor de alimentação na máquina.
5. Posicionar o paciente.
6. Inspecionar a pele na área de tratamento; fazer uma avaliação total da sensação.
7. Posicionar a máquina de estimulação elétrica.
8. Determinar os locais de colocação dos eletrodos.
9. Limpar a área de tratamento; preparar e fixar os eletrodos.
10. Ajustar os parâmetros predefinidos na área da máquina, tais como frequência, duração da fase, modo de distribuição (interrompido ou contínuo), tempo ligado e desligado, rampa, escolha da polaridade, temporizador de tratamento.
11. Certificar-se de que os seletores de amplitude estão definidos em zero.

Administração

1. Aumentar a amplitude para o nível de estimulação, mas sempre dentro da tolerância do paciente.
2. Perguntar ao paciente o *que ele sente* e *onde sente*.
3. Ajustar os parâmetros que exigem modificação
4. Permanecer com o paciente durante vários minutos para monitorar a reação, a tolerância e o nível de amplitude adequada.
5. Continuar monitorando a reação do paciente e a tolerância periodicamente durante o tratamento.

Pós-tratamento

1. Colocar a amplitude em zero.
2. Remover os eletrodos.
3. Desligar a máquina.

4. Inspecionar a área de tratamento.
5. Observar todas as variáveis definidas para o tratamento e documentar.
6. Desconectar a unidade da tomada da parede.

Documentação

A documentação deve ser completa e inclusiva; deve resistir ao controle rigoroso nestes tempos de responsabilidade e de reembolso. A anotação escrita garante replicação consistente de tratamento; é um registro escrito que descreve o estado físico do paciente, as reações e o progresso; valida o sucesso ou o fracasso para determinar a eficácia do tratamento; e justifica o tratamento para o adequado reembolso.

Os elementos gerais da anotação sobre a eletroterapia incluem o problema, objetivo terapêutico, tipo de aplicação (p. ex., EERT), estado da pele, técnica do eletrodo, tamanho do eletrodo, número e colocação dos eletrodos, unidade comercial de estimulação utilizada, parâmetros elétricos do tratamento, tempo de tratamento e resposta ao tratamento.

Fornecer configurações específicas para todos os parâmetros ajustados. Parâmetros documentados podem incluir, mas não se limitam a, os seguintes:

- Localização da área de tratamento, lado do corpo.
- Duração do tratamento.
- Modo de distribuição (contínuo, interrompido).
- Nível de estimulação terapêutica (subsensorial, sensorial, motora, nociva).
- Tipo de corrente (CA, CC, pulsada).
- Forma de onda (monofásica, bifásica, polifásica).
- Polaridade do eletrodo ativo (forma de ondas monofásicas).
- Frequência (pps, frequência *burst*, frequência transportadora).
- Tempo ligado-desligado/de rampa.

Uma anotação completa, que reflete todos os parâmetros, é essencial para o primeiro tratamento. Alterações nos parâmetros e na resposta do paciente serão suficientes para as anotações subsequentes.

Tomada de decisão clínica

A tomada de decisão clínica é um processo contínuo durante o tratamento do paciente/cliente. Na estimulação elétrica, as decisões podem variar entre *"escolher o uso da estimulação elétrica"* e *"a determinação dos parâmetros da corrente"*. A Figura 11.29 descreve os componentes do processo de tomada de decisão clínica com estimulação elétrica.

Esquema para a tomada de decisão clínica para a estimulação elétrica

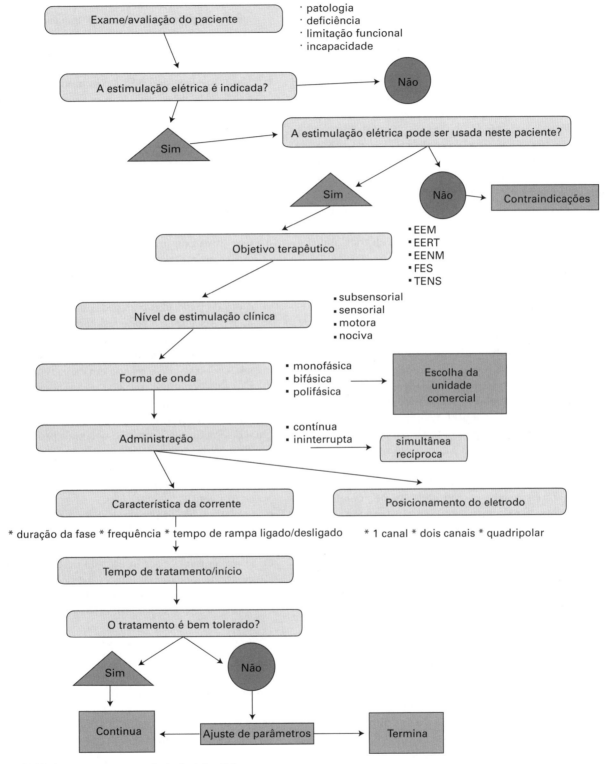

Figura 11.29 Esquema para a tomada de decisão clínica.

306 Seção III • Uso da estimulação elétrica no tratamento terapêutico

Resumo

Ao longo deste capítulo, a estimulação elétrica foi discutida com a esperança de que haja uma compreensão dos conceitos básicos, da terminologia e da fisiologia subjacente para que o aluno seja capaz de diferenciar entre eles e tome decisões sensatas quanto às intervenções de tratamento dos pacientes. Às vezes, a estimulação elétrica pode ser uma das formas mais assustadoras de tratamento que um paciente recebe, a menos que o profissional compreenda claramente aquilo que está administrando e como torná-lo confortável ao paciente. Essas habilidades vêm de um verdadeiro conhecimento do que são os parâmetros da estimulação elétrica e de como ajustá-los, de explicar a relação de seu ajuste ao que o paciente sentirá e, finalmente, alcançar um objetivo de tratamento.

Se a CC for selecionada, a estimulação elétrica pode ser usada para administrar o medicamento através da pele para efeitos localizados específicos nos tecidos subjacentes. No entanto, caso se escolha a polaridade errada para o eletrodo de tratamento, nada chegará ao paciente. A aplicação da CC e de todas as outras formas de estimulação elétrica depende primeiramente da compreensão aprofundada que o aluno tem dos mecanismos que apoiam o que ele está usando. Quando tentar usar a CC, a mesma polaridade deve ser usada no eletrodo ativo se o objetivo final for a administração de um medicamento via iontoforese. É também imperativo que o profissional pergunte ao paciente se ele é alérgico ou não à medicação e documente sua resposta positiva ou negativa.

A estimulação elétrica é uma modalidade capaz de ajudar os profissionais a realizarem vários objetivos de tratamento. Basta uma compreensão completa dos dispositivos e alguns conhecimentos básicos da lei de Ohm. O principal papel desempenhado pela pele é o da proteção, que impede a passagem da corrente pelo corpo. Uma vez que o profissional tenha uma boa compreensão de como manejar a resistência da pele, o uso da estimulação elétrica pode facilitar o alcance dos objetivos do tratamento.

Questões para revisão

1. Qual das seguintes definições melhor se ajusta à CC?
   a. É o fluxo contínuo monofásico interrupto de partículas carregadas que cessa por pelo menos 1 segundo e resulta em uma carga líquida
   b. É o fluxo contínuo monofásico ininterrupto de partículas carregadas que cessa por pelo menos 1 segundo e resulta em uma carga líquida

   c. É o fluxo contínuo monofásico ininterrupto de partículas carregadas que resulta em uma carga líquida
   d. É o fluxo contínuo monofásico interrupto de partículas carregadas que resulta em uma carga líquida
2. Qual das seguintes definições melhor se ajusta à CA?
   a. É o fluxo contínuo bifásico ininterrupto de partículas carregadas que não resulta em carga líquida
   b. É o fluxo contínuo bifásico ininterrupto de partículas carregadas que cessa por pelo menos 1 segundo e resulta em uma carga líquida
   c. É o fluxo contínuo bifásico interrupto de partículas carregadas que cessa por pelo menos 1 segundo e resulta em carga líquida
   d. É o fluxo contínuo bifásico interrupto de partículas carregadas que cessa por pelo menos 1 segundo e não resulta em uma carga líquida
3. Qual das seguintes definições melhor se ajusta à CP?
   a. É o fluxo contínuo bifásico interrupto de partículas carregadas que cessa por pelo menos 1 segundo e pode resultar em carga líquida
   b. É o fluxo contínuo bifásico ou monofásico interrupto de partículas carregadas que cessa por pelo menos 1 segundo e pode resultar em carga líquida
   c. É o fluxo contínuo bifásico ou monofásico ininterrupto de partículas carregadas que cessa por pelo menos 1 segundo e resulta em carga líquida
   d. É o fluxo contínuo bifásico ou monofásico interrupto de partículas carregadas que cessa por pelo menos 1 segundo e não resulta em carga líquida
4. Qual das seguintes afirmações é a mais precisa sobre a aplicação da iontoforese?
   a. O eletrodo de tratamento deve ter a mesma polaridade de qualquer medicamento que administrado ao paciente
   b. O eletrodo de dispersão deve ter a mesma polaridade de qualquer medicamento administrado ao paciente
   c. O paciente deve ser informado de que, provavelmente, terá de tolerar um certo desconforto com a estimulação elétrica com iontoforese
   d. Não é necessário perguntar aos pacientes se são alérgicos a medicamentos iontoforéticos desde que estes tenham sido prescritos por seu médico
5. Você está ajustando a unidade da estimulação elétrica em uma paciente e esta relata que o que está sentindo é uma sensação de batida, mas você queria que ela tivesse uma sensação suave e de formigamento. Qual parâmetro você precisa ajustar para fazer com que a sensação se assemelhe mais ao formigamento?
   a. Duração do pulso
   b. Intensidade
   c. Polaridade
   d. Frequência

Questões para discussão

1. Como a lei de Ohm se relaciona com as saídas da corrente e da voltagem constantes? Por que seria potencialmente importante conhecer o equipamento usado?
2. Identifique os três tipos de corrente e descreva como elas diferem na estrutura e no uso.
3. Quais as diferenças entre as diversas formas de onda em relação à estrutura, aos efeitos químicos e ao uso?
4. Quais as diferenças entre (a) rampa e tempo de elevação; (b) intrapulso, interpulso e tempo desligado; (c) pulso e *burst*; e (d) carga da fase e corrente total?
5. Quais são as indicações, contraindicações e precauções para o uso da estimulação elétrica e por que são tão citadas?
6. Quais as diferenças entre a ativação das fibras sensoriais, motoras e de dor quanto à sensação, ordem de recrutamento e a relação de suas curvas de intensidade-duração?
7. Como a contração gerada pelo sistema nervoso central difere da gerada pela estimulação elétrica?
8. O que pode ser feito para reduzir a fadiga quando se usa a estimulação elétrica para provocar uma contração muscular?

Referências bibliográficas

1. Watkins, A: A Manual of Electrotherapy. Lea & Febiger, Philadelphia, 1962.
2. American Physical Therapy Association: Electrotherapeutic Terminology in Physical Therapy. Section on Clinical Electrophysiology, 2001, Alexandria, VA.
3. Geddes, L: A short history of the electrical stimulation of excitable tissue. Physiologist (Suppl) 27:S-1, 1984.
4. Licht, S: History of electrodiagnosis. In Licht, S (ed): Electrodiagnosis and Electromyography, ed 3. Elizabeth Licht, New Haven, CT, 1971.
5. Licht, S: History of electrotherapy. In Stillwell, G (ed): Therapeutic Electricity and Ultraviolet Radiation, ed 3. William and Wilkins, Baltimore/London, 1983.
6. Marcello, P: The Ambiguous Frog: The Galvani-Volta Controversy on Animal Electricity, translated by Mandelbaum. Princeton University Press, Princeton, NJ, 1992.
7. McNeal, D: 2000 Years of electrical stimulation. In Hambrect, T, and Reswick, J (eds): Functional Electrical Stimulation: Application in Neural Prosthesis, Vol 3. Marcel Dekker, New York, 1977.
8. American Physical Therapy Association: Guide to Physical Therapist Practice. 2001: American Physical Therapy Association, Alexandria, VA.
9. Baker, L, et al: Effects of waveform on comfort during neuromuscular electrical stimulation. Clin Orthop Rel Res (233):75, 1988.
10. Bleese, P, et al: Implanted cardiac pacemakers: Clinical experience and evaluation. Med Progr Technol 1:69, 1972.
11. Ko, W: Instrumentation for neuromuscular stimulation. In Hambrect, T (ed): Functional Electrical Stimulation: Application in Neural Prosthesis. Marcel Dekker, New York, 1977.
12. Nashold, B, Somjen, G, and Friedman, H: The effects of stimulating the dorsal columns of man. Med Progr Technol 1:89, 1972.
13. Shealy, C: Electrical control of the nervous system. Med Progr Technol 2:71, 1974.
14. Mills, P, Deakin, M, and Kiff, E: Percutaneous electrical stimulation for ano-rectal incontinence. Physiotherapy 76:433, 1990.
15. Shelly, T: Implanted stimulators for the control of urinary incontinence: the physicians and patients standpoint. Med Progr Technol 1:82, 1972.
16. Ward, AR: Electrical stimulation using kilohertz-frequency alternating current. Phys Ther 89:181, 2009.
17. Binder, S: Applications of low- and high-voltage electrotherapeutic currents. In Wolf, S (ed): Electrotherapy. Churchill Livingstone, Edinburgh, Scotland, 1981.
18. Forster, A, and Palastanga, N: Clayton's Electrotherapy: Theory and Practice, ed 8. Bailliere Tindall Books, London, 1981.
19. Wadsworth, J, and Chanmugam, A: Electrophysical Agents in Physiotherapy: Therapeutic and Diagnostic Use, ed 2. Science Press, Marrickville, Australia, 1983.
20. Rutkove, SB: Electrical Impedance Myography: Background, Current State, and Future Directions. Muscle Nerve 40(6):936–946, 2009.
21. Kahn, A, and Maveus, T: Technical aspects of electrical stimulation devices. Med Progr Technol 1:58, 1972.
22. Kukulka, C: Principles of neuromuscular excitation. In Gersh, M (ed): Electrotherapy in Rehabilitation. FA Davis, Philadelphia, 1992.
23. Patterson, R: Instrumentation for electrotherapy. In Stillwell, G (ed): Therapeutic Electricity and Ultraviolet Radiation. Williams & Wilkins, Baltimore, 1983.
24. Gracanin, F, and Trnkoxzy, A: Optimal stimulation parameters for minimum pain in the chronic situation of innervated muscle. Arch Phys Med Rehabil 56:243, 1975.
25. Baker, L, et al: Effect of carrier frequency on comfort with medium frequency electrical stimulation (abstract). Phys Ther 69:373, 1979.
26. Bowman, B, and Baker, L: Effects of waveform parameters on comfort during transcutaneous neuromuscular electrical stimulation. Ann Biomed Eng 13:59, 1985.
27. Delitto, A, and Rose, S: Comparative comfort of three waveforms used in electrically eliciting quadriceps femoris muscle contraction. Phys Ther 66:1704, 1986.
28. Baker, L, et al: Waveform and comfort of electrical stimulation in the upper extremity (abstract). Phys Ther 69(372), 1989.
29. Kantor, G, et al: The effects of selected stimulus waveforms on pulse and phase characteristics at sensory and motor thresholds. Phys Ther 74:951, 1994.
30. Laufer, Y, et al: Quadriceps Femoris muscle torques and fatigue generated by neuromuscular electrical stimulation with three different waveforms. Phys Ther 7:1307, 2001.
31. Alon, G: High voltage stimulation: Effects of electrode size on basic excitatory responses. Phys Ther 65(890), 1985.
32. Honert, C, and Mortimer, J: The response to the myelinated nerve fiber to short duration biphasic stimulating currents. Ann Biomed Eng 7(117), 1979.
33. Li, C, and Bak, A: Excitability characteristics of the A and C fibers in a peripheral nerve. Exp Neurol 50:67, 1976
34. Howson, D: Peripheral neural excitability: Implications for transcutaneous nerve stimulation. Phys Ther 58:1467, 1978.
35. Alon, G: Northeast Seminars: Electrosynthesis (lab course). Course Publication, 1993.

36. Alon, G: High voltage stimulation: Effects of electrode size on basic excitatory responses. Phys Ther 66:890, 1985.
37. Reilly, J: Electrical Stimulation and Electropathology. Cambridge University Press, Cambridge, 1992.
38. Benton, L, et al: Functional Electrical Stimulation: A Practical Guide, ed 2. Ranchos Los Amigos Rehabilitation Engineering Center, Downy, CA, 1981.
39. Charman, R: Cellular reception and emission of electromagnetic signals. Physiotherapy 76(509), 1990.
40. Crago, P, et al: The choice of pulse duration for chronic electrical stimulation via surface, nerve and intramuscular electrodes. Ann Biomed Eng 2:252, 1974.
41. Ray, C, and Maurer, D: A review of neural stimulator system components useful in pain alleviation. Med Progr Technol 2:121, 1974.
42. Polasek, KH, Hoyen, HA, Keith, MW, Kirsch, RF, and Tyler, DJ: Stimulation stability and selectivity of chronically implanted multicontact nerve cuff electrodes in the human upper extremity. IEEE Trans Neural Syst Rehab Eng 17:5, 2009. 3816_Ch11_250-303 26/06/14 4:21 PM Page 291
43. Benet, LZ, Kroetz, DL, and Sheiner, LB: Pharmacokinetics: the dynamics of drug absorption, distribution, and elimination. In Hardman, J, and Limbird, L (eds): Goodman and Gilman's: The Pharmacological Basis of Therapeutics, ed 9. McGraw-Hill, New York, 1996, pp 3–28.
44. Fartasch, M: The nature of the epidermal barrier: Structural aspects. Adv Drug Del Rev 18:273–282, 1996.
45. Riviere, JE, and Heit, MC: Electrically-assisted transdermal drug delivery. Pharm Res 14:687–697, 1997.
46. Prausnitz, MR: The effect of pulsed electrical protocols on skin damage, sensation and pain. Proc Int Symp Control Rel Bioact Mater 25–26, 1997.
47. Banga, AJ: Electrically-Assisted Transdermal and Topical Drug Delivery. Taylor and Francis, London, 1998.
48. Banga, AK, and Panus, PC: Clinical applications of iontophoretic devices in rehabilitation medicine. Crit Rev Phys Rehab Med 10:147–179, 1998.
49. Yamamoto, T, and Yamamoto, Y: Electrical properties of the epidermal stratum corneum. Med Biol Eng 14:151–158, 1976.
50. Lin, RY, Ou, YC, and Chen, WY: The role of electroosmotic flow on in vitro transdermal iontophoresis. J Control Release 43:23–33, 1997.
51. Plutchik, R, and Hirsch, HR: Skin impedance and phase angle as a function of frequency and current. Science 141:927–928, 1963.
52. Boxtel, AV: Skin resistance during square-wave electrical pulses of 1 to 10 mA. Med Biol Eng Comput 15:679–687, 1977.
53. Kalia, YN, and Guy, RH: The electrical characteristics of human skin in vivo. Pharm. Res. 12:1605–1613, 1995.
54. Burnette, RR, and Bagniefski, TM: Influence of constant current iontophoresis on the impedance and passive Na+ permeability of excised nude mouse skin. J Pharm Sci 77:492–497, 1988.
55. Kasting, GB, and Bowman, LA: DC electrical properties of frozen, excised human skin. Pharm Res 7:134–143, 1990.
56. Kasting, GB, and Bowman, LA: Electrical analysis of fresh, excised human skin: A comparison with frozen skin. Pharm Res 7:1141–1146, 1990.
57. Oh, SY, Leung, L, Bommannan, D, et al: Effect of current, ionic strength and temperature on the electrical properties of skin. J Control Release 27:115–125, 1993.
58. Roberts, MS: Targeted drug delivery to the skin and deeper tissues: Role of physiology, solute structure and disease. Clin Exp Pharmacol Physiol 24:874–879, 1997.
59. Prausnitz, MR: Reversible skin permeabilization for transdermal delivery of macromolecules. Crit Rev Ther Drug Carrier Syst 14:455–483, 1997.
60. McNeill, SC, Potts, RO, and Francoeur, ML: Local enhanced topical delivery (LETD) of drugs: does it truly exist? Pharm Res 9:1422–1427, 1992.

61. Radermacher, J, Jentsch, D, Scholl, MA, et al: Diclofenac concentrations in synovial fluid and plasma after cutaneous application in inflammatory and degenerative joint disease. Br J Clin Pharmacol 31:537–541, 1991.
62. Vickers, CFH: Existence of reservoir in the stratum corneum. Exp Proof Arch Dermatol 88:72–75, 1963.
63. Grahame, R: Transdermal non-steroidal anti-inflammatory agents. Br J Clin Pract 49:33–35, 1995.
64. Singh, P, and Roberts, MS: Iontophoretic transdermal delivery of salicylic acid and lidocaine to local subcutaneous structures. J Pharm Sci 82:127–131, 1993.
65. Singh, P, and Roberts, MS: Deep tissue penetration of bases and steroids after dermal application in rat. J Pharm Pharmacol 46:956–964, 1994.
66. Singh, P, and Roberts, MS: Skin permeability and local tissue concentrations of nonsteroidal anti-inflammatory drugs after topical application. J Pharmacol Exp Ther 268:144–151, 1994.
67. Green, P: Iontophoretic Transdermal Drug Delivery: A New Commercially Feasible Technology. Hotel International, Basel, Switzerland, October 17–18 (Organized by A. K. Banga and P. Green through Technomic Publishing), 1996.
68. Singh, P, Anliker, M, Smith, GA, et al: Transdermal iontophoresis and solute penetration across excised human skin. J Pharm Sci 84:1342–1346, 1995.
69. Li, SK, Ghanem, AH, Peck, KD, et al: Iontophoretic transport across a synthetic membrane and human epidermal membrane: A study of the effects of permeant charge. J Pharm Sci 86: 680–689, 1997.
70. Kim, A, Green, PG, Rao, G, et al: Convective solvent flow across the skin during iontophoresis. Pharm Res 10:1315–1320, 1993.
71. Burnette, RR, and Ongpipattanakul, B: Characterization of the pore transport properties and tissue alteration of excised human skin during iontophoresis. J Pharm Sci 77:132–137, 1988.
72. Turner, NG, and Guy, RH: Iontophoretic transport pathways: Dependence on penetrant physicochemical properties. J Pharm Sci 86:1385–1389, 1997.
73. Menon, GK, and Elias, PM: Morphologic basis for a porepathway in mammalian stratum corneum. Skin Pharmacol 10:235–246, 1997.
74. Craane Van Hinsberg, IW, Verhoef, JC, Spies, F, et al: Electroperturbation of the human skin barrier in vitro: II. Effects on stratum corneum lipid ordering and ultrastructure. Microsc Res Tech 37:200–213, 1997.
75. Hinsberg, WHMC, Verhoef, JC, Bax, LJ, et al: Role of appendages in skin resistance and iontophoretic peptide flux: Human versus snake skin. Pharm Res 12:1506–1512, 1995.
76. Cullander, C: What are the pathways of iontophoretic current flow through mammalian skin? Adv Drug Del Rev 9:119–135, 1992.
77. Turner, NG, Kalia, YN, and Guy, RH: The effect of current on skin barrier function in vivo: Recovery kinetics postiontophoresis. Pharm Res 14:1252–1257, 1997.
78. Li, SK, Ghanem, AH, Peck, KD, et al: Characterization of the transport pathways induced during low to moderate voltage iontophoresis in human epidermal membrane. J Pharm Sci 87: 40–48, 1998.
79. Gangarosa, LP, Park, N, Wiggins, CA, et al: Increased penetration of nonelectrolytes into mouse skin during iontophoretic water transport (iontohydrokinesis). J Pharmacol Exp Ther 212: 377–381, 1980.
80. Pikal, MJ: The role of electroosmotic flow in transdermal iontophoresis. Adv Drug Del Rev 9:201–237, 1992.
81. Burnette, RR, and Ongpipattanakul, B: Characterization of the permaselective properties of excised human skin during iontophoresis. J Pharm Sci 76:765–773, 1987.
82. Gwynne, P: Companies developing more uses for iontophoresis. Scientist 11:1, 1997.
83. Kahn, J: Acetic acid iontophoresis for calcium deposits. Phys Ther 57:658–659, 1977.
84. Kahn, J: A case report: lithium iontophoresis for gouty arthritis. J Orthop Sports Phys Ther 4:113–114, 1982.

85. LaForest, NT, and Cofrancesco, C: Antibiotic iontophoresis in the treatment of ear chondritis. Phys Ther 58:32–34, 1978.
86. Saggini, R, Zoppi, M, Vecchiet, F, et al: Comparison of electromotive drug administration with ketorolac or with placebo in patients with pain from rheumatic disease: A double-masked study. Clin Ther 18:1169–1174, 1996.
87. Wieder, DL: Treatment of traumatic myositis ossificans with acetic acid iontophoresis. Phys Ther 72:133–137, 1992.
88. Johnson, MTV, and Lee, NH, inventors; Empi, assignee. PH buffered electrodes for medical iontophoresis. 4(973):303. 1990. (Patent Application)
89. Guffey, JS, Rutherford, MJ, Payne, W, et al: Skin pH changes associated with iontophoresis. J Orthop Sports Phys Ther 29: 656–660, 1999.
90. Phipps, JB, Padmanabhan, RV, and Lattin, GA: Iontophoretic delivery of model inorganic and drug ions. J Pharm Sci 78: 365–369, 1989.
91. Gangarosa, LP, Park, NH, Fong, BC, et al: Conductivity of drugs used for iontophoresis. J Pharm Sci 67:1439–1443, 1978.
92. Lattin, GA, Padmanabhan, RV, and Phipps, JB: Electronic control of iontophoretic drug delivery. Ann N Y Acad Sci 618:450–464, 1991.
93. Miller, LL, and Smith, GA: Iontophoretic transport of acetate and carboxylate ions through hairless mouse skin: cation exchange membrane model. Int J Pharm 49:15–22, 1989.
94. Thysman, S, Preat, V, and Roland, M: Factors affecting iontophoretic mobility of metoprolol. J Pharm Sci 81:670–675, 1992.
95. Chu, DL, Chiou, HJ, and Wang, DP: Characterization of transdermal delivery of nefopam hydrochloride under iontophoresis. Drug Dev Ind Pharm 20:2775–2785, 1994.
96. Schimmer, B, and Parker, K: Adrenocorticotropic hormone; adrenocortical steroids and their synthetic analogs; inhibitors of the synthesis and actions of adrenocortical hormones. In Hardman, J, and Limbird, L (eds): Goodman and Gilman's The Pharmacological Basis of Therapeutics, ed 9. McGraw-Hill, New York, 1996, pp 1459–1485.
97. Insel, P: Analgesic-antipyretic and antiinflammatory agents and drugs employed in the treatment of gout. In Hardman, J, and Limbird, L (eds): Goodman and Gilman's The Pharmacological Basis of Therapeutics, ed 9. McGraw-Hill, New York, 1996, pp 617–658.
98. Glass, JM, Stephen, RL, and Jacobson, SC: The quantity and distribution of radiolabeled dexamethasone delivered to tissue by iontophoresis. Int J Derm 19:519–525, 1980.
99. Petelenz, TJ, Buttke, JA, Bonds, C, et al: Iontophoresis of dexamethasone: Laboratory studies. J Control Release 20:55–66, 1992.
100. Anderson, CR, Morris, RL, Boeh, SD, et al: Quantification of total dexamethasone phosphate delivery by iontophoresis. Int J Pharm Compound 7:115–159, 2003.
101. Anderson, CR, Morris, RL, Boeh, SD, et al: Effects of iontophoresis current magnitude and duration on dexamethasone deposition and localized drug retention. Phys Ther 83:161–170, 2003.
102. Riviere, JE, Monteiro Riviere, NA, and Inman, AO: Determination of lidocaine concentrations in skin after transdermal iontophoresis: effects of vasoactive drugs. Pharm Res 9:211–214, 1992.
103. Riviere, JE, Sage, B, and Williams, PL: Effects of vasoactive drugs on transdermal lidocaine iontophoresis. J Pharm Sci 80:615–620, 1991.
104. Singh, P, and Roberts, MS: Effects of vasoconstriction on dermal pharmacokinetics and local tissue distribution of compounds. J Pharm Sci 83:783–791, 1994.
105. Nowicki, KD, Hummer, CD, III, Heidt, RS, Jr, et al: Effects of iontophoretic versus injection administration of dexamethasone. Med Sci Sports Exerc 34:1294–1301, 2002.
106. Smutok, MA, Mayo, MF, Gabaree, CL, et al: Failure to detect dexamethasone phosphate in the local venous blood postcatho-

dic Iontophoresis in humans. J Orthop Sports Phys Ther 32: 461–468, 2002.
107. Blackford, J, Doherty, TJ, Ferslew, KE, et al: Iontophoresis of dexamethasone phosphate into the equine tibiotarsal joint. J Vet Pharmacol Ther 23:229-236, 2000.
108. Panus, PC, Campbell, J, Kulkarni, SB, et al: Transdermal iontophoretic delivery of ketoprofen through human cadaver skin and in humans. J Control Release 44:113–121, 1997.
109. Panus, PC, Campbell, J, Kulkarni, B, et al: Effect of iontophoretic current and application time on transdermal delivery of ketoprofen in man. Pharm Sci 2:467–469, 1996.
110. Panus, PC, Ferslew, KE, Tober-Meyer, B, et al: Ketoprofen tissue permeation in swine following cathodic iontophoresis. Phys Ther 79:40–49, 1999.
111. Tashiro, Y, Kato, Y, Hayakawa, E, et al: Iontophoretic transdermal delivery of ketoprofen: novel method for the evaluation of plasma drug concentration in cutaneous vein. Biol Pharm Bull 23:632–636, 2000.
112. Tashiro, Y, Kato, Y, Hayakawa, E, et al: Iontophoretic transdermal delivery of ketoprofen: effect of iontophoresis on drug transfer from skin to cutaneous blood. Biol Pharm Bull 23:1486–1490, 2000.
113. Grossmann, M, Jamieson, MJ, Kellogg, DL Jr, et al: The effect of iontophoresis on the cutaneous vasculature: Evidence for current-induced hyperemia. Microvasc Res 50:444–452, 1995.
114. Eastman, T, Panus, PC, Honnas, CM, et al: Cathodic iontophoresis of ketoprofen over the equine middle carpal joint. Equine Vet J 33:614–616, 2001.
115. Hasson, SM, Wible, CL, Reich, M, et al: Dexamethasone iontophoresis: Effect on delayed muscle soreness and muscle function. Can J Sport Sci 17:8–13, 1992.
116. Li, LC, Scudds, RA, Heck, CS, et al: The efficacy of dexamethasone iontophoresis for the treatment of rheumatoid arthritic knees: A pilot study. Arthritis Care Res 9:126–132, 1996.
117. Gudeman, SD, Eisele, SA, Heidt, RS, Jr, et al: Treatment of plantar fasciitis by iontophoresis of 0.4% dexamethasone. A randomized, double-blind, placebo-controlled study. Am J Sports Med 25:312–316, 1997.
118. Reid, KI, Dionne, RA, Sicard Rosenbaum, L, et al: Evaluation of iontophoretically applied dexamethasone for painful pathologic temporomandibular joints. Oral Surg Oral Med Oral Pathol 77:605–609, 1994.
119. Schiffman, EL, Braun, BL, and Lindgren, BR: Temporo_man_ dibular joint iontophoresis: A double-blind randomized clinical trial. J Orofac Pain 10:157–165, 1996.
120. Riedl, CR, Plas, E, Engelhardt, P, et al: Iontophoresis for treatment of Peyronie's disease. J Urol 163:95–99, 2000.
121. Lener, EV, Bucalo, BD, Kist, DA, et al: Topical anesthetic agents in dermatologic surgery. A review. Dermatol Surg 23:673–683, 1997.
122. Lesions and shocks during iontophoresis. Health Devices 26:123–125, 1997.
123. Anderson, LL, Welch, ML, and Grabski, WJ: Allergic contact dermatitis and reactivation phenomenon from iontophoresis of 5-fluorouracil. J Am Acad Dermatol 36:478–479, 1997.
124. Clinic Notes: The fatal current. Phys Ther 46:968, 1966.
125. Sances, A, et al: Electrical injuries. Surg Gynecol Obstet 149:97, 1979.
126. Berger, W: Electrical shock hazards in the physical therapy department. Clin Management 5:24, 1994.
127. Bruner, J, and Leonard, P: Electricity, Safety and the Patient. Year Book Medical Publishers, Chicago, 1989.
128. Buban, P, and Schmitt, M: Technical Electricity and Electronics, ed 2. McGraw-Hill, New York, 1977.
129. Delitto, A, et al: A study of discomfort with electrical stimulation. Phys Ther 72:11, 1992.
130. Lampe, G: Introduction to the use of transcutaneous electrical nerve stimulation. Phys Ther 72:11, 1978.

Vamos descobrir

Atividade de laboratório: fundamentos da estimulação elétrica

Objetivo

Esta atividade de laboratório é concebida para familiarizar os leitores com a terminologia comum associada aos dispositivos de estimulação elétrica. Existe uma ampla variedade de parâmetros ajustáveis e, frequentemente, vários nomes para o mesmo parâmetro. Os leitores serão guiados através de um processo de familiarização com os dispositivos, e então aplicarão eletrodos uns nos outros e ajustarão os parâmetros individuais.

Não é objetivo desta atividade de laboratório demonstrar os locais específicos de colocação de eletrodos para o alcance dos objetivos terapêuticos. É uma sessão de prática informal que pretende fornecer um nível mínimo de conforto com os dispositivos da estimulação elétrica.

Equipamento

Dispositivos de estimulação elétrica (modelos portáteis e clínicos com parâmetros ajustáveis)
1 par de eletrodos grandes
1 par de eletrodos pequenos
Amostras de interface condutora (p. ex., esponja autoaderente, gel) para cada par de eletrodos
Faixas para fixar os eletrodos

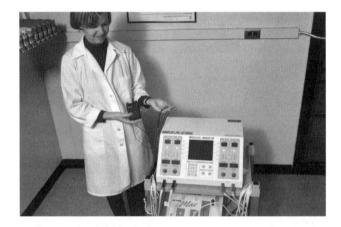

Figura 11.30 Médica segura um estimulador elétrico portátil em sua mão enquanto permanece ao lado de um estimulador clínico.

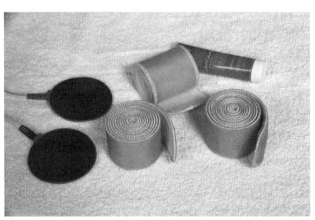

Figura 11.31 Eletrodos, faixas e gel eletricamente condutor que podem ser usados sobre os eletrodos para promover a condutividade.

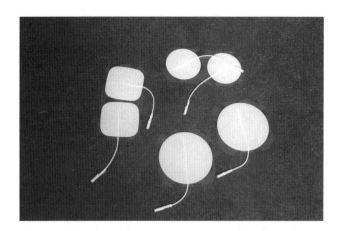

Figura 11.32 Três tamanhos diferentes de eletrodos autoaderente reutilizáveis.

Precauções e motivos

Precauções	Motivos
Fratura instável	Se a estimulação elétrica for usada para uma resposta motora, essa fratura é uma contraindicação. No entanto, se nenhuma resposta motora é provocada, a estimulação elétrica pode ser considerada segura.
Sensação diminuída	Se a resposta desejada é dependente da sensação, então a estimulação elétrica pode ser inútil. No entanto, se a resposta desejada depende de uma resposta motora, então a aplicação pode ser considerada segura. Se a aplicação envolve a transmissão de íons através da pele, o paciente deve ser capaz de relatar a sensação para evitar uma resposta adversa.
Capacidade cognitiva prejudicada	Se a resposta desejada é dependente da sensação, então a estimulação elétrica pode ser inútil. No entanto, se a resposta desejada depende de uma resposta motora, então a aplicação pode ser considerada segura. Se a aplicação envolve a transmissão de íons através da pele, o paciente deve ser capaz de relatar a sensação para evitar uma resposta adversa.
Gravidez	Se a aplicação for após o primeiro trimestre, há pouco risco para o feto ou para a paciente. A estimulação elétrica foi utilizada com segurança para a analgesia durante o trabalho de parto, mas pode interferir nos monitores fetais.
Problemas cardíacos (suspeita ou diagnosticado)	Os sinais vitais devem ser cuidadosamente monitorados antes, durante e depois do tratamento para possíveis mudanças.
Provas documentais de epilepsia, acidente vascular encefálico ou déficit neurológico isquêmico reversível	Os pacientes devem ser cuidadosamente monitorados quando a estimulação elétrica for usada na região cervical. Possíveis respostas adversas podem incluir mudança temporária no estado cognitivo, dor de cabeça, vertigem e outros sinais neurológicos.
Procedimentos cirúrgicos recentes	A contração muscular pode causar interrupção no processo de cura.
Marca-passo	Os dispositivos de estimulação elétrica podem interferir com as exigências elétricas do marca-passo (depende do tipo de marca-passo e mais comum com marca-passos provisórios).

Seção III • Uso da estimulação elétrica no tratamento terapêutico

Contraindicações e motivos

Contraindicações	Motivos
Gravidez (primeiro trimestre)	Não existem dados para indicar o nível de segurança para o feto com a aplicação de estimulação elétrica durante o primeiro trimestre de gravidez.
Ao longo do seio carotídeo	Se a circulação para o cérebro for alterada, poderá haver efeitos adversos.
Malignidades	A maioria das técnicas de aplicação tem o potencial de produzir um aumento na circulação para a área. Existe a possibilidade de que a estimulação elétrica sobre ou na proximidade das lesões cancerosas possa aumentar o desenvolvimento de metástases.

Atividades de laboratório: orientação para o equipamento de estimulação elétrica

1. Selecione um estimulador elétrico, identifique e registe as seguintes informações:

Nome do estimulador:
Fabricante:
Número de condutores:
Número de canais disponíveis:

2. Identifique os controles no seu estimulador. Pode ser que sejam usadas outras palavras para identificá-los; circule aqueles que você encontrou na unidade que está examinando. (**Nem todos os estimuladores terão todos esses controles.**)

Frequência	Taxa, pps, Hertz, CPS, transportadora, *burst*
Intensidade	mAmp, V
Tempos ligado/desligado	Proporção, 10/10, 10/50
Duração do pulso	Extensão do pulso
Recíproco	Simultâneo, alternado
Outro	

3. Verifique os eletrodos que serão usados e registre suas observações. (Estão rachados, brilhantes, uniformemente recobertos? Quantos eletrodos estão ligados ao cabo?)

    Observações: _____

    _____

    Número de eletrodos por cabo? _____

4. Há vários tipos de fios condutores e de eletrodos usados em clínicas. Para que a estimulação elétrica ocorra, pelo menos dois eletrodos devem estar em contato com uma interface condutora e o paciente. Esses dois eletrodos devem ser de um canal do estimulador. Circule qual dos seguintes tipos de configurações do condutor/pinos você tem sobre o estimulador selecionado (Figs. 11.33 e 11.34).

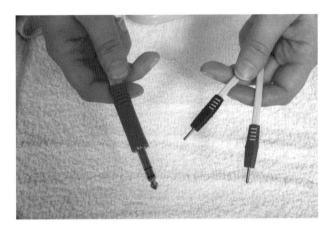

Figura 11.33 A extremidade proximal de um cabo com um conector estéreo e a extremidade distal com pinos condutores.

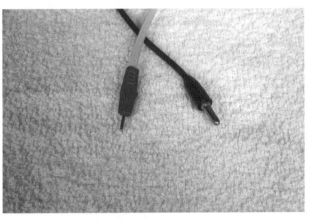

Figura 11.34 Comparar o tamanho de um pino condutor (à esquerda) com um pino banana (à direita).

- 1, 2, ou mais entradas estéreos
- 1, 2 ou mais conectores com um único condutor
- Condutor bifurcado (condutor dividido com 2 pinos)
- Pino condutor (diâmetro pequeno, não ajustável)
- Pinos banana (diâmetro maior, ajustável)
- Outros (descreva)

_____

_____

5. Conecte os cabos nos seus eletrodos de modo que nenhuma parte do pino fique exposta (Figs. 11.35 e 11.36).

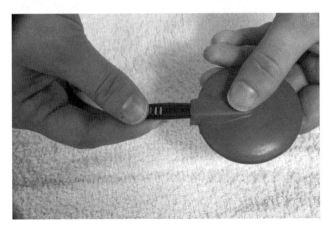

Figura 11.35 Um cabo e um pino condutores inseridos no eletrodo.

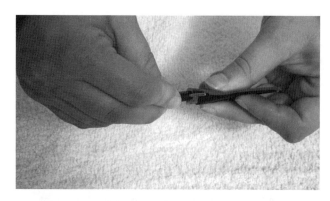

Figura 11.36 O pino do cabo condutor deve estar inteiramente envolvido pelo eletrodo para que alcance o aspecto condutor do eletrodo.

Orientação para as sensações e respostas aos parâmetros de estimulação elétrica

Selecione um colega/paciente para receber a estimulação elétrica em seu antebraço. A área deve ser avaliada quanto à sensação e quaisquer anomalias, tais como cicatrizes ou pele ou cabelo excessivamente secos, que possam alterar a condutividade da pele.

A prática clínica começa com os seguintes passos:

- Verifique se cabo de alimentação apresenta algum desgaste ou fios soltos (Fig. 11.37).
- Ligue o estimulador à tomada.
- Ligue o estimulador.

Modelos portáteis começam com os seguintes passos:

- Coloque todas as saídas em zero.
- Conecte os condutores que serão usados no estimulador.

Os próximos passos devem ser seguidos por todos:

- Prepare os eletrodos que serão conectados ao paciente (p. ex., esponjas molhadas, gel, retire as películas de plástico).
- Prenda os eletrodos no paciente (um sobre o ventre muscular do extensor do punho, um sobre a extensão distal do ventre muscular).
- Configure os seguintes parâmetros:

Tempo de tratamento	10 minutos
Frequência	100 Hz (ou a mais alta configuração disponível nessa unidade)
Duração do pulso	Duração de pulso de 200 µs
Tempo ligado	Tempo contínuo

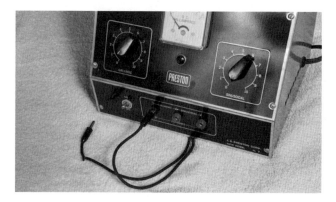

Figura 11.37 Um cabo condutor desgastado. Um cabo condutor nessa condição é considerado impróprio para uso.

1. Aumente gradualmente a intensidade e registre a quantidade necessária para que o paciente comece a sentir alguma coisa.
2. Peça ao paciente para descrever a sensação e registre sua resposta.

Definindo a intensidade

A intensidade necessária para sentir algo _____

Como seu paciente a descreveu? _____

1. Aumente a intensidade até que a sensação seja forte, mas tolerável, e registre-a. Em comparação com a configuração inicial, esse aumento foi de quanto?
2. Após 5 minutos, peça ao paciente para descrever a mudança na sensação e registre sua resposta.

Qual era o nível de intensidade no momento "forte, mas tolerável" _____

Em relação ao nível inicial, quanto ele aumentou? _____

Como a sensação mudou após 5 minutos? _____

Continue com os seguintes passos:

- Diminua a intensidade para zero.
- Desconecte os eletrodos do paciente.
- Desligue o estimulador.
- Repita este exercício até que todos em seu grupo tenham a oportunidade de ser tanto o médico como o paciente.
- Selecione outro estimulador e se familiarize com os controles, condutores e eletrodos.

Qual o efeito que os parâmetros têm na sensação?

Defina os seguintes parâmetros:

Tempo de tratamento	15 minutos
Frequência	1 Hz
Duração do pulso	200 µs de duração pulso
Tempo ligado/desligado	Tempo contínuo

Conecte os eletrodos nos mesmos locais descritos anteriormente.
1. Aumente gradualmente a intensidade e registre a quantidade necessária para que o paciente comece a sentir alguma coisa.
2. Peça ao paciente para descrever a sensação e registre sua resposta.

Qual intensidade foi necessária para sentir algo? _____

Como seu paciente a descreveu? _____

1. Aumente a intensidade até que a sensação seja forte, mas tolerável, e registre-a. Em comparação com a configuração inicial, esse aumento foi de quanto?
2. Após 5 minutos, peça ao paciente para descrever a mudança na sensação e registre sua resposta.

Qual era o nível de intensidade no momento "forte, mas tolerável" _____

Em relação ao nível inicial, quanto ele aumentou? _____

Como a sensação mudou após 5 minutos? _____

Repita os seguintes passos:

- Diminua a intensidade para zero.
- Desconecte os eletrodos do paciente.
- Desligue o estimulador.
- Repita este exercício até que todos em seu grupo tenham a oportunidade de ser tanto o médico como o paciente.
- Selecione outro estimulador e se familiarize com os controles, condutores e eletrodos.

316 Seção III • Uso da estimulação elétrica no tratamento terapêutico

Mudando um novo parâmetro

Aumente gradualmente a frequência. Pergunte a seu paciente como a sensação mudou e registre sua resposta.

1. Aumente a frequência para 50 Hz e registre suas observações.

   Como o aumento da frequência mudou a sensação? _____

   O que aconteceu quando a frequência chegou a 50 Hz? Como ela foi sentida ou o que ocorreu? _____

2. Diminua a intensidade para zero, desconecte os eletrodos do paciente, desligue o estimulador.

Mapeando sua curva da intensidade-duração pessoal

Preencha o seguinte gráfico com os dados que você coletou. (A intensidade está no eixo vertical e a duração do impulso no eixo horizontal.)

- Use pontos para a sensação de formigamento.

- Use triângulos para a contração.

- Use quadrados para dor aguda (Fig. 11.38).

Curva da intensidade-duração pessoal

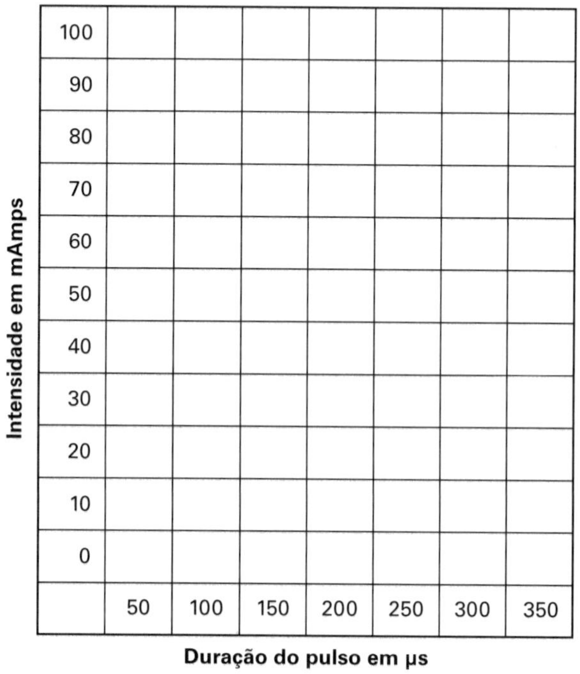

Figura 11.38 Curva da intensidade-duração pessoal.

Questões de laboratório

1. Que termos foram usados para descrever a frequência?
2. Qual a frequência que produziu uma sensação de "zumbido"?
3. Qual a frequência que produziu uma sensação de "pancada"?
4. Quais foram os termos utilizados para descrever a duração do pulso?
5. O que aconteceu quando o nível sensorial da intensidade foi acima da sensação inicial?
6. Por que houve uma sequência específica para ligar e desligar os estimuladores?
7. O que aconteceria se um eletrodo caísse durante o tratamento? O que o paciente teria sentido?

Capítulo 11 • Fundamentos da estimulação elétrica e da iontoforese **317**

8. Se você estivesse tratando um paciente com a estimulação elétrica e usando uma unidade portátil com parâmetros ajustáveis, o que faria se a intensidade chegasse ao ponto mais alto possível e o paciente ainda não sentisse o estímulo?

9. A partir da sua "curva da intensidade-duração pessoal", responder às seguintes perguntas com base nas informações coletadas:

    • Para ser desencadeada, qual das sensações exigiu uma quantidade mínima de intensidade?

    • Para ser desencadeada, qual das sensações exigiu a menor duração do pulso?

    • O que significaria se um paciente começasse a ter uma contração do tipo espasmo?

    • Qual deveria ser a duração mínima do pulso, quão alta deveria ser a intensidade e qual deveria ser a frequência?

10. Quando se desliga um estimulador elétrico, quais controles devem retornar ao zero e por quê?

11. Quais controles não precisam ser interrompidos quando se desliga um estimulador elétrico?

12. Se você estava ajustando a intensidade e logo depois o paciente relatou que a sensação da corrente estava muito forte, quais seriam as possíveis explicações para isso?

13. Você está aumentando a intensidade em uma unidade e, depois de aumentá-la até o nível máximo, o paciente continua relatando que está sentindo pouca ou nenhuma sensação. Quais são as possíveis causas e soluções?

14. Você está ajustando uma unidade de estimulação elétrica e, ao fazê-lo, o paciente relata que está sentindo uma sensação latejante sob os eletrodos. Quais seriam as possíveis causas e os remédios para isso?

15. Se você tivesse de explicar a terminologia dos parâmetros a um paciente, o que diria sobre o que cada um dos controles representa em relação às sensações que ele vai sentir?

16. Se um paciente relata que está sentindo uma sensação de faca afiada por baixo dos eletrodos, quais seriam as possíveis causas e soluções para isso?

17. O que diria a um paciente a respeito do que ele pode sentir quando você está ajustando a intensidade do estímulo para um nível motor?

CAPÍTULO 12

Eletrodos e cabos: materiais e cuidados

Barbara J. Behrens, PTA, MS

Objetivos de aprendizagem

Após a leitura deste capítulo, o leitor será capaz de:

- Diferenciar entre os diversos tipos de eletrodos disponíveis, citar vantagens e desvantagens de sua aplicação para os vários objetivos de tratamento.
- Descrever os componentes e cuidados da interface do eletrodo para melhorar a condução.
- Demonstrar o processo de inspeção do cabo que acontece antes da aplicação das várias formas de estimulação elétrica terapêutica em um paciente para manter a sua segurança.
- Traçar o processo de escolha e de aplicação do eletrodo para o alcance dos objetivos do tratamento.
- Demonstrar habilidades básicas para a resolução de problemas a fim de verificar se um "problema" com uma aplicação de estimulação elétrica se deve ou não aos eletrodos, aos cabos, ao paciente ou ao estimulador elétrico.

Termos-chave

Área-alvo	Circuito	Paralela
Ativo	Condutor	Percutâneo
Bifurcador	Dispersivo	Pino
Bipolar	Eletrodo	Plugue
Cabos	Interface do eletrodo	Quadripolar
Cabos condutores	Longitudinal	Transcutâneo
Canal	Monopolar	

Conteúdo

Tipos de eletrodos
  Eletrodos de placa de metal
  Eletrodos de borracha carbonada
  Eletrodos autoaderentes descartáveis ou reutilizáveis
  Considerações sobre a escolha do eletrodo
  Tamanho do eletrodo e densidade da corrente
  Meio de acoplamento e fixação
  Faixas ou fitas adesivas para a fixação dos eletrodos

Eletrodos transcutâneos e percutâneos
Terminologia para as configurações do posicionamento
  dos eletrodos
  Aplicação do eletrodo monopolar
  Configuração do eletrodo bipolar
  Aplicação do eletrodo quadripolar
  Procedimentos de aplicação
Cuidados com os eletrodos

"Um erro é simplesmente outra maneira de fazer as coisas." – Katharine Graham

Perspectiva do paciente
"Isso que você está fazendo vai me eletrocutar?"

A estimulação elétrica clínica envolve a passagem da corrente através da pele via eletrodos. O **eletrodo** é usado tanto para fornecer corrente elétrica como para registrar a atividade elétrica do músculo, tal como na eletromiografia (EMG). O fornecimento da corrente é realizado por meio de um sistema de elementos eletricamente **condutores**.[1] A corrente será capaz de viajar do ponto A ao ponto B se várias coisas estiverem no lugar, incluindo uma fonte de energia e uma via que seja capaz de transportar ou conduzir essa corrente. Este capítulo centra-se na via, que inclui o cabo, dois ou mais eletrodos por **circuito**, uma substância condutora, que é chamada **interface do eletrodo** e o paciente. Cada um desses componentes vai afetar a quantidade de carga elétrica fornecida ao paciente. A influência de cada um deles vai facilitar o fluxo da corrente, se a resistência for baixa, ou inibir o fluxo da corrente, se a resistência no sistema for demasiado elevada. Consulte o capítulo anterior para uma revisão da resistência e do fluxo da corrente.

Os eletrodos representam o "instrumento" para o fornecimento de corrente a partir de um gerador de estimulação elétrica. **Cabos** ou **cabos condutores** conectam os eletrodos ao estimulador. Cada cabo tem um **plugue** e um **pino** para interligar o eletrodo ao cabo e este ao estimulador.[1] Os plugues representam o ponto de conexão na base de um cabo condutor ao estimulador, por isso essa parte é geralmente mais volumosa do que a outra extremidade do cabo condutor, que pode se dividir em dois cabos menores com as **pontas finas** (conectores tipo banana). Cada um desses componentes será discutido quanto às próprias estruturas, suas possíveis configurações e técnicas de manipulação apropriadas.

Os eletrodos variam em forma, tamanho e flexibilidade para se ajustar às necessidades da aplicação terapêutica de corrente elétrica ao paciente. O eletrodo é feito de um material eletricamente condutor que está alojado ou revestido por um material não condutor de eletricidade. O objetivo do revestimento do material é inibir o fornecimento de energia elétrica ao paciente ou ao profissional de modo que, caso um ou outro toque a parte de trás do eletrodo, nenhuma carga seja fornecida de forma inesperada.

Lembre-se de que seu paciente está curioso a respeito do que você está fazendo com a estimulação elétrica. Alguns dos termos podem ser familiares, como "plugue estéreo" ou "cabo condutor", mas provavelmente ele não sabe o que você vai fazer nem o porquê. Outra coisa importante é que você umedece deliberadamente os eletrodos, mas ele talvez sinta medo da combinação de água com eletricidade. Cabe ao profissional informar adequadamente ao paciente a lógica por trás das tarefas que estão envolvidas.

Perguntas mais frequentes do paciente

1. Você vai usar água da torneira ou água destilada? Por quê?
2. Por que você usa água?
3. Vou ser eletrocutado pelo que você está fazendo?
4. Onde e o que vou sentir?
5. Por que está fazendo isso comigo?
6. Você já fez isso em si mesmo?

Tipos de eletrodos

Eletrodos de placa de metal

Os primeiros eletrodos eram feitos de placas de metal, tais como estanho, aço, alumínio e zinco, que são bons condutores elétricos para a estimulação terapêutica. O eletrodo era geralmente revestido de borracha com apenas uma das superfícies exposta ao paciente. Fazia-se a interface entre o eletrodo de metal e a pele usando-se uma esponja ou uma almofada de feltro umedecida com água da torneira. Isso servia para reduzir a impedância pele-eletrodo, porque a água da torneira é um bom condutor de eletricidade. Não se deve utilizar a água destilada, pois ela não contém íons livres, que são necessários

É importante saber...

Aplicação dos eletrodos
Como você vai aplicar os eletrodos nos pacientes, precisa estar familiarizado com a terminologia e a finalidade para ser bem-sucedido.

para a transmissão de corrente elétrica[1] e, portanto, não seria eletricamente condutora (Fig. 12.1).

As desvantagens dos sistemas com eletrodos de placa de metal incluem:

- As placas de metal podem não ter a flexibilidade suficiente para manter o contato adequado com certas partes do corpo.

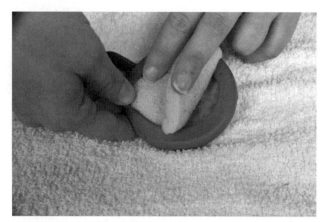

Figura 12.1 Eletrodo de placa de metal. A superfície metálica do eletrodo é coberta por uma esponja que deve ser embebida em água. O canto esquerdo da esponja é dobrado para trás para deixar a placa de metal à mostra. O eletrodo é envolto em uma capa de borracha não eletricamente condutiva.

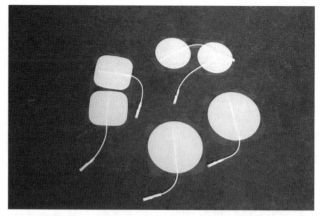

Figura 12.2 Eletrodos autoaderentes de tamanhos variados que têm uma malha de material eletricamente condutor no seu interior. Esta fotografia mostra outros eletrodos autoaderentes com pequenas áreas de superfície condutora e também mostra a flexibilidade da malha dos eletrodos, que se conforma facilmente às superfícies irregulares do corpo.

- A fixação confortável desses eletrodos no paciente pode ser algo difícil.
- Como há poucos tamanhos disponíveis, isso dificulta a realização dos objetivos de tratamento específicos nas áreas menores.

Eletrodos de borracha carbonada

Os eletrodos compostos de borracha, silicone e polímero substituíram a maioria dos eletrodos mais antigos de placa de metal e são normalmente utilizados com os dispositivos clínicos. Os eletrodos de borracha de silicone carbonado são usados com frequência em muitas clínicas. Eles são reforçados com um material não condutor para impedir o fornecimento não intencional de corrente. Esses eletrodos estão disponíveis em várias formas e tamanhos, e podem ser reduzidos ou ajustados aos diferentes locais do corpo (Fig. 12.2).

Os eletrodos de borracha de silicone carbonado devem ser substituídos quando necessário. Como se degradam ao longo do tempo, o resultado é um fornecimento não uniforme de corrente, ou a presença de "pontos quentes", que representam aquelas áreas do eletrodo que continuam mantendo sua condutividade enquanto outras áreas da superfície não conduzem mais a energia elétrica. Imagine 10 carros tentando entrar em uma estrada com pouco movimento e esses mesmos 10 carros tentando entrar em uma estrada muito movimentada. Os 10 carros entrarão na estrada muito movimentada, mas se o tempo fosse um fator, a quantidade de resistência que teriam de enfrentar para cumprir seu objetivo seria significativamente maior quando o tráfego fosse intenso ou a janela para entrar fosse menor. Os eletrodos de borracha de carbono devem ser lavados e secados após cada utilização e substituídos a cada 12 meses para garantir uma boa condutividade. Mais uma vez, se o objetivo é que a corrente passe através dos eletrodos, então alguns cuidados devem ser tomados para manter sua condutividade.

Eletrodos autoaderentes descartáveis ou reutilizáveis

Os eletrodos autoaderentes descartáveis ou eletrodos reutilizáveis são compostos de outros condutores flexíveis tais como folha ou malha de metal, goma condutora Karaya ou gel sintético distribuído em camadas com uma superfície adesiva (ver Fig. 12.2). A vantagem desses eletrodos é a conveniência da aplicação. Não são necessárias faixas ou fitas adesivas para fixar os eletrodos no paciente.

Os profissionais devem ler atentamente as informações fornecidas pelos fabricantes antes de usar esses eletrodos. Como existe a possibilidade de contaminação cruzada, é prudente usar um conjunto de eletrodos para cada paciente. O pacote pode ser etiquetado com o nome e o número de identificação de um determinado paciente para que sejam utilizados apenas nele.

Considerações sobre a escolha do eletrodo

Há vantagens e desvantagens em cada tipo de eletrodo, incluindo os autoaderentes. Muitas vezes, a impedância desses eletrodos é significativamente maior do que a de outros sistemas de eletrodos, o que resulta na diminuição do potencial de saída da corrente do dispositivo de estimulação. Essas limitações podem fazer com que seja difícil ou impossível alcançar o objetivo clínico desejado com um determinado estimulador caso sua saída não seja suficiente para vencer a resistência dos eletrodos.

A resistência do eletrodo, expressa em ohms, deve ser a mais baixa possível quando são necessários níveis motores significativos de estimulação. Se o efeito desejado é um nível confortável de estimulação não motora, o valor da impedância dos eletrodos não é tão importante para o bom resultado. Se o valor da impedância dos eletrodos for alto, então o estimulador deve ultrapassar esse valor antes de a corrente ser fornecida ao paciente. O resultado pode ser níveis de saída de estimulação mais elevados, o que pode ser desconfortável para o paciente. O pacote dos eletrodos pode indicar os ohms da resistência, que serão menores com eletrodos maiores e maiores com eletrodos menores.

O método de distribuição da corrente no eletrodo também afetará a uniformidade da distribuição da corrente a partir do eletrodo. Alguns eletrodos autoaderentes têm um fio de metal que se insere no centro de um adesivo condutor ou superfície aderente. A distribuição da corrente no ponto de ligação do fio até a superfície será relativamente maior do que a distribuição da corrente para a periferia desse eletrodo. Isso pode resultar em um ponto quente no qual o fio se conecta à superfície do eletrodo. Idealmente, a superfície condutora do eletrodo terá uma condutividade "uniforme". Esse potencial de uniformidade da condutividade é reforçado por meio das superfícies de folha ou malha dentro do eletrodo para espalhar a corrente fornecida.

Tamanho do eletrodo e densidade da corrente

A densidade da corrente descreve a quantidade de corrente concentrada sob um eletrodo. É uma medida da quantidade de íons carregados que se deslocam através de uma área de secção transversa específica do tecido do corpo.

Para refletir...

Por que a resistência deve ser menor com os eletrodos maiores do que com os menores?

Suponha que seu objetivo seja entrar em um edifício e você tenha de escolher entre duas opções, uma pequena porta e uma porta de tamanho normal. Através de qual delas seria mais fácil passar?

Antes de começar

Pergunte a si mesmo quais são os tipos de eletrodos disponíveis e qual seria o mais econômico e apropriado para o paciente que você está tratando. Nem todas as clínicas terão eletrodos reutilizáveis individuais. A cobertura do seguro para alguns pacientes não permite esse tipo de despesa, por isso talvez você tenha de usar eletrodos de borracha carbonada reutilizáveis.

A área de superfície do eletrodo é inversamente proporcional ao fluxo da corrente total. O mesmo fluxo de corrente total que passa através de eletrodos grandes e pequenos resultaria em menor densidade da corrente sob o eletrodo maior. A corrente total seria distribuída sobre uma área de superfície maior. Por outro lado, o eletrodo menor distribuiria uma densidade de corrente elevada por causa da sua área de superfície menor. A estimulação elétrica terapêutica envolve o eletrodo ativo ou estimulador, aquele que apresenta a maior densidade de corrente, e o eletrodo dispersivo ou inativo, aquele que proporciona menor densidade de corrente. Os eletrodos deverão ter o tamanho adequado para o resultado desejado. Se, por exemplo, o objetivo do tratamento for uma resposta motora de um dos músculos do antebraço, um eletrodo de 7,6 cm de diâmetro produziria uma maior quantidade de excesso de corrente para os músculos circunvizinhos. Esse transbordamento se deveria ao tamanho exagerado do eletrodo em comparação com o menor tamanho dos músculos na área de tratamento. A Figura 12.3 ilustra a resposta dos eletrodos de grandes dimensões aplicados no antebraço com uma densidade de corrente desequilibrada.

Seria mais apropriado usar um eletrodo menor que estivesse mais de acordo com o tamanho do tecido-alvo, tal como um eletrodo com um diâmetro de 3,8 cm (ver Fig. 12.3). O contrário também é verdadeiro. Se o objetivo do tratamento é uma contração tetânica do músculo reto femoral, então o tamanho do eletrodo que proporcionará um maior conforto provavelmente será de 7,6 cm de diâmetro ou maior. Eletrodos menores podem fornecer uma densidade de corrente excessivamente grande, mas não um fluxo de corrente suficiente para provocar uma contração tetânica (Fig. 12.4).

Meio de acoplamento e fixação

A superfície de estimulação dos eletrodos exige o uso de um meio de acoplamento. Esse meio pode ser a água da torneira em esponjas embebidas ou um gel eletricamente condutor. O meio de acoplamento reduz a impedância na interface entre o eletrodo e a pele. O resultado é uma menor amplitude da corrente necessária para produzir os efeitos desejados de estimulação.[2,3]

É necessário que o eletrodo tenha flexibilidade para se ajustar à parte do corpo. Eletrodos de metal rígido não se conformam bem aos contornos das regiões anatômicas. O resultado dessa pouca conformidade também pode acarretar a distribuição de pontos quentes da energia elétrica. Nesse caso, uma alta concentração de energia elétrica sobre uma pequena área, por exemplo, o "ponto quente", deve-se ao fato de que nem toda a superfície condutora do eletrodo está em contato com a pele do paciente. As respostas dos pacientes indicativas disso seriam percep-

322 Seção III • Uso da estimulação elétrica no tratamento terapêutico

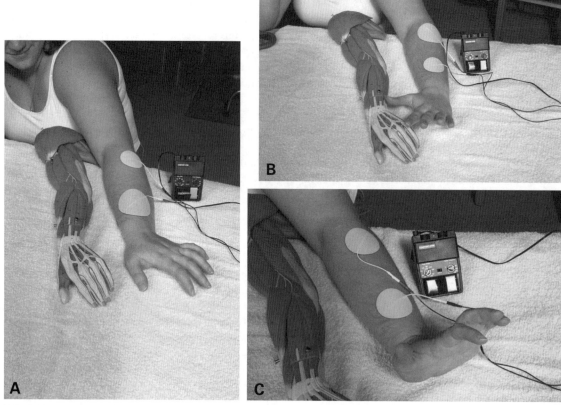

Figura 12.3 Cada uma das fotografias mostra os locais de aplicação dos eletrodos com parâmetros idênticos de estimulação elétrica. O objetivo da estimulação era a extensão do punho. No entanto, em (A), o eletrodo distal é maior do que o eletrodo proximal, causando desvio ulnar. Em (B), o eletrodo proximal é maior do que o eletrodo distal, causando desvio radial. Em (C), a flexão do punho é realizada com eletrodos do mesmo tamanho.

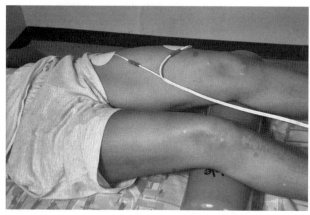

Figura 12.4 Contração do reto femoral com o uso de estimulação elétrica fornecida por dois eletrodos redondos de 7,6 cm aplicados sobre o músculo.

É importante saber...

Tamanho do eletrodo

Lembre-se de que a lei de Ohm estabelece que a energia fornecida está diretamente relacionada com a quantidade de resistência encontrada. Se você usar eletrodos menores, a resistência será maior e a sensação potencialmente mais desconfortável, o que pode tornar muito difícil alcançar um objetivo de tratamento.

tíveis após vários minutos de tratamento: o paciente pode ter se movido, ou está sentindo uma sensação de formigamento (ponto quente) e tem medo de voltar à posição original. Para corrigir essa situação, a concentração de energia diminuirá se o paciente retornar à sua posição original, pois a uniformidade do contato entre o eletrodo e o paciente terá sido restaurada. Geralmente é difícil convencer o paciente de que se ele pressionar o eletrodo que está causando a sensação de formigamento o grau de formigamento irá diminuir. Explicar esse fenômeno pode reduzir a ansiedade do paciente em relação à estimulação elétrica e talvez contrabalançar o aumento da defesa muscular resultante desse medo.

Precauções devem ser tomadas para garantir que a interface do eletrodo não seque durante o tratamento. Se isso acontecer, reposicionar o paciente não irá resolver sua queixa, mas a reidratação do eletrodo pode fazê-lo. Essa é mais uma razão para inspecionar o paciente após o início do tratamento com a estimulação elétrica.

Para obter uma estimulação ideal, o eletrodo deve estar ajustado à região anatômica. Métodos de fixação do eletrodo para maximizar o contato da superfície incluem o uso de faixas, fita adesiva ou que os eletrodos autoaderentes sejam a escolha inicial.

Faixas ou fitas adesivas para a fixação dos eletrodos

As faixas foram comercialmente fabricadas para serem fáceis de usar, baratas e versáteis. Muitas dessas faixas têm superfícies com "olhos" emborrachados elásticos, com o lado avesso de uma extremidade coberta com ganchos. Essas faixas devem ser utilizadas para fixar os eletrodos de borracha carbonada ou os eletrodos de placa de metal. Para se utilizar corretamente, a faixa deve ser enrolada em torno do membro com pressão suficiente para manter um bom contato uniforme entre o eletrodo e a pele do paciente. A pressão deve ser centrada para que o eletrodo permaneça horizontal contra a superfície da pele; no entanto, ela não deve ser tão apertada que prejudique a circulação por toda a área. Após fixar a faixa, o seu posicionamento deve ser verificado, pois ele pode ter se alterado ligeiramente uma vez que a faixa foi esticada. Existe uma variedade de comprimentos para diferentes áreas do corpo e diferentes configurações de enfaixamento (Fig. 12.5).

A fita adesiva também pode ser utilizada para fixar os eletrodos no paciente e tem várias desvantagens distintas. Por exemplo, pode ser cara e os pacientes podem ser alérgicos ao adesivo. Se os eletrodos não forem devidamente limpos após sua utilização, o adesivo pode migrar e se acumular na superfície condutora do eletrodo. Isso não só diminui a área de superfície condutora como também aumenta o potencial para a irritação da pele.

O plugue se conecta ao estimulador e é geralmente revestido de plástico duro. Ele é a parte do cabo que

> **Atividade prática 12.1**
>
> **Cabos condutores**
>
> Cabos proporcionam um caminho condutor para o fluxo da corrente. Os estimuladores elétricos sempre terão um par de cabos que saem deles. Eles são o intermediário entre o gerador e os eletrodos. Estes são ligados ao gerador de estimulação elétrica pelos cabos. Um cabo condutor tem várias partes: o ponto de saída do estimulador, o próprio cabo, e o ponto de ligação ao eletrodo, conhecido como ponta. O ponto de saída é chamado plugue, e se ele contiver dois cabos é chamado estéreo. Isso deve soar familiar para você, caso já tenha usado fones de ouvido ou equipamentos de som. Se o cabo se divide e tem um "plugue" é chamado plugue estéreo.

deve ser manuseada, e é feito para manter sua integridade mesmo quando o cabo do estimulador é conectado e desconectado várias vezes. Para que o cabo possa fornecer energia elétrica, o plugue deve estar devidamente conectado ao estimulador para que não haja nenhum metal à mostra entre ele e sua tomada. Cada cabo geralmente tem dois eletrodos ligados a ele por uma ponta de metal que se insere no eletrodo (Fig. 12.6). Existem diferentes tipos de configurações para os eletrodos/cabos, como o pino condutor com ponta fina e o cabo com plugue tipo banana, que são tentativas de padronizar a interface cabo-eletrodo e facilitar, para o terapeuta, a fixação do eletrodo ao cabo (Fig. 12.7). Independentemente do tipo de ponta, ela é propensa à corrosão e deve ser limpa regularmente. Uma manutenção programada das pontas deve evitar possíveis problemas com o fornecimento da corrente. A lã de aço pode ser utilizada para limpá-las. Uma suave fricção com a lã de aço deve restaurar a superfície de metal brilhante da ponta, o que irá manter sua condutividade.

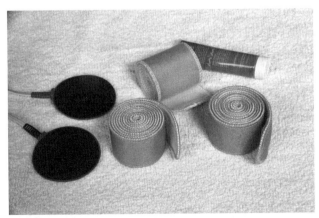

Figura 12.5 Faixas usadas para fixar os eletrodos de borracha de carbono com esponjas ou gel durante o tratamento.

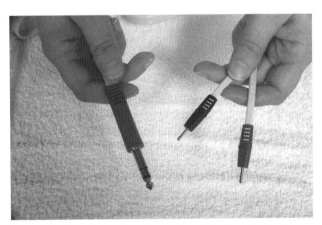

Figura 12.6 O cabo condutor de um dispositivo de estimulação elétrica conecta-se ao dispositivo por meio de um "plugue estéreo" e divide-se em dois cabos, que geralmente têm pinos condutores como os da foto.

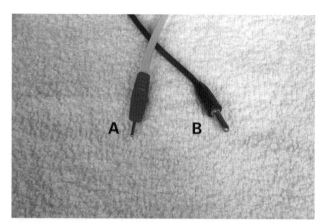

Figura 12.7 (A) "Pino" de ponta fina. (B) Plugue tipo "banana". Os plugues tipo banana são ajustáveis. Se a ponta não se encaixar com mais firmeza em um eletrodo, então os lados da ponta devem ser ligeiramente afastados.

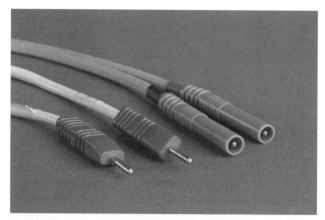

Figura 12.9 Cabo de ponta fina com proteção.

A ponta pode auxiliar no fornecimento de energia elétrica apenas se estiver em contato com a superfície condutora do eletrodo. Existe um pequeno revestimento em volta da abertura da ponta no interior de cada eletrodo. Ela tem de ser empurrada tanto quanto possível para dentro da abertura para que não entre em contato com a superfície condutora do eletrodo. Não deve haver nenhum metal exposto entre o pino envolto pelo revestimento plástico e o eletrodo. Caso o eletrodo não seja inserido de forma adequada os resultados clínicos serão insatisfatórios porque a corrente não poderá ser fornecida ao paciente (Figs. 12.8 e 12.9).

Nos EUA, o U.S. Department of Health and Human Services, a Food and Drug Administration (FDA) e o Center for Devices and Radiological Health regulamentam os dispositivos médicos e seus componentes para garantir que sejam seguros. Isso é feito estabelecendo-se padrões de desempenho para vários dispositivos médicos que os fabricantes devem cumprir. No início de 1998, foi implementada a primeira fase de um novo padrão de desempenho que afetou "os cabos do transdutor e do eletrodo ligados ao paciente (incluindo conectores)". Essa norma exige que todos os cabos condutores e cabos que são ligados ao paciente devem ter um conector elétrico protegido.[4] Informações específicas estão disponíveis no site da FDA.

Muitos dispositivos de eletroestimulação têm vários cabos que apresentam um plugue estéreo com dois cabos e pinos para dois eletrodos. Se o resultado desejado é cobrir uma área maior e não há quaisquer canais adicionais de eletrodos disponíveis, então cada eletrodo pode ser "dividido" usando-se um **bifurcador,** que é um acessório que se encaixa no pino do cabo e tem dois cabos menores que saem dele. A utilização de um bifurcador vai dividir a saída desse cabo para os dois eletrodos ligados a ele, diminuindo assim a quantidade total do fluxo da corrente através de cada um dos eletrodos independentes. (A densidade da corrente é reduzida ou dispersada.) Se o paciente percebe uma sensibilidade excessiva debaixo de um dos eletrodos de um canal, então o tamanho do eletrodo pode ser aumentado ou pode-se usar um bifurcador, o que significa, portanto, dividir a saída fornecida a esse eletrodo.

Nenhum cabo deve ser considerado um fio terra, mas sim parte do circuito elétrico. Se não houver pelo menos dois pontos de contato entre o dispositivo de estimulação elétrica e o paciente, este não terá qualquer estímulo elétrico. O circuito não foi completado.

É importante saber...

Manutenção da ponta

Por vezes, a razão pela qual a corrente não está sendo percebida é tão simples como o ponto de ligação com o eletrodo. *Antes* de verificar para saber se é esse o problema, certifique-se de que a unidade está desconectada ou desligada e a intensidade está em *zero*.

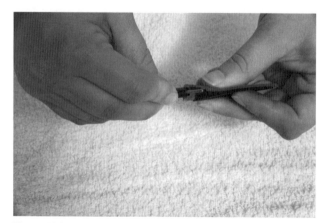

Figura 12.8 A ponta tem de ser completamente inserida no eletrodo, para que a ponta do pino de metal toque a superfície condutora do eletrodo. Se o pino não for totalmente inserido no eletrodo, a corrente que ele receberá será fraca.

Algumas fontes mais antigas de estimulação elétrica podem usar o termo "terra" para o eletrodo dispersivo, mas isso é um equívoco. Cada dispositivo de estimulação elétrica terá seu próprio conjunto de peculiaridades em relação ao manuseio dos cabos. Alguns exemplos de configurações de canal e de manejo do cabo podem ser encontrados na Tabela 12.1. As possíveis causas e as soluções para as queixas do paciente sobre sensações de formigamento ou coceira sob os eletrodos estão listadas na Tabela 12.2.

Tabela 12.1	Configurações do canal e manuseio do cabo condutor			
Objetivo do tratamento	**Número de cabos e eletrodos**	**Monopolar**	**Bipolar**	**Quadripolar**
Estimulação muscular (motora)	Um cabo por músculo com ambos os eletrodos sobre o mesmo músculo; dois cabos, se for um músculo maior ou se o dispositivo possuir mais do que uma cabeça		X	
Estimulação sensorial	Um ou dois cabos dependendo do tamanho da área; utilizar o maior número possível de eletrodos para a estimulação sensorial			X
	Um cabo, se apenas um cabo e dois eletrodos se ajustarem à área de tratamento		X	
	Um cabo com um eletrodo na raiz do nervo espinal e o outro na área sensorial	X		
Administração do medicamento	Um cabo e um eletrodo na área de tratamento e o outro posicionado mais proximal ao tecido mole	X		

Tabela 12.2	Possíveis causas e soluções para paciente que se queixa de sensações de formigamento ou coceira sob os eletrodos	
Queixa	**Causa possível**	**Solução**
Formigamento ou coceira sob os eletrodos durante o tratamento	O paciente deslocou um dos eletrodos durante o tratamento.	Restabelecer o contato com o eletrodo irá restaurar a sensação; no entanto, talvez seja necessário diminuir primeiro a intensidade da unidade antes que o paciente o deixe fazer isso.
	Um dos eletrodos não está fazendo um bom contato.	Restabelecer o contato com o eletrodo irá restaurar a sensação; no entanto, talvez seja necessário diminuir primeiro a intensidade da unidade antes que o paciente o deixe fazer isso.
	Um dos eletrodos está seco.	Para restabelecer a umidade necessária para a boa condução basta umedecer de novo o eletrodo.
	O paciente tem a pele seca.	Para restabelecer a umidade necessária para a boa condução basta umedecer novamente o eletrodo. Se o paciente tiver a pele seca, ela pode absorver a umidade rapidamente. O uso de esponjas pode ser mais adequado para esses pacientes.
	A pele do paciente está oleosa.	Talvez esse paciente não esteja recebendo a densidade da corrente apropriada por causa da própria condição da pele. Limpá-la com álcool pode remover o óleo da superfície.
	A pele do paciente está suja sob a superfície do eletrodo.	Talvez esse paciente não esteja recebendo a densidade da corrente apropriada por causa da própria condição da pele. Limpá-la com álcool pode remover a sujidade da superfície.

(continua)

326 Seção III • Uso da estimulação elétrica no tratamento terapêutico

Tabela 12.2	Possíveis causas e soluções para paciente que se queixa de sensações de formigamento ou coceira sob os eletrodos *(continuação)*	
Queixa	**Causa possível**	**Solução**
	O eletrodo está perdendo sua condutividade.	Talvez seja necessário substituir o eletrodo. *Nem* sempre o paciente é o problema.
	Uma faixa se desfez.	Restabelecer o contato com o eletrodo irá restaurar a sensação. Reajustar as faixas, se necessário. No entanto, talvez precise diminuir primeiro a intensidade da unidade antes que o paciente o deixe fazer isso.
	A esponja derramou água quando as faixas foram colocadas.	Para restabelecer a umidade necessária para a boa condução basta umedecer de novo o eletrodo. Restabelecer o contato com o eletrodo irá restaurar a sensação; no entanto, talvez seja necessário diminuir primeiro a intensidade da unidade antes que o paciente o deixe fazer isso.

Eletrodos transcutâneos e percutâneos

Os eletrodos que são aplicados na superfície da pele são denominados eletrodos **transcutâneos**. Esse termo refere-se ao fornecimento da energia elétrica ou ao registro da energia elétrica através da pele. Os eletrodos **percutâneos** são inseridos na pele. Normalmente eles são usados nos procedimentos invasivos da EMG, ou na aplicação de estímulos elétricos em pacientes quadriplégicos ou paraplégicos, por isso os eletrodos para estimular os músculos podem ser implantados de forma permanente. Dos dois tipos de eletrodos, os transcutâneos são os mais comuns na administração terapêutica de estimulação elétrica.

Terminologia para as configurações do posicionamento dos eletrodos

Os eletrodos podem ser orientados de forma **monopolar**, **bipolar** e **quadripolar**, o que significa um, dois ou quatro eletrodos na área de tratamento, respectivamente. A aplicação em todos os tecidos do corpo pode ser **longitudinal** e **paralela** às fibras musculares, como ocorre quando se estimula o reto femoral do músculo quadríceps na coxa para facilitar uma contração mais forte. Outra opção é entrecruzar canais, como no caso em que se administra o tratamento de estimulação elétrica no gerenciamento da dor quando uma contração muscular não é o resultado pretendido. Um **canal** é o termo que designa os eletrodos que se originam de um plugue.

Aplicação do eletrodo monopolar

A técnica monopolar envolve um único eletrodo, geralmente de tamanho menor, chamado eletrodo **ativo**,

que sai de um canal e é posicionado sobre a área de tratamento ou área de destino ou **área-alvo**. A maior percepção da estimulação será na área do tecido-alvo. O eletrodo **dispersivo** maior, ou segundo eletrodo, é posicionado distante do eletrodo-alvo para completar o circuito. Geralmente ele é aplicado sobre a raiz do nervo que alimenta a área de tratamento almejada. O diferencial de tamanho entre os eletrodos garante uma maior densidade da corrente na área de tratamento (Fig. 12.10A).

Configuração do eletrodo bipolar

A técnica do eletrodo bipolar exige que na área de tratamento haja dois eletrodos que saiam de um canal. Em geral eles têm a mesma dimensão e forma. O fluxo da corrente através do tecido restringe-se normalmente à área de tratamento. Quando se usa a aplicação bipolar, o paciente irá experimentar uma resposta excitatória e/ou uma sensação sob os dois eletrodos. Um pode ser menor se a intenção for uma ativação mais eficaz dos tecidos excitáveis. Esse seria um arranjo adequado do eletrodo para a indução de uma resposta motora.[5] Um dos eletrodos será posicionado sobre o ponto motor, que é a área onde se necessita de uma menor quantidade de corrente para provocar uma contração muscular; e o outro eletrodo, que pode ser ligeiramente maior, será aplicado em outro lugar sobre o ventre do músculo (Fig. 12.10B). Ocasionalmente, o profissional pode bifurcar ou dividir os cabos quando a situação exige uma área-alvo maior, como no caso em que a dor irradia das costas e dos membros inferiores. As técnicas bipolares se adaptam bem à estimulação de um músculo grande.[6-10] As técnicas monopolares são mais adequadas para a estimulação ao longo de um ponto motor ou de uma ferida.[11-14]

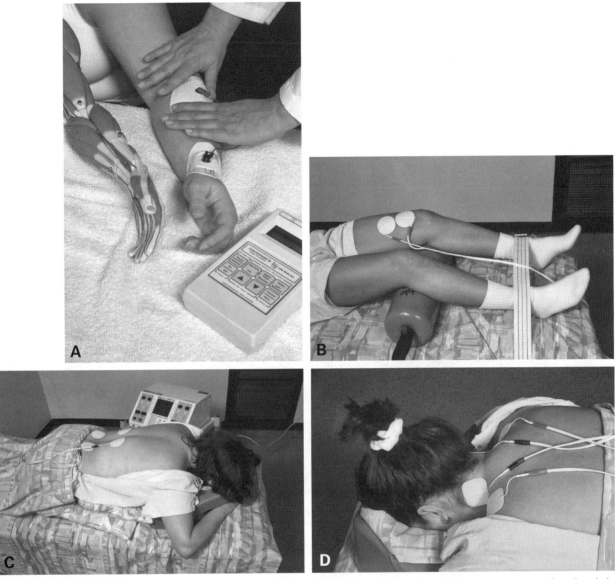

Figura 12.10 Várias configurações dos eletrodos. (A) Configurações para a aplicação do eletrodo monopolar com apenas um eletrodo saindo do canal até a área de tratamento. (B) Configuração do eletrodo bipolar, com ambos os eletrodos saindo do mesmo canal até a área de tratamento. (C) Configuração de tratamento quadripolar na região lombar e (D) uma configuração bipolar dupla para a musculatura cervical.

Aplicação do eletrodo quadripolar

O método quadripolar de aplicação do eletrodo envolve eletrodos que saem de dois ou mais canais, cada cabo com dois eletrodos. Eles podem ser posicionados em uma variedade de configurações. Esse tipo de aplicação é feito com um dispositivo de estimulação elétrica interferencial; no entanto, ele também ocorre quando existem quatro eletrodos dentro da área de tratamento, independentemente do tipo de estimulador utilizado para fornecer a corrente.

As configurações do eletrodo quadripolar são muitas vezes utilizadas para fornecer a estimulação elétrica em uma área maior, como nas técnicas de manejo da dor que dependem de estimulação sensorial das fibras maiores para a analgesia[15,16] (Fig. 12.11; ver Fig. 12.10C, D).

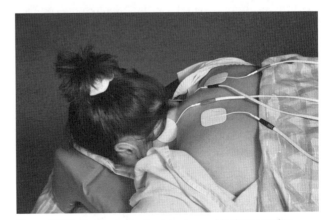

Figura 12.11 Configuração do eletrodo quadripolar na região cervical para ajudar a fornecer analgesia e aliviar a defesa muscular como uma resposta secundária à redução da dor.

Seção III • Uso da estimulação elétrica no tratamento terapêutico

É importante saber...

Terminologia adequada

Ao fazer as configurações dos eletrodos, os terapeutas usam uma terminologia para se comunicar verbalmente. Conhecer o significado desses termos irá ajudá-lo a compreender a referência feita por outros profissionais e a diminuir a confusão em uma intervenção tão repleta de terminologia.

Procedimentos de aplicação

- Certificar-se de que todas as conexões estão bem ajustadas.
  - Plugue estéreo no estimulador
  - Pino de ponta fina ou plugue tipo banana no eletrodo
  - Interface eletrodo sobre a pele
- Certificar-se de que as interfaces dos eletrodos estão úmidas.
  - Autoaderente
  - Esponjas
- O gel deve ser eletricamente condutor.
- A água *não* deve ser destilada, pois *não* existem íons presentes para a condução da corrente elétrica.
- Certificar-se de que seu paciente não moveu os eletrodos depois de posicionados.
- Certificar-se de que seu paciente sabe como entrar em contato com você, se tiver de fazê-lo durante o tratamento.

Cuidados com os eletrodos

Como os eletrodos representam o ponto de fornecimento da estimulação elétrica terapêutica, o cuidado adequado com sua limpeza é essencial. A impedância dos eletrodos de borracha de silicone carbonado pode ser significativamente alterada caso se deixe a superfície secar ou endurecer com o gel. Esse tipo de eletrodo pode ser facilmente limpo com sabão neutro e água morna para a remoção dos géis. Se a superfície do eletrodo apresentar uma aparência quebradiça ou polida, isso pode indicar que ela já não é mais uniformemente condutora. O resultado pode ser a formação de pontos de alta densidade de corrente no eletrodo e o fornecimento insatisfatório de corrente. Desinfetantes agressivos podem danificar tanto os eletrodos de borracha de carbono como os de metal. O uso excessivo de álcool pode fazer com que os eletrodos de borracha de carbono percam a condutividade. Um dos primeiros sinais de desgaste do eletrodo é uma sensação de ardor sob eles. Se existirem fendas ou superfícies irregulares, os eletrodos devem ser substituídos.

Os pontos quentes representam um aumento na concentração ou na densidade da corrente na área do ele-

trodo, o que poderia causar irritação da pele. Os pacientes que se queixam de uma sensação cortante ou de ardor quando recebem a corrente terapêutica provavelmente estão descrevendo um eletrodo com condutividade desigual. É hora de substituir o eletrodo, ou pelo menos verificar sua resistência com um ohmímetro para determinar se o seu uso deve ser continuado.

Se eles não são limpos periodicamente, esponjas embebidas em água podem ser uma fonte potencial de contaminação cruzada de paciente para paciente. Sabões germicidas podem ser utilizados para enxaguar os eletrodos antes da sua aplicação sobre o paciente. Os resíduos de sabão devem ser removidos porque agem como um isolador para a passagem da energia elétrica. É geralmente mais fácil, no entanto, substituir os eletrodos e as esponjas por novos.

Resumo

A manutenção adequada e a escolha dos eletrodos podem representar o sucesso ou o fracasso de uma intervenção de tratamento com estimulação elétrica. Os eletrodos, os cabos e a interface com o eletrodo devem ser apropriados para que a intervenção de tratamento possa ser eficaz. Se o paciente não estiver sentindo a estimulação elétrica onde supostamente deveria por causa de uma sensação desagradável, os profissionais devem ter conhecimento suficiente para saber como solucionar o problema. Este capítulo forneceu uma amostra do que procurar e o que fazer quando surgem problemas. A familiaridade com o equipamento que está sendo usado deve incluir todos os periféricos, como cabos e eletrodos.

Questões para revisão

1. Qual das seguintes opções representaria a maior vantagem potencial de um eletrodo autoaderente sobre um eletrodo de carbono?
   a. Facilidade de aplicação
   b. Custo para o paciente
   c. Possibilidade de contaminação cruzada
   d. Diminuição da impedância
2. O que você pode fazer para melhorar a interface do eletrodo e aumentar a condução?
   a. Usar uma lixa para raspar a pele do paciente
   b. Limpar a pele do paciente com uma loção limpadora
   c. Umedecer os eletrodos com água
   d. Substituir os eletrodos para cada aplicação
3. Qual das seguintes opções *não* faria parte do processo que ocorre antes da aplicação das várias formas de estimulação elétrica terapêutica para manter a segurança do paciente?
   a. Inspeção dos cabos condutores
   b. Inspeção dos eletrodos

c. Inspeção do cabo de alimentação

d. Confirmar a posse de fita isolante

4. Qual das seguintes configurações dos eletrodos seria a mais adequada para se obter uma resposta motora em um músculo superficial específico?

a. Quadripolar com dois canais bifurcados cruzando o músculo

b. Monopolar com um eletrodo ativo e dispersivo cujo tamanho é mais de duas vezes maior que o do eletrodo ativo

c. Monopolar com um eletrodo ativo e dispersivo cujo tamanho é mais do que duas vezes maior que o do eletrodo dispersivo

d. Bipolar com um eletrodo sobre o ponto motor do músculo

5. Você está tratando um paciente com estimulação elétrica que relatou uma sensação intermitente vinda da unidade. Qual das seguintes explicações seria a provável causa para isso se a unidade foi configurada para funcionar continuamente, sem qualquer tempo desligada?

a. Um dos eletrodos pode ter secado e precisa ser reidratado

b. Um dos cabos condutores pode ter se desconectado e precisa ser reconectado

c. Um dos eletrodos pode ter se desconectado do cabo e precisa ser reconectado

d. Um dos cabos condutores pode ter se rompido e precisa ser substituído

---

Estudo de caso

Susan é treinadora esportiva da equipe feminina de hóquei na grama da faculdade comunitária local. Ela passa grande parte do tempo ajoelhada enquanto enfaixa os tornozelos dos membros da equipe. Ela caiu de joelhos e foi diagnosticada com condromalacia patelar em ambos os joelhos. Há uma fraqueza acentuada do vasto medial, um edema superior à patela e uma perceptível crepitação dolorosa em ambos os joelhos ao descer escadas.

Os objetivos do tratamento incluem o alívio da dor, a redução do edema e o fortalecimento muscular. A estimulação elétrica foi aplicada em uma configuração quadripolar em cada um dos joelhos de Susan, e no início foi "muito confortável". Agora ela se queixa de que a sensação é de "formigas andando" sobre seus joelhos.

* O que provavelmente aconteceu e o que poderia ser feito para melhorar a situação?

Questões para discussão

1. Qual a importância da escolha dos eletrodos para um determinado paciente?
2. Se o paciente se queixou de uma sensação de formigamento sob um dos eletrodos, quais seriam as possíveis causas e soluções?
3. Se o paciente afirmou que não sentia nenhuma sensação sob todos os eletrodos, qual seria a possível causa para isso e o que você poderia fazer?
4. Usando uma terminologia compreensível para o paciente, como você lhe explicaria a estimulação elétrica?
5. O paciente decide levantar a borda de um dos eletrodos; o que poderia acontecer e por quê?

Bibliografia

Baker, LL, et al: Electrical stimulation of wrist and fingers for hemiplegic patients. Phys Ther 59:1495, 1979.

Halstead, LS, et al: Relief of spasticity in SCT men and women using rectal probe electrostimulation. Paraplegia 31:715, 1993.

Kloth, LC, and Feedar, JA: Acceleration of wound healing with high voltage, monophasic, pulsed current. Phys Ther 68:503, 1988.

Melzack, R: Myofascial trigger points: Relation to acupuncture and mechanisms of pain. Arch Phys Med Rehabil 62:114, 1981.

Melzack, R, Stillwell, DM, and Fox, EJ: Trigger points and acupuncture points for pain: Correlations and implications. Pain 3:3, 1977.

Melzack, R, and Wall, DW: Pain mechanisms: A new theory. Science 150:971, 1965.

Referências bibliográficas

1. Buban, P, Schmitt, ML, and Carter, CG, Jr: Electricity and Electronics Technology. Glencoe/McGraw-Hill, New York, 1999.
2. Nolan, MF: Conductive differences in electrodes used with transcutaneous electrical nerve stimulation devices. Phys Ther 71:746, 1991.
3. Lieber, RL, and Kelly, MJ: Factors influencing quadriceps femoris torque using transcutaneous neuromuscular electrical stimulation. Phys Ther 71:715, 1991.
4. U.S. Food and Drug Administration. Medical Devices. Retrieved from http://www.fda.gov/MedicalDevices/DeviceRegulationandGuidance/Compliance Activities/ucm106346.htm

330 Seção III • Uso da estimulação elétrica no tratamento terapêutico

5. Benton, LA, et al: Functional Electrical Stimulation—A Practical Clinical Guide, ed 2. Rancho Los Amigos Rehabilitation Engineering Center, Downey, CA, 1981, pp 34–36.

6. Snyder-Mackler, L, Delitto, A, Bailey, S, et al: Strength of the quadriceps femoris muscle and functional recovery after reconstruction of the anterior cruciate ligament. A prospective, randomized clinical trial of electrical stimulation. J Bone Joint Surg Am 77:1166–1173, 1995.

7. Fitzgerald, GK, Piva, SR, and Irrgang, JJ: A modified neuromuscular electrical stimulation protocol for quadriceps strength training following anterior cruciate ligament reconstruction. J Orthop Sports Phys Ther 33:492–501, 2003.

8. Snyder-Mackler, L, Ladin, Z, Schepsis, AA, et al: Electrical stimulation of the thigh muscle after reconstruction of the anterior cruciate ligament. Effects of electrically elicited contraction of the quadriceps femoris and hamstring muscle on gain and on strength of the thigh muscles. J Bone Joint Surg Am 73:1025–1036, 1991.

9. Lewek, M, Steven, J, and Snyder-Mackler, L: The use of electrical stimulation to increase quadriceps femoris force in an elderly patient following a total knee arthroplasty. Phys Ther 81: 1565–1571, 2001.

10. Gotlin, RS, Hershkowitz, S, Juris, PM, et al: Electrical stimulation effect on extensor lag and length of hospital stay after total knee arthroplasty. Arch Phys Med Rehabil 75:857–959, 1994.

11. Paternostro-Sluga, T, Fialka, C, Alacamliogiu, Y, et al: Neuromuscular electrical stimulation after anterior cruciate ligament surgery. Clin Orthog 368:166–175, 1999.

12. McCulloch, JM, and Kloth, LC (eds): Wound Healing: Evidence-Based Management: Alternatives in Management, ed 4. FA Davis, Philadelphia, 2010.

13. Feedar, JA, et al: Chronic dermal ulcer healing enhanced with monophasic pulsed electrical stimulation, Phys Ther 71:639, 1991.

14. Feedar JA, Kloth, LC, and Gentzkow, GD: Chronic dermal ulcer healing enhanced with monophasic pulsed electrical stimulation. Phys Ther 71:639, 1991.

15. Fitzgerald, GK, and Newsome, D: Treatment of a large infected thoracic spine wound using high voltage pulsed monophasic current. Phys Ther 73:355, 1993.

16. Hurley, DA, Minder, PM, and McDunough, SM, et al: Interferential therapy electrode placement technique in acute low back pain: a preliminary investigation Arch Phys Med Rehabil 82:485–493, 2001.

17. Jarit, GJ, Mohr, KJ, Waller, R, et al: The effects of home interferential therapy on post-operative pain, edema, and range of motion of the knee. Clin J Sport Med 13:16–20, 2003.

Vamos descobrir

Atividade de laboratório: orientação sobre as interfaces do eletrodo

Eletrodos autoaderentes

A. Selecionar dois eletrodos autoaderentes de igual tamanho. Conectar os cabos condutores aos eletrodos e ao estimulador. Configurar o estimulador com os seguintes parâmetros:
Frequência: 120 Hz
Duração do pulso: Curta (*configuração mais baixa da unidade*)
Aplicar um eletrodo no antebraço sobre o ventre muscular dos extensores do punho.
Aplicar o outro eletrodo sobre a extensão distal do ventre muscular, bem próximo ao tendão (Fig. 12.12).
Aumentar lentamente a intensidade e registrar a primeira sensação percebida pelo paciente, assim como a configuração da intensidade que possibilitou essa sensação.
O que fez com que a sensação fosse sentida dessa forma? _____
Qual foi a intensidade que possibilitou essa sensação? _____
Desligar o estimulador e marcar o local onde os eletrodos foram aplicados sobre o paciente.

B. Repetir os passos realizados em A, *mas, desta vez,* umedecer *antes* os eletrodos com um pouco de água:
Mergulhar os dedos em um copo de água
Esfregar os dedos sobre a superfície dos eletrodos
Aplicar um eletrodo no antebraço sobre o ventre muscular dos extensores do punho.
Aplicar o outro eletrodo sobre a extensão distal do ventre muscular, próximo ao tendão. (Ver Fig. 12.12.)

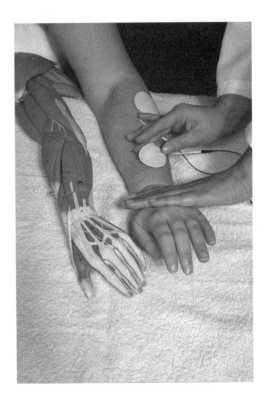

Figura 12.12 Locais de aplicação do eletrodo para os extensores do punho, utilizando eletrodos de mesmo tamanho.

332 Seção III • Uso da estimulação elétrica no tratamento terapêutico

Aumentar lentamente a intensidade e registrar a primeira sensação percebida pelo paciente, assim como a configuração da intensidade que possibilitou essa sensação.

O que fez com que a sensação fosse sentida dessa forma? _____

Qual foi a intensidade que possibilitou essa sensação? _____

Desligar o estimulador e retirar os eletrodos do paciente. Recolocar o plástico de proteção sobre a superfície dos eletrodos.

Houve uma diferença entre a intensidade necessária para provocar uma resposta quando foram usados eletrodos umedecidos? Por quê?

_____

_____

_____

_____

Vamos descobrir

Eletrodos de carbono não autoaderentes

A vantagem dos eletrodos de carbono é que podem ser usados várias vezes, e isso acaba sendo rentável. No entanto, eles devem ter uma interface eletricamente condutiva e um bom contato com a pele do paciente para funcionar de forma eficaz.

A. Selecionar dois eletrodos de carbono que tenham o mesmo tamanho dos eletrodos autoaderentes que você acabou de usar na atividade anterior e suas esponjas correspondentes (Fig. 12.13). (Deve ser uma esponja que ultrapasse a borda do eletrodo de carbono.)

B. Umedecer os eletrodos submergindo-os completamente na água e espremer até que fiquem úmidos, mas não o suficiente para que deixem um rastro de gotas de água sob a esponja.

C. Usar faixas para fixar os eletrodos, a pressão deve ser suficiente para manter um contato uniforme sob o eletrodo, mas não tão forte que comprometa a circulação em alguma parte (Fig. 12.14).

Aumentar lentamente a intensidade e registrar a primeira sensação percebida pelo paciente, assim como a configuração da intensidade que possibilitou essa sensação.

O que fez com que a sensação fosse sentida dessa forma? _____

Qual foi a intensidade que possibilitou essa sensação? _____

Para provocar a mesma sensação, houve uma diferença entre a intensidade necessária com os eletrodos de carbono e as esponjas e com os eletrodos autoaderentes? Por quê?

D. Selecionar dois eletrodos de carbono que tenham o mesmo tamanho dos eletrodos autoaderentes que você acabou de usar na atividade anterior, mas desta vez cubra sua superfície com gel eletricamente condutor antes de colocá-los sobre a superfície da pele.

E. Fixar os eletrodos com fita adesiva, mas certificar-se de que o paciente não é alérgico à fita que você está usando. E ela também deve ser usada com cuidado, pois algumas colam tanto no tegumento que podem machucar a pele quando são removidas. Além disso, a remoção do adesivo da superfície do eletrodo de carbono também pode ser difícil e, às vezes, ele pode migrar para a superfície condutora do eletrodo, e isso diminui a densidade da corrente da interface condutora.

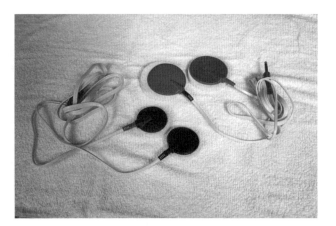

Figura 12.13 A esponja vai além da borda do eletrodo de carbono.

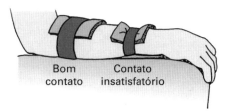

Figura 12.14 Uso de faixas para fixar os eletrodos de carbono e as esponjas. É importante ter certeza de que a pressão deve ser suficiente para manter um contato uniforme sob o eletrodo, mas não tão forte que comprometa a circulação em alguma parte.

Aumentar lentamente a intensidade e registrar a primeira sensação percebida pelo paciente, assim como a configuração da intensidade que possibilitou essa sensação.

O que fez com que a sensação fosse sentida dessa forma? _____

Qual foi a intensidade que possibilitou essa sensação? _____

Para provocar a mesma sensação, houve uma diferença entre a intensidade necessária com os eletrodos de carbono e o gel eletricamente condutor e com os eletrodos autoaderentes ou as esponjas? Por quê?

Orientação para a densidade da corrente

A. Você usou dois eletrodos de igual tamanho; configurar um cabo condutor para que um eletrodo tenha um tamanho inferior à metade do outro eletrodo nesse canal. Aplicar o eletrodo menor sobre o centro do ventre do músculo e o outro eletrodo distal sobre o ventre do músculo (Fig. 12.15). *(Você pode usar a área do antebraço novamente.)*
Aumentar lentamente a intensidade e registrar as respostas do paciente.

Será que ele está sentindo a estimulação sob os dois eletrodos? _____

A estimulação está sendo igualmente percebida sob os dois eletrodos? _____

Aumentar gradualmente a intensidade e registrar as respostas do paciente.

Será que ele está sentindo a estimulação sob os dois eletrodos? _____

Se a resposta for negativa, qual delas é percebida como a mais forte, por quê? _____

B. Inverter a configuração do eletrodo que você está usando. Mover o eletrodo menor na extensão distal do ventre muscular. Posicionar o eletrodo maior sobre o centro do ventre muscular (Fig. 12.16).
Aumentar lentamente a intensidade e registrar as respostas do paciente.

Será que ele está sentindo a estimulação sob os dois eletrodos? _____

A estimulação é igualmente percebida sob os dois eletrodos? _____

Aumentar gradualmente a intensidade e registrar as respostas do paciente.

Será que ele sente a estimulação sob os dois eletrodos? _____

Se a resposta for negativa, qual delas é percebida como a mais forte, por quê? _____

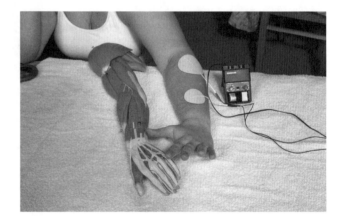

Figura 12.15 Locais de aplicação do eletrodo para os extensores do punho com utilização de eletrodos de mesmo tamanho, sendo o proximal maior do que o distal.

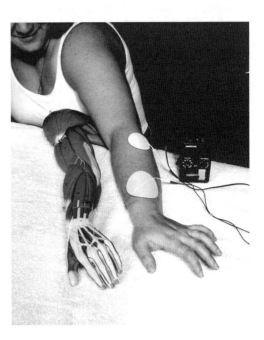

Figura 12.16 Locais de aplicação do eletrodo para os extensores do punho, com a utilização de eletrodos de mesmo tamanho, sendo o proximal menor do que o distal.

Capítulo 13

Estimulação elétrica neuromuscular

Joy C. Cohn, PT / Cecilia Mullin, PTA / Barbara J. Behrens, PTA, MS*

Objetivos de aprendizagem

Após a leitura deste capítulo, o leitor será capaz de:

- Discutir as aplicações clínicas específicas para a estimulação elétrica neuromuscular (EENM) no fortalecimento e resistência, amplitude de movimento (ADM), facilitação da função muscular, manejo da defesa muscular, espasticidade, redução do edema e substituição ortótica.
- Discutir os fatores que determinam se a EENM seria apropriada para um paciente.
- Discutir o processo de tomada de decisão clínica para determinar a eficácia do uso da EENM e se deverão ser feitas modificações em relação a esse paciente.

Termos-chave

Amplitude
Ciclo de trabalho
Contração equilibrada
Denervação parcial
Duração do pulso

Estimulação elétrica funcional (FES)
Estimulação elétrica neuromuscular (EENM)
Nervo periférico intacto
Órtese

Parâmetros da estimulação
Paréticos
Rampa
Velocidade de condução nervosa (VCN)

Conteúdo

Identificação correta dos pacientes
Características terapêuticas da corrente
  Formas de onda
  Amplitude
  Duração do pulso
  Frequência do pulso
  Sincronização da modulação da relação do ciclo ligado/desligado
  Modulação da rampa
Orientações gerais para as aplicações clínicas
  Posicionamento do paciente

Eletrodos
Duração e frequência da intervenção de tratamento
Aplicações clínicas específicas
  Fortalecimento e resistência
  Amplitude de movimento
  Facilitação ou reeducação do músculo
Manejo da defesa muscular e espasticidade
  Redução do edema
  Substituição ortótica
  Denervação parcial
Considerações sobre segurança

*Os autores gostariam de agradecer a Jean Scofield do Rancho Los Amigos por sua assistência na permissão da fotografia; Kathy Goodstein da Shriners Hospitals, Unidade da Filadélfia, pela fotografia; Shriners Hospitals, Unidade da Filadélfia, Departamento de Pesquisa, pelo seu apoio; e Elizabeth R. Gardner, MS, PT, NCS, Linda Baird-Jansen, MS, PT, Betsy Butterworth, PTA, Vicki Vanartsdalen, PTA, e Sophia Mullin Selgrath pelas suas recomendações editoriais. O mais importante, agradeço a Andy, Alex e Ellen por sua compreensão, amor e apoio.

Capítulo 13 • Estimulação elétrica neuromuscular

Equipamento
Fatores relativos ao paciente
Instrução do paciente
Resultados esperados
Tomada de decisão clínica

Avaliação da eficácia da intervenção e modificação da intervenção
Documentação da intervenção de tratamento com a EENM

"Uma boa cabeça e um bom coração são sempre uma formidável combinação." – Nelson Mandela

Perspectiva do paciente

"A estimulação pareceu muito assustadora quando você a sugeriu, mas posso ver o trabalho muscular!"

As citações escolhidas para o início deste capítulo refletem dois conceitos importantes que não podem ser subestimados e que os profissionais devem sempre ter em mente todas as vezes que trabalharem com a estimulação elétrica em um paciente, especialmente quando o objetivo do tratamento envolve uma contração muscular. A primeira se refere a ter uma boa cabeça e um bom coração. A segunda envolve diretamente a reação inicial do paciente com aquilo que você está prestes a "fazer com ele". Essa é uma experiência assustadora para quase todos os pacientes. Você mesmo pode se sentir assim quando perceber seus músculos se contraírem sem que você inicie a contração. É esse o enfoque deste capítulo, tanto do ponto de vista teórico como clínico.

Os objetivos deste capítulo devem demonstrar o uso clínico da estimulação elétrica (EE) superficial no alcance de uma variedade de objetivos terapêuticos e na exploração das diretrizes para a tomada de decisão clínica e escolha da intervenção.

O desenvolvimento tecnológico de dispositivos de estimulação elétrica e a sua capacidade para tratar uma maior variedade de diagnósticos do paciente evoluíram

lado a lado até os dias de hoje, mas não sem problemas. Para empregar dispositivos de estimulação elétrica de forma eficaz, é importante focar no resultado esperado. Embora a tecnologia para a estimulação elétrica continue evoluindo ao longo do tempo, o objetivo das intervenções de tratamento será sempre a razão pela qual eles foram escolhidos para utilização, e em muitos casos provavelmente permanecerá a mesma.

Este capítulo aborda o uso da **estimulação elétrica neuromuscular** (**EENM**) na intervenção fisioterapêutica. A EENM é definida como "o uso da estimulação elétrica na ativação do músculo por meio da estimulação do nervo periférico intacto".[1] A **estimulação elétrica funcional** (**FES**) e a estimulação neuromuscular funcional (ENF) são formas de EENM. Elas podem ser usadas como um substituto para uma **órtese** ou abraçadeira externa para ativar contrações musculares nos músculos que têm a função prejudicada (chamados de músculos **paréticos** ou paralisados) para auxiliar em atividades funcionais como ficar em pé ou segurar um objeto. Outros possíveis usos da estimulação elétrica, como a cicatrização de feridas, serão abordados no Capítulo 14 deste livro.

Identificação correta dos pacientes

Para haver uma resposta à estimulação EENM, o **nervo periférico** deve estar intacto, ou pelo menos parcialmente intacto. O estímulo deve ser recebido pela medula espinal para que a resposta seja adequada. Se o paciente tiver um "circuito" comprometido, deve-se então aplicar uma forma diferente de estimulação elétrica não dependente do nervo. A Figura 13.1 apresenta um exemplo de **nervo periférico intacto**.

Uma contração muscular estimulada sempre será gerada pela inervação do nervo periférico, se intacto. No caso de **denervação parcial** por causa de uma neuro-

patia periférica de origem metabólica ou neurológica (p. ex., diabetes ou síndrome de Guillain-Barré), talvez não seja possível estimular uma contração mais forte do que aquela que o paciente é capaz de produzir voluntariamente como resultado da denervação difusa comumente associada a essas doenças.

A estimulação elétrica muscular (EEM) usa uma forma de onda monofásica pulsada para ativar diretamente o músculo denervado. Como sua importância[2] é considerada questionável, ela não é abordada neste capítulo. O estado da inervação, em caso de dúvida, é determinado pelo histórico do paciente, exame físico e um teste da intensidade-duração (teste ID), um teste da

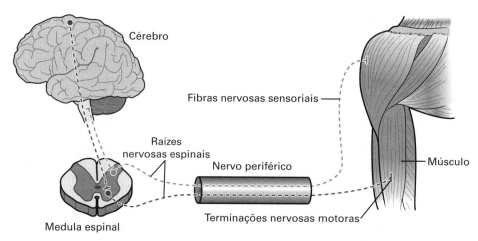

Figura 13.1 Nervo periférico intacto capaz de perceber a informação sensorial e de responder a ela depois que é processada pelo cérebro. Isso requer um "circuito" intacto dentro da medula espinal, do cérebro e do sistema nervoso periférico.

velocidade de condução nervosa (VCN), e/ou uma avaliação eletromiográfica (EMG). Esses testes seriam feitos para determinar a viabilidade do nervo na condução da informação elétrica necessária para provocar uma contração muscular. A VCN, especificamente, registra a quantidade de tempo para que a energia elétrica viaje do "ponto A ao ponto B". É questionável o papel da EENM na presença de doença muscular primária tal como a distrofia muscular. São necessários mais estudos.

Existem algumas contraindicações para a EENM.[3] A presença de um marca-passo cardíaco provisório é uma contraindicação absoluta, pois existe a possibilidade de que a corrente elétrica interfira em seu sistema eletrônico. A aplicação da EENM com qualquer outro marca-passo deve ser feita com muita cautela, e o supervisor deve ser contatado antes de usá-la se a estimulação elétrica for vista como uma parte essencial do plano de intervenção. As precauções para a EENM incluem[4,5] (Quadro 13.1):

- As respostas da frequência cardíaca e da pressão arterial dos pacientes adultos mais velhos devem ser cuidadosamente monitoradas durante o início de um programa de estimulação para descartar problemas cardíacos desconhecidos em resposta ao exercício.
- Desconhece-se o efeito da EENM sobre o feto durante a gravidez. Ela pode induzir o parto em uma mulher no terceiro trimestre e, portanto, deve ser evitada.
- Os metais superficiais (p. ex., grampos, pinos, dispositivos de fixação externa) são locais de concentração próximos à pele que recebe a corrente e podem causar desconforto. Os implantes ortopédicos metálicos (p. ex., substituição total do quadril) estão geralmente localizados muito abaixo da superfície da pele para ser motivo de preocupação.
- Ausência ou deficiência na sensação da pele não é uma contraindicação, mas requer um acompanhamento atento da resposta da pele, a cuidadosa escolha e a aplicação dos eletrodos. Em geral, o uso de for-

Quadro 13.1	**Contraindicações à estimulação elétrica**

Absoluta
- Presença de marca-passo cardíaco provisório

Relativa
- Qualquer outro tipo de marca-passo cardíaco
- Gravidez no terceiro trimestre
- Pele com fissuras ou irritada no local do eletrodo

Precauções para a estimulação elétrica
- Em pacientes mais velhos ou cardíacos, monitorar a pressão arterial e a frequência cardíaca
- Metal superficial (ou seja, grampos, pinos, fixação externa)
- Sensação da pele ausente ou deficiente

mas de onda bifásica e de curta duração evita o dano tecidual potencial associado à corrente contínua.

Características terapêuticas da corrente

Quando apresentados pela primeira vez a um programa de estimulação elétrica, os indivíduos podem responder negativamente em razão de um medo inato da eletricidade ou de um desconforto com a estimulação. No entanto, a cuidadosa explicação dos objetivos de uma intervenção, a introdução gradual da amplitude da estimulação e a disponibilidade para considerar uma mudança na forma de onda da estimulação ou dos parâmetros podem conduzir ao sucesso na maioria dos casos. Este capítulo contém uma breve revisão das intervenções terapêuticas. O leitor pode consultar o Capítulo 11 para obter uma descrição mais detalhada da terminologia.

As duas principais preocupações no planejamento de um programa de EENM são:

1. A qualidade da contração muscular estimulada.
2. O conforto do paciente, que leva à cooperação no plano de intervenção.

Antes de começar

Faça as seguintes perguntas a si mesmo:

1. Qual o tamanho do eletrodo que devo usar?
   Resposta: O tamanho do eletrodo precisa ser apropriado para o que você está trabalhando. Se você está tentando estimular um músculo grande, lembre-se de que a resistência é menor com eletrodos maiores, que também serão mais confortáveis para o paciente.
2. Como faço para obter a melhor resposta muscular possível?
   Resposta: O conforto do paciente é provavelmente o fator mais importante envolvido na obtenção da melhor resposta muscular. Ele deve ser considerado de acordo com uma abordagem multifacetada:
- Instrução do paciente sobre o resultado que você espera (a contração do músculo).
- Honestidade com o paciente sobre o que e como ele vai começar a sentir e quando vai senti-lo (formigamento e depois uma sensação de aperto antes da contração).
- Fazer o que estiver ao seu alcance para que a estimulação seja o mais confortável possível:
- Eletrodos maiores para as grandes áreas e eletrodos menores para os músculos menores.
- Diminuir a resistência tanto quanto possível umedecendo os eletrodos, limpando a pele, removendo quaisquer óleos ou loções da pele do paciente, certificando-se de que os eletrodos estão bem presos ao paciente.

Quadro 13.2 Características da corrente que devem ser consideradas no planejamento de uma intervenção de tratamento com níveis motores de estimulação elétrica

- Forma de onda
- Amplitude
- Duração do pulso
- Ritmo do pulso
- Ciclo de trabalho
- Modulação da rampa

Ambos são bastante afetados pelos **parâmetros da estimulação**. O êxito do programa de intervenção não se baseia no estimulador escolhido; muitos estimuladores diferentes têm sido usados de forma eficaz. É o conhecimento das características (i. e., parâmetros) de um estimulador em particular que deve afetar mais o planejamento da intervenção (Quadro 13.2).

Formas de onda

Vários estudos desenvolveram pesquisas sobre o conforto do paciente. Destacamos três estudos sobre o conforto que fizeram pesquisas comparando diferentes formas de onda. Delitto e Rose[6] descobriram que não havia uma escolha clara entre as três formas de onda bifásicas simétricas, e que pacientes diferentes tinham preferências diferentes. Em uma comparação entre as ondas bifásicas simétricas e assimétricas, Bowman e Baker[7] descobriram que mulheres preferiam a forma de onda simétrica quando a estimulação ocorria em um grande grupo muscular (quadríceps). Mas, em outro estudo semelhante,[8] verificou-se que quando o objetivo era um grupo muscular pequeno (flexores e extensores do punho), indivíduos médios preferiam uma forma de onda bifásica assimétrica. Em um estudo que comparava as frequências da corrente com uma forma de onda bifásica simétrica,[9] os autores demonstraram uma preferência pelas frequências mais altas quando 30, 50 e 100 pulsos por segundo (pps) foram testados na estimulação de uma contração tetânica do músculo quadríceps.

Também foram pesquisadas diferentes formas de onda quanto ao grau de torque e fadiga produzidos. Em um estudo com estimulação do quadríceps, as formas de ondas monofásicas e bifásicas produziram maior torque e menos fadiga do que as formas de onda polifásicas.[10]

Amplitude

A **amplitude** da corrente (intensidade) deve ser aumentada gradualmente durante o primeiro contato do paciente com o programa de estimulação. O paciente vai se sentir confortável com a sensação da estimulação durante os primeiros 15 minutos da amplitude do estímulo gradualmente introduzida, tornando-se então capaz de tolerar seu aumento para alcançar a resposta muscular desejada, que em geral pode ser obtida dentro de uma ou duas sessões.

A qualidade de uma contração muscular estimulada é determinada pela combinação de vários parâmetros, incluindo a amplitude do estímulo, a duração do pulso, a frequência do estímulo e o ciclo de trabalho. O aumento da amplitude do estímulo provoca o recrutamento de fibras nervosas adicionais (p. ex., fibras pequenas e fibras mais distantes do eletrodo). Isso provoca um aumento da força de contração muscular. Existe um limite para o aumento da força que se observa quando a maioria das fibras musculares foi recrutada. Como a maioria dos dispositivos portáteis de estimulação elétrica utiliza uma escala arbitrária de 0 a 10 para o controle da amplitude, é difícil mensurar a quantidade de corrente fornecida ao paciente, e o terapeuta depende da resposta muscular observada e da tolerância sensorial do paciente. A amplitude da corrente necessária para alcançar a resposta desejada também irá variar de paciente para paciente por causa das diferenças na resistência (impedância). Em pacientes que são obesos, talvez não seja possível atingir a resposta muscular desejada porque o nervo motor pode estar demasiado isolado pela camada intermediária de tecido adiposo (gordura) para permitir uma estimulação suficiente sem estimulação dolorosa dos nervos sensoriais da pele.

Duração do pulso

A **duração do pulso** tem uma relação de correspondência com a amplitude do estímulo. Essa relação pode ser vista examinando-se uma curva de intensidade-duração. Durações do pulso curtas (menos de 40 milissegundos) exigem uma amplitude do estímulo muito maior. São necessárias amplitudes do estímulo maiores para desencadear uma resposta motora antes que durações do pulso com mais de 40 milissegundos sejam escolhidas. Quando a duração do pulso é definida entre 40 e 500 milissegundos, um aumento na amplitude entre 15 e 40 mA (uma faixa relativamente pequena) lhe dará toda a gama de respostas motoras. O aumento da duração do pulso acima de 500 milissegundos não melhorará as respostas motoras (Fig. 13.2).

Uma das principais diferenças entre estimuladores reside na duração do pulso disponível para uso. Estimuladores de corrente pulsada de alta voltagem têm durações do pulso curtas e normalmente fixas (em geral não superiores a 200 milésimos de segundo). A maioria das outras unidades apropriadas para a EENM tem em geral durações do pulso entre 20 e 500 milissegundos. Se essa duração for ajustável vai variar de unidade para unidade. Uma unidade que tem durações do pulso entre 200 e 400 milissegundos será mais do que adequada para as aplicações da EENM.

Frequência do pulso

Em muitas unidades de EENM, os controles principais regulam a amplitude e o ritmo do pulso (frequência). Conforme aumenta o ritmo do pulso, a frequência de disparo dos nervos motores aumenta e a simultânea resposta a espasmo leva a uma contração mais forte. No entanto, há uma diferença entre contração voluntária e contração induzida eletricamente. Esta acarreta o contrário no recrutamento das unidades motoras (grandes unidades motoras superficiais são geralmente recrutadas primeiro) com a atividade sincrônica das fibras nervosas e musculares. Essa relação faz com que potenciais de ação

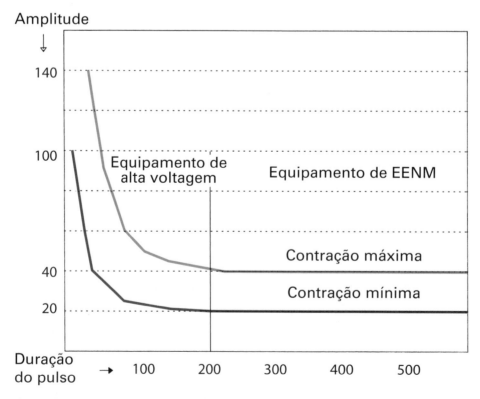

Figura 13.2 Esta anotação da curva de intensidade-duração demonstra a relação inversa entre a amplitude da corrente e a duração do pulso. O ritmo da duração do pulso disponível é um dos principais determinantes das diferentes classes de unidades de estimulação disponíveis clinicamente.

dos nervos e músculos dependam da frequência; maior frequência leva à fadiga mais rapidamente. Para minimizar a fadiga, deve-se reduzir o ritmo do pulso. A fusão tetânica pode ocorrer a frequências tão baixas como 12 pps, dependendo do músculo.

Sincronização da modulação da relação do ciclo ligado/desligado

Outro parâmetro do estímulo que afeta a fadiga é o **ciclo de trabalho** ou a relação ligado/desligado. O ciclo de trabalho é definido como "a relação entre o tempo ligado e o tempo total dos trens de pulsos ou *bursts*".[11] O ciclo de trabalho é expresso como uma porcentagem e calculado dividindo-se o tempo ligado pelo tempo total do ciclo (tempo ligado + tempo desligado) e multiplicando-se por 100. A relação ligado-desligado é expressa em segundos e calculada dividindo-se o tempo ligado pelo tempo desligado. Eis um exemplo de relação de 1:3, em que o tempo ligado é de 4 segundos e o tempo desligado é de 12 segundos (4/12 = 1:3).

O tempo desligado do programa de estimulação representa o tempo durante o qual um músculo é capaz de recuperar-se da contração e do repouso anterior. O descanso insuficiente leva à fadiga rápida e limita o êxito da obtenção de vários objetivos da intervenção. A maioria dos paradigmas da intervenção clínica utiliza uma relação ligado-desligado de 1:3 ou 1:5, com o típico tempo ligado sendo de 2 a 10 segundos. O total de contrações para uma sessão típica de intervenção de 30 minutos, quando se escolhe uma relação ligado-desligado de 1:5, é reduzido pela metade. O conhecimento desse fato deve influenciar a duração da sessão de intervenção.[11] O tempo ligado escolhido também pode muitas vezes afetar o conforto do paciente. Como existe uma faixa de tempo ligado de 2 a 10 segundos, a documentação deve incluir tanto a relação quanto o tempo ligado verdadeiro. Os pacientes geralmente consideram uma contração de 8 a 12 segundos de duração muito desconfortável, comparando-a às vezes a um "coice" ou cãibras.

Modulação da rampa

A **rampa** é outra possibilidade de modulação da corrente terapêutica escolhida. A corrente é gradualmente aumentada ou diminuída com um platô de estimulação.[13] A rampa da corrente pode ser alcançada por meio do:

- Aumento gradual da amplitude, ou do
- Aumento da duração do pulso de zero até a configuração máxima ao longo de um intervalo de tempo definido.

A diferença percebida entre uma rampa de amplitude ou a duração do pulso é "praticamente indistinguível"[13]

e, em consequência, determinada pelo fabricante na maioria dos dispositivos e muitas vezes não está identificada de forma clara para o usuário. Este deve estar ciente de que muitos dispositivos incluem o tempo de rampa dentro do tempo ligado escolhido. Portanto, para assegurar que o estímulo atinja a amplitude de pico, o tempo de rampa deve ser inferior ao tempo ligado. A utilidade de uma rampa reside na capacidade para graduar a resposta muscular, uma vez que ela começa e termina com a estimulação. Raramente os movimentos musculares ocorrem de forma abrupta. Na maioria das vezes, eles são classificados em intensidade conforme as fibras musculares são recrutadas. Esse tipo de contração estimulada é em geral muito mais confortável para o paciente. A desaceleração da estimulação permite um retorno mais controlado do membro à sua posição de repouso do que aquele que ocorre com uma queda súbita se a estimulação terminar abruptamente. Ao determinar a relação ligado-desligado de um programa de estimulação, o tempo ligado deve ser apenas o tempo do platô da estimulação máxima e o tempo desligado deve ser ajustado em conformidade. Na maioria dos paradigmas clínicos, uma rampa de 2 segundos ou menos é suficiente. As rampas superiores a 2 segundos são geralmente escolhidas quando o nível de estimulação necessária é muito elevado ou quando há um músculo espástico sensível a um rápido alongamento. A seção "Vamos descobrir: provocar respostas motoras à estimulação elétrica", no final deste capítulo, é uma atividade de laboratório curta que vai ajudá-lo a compreender os efeitos da frequência sobre os níveis motores da estimulação, a localização do eletrodo e as sensações percebidas para conseguir uma resposta no nível motor.

Orientações gerais para as aplicações clínicas

Posicionamento do paciente

O paciente deve ficar em uma posição confortável, pois dessa forma estará mais apto a responder ao programa de intervenção e pode participar na busca dos objetivos terapêuticos estabelecidos. É sempre interessante reservar alguns minutos extras para alcançar uma posição de partida confortável. Quando possível, o posicionamento do paciente deve permitir que ele veja os resultados da contração estimulada. Esse *feedback* visual reforça a informação sensorial e a aprendizagem. Esta também será reforçada pela variação da posição do paciente durante a intervenção. Por exemplo, se o objetivo da intervenção é conseguir uma dorsiflexão independente do tornozelo, os músculos da dorsiflexão devem ser estimulados primeiro em uma posição sentada apoiada com as pernas para a frente; depois com os pés no chão e, em seguida, ficando-

-se em pé. Por fim, a contração pode ser programada para coincidir com a fase correta do ciclo da marcha.

Quando se estimulam músculos enfraquecidos, uma cuidadosa atenção dada à posição dos membros pode se beneficiar da relação comprimento-tensão para melhorar o desempenho muscular. Por exemplo, uma contração do quadríceps seria reforçada com a estimulação se o paciente estivesse posicionado semirreclinado com uma almofada sob o joelho. Nessa posição, o quadríceps é suavemente alongado e mais propenso a alcançar um movimento visível do membro.

O programa de intervenção deve levar em conta as limitações impostas pela ADM, seja por uma instabilidade articular ou ordenada por um cirurgião após uma reconstrução. Por exemplo, na fase inicial da reabilitação após uma reconstrução do ligamento cruzado anterior do joelho, os pacientes podem não estender ativa ou passivamente o joelho além de uma posição de 45º de flexão para evitar a sobrecarga no ligamento recém-reparado. Os pacientes podem executar com segurança a estimulação aumentada do quadríceps e exercícios para os posteriores da coxa usando equipamento isocinético, que limita as faixas de alcance e/ou bloqueia o membro em posições fixas para o exercício isométrico (Fig. 13.3).

Eletrodos

Três decisões devem ser tomadas em relação aos eletrodos: tipo, tamanho e localização. Essas questões foram discutidas no Capítulo 12.

A contração estimulada será mais efetiva no cumprimento de seus objetivos se ela se aproximar de uma contração normal. Além das modulações da corrente já discutidas, é importante tentar conseguir uma **contração equilibrada** para realizar o movimento na articulação mais afetada pela contração muscular induzida eletricamente. Por exemplo, ao estimular os extensores do punho, o objetivo é a extensão do punho sem um desvio excessivo ulnar ou radial. Uma contração equilibrada aproxima-se mais de um movimento funcional na maioria dos casos e proporciona ao paciente uma boa oportunidade de experimentar de novo o movimento normal. Um pequeno eletrodo cuidadosamente aplicado sobre o (pequeno) músculo pretendido e uma forma de onda bifásica assimétrica oferecerão a melhor chance de êxito.

Duração e frequência da intervenção de tratamento

A tomada de decisão clínica torna-se mais difícil quando se considera a duração e a frequência de uma intervenção de tratamento. Ela é mais dependente dos objetivos de curto prazo, dos resultados previstos e da

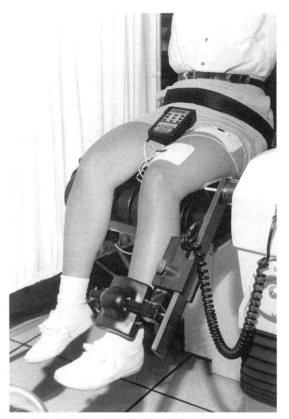

Figura 13.3 Esta configuração do paciente ilustra como exercitar o quadríceps isometricamente sem prejudicar uma recente reparação do ligamento cruzado anterior. Esta configuração pode ser utilizada para contrações isométricas do quadríceps ou cocontrações dos posteriores da coxa e quadríceps. Observar os eletrodos de borracha carbonada fixados com *patches* de espuma autoadesiva sobre o músculo quadríceps. Os eletrodos dos posteriores da coxa não estão visíveis. *Modelo Stim Ultra 650-01; Neuromedics, Inc., Clute, TX. A fotografia é uma cortesia de Kathy Goodstein, Shriners Hospital, Unidade da Filadélfia.*

resposta do paciente a essa intervenção. Uma reavaliação frequente do paciente e do seu progresso para alcançar os objetivos de tratamento irá orientar a decisão de continuar, alterar ou descontinuar esse tipo de intervenção de tratamento. A duração de uma intervenção de tratamento com a EENM ou a FES irá variar desde um tempo longo, em torno de 6 semanas, se o objetivo for a resistência muscular, até um tempo mínimo de uma sessão, se o objetivo for a facilitação muscular. A resposta de um paciente com uma lesão ortopédica e sistema nervoso normal será geralmente mais rápida do que a dos pacientes com doença ou lesão neurológica. Essa diferença é o resultado da lesão ou da doença que interfere na capacidade do circuito de funcionar adequadamente e fornecer a informação de forma eficiente para provocar uma contração muscular. Lembrar que o objetivo da EENM e da FES é muito simples: provocar uma contração muscular. Qualquer coisa que prejudique, atrase ou interrompa as informações ao longo do caminho dificultará ainda mais alcançar esse objetivo.

Aplicações clínicas específicas

Fortalecimento e resistência

O interesse na utilização da EENM para aumentar a força muscular surgiu depois que se observaram atletas russos sendo tratados com a estimulação elétrica durante os Jogos Olímpicos de 1976. Em 1977, um médico da antiga República Socialista Soviética (URSS), dr. Kots, deu uma série de palestras no Canadá em que afirmou que a estimulação elétrica com um protocolo de estimulação de "corrente russa" poderia proporcionar um aumento de 10 a 30% na força muscular acima daquela que um atleta poderia alcançar com regimes de exercício convencionais.[14] A pesquisa feita com a corrente russa por ele descrita apresentou resultados mistos. No entanto, as afirmações de Kots renovaram o interesse pelo uso de outros dispositivos e protocolos da EENM mais familiares para obter ganhos de força nos indivíduos normais saudáveis, bem como nas populações de pacientes com diagnósticos musculoesqueléticos conhecidos.

Programas de exercícios convencionais para aumentar a força baseiam-se no princípio da sobrecarga do desencadeamento de um pequeno número de contrações de alta intensidade (pelo menos 70% de uma contração máxima com de 3 a 10 repetições, ou menos) em uma sessão de tratamento realizada de 3 a 5 vezes por semana, durante 2 a 3 semanas. Os mesmos parâmetros de exercício são aplicados quando se usa a EENM para aumentar a força nas populações de pacientes saudáveis e saudáveis mas lesionados. Há pesquisas com evidências incontestáveis de que a EENM acrescenta à força ganhos que indivíduos normais podem alcançar apenas por meio de programas de treinamento convencionais.[15,16] No entanto, em uma intervenção após lesões traumáticas ou ortopédicas limitadas, a EENM revelou que obtém maiores ganhos de força do que aqueles obtidos com o exercício convencional.[17-19]

Os candidatos a EENM podem ser quaisquer pacientes com diversas áreas de fraqueza e descondicionamento. Esses pacientes se beneficiam com frequência de um programa que enfatiza a resistência do músculo ou músculos de interesse. Essa ênfase na resistência realça outra importante função de um músculo, a capacidade de produzir uma força repetitiva. Programas de exercícios convencionais de resistência consistem em uma força reduzida de contração e altas repetições (uma contração que alcança toda a gama disponível da ADM e um total de "30 a 60 minutos de contração estimulada por dia"[20]) em sessões de intervenção de tratamento de 5 a 7 vezes por semana durante 2 a 10 semanas. Várias sessões mais curtas ao longo do dia tornam os programas de exercício mais maleáveis, mas o tempo total de um ciclo de estimulação deve levar em conta o tempo total ligado (nesse exemplo, incluindo o tempo de rampa).

Um exemplo de paciente com uma lesão musculoesquelética pode ser uma mulher que passou por uma reconstrução do ligamento cruzado anterior (LCA) por causa de uma lesão ao praticar esqui. Essa paciente não tem autorização para estender completamente o joelho por toda a ADM contra a resistência nas primeiras semanas de reabilitação. Este pode ser um exemplo de plano de intervenção para aumentar o desempenho muscular:

- Programa de exercício convencional para manter a força do quadril e tornozelo direitos e a capacidade aeróbica em geral.
- EENM para aumentar a força isométrica do quadríceps direito e dos músculos posteriores da coxa. Grandes eletrodos retangulares devem ser usados sobre grandes músculos como o quadríceps e os posteriores da coxa. Posicionar o eletrodo proximal no quadríceps ao longo do nervo femoral perto do trígono femoral geralmente melhora a resposta muscular.
- Gelo no joelho direito para controlar o edema após o exercício.

Os resultados dos estudos que utilizam a EENM mostraram que se pode obter um fortalecimento isométrico superior em comparação com os exercícios isométricos convencionais.[20,21] O programa com a EENM pode ser realizado de duas maneiras: estimulação simultânea do quadríceps e dos posteriores da coxa para conseguir a co-contração com nenhuma rede de força de extensão ou a EENM do quadríceps com o joelho mantido em flexão de 45° ou mais. Em ambos os casos, o uso de uma máquina isocinética para limitar a ADM e monitorar a força produzida pelo programa de estimulação permite o exercício seguro e a informação quantitativa em relação à melhoria na produção da força (ver Fig. 13.3).

Se tanto os posteriores da coxa como os quadríceps são estimulados, os dois canais de estimulação devem estar sincronizados e equilibrados para o conforto e a produção de força. A estimulação apenas do quadríceps exige somente um canal de estimulação. A amplitude é ajustada para se obter uma contração isométrica máxima tolerada.

Um exemplo de paciente com um déficit neurológico é o de uma mulher com um infarto da artéria cerebral média esquerda que tinha inicialmente uma hemiplegia flácida à direita, mas que evoluiu para andar com uma bengala e uma órtese moldada tornozelo-pé (OMTP) sobre a perna direita. Ela é capaz de deambular sem a OMTP, mas seus dorsiflexores do tornozelo direito se cansam após uma deambulação de 6 m. Um plano típico de intervenção de tratamento pode incluir:

- Exercícios de condicionamento geral para melhorar a forma física global.
- Exercícios de fortalecimento tradicionais para todos os grupos musculares do membro inferior direito.

- Exercícios de cadeia fechada, incluindo o uso de uma plataforma biomecânica para tornozelo.
- Programa de resistência EENM para os dorsiflexores do tornozelo direito.

É importante obter uma resposta equilibrada no pé (Fig. 13.4) e um tornozelo com uma posição neutra em relação à inversão e à eversão sem encurvamento ou hiperextensão dos dedos do pé (Fig. 13.5). Recortar um eletrodo de 5 × 5 cm em um círculo de 2,5 cm vai aumentar a densidade da corrente sobre o nervo fibular proximal e geralmente melhorar a resposta estimulada. Uma unidade portátil da EENM seria ideal para permitir que esse paciente continuasse a estimulação em casa diariamente, pois o treinamento de resistência requer um protocolo de intervenção prolongado. Ver no Quadro 13.3 um roteiro para a educação desse paciente.

Uma metanálise da Cochrane Library dos estudos publicados disponíveis que usam a EENM para o fortalecimento do quadríceps antes e depois da substituição total do joelho forneceu resultados interessantes. Os pacientes foram selecionados a partir da análise dos dados. Apenas dois estudos preencheram os critérios de seleção, como ensaios controlados, randomizados e testes clínicos controlados, apesar da pesquisa em mais de sete bancos de dados. O objetivo da metanálise foi "avaliar a eficácia da EENM como um meio de melhorar a força do quadríceps antes e após a substituição total do joelho".[22] Os resultados dos dois estudos identificados para inclusão na revisão constataram que não houve diferenças significativas relatadas para o torque isométrico voluntário máximo ou para a resistência entre a EENM ou o grupo de controle. No entanto, não foi significativamente melhor a ativação do músculo quadríceps relatada no grupo que usou exercício e EENM em comparação com o grupo que usou apenas o exercício. Essa diferença foi significativa na marca de seis semanas, mas não na marca de doze semanas. É necessário um estudo mais aprofundado nessa área antes de se fazer quaisquer afirmações definitivas.[22] Um subsequente ensaio randomizado controlado com aplicação diária da EENM no quadríceps, iniciado 48 horas após a artroplastia total do joelho (ATJ) descobriu que por vários fatores as melhorias com a EENM foram ainda significativas 52 semanas após a ATJ.[23] (Ver "Vamos descobrir: desencadear respostas motoras para o fortalecimento muscular".)

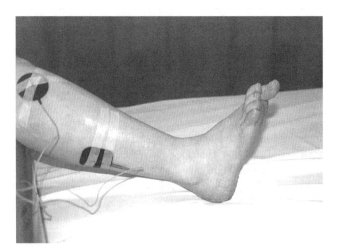

Figura 13.5 Uma resposta com dorsiflexão desequilibrada com extensão excessiva do dedo do pé.

Amplitude de movimento

Métodos para manter a ADM em alguns pacientes com deficiências neurológicas e ortopédicas são muitas vezes ensinados aos pacientes e suas famílias. Muitas vezes, a ADM passiva para os pacientes com deficiências neurológicas com tônus espástico leve tem um bom resultado. No entanto, pacientes com espasticidade de moderada a grave tendem a ter dificuldade em fazer progressos com a ADM passiva que pode limitar suas funções diárias. Os pacientes com deficiências musculoesqueléticas diferem porque têm a ADM limitada como resultado da imobilização de um músculo e/ou de uma articulação ou dor.

Um exemplo de caso de paciente com uma incapacidade musculoesquelética poderia incluir um homem que acaba de ter o gesso removido por causa de uma fratura da tíbia e é incapaz de estender completamente o joelho. Este pode ser um exemplo de plano de intervenção de tratamento:

- EENM do músculo quadríceps para alcançar uma maior extensão do joelho.
- Programa domiciliar de exercícios.

Ao iniciar este programa, é importante evitar uma compressão articular do joelho excessiva para que a irritação deste não aumente.

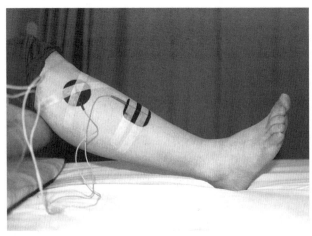

Figura 13.4 Uma dorsiflexão equilibrada como resposta à EENM. Observar a aplicação do eletrodo e o posicionamento do membro.

Quadro 13.3	Instruções educacionais para o uso domiciliar do estimulador

Instruções para o uso domiciliar do estimulador

1. Seu tempo de tratamento é _____ minutos _____ vezes por dia.
2. Sua resposta ao tratamento depende do seu esforço para aderir ao programa sugerido.

Preparação para utilizar o estimulador

1. Limpar a pele com sabão neutro e água na área onde você vai aplicar os eletrodos.
2. Preparar os eletrodos como indicado pelo seu terapeuta e aplicá-los de forma segura nas áreas designadas.
3. Conectar os eletrodos ao estimulador – certificar-se de inserir completamente todos os plugues para que não haja metal exposto.

Preparação para o exercício

1. Posicionar-se confortavelmente de acordo com as instruções do seu terapeuta.
2. Ajustar o(s) controle(s) de intensidade até experimentar uma sensação e uma resposta muscular semelhantes às do seu exercício supervisionado com o terapeuta.
3. Exercitar pelo período de tempo designado acima.

Encerramento da sessão de exercício

1. Desligar o(s) comando(s) de intensidade.
2. Desconectar todos os fios puxando os plugues. (Não puxar os fios.)
3. Remover os eletrodos e limpar/guardar como seu terapeuta ensinou.

Precauções para o uso do estimulador

- O estimulador é pré-programado apenas para seu uso pessoal e não deve ser usado em outra parte do seu corpo ou em qualquer outra pessoa. (Recomenda-se que o paciente também receba um diagrama da localização do eletrodo ou de preferência uma fotografia.)
- Verificar cuidadosamente sua pele na área dos eletrodos antes e depois de aplicá-los. Eles não devem ser aplicados sobre a pele com fissuras ou irritada.
  Uma ligeira vermelhidão da pele sob os eletrodos é normal após a estimulação. Se sentir uma irritação persistente na pele, pare de usar o estimulador até ver seu terapeuta.
- Não tomar banho ou ducha usando o estimulador ou os eletrodos.

Solução de problemas

Não sentir nenhuma estimulação

- Verificar novamente todas as conexões.
- Verificar mais uma vez o contato do eletrodo com a pele.
- Verificar de novo ou substituir as baterias.

A estimulação está desconfortável

- Verificar novamente o contato do eletrodo com a pele.
- Reajustar os controles de intensidade.
- Verificar se a pele sob o eletrodo está irritada.

Estimulação intermitente

- Verificar se os fios estão quebrados.
- Verificar as conexões.
- Verificar o contato do eletrodo com a pele.

Um exemplo de paciente com um déficit neurológico é uma jovem mulher com um traumatismo craniano fechado. A paciente exibe espasticidade bilateral do bíceps braquial com contraturas na flexão do cotovelo. Este é um exemplo de plano de intervenção de tratamento:

- Troca frequente do gesso.
- EENM no músculo tríceps para restaurar a extensão do cotovelo.

Para não limitar suas funções diárias, tais como alimentar-se sozinha, o braço não dominante é tratado em primeiro lugar. A paciente é engessada na amplitude de extensão disponível, bloqueando a flexão, mas não limitando a extensão enquanto estiver usando a EENM (Fig. 13.6). O tempo de rampa de elevação deve ser estendido neste caso por causa da espasticidade presente no grupo muscular oposto. Talvez seja necessário um tempo de rampa de elevação de 6 a 8 segundos para atingir um alongamento eficaz, lento, sem aumentar a espasticidade no bíceps por meio de um alongamento rápido. O gesso deve ser trocado toda semana e as medidas da ADM anotadas no histórico médico. A troca frequente de gesso é aplicada novamente na amplitude de extensão disponível, bloqueando a flexão, mas não limitando a extensão para continuar as sessões de EENM. Em alguns casos, uma tala fabricada é preferível.

Facilitação ou reeducação do músculo

Após uma cirurgia ou lesão neurológica (sobretudo cirurgia ortopédica), o paciente pode ter dificuldade para iniciar o movimento em um grupo muscular. Esse é particularmente o caso se o paciente for incapaz de utilizar o músculo por qualquer período de tempo, levando à atrofia por desuso, fraqueza ou dor. O sistema nervoso central (SNC) depende fortemente das muitas formas de *feedback* sensorial recebidas para modular o desempenho. No caso de uma lesão neurológica, esse *feedback* pode ser muito afetado pela perda sensorial ou pela distorção e/ou mudança nas estratégias de movimento disponíveis e no tônus. No caso de cirurgia, o conjunto dos neurônios motores pode ser diretamente inibido pelos eferentes da dor, e sugeriu-se que o corte de uma cápsula articular durante a cirurgia pode afetar a atividade proprioceptiva normal.[21]

A resposta desejada é uma contração voluntária que é reforçada pela EENM para aumentar o *feedback* do SNC e a aprendizagem motora. Sincronização e coordenação são cruciais para o reaprendizado das habilidades motoras. Portanto, é importante que a EENM ocorra no momento correto na resposta motora antecipada. O momento do estímulo deve ser controlado pelo terapeuta ou pelo paciente usando-se um gatilho externo que é geralmente um interruptor de pé ou de mão.

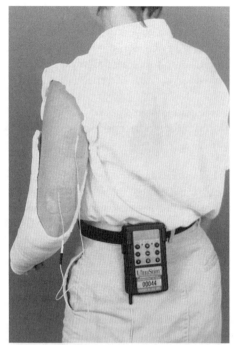

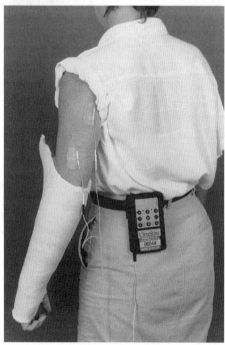

Figura 13.6 O gesso "*drop-out*" necessário para alcançar uma melhor amplitude de movimento de extensão do cotovelo. Na foto A, a flexão do cotovelo é bloqueada pela parte frontal do gesso. Na foto B, a extensão do cotovelo é estimulada pelos eletrodos, posicionados para ganhar uma amplitude de extensão adicional. *Modelo Ultra Stim 650-01; Neuromedics, Inc., Clute, TX; Eletrodos, de neuroestimulação reutilizáveis Pals, Axelgaard Mfg Co., Ltd, Fallbrook, CA. A fotografia é uma cortesia de Kathy Goodstein, Shriners Hospital, Unidade da Filadélfia.*

Às vezes, a contração deve ser iniciada pela EENM, mas em outras situações a estimulação é usada para aumentar uma resposta voluntária fraca ou para permitir a estabilização por meio da estimulação de um grupo muscular relacionado. Geralmente, esse tipo de programa da EENM não é utilizado pelos pacientes de forma independente, mas representa um poderoso auxiliar para o terapeuta durante uma sessão de intervenção. A facilitação, para ser mais eficaz, exige a cooperação do paciente e um tempo de estimulação dentro das tarefas funcionais.

Um exemplo para enfatizar esses conceitos é o estado de uma mulher após uma artroplastia total do joelho esquerdo (STJ). Na tentativa de lhe ensinar os exercícios isométricos de quadríceps, o profissional que a assiste reconhece que, apesar de um grande esforço, a paciente é incapaz de ativar de forma eficaz seu quadríceps. Este é um exemplo de plano de intervenção de tratamento:

- EENM para facilitar a atividade do quadríceps.
- Exercícios convencionais para manter o quadril ipsilateral e a força do tornozelo e impedir a estase circulatória.
- Apoio de peso protegido e, quando indicado, treino de marcha com dispositivo de apoio adequado.
- Gelo no joelho esquerdo para controlar o edema após o exercício.

É possível que a localização do eletrodo distal sobre o quadríceps tenha de ser modificada se os grampos ainda estiverem presentes no local da incisão, pois a corrente elétrica pode se concentrar ao redor da superfície de metal e causar dor. O eletrodo distal deve ser movido mais proximal (deixando um espaço de pelo menos 2,5 cm entre o eletrodo e os grampos), para que estes não estejam dentro da principal via da corrente. Uma alternativa é usar uma forma de onda bifásica assimétrica e posicionar um eletrodo posteriormente sobre os músculos posteriores da coxa. Isso deve assegurar um estímulo confortável para a paciente. Caso contrário, o uso da EENM deve ser reconsiderado, se necessário, após a remoção dos grampos. Em uma intervenção, também se deve observar cuidadosamente o local da incisão para garantir que não haja força excessiva sobre uma incisão cicatrizada. Uma diminuição na amplitude ainda pode ser eficaz por dar um sinal sensorial a uma contração no quadríceps. Espera-se que esse tipo de facilitação será necessário apenas por um curto período de tempo, porque essa paciente tem um SNC normal que exige, possivelmente, apenas uma ou duas sessões de 15 a 20 minutos cada antes de a paciente ser capaz de continuar os exercícios de fortalecimento por conta própria.

Um exemplo de paciente com um déficit neurológico é uma mulher que teve uma trombose da artéria cerebral média esquerda 3 meses antes do seu exame inicial. Ela retornou para a terapia adicional, pois afirma que começou a mover os dedos de sua mão direita. Como parte de uma avaliação completa, verifica-se que ela pode flexionar e estender os dedos ativamente (embora não em toda a amplitude completa), mas não pode estender e estabilizar o punho ativamente, o que limita sua capacidade de produzir uma preensão funcional. Este é um exemplo de plano de intervenção de tratamento:

- Reabilitação convencional para maximizar o aprendizado motor para a independência funcional.
- EENM para facilitar o movimento voluntário nos extensores do punho direito.
- Treinamento funcional em conjunto com a EENM, se necessário.

É importante que essa paciente tenha uma referência visual para que possa receber um *feedback* visual, cinestésico e cutâneo e estimulação coordenada com atividades de preensão voluntária.

Os músculos do punho e dos dedos estão muito próximos no antebraço e a localização cuidadosa pode incluir ou eliminar a atividade nos dedos, se o desejar. O ideal é uma extensão do punho equilibrada sem desvio excessivo ulnar ou radial. Eletrodos recortados em pequenos *patches* podem ajudar a limitar a propagação do estímulo para outros músculos. Além disso, considere cuidadosamente o caminho da corrente entre os eletrodos posicionados para limitar a propagação da estimulação. Essa paciente tem um SNC anormal, e sua dificuldade pode ser maior no recrutamento de alguns grupos musculares, embora a resposta estimulada eletricamente nesse grupo possa se aproximar do torque alcançado em um grupo muscular intacto.[24] Portanto, ela pode exigir mais experiência com a EENM para ser capaz de ativar os extensores do punho de forma independente e adequada e poder então chegar perto do torque normal. O tempo de intervenção pode se limitar a 15 a 20 minutos por sessão, mas a duração da intervenção de tratamento pode durar uma ou duas semanas, especialmente se for feito um esforço para variar a experiência da aprendizagem motora tentando-se atividades funcionais, tais como segurar e soltar ou posicionar de modo diferente o membro superior durante a ativação da extensão do punho. Se por causa da evolução do seu estado neurológico, o teste com a EENM na paciente não for bem-sucedido, talvez seja apropriado tentar novamente em outro momento ao longo da sua intervenção de tratamento (ver "Vamos descobrir: experimentar a estimulação elétrica funcional nas AVD").

Manejo da defesa muscular e espasticidade

A EENM é amplamente usada para tratar a dor pela redução da tensão de um músculo em espasmo por causa da lesão. No entanto, se o mecanismo de melhoria não está claro, a estimulação de alta frequência pode causar uma rápida fadiga muscular em um músculo constantemente ativo. É possível quebrar o suposto ciclo dor-espasmo-dor com alívio da dor por até várias horas após a intervenção. Isso permite melhorar a ADM e tratar de forma eficaz as áreas específicas da lesão.

Em um paciente com deficiência neurológica, estimular um músculo espástico provoca um relaxamento semelhante ao de um músculo em espasmo; no entanto, o período de relaxamento é breve por causa da contínua anormalidade subjacente no SNC. Durante esse breve período de relaxamento, o membro pode ser reposicionado para permitir que o gesso ou a órtese sejam colocados de forma eficaz.

Um exemplo de paciente com deficiências musculoesqueléticas é o de um secretário que passa horas e horas em frente ao computador e tem dor no pescoço com espasmos musculares do trapézio (parte descendente) direito, dos romboides e rotação limitada, bem como flexão para a frente da parte cervical da coluna vertebral com dor ao se movimentar. Quando avaliado, o paciente demonstra defesa muscular aguda com rotação limitada e flexão para a frente por causa da dor ao se movimentar. Este é um exemplo de plano de intervenção:

- Corrente pulsada (ver Fig. 13.7 para um exemplo dessa aplicação) no músculo trapézio.
- Geralmente usa-se calor ou gelo em conjunto com a estimulação.

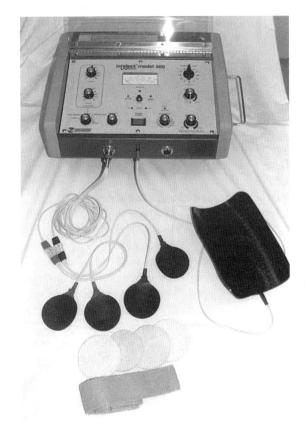

Figura 13.7 Esta unidade ilustra os parâmetros ajustáveis disponíveis e a escolha do eletrodo com uma versão clínica da *High Volt Pulsed Stimulation Unit*. Modelo Intelect 500; Chattanooga Corp, Chattanooga, TN.

- Programa de exercícios domiciliar.
- Instrução do paciente em posição sentada.

Esse paciente pode se beneficiar de um posicionamento bipolar ou monopolar do eletrodo (ver Cap. 12). A documentação do período de alívio da dor após uma intervenção de tratamento ajudará a determinar a necessidade de continuá-la com a estimulação elétrica. (Ver "Vamos descobrir: redução da defesa muscular com o uso de três configurações diferentes de estimulação elétrica".)

Redução do edema

O edema agudo se desenvolve por causa de um trauma dos vasos sanguíneos com vazamento das células sanguíneas e das proteínas plasmáticas para dentro do espaço intersticial. Esses componentes do sangue são carregados negativamente e, quando expostos a uma polaridade negativa, são repelidos da área.[25] Como resultado, o excesso de fluido, por causa de sua ligação com as proteínas carregadas negativamente, também é deslocado da área.[26] O edema crônico requer drenagem venosa e linfática, que é reforçada pelas contrações musculares cíclicas. O tratamento do edema (tanto agudo como crônico) geralmente inclui a aplicação de gelo ou de imersão em água fria, elevação e compressão. A EENM pode ser um complemento eficaz para essas intervenções padrão porque o bombeamento muscular cíclico foi alcançado, e isso é o necessário para o edema crônico e a drenagem linfática e venosa.

Um exemplo de paciente com edema é um trabalhador da construção civil que sofreu uma lesão ao esmagar a mão esquerda 3 dias atrás. Não houve fraturas, mas o paciente tem edema grave e ADM limitada. Este é um exemplo de plano de intervenção de tratamento:

- EENM aplicada com a mão machucada elevada.
- Elevação para exercício e descanso.
- Exercícios de ADM ativa conforme tolerados.

Os eletrodos seriam posicionados sobre a face volar e o dorso da mão em elevação. A redução do edema será mais eficaz se os músculos no interior da mão (os intrínsecos) se contraírem, por isso o eletrodo ativo deve ser movido para maximizar a atividade intrínseca. A corrente deve ser ajustada para provocar uma contração breve mas eficaz dos músculos locais (frequência de 20 a 50 pps). A continuação de uma intervenção baseia-se na redução do edema.

Substituição ortótica

A capacidade de ativar músculos inervados mas inativos, paréticos ou paralisados prova ser um substituto eficaz para ortóticos no manejo da deformidade, ou para ajudar o movimento voluntário. A partir dos anos 1960, realizou-se uma grande quantidade de pesquisa com o que veio a ser chamado de estimulação elétrica funcional, ou FES. Essa pesquisa contínua explora muitas áreas, incluindo a restauração da posição em pé e a deambulação nos pacientes que são paraplégicos (Fig. 13.8), a dorsiflexão em pacientes com hemiplegia, e a estimulação da superfície para substituir órtese em pacientes com escoliose idiopática.[27-29] Muitas das atividades funcionais em que a FES é promissora são atividades complexas (como caminhar) que exigem diversos canais de estimulação e *feedback* para permitir que a estimulação seja modulada para atender às condições variáveis. Atualmente, esses sistemas imperfeitos estão em fase experimental.

A estimulação elétrica para ativar os dorsiflexores do tornozelo durante a fase de oscilação do ciclo de marcha é amplamente usada na prática clínica por causa da natureza repetitiva, raramente variada do movimento (Fig.13.9). O sistema requer um estimulador elétrico portátil com um interruptor externo sob o calcanhar e um canal de estimulação (Fig. 13.10). A estimulação é ativada quando o calcanhar se eleva do solo no final da postura, provocando a estimulação dos dorsiflexores do

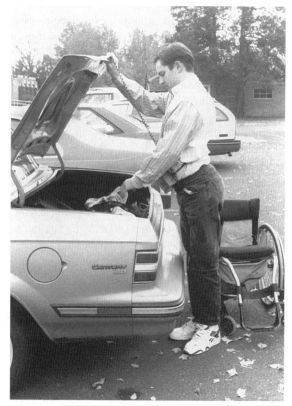

Figura 13.8 Este participante da pesquisa é um paraplégico de nível T4 que foi fotografado usando um estimulador neuromuscular experimental multicanal (usado na cintura) para conseguir ficar em pé sem órtese. *A fotografia é uma cortesia de Kathy Goodstein, Shriners Hospital, Unidade da Filadélfia.*

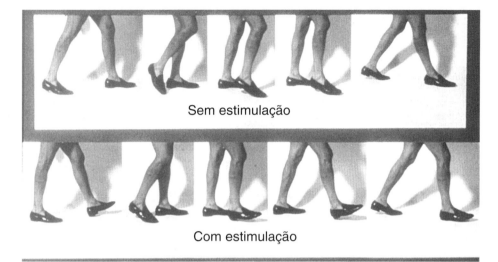

Figura 13.9 Esta é uma comparação da fase de oscilação do membro inferior direito com e sem o auxílio da EENM cronometrada. O paciente visto aqui estava com eletrodos experimentais implantados em vez dos eletrodos de superfície utilizados clinicamente. *Com permissão do Los Amigos Research and Education Institute, Downey, CA.*

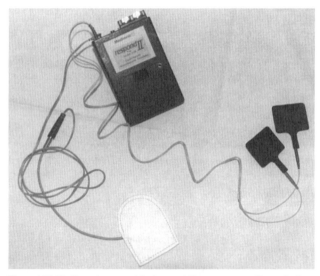

Figura 13.10 Esta é uma unidade portátil comumente disponível para a EENM com dois canais de estimulação e um interruptor de calcanhar externo opcional para sincronizar a contração estimulada com o ciclo da marcha. *Respond II FES Unit, Modelo 90003108; Medtronic Corp., San Diego, CA.*

tornozelo para permitir que os dedos do pé se desprendam do solo durante a oscilação.

Por causa da natureza repetitiva da atividade muscular necessária para alcançar a substituição de longo prazo dos ortóticos, qualquer aplicação clínica da EENM como um substituto ortótico requer antes o desenvolvimento da resistência muscular descrita anteriormente neste capítulo. Baker et al.[29] descreveram claramente um programa de FES para tratar a subluxação do ombro, que pode acompanhar a paralisia flácida de um acidente vascular encefálico.

Denervação parcial

A EENM pode ser eficaz na reeducação de um músculo que está recuperando sua inervação após uma lesão do nervo periférico. O processo de reinervação após uma lesão do nervo é lento, imprevisível e raramente completo. O grau da função esperado é difícil de prever e depende de muitos fatores, incluindo:

- Grau de atrofia.
- Mecanismo e extensão da lesão do nervo.
- Tempo desde a lesão.

Com a paresia ou paralisia associada a uma lesão do nervo periférico vem uma "desconexão" do sistema nervoso central com o(s) músculo(s) específico(s).

Com a reinervação, muitos pacientes acham que não são mais capazes de ativar o músculo sem os sinais sensoriais associados à EENM: cutâneos, cinestésicos e visuais. As partes normais do SNC se acomodam facilmente, permitindo que o paciente comece a reconectar e a iniciar o movimento. Além disso, a força muscular pode aumentar, normalmente dentro de apenas algumas sessões. É difícil, no entanto, prever a resposta muscular viável, dado o conhecimento limitado da condição da inervação.

Um exemplo de paciente com denervação parcial é o de um homem que sofreu uma lesão do nervo fibular durante uma substituição total do joelho direito 9 meses atrás. O paciente precisou de uma órtese tornozelo-pé (OTP) direito por causa do pé caído desde a cirurgia, e ele é incapaz de dorsiflexionar ativamente o tornozelo direito. De acordo com os resultados de uma EMG, o músculo tibial anterior está em processo de reinervação; no entanto, o paciente é incapaz de executar uma contração voluntária. Este é um exemplo de plano de intervenção de tratamento:

- EENM para reeducar a reinervação muscular.
- Exercícios de fortalecimento convencionais, se o paciente aprender a contrair voluntariamente.
- Treinamento de marcha com a EENM externamente acionada, se este for caso para alcançar a deambulação sem a OTP.

Na presença de denervação parcial, a aplicação do ponto motor é de difícil previsão com pontos motores que se movem mais distalmente com frequência.[31,32] Um estímulo com uma duração do pulso mais longa é preferível na presença de denervação parcial. O paciente pode ter de ser acompanhado mensal ou trimestralmente para avaliar o estado da reinervação até que uma contração que alcance pouca amplitude ou uma amplitude razoável possa ser gerada voluntariamente. A reinervação é de difícil previsão e requer reexame frequente.

Considerações sobre segurança

Equipamento

É responsabilidade do profissional garantir a segurança e o bom funcionamento de todos os equipamentos. Inspecionar o equipamento antes do uso é uma importante medida de segurança que deve se transformar em rotina. O equipamento deve passar por uma inspeção agendada anualmente, e uma etiqueta que indique claramente a data da última inspeção deve ser afixada.

Cada peça do equipamento vem com um manual operacional, que deve estar sempre disponível. Dedique tempo à sua leitura. O equipamento nunca deverá ser operado se o usuário não estiver totalmente familiarizado com seu funcionamento. Apesar da segurança do profissional ser um fator importante quando equipamentos elétricos são utilizados, é evidente que a segurança do paciente é fundamental. Consultar o Capítulo 11 para obter detalhes sobre as condições de segurança.

Fatores relativos ao paciente

Histórico médico

Recomenda-se que, antes de uma intervenção de tratamento com a EENM ou FES, o paciente seja questionado em relação às indicações e contraindicações da modalidade que será usada. No momento do exame, ele pode ter se esquecido de mencionar um possível problema ou pode ter desenvolvido um que poderia tornar a aplicação da modalidade questionável. Portanto, é uma boa prática entrevistar o paciente antes de todas as intervenções.

Irritação cutânea e sensação

Uma inspeção visual da área a ser tratada vai identificar tanto as condições normais como as anormais da pele. As descobertas normais podem incluir marcas de nascença ou outras descolorações da pele que permanecerão após a intervenção. As observações devem ser claramente documentadas no prontuário do paciente, pois fornecem informação aos outros terapeutas que podem realizar a intervenção; também permitem àquele que já está tratando a identificação de qualquer mudança nas condições da pele que podem resultar de uma intervenção.

Depois de uma intervenção, a área estimulada da pele pode ficar cor-de-rosa por causa de um aumento do fluxo sanguíneo superficial resultante de uma intervenção de tratamento. Essas mudanças devem desaparecer dentro de 30 a 60 minutos após o tratamento. Se a área permanecer bastante vermelha e/ou mudanças da cor não desaparecerem, pode ter ocorrido uma queimadura elétrica, e o paciente precisará ser tratado imediatamente com os primeiros socorros adequados. (*Se houver uma queimadura, um relatório sobre o incidente deve ser preenchido para documentar o evento de acordo com as políticas do estabelecimento onde o paciente está sendo tratado e é necessário informar o pessoal médico para que a queimadura possa ser tratada apropriadamente.*) A manutenção de uma boa interface entre o eletrodo e o paciente, utilizando-se uma quantidade adequada de gel, o contato completo do eletrodo com a pele e a fixação adequada impedirão danos aos tecidos.

Sua comunicação com o paciente e a observação da área a ser tratada são essenciais. A seleção cuidadosa da forma de onda, da duração do pulso e dos eletrodos prevenirá danos ocasionados no tecido pelos eletrodos de estimulação.

Problemas cognitivos

Cognição, habilidades psicológicas e desempenho neuromuscular são interdependentes. A deficiência da cognição pode ser identificada durante o exame e comunicada a você, ou ela pode ser identificada mediante suas observações cuidadosas e habilidades de comunicação com o paciente. Deficiências cognitivas incluem uma diminuição da capacidade de aprender ou de compreender instruções ou uma incapacidade de traduzir as instruções em resultados esperados. É essencial uma comunicação clara e concisa. O uso de sinais visuais e táteis será benéfico. Demonstrar e palpar uma contração muscular normal em uma parte do corpo não afetada pode ser uma maneira de explicar de forma clara o objetivo da reeducação muscular. Lembre-se de que a maioria dos pacientes não tem treinamento médico. É importante usar termos leigos para descrever os procedimentos.

A disfunção cognitiva pode ser incorretamente traduzida como motivação fraca. Os profissionais devem estimular e reforçar continuamente os resultados positivos durante toda a intervenção de tratamento. A compreensão do paciente pode ser avaliada pedindo-lhe para repetir as instruções, o processo e os resultados esperados. O mais importante é ajudar o paciente a entender *por que* a intervenção é necessária e *como* ela se relaciona com suas atividades diárias.

A falta de cognição não proíbe o uso da estimulação elétrica, que demonstrou ser muito eficaz na redução da espasticidade e na melhoria da ADM em pacientes que estão em estado de coma.[33] Nessa aplicação torna-se obrigatória a observação cuidadosa para a segurança.

Instrução do paciente

Resultados esperados

Os resultados esperados estão diretamente relacionados com a educação e a compreensão do paciente antes, durante e depois de uma intervenção. Os pacientes devem entender a razão da intervenção, o processo, os resultados e os benefícios. Explicar a razão para as intervenções de tratamento facultará ao paciente a oportunidade de comunicar suas necessidades, que podem então ser incorporadas ao plano global da intervenção de tratamento. A razão para a intervenção de tratamento é geralmente identificada ou mais bem compreendida em termos funcionais. A estimulação elétrica na reeducação muscular do quadríceps pode beneficiar o paciente nas transferências ou na potencial deambulação. É importante comunicar o resultado esperado e não fornecer uma falsa esperança ao paciente.

Explicar os procedimentos utilizados durante o processo da intervenção de tratamento e as sensações esperadas reduzirá os medos e a ansiedade do paciente. A educação e a compreensão desses procedimentos e sensações permitirão que ele se comunique melhor e dê o *feedback* terapêutico que maximizará a intervenção de tratamento.

É muito importante uma educação adequada sobre os resultados e benefícios esperados. Os profissionais devem entender esses resultados antes do início de uma intervenção de tratamento e usá-los de forma adequada com cada paciente. A estimulação elétrica tem muitos usos na fisioterapia, como foi previamente discutido. Ela pode ser usada no relaxamento muscular, como no caso da espasticidade. A concretização desse relaxamento pode ajudar no funcionamento dos músculos antagonistas, ou melhorar a mobilidade mediante o aumento da ADM. A reeducação muscular é frequentemente observada com a utilização da estimulação elétrica. O aumento da força e a utilização dos membros são muitas vezes observados conforme o controle voluntário é reconstruído. A redução do edema utilizando-se da estimulação elétrica também pode melhorar a ADM e o uso dos membros em todas as facetas das atividades da vida diária.

Tomada de decisão clínica

Avaliação da eficácia da intervenção e modificação da intervenção

Os objetivos devem ser realistas e atingidos de forma confiável. Um profundo conhecimento da aplicação de eletroterapia é muito importante para seu uso, em especial porque ela não é uma modalidade facilmente compreendida por muitos médicos ou planos de saúde e muito menos pelos pacientes que irão experimentá-la. Também é importante ter a capacidade de avaliar o resultado da intervenção uma vez iniciado o tratamento. É impossível fazer isso sem medições periódicas, apropriadas e confiáveis do estado físico do paciente antes, durante e após a intervenção de tratamento. É fundamental avaliar diariamente a integridade da pele, a resposta do paciente à última intervenção do tratamento, e todas as queixas de desconforto ou alteração dos sintomas.

Documentação da intervenção de tratamento com a EENM

No exame e reavaliações periódicas subsequentes são feitas outras medições do estado. Embora a questão da confiabilidade das medidas clínicas esteja além do escopo deste capítulo, certos tipos de medição foram aceitos como habitualmente confiáveis. Exames isocinéticos de força são usados com frequência e em muitos casos mostraram-se muito confiáveis para o exame de força e resistência.[33] Medidas da ADM ativa e passiva são muito úteis para a documentação do progresso no manejo da contratura e do controle motor. A medição tanto da ADM ativa como passiva é muitas vezes importante. No exame do edema e da hipertrofia, geralmente usam-se medições da circunferência nos pontos de referência reprodutíveis feitas com uma fita métrica. As medições volumétricas da quantidade de água deslocada por um membro também são confiáveis, embora raramente utilizadas. Descrições precisas da marcha ou dos padrões de movimento e medição dos aspectos temporais da marcha com um cronômetro também são úteis e, quando disponíveis, gravações em vídeo do desempenho do paciente são especialmente benéficas.

O uso da EENM para tratar uma grande variedade de casos clínicos apresentados neste capítulo requer uma familiaridade com o equipamento que existe em seu estabelecimento e as características das formas de onda disponíveis, bem como os parâmetros de estimulação acessíveis nesse equipamento. O equipamento portátil, em geral, é menos potente, tem menos parâmetros ajustáveis e pode ser mais propenso a danos. Modelos clínicos serão potencialmente mais versáteis (para aplicações

352 Seção III • Uso da estimulação elétrica no tratamento terapêutico

tais como iontoforese e cicatrização de feridas, que estão além do escopo deste capítulo), mas menos portáteis e mais potentes, com uma maior probabilidade de causar dano tecidual.

Como foi afirmado anteriormente, o conforto do paciente é de extrema importância, pois uma intervenção de tratamento que não possa ser tolerada torna-se ineficaz. Para o paciente, é fundamental ser monitorado de perto durante as sessões iniciais da intervenção de tratamento para que se possa avaliar o conforto e se uma mudança dos parâmetros deve ser considerada.

Resumo

Neste capítulo, fizemos uma rápida revisão da aplicação da EENM como uma modalidade clínica. Compreender as razões para utilizá-la durante a tomada de decisões clínicas para seus pacientes acabará refletindo-se no progresso deles. Como esse tópico é bastante amplo, ele merece um estudo mais aprofundado por meio de leituras adicionais.

Questões para revisão

1. Qual dos seguintes parâmetros em um estimulador elétrico seria considerado essencial se seu objetivo de tratamento fosse o fortalecimento muscular?
   a. Frequência
   b. Duração do pulso
   c. Intensidade
   d. Tempo ligado/desligado
2. Qual das seguintes características ou parâmetros em uma unidade de EENM seria a mais útil para que você conseguisse distinguir sua capacidade de uso na amplitude de movimento (ADM), facilitação da função muscular, manejo da defesa muscular, redução do edema ou substituição ortótica?
   a. Portabilidade
   b. Potencial intensidade de saída
   c. Flexibilidade dentro das configurações de duração do pulso
   d. Flexibilidade dentro das configurações de tempo ligado/desligado
3. Qual das seguintes características ou parâmetros em uma unidade de EENM poderia diferenciá-la das outras e tornar possível usá-la tanto em pacientes dener-

vados como naqueles totalmente inervados na reeducação muscular e na substituição ortótica?
   a. Potencial intensidade de saída
   b. Flexibilidade dentro das configurações de duração do pulso até contínua
   c. Flexibilidade dentro das configurações de tempo ligado-desligado
   d. Configuração de polaridade ajustável
4. Enquanto você está trabalhando com a paciente na facilitação da função muscular, ela se queixa de uma sensação de formigamento sob o eletrodo em seu VMO [vasto medial oblíquo]. Qual das seguintes opções é a causa mais provável para esse tipo de reclamação e qual a solução adequada?
   a. Ela está cansada e precisa descansar antes de retomar à atividade
   b. Ela está sentindo os efeitos do eletrodo seco, que precisa ser reidratado para reduzir a impedância
   c. Ela está fingindo. Se sentisse algo você não estaria usando a EENM para facilitar a contração muscular
   d. A intensidade tem de ser mais elevada. O que ela relata é a primeira sensação pouco antes de o nível adequado ser percebido pelo paciente.
5. Um dos "substitutos" de uma médica que está em licença-maternidade agendou um paciente que vem recebendo estimulação elétrica para ajudar na redução do edema na parte inferior da perna. Você ouviu o "substituto" instruir o paciente sobre o que ele deve sentir durante o tratamento. Qual das seguintes opções seria *incorreta* para esse objetivo de tratamento?
   a. Avise-me quando você começar a sentir alguma coisa. Apoiei sua perna para que ela fique elevada acima de seu coração, que é como você deve colocá-la sempre que possível.
   b. Assim que você começar a sentir algo, vou elevar um pouco mais a intensidade para que possamos começar a ver uma contração muscular. Trabalhe com isso. Será somente por alguns segundos, mas vai ajudar a bombear um pouco do fluido para liberar a área.
   c. Avise-me quando você começar a sentir alguma coisa. Assim que você começar a sentir algo, vou diminuir a intensidade um pouco para que não seja tão forte. Apoiei sua a perna para que ela fique elevada acima de seu coração, que é como você deve colocá-la sempre que possível.
   d. Isso deve ser confortável, mas também preciso ver uma contração do músculo. Vai ficar desligado e ligado e gostaria que você trabalhasse com ele.

Estudo de caso

Keith é um ávido esquiador que caiu durante um treinamento preparatório para um evento futuro. Ele rompeu o LCA e este foi reparado, e foi isso que o trouxe ao departamento de fisioterapia esta tarde. O fisioterapeuta o avaliou e descobriu que, embora existam algumas limitações em sua ADM como resultado da cirurgia, a principal queixa é a fraqueza no joelho com uma significativa atrofia no quadríceps D em comparação com o E, que não foi lesionado. Ele está altamente motivado e, aos 24 anos de idade, tem de ser alertado para não cometer excessos.

- Será que o uso domiciliar da EENM para o fortalecimento muscular trará algum benefício potencial a Keith? Por quê? Justifique sua resposta.

- Será que o uso clínico da EENM para o fortalecimento muscular trará algum benefício potencial a Keith? Por quê? Justifique sua resposta.
- Se ele for capaz de fazê-lo, que lugares para o posicionamento do eletrodo poderiam potencialmente ser usados por um paciente que passou por uma reparação do LCA e que necessita do fortalecimento do quadríceps?
- Quais parâmetros você escolheria para realizar o fortalecimento muscular para esse tipo de paciente?
- Você prevê eventuais problemas com Keith? Por quê? Se você respondeu sim, quais poderiam ser?

Questões para discussão

1. Quais são os efeitos sensoriais e motores da alteração da corrente, da amplitude e da duração do pulso?
2. Quando um paciente está sendo estimulado, qual é a importância do circuito da corrente?
3. Se o paciente está com alguma peça de metal sobre sua pele, tais como grampos, a estimulação elétrica pode ser usada, e por que o posicionamento dos eletrodos deve ser cuidadosamente considerado?

4. Ao estimular o tornozelo, você deveria se preocupar com desvios tais como inversão e eversão? O que você pode fazer para lidar com esses desvios produzidos pela estimulação elétrica?
5. Qual o tamanho do eletrodo de superfície que você escolheria para estimular o glúteo máximo, e por que o tamanho do eletrodo de superfície é importante?

Bibliografia

Uma referência essencial é o "Eletrotherapeutic Terminology in Physical Therapy Revision 2000", que está disponível no site da American Physical Therapy Association: www.apta.org.

Referências bibliográficas

1. Electrotherapeutic Terminology in Physical Therapy. Section on Clinical Electrophysiology: American Physical Therapy Association, Alexandria, VA, 1990, p 29.
2. Nelson, RM, and Currier, DP: Clinical Electrotherapy. Appleton and Lange, Norwalk, CT, 1987, p 110.
3. Baker, LL, et al: Neuromuscular Electrical Stimulation: A Practical Clinical Guide, ed 3. Los Amigos Research and Education Institute, Downey, CA, 1993, p 73.
4. Baker, LL, et al: Neuromuscular Electrical Stimulation: A Practical Clinical Guide, ed 3. Los Amigos Research and Education Institute, Downey, CA, 1993, p 75.
5. Snyder-Mackler, L, and Robinson, AJ: Clinical Electro_physiology—Electrotherapy and Electrophysiologic Testing. Williams & Wilkins, Baltimore, 1989, p 131.
6. Delitto, A, and Rose, SJ: Comparative comfort of three waveforms used in electrically eliciting quadriceps femoris muscle contractions. Phys Ther 66:1704, 1986.
7. Bowman, BR, and Baker, LL: Effects of waveform parameters on comfort during transcutaneous neuromuscular electrical stimulation. Ann Biomed Eng 13:59, 1974.

8. Baker, LL, Bowan, BR, and McNeal, DR: Effects of waveform on comfort during neuromuscular electrical stimulation. Clin Orthop Related Res 233:75, 1988.
9. McNeal, DR, et al: Subject preference for pulse frequency with cutaneous stimulation of the quadriceps. Proc Rehabil Eng Soc North Am 9:273, 1986.
10. Laufer, Y, Ries, JD, Leininger, PM, and Alon, G: Quadriceps femoris muscle torques and fatigue generated by neuromuscular electrical stimulation with three different waveforms. Phys Ther 81:1307–1316, 2001.
11. Electrotherapeutic Terminology in Physical Therapy. Section on Clinical Electrophysiology:American Physical Therapy Association, Alexandria, VA, 1990, p 25.
12. Baker, LL, et al: Neuromuscular Electrical Stimulation: A Practical Clinical Guide, ed 3. Los Amigos Research and Education Institute, Downey, CA, 1993, p 87.
13. Electrotherapeutic Terminology in Physical Therapy. Section on Clinical Electrophysiology:American Physical Therapy Association, Alexandria, VA, 1990, p 21.
14. Ward, AR, and Shkuratova, N: Russian Electrical Stimulation: The Early Experiments. Phys Ther 82:1019–1030, 2003.
15. Currier, DP, and Mann, R: Muscular strength development by electrical stimulation in healthy individuals. Phys Ther 63:915, 1983.
16. Robinson, AJ, and Snyder-Mackler, L (eds): Clinical Electro_physiology—Electrotherapy and Electrophysiologic Testing, ed 2. Williams & Wilkins,Baltimore, 1995, pp 129–130.
17. Delitto, A, et al: Electrically elicited co-contraction of thigh musculature after anterior cruciate ligament surgery. Phys Ther 68:45, 1988.

18. Selkowitz, DM: Improvement in isometric strength of the quadriceps femoris muscle after training with electrical stimulation. Phys Ther 6:186, 1985.
19. Lewek, M, Stevens, J, and Snyder-Mackler, L: The use of electrical stimulation to increase quadriceps femoris muscle force in an elderly patient following total knee arthroplasty. Phys Ther 81:1565–1571. 2001.
20. Baker, LL, et al: Neuromuscular Electrical Stimulation: A Practical Clinical Guide, ed 3. Los Amigos Research and Education Institute, Downey, CA, 1993, p 51.
21. Draper, V, and Ballard, L: Electrical stimulation versus electromyographic biofeedback in the recovery of quadriceps femoris muscle function following anterior cruciate ligament surgery. Phys Ther 71:455, 1991.
22. Monaghan, B, Caulfield, B, O'Mathuna, DP: Cochrane Abstracts: Surface neuromuscular electrical stimulation for quadriceps strengthening pre and post total knee replacement. Abstracts assessed as up to date 01/07/2008.The Cochrane Library 2012.
23. Stevens-Lapsley, JE, Balter, JE, Wolfe, P, Eckhoff, DG, and Kohrt WM: Early neuromuscular stimulation to improve quadriceps muscle strength after total knee arthroplasty: a randomized controlled trial. Phys Ther 92:210, 2012.
24. Landau, WM, and Sahrmann, SA: Preservation of directly stimulated muscle strength in hemiplegia due to stroke. Arch Neurol 59:1453–1457, 2002.
25. Sawyer, P (ed): Biophysical Mechanisms in Homeostasis and Intravascular Thrombosis. Appleton-Century-Crofts, New York, 1965. 3816_Ch13_322-349 26/06/14 4:23 PM Page 337 338 Section 3 | Electrical Stimulation for Therapeutic Treatment Goals
26. Nelson, RM, and Currier, DP: Clinical Electrotherapy. Appleton and Lange, Norwalk, CT, 1987, p 176.
27. Phillips, CA: Functional electrical stimulation and lower extremity bracing for ambulation exercise of the spinal cord injured individual: A medically prescribed system. Phys Ther 69:842, 1989.
28. Baker, LL: Neuromuscular electrical stimulation in the restoration of purposeful limb movements. In Wolf, SL (ed): Clinics in Physical Therapy—Electrotherapy. Churchill Livingstone, New York, 1981, p 25.
29. Eckerson, LF, and Axelgaard, J: Lateral electrical surface stimulation as an alternative to bracing in the treatment of idiopathic scoliosis. Phys Ther 64:483, 1984.
30. Baker, LL, and Parker, K: Neuromuscular electrical stimulation of the muscles surrounding the shoulder. Phys Ther 66:1930, 1986.
31. Richardson, AT, and Wynn-Parry, CB: The theory and practice of electrodiagnosis. Ann Phys Med 4:3, 1957.
32. Wynn-Parry, CB: Strength duration curves. In Licht, S (ed): Electrodiagnosis and Electromyography, ed 2. Elizabeth Licht, 1961, p 241.
33. Baker, LL, Parker, K, and Sanderson, D: Neuromuscular electrical stimulation for the head injured patient. Phys Ther 63:1967, 1983.
34. Farrell, M, and Richards, JG: Analysis of the reliability and validity of the kinetic communicator exercise device. Med Sci Sports Exer 18:44, 1986.

Vamos descobrir

Atividade de laboratório: provocar respostas motoras à estimulação elétrica

Equipamento

Unidades de estimulação elétrica clínica e portátil com parâmetros ajustáveis:
  Duração do pulso
  Frequência
  Intensidade
  Rampas
  Eletrodos e cabos condutores apropriados para as unidades de estimulação elétrica.
Ver Figuras 13.11 e 13.12.

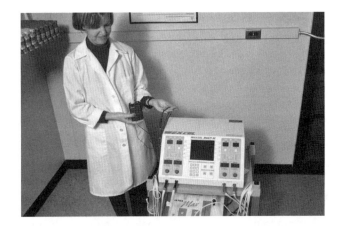

Figura 13.11 A médica está segurando um modelo portátil de unidade de estimulação elétrica. Ao lado dela está um modelo clínico de unidade de estimulação elétrica com múltiplos canais de estimulação que são "operados em linha", o que significa que a unidade deve ser conectada à parede para funcionar.

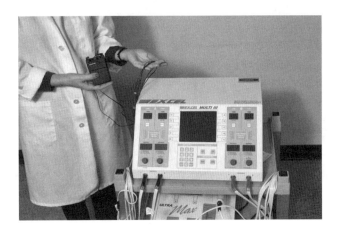

Figura 13.12 Uma visão mais aproximada de ambos os modelos clínico e portátil de unidades de estimulação elétrica. É evidente que os tamanhos dos fios condutores para as duas unidades são diferentes e não seriam intercambiáveis.

Precauções e motivos

Precauções	Motivos
Quando há uma fratura instável	Se a estimulação elétrica for utilizada para uma resposta motora, essa é uma contraindicação. No entanto, se nenhuma resposta motora for provocada, a estimulação elétrica pode ser considerada segura.
Sobre uma área com sensação diminuída	Se a resposta desejada é dependente da sensação, então a estimulação elétrica pode ser inútil. No entanto, se a resposta desejada depende de uma resposta motora, então a aplicação pode ser considerada segura. Se a aplicação envolve a transmissão de íons através da pele, então o paciente deve ser capaz de relatar a sensação para proteger-se de uma reação adversa.
Quando o paciente tem capacidade cognitiva reduzida	Se a resposta desejada é dependente da sensação, então a estimulação elétrica pode ser inútil. No entanto, se a resposta desejada depende de uma resposta motora, então a aplicação pode ser considerada segura. Se a aplicação envolve a transmissão de íons através da pele, então o paciente deve ser capaz de relatar a sensação para proteger-se de uma reação adversa.
Durante a gravidez	A segurança dos estimuladores musculares elétricos para uso durante a gravidez não foi estabelecida. Se a aplicação for após o primeiro trimestre, ela deve ser usada com cautela. A estimulação elétrica tem sido usada com segurança na analgesia durante o trabalho de parto, mas pode interferir com os monitores fetais.
Pacientes com evidência documentada de epilepsia, acidente vascular encefálico (AVE) ou déficit neurológico isquêmico reversível	Esses pacientes devem ser cuidadosamente monitorados quando a estimulação elétrica for usada na região cervical para possíveis reações adversas.

Contraindicações	Motivos
Durante os primeiros 3 meses de gravidez	Não existem dados para indicar o nível de segurança para o feto com a aplicação da estimulação elétrica durante o primeiro trimestre de gravidez.
Sobre o seio carotídeo	Haveria um problema potencial se a circulação para o cérebro fosse alterada.
Quando há um marca-passo	Os aparelhos de eletroestimulação poderiam interferir com as exigências elétricas do marca-passo.
Sobre ou próximo à malignidade	A maioria das técnicas de aplicação com estimulação elétrica envolve o potencial para um aumento da circulação para a área. Existe a possibilidade de que a estimulação elétrica possa aumentar o desenvolvimento de uma metástase.
Sobre ou próximo ao seio carotídeo	A contração muscular prolongada dos músculos cervicais que cercam o seio carotídeo pode prejudicar a circulação para o cérebro.
Quando há trombo	Se uma contração muscular for estimulada no membro com um trombo, aumenta a possibilidade de que ele se desloque.

Atividades de laboratório: flexores dorsais e plantares do tornozelo

1. Escolher um colega/paciente para a estimulação elétrica para provocar uma resposta motora em sua panturrilha. Posicioná-lo como se tivesse uma entorse do tornozelo com edema agudo (Fig. 13.13).

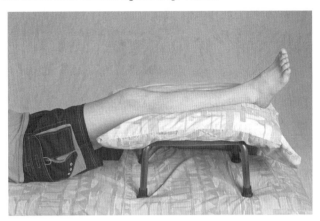

Figura 13.13 Posicionamento do paciente com entorse do tornozelo e edema agudo.

Determinar onde os eletrodos devem ser aplicados para provocar contrações musculares no músculo tibial anterior (Fig. 13.14).

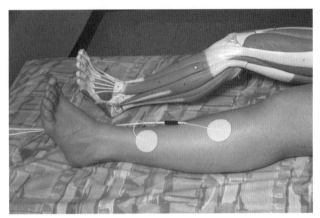

Figura 13.14 Locais de aplicação do eletrodo para provocar uma contração muscular no tibial anterior.

2. Escolher um estimulador capaz de produzir níveis de estimulação que provoquem uma contração muscular tetânica. Programar os seguintes parâmetros:

Duração do pulso	200 μs ou mais
Ritmo do pulso	50 Hz
Tempos ligado/desligado	10/10 (ajustável em segundos)
Estimulação recíproca	Sim

3. Preparar e aplicar os eletrodos que você escolheu. A dimensão deles deve se adequar aos tamanhos dos músculos que serão estimulados.

   Lembre-se de que o tamanho do eletrodo tem influência na facilidade de desencadear uma contração muscular confortável. Eletrodos maiores têm níveis de resistência geralmente inferiores, o que se traduz na necessidade de intensidades mais baixas para provocar uma contração muscular. (*Experimente desencadear uma contração com eletrodos menores e depois com eletrodos duas vezes maiores.*)

Quanto maior foi a intensidade necessária para desencadear uma contração muscular do que para o paciente relatar que sentiu um estímulo?	Intensidade para uma resposta sensorial = Intensidade para uma resposta motora = Diferença =
O que acontece com a qualidade da contração à medida que você aumenta lentamente a frequência até 80 pps (*durante o tempo ligado*)?	Qualidade da contração
O que acontece com a *qualidade* da contração à medida que você aumenta lentamente a frequência até 80 pps (*durante o tempo ligado*)?	Qualidade da contração
O que acontece com a *qualidade* da contração à medida que você diminui lentamente a frequência até 10 pps (*durante o tempo ligado*)?	Qualidade da contração
Qual foi a "frequência ideal" para os músculos que você estava estimulando?	Frequência ideal

Atividade de laboratório: desencadear respostas motoras para o fortalecimento muscular

Vasto medial e reto femoral

1. A estimulação elétrica foi utilizada com sucesso no reforço de uma contração muscular isométrica. Ela é uma das ferramentas usadas em um plano de tratamento abrangente durante a recuperação pós-operatória em diversos procedimentos ortopédicos. Os principais componentes desse tipo de estimulação incluem o isolamento do grupo muscular e a estabilização da articulação sobre a qual o músculo age.
2. Escolher um colega/paciente para a estimulação elétrica do vasto medial e do reto femoral (Fig. 13.15). Posicionar o paciente para que ele fique com o joelho apoiado em uma flexão de 20° e que não permita nenhum movimento articular. (Você pode usar um dinamômetro comercial para estabilizar isometricamente a articulação ou elaborar algum outro meio para estabilizar a articulação).

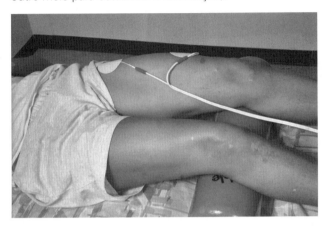

Figura 13.15 A paciente está posicionada para que fique com o joelho apoiado em cerca de 20° de flexão e para que não permita nenhum movimento articular.

3. Configurar o estimulador que você escolheu para poder desencadear fortes contrações musculares. Identificar os locais de aplicação dos eletrodos em ambos os músculos, e aplicar os eletrodos de forma segura, um canal para cada músculo (Figs. 13.16 e 13.17).

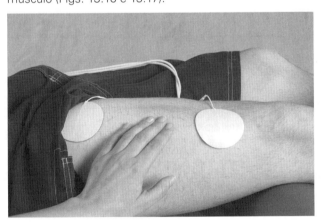

Figura 13.16 Aplicação do eletrodo no reto femoral.

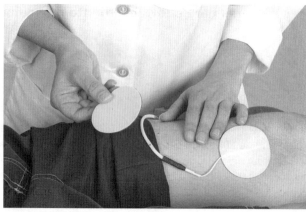
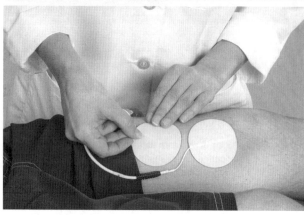

Figura 13.17 Aplicação do eletrodo no vasto medial.

4. Aumentar lentamente a intensidade do estímulo até desencadear uma forte contração muscular.

O que o paciente deve sentir? _____

O que tornaria o estímulo mais confortável para o paciente? _____

Tentar uma das *suas* possíveis soluções para o conforto. Fez alguma diferença? _____

Quanta intensidade o paciente pode tolerar? _____

No caso desse paciente, qual é a frequência ideal para uma contração tetânica? _____

Qual seria a justificativa para um tempo ligado de 10 segundos e um tempo desligado de 50 segundos? _____

Será que a qualidade da contração muscular que você está desencadeando mudou com as sucessivas contrações? _____

Se sim, como? _____

O que acontece com a sensação do estímulo se o paciente *contrai* com a estimulação?

Tentar outras opções que, segundo você, podem tornar o estímulo mais tolerável para o paciente. Observar as respostas. Qual foi a "melhor" configuração ou opção para ele?

_____

Atividade de laboratório: experimentar a estimulação elétrica funcional nas AVD

Redução da subluxação do ombro

A estimulação elétrica tem sido usada no aumento da função muscular em áreas bem variadas, que incluem incontinência urinária, subluxações do ombro, pé caído durante a marcha, e estabilidade vertical para a população de pacientes com paraplegia. Um dos elementos comuns a essas aplicações é o desenvolvimento de uma tecnologia inteligente portátil capaz de produzir os parâmetros necessários quando o paciente precisa deles e de uma maneira que acabe não interferindo na capacidade do próprio paciente de executar a atividade. Por exemplo, já faz tempo que a tecnologia para provocar uma contração muscular com estimulação elétrica existe; no entanto, geralmente era necessário um cabo de alimentação de 2 m para fornecer a fonte de estimulação de energia. Atualmente, os dispositivos são muito mais portáteis e acessíveis aos pacientes do que jamais foram.

1. Escolher um colega/paciente para a estimulação elétrica no deltoide (parte acromial) e no supraespinal. Você ajustará os parâmetros para que possa desencadear uma contração muscular tetânica para ajudar a reduzir a subluxação da cabeça do úmero (Figs. 13.18 e 13.19).

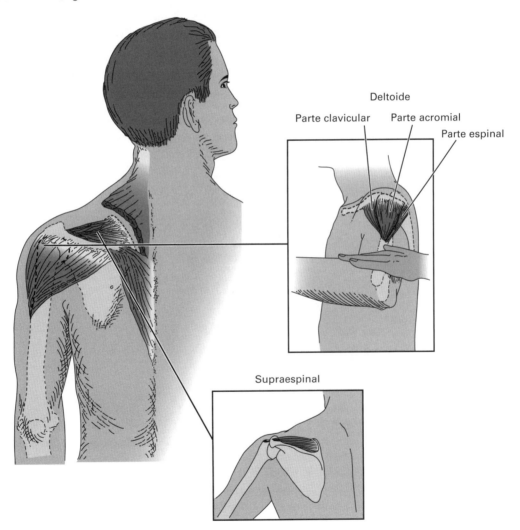

Figura 13.18 Supraespinal e deltoide (parte acromial) mostrando a cabeça do úmero por baixo.

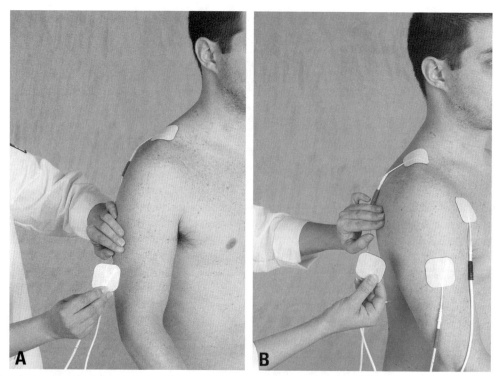

Figura 13.19 Locais de aplicação do eletrodo para desencadear respostas tanto do supraespinal como do deltoide (parte acromial) a fim de aproximar a cabeça do úmero. A, vista anterior, à esquerda. B, vista posterior, à direita.

2. Posicionar o paciente para que ele possa ver o que você está fazendo.
3. Ensinar ao paciente os locais de aplicação dos eletrodos que ele vai precisar usar e como avaliar o sucesso na provocação da resposta desejada.
4. Você e o paciente devem se familiarizar com o estimulador portátil que será usado. Ensinar o paciente como inspecionar a área de tratamento e da unidade, cuidar e aplicar os eletrodos, bem como ajustar os controles de intensidade.
5. Determinar o tempo ligado-desligado adequado para o paciente e se os tempos de rampa são funcionais ou não para ele. Ligue a unidade e peça para o paciente configurar o nível de intensidade.
   a. Por que você acha que lhe pediram para dar tantas instruções ao paciente durante esta atividade de laboratório?
   b. Quanto tempo mais demorou para concluir essa instrução?
   c. Quais parâmetros você usou?
      - Frequência
      - Duração do pulso
      - Tempos ligado-desligado
      - Rampas
   d. O que é mais importante, uma leitura da intensidade específica ou uma resposta específica? Por quê?

Atividade de laboratório: redução da defesa muscular com o uso de três configurações diferentes de estimulação elétrica

Sempre que ocorre uma lesão do tecido mole, uma das respostas naturais que ocorre é a defesa muscular, que age para proteger a área de um movimento adicional ou de uma lesão. A defesa muscular impede a circulação na área e estimula a retenção de metabólito. Isso pode aumentar a percepção da dor por causa da sensibilização dos nociceptores pela presença dos subprodutos metabólicos. *A redução da defesa muscular é uma técnica terapêutica usada para auxiliar na redução da dor.*

1. Escolher um colega/paciente para a estimulação elétrica no músculo trapézio (parte descendente) bilateralmente. Posicionar o paciente para que ele fique confortável e o trapézio (parte descendente) fique em uma posição de repouso. Se o paciente tiver alguma tensão muscular palpável, avaliar o grau da tensão e a sensibilidade à palpação (Figs. 13.20 e 13.21).

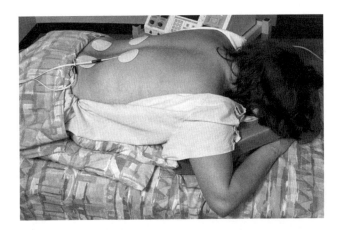

Figura 13.20 Posicionamento do paciente para que fique confortável e o trapézio (parte descendente) fique em uma posição de repouso.

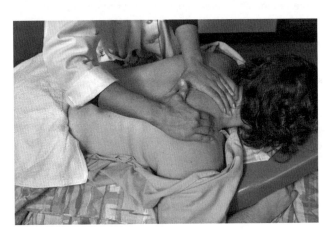

Figura 13.21 Palpação do trapézio (parte descendente) para determinar a presença de uma maior rigidez palpável ou de nódulos fibrosos.

2. Identificar os parâmetros que você precisará para provocar uma contração muscular tetânica e escolher os eletrodos que vai usar. Aplicá-los em cada uma das seguintes configurações: transversal, horizontal e vertical (Figs. 13.22, 13.23 e 13.24).
a. Primeiro, tentar cada uma das configurações com tempos recíprocos ligado-desligado e 3 segundos de tempo de rampa. Qual delas foi a mais confortável para o paciente?

b. Em seguida, escolher um tempo ligado simultâneo para cada uma das configurações. Houve uma diferença na sensação para qualquer uma das três configurações? Por quê? O que foi mais confortável, usar tempo de rampas ou não usá-lo? Por quê?

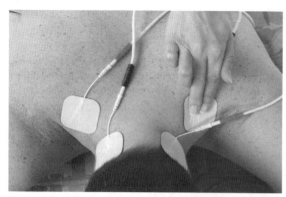

Figura 13.22 Locais de aplicação dos eletrodos para fixação superior bilateral com uma configuração transversal.

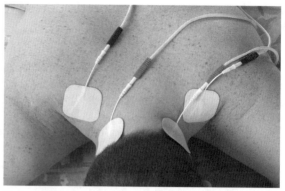

Figura 13.23 Locais de aplicação dos eletrodos para fixação superior bilateral com uma configuração horizontal.

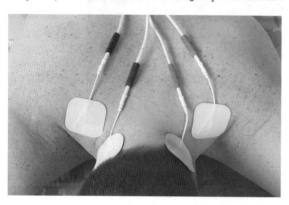

Figura 13.24 Locais de aplicação dos eletrodos para fixação superior bilateral com uma configuração vertical e paralela.

c. Se seu objetivo era diminuir a defesa muscular, especificamente no músculo trapézio (parte descendente) bilateralmente, qual configuração seria a mais lógica para realizar seu objetivo?

d. Se o seu objetivo era diminuir a capacidade do músculo para manter uma contração, quais parâmetros você ajustaria e qual seria sua justificativa para isso?

e. Se o paciente neste exercício apresentava rigidez muscular palpável antes da aplicação da estimulação, reavaliar essa rigidez. Houve uma mudança notável para você? Para o paciente?

Casos clínicos

Ler os casos clínicos e determinar o seguinte:
- Se a estimulação elétrica seria indicada ou não e sua justificativa para essa resposta.
- Se a estimulação elétrica for indicada, quais deveriam ser os parâmetros para o paciente.
- Onde deveriam ser os locais de aplicação dos eletrodos.
- Quais são as considerações adicionais para que um paciente possa ser considerado um bom candidato para a estimulação elétrica.
- Se a estimulação elétrica deve ser aplicada clinicamente ou em casa e por quê.
   a. Mary é uma mulher de 55 anos de idade que foi admitida no hospital de reabilitação após uma tentativa frustrada de reduzir os efeitos da arteriosclerose em suas artérias carótidas. Ela teve acidentes vasculares encefálicos (AVE) bilaterais como resultado dos procedimentos realizados. No mais ela é saudável, sem complicações médicas anteriores. Foi encaminhada à fisioterapia para ver se a estimulação elétrica pode ser usada na redução da subluxação do ombro direito. Ela apresenta alternadamente uma afasia expressiva e receptiva e limitações nas habilidades de destreza manual. Atualmente, ela é não deambulatória por causa da dificuldade de equilíbrio e de uma incapacidade de usar os membros superiores para suportar dispositivos de assistência.

b. Joe é um sapateiro de 48 anos de idade, que foi encaminhado ao departamento de fisioterapia após um AVE. No momento, ele tem uma espasticidade flexora no membro superior direito e tem o pé caído para a direita. Seu objetivo é a deambulação sem a bota imobilizadora curta com a qual tem deambulado nos últimos 3 meses desde o AVE.

c. Cynthia é secretária legal que foi encaminhada ao departamento de fisioterapia após lesões sofridas em um acidente de automóvel 3 dias atrás. Ela tem uma distensão cervical com pronunciada defesa muscular ao longo da parte cervical da coluna vertebral, mostrada pelas limitações na ADM ativa em todas as direções. Na próxima semana, ela também deve passar por uma meniscectomia medial. Tanto seu médico como seu patrão estão preocupados com sua capacidade de retornar ao trabalho após a cirurgia no joelho e querem que ela esteja preparada, tão adequadamente quanto possível, para o pré-operatório para garantir um rápido regresso ao trabalho. (Ela é instrutora de aeróbica à noite e corredora de bicicleta de longa distância, com uma corrida dentro de 2 meses.)

d. Mike é um treinador esportivo na equipe de atletismo de uma escola secundária local. Foi encaminhado à fisioterapia para a redução de um edema do tornozelo esquerdo, que sofreu um total de 6 entorses nos últimos 3 anos. Suas tentativas de colocar gelo na articulação não foram bem-sucedidas na redução do edema. Ele tem instabilidade lateral e fraqueza acentuada nos inversores do tornozelo e eversores à esquerda. Mike está bem motivado e não tem outras complicações médicas.

Documentação

A documentação dos tratamentos prestados com a estimulação elétrica envolve o registro do objetivo do tratamento para o qual o estímulo foi aplicado e o resultado. A documentação dos locais de aplicação dos eletrodos, dos parâmetros ou do estimulador usado seria necessária somente se houvesse um período significativo de tentativa e erro antes de os melhores resultados serem alcançados e se algumas técnicas incomuns tivessem sido utilizadas para alcançar os resultados. Por exemplo, se um paciente tivesse uma cirurgia de transplante de tendão, seria importante saber quais foram os locais de aplicação dos eletrodos. Uma vez identificado o objetivo, os parâmetros para chegar ao resultado e os locais de aplicação dos eletrodos necessários devem ser bastante óbvios para outros profissionais, que possivelmente lerão a documentação para replicar o tratamento prestado.

Escolher dois dos pacientes em quem você aplicou as modalidades durante o exercício de laboratório e escrever uma nota da evolução que inclui as queixas subjetivas de cada paciente, as informações objetivas que você registrou, o agente físico aplicado e o modo de aplicação, a resposta ao agente físico aplicado e sua avaliação.

Questões de laboratório

1. Qual foi a frequência ideal para realizar uma contração tetânica?
   - Como a sua frequência ideal deve ser comparada com as de seus colegas?
   - Qual a importância de uma frequência ideal?
   - Quais foram alguns dos fatores comuns para as aplicações da estimulação elétrica realizadas durante esta atividade de laboratório?
2. Se você tivesse dois estimuladores para escolher, e um tivesse uma duração do pulso máxima de 100 milissegundos e o outro tivesse uma duração do pulso máxima de 200 milissegundos, qual deles exigiria uma menor intensidade para provocar uma contração muscular tetânica? Por quê?
3. Qual o valor potencial do tempo de rampa?
4. Por que é mais difícil ajustar a intensidade do que outros parâmetros nos estimuladores elétricos funcionais portáteis?
5. Para você, quais barreiras seriam as mais significativas a um uso bem-sucedido da estimulação elétrica funcional para a marcha? Como você poderia vencê-las?
6. Que medidas objetivas você poderia empregar para garantir que o nível de estimulação elétrica provocasse de forma consistente o mesmo nível de resposta de contração muscular?
7. Descrever os parâmetros necessários para que a estimulação elétrica mantenha a força muscular.

Frequência _____

Duração do pulso _____

Tempos ligado-desligado _____

Tempo de tratamento _____

Nível de intensidade necessária _____

CAPÍTULO 14

Estimulação elétrica na reparação tecidual

Ute H. Breese, PT, MEd, OCS / Peter C. Panus, PT, PhD

Elizabeth Buchanan, PT / Barbara J. Behrens, PTA, MS

Objetivos de aprendizagem

Após a leitura deste capítulo, o leitor será capaz de:

- Descrever o uso da estimulação elétrica para a reparação tecidual.
- Delinear os mecanismos previstos da cicatrização do tecido humano.
- Discutir as classificações das feridas.
- Discutir os potenciais elétricos dos tecidos normais e lesionados.
- Revisar as descobertas para o uso da estimulação elétrica na reparação tecidual.
- Delinear a aplicação da estimulação elétrica para promover a reparação tecidual.

Termos-chave

Antimicrobiano
Células polimorfonucleares
Corrente de lesão
Debridamento autolítico
Diferença de potencial transepitelial

Galvanotaxia
Hemostasia
Insuficiência arterial
Insuficiência venosa
Macrófagos

Pletismografia
Poliarterite nodosa
Quimiotaxia

Conteúdo

Processo de reparação da lesão: como as feridas cicatrizam?
Estimulação elétrica para a reparação tecidual: quais são as descobertas?
   A corrente de lesão
   Galvanotaxia
   Efeitos antimicrobianos
   Efeitos sobre o fluxo sanguíneo
   Efeitos sobre tecidos necróticos ou desvitalizados
A estimulação elétrica funciona?
   Tipo da corrente: faz diferença o tipo que é usado?

A polaridade é importante?
Aplicação de eletrodos: qual é o melhor protocolo?
Indicações
Contraindicações e precauções
Reações adversas no local
Considerações sobre o tratamento
   Aplicação
   Instruções ao paciente

"A fisioterapia... A ciência da cicatrização.
A arte de cuidar." – American Physical Therapy Association

Perspectiva do paciente

"Mesmo que eu não sinta nada, ele está realmente fazendo algo?"

Foi no início do século XVIII que a estimulação elétrica começou a ser usada como intervenção terapêutica. O trabalho durante essa época incluiu a descoberta da corrente contínua por Luigi Galvani, em 1791, a invenção do motor de indução de corrente alternada por Nikola Tesla em 1882, e a demonstração da **corrente de lesão** por Carlo Matteucci no início do século XIX. Acredita-se que essa corrente de lesão seja a produção de uma corrente elétrica pelo tecido lesionado para ativar a resposta de cicatrização do corpo.[1-3]

A estimulação elétrica para as feridas foi definida como "o uso de um circuito elétrico acoplado capacitivo para transferir energia para uma ferida".[4] Uma descrição completa dos dispositivos de estimulação elétrica, terminologia e definições está além do escopo deste capítulo; para mais detalhes, aconselha-se o leitor a consultar fontes adicionais de informação e os capítulos anteriores deste livro.

Embora a estimulação elétrica tenha sido utilizada para estimular a cicatrização de ossos e outras lesões musculoesqueléticas, este capítulo enfoca o modo como ela tem sido usada no processo de cicatrização de feridas. A primeira parte deste capítulo analisa as diversas reparações de feridas e depois enfoca os mecanismos propostos pelos quais a estimulação a elétrica pode afetar a reparação tecidual. A parte seguinte do capítulo discute algumas das conclusões de estudos de pesquisa sobre a eficácia da estimulação elétrica na cicatrização de feridas. A parte final do capítulo revisa a literatura sobre os protocolos de procedimentos clínicos que usam a estimulação elétrica para a cicatrização tecidual. Embora os parâmetros da estimulação e os mecanismos da cicatrização tecidual ainda não tenham sido completamente definidos, a conclusão subjacente de muitos estudos é que a estimulação elétrica pode ser benéfica na reparação tecidual.[2,5-15]

Perspectiva do paciente

Lembre-se: é bem provável que seu paciente esteja cauteloso e curioso sobre o que você vai fazer. Por isso é importante lhe explicar minuciosamente o que será realizado e qual seria a expectativa razoável para ele. Esse tipo de aplicação é muito novo para a maioria dos pacientes e alguns podem ser céticos sobre seus benefícios potenciais. Explique-os aos seus pacientes.

Comentário do paciente

A cicatrização da ferida parece muito melhor desde o início da estimulação elétrica.

Processo de reparação da lesão: como as feridas cicatrizam?

O modelo de cicatrização discutido nesta seção é o de uma ferida tegumentar de espessura total aguda. Acredita-se que a cicatrização das feridas de espessura total crônica passa por um processo semelhante, mas a evolução dessas feridas em direção à cicatrização pode ser impedida por causa de vários fatores que ainda não foram plenamente identificados.[4] Para uma discussão mais detalhada, o leitor pode se reportar aos livros sobre o cuidado das feridas como o *Wound Healing Evidence-Based Management* de McCulloch e Kloth. Luther Kloth, que durante muitos anos foi professor na Marquette University, e continua sendo um membro ativo na área da eletrofisiologia clínica e tratamento de feridas e no campo da fisioterapia, foi reconhecido por alguns como uma das figuras mais influentes nos Estados Unidos para o avanço da pesquisa e do reembolso da estimulação elétrica na cicatrização de feridas. Nessa área, sua pesquisa no final dos anos 1980 foi considerada inovadora.[11]

Quando o tecido é danificado, a cicatrização da ferida geralmente ocorre seguindo três fases de reparação que de certa forma coincidem e se sobrepõem (Fig. 14.1). Abaixo a descrição dessas três fases.[4,16,17]

Quando o tegumento é danificado, ocorre um processo inflamatório que permite que o corpo vede a área, impeça a propagação de um potencial processo infeccioso e interrompa a hemorragia dos tecidos. Esse processo dura de 3 a 7 dias[4] e é definido como a fase inflamatória. Durante as primeiras horas dessa fase ocorre a **hemostasia**, o que significa a interrupção do fluxo sanguíneo localizado através dos vasos sanguíneos. A vasoconstrição é seguida de uma vasodilatação localizada e a chegada de diferentes tipos de células, incluindo **células polimorfonucleares** e macrófagos. As células polimorfonucleares compõem um grupo de células brancas do sangue que têm o que parece ser núcleos multilobados. Os **macrófagos** são células que fazem parte do nosso sistema imunológico que auxiliam na destruição de bactérias estrangeiras e vírus. O processo de migração dessas células ao local da lesão

É importante saber...

Inflamação

A inflamação é um passo importante no processo de cicatrização que deve ocorrer na preparação para a reparação tecidual. Se a inflamação não consegue ocorrer, então os tecidos subjacentes não estão prontos para que a cicatrização aconteça. As células que são necessárias para preparar a área não apareceram na área.

por meio de um sinal químico é chamado de **quimiotaxia**.[18] Essas células ajudam a livrar o local da lesão dos detritos teciduais associados ou dos organismos patogênicos.[16] Quando a ferida está limpa, a segunda fase da reparação da lesão pode começar.

A segunda fase chama-se fase proliferativa e é caracterizada por várias atividades, que incluem a formação de novos vasos sanguíneos (angiogênese ou neovascularização) e a produção de uma matriz extracelular para preencher a falha dentro dos tecidos. A reparação da matriz ocorre por meio da formação de tecido de granulação que atua como uma base para o desenvolvimento do tecido cicatricial.[19] A principal célula envolvida nesse processo é o fibroblasto. Outra atividade que ocorre durante a fase proliferativa é a da contração da ferida, que consiste na atividade dos miofibroblastos dentro do leito da ferida para unir as margens da ferida.[17] Além disso, ao longo das

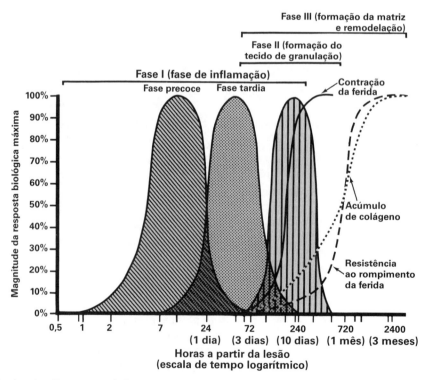

Figura 14.1 As fases da cicatrização e tempo relativo. *Reproduzido com a permissão de McCulloch, JM e Kloth, LC [eds]: Wound Healing Evidence-Based Management, 4.ed. FA Davis, Filadélfia, 2010, p 9.*

Para refletir...

Quando você era criança, é bem provável que tenha caído e esfolado o joelho mais de uma vez. Se isso aconteceu, você deve ter notado que logo que o sangramento parou seu joelho desenvolveu uma casca que ajudou a proteger a área. (Se você não esfolou o joelho, provavelmente feriu outra proeminência óssea com um resultado semelhante.)

Depois de alguns dias, a casca deve ter começado a coçar ou ficou rosa em torno das margens da ferida à medida que elas foram se contraindo. A cor rosa que apareceu em torno das margens era o tecido de granulação novo. Se refletir sobre isso, então esses foram realmente seus primeiros exemplos observados de cicatrização de feridas quando era criança.

É importante saber...

Cicatrização de feridas

O tecido recém-formado terá a cor rosa, representando a angiogênese. A ferida vai começar a se contrair, o que limitará o movimento se a mobilidade do tecido circundante não for mantida.

Se voltarmos ao exemplo do joelho esfolado, em algum momento você rompeu a casca ao dobrar demais o joelho. No entanto, isso aconteceu por causa da casca que estava limitando seu movimento. Se não a rompesse, você não poderia ter feito o que as crianças fazem, que na época provavelmente incluía andar de bicicleta, correr e jogar futebol. Era necessário movimentar o joelho para que ele fosse funcional para você naquele momento, e era preciso que isso acontecesse para que a cicatrização pudesse acontecer de modo apropriado.

duas primeiras fases da cicatrização e, especialmente, na segunda fase, as células epiteliais se regeneram e migram a partir da margem para o centro da ferida.[19]

A terceira é a fase de remodelação. Esse processo pode durar por até dois anos após o fechamento da ferida.[17] Nessa fase, a quantidade de colágeno no tecido cicatricial aumenta, e há uma gradual conversão do colágeno tipo III em colágeno tipo I.[16] Durante a fase de remodelação, a cicatriz inicial altamente desorganizada e frágil transforma-se em uma cicatriz mais organizada e forte, com a progressão de uma cicatriz elevada e avermelhada para uma mais fina, menos volumosa e mais elástica.[4,16,17,20]

Estimulação elétrica para a reparação tecidual: quais são as descobertas?

Há muitas teorias a respeito de como a estimulação elétrica pode estimular a cicatrização tecidual. Ainda que alguns dos principais conceitos e mecanismos propostos sobre a cicatrização estejam descritos nesta seção, é importante observar que as explicações definitivas para o efeito da estimulação elétrica na cicatrização tecidual ainda não foram totalmente definidas.

A corrente de lesão

Constatou-se que o tecido lesionado produz uma "corrente de lesão" mensurável.[21-23] Essa corrente tem a ver com a presença da potencial bateria da pele, em que os potenciais negativos existem no estrato córneo em relação à derme subjacente.[24] Normalmente, a pele intacta cria uma barreira que resulta em uma **diferença de potencial transepitelial** (DPT) entre a derme e a epiderme da pele. Essa voltagem da DPT através de um epitélio é a soma dos potenciais da membrana para as membranas celulares internas e externas. Em vários diagnósticos a DPT está aumentada, tornando-se uma ferramenta de diagnóstico potencial para esses transtornos. Acredita-se que a DPT é produzida pela bomba de íons de sódio (Na^+).[23,25] Quando a pele é danificada, a diferença de potencial é considerada como a fonte da corrente de lesão que ocorre como resultado de uma interrupção da barreira,[22] e existe um gradiente de voltagem lateral na pele na margem da ferida[23,26] (Fig. 14.2). Ocorre um fluxo da corrente com uma polaridade positiva no interior da ferida.[22,23]

Sugeriu-se que essa corrente é como um gatilho para a cicatrização de feridas[1-3] e também parece que está relacionada com o processo de cicatrização de feridas úmidas.[3] A pesquisa experimental mostrou que quando se permite que as feridas sequem, elas deixam de demonstrar uma corrente de lesão pós-ferimento, enquanto as feridas que são mantidas úmidas mantêm uma corrente de lesão pós-ferimento.[23] O valor do processo de cicatrização da ferida úmida foi descrito,[17,27,28] e a associação entre a corrente de lesão e o processo de cicatrização de feridas úmidas foi proposto como uma razão para que o ritmo de cicatrização nas feridas secas seja reduzido em comparação com as feridas úmidas.[4,25] Um apoio adicional para o efeito benéfico da corrente de lesão é dado por um estudo experimental no qual o transporte transepitelial de sódio foi inibido, o que resulta em uma corrente de lesão reduzida e na cicatrização de feridas diminuída.[29]

Os cientistas sugeriram que a aplicação da estimulação elétrica influencia a corrente de lesão e o campo elétrico lateral que existe nas áreas de ruptura da pele.[22] A estimulação elétrica pode imitar as próprias correntes bioelétricas do corpo e, portanto, "impulsionar", reiniciar ou facilitar o processo de cicatrização de feridas,[4,24,25,30] embora a contribuição real do Na^+ da corrente de lesão à cicatrização ainda não tenha sido determinada.[16]

Acredita-se que o potencial positivo da ferida é servir como um indicador da cicatrização: quando a ferida se fecha,

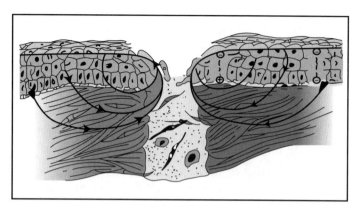

Figura 14.2 A "corrente de lesão" flui para fora da ferida, e retorna para a bateria por intermédio da bomba de íons de sódio. *Reproduzido do Clinics in Dermatology, Vol. 2, L.F. Jaffe e J.W. Vanable, Electric Fields and Wound Healing, 34-44, 1984, com permissão de Elsevier.*

o potencial positivo desaparece.[22] No entanto, um estudo experimental relatou alterações na polaridade das feridas em cobaias à medida que a cicatrização evolui.[21] Nesse estudo, a corrente dentro da ferida era inicialmente positiva durante os primeiros 3 a 4 dias após a lesão e, em seguida, tornou-se negativa durante os dias subsequentes à cicatrização. O interesse dessa descoberta relaciona-se com protocolos de estimulação elétrica em que a polaridade do eletrodo de tratamento é alternada durante o processo de cicatrização. Diversos estudos clínicos usaram esses protocolos,[2,7,8,14,31] enquanto outros usaram a mesma polaridade para o eletrodo de tratamento em toda a duração do estudo.[9,10]

Galvanotaxia

A **galvanotaxia** descreve o processo em que as células que possuem uma carga positiva ou negativa são atraídas para um campo elétrico de polaridade oposta.[16] Como resultado, as células carregadas positiva ou negativamente que em geral reagem à lesão podem ser atraídas para o polo positivo ou negativo do eletrodo estimulante, dependendo da polaridade da célula.[16,17,30] Esse conceito é apoiado pelas descobertas de vários estudos *in vitro* nos quais as células envolvidas na reparação tecidual mostraram-se preferencialmente atraídas para um polo do eletrodo estimulante.[32,33] Os neutrófilos são atraídos para o polo positivo do eletrodo estimulante, no pH 8,0 a pH 6,8, e para o polo negativo no pH 4,9.[32] Os macrófagos são atraídos para o polo positivo,[33] enquanto os fibroblastos têm a estimulação máxima da síntese das proteínas e do DNA quando na proximidade do polo negativo.[34] As células epidérmicas isoladas, os aglomerados celulares e as lâminas celulares migram para o polo negativo nos campos elétricos da CC de 0,5 a 15 V/cm.[35] No entanto, os resultados da pesquisa básica da ciência mostram uma epitelização reforçada das feridas de espessura parcial usando-se um regime inicial de um dia de polaridade negativa seguido por 7 dias de polaridade positiva com corrente pulsada monofásica.[36] Esses resultados foram encontrados em comparação com outros regimes que consistem apenas na polaridade negativa; apenas na polaridade positiva; ou que alternam diariamente polaridades positiva e negativa. Os resultados de outro estudo, utilizando corrente pulsada monofásica de alta voltagem, sugeriu um ritmo maior de epitelização (em comparação com um grupo de controle) em feridas dérmicas estimuladas com a utilização de um regime de 3 dias de polaridade negativa seguido por 4 dias de polaridade positiva do eletrodo de tratamento.[37]

Efeitos antimicrobianos

A estimulação elétrica mostrou que tem um efeito bactericida ou bacteriostático sobre vários organismos patogênicos comumente encontrados nas feridas infectadas.[38-43] Recomenda-se cuidado na aplicação dos resultados desses estudos para prever a eficácia da estimulação elétrica sobre organismos patogênicos no tratamento clínico de feridas. Isso se deve às dificuldades inerentes na aplicação dos resultados dos estudos *in vitro*[38-41,43] para prever o comportamento *in vivo*, e no uso de estudos com feridas agudas em animais[42] para prever o comportamento de feridas crônicas em seres humanos.

Os estudos variam no tipo de estimulação elétrica utilizado. O uso da estimulação elétrica como um **antimicrobiano**, algo que mata ou inibe o crescimento de microrganismos, tais como bactérias, fungos ou protozoários, foi demonstrado com o uso da corrente contínua de microamperagem,[38,41,42] da corrente contínua de miliamperagem,[39] e da corrente pulsada de alta voltagem (CPAV).[38,41,42] No entanto, o espectro das altas voltagens que demonstrou ser eficaz com a corrente pulsada de alta voltagem não parece ser bem tolerado se aplicado clinicamente.[16,40]

É importante saber...

Galvanotaxia

Com a informação oferecida por esses estudos, a teoria da galvanotaxia pode ser usada como uma base para a escolha da polaridade do eletrodo de tratamento.[16]

Os efeitos da estimulação elétrica contra organismos patogênicos podem ser afetados por fatores como a polaridade do eletrodo e a composição do eletrodo. O cátodo (-) está associado com efeitos antimicrobianos contra a *Pseudomonas aeruginosa*,[42] ao passo que tanto o ânodo (+) quanto o cátodo (-) estão associados com uma ação contra o *Staphylococcus aureus*.[38-40,43] A composição do eletrodo também pode ser um fator importante; um estudo[38] demonstrou que eletrodos constituídos de fio de prata mostraram efeitos antimicrobianos superiores quando comparados com aqueles de fio de aço inoxidável, platina ou ouro embora usando a estimulação anódica na gama de 0,4 a 4,0 microamperes.

Para a aplicação clínica, esses estudos indicam que pode haver um possível efeito antimicrobiano com o uso da corrente contínua de baixa intensidade, embora seja necessária mais investigação nesta área.

Efeitos sobre o fluxo sanguíneo

Um dos mecanismos propostos que faz com que se acredite que a estimulação elétrica acelera a cicatrização de feridas é a melhora da circulação sanguínea. Nos estudos de estimulação elétrica e do fluxo sanguíneo, várias medidas de avaliação foram utilizadas para determinar o fluxo sanguíneo incluindo temperaturas da pele,[44-46] níveis de oxigênio transcutâneo ($TcPO_2$),[47-51] pletismografia de oclusão venosa,[52,53] fotopletismografia,[54] ultrassom de dopplerfluxometria,[55,56] e o *laser* dopplerfluxometria ou imagem.[57-60] A **pletismografia** é um teste usado para medir mudanças no fluxo sanguíneo ou no volume de ar em diferentes partes do corpo. A comparação dos resultados do estudo é difícil por causa das diferenças nas medidas de resultados, bem como nas metodologias, locais de aplicação dos eletrodos, populações de estudo e outros fatores.

A estimulação elétrica que usa alternadamente pulsos de onda quadrada a 80 Hz demonstrou um aumento no fluxo sanguíneo em retalhos cutâneos isquêmicos.[59] Também se observou que o fluxo sanguíneo aumenta com a aplicação da estimulação elétrica nervosa transcutânea (TENS) de baixa frequência nos antebraços de voluntários saudáveis[58] e na parte inferior das pernas de nove voluntários saudáveis do sexo feminino.[60] No entanto, houve grande variação individual no último estudo[60] de resultados, com dois indivíduos que mostraram respostas marcadas, e o resto demonstrando respostas menos óbvias. Outro estudo[57] com o uso da TENS de baixa frequência demonstrou um aumento do fluxo sanguíneo em úlceras crônicas da perna e na pele intacta em torno da úlcera. Nesse estudo, a unidade de estimulação elétrica forneceu pulsos de onda quadrada bifásicos constantes a 2 Hz, e os eletrodos foram aplicados 5 cm proximal e 5 cm distal à úlcera.

Vários outros estudos relataram alterações no fluxo sanguíneo associadas com o uso da estimulação elétrica. Estudos que utilizam estímulos do nível motor relataram aumentos no fluxo sanguíneo[52,53,55] ou nenhum efeito sobre ele.[56] Em contrapartida a esses estudos, que avaliaram principalmente o efeito da estimulação elétrica sobre o fluxo sanguíneo no mesmo membro em que os eletrodos foram aplicados, um outro estudo[44] avaliou o efeito da estimulação elétrica sobre o fluxo sanguíneo nos quatro membros. Esse estudo concluiu que estímulos no nível motor, usando estimulação de um ponto distante (os eletrodos foram aplicados em uma mão), resultaram em um aumento da temperatura da pele nos membros. Em contrapartida, um estudo que utilizou estímulos no nível sensorial com estimulação galvânica pulsada sobre os vasos sanguíneos arteriais no membro superior mostraram não ter qualquer efeito sobre o fluxo sanguíneo.[54]

O sistema circulatório permite que o oxigênio e os nutrientes cheguem aos tecidos,[61] e em todas as fases da cicatrização de feridas é necessário oxigênio suficiente.[4] Níveis reduzidos de oxigênio, conforme determinado pelos níveis $TcPO_2$, revelam a tendência de associá-los à presença de úlceras de pressão em indivíduos com lesão medular.[62] Além disso, níveis baixos de $TcPO_2$ foram vinculados a um potencial reduzido para a capacidade de cicatrização das úlceras.[4,16] O uso da estimulação elétrica tem sido associado ao aumento dos níveis de $TcPO_2$ em indivíduos com lesão medular,[50] adultos normais,[47] e indivíduos com diabetes.[47,48,51] No entanto, pelo menos um outro estudo mostrou resultados conflitantes ao avaliar o efeito da estimulação elétrica sobre os níveis $TcPO_2$ em indivíduos com diabetes.[49] Nesse estudo, a corrente pulsada de alta voltagem catódica foi aplicada no pé ou na perna no local mais distal onde o monofilamento Semmes Weinstein 5.07 podia ser sentido. Não foram encontrados níveis reduzidos de $TcPO_2$ após o tratamento. No entanto, os autores do estudo relataram que houve um subgrupo de pacientes cujo fluxo sanguíneo da pele aumentou em resposta à estimulação elétrica, e sugeriu a necessidade de mais pesquisas.

Vários estudos examinaram o efeito da estimulação elétrica sobre as temperaturas da pele. Wong e Jette[46] descobriram que o uso da TENS sobre pontos de acupuntura no antebraço e nas mãos foi associado à diminuição da temperatura da pele no dedo indicador em indivíduos saudáveis. Scudds et al.[45] descobriram que a TENS de alta e de baixa frequência não teve efeito algum sobre a temperatura da pele no dedo dos indivíduos assintomáticos, enquanto a TENS de alta intensidade e de baixa frequência foi associada a um aumento significativo da temperatura da mão quando medida pela termografia infravermelha. Como observado anteriormente, um estudo realizado por Kaada[44] relatou que o uso da TENS de baixa frequência nas mãos de indivíduos com o fenômeno de Raynaud ou polineuropatia diabética foi associado a um aumento na temperatura da pele nos membros.

Alguns pesquisadores sugeriram que a temperatura da pele não é uma medida confiável do fluxo sanguíneo da pele,[54,60] e foram sugeridos métodos mais recentes e precisos, como imagens a *laser* Doppler.[60] Esse conceito encontra apoio em um estudo que avaliou o efeito da TENS sobre o fluxo sanguíneo cutâneo.[58] Esse estudo concluiu que a TENS de baixa frequência aplicada à pele que recobre o nervo mediano resultou em aumentos significativos na perfusão sanguínea medida pela dopplerfluxometria a *laser*, enquanto medidas correspondentes de temperatura da pele não mostraram mudanças significativas. Outras discrepâncias foram observadas em que as temperaturas da pele revelaram ter pouca ou nenhuma relação com a fotopletismografia,[54] com as imagens a *laser* de Doppler,[57,60] ou com a dopplerfluxometria a *laser*.[58] Os pesquisadores sugeriram que a técnica a *laser* de Doppler pode ser uma medida mais sensível da microcirculação na pele.[60]

Outras descobertas do estudo para o efeito da estimulação elétrica sobre o fluxo sanguíneo sugerem que os resultados podem ser afetados por fatores tais como os locais de aplicação dos eletrodos,[63] a presença de perfusão periférica prejudicada,[51] o uso do nível motor *versus* estímulos do nível sensorial,[47] a frequência da estimulação,[52,55,58,60] e, como observado anteriormente, a medida do resultado que é usada. Outras pesquisas nessa área seriam benéficas.

Efeitos sobre tecidos necróticos ou desvitalizados

Uma utilização sugerida para a estimulação elétrica é facilitar o **debridamento autolítico**, que é o processo pelo qual o corpo tenta se livrar do tecido desvitalizado pelo uso da umidade via teoria da galvanotaxia.[30] O uso dessa teoria significa que um eletrodo de tratamento de polaridade positiva é aplicado sobre a ferida para atrair neutrófilos e macrófagos carregados negativamente para promover a autólise.[30] Por outro lado, o debridamento autolítico pode ser apoiado utilizando-se os efeitos polares para produzir um pH alcalino para amolecer ou solubilizar o tecido necrótico da ferida.[16] É mais provável que ocorra a produção de um pH alcalino com o uso da corrente contínua catódica, se comparada com o uso de correntes pulsadas.[16]

A estimulação elétrica para o debridamento autolítico do tecido necrótico apoia-se nas observações de dois estudos, embora não tenham sido encontrados estudos controlados randomizados que tenham examinado especificamente esse efeito. Em um estudo,[2] as feridas de 30 pacientes internados no hospital foram tratadas com 2 horas de estimulação elétrica duas vezes por dia usando corrente contínua de baixa intensidade. A polaridade negativa foi utilizada nos primeiros 3 dias, e depois a polaridade positiva até que a ferida cicatrizou ou um platô na cicatrização foi atingido. Todas as feridas foram debridadas antes da admissão ao estudo. No entanto, apenas as feridas trata-das não exigiram qualquer outro debridamento durante a duração do estudo. Em outro estudo mais recente,[10] 42 úlceras crônicas de perna de diferentes etiologias foram tratadas com corrente pulsada de alta voltagem catódica (-) ou simulação de tratamentos. Essas feridas também foram debridadas, primeiramente em uma única ocasião para a remoção do excesso de calos de úlceras no pé durante um período de 1 a 2 semanas de tratamento de feridas convencional no início do estudo. Apenas as úlceras tratadas apresentaram uma melhora com base na pontuação usada pelo *Photographic Wound Assessment Tool* (PWAT), e essas melhorias foram atribuídas à perda do tecido necrótico e a um aumento no tecido de granulação.

A estimulação elétrica funciona?

Em 1994, a Agency for Health Care Policy and Research[64] recomendou que os médicos "considerassem um curso de tratamento com eletroterapia para úlceras de pressão de estágio III e IV que provaram não responder à terapia convencional. A estimulação elétrica também pode ser útil nas úlceras recalcitrantes de estágio II". A classificação da força da evidência foi avaliada com uma classificação "B", indicando que "os resultados de dois ou mais testes clínicos controlados sobre úlceras de pressão em seres humanos fornecem apoio ou, quando apropriado, resultados de dois ou mais testes controlados em um modelo animal fornecem apoio indireto".[64]

Estudos clínicos relataram resultados benéficos associados ao uso da estimulação elétrica na cicatrização de feridas,[2,5-13,15] embora pelo menos duas revisões recentes tenham concluído que houve dificuldades para chegar a conclusões[65] ou evidências confiáveis insuficientes[66] sobre a eficácia da estimulação elétrica. A primeira dessas publicações foi uma revisão crítica da estimulação elétrica para as úlceras de pressão. Os autores do estudo determinaram que não foi possível apresentar resultados conclusivos para a eficácia das correntes elétricas em relação à cicatrização de feridas, e que são necessários estudos mais aprofundados por meio de testes clínicos. O segundo foi uma avaliação da tecnologia publicada em 2001, e incluiu uma revisão de 16 ensaios controlados randomizados (ECR) que examinaram a eficácia das terapias elétricas em feridas crônicas. As conclusões desse estudo foram que havia "insuficiente evidência confiável para tirar conclusões sobre a contribuição da... eletroterapia... para a cicatrização de feridas crônicas".[65] O estudo também concluiu que a eletroterapia para o tratamento de úlceras de pressão foi uma das terapias físicas mais promissoras para uma investigação mais aprofundada.

Duas metanálises da estimulação elétrica e da cicatrização tecidual foram publicadas recentemente.[67,68] Os estudos revisados de Gardner et al.[68] incluíram estimulação elétrica de úlcera ou periúlcera de feridas crônicas em seres humanos. Feridas crônicas foram definidas como úlceras de pressão, venosas, arteriais ou neuropáticas. Para inclusão na metanálise, os estudos tiveram de relatar dados quantitativos da linha de base e tamanho da ferida pós-tratamento, ou a porcentagem de cicatrização de feridas por semana. Os resultados dessa metanálise mostraram que a taxa de cicatrização por semana foi de 22% para as amostras de estimulação elétrica, e de 9% para as amostras de controle. A taxa de cicatrização com a estimulação elétrica representa um aumento de 144% sobre a taxa de controle. Os autores afirmaram que as descobertas do estudo apoiam "os méritos da estimulação elétrica para o tratamento de feridas crônicas". Eles também exigiram pesquisas adicionais para examinar fatores como a resposta da dosagem ideal e fatores relacionados com o dispositivo de estimulação elétrica ou com a ferida.

A segunda metanálise[67] revisou os resultados dos ECR para o efeito da estimulação do campo elétrico ou eletromagnético em tecidos musculoesqueléticos que incluíam tanto osso quanto tecidos moles. Foram identificados 29 ECR para os tecidos moles e articulações; 16 desses estudos utilizaram extremidades que eram suficientes para o cálculo de um efeito combinado na metanálise. A análise da estatística global para os 16 estudos demonstrou apoio para a eficácia da estimulação elétrica. Ao interpretar essa informação, os profissionais devem observar que menos da metade desses estudos utilizaram a estimulação elétrica para tratar feridas, enquanto o resto usou a estimulação elétrica ou a estimulação do campo eletromagnético para tratar feridas ou outros distúrbios musculoesqueléticos. Os autores também observaram que embora os resultados dessa metanálise não constituíram provas conclusivas de que a estimulação elétrica tem efeitos específicos na saúde, os resultados estatisticamente significativos dos dados obtidos não podem ser ignorados.

Nos EUA, os Centers for Medicare & Medicaid Services (CMS) emitiram uma decisão de abordagem da estimulação elétrica para feridas crônicas em julho de 2002.[69] Essa decisão de abordagem foi limitada às feridas crônicas, como as de estágio III e úlceras de pressão de estágio IV, úlceras arteriais, diabéticas e de estase venosa. A decisão baseou-se em uma revisão sistemática dos testes clínicos publicados e na contribuição de uma série de fontes, incluindo a American Physical Therapy Association, o Emergency Care Research Institute, a Association for the Advancement of Wound Care, a Agency for Health Care Policy and Research, e a Medical and Surgical Procedures Panel of the Medicare Coverage Advisory Committee.

Tipo da corrente:
faz diferença o tipo que é usado?

Existem vários tipos de correntes de eletromedicina e foram classificadas pela seção de eletrofisiologia clí-

> ### *É importante saber...*
>
> **As tendências atuais na política de saúde**
> Sem reembolso para a estimulação elétrica de feridas crônicas e úlceras de pressão, essas benéficas intervenções de tratamento da fisioterapia deixariam de ser utilizadas.

nica e cuidado da ferida da American Physical Therapy Association (Fig. 14.3). Os pesquisadores relataram resultados benéficos com o uso da corrente contínua de baixa intensidade (Fig. 14.4),[2,14,31,70] corrente pulsada,[5-11,13,15] e corrente alternada.[12] Além disso, a diferenciação entre as distintas características de corrente pulsada revela resultados benéficos com a utilização da corrente pulsada monofásica de baixa voltagem (para um exemplo desse tipo de corrente, ver Fig. 14.5),[7,8] corrente pulsada monofásica de alta voltagem (para um exemplo desse tipo de corrente, ver Fig. 14.6),[9-11] e corrente pulsada bifásica assimétrica de baixa voltagem (para exemplos desse tipo de corrente, ver Figs. 14.7 e 14.8).[5,6,13] A forma de onda da corrente pulsada bifásica assimétrica em estudos realizados por Baker et al.,[7,8] demonstrou ser superior a uma forma de onda da corrente pulsada bifásica simétrica quando se fez uma diferenciação entre as feridas que demonstram "boas respostas" no âmbito das úlceras em pacientes com lesão na medula espinal,[6] e aquelas que exigem mais de 8 dias de tratamento no âmbito das úlceras em pacientes com diabetes.[5] Ambos os estudos tiveram três grupos de estímulo (estimulação bifásica assimétrica; estimulação bifásica simétrica; estimulação microcorrente) e um grupo controle. Demonstrou-se uma significativa melhora nas taxas de cicatrização com a forma de onda bifásica assimétrica quando comparada com a microcorrente ou com o grupo de controle no primeiro estudo, e quando comparada com os resultados combinados dos grupos da microcorrente e de controle no estudo posterior. O estudo de Stefanovska et al.[13] concluiu que uma forma de onda de corrente pulsada bifásica assimétrica parecia ser mais eficaz do que a corrente contínua de baixa densidade, mas que comparações em relação ao tamanho da diferença foram prematuras. O tipo de corrente usado no estudo de Wood et al.[15] é classificado como corrente contínua pulsada de baixa intensidade. No entanto, de acordo com a terminologia eletroterapêutica adotada pela seção da eletrofisiologia clínica da American Physical Therapy Association, em 1991,[71] as características de estimulação relatadas no estudo de Wood et al. podem ser classificadas como corrente pulsada monofásica de baixa voltagem.[16] A revisão desses estudos demonstra que vários tipos de corrente de estimulação elétrica foram classificados como benéficos no aumento da cicatrização de feridas crônicas.

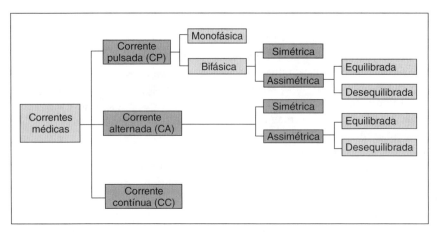

Figura 14.3 Classificação das correntes elétricas, seção de eletrofisiologia clínica da American Physical Therapy Association (2001). Com esse modelo de classificação, os vários tipos de corrente pulsada usados com a maioria dos aparelhos de estimulação elétrica foram classificados sob o título de "corrente pulsada". Correntes pulsadas são, na verdade, uma subdivisão dos dois principais tipos de corrente, corrente alternada e contínua. A classificação separada e adicional para "corrente pulsada" destina-se a facilitar a interpretação dos diferentes tipos de correntes que existem na eletromedicina. *Reproduzido com permissão de Kloth, LC: Electrical stimulation for wound healing. In McCulloch, JM, e Kloth, LC [eds]: Wound Healing Evidence-Based Management, 4.ed. FA Davis, Filadélfia, 2010, p 464.*

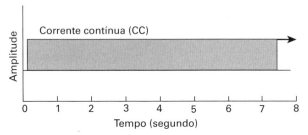

Figura 14.4 Forma de onda para a corrente contínua. *Reproduzido com permissão de Kloth, LC: Electrical stimulation for wound healing. In McCulloch, JM e Kloth, LC [eds]: Wound Healing Evidence-Based Management, 4.ed. FA Davis, Filadélfia, 2010, p 464.*

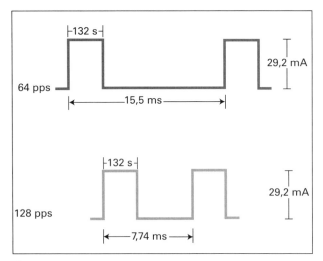

Figura 14.5 Forma de onda da corrente pulsada monofásica de baixa voltagem usada no estudo de Feedar et al. *Reproduzido com permissão de Feedar, JA, Kloth, LC e Gentzkow, GD: Chronic dermal ulcer healing enhanced with monophasic pulsed electrical stimulation. Phys Ther 71:639–149, 1991.*

A polaridade é importante?

Os protocolos de tratamento que usam conceitos como galvanotaxia, fortalecimento da corrente de lesão, e potenciais efeitos bactericidas podem incorporar o uso dos efeitos polares. O uso de correntes que são capazes de produzir efeitos polares pode ser um fator para facilitar uma resposta da cicatrização. Os pesquisadores relataram resultados que sugerem que as feridas possuem uma polaridade específica, geralmente positiva, embora um estudo experimental com feridas em cobaias tenha relatado alterações na polaridade das feridas, de positiva para negativa, conforme a cicatrização evolui.[21] Eles questionaram se tais mudanças em potencial estão relacionadas com o processo de cicatrização.[26]

Estudos relataram efeitos benéficos sobre a cicatrização tecidual com o uso de correntes capazes de introduzir efeitos polares.[2,5-14,31] Esses efeitos podem ser introduzidos nos tecidos por uma variedade de tipos de corrente, incluindo formas de onda monofásicas e desequilibradas ou bifásicas assimétricas. O potencial para efeitos polares pode ser ainda modificado por meio da escolha da corrente contínua *versus* corrente pulsada, pelo uso de uma polaridade específica para o eletrodo de tratamento, e por meio da variação da polaridade do eletrodo de tratamento durante o período de cuidados.

Existem evidências experimentais sobre os efeitos benéficos com o uso de protocolos de estimulação elétrica em que a polaridade do eletrodo de tratamento é variada durante o período de cuidados. Na pesquisa científica de base, um estudo[36] constatou que o uso da polaridade negativa durante um dia seguido pelo uso da polaridade positiva nos dias subsequentes resultou na mais elevada porcentagem de feridas cicatrizadas. Outro estudo[72] encontrou

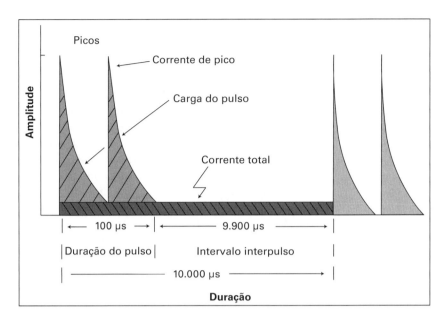

Figura 14.6 Forma de onda da corrente pulsada monofásica de alta voltagem. *Reproduzido com permissão de Kloth, LC: Electrical stimulation for wound healing. In McCulloch, JM e Kloth, LC [eds]: Wound Healing Evidence-Based Management, 4.ed. FA Davis, Filadélfia, 2010, p 464.*

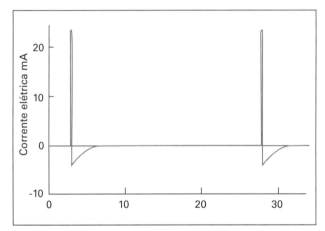

Figura 14.7 Forma de onda da corrente pulsada bifásica usada no estudo de Stefanovska et al.[13] *Reproduzido com permissão de Stefanovska, A, Vodovnik, L, Benko, H e Turk, R: Treatment of chronic wounds by means of electric and electromagnetic fields. Part 2. Value of FES parameters for pressure sore treatment. Med Biol Eng Comput 31:213–220, 1993.*

Os resultados desses estudos sugerem que os efeitos polares podem ser um fator importante no processo de cicatrização. É possível observar um apoio adicional a esse conceito nos resultados dos estudos realizados por Baker et al., que descobriram que o uso de uma forma de onda bifásica assimétrica é superior a uma forma de onda bifásica simétrica.[5,6] A forma de onda assimétrica pode ter permitido alterações químicas nos tecidos, como resultado da carga de assimetria. Essas modificações químicas poderiam então explicar uma melhor cicatrização com a forma de onda assimétrica.

Aplicação de eletrodos: qual é o melhor protocolo?

A aplicação dos eletrodos pode variar, e os métodos incluem a técnica direta e a técnica perilesional.[17] Alguns estudos relatam os efeitos benéficos tanto para a técnica direta[2,7,9-11] quanto para a técnica perilesional.[5,6,13] Nesses estudos, a técnica direta usa a aplicação do eletrodo estimulante diretamente sobre a ferida, com um eletrodo dispersivo localizado na pele periférica intacta da ferida. Esse método também é chamado de técnica monopolar.[4] Já a técnica perilesional é realizada com a aplicação de dois eletrodos sobre a pele intacta

taxas maiores de fechamento da ferida com a alternância entre correntes positivas e negativas em ciclos de 3 dias. Diversos estudos clínicos relataram bons resultados na cicatrização tecidual com o uso de protocolos em que a polaridade do eletrodo de tratamento foi alterada durante todo o processo de cicatrização.[2,7,11,14,31]

	A	B	MC
Amplitude	Abaixo da contração	Abaixo da contração	4 mA
Duração da fase(s)	100	300	10
Frequência (pps)	50	50	1
Tempos(s) ligado:desligado	7:7	7:7	7:7
Forma de onda	⌐⌐	⌐⌐	⌐⌐

Figura 14.8 O grupo A ilustra a forma de onda bifásica assimétrica usada nos estudos por Baker et al.[5,6] *Reproduzido com permissão de Baker, LL, Chambers, R, DeMuth, SK e Villar, F: Effects of electrical stimulation on wound healing in patients with diabetic ulcers. Diabetes Care 20:405–412, 1997.*

em torno da ferida. Esse método também é chamado de técnica bipolar.[4] Em geral, os estudos relatam o uso da técnica perilesional com tipos de corrente pulsada bifásica assimétrica[5,6,13] e a técnica direta com corrente contínua de baixa intensidade[2] ou tipos de corrente pulsada monofásica.[7,9-11] As exceções incluem o estudo de Wood et al.,[15] que usaram a corrente contínua de baixa intensidade pulsada com a aplicação de eletrodos nos lados opostos da ferida sobre a pele clinicamente normal. Esse estudo, no entanto, não ofereceu informações sobre o tipo de eletrodo usado. Outra exceção é um estudo feito por Lundeberg et al.,[12] no qual a corrente alternada foi usada com a aplicação da estimulação fora da área da superfície da úlcera.

Por fim, um outro tipo de combinação do eletrodo empregado inclui o uso de um sistema de meia de malha de prata Dacron e um sistema de eletrodo de manga para fornecer corrente pulsada monofásica de alta voltagem como um adjuvante para a cicatrização de úlceras do pé diabético.[73] Os pesquisadores que avaliaram o uso desse sistema fornecendo oito horas de estimulação noturna descobriram uma melhor cicatrização das feridas quando os resultados do estudo foram estratificados de acordo com a adesão do paciente.

Importante para os profissionais é o memorando da decisão da CMS, em que a estimulação elétrica é definida como "a aplicação da corrente elétrica por meio de eletrodos aplicados diretamente sobre a pele em estreita proximidade com a ferida".[69]

Indicações

Os autores já haviam fornecido várias categorizações para as feridas tegumentares. Relataram que quatro categorias principais tratadas com estimulação elétrica eram feridas resultantes de pressão (decúbito), insuficiência venosa, insuficiência arterial ou diabetes melito.[10,16,68,74] A presente discussão irá fornecer uma breve revisão das potenciais fisiopatologias que podem ter como resultado ferimentos dessas categorias.

As úlceras de pressão (feridas) resultam da aplicação de uma força externa suficiente para ultrapassar a pressão do enchimento capilar, interrompendo o fluxo sanguíneo.[75] Esses indivíduos incluem pacientes com lesão medular e pacientes imobilizados em unidades de tratamento intensivo ou de cuidados prolongados, ou após fratura de quadril. As feridas resultantes de **insuficiência venosa** são uma característica da dermatite de estase nos membros inferiores.[75] Essas feridas são o resultado do fluxo venoso prejudicado, insuficiência venosa, e ocorrem em pacientes com doenças preexistentes tais como trombose ou incapacidade das válvulas dentro das veias, ou seja, veias varicosas. As feridas causadas pela **insuficiência arterial** decorrem de uma interrupção do fluxo

sanguíneo aos tecidos. As etiologias fisiopatológicas responsáveis por essas feridas são mais diversificadas, pois estas podem ocorrer como um resultado da vasculite em pacientes com **poliarterite nodosa**, que é uma doença grave do vaso sanguíneo na qual as artérias pequenas e médias se tornam inchadas e danificadas, e já não são capazes de transportar o sangue oxigenado para órgãos e tecidos. Ela ocorre quando certas células imunes atacam as artérias afetadas. As feridas causadas pela insuficiência arterial também podem advir de distúrbios vasculares periféricos, tais como doença oclusiva aterosclerótica ou tromboangeíte obliterante (doença vascular obstrutiva periférica inflamatória).[75] Além do mais, a insuficiência arterial pode ser uma manifestação de doenças reumáticas, tais como lúpus eritematoso sistêmico ou artrite reumatoide.[76] As feridas tegumentares resultantes da diabetes melito têm uma origem complexa, decorrente de neuropatia periférica e/ou disfunção tanto das artérias grandes quanto pequenas.[77] Essas feridas ocorrem geralmente na superfície plantar do pé, mas também podem aparecer na superfície dorsal ou em outros locais, e são consequência da perda de sensibilidade por causa da neuropatia periférica e da diminuição do fluxo sanguíneo por causa da lesão arterial. Por fim, embora não sejam comumente classificadas em uma das quatro categorias anteriores, também ocorrem feridas tegumentares resultantes do aumento da atividade simpática. A doença/fenômeno de Raynaud tem como resultado uma intensa vasoconstrição dos dedos dos membros superiores e, ocasionalmente, dos inferiores.[75] Existem várias etiologias para essa doença, variando de idiopática a lesão prévia mecânica ou termal no local. A estimulação elétrica aumenta o fluxo sanguíneo localizado para os dedos isquêmicos.[44,78] As feridas tegumentares podem, portanto, decorrer de várias fisiopatologias.

Contraindicações e precauções

Em relação à estimulação elétrica para a reparação dos tecidos, são bem poucas as reais contraindicações. E a maioria das situações tem como resultado precauções relativas à estimulação elétrica devido a localização anatômica da ferida. Várias contraindicações são baseadas na avaliação empírica. A U.S. Food and Drug Administration (FDA) emitiu um comunicado de contraindicação em relação à aplicação de dispositivos de TENS tanto para pacientes com marca-passos cardíacos síncronos (provisório), quanto para a aplicação desses dispositivos sobre o seio carotídeo.[79] Embora a declaração da FDA trate da estimulação elétrica transcutânea para alívio da dor, qualquer estimulador elétrico transcutâneo com um campo elétrico variável pode ser incluído pela decisão. A lógica para a contraindicação em pacientes com marca-passo cardíaco provisório é a de que um campo elétrico variável da TENS pode interferir no desempenho do marca-passo cardíaco. A literatura que apoia esse tipo de interferência é contraditória. Várias pesquisas documentaram a aplicação da TENS para alívio da dor tanto nas regiões axial como apendicular do corpo, sem interferência no marca-passo cardíaco.[80,81] Por outro lado, um estudo de caso de dois pacientes documentou a disfunção do marca-passo cardíaco em pacientes que receberam a TENS para alívio da dor.[82] A estimulação do seio carotídeo pode fazer com que o paciente sinta tonturas ou síncope vasovagal, e a estimulação de outras estruturas na parte anterior do pescoço, tais como a laringe pode resultar em espasmos da laringe e asfixia.[16] Outras áreas que são consideradas contraindicações para o uso da estimulação elétrica incluem aquelas sobrepostas aos órgãos vitais ou nervos, como o coração,[83] além da aplicação transcerebral ou transcraniana de dispositivos de estimulação elétrica muscular (EEM).[84]

Vários tipos de lesões da pele, tais como o carcinoma das células basais, carcinoma de células escamosas, ou melanoma no local da aplicação, podem ser contraindicações. Essa contraindicação existe na presença de uma dessas neoplasias ou na documentação anterior da neoplasia no local de aplicação. A estimulação elétrica dessas células neoplásicas pode resultar em uma atividade mitogênica ou de crescimento ainda maior,[16] ou o aumento do fluxo sanguíneo para o tecido pode auxiliar na metástase neoplásica. Outros tipos de lesões da pele podem ser considerados contraindicações para a aplicação de dispositivos de estimulação elétrica se a etiologia subjacente, tais como tromboflebite, impede a sua utilização.[84]

Várias características, tais como uma infecção no osso (osteomielite) sob a ferida tegumentar, também foram descritas como uma contraindicação para a estimulação elétrica da ferida. A explicação para essa contraindicação é que o fechamento prematuro do tegumento pode resultar na formação de abscessos.[4,16] Além disso, o aumento do fluxo sanguíneo para o tecido como consequência da estimulação elétrica pode provocar septicemia ou bacteremia. A septicemia é uma infecção grave na corrente sanguínea que pode viajar para diferentes partes do corpo por causa da sua localização na corrente sanguínea; já a bacteremia é a presença de bactéria na corrente sanguínea, e que possivelmente também poderia viajar. A feridas que sangram de forma ativa são outro exemplo das contraindicações descritas para o uso de estimulação elétrica.[17]

A presença de íons metálicos nos medicamentos antimicrobianos[4] ou dos implantes metálicos no tecido subjacente pode representar uma contraindicação. As correntes elétricas contínuas podem conduzir íons metálicos dos medicamentos antimicrobianos aos tecidos. Além do mais, a estimulação elétrica com formas de onda monofásica pulsada ou bifásica pode ocasionar o aquecimento inadequado dos íons metálicos ou fazer com que os implantes metálicos danifiquem o tecido circunvizinho. O tratamento de feridas na região lombar ou na região abdominal inferior em mulheres grávidas também deve ser considerado uma contraindicação. Embora não exista nenhuma documentação de que as correntes transcutâneas nesses níveis de energia são suficientes, existe o potencial para efeitos mutagênicos sobre o feto no útero.

Existem várias subpopulações de pacientes que podem ser incluídas entre aquelas que exigem cautela quanto à aplicação da estimulação elétrica para a reparação tecidual. Deve-se se considerar de forma criteriosa o tratamento de feridas no crânio ou na área cervical superior com esse tipo de estimulação, e o tratamento tem de ser monitorado de perto. E se o paciente tiver evidência documentada de epilepsia, acidente vascular encefálico (AVE), ou déficit neurológico isquêmico reversível, esses tratamentos exigem precauções adicionais. A estimulação elétrica dessa região nesses pacientes pode dar início a um evento epiléptico ou alterar o fluxo sanguíneo cerebral, exacerbando o AVE ou o déficit neurológico isquêmico reversível. Por fim, ainda que o fato de um paciente não ter sensibilidade no local da ferida possa ser considerado uma contraindicação para a aplicação de estimulação elétrica para a reparação tecidual, a aplicação nesse local da ferida é considerada adequada. Mas a ausência de sensibilidade ou a condição insensível do local da ferida exige precauções no estabelecimento dos parâmetros iniciais da estimulação elétrica. Vários tipos diferentes de pacientes podem apresentar insensibilidade no local da ferida, incluindo aqueles com úlceras de pressão resultantes de lesões da medula espinal ou de feridas diabéticas.

Reações adversas no local

Também é possível que ocorram diversas reações adversas no local da aplicação. Durante a aplicação da corrente elétrica o paciente pode se queixar de um zumbido desagradável ou de formigamento. Essa resposta depende tanto da amplitude quanto da frequência. Além disso, se a área de superfície do eletrodo é insuficiente para a amplitude elétrica ou se existe uma distribuição desigual da densidade da corrente, um sobreaquecimento local ou uma reação hipertérmica pode ocorrer e resultar em uma queimadura térmica. Um estudo relatou um único exemplo de hemorragia no local da úlcera associada à utilização da corrente pulsada.[85] Por fim, pode haver a ocorrência da dermatite de contato no local da aplicação em função dos componentes do eletrodo. Qualquer um desses com-

Antes de começar

Lembre-se de excluir as contraindicações para a estimulação elétrica.

378 Seção III • Uso da estimulação elétrica no tratamento terapêutico

ponentes pode desencadear essa reação. A dermatite de contato pode se manifestar por dois processos inflamatórios distintos: dermatite irritativa e alérgica.[86] A dermatite irritativa é uma resposta mediada não imune e resulta da ação direta da substância irritante sobre a pele. Em contrapartida, a dermatite alérgica representa uma resposta de hipersensibilidade tardia mediada por células imunes do tipo IV. O profissional pode diferenciar essas duas reações. Na dermatite irritativa, a resposta cutânea é diretamente proporcional à quantidade aplicada da substância irritante. Por outro lado, na dermatite alérgica, são necessárias apenas quantidades mínimas para desencadear uma resposta aparente. Exposições dérmicas repetidas aos compostos que iniciam a dermatite irritativa podem, eventualmente, acarretar reações dérmicas alérgicas.

Considerações sobre o tratamento

Até o momento, os dispositivos de estimulação elétrica para a cicatrização de feridas não foram aprovados ou receberam a aprovação pré-comercialização dada pela FDA.[83] Para que essa aprovação seja obtida, é necessário que esses dispositivos demonstrem segurança e eficácia.[83] Até agora, a única indicação aprovada pela FDA para a utilização da estimulação elétrica, vinculada à discussão anterior sobre os possíveis mecanismos de ação no tratamento de feridas, é para a promoção do aumento do fluxo sanguíneo local.[4,87,88] Outras indicações aprovadas pela FDA para o uso da estimulação elétrica podem incluir reeducação muscular, manutenção ou aumento da amplitude de movimento, supressão da dor e prevenção da atrofia por desuso.[4,88] A estimulação elétrica para pacientes com feridas é usada como uma indicação *off label*.[87] Os profissionais são aconselhados a considerar essa informação quando escolhem um protocolo com a estimulação elétrica e a rever todas as diretrizes apropriadas como parte do processo de tomada de decisão. Fontes adicionais de informação sobre esse tema podem ser encontradas em outros lugares.[4,87,88]

Aplicação

O uso de duas técnicas de aplicação é considerado neste capítulo: (1) a técnica direta (utilizada com a corrente pulsada monofásica de alta voltagem – eletrodo ativo aplicado sobre o leito da ferida, com o eletrodo dispersivo localizado a uma distância de 15 a 20 cm da ferida), e (2) a técnica perilesional (utilizada com corrente pulsada bifásica assimétrica ou alternada – eletrodos aplicados ao lado do leito da ferida sobre a pele intacta). Em comparação com a técnica direta, várias considerações adicionais podem ser aplicadas no uso da técnica perilesional, que pode resultar em menor densidade de corrente dentro da ferida.[6] A técnica perilesional, quando aplicada com ambos os ele-

trodos sobre a pele com inervação normal, pode ser mais vantajosa quando se tenta ativar nervos sensoriais na pele.[6] Além disso, essa técnica inclui outras vantagens como um potencial reduzido para distúrbios do leito da ferida e uma possibilidade reduzida de contaminação cruzada entre a ferida e o eletrodo.[6] Por fim, embora os métodos de aplicação indireta do tratamento de feridas (como ultrassom para periúlcera) possam exigir um treinamento especializado mínimo, o uso das técnicas diretas com aplicação da modalidade diretamente no leito da ferida exige formação especializada mais avançada para a adequada manipulação de equipamentos e técnicas.[89]

Para cada técnica, é preciso que os profissionais estejam cientes de que a dosagem da carga, a densidade da corrente e a profundidade de penetração podem variar quando ocorrem alterações nos parâmetros de estimulação, no tamanho do eletrodo, no arranjo do eletrodo e nas características específicas da ferida. Uma vez que os pacientes com feridas podem ter a sensação prejudicada na própria ferida (dependendo de sua profundidade), e na pele que rodeia a ferida, esses fatores devem fazer parte daqueles considerados quando se escolhe os parâmetros de tratamento e da intensidade da estimulação.

Os parâmetros de estimulação foram propostos para o uso da estimulação elétrica na cicatrização tecidual para tratamento de feridas. Kloth[16] descreveu fórmulas para calcular as dosagens de carga elétrica para a simulação da corrente elétrica pulsada de baixa e alta voltagem. Uma gama de dosagem de 250 a 500 mC/s demonstrou ser uma qualidade partilhada entre vários estudos.[16] Outro parâmetro da estimulação é o da densidade da carga, ou a quantidade de carga elétrica por unidade de área da seção transversal do eletrodo.[16] Esse valor refere-se ao tamanho do eletrodo; por exemplo, quanto maior for o tamanho do eletrodo, menor é a densidade da corrente da carga.[4] A transferência absoluta da densidade da carga é obtida multiplicando-se a densidade da corrente espacial média pelo ciclo de trabalho efetivo e pela duração total do tratamento.[90] Reich[90] sugeriu, com base em uma tendência observada em vários estudos, que uma transferência absoluta da densidade da carga de 0,1 a 2,0 C/cm² pode ser eficaz no aumento da cicatrização. Ele incentivou que mais pesquisas fossem realizadas nessa área.

Muitos protocolos requerem o uso da intensidade (amplitude) que se encontra nos níveis submotores. Para os pacientes com sensibilidade prejudicada, o uso deve ser cuidadoso para confirmar a utilização de intensidades submotoras e para evitar o emprego de intensidades de corrente excessivas.[17] Por fim, ao escolher a intensidade do estímulo na utilização da técnica direta, os profissionais devem se lembrar de que a ferida não tem pele e que a impedância é menor do que nos tecidos circundantes.[91]

Técnica direta

A técnica direta é utilizada em estudos de pesquisa com corrente pulsada monofásica de alta voltagem.[9-11]

Com essa técnica, o eletrodo pode ser aplicado diretamente sobre a ferida, usando gaze umedecida em solução salina estéril. A gaze umedecida é aplicada dentro do leito da ferida após esta ter sido irrigada ou debridada, conforme a necessidade. O eletrodo de tratamento é aplicado sobre a gaze umedecida. Alguns tipos de eletrodos de tratamento consistiam em gaze Metaline,[10] eletrodo de carbono, ou folha de alumínio.[9] Eletrodos de gaze Metaline, tal como os utilizados no estudo realizado por Houghton et al.,[10] são estéreis, descartáveis. Os de carbono exigem um processo de limpeza com um desinfetante recomendado,[4,17] enquanto os de folha de alumínio são descartados após uma única aplicação.[17] O eletrodo de tratamento é fixado no lugar sobre a ferida, enquanto o eletrodo dispersivo é aplicado sobre a pele intacta (Figs. 14.9 e 14.10). A aplicação do eletrodo dispersivo foi definida a 15 cm de distância da ferida,[11] 20 cm proximal à ferida,[10] ou na parte medial da coxa; ele também foi usado em um estudo para a cicatrização de úlceras de pressão em pacientes com lesões da medula espinal.[9] Nem sempre houve relatos sobre o tamanho do eletrodo dispersivo; um estudo usou um tamanho de 20 x 25 cm,[9] enquanto Kloth[16] recomenda que o seu tamanho seja semelhante ao da área de superfície da ferida.

Técnica perilesional

A técnica perilesional é usada em estudos de pesquisa com corrente pulsada bifásica assimétrica.[5,6,13] De acordo com essa técnica, dois eletrodos são aplicados sobre a pele intacta adjacente à ferida. Os tipos de eletrodos eram autoadesivos[13] à pele ou de borracha de carbono.[5,6] Em estudos que indicaram a localização do eletrodo, a aplicação é geralmente proximal e distal à ferida (Fig. 14.11), embora a aplicação medial e lateral seja usada para úlceras na região do cóccix.[6]

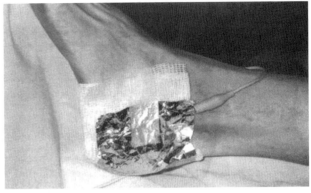

Figura 14.10 O eletrodo de folha de alumínio com pinça jacaré. Com a técnica monopolar direta, um eletrodo é aplicado sobre gaze umedecida com solução salina sobre a ferida, e um eletrodo dispersivo é aplicado a uma distância de 15 a 20 cm sobre a pele intacta. *Reproduzido com permissão de Sussman, C e Byl, NN: Electrical stimulation for wound healing. In Sussman, C e Bates-Jensen, BM [eds]: Wound Care, 2.ed. Aspen, Gaithersburg, MD, 2001, p 527.*

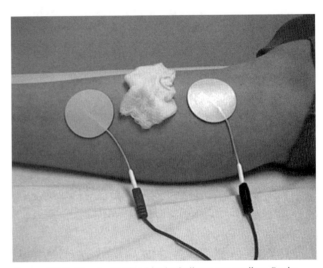

Figura 14.11 Uso da técnica bipolar indireta com aplicação de eletrodos autoadesivos proximal/distal (6:00 e 12:00). A almofada de gaze representa o local da ferida. Com essa técnica, os eletrodos são aplicados sobre a pele intacta adjacente à ferida.

Checagem da aplicação

- Determinar se o tratamento com a estimulação elétrica é adequado e decidir sobre os parâmetros de tratamento desejados (equipamentos e tipo de corrente, o tipo de técnica a ser utilizado).
  - Isso pode ser em parte determinado pelos equipamentos disponíveis em seu local de trabalho. Certifique-se de que os parâmetros específicos sejam registrados para que os protocolos de tratamento possam ser repetidos conforme necessário com a MESMA peça do equipamento.
- Antes de cada tratamento, avaliar a ferida, a técnica perilesional e características de drenagem das feridas.
  - Documentar a evolução da ferida com fotografias sobre o processo de cicatrização é excelente se tal sistema estiver disponível em seu local de trabalho.

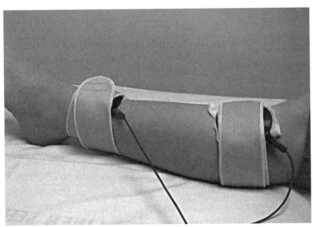

Figura 14.9 Uso da técnica monopolar direta empregando eletrodos de borracha de carbono. Com essa técnica, um eletrodo é aplicado sobre uma gaze umedecida com solução salina sobre a ferida, e um eletrodo dispersivo é aplicado a uma distância de 15 a 20 cm sobre a pele intacta.

380 Seção III • Uso da estimulação elétrica no tratamento terapêutico

- Fornecer instruções ao paciente. Explicar o procedimento/equipamentos que serão usados e descrever os efeitos esperados do tratamento (ver a seção de instrução ao paciente mais adiante neste capítulo).
- Verificar os equipamentos de estimulação elétrica para ter certeza de que está intacto e funcionando corretamente.
- Depois de se certificar que a unidade de estimulação elétrica não está ligada e que o controle de intensidade está na posição desligado, aplicar os eletrodos de estimulação elétrica (as técnicas de aplicação serão diferentes dependendo se a técnica usada é direta ou perilesional).

Técnica direta

A lista de verificação para a técnica direta é a seguinte:

- Preparar a ferida.
- Certificar-se de que a ferida está livre de quaisquer substâncias metálicas ou de produtos com vaselina.
- Determinar a polaridade desejada do eletrodo de tratamento.
- Aplicar gaze umedecida com solução salina estéril na ferida, e depois aplicar o eletrodo de tratamento.
- Escolher o eletrodo dispersivo de tamanho semelhante ao da área de superfície da ferida.
- Aplicar o eletrodo dispersivo a uma distância de 15 a 20 cm da ferida sobre a pele intacta.

Técnica perilesional

A lista de verificação para a técnica perilesional é a seguinte:

- Preparar a ferida.
- Certificar-se de que a ferida está livre de quaisquer substâncias metálicas ou de produtos com vaselina.
- Aplicar os eletrodos de tratamento sobre a pele intacta próximos às margens da ferida. Consultar o Quadro 14.1 para os parâmetros específicos da aplicação do eletrodo.
- Definir os parâmetros da estimulação elétrica (Quadros 14.1 e 14.2).
- Quando estiver pronto, ligar o aparelho de estimulação elétrica e aumentar gradualmente a intensidade até que a faixa desejada seja atingida.
- Para os tratamentos iniciais, utilizar parâmetros de dosagem mais baixos a fim de avaliar a tolerância da pele antes de usar os parâmetros totais do protocolo de dosagem.
- Certificar-se de que o paciente está confortável e lhe oferecer um botão de luz de chamada ou uma sineta.
- Verificar novamente o paciente durante a sessão de tratamento para determinar se ele continua tendo tolerância e conforto no tratamento.
- Quando o tratamento estiver concluído, diminuir a intensidade para a posição desligado, retirar os eletrodos

---

Quadro 14.1	Parâmetros para a estimulação elétrica: corrente pulsada bifásica assimétrica ou corrente alternada

Abaixo um resumo dos protocolos de pesquisa para o uso de correntes pulsadas bifásicas assimétricas ou correntes pulsadas alternadas.

- *Corrente bifásica assimétrica* – Protocolo de pesquisa para úlceras de pressão e úlceras diabéticas.[5,6] *Frequência do pulso e duração* – 50 pps, 100 milissegundos de duração da fase, tempo ligado-desligado (seg) 7:7. *Intensidade do estímulo* – abaixo do nível de contração. *Duração do tratamento* – sessões de tratamento de 30 minutos, totalizando de 30 a 90 minutos por dia, 5 dias por semana. *Configuração do eletrodo* – eletrodos de borracha de carbono de mesmo tamanho aplicados sobre a pele intacta a menos de 1 cm a partir da margem da ferida. Eletrodos comumente aplicados proximal e distal à úlcera, mas com aplicação medial e lateral foram usados para úlceras na região do cóccix. O eletrodo cuja polaridade foi negativa durante a fase principal da forma de onda foi aplicado proximal à ferida. *Tamanho do eletrodo*[6] – dependente do tamanho e da localização da ferida, os tamanhos variam de 2,5 × 2,5 cm a 5 cm x 10 cm.
- *Corrente bifásica assimétrica* – Protocolo de pesquisa para úlceras de pressão.[13] *Frequência do pulso e duração* – 40 Hz, duração do pulso de 0,25 milissegundo, trens de estimulação de 4 segundos ritmicamente alternados com pausas da mesma duração. Intensidade do estímulo – contrações tetânicas produzidas, em geral de 15 a 25 mA. *Duração do tratamento* – 2 horas por dia. *Configuração do eletrodo* – dois eletrodos autoaderentes aplicados sobre a pele saudável da margem da ferida. *Tamanho do eletrodo* – ajustável ao tamanho da ferida, o tamanho médio foi de 30 ± 10 cm² cada.
- *Corrente constante alternada com pulsos de onda quadrada* (com inferência de uma onda desequilibrada assimétrica) – Protocolo de pesquisa para úlceras diabéticas na perna.[12] *Frequência do pulso e duração* – 80 Hz, alternando a corrente constante com extensão do pulso de 1 milissegundo. *Intensidade do estímulo* – parestesia induzindo intensidade. Duração do tratamento – 20 minutos duas vezes por dia. *Configuração do eletrodo* – a estimulação é aplicada fora da área da superfície da úlcera. A polaridade do eletrodo de tratamento foi mudada depois de cada tratamento. *Tamanho do eletrodo* – o eletrodo de tratamento tinha 4 x 6 cm.

---

e seguir os procedimentos recomendados de desinfecção ou de descarte. Verificar a ferida, a técnica perilesional e a pele sob os eletrodos para detectar quaisquer sinais de reação alérgica ou de lesão térmica. Limpar os fios dos eletrodos com um desinfetante recomendado.

- Documentar a realização do tratamento.

Como alternativa aos parâmetros de estimulação elétrica descritos no Quadro 14.2, um recente estudo[10] usou os seguintes parâmetros: frequência do pulso a 100 Hz,

Quadro 14.2	**Corrente pulsada monofásica de alta voltagem**

A descrição a seguir resume os parâmetros da estimulação elétrica descritos por Kloth[16] utilizando como exemplo um dispositivo de estimulação elétrica de alta voltagem:

- *Voltagem* de 75 a150 V
- *Frequência do pulso* de 100 pps
- *Duração do tratamento* de 60 minutos, 7 dias por semana
- *Polaridade do eletrodo* de tratamento da ferida varia de acordo com a fase da ferida ou as necessidades clínicas da ferida

Ver Kloth[16] para mais informações sobre a polaridade do eletrodo de tratamento de feridas. Embora esse protocolo sugira a variação da polaridade do eletrodo de tratamento durante o período de cuidados, dois estudos utilizando corrente pulsada de alta voltagem[9,10] usaram protocolos em que a polaridade do eletrodo de tratamento foi mantida negativa ao longo da duração do estudo.

150 V de pico de intensidade, duração do pulso de 100 microssegundos e duração do tratamento de 45 minutos durante 3 dias por semana. A polaridade negativa do eletrodo de tratamento foi mantida durante o estudo de 4 semanas. Esse estudo avaliou o efeito da corrente pulsada de alta voltagem para o tratamento de úlceras vasculares crônicas da perna. Os resultados desse estudo indicaram que a corrente pulsada de alta voltagem reduziu a área de superfície da ferida para aproximadamente metade do seu tamanho inicial, e que esse efeito foi duas vezes maior do que o observado com as feridas tratadas com a unidade de estimulação elétrica de simulação.

Instruções ao paciente

- Explicar que os resultados da pesquisa têm apoiado o uso da estimulação elétrica como uma terapia adjuvante eficaz para feridas crônicas que não mostraram sinais de cicatrização durante os últimos 30 dias.
- Como indicado, relatar que os estudos demonstraram que feridas crônicas semelhantes à do paciente responderam favoravelmente ao uso da estimulação elétrica.
- Descrever o efeito esperado da estimulação elétrica na cicatrização da ferida do paciente, incluindo vantagens/desvantagens e potenciais efeitos adversos.
- Discutir o equipamento que será utilizado e indicações/contraindicações para a sua utilização. Explicar o procedimento específico. Incluir quaisquer instruções ou orientações adequadas para a participação do paciente no tratamento.
- Explicar as medidas que serão utilizadas para ajudar a determinar se o tratamento está sendo eficaz.
- Descrever a duração de cada sessão de tratamento e para todo o período de cuidados.

- Explicar que o tratamento será realizado com o consentimento do paciente. O tratamento não deverá produzir qualquer desconforto, mas ele pode sentir uma sensação de formigamento sob os eletrodos nas áreas de sensação intacta.
- Aconselhar o paciente a não mexer ou remover os eletrodos durante a sessão de tratamento.
- Aconselhar o paciente a não deixar de seguir as outras recomendações para o tratamento de sua ferida.
- Pedir ao paciente para usar o botão de luz de chamada ou a sineta, caso experimente qualquer desconforto ou surja alguma dúvida durante a sessão de tratamento.

Resumo

Nossa pele é o maior órgão do corpo, mas também é um dos órgãos que passa despercebido a menos que tenhamos uma abertura ou uma ferida. É quando começamos a perceber o quão importante ela é como um sistema de defesa primário contra infecção, perda de líquidos e manutenção da homeostase.

A reparação de tecidos humanos é uma área fascinante, e estamos apenas começando a compreendê-la. O uso de estimulação elétrica para "impulsionar" o processo de cicatrização é algo que, embora bem documentado na literatura, ainda precisa de mais pesquisas para tornar-se mais bem aceito e praticado. Para nosso sucesso como terapeutas, é importante ter a capacidade de nos comunicarmos de forma produtiva com nossos pacientes e colegas sobre os profundos benefícios potenciais que essa modalidade pode ter para aqueles que apresentam úlceras de pressão para as quais poucas coisas foram eficazes.

Questões para revisão

1. Qual das seguintes formas de estimulação elétrica tem sido utilizada de maneira eficaz na reparação tecidual dos tecidos humanos?
   a. EENM
   b. Interferencial
   c. CPAV
   d. TENS
2. O que significa o termo "corrente de lesão"?
   a. O tecido lesionado produz uma corrente elétrica que é diferente das potenciais correntes circundantes
   b. Os tecidos se lesionam quando a estimulação elétrica é aplicada e produzem uma corrente de lesão que pode ser medida
   c. Combinar o potencial de ação da corrente dos tecidos lesionados pode equilibrar e cicatrizar esse tecido
   d. Usar o potencial de ação contrário da corrente de lesão em uma área lesionada irá estimular a cicatrização de tecidos

382 Seção III • Uso da estimulação elétrica no tratamento terapêutico

3. Qual é a justificativa para encorajar a mobilidade durante os vários estágios da cicatrização de feridas?
   a. Não há nenhuma; o tecido não vai cicatrizar se não for imobilizado
   b. O alinhamento das fibras de colágeno vai se basear na função se a mobilidade for permitida durante a fase de remodelação
   c. A reparação dos tecidos será reforçada como resultado dos processos constantes de nova lesão e reparo que serão causados pelos movimentos ocorridos na área lesionada
   d. A angiogênese não ocorrerá a menos que o movimento acompanhe a cicatrização
4. Qual seria a adequada aplicação da estimulação elétrica para estimular o debridamento autolítico para a reparação tecidual?
   a. A aplicação do eletrodo negativo sobre a ferida para atrair os neutrófilos e macrófagos carregados positivamente para estimular a autólise
   b. A aplicação do eletrodo negativo sobre a ferida para atrair os neutrófilos e macrófagos carregados negativamente para estimular a autólise
   c. A aplicação do eletrodo positivo sobre a ferida para atrair os neutrófilos e macrófagos carregados positivamente para estimular a autólise
   d. A aplicação do eletrodo positivo sobre a ferida para atrair os neutrófilos e macrófagos carregados negativamente para estimular a autólise
5. Qual das seguintes técnicas é a mais precisa em relação à aplicação da CPAV para a cicatrização de feridas?
   e. Usar uma técnica perilesional com eletrodos aplicados adjacentes ao leito da ferida na pele intacta
   f. Usar uma técnica direta com eletrodos aplicados na pele intacta ao lado do leito da ferida
   g. Usar uma técnica perilesional com o eletrodo ativo aplicado no leito da ferida, com o eletrodo dispersivo localizado a uma distância de 15 a 20 cm da ferida
   h. Usar uma técnica direta com o eletrodo ativo aplicado no leito da ferida, com o eletrodo dispersivo localizado a uma distância de 15 a 20 cm da ferida

---

Estudo de caso 1

Este estudo de caso traz o exemplo de um paciente que necessita da estimulação elétrica para uma úlcera não cicatrizada.

Idade do paciente: 71 anos

Avaliação inicial

Motivo do encaminhamento

O paciente veio à fisioterapia por causa de uma úlcera dorsal do pé esquerdo que não cicatrizava. Ele relatou que foi submetido a uma cirurgia ortopédica no pé esquerdo 3 meses antes da primeira avaliação fisioterapêutica e do desenvolvimento de uma bolha de sangue pós-cirúrgica, e que a ferida continuou a se degradar. Mesmo recebendo cuidados de saúde domiciliares por várias semanas, não houve nenhum progresso significativo. Ele também afirmou que até agora o cuidado da úlcera era feito em casa e consistia na limpeza da ferida com Betadine e na aplicação de uma gaze com pomada antibiótica tópica.

Histórico médico

Não foi relatado histórico de diabetes, doença cardíaca ou insuficiência vascular.

Avaliação da ferida

A ferida apresentava margens irregulares medindo 3 cm no ponto mais largo e 4,5 cm de comprimento.

Não houve solapamento ou encapsulamento da ferida. Ela apresentava uma perda parcial da espessura da pele com uma quantidade moderada de exsudato. O leito da ferida consistia em cerca de 30% de tecido granulado vermelho e aproximadamente 70% de tecido necrótico amarelo aderente. Havia também eritema em volta da ferida e edema moderado no membro inferior *esquerdo*.

Sinais de insuficiência vascular

Os sinais de insuficiência venosa incluíam perda de pilosidade no pé, eritema em torno da ferida e edema no membro inferior *esquerdo*.

Tratamento

Cada tratamento consistiu na limpeza salina e no debridamento seletivo antes da estimulação elétrica.

A estimulação elétrica com o uso de corrente pulsada de alta voltagem foi iniciada na terceira visita (1 semana e meia após o início dos cuidados) com os seguintes parâmetros: a polaridade (-) do eletrodo de tratamento foi usada principalmente em todo o período de tratamento com poucas ocasiões de polaridade (+). A duração do tratamento foi de 25 a 30 minutos, com uma frequência de 5 vezes por semana durante 3 semanas. Em seguida, ele diminuiu para 3 vezes por semana durante 2 semanas, em um total de 20 sessões.

(continua)

Capítulo 14 • Estimulação elétrica na reparação tecidual **383**

Estudo de caso 1 | *(continuação)*

A estimulação elétrica foi interrompida após 5 semanas e meia depois de uma granulação total da base da ferida com ausência de tecido necrótico e sinais de aumento da epitelização. A dimensão da ferida diminuiu cerca de 40 a 50%.

Além da estimulação elétrica, foram feitos curativos com uma gaze impregnada com vaselina durante 3 visitas, pomada para debridamento enzimático durante 7 visitas, que então progrediu para curativo de alginato durante 9 visitas. A mudança para o curativo de alginato se deu após a presença de mais de 70% de tecido de granulação no leito da ferida. Uma vez que o tecido de granulação excedeu 95%, o curativo foi mudado para gaze com vaselina em conjunto com um sistema de bandagem de quatro camadas para estimular o controle do edema.

Resultados

Em 4 semanas e meia, a ferida media 2 cm de largura e 3,2 cm de comprimento, e tinha mais do que 95% de tecido de granulação.

Em 6 semanas, o tamanho da ferida diminuiu de 40 para 50%.

Em 11 semanas, o paciente recebeu alta hospitalar após apresentar a base da ferida limpa e foi autorizado a fazer os curativos em casa. Um acompanhamento médico foi agendado.

Estudo de caso 2

Joan é uma mulher ativa de 67 anos de idade que foi encaminhada à fisioterapia por causa da presença de uma persistente úlcera no seu calcâneo direito. Ela havia sido hospitalizada anteriormente por causa de uma fratura do quadril já cicatrizada. Joan levava um estilo de vida ativo que incluía natação, dança e passeios turísticos como líder de seu grupo de aposentados.

Após a recuperação da fratura no quadril, seu estilo de vida mudou particularmente por causa do desenvolvimento da úlcera do calcâneo que está aberta há 2 meses e mede aproximadamente 4 cm de diâmetro no ponto mais extenso. Ela relatou que recebeu cuidados de enfermagem em casa sem progressos significativos. Joan não tem um histórico médico relevante.

Perguntas

1. Supondo que Joan fosse uma boa candidata para a estimulação elétrica com o objetivo de aumentar as probabilidades de fechamento da ferida, quais parâmetros você escolheria e por quê?
2. Onde você aplicaria os eletrodos e por quê?
3. Quais instruções você daria a Joan?
4. Qual seria o tempo aproximado que você esperaria antes de ver qualquer alteração no estado da ferida e em que baseia sua resposta?
5. Quais seriam as mudanças que você mencionou?
6. Quais condições médicas que Joan *não* apresenta poderiam complicar esse cenário?
7. Quais recursos você pode consultar para obter mais informações sobre como proceder com as técnicas de aplicação da estimulação elétrica para feridas e reparação tecidual?

▊ Questões para discussão

1. O que é a "corrente de lesão"?
2. Como a teoria da galvanotaxia pode ser utilizada no tratamento de feridas?
3. Quais são os tipos de corrente de estimulação elétrica associados ao aumento do fluxo sanguíneo?
4. Como posso descobrir o tipo de forma de onda oferecido por um dispositivo de estimulação elétrica?
5. Para uma ferida infectada, quais são as duas maneiras pelas quais o uso da estimulação elétrica pode estimular a ação antimicrobiana?
6. Quais são as técnicas monopolar direta e bipolar indireta para o tratamento com estimulação elétrica de feridas?
7. Quais são as vantagens de cada técnica?

Bibliografia

Additional Sourceswww.apta.org Section on Clinical Electrotherapy and Wound Care

www.cms.hhs.gov Centers for Medicare and Medicaid Services.

www.hookedonevidence.org Hooked on Evidence a resource data base established by the American Physical Therapy Association.

Base de dados

American Physical Therapy Association. Available at http://www.apta.org/(Guide to Physical Therapist Practice, ed 2. Phys Ther 81[1], 2001).

APTA Online Courses (text based) (No. 2: Wound Healing and Management; No. 8: Clinical Electrotherapy: Physiology and Basic Concepts). Available at http://www.apta.org/

Centers for Medicare and Medicaid Services. Available at http://www.cms.hhs.gov/

Centers for Medicare and Medicaid Services. Electrostimulation for wounds: Decision memorandum (CAG-00068N). Centers for Medicare and Medicaid Services, 2002. Available at http://www.cms.hhs.gov/ncdr/memo.asp?id=27 Accessed November 25, 2003.

CINAHL—Cumulative Index of Nursing and Allied Health Literature. Available at http://www.cinahl.com/

The Cochrane Library. Available at http://www.update-software.com/cochrane/

MEDLINE/PubMed: reference source for biomedical journals. Available at http://www.ncbi.nlm.nih.gov/entrez/query.fcgi

Referências bibliográficas

1. Becker, RO: The electrical control of growth processes. Med Times 95:657–669, 1967.
2. Carley, PJ, and Wainapel, SF: Electrotherapy for acceleration of wound healing: low intensity direct current. Arch Phys Med Rehabil 66:443–446, 1985.
3. Weiss, DS, Kirsner, R, and Eaglstein, WH: Electrical stimulation and wound healing. Arch Dermatol 126:222–225, 1990.
4. Sussman, C, and Byl, NN: Electrical stimulation for wound healing. In Sussman, C, and Bates-Jensen, BM (eds): Wound Care, ed 2. Aspen , Gaithersburg, MD, 2001, pp 497–545.
5. Baker, LL, Chambers, R, DeMuth, SK, et al: Effects of electrical stimulation on wound healing in patients with diabetic ulcers. Diabetes Care 20:405–412, 1997.
6. Baker, LL, Rubayi, S, Villar, F, et al: Effect of electrical stimulation waveform on healing of ulcers in human beings with spinal cord injury. Wound Rep Regul 4:21–28, 1996.
7. Feedar, JA, Kloth, LC, and Gentzkow, GD: Chronic dermal ulcer healing enhanced with monophasic pulsed electrical stimulation. Phys Ther 71:639–649, 1991.
8. Gentzkow, GD, Pollack, SV, Kloth, LC, et al: Improved healing of pressure ulcers using Dermapulse, a new electrical stimulation device. Wounds 3:158–170, 1991.
9. Griffin, JW, Tooms, RE, Mendius, RA, et al: Efficacy of high voltage pulsed current for healing of pressure ulcers in patients with spinal cord injury. Phys Ther 71:433–442, 1991, discussion 442–444.
10. Houghton, PE, Kincaid, CB, Lovell, M, et al: Effect of electrical stimulation on chronic leg ulcer size and appearance. Phys Ther 83:17–28, 2003.
11. Kloth, LC, and Feedar, JA: Acceleration of wound healing with high voltage, monophasic, pulsed current. Phys Ther 68:503–508, 1988.
12. Lundeberg, TC, Eriksson, SV, and Malm, M: Electrical nerve stimulation improves healing of diabetic ulcers. Ann Plast Surg 29:328–331, 1992.
13. Stefanovska, A, Vodovnik, L, Benko, H, et al: Treatment of chronic wounds by means of electric and electromagnetic fields. Part 2. Value of FES parameters for pressure sore treatment. Med Biol Eng Comput 31:213–220, 1993.
14. Wolcott, LE, Wheeler, PC, Hardwicke, HM, et al: Accelerated healing of skin ulcer by electrotherapy: preliminary clinical results. South Med J 62:795–801, 1969.
15. Wood, JM, Evans, PE, III, Schallreuter, KU, et al: A multicenter study on the use of pulsed low-intensity direct current for healing chronic stage II and stage III decubitus ulcers. Arch Dermatol 129:999–1009, 1993.
16. Kloth, LC, and Zhao, M: Endogenous and exogenous electrical fields for wound healing. In McCulloch, JM, and Kloth, LC (eds): Wound Healing Evidence Based Management, ed 4. FA Davis, Philadelphia, 2010, pp 450–513.
17. Myers, BA: Electrotherapeutic modalities, physical agents, and mechanical modalities. In Myers, BA (ed): Wound Management: Principles and Practice. Prentice-Hall, Upper Saddle River, NJ, 2004, pp 152–183.
18. Sommer, C: Immunity and inflammation. In Porth, CM (ed): Pathophysiology: Concepts of Altered Health States, ed 6. Lippincott Williams & Wilkins, Philadelphia, 2002, pp 331–355.
19. Porth, CM: Cellular adaptation, injury, and death and wound healing. In Porth, CM (ed): Pathophysiology: Concepts of Altered Health States, ed 6. Lippincott Williams & Wilkins, Philadelphia, 2002, pp 95–113.
20. Gogia, PP: Physiology of wound healing. In Gogia, PP (ed): Clinical Wound Management. SLACK , Thorofare, NJ, 1995, pp 1–12.
21. Burr, HS, Harvey, SC, and Taffel, M: Bio-electric correlates of wound healing. Yale J Biol Med 103–107, 1938.
22. Cunliffe-Barnes, TC: Healing rate of human skin determined by measurement of the electrical potential of experimental abrasions: a study of treatment with petrolatum and with petrolatum containing yeast and liver extracts. Am J Surg 69:82–88, 1945.
23. Jaffe, LF, and Vanable, JW, Jr: Electric fields and wound healing. Clin Dermatol 2:34–44, 1984. 3816_Ch14_350-371 26/06/14 4:24 PM Page 366 Chapter 14 | Electrical Stimulation for Tissue Repair 367
24. Foulds, IS, and Barker, AT: Human skin battery potentials and their possible role in wound healing. Br J Dermatol 109: 515–522, 1983.
25. Borgens, RB, Vanable, JW, Jr, and Jaffe, LF: Bioelectricity and regeneration: large currents leave the stumps of regenerating newt limbs. Proc Natl Acad Sci U S A 74:4528–4532, 1977.
26. Lee, RC, Canaday, DJ, and Doong, H: A review of the biophysical basis for the clinical application of electric fields in softtissue repair. J Burn Care Rehabil 14:319–335, 1993.
27. Kerstein, MD: Moist wound healing: the clinical perspective. Ostomy Wound Manage 41:37S–44S, 1995, discussion 45S.
28. Ovington, LG: Dressings and ajunctive therapies: AHCPR guidelines revisited. Ostomy Wound Manage 45:94S–106S, 1999, quiz 107S–108S.
29. Rajnicek, AM, Stump, RF, and Robinson, KR: An endogenous sodium current may mediate wound healing in Xenopus neurulae. Dev Biol 128:290–299, 1988.
30. Kloth, LC, and McCulloch, JM: Promotion of wound healing with electrical stimulation. Adv Wound Care 9:42–45, 1996.
31. Gault, WR, and Gatens, PF, Jr: Use of low intensity direct current in management of ischemic skin ulcers. Phys Ther 56:265–269, 1976.
32. Fukushima, K, Senda, N, Inui, H, et al: Studies on galvanotaxis of leukocytes. Med J Osaka Univ 4:195–208, 1953.
33. Orida, N, and Feldman, JD: Directional protrusive pseudopodial activity and motility in macrophages induced by extracellular electric fields. Cell Motil 2:243–255, 1982.

34. Bourguignon, GJ, and Bourguignon, LY: Electric stimulation of protein and DNA synthesis in human fibroblasts. FASEB J 1: 398–402, 1987.

35. Cooper, MS, and Schliwa, M: Electrical and ionic controls of tissue cell locomotion in DC electric fields. J Neurosci Res 13: 223–244, 1985.

36. Mertz, PM, Davis, SC, Cazzaniga, AL, et al: Electrical stimulation: acceleration of soft tissue repair by varying the polarity. Wounds 5:153–159, 1993.

37. Brown, M, McDonnell, M, and Menton, DN: Polarity effects on wound healing using electrical stimulation in rabbits. Arch Phys Med Rehabil 70:624–627, 1989;

38. Barranco, SD, Spadaro, JA, Berger, TJ, et al: In vitro effect of weak direct current on Staphylococcus aureus. Clin Orthop 100: 250–255, 1974.

39. Guffey, JS, and Asmussen, MD: In vitro bactericidal effects of high voltage pulsed current versus direct current against Staphylococcus aureus. J Clin Electrophysiol 1:5–9, 1989.

40. Kincaid, CB, and Lavoie, KH: Inhibition of bacterial growth in vitro following stimulation with high voltage, monophasic, pulsed current. Phys Ther 69:651–655, 1989.

41. Laatsch, LJ, Ong, PC, and Kloth, LC: In vitro effects of two silver electrodes on select wound pathogens. J Clin Electrophysiol 7:10–15, 1995.

42. Rowley, BA, McKenna, JM, Chase, GR, et al: The influence of electrical current on an infecting microorganism in wounds. Ann N Y Acad Sci 238:543–551, 1974.

43. Szuminsky, NJ, Albers, AC, Unger, P, et al: Effect of narrow, pulsed high voltages on bacterial viability. Phys Ther 74: 660–667, 1994.

44. Kaada, B: Vasodilation induced by transcutaneous nerve stimulation in peripheral ischemia (Raynaud's phenomenon and diabetic polyneuropathy). Eur Heart J 3:303–314, 1982.

45. Scudds, RJ, Helewa, A, and Scudds, RA: The effects of transcutaneous electrical nerve stimulation on skin temperature in asymptomatic subjects. Phys Ther 75:621–628, 1995.

46. Wong, RA, and Jette, DU: Changes in sympathetic tone associated with different forms of transcutaneous electrical nerve stimulation in healthy subjects. Phys Ther 64:478–482, 1984.

47. Baker, LL, Chambers, R, Merchant, L, et al: The effects of electrical stimulation on cutaneous oxygen supply in normal older adults and diabetic patients. Abstract. Phys Ther 66:749, 1986.

48. Dodgen, PW, Johnson, BW, Baker, LL, et al: The effects of electrical stimulation on cutaneous oxygen supply in diabetic older adults. Abstract. Phys Ther 67:793, 1987.

49. Gilcreast, DM, Stotts, NA, Froelicher, ES, et al: Effect of electrical stimulation on foot skin perfusion in persons with or at risk for diabetic foot ulcers. Wound Repair Regen 6:434–441, 1998.

50. Mawson, AR, Siddiqui, FH, Connolly, BJ, et al: Effect of high voltage pulsed galvanic stimulation on sacral transcutaneous oxygen tension levels in the spinal cord injured. Paraplegia 31:311–319, 1993.

51. Peters, EJ, Armstrong, DG, Wunderlich, RP, et al: The benefit of electrical stimulation to enhance perfusion in persons with diabetes mellitus. J Foot Ankle Surg 37:396–400, 1998, discussion 447–448.

52. Heath, ME, and Gibbs, SB: High-voltage pulsed galvanic stimulation: effects of frequency of current on blood flow in the human calf muscle. Clin Sci (Lond) 82:607–613, 1992.

53. Miller, BF, Gruben, KG, and Morgan, BJ: Circulatory responses to voluntary and electrically induced muscle contractions in humans. Phys Ther 80:53–60,2000.

54. Hecker, B, Carron, H, and Schwartz, DP: Pulsed galvanic stimulation: effects of current frequency and polarity on blood flow in healthy subjects. Arch Phys Med Rehabil 66:369–371, 1985.

55. Tracy, JE, Currier, DP, and Threlkeld, AJ: Comparison of selected pulse frequencies from two different electrical stimulators on blood flow in healthy subjects. Phys Ther 68:1526–1532, 1988.

56. Walker, DC, Currier, DP, and Threlkeld, AJ: Effects of high voltage pulsed electrical stimulation on blood flow. Phys Ther 68: 481–485, 1988.

57. Cosmo, P, Svensson, H, Bornmyr, S, et al: Effects of transcutaneous nerve stimulation on the microcirculation in chronic leg ulcers. Scand J Plast Reconstr Surg Hand Surg 34:61–64, 2000.

58. Cramp, AF, Gilsenan, C, Lowe, AS, et al: The effect of high- and low-frequency transcutaneous electrical nerve stimulation upon cutaneous blood flow and skin temperature in healthy subjects. Clin Physiol 20:150–157, 2000.

59. Lundeberg, T, Kjartansson, J, and Samuelsson, U: Effect of electrical nerve stimulation on healing of ischaemic skin flaps. Lancet 2:712–714, 1988.

60. Wikstrom, SO, Svedman, P, Svensson, H, et al: Effect of transcutaneous nerve stimulation on microcirculation in intact skin and blister wounds in healthy volunteers. Scand J Plast Reconstr Surg Hand Surg 33:195–201, 1999.

61. Porth, CM: Control of the circulation. In Porth, CM (ed): Pathophysiology: Concepts of Altered Health States, ed 6. Lippincott Williams & Wilkins, Philadelphia, 2002, pp 399–428.

62. Mawson, AR, Siddiqui, FH, Connolly, BJ, et al: Sacral transcutaneous oxygen tension levels in the spinal cord injured: risk factors for pressure ulcers? Arch Phys Med Rehabil 74:745–751, 1993.

63. Cramp, AF, Noble, JG, Lowe, AS, et al: Transcutaneous electrical nerve stimulation (TENS): the effect of electrode placement upon cutaneous blood flow and skin temperature. Acupunct Electrother Res 26:25–37, 2001.

64. Bergstrom, N, Bennett, MA, Carlson, CE, et al. Pressure ulcer treatment. Clinical practice guideline. Quick reference guide for clinicians, No. 15. Rockville, MD: U.S. Department of Health and Human Services, Public Health Service, Agency for Health Care Policy and Research. AHCPR Pub. No. 95-0653. Dec. 1994.

65. Sheffet, A, Cytryn, AS, and Louria, DB: Applying electric and electromagnetic energy as adjuvant treatment for pressure ulcers: a critical review. Ostomy Wound Manage 46:28–33, 36–40, 42–44, 2000.

66. Collum, N, Nelson, EA, Flemming, K, et al: Systematic reviews of wound care management: (5) beds; (6) compression; (7) laser therapy, therapeutic ultrasound, electrotherapy and electromagnetic therapy. Health Technol Assess 5, 2001.

67. Akai, M, and Hayashi, K: Effect of electrical stimulation on musculoskeletal systems: a meta-analysis of controlled clinical trials. Bioelectromagnetics 23:132–143, 2002.

68. Gardner, SE, Frantz, RA, and Schmidt, FL: Effect of electrical stimulation on chronic wound healing: A meta-analysis. Wound Repair Regen 7:495–503, 1999.

69. Centers for Medicare and Medicaid Services: Electrostimulation for Wounds: Decision Memorandum (#CAG-00068N), 2002; accessed December 6, 2003. Web site: http://www.cms.hhs.gov/mcd/index

70. Assimacopoulos, D: Low intensity negative electric current in the treatment of ulcers of the leg due to chronic venous insufficiency. Preliminary report of three cases. Am J Surg 115: 683–687, 1968.

71. American Physical Therapy Association: Electrotherapeutic Terminology in Physical Therapy: Section on Clinical Electro_ physiology. Author, Alexandria, VA, 1990.

72. Stromberg, BV: Effects of electrical currents on wound contraction. Ann Plast Surg 21:121–123, 1988.

73. Peters, EJ, Lavery, LA, Armstrong, DG, et al: Electric stimulation as an adjunct to heal diabetic foot ulcers: A randomized clinical trial. Arch Phys Med Rehabil 82:721–725, 2001.

74. Tunis, S, Shuren, J, Ballantine, L, et al: Medicare Coverage Policy—NCDS: Electrostimulation for Wounds. July 23, 2002. Web Page.

75. Porth, CM: Alterations in blood flow in the systemic circulation. In Porth, CM (ed): Pathophysiology: Concepts of Altered Health States, ed 6. Lippincott Williams & Wilkins, Philadelphia, 2002, pp 429–458.

76. Bancroft, DA, and Pigg, JS: Alterations in skeletal function: Rheumatic disorders. In Porth, CM (ed): Pathophysiology: Concepts of Altered Health States, ed 6. Lippincott Williams & Wilkins, Philadelphia, 2002, pp 1367–1390.

77. Guven, S, Kuenzi, JA, and Matfin, G: Diabetes mellitus. In Porth, CM (ed): Pathophysiology: Concepts of Altered Health States, ed 6. Lippincott Williams & Wilkins, Philadelphia, 2002, pp 925–952.

78. Kaada, B: Systemic sclerosis: successful treatment of ulcerations, pain, Raynaud's phenomenon, calcinosis, and dysphagia by transcutaneous nerve stimulation. A case report. Acupunct Electrother Res 9:31–44, 1984.

79. Food and Drug Administration Guidelines for Electromedical Devices. 1975.

80. Rasmussen, MJ, Hayes, DL, Vlietstra, RE, et al: Can transcutaneous electrical nerve stimulation be safely used in patients with permanent cardiac pacemakers? Mayo Clin Proc 63:443–445, 1988. 3816_Ch14_350-371 26/06/14 4:24 PM Page 367

81. Shade, SK: Use of transcutaneous electrical nerve stimulation for a patient with a cardiac pacemaker. A case report. Phys Ther 65:206–208, 1985.

82. Chen, D, Philip, M, Philip, PA, et al: Cardiac pacemaker inhibition by transcutaneous electrical nerve stimulation. Arch Phys Med Rehabil 71:27–30, 1990.

83. Ojingwa, JC, and Isseroff, RR: Electrical stimulation of wound healing. J Investig Dermatol 36:1–12, 2002.

84. American Physical Therapy Association: Clinical Electrotherapy: Physiology and Basic Concepts, APTA Continuing Ed Series No. 8. 2003. Accessed November 25, 2003. Web site: http://www.apta.org

85. Mulder, GD: Treatment of open-skin wounds with electric stimulation. Arch Phys Med Rehabil 72:375–377, 1991.

86. Cohen, DE, and Rice, RH: Toxic responses of the skin. In Klasssen, CD (ed): Casarett and Doull's Toxicology: The Basic Science of Poisons, ed 6. McGraw-Hill, Medical Publishing Division, New York, 2001, pp 653–672.

87. Kloth, LC: The APTA electrical stimulation lawsuit and its aftermath. American Physical Therapy Association. Adv Wound Care 12:472–475, 1999.

88. Unger, PG: Update on high-voltage pulsed current research and application. Top Geriatr Rehabil 16:35–46, 2000.

89. Houghton, PE, and Campbell, KE: Choosing an adjunctive therapy for the treatment of chronic wounds. Ostomy Wound Manage 45:43–52, 1999.

90. Reich, JD, and Tarjan, PP: Electrical stimulation of skin. Int J Dermatol 29:395–400, 1990.

91. Mehreteab, TA: Clinical Uses of Electrical Stimulation. Appleton & Lange, Norwalk, CT, 1994, pp 283–293.

92. Kirsner, RS, and Bogensberger, G: The normal process of healing. In Kloth, LC, and McCulloch, JM (eds): Wound Healing Alternatives in Management, ed 3. FA Davis, Philadelphia, 2002, pp 3–34.

93. Nelson, RM, and Currier, DP (eds): Clinical Electrotherapy. Norwalk, CT, Appleton & Lange, 1987.

Vamos descobrir

Atividade de laboratório: estimulação elétrica para a reparação tecidual

Finalidade

Este exercício oferece aos alunos a oportunidade de rever conceitos sobre a resposta tecidual que eles podem ter visto anteriormente em outros cursos.

Objetivos

- Familiarizar o aluno com a terminologia específica da estimulação elétrica

  - Polaridade

    - Cátodo

    - Ânodo

- Familiarizar o aluno com os efeitos que normalmente podem estar associados a cada um dos polos

- Familiarizar o aluno com as respostas potenciais que um paciente pode sentir em reação à aplicação da estimulação elétrica para a reparação tecidual e que poderiam incluir

  - Dor

  - Sensação alterada

  - Edema (inchaço)

  - Perda da função

Precauções	Motivos
Mais de uma área com sensação reduzida	Se a aplicação envolve a transmissão de íons através da pele, então o paciente deve ser capaz de relatar a sensação para protegê-lo de uma reação adversa.
Quando o paciente tem capacidade cognitiva reduzida	Se a aplicação envolve a transmissão de íons através da pele, então o paciente deve ser capaz de relatar a sensação para protegê-lo de uma reação adversa.
Durante a gravidez	Se a aplicação for após o primeiro trimestre, há então pouco risco para o feto ou a paciente. Ela deve ser usada com cautela. A estimulação elétrica foi usada com segurança para a analgesia durante o trabalho de parto, mas pode interferir com os monitores fetais.
Pacientes com evidência documentada de epilepsia, acidente vascular encefálico ou déficit neurológico isquêmico reversível	Esses pacientes devem ser cuidadosamente monitorados quando a estimulação elétrica for usada na região cervical por causa de uma possível reação adversa.
Pacientes com suspeita ou diagnóstico de problemas cardíacos	A resposta do paciente e seus sinais vitais devem ser cuidadosamente monitorados antes, durante e após o tratamento para possíveis mudanças.
Após procedimentos cirúrgicos recentes	Se ocorrer uma contração muscular, ela pode causar uma interrupção no processo de cicatrização.

Contraindicações

Contraindicações	Motivos
Sobre o seio carotídeo	Pode haver um problema potencial se a circulação para o cérebro for alterada.
Na presença de um marca-passo	Os dispositivos de estimulação elétrica poderiam interferir com as exigências elétricas do marca-passo.
A presença de íons metálicos de medicamentos antimicrobianos ou de implantes metálicos	Correntes elétricas contínuas podem conduzir os íons metálicos dos medicamentos antimicrobianos aos tecidos. Formas de onda pulsada podem resultar em aquecimento dos tecidos, o que também pode ser inadequado.
Durante o primeiro trimestre de gravidez	Não existem dados para indicar o nível de segurança para o feto com a aplicação da estimulação elétrica durante o primeiro trimestre de gravidez.
Sobre ou na proximidade das lesões cancerosas	A maioria das técnicas de aplicação com a estimulação elétrica envolve o potencial para um aumento da circulação na área. Existe a possibilidade de que a estimulação elétrica aumente o desenvolvimento de metástases.

Questões de laboratório e atividades

Polaridade

1. Procurar em várias fontes as respostas dos tecidos sob um ânodo e um cátodo e desenvolver uma descrição composta que abranja todas elas. Sua resposta deve usar termos que um paciente seria capaz de compreender; em outras palavras, você tem de ter a capacidade de explicar o que está fazendo com o dispositivo ao paciente, e não a um colega. Descrever as respostas teciduais sob o ânodo.

   _____

   _____

   _____

   Descrever as respostas teciduais sob o cátodo.

   _____

   _____

   _____

Descrições compostas

1. Quais são as principais diferenças entre o uso do ânodo e o do cátodo na estimulação elétrica?

   _____

   _____

   Quando você escolheu o cátodo?

   _____

   _____

   Quando você escolheu o ânodo?

   _____

   _____

   _____

Capítulo 14 • Estimulação elétrica na reparação tecidual — 389

2. Como isso poderia ser uma informação potencialmente útil para você como profissional?

_____

_____

_____

Infecção

1. Rever suas definições sobre infecção. Como a presença de uma infecção poderia potencialmente limitar a cicatrização ou um retorno à função?

_____

_____

_____

2. Será que a presença de uma infecção alteraria a sua escolha em relação à polaridade do eletrodo ativo? Por quê?

_____

_____

_____

3. Quando a estimulação elétrica poderia potencialmente ser utilizada para promover a cicatrização de feridas?

_____

_____

_____

4. Qual o benefício potencial que a adição da estimulação elétrica na reparação tecidual traria para o processo de cicatrização?

_____

_____

_____

CAPÍTULO 15

Manejo da dor com a estimulação elétrica

Barbara J. Behrens PTA, MS / Kathleen M. Kenna, PT

Objetivos de aprendizagem

Após a leitura deste capítulo, o leitor será capaz de:

- Discutir os conceitos de manejo da dor em oposição ao alívio da dor.
- Estabelecer os procedimentos para o uso da estimulação elétrica a fim de promover a analgesia.
- Explicar os conceitos dos mecanismos endógenos para o controle da dor.
- Discutir o processo de tomada de decisão clínica envolvido na determinação dos parâmetros apropriados da estimulação elétrica para obter o alívio da dor.
- Discutir a documentação apropriada para o uso da estimulação elétrica para promover a analgesia.
- Comparar as opções clínicas e dos pacientes para o manejo da dor com a estimulação elétrica.
- Descrever as diretrizes para a seleção do local de aplicação dos eletrodos no manejo da dor.
- Aplicar a TENS em um paciente para o manejo da dor e instruí-lo na autoaplicação e no autoajuste de uma unidade de TENS.
- Aplicar a estimulação elétrica com um dispositivo clínico de estimulação elétrica para obter a analgesia sensorial.

Termos-chave

Analgesia	Manejo da dor	Parestesia
Anestesia	Nocivo	Transcutânea
Endógeno	Opioides	

Conteúdo

Revisão da fisiologia
   Tipos de fibras da dor, vias centrais
Analgesia, anestesia e parestesia
   Analgesia sensorial
Liberação dos opioides endógenos
Outras considerações
Tratamentos potenciais e como obter êxito
   Tomada de decisão clínica
Princípios gerais do manejo da dor
Métodos de tratamento

Justificativa para a aplicação dos eletrodos
Produção da analgesia em um procedimento doloroso
Produção da analgesia no nível sensorial
Estimulação nociva na produção da analgesia
Liberação do opioide endógeno
Expectativas do tratamento
Estimulação elétrica nervosa transcutânea (TENS) para
   uso domiciliar
Documentação

"O maior malefício é a dor física." – *Santo Agostinho*

Perspectiva do paciente

"Isso realmente deveria fazer alguma coisa? Sinto apenas um formigamento, sem dor."

Dependendo da causa, as pessoas experimentam dor de maneiras diferentes. Sua capacidade de expressá-la ou de lidar com ela baseia-se em uma variedade de fatores que só se tornou mais complexa nos últimos tempos por causa do conceito de multitarefa e de compartimentação das nossas vidas diárias. Atualmente, a sociedade espera que cada um faça muitas coisas em pouquíssimo tempo, ignorando o fato de que somos seres humanos e não máquinas. Sabemos que se você sobrecarregar uma máquina ela vai quebrar, mas de alguma forma não fazemos essa ligação quando isso ocorre conosco. Infelizmente, isso coloca a expressão da dor como um sintoma situado no ponto mais baixo de uma lista de prioridades até que ela se transforme em algo muito sério. Não deveria ser assim, uma vez que ela é um dos sinais mais importantes da inflamação e na maioria das vezes sinaliza que algo foi lesionado. O tratamento precoce da causa da dor pode muitas vezes levar a uma recuperação mais rápida. Felizmente, existem muitas maneiras diferentes pelas quais a dor pode ser manejada de forma eficaz, e uma delas inclui a estimulação elétrica.

A dor é uma sensação que tem tanto componentes físicos como psicológicos. Como discutido no Capítulo 2, ela tem sido estudada e inúmeros instrumentos foram desenvolvidos em uma tentativa de perceber sua extensão. A coleta desses tipos de dados é uma batalha perpétua, em parte porque o indivíduo que experimenta o desconforto é realmente o único que sabe quantificar o desconforto que está experimentando. O indivíduo é também o único que sabe como esse nível de desconforto está afetando sua vida.

Numerosos agentes físicos tiveram um impacto positivo na redução do nível de desconforto percebido pelo paciente. A estimulação elétrica é um desses agentes físicos que foram utilizados com sucesso durante mais de 50 anos para fornecer a estimulação sensorial e bloquear ou "barrar" o estímulo doloroso de chegar ao cérebro. Isso serviu de base para a Teoria das comportas para o controle da dor de Melzack e Wall para o alívio da dor e o trabalho subsequente.[1]

A dor geralmente leva as pessoas a buscar intervenções terapêuticas para aliviá-la. Os profissionais podem escolher entre muitos tipos diferentes de agentes físicos para o manejo eficaz da patologia subjacente do paciente, sintomas e disfunções associadas. Agentes térmicos e mecânicos foram apresentados neste livro como ferramentas para tratar uma variedade de problemas do paciente. Neste capítulo, apresentamos o uso da estimulação elétrica como uma intervenção terapêutica para o tratamento da dor. E as seguintes áreas são abordadas:

- Diferenças de terminologia e expectativas para a analgesia e a anestesia.
- Redução da dor em oposição ao manejo da dor com o uso da estimulação elétrica.
- Princípios gerais do manejo da dor com o uso da estimulação elétrica.
- Justificativas e métodos para a redução e controle da dor com a estimulação elétrica.
- Expectativas de tratamento e progressão para a redução e manejo da dor com a estimulação elétrica.
- Documentação adequada para a redução e manejo da dor com a estimulação elétrica.

Revisão da fisiologia

A sensação da dor ocorre como resultado de danos aos receptores sensoriais da pele e das estruturas internas. Esse dano pode ser de várias formas diferentes e provocar, portanto, a excitação de diferentes receptores sensoriais. Um tipo de receptor sensorial inclui os tipos de fibras nervosas que são as mediadoras e responsáveis pelos impulsos da dor ou sensação **nociva** no sistema nervoso central – as fibras A-delta e C. As fibras A-delta proporcionam uma sensação de dor rápida, e as fibras C fornecem uma sensação de dor mais profunda, enfadonha ou dolorida. As fibras A-beta transmitem estímulos táteis discriminativos a partir da pele.

De acordo com o trabalho original de Melzack e Wall,[1] as fibras sensoriais da dor também têm a propriedade de poder ser bloqueadas e interromper a capacidade de transmitir sua informação para o cérebro, o que altera temporariamente a percepção da dor. Esse trabalho original provocou o desenvolvimento de um enorme mercado para dispositivos de estimulação elétrica que poderiam ser usados para esse fim, tal como descrito nos capítulos anteriores. Os dispositivos foram chamados de unidades de estimulação elétrica nervosa **transcutânea** (TENS). Desde então a TENS tem sido utilizada em uma infinidade de condições para alcançar o alívio da dor.[7-10]

392 Seção III • Uso da estimulação elétrica no tratamento terapêutico

Para refletir...

Instintivamente, já sabemos o que fazer para reduzir a percepção da dor. Se acidentalmente você acertasse seu polegar com um martelo, o que faria para que ele se recuperasse?

Depois de dizer alguma coisa, você:

a. Sacudiria
b. Esfregaria muito rapidamente
c. Apertaria com força
d. Colocaria sob a água

Cada uma dessas opções é um exemplo de como bloquear a percepção da dor ao sobrecarregar a área com estimulação sensorial ou estimulação mecanorreceptiva. Esse é o objetivo com a estimulação elétrica. Tenha isso em mente enquanto prosseguimos.

Na verdade, o termo TENS refere-se à aplicação da estimulação elétrica através da pele, que se aplica à maior parte da estimulação elétrica praticada nas clínicas de fisioterapia, exceto para a inserção da agulha nos estudos de eletromiografia (EMG). (Para mais informações, consultar o Cap. 2).

Tipos de fibras da dor, vias centrais

Uma vez que um receptor de dor é estimulado, a fibra nervosa transmite um sinal para o corno dorsal da medula espinal. Algumas fibras ascendentes e descendentes se ramificam para formar o trato posterolateral e se comunicar com segmentos vizinhos da coluna (Fig. 15.1). A fibra principal continua no corno dorsal para fazer conexões com os neurônios das lâminas I, II, III, IV e V. A lâmina III também é conhecida como a substância gelatinosa. As conexões sinápticas são feitas então com os neurônios, dando origem ao trato espinotalâmico lateral. Esses neurônios atravessam para o lado oposto da medula espinal na comissura branca ventral. As fibras do trato espinotalâmico lateral ascendem pela medula espinal e entram no tronco encefálico (Fig. 15.2).

A estimulação elétrica tem a capacidade de bloquear a transmissão ascendente das fibras nervosas; por conseguinte, ela é capaz de bloquear a percepção da dor. Existe uma travessia da informação para o lado oposto da medula espinal, por essa razão também é possível em teoria bloquear a percepção da dor no lado direito do corpo com a estimulação do lado esquerdo no mesmo nível da medula espinal. À dor associam-se tanto fatores físicos quanto psicológicos. No entanto, a pesquisa indicou que há um mecanismo mais complexo do que apenas a teoria da especificidade à qual os profissionais recorrem para explicar os êxitos com a estimulação elétrica.[11]

Analgesia, anestesia e parestesia

Terminologia

O uso da terminologia apropriada é útil quando se discute o tratamento e o gerenciamento da dor. Relembrando, a **analgesia** é definida como a ausência de dor ou de estimulação nociva; a ausência da sensibilidade à dor; ou o alívio da dor sem perda de consciência. A **anestesia** é definida como uma perda de sensação, geralmente por dano do nervo ou de um receptor, isto é, dormência; ou como a perda da capacidade de sentir a dor causada pela administração de medicamentos ou de intervenções médicas. A **parestesia** é qualquer sensação anormal de formigamento, picadas ou dormência na pele sem uma causa identificável. O **gerenciamento da dor** envolve o paciente no processo de fornecimento de *feedback* quando a analgesia (redução na percepção da dor) foi alcançada. Ele também pode envolver o paciente em relação à tomada de decisões quando a intervenção terapêutica for usada.

Esses termos são semelhantes, mas existem diferenças importantes entre eles. A estimulação elétrica pode ser usada para alcançar a analgesia e o manejo da dor e pode ser a causa da parestesia, mas não pode ser utilizada para provocar a anestesia. Uma das vantagens da utilização da estimulação elétrica para o manejo da dor é que, se além da condição preexistente que está sendo tratada houver outra lesão aguda, o paciente irá sentir o desconforto da nova lesão. Esse não seria o caso se o paciente estivesse anestesiado.

Se a área não foi anestesiada, mas em vez disso passou por uma analgesia, que é o que a estimulação elétrica é capaz de proporcionar, a dor da lesão adicional irá surgir para avisar o indivíduo. A anestesia remove toda a sensação da área.

Analgesia sensorial

A analgesia sensorial pode ser produzida causando-se uma sensação de formigamento. A estimulação pode

Para refletir...

Os atletas profissionais têm carreiras de competição relativamente curtas nos esportes, em parte por causa do grande número de lesões que sofreram durante essa carreira profissional. Quantas vezes você já ouviu falar de um atleta que recebeu uma injeção de anestésico para que pudesse continuar competindo durante um evento importante? Após a competição, o atleta descobre a verdadeira extensão da lesão. Às vezes, ela significa o fim da carreira.

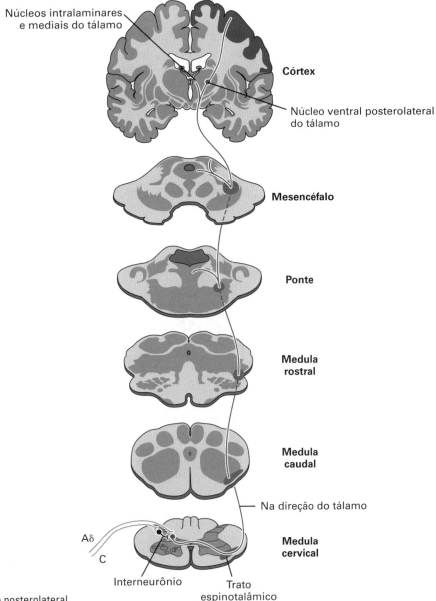

Figura 15.1 Caminho da sensação do trato posterolateral.

ser a atividade das fibras nervosas A-beta. A sensação produzida pode afetar o mecanismo de propagação no nível da medula espinal, dessa forma os impulsos de dor não são transmitidos para os centros mais altos.[1] Com efeito, o paciente experimenta um estímulo tolerável que bloqueia os impulsos da dor. Existem várias opções para os locais de aplicação dos eletrodos incluindo o entorno do local da dor, ao longo do dermátomo correspondente da área, ao longo da distribuição do nervo cutâneo da área dolorosa, ou ao longo da área superficial ao tronco do nervo que alimenta o local da dor (Fig. 15.3).

Os parâmetros de estimulação necessários incluem uma taxa que cai entre 50 pulsos por segundo (pps) e 125 pps, uma duração do pulso de 60 a 100 microssegundos e uma amplitude para produzir uma forte sensação de formigamento sem contração muscular.[6] Inicialmente, a duração do tratamento pode ser de até uma hora para avaliar o efeito terapêutico. Mesmo que não haja nenhum dano potencial nos tempos de estimulação com duração superior a uma hora, também não foram demonstrados benefícios aos pacientes. Dependendo da sua eficácia, essa forma de estimulação pode ser usada por até 24 horas por dia; no entanto, se o paciente está usando um estimulador domiciliar, ele é encorajado a desligá-lo a cada hora para determinar se é ou não necessário. Se o estimulador for deixado ligado continuamente, o paciente pode não saber o que está sentindo sem ele. O alívio da dor em geral ocorre durante o tempo em que o estímulo é aplicado. Esse alívio pode então permitir que o paciente realize atividades funcionais muito mais cedo do que se a TENS não tivesse sido utilizada.[4,6,7,12]

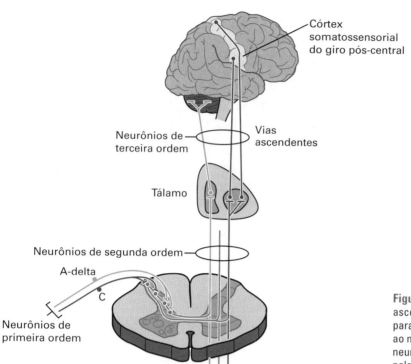

Figura 15.2 O trato espinotalâmico, um trato ascendente na coluna vertebral, usa três neurônios para transmitir informações sensoriais da periferia ao nível de consciência no córtex cerebral. Os neurônios ascendem um ou dois níveis vertebrais pelo trato posterolateral e depois estabelecem sinapses com os neurônios secundários na substância gelatinosa ou no próprio núcleo.

Liberação dos opioides endógenos

Endógeno refere-se a algo interno ou que é desenvolvido a partir de sistemas internos. Os **opioides** são drogas que contêm ópio ou seus derivados e são utilizados na medicina para a indução do sono e alívio da dor. Quando usados em conjunto esses termos referem-se à capacidade do corpo para produzir e libertar substâncias para o alívio das dores fortes.

Teoricamente, a estimulação do sistema opioide endógeno também pode levar ao alívio da dor. Estimuladores elétricos capazes de taxas de 1 a 5 pps, de uma duração do pulso maior do que 200 microssegundos, e de uma intensidade para criar um espasmo muscular podem gerar o alívio da dor por meio desse mecanismo. A duração do tratamento é de 30 a 45 minutos. Os locais de aplicação dos eletrodos podem incluir pontos motores que também podem ser pontos de acupuntura ou pontos-gatilho. (Ver o Apêndice no final deste capítulo para mais informações sobre a aplicação do eletrodo.)

A estimulação das fibras A-delta e C pelos parâmetros descritos pode afetar a produção de endorfinas e a liberação de encefalinas que mimetizam a ação de medicamentos narcóticos para promover a diminuição da percepção da dor. A redução da dor geralmente dura mais tempo com essa forma de estimulação elétrica do que com a aplicação para produzir analgesia sensorial. Essa forma de estimulação elétrica pode ser usada no tratamento de dores intensas ou crônicas.[13,14] Endorfinas e encefalinas são exemplos de opioides endógenos, cada um dos quais tem um período de eficácia conhecido. A beta-endorfina tem uma meia-vida, ou a quantidade de tempo em que metade do composto ainda está presente e a outra metade diminuiu, de 4 horas e a encefalina possui uma meia-vida de 2 minutos.[15]

Teoricamente, a seleção dos parâmetros específicos da estimulação irá provocar a liberação de opioides endógenos específicos que são da variedade mais duradoura ou da mais curta. Em geral, a estimulação de alta frequência na ordem de aproximadamente 100 Hz com durações do pulso curtas tendem a produzir um alívio da dor de duração mais curta, e a estimulação de frequência mais baixa (menos de 10 Hz) com durações do pulso mais longas produzem alívio mais duradouro.[25-27] No entanto, pesquisadores recentes também descobriram que os resultados sugerem que pode haver igualmente um forte efeito placebo com a TENS.[28] Uma vez que a dor é uma queixa subjetiva, o valor do placebo não pode ser negligenciado e, além dos benefícios terapêuticos das intervenções terapêuticas que empregam, os médicos devem levar em consideração o poder do placebo em tudo que fazem.

Outras considerações

Ao utilizar a estimulação elétrica para promover a redução da dor, outros fatores precisam ser considerados. A atitude do paciente em relação ao uso da estimulação

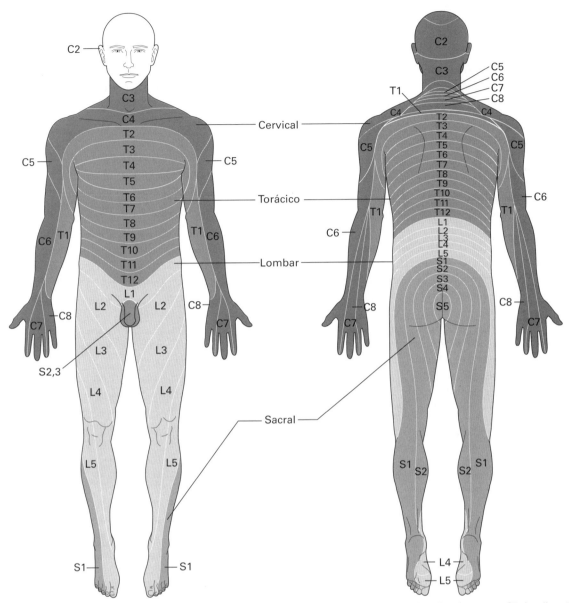

Figura 15.3 Dermátomo para a distribuição da raiz nervosa C7 mostra a área da pele que é inervada pela raiz nervosa C7. A aplicação do eletrodo ao longo dessa distribuição ajudaria a reduzir a dor decorrente do nível espinal C7.

elétrica é importante na utilização bem-sucedida da modalidade. Explicações do objetivo pretendido e de como o mecanismo afeta a experiência da dor precisam ser apresentados ao paciente em uma terminologia apropriada, compreensível. E os resultados esperados do tratamento também precisam ser discutidos. Não destine o paciente ao fracasso, tentando atingir metas irrealistas. Se o paciente já ouviu falar de uma forma de estimulação elétrica ou se já foi tratado com essa modalidade no passado, descubra mais detalhes sobre ela, como foi usada, e como foi eficaz para esse paciente. Se o paciente está inclinado ao sucesso do tratamento, baseie-se na experiência e em como o tratamento foi usado de forma eficaz em outros pacientes com condições semelhantes. Se a estimulação elétrica for usada, o paciente deve ser informado de que há uma grande variedade de parâmetros de tratamento e de localização dos eletrodos que podem levar a um resultado bem-sucedido do tratamento. Se a estimulação foi usada no passado para a analgesia sensorial, enfatize a eficácia da estimulação dos opioides endógenos ou vice-versa. Se o paciente indicar um determinado tipo de aplicação do eletrodo, discuta outras opções que podem ser utilizadas.

Mais importante, o profissional precisa discutir os resultados esperados com o uso da estimulação elétrica mediante o desenvolvimento de objetivos realistas. Se a atitude do paciente é de que a estimulação elétrica não ajuda ou se ele teve uma má experiência com a modalidade, o profissional pode escolher uma outra técnica para o controle da dor (ver "Expectativas do tratamento", mais adiante neste capítulo).

Analgésicos narcóticos produzem analgesia ao diminuir a percepção da dor. A liberação dos opioides endógenos pela estimulação elétrica produz alívio da dor por meio do mesmo mecanismo. Se a estimulação elétrica for eficaz no alívio da dor, pode ser indicada uma diminuição na quantidade de medicação prescrita. Antes de comentar com um paciente sobre uma alteração no nível de dosagem, isso deve ser discutido com o médico que prescreveu a medicação.

O consumo de álcool pelo paciente precisa ser considerado pelo profissional. O álcool é considerado um agente sedativo hipnótico. Os efeitos da depressão do sistema nervoso central dose-dependente a partir do álcool produzem analgesia. O julgamento também é prejudicado com o consumo do álcool; portanto, o uso domiciliar de um estimulador elétrico não pode ser recomendado para pacientes que têm uma tendência ao abuso do álcool pelo consumo regular de grandes quantidades. A intensidade necessária para desencadear a resposta desejada pode ter que ser aumentada significativamente a fim de ser percebida pelo paciente. Em ambos os casos, a segurança do paciente torna-se uma preocupação ainda maior. Quando fornece instruções ao paciente, o profissional deve saber se ele é cognitivamente capaz de receber o que está sendo apresentado naquele momento e deve estar sempre vigilante para manter a segurança do paciente.

Uma outra consideração é o uso do exercício quando se emprega a estimulação elétrica para o alívio da dor. Os pacientes serão capazes de detectar uma dor A-delta aguda se um exercício estiver sendo feito além da amplitude de movimento (ADM) recomendada ou em um nível excessivo que poderia causar danos aos tecidos. Os mecanismos protetores da dor permanecem intactos quando a analgesia sensorial é produzida por meio da estimulação elétrica. Dependendo do diagnóstico do paciente, da resposta desejada ao tratamento e da percepção da dor, a estimulação elétrica pode ser usada para facilitar o exercício pela redução da percepção da dor. Diretrizes específicas precisam ser reforçadas para um programa de exercícios domiciliares que também está sendo feito por um paciente que usa um dispositivo de estimulação elétrica portátil com um programa de exercícios em casa. (Os estimuladores portáteis podem ser usados durante o exercício terapêutico, no entanto, essa não é uma de suas aplicações típicas.)

Tratamentos potenciais e como obter êxito

Tomada de decisão clínica

Existem muitos dispositivos de eletroestimulação que permitem várias opções de tratamento. Eles incluem – mas não se limitam a – o estimulador de corrente interferencial (ECI), os estimuladores musculares de corrente pulsada de alta voltagem, e as unidades de baixa voltagem. Os detalhes sobre os diversos tipos de dispositivos são apresentados em vários capítulos deste livro. É necessário verificar os parâmetros que uma determinada máquina é capaz de produzir para determinar se seu uso é apropriado ao tipo de tratamento para o qual você deseja usá-la.

A finalidade desta seção é desenvolver um processo pelo qual o profissional pode determinar as formas mais apropriadas de tratamentos de estimulação elétrica para um paciente. Para oferecer um tratamento eficaz, o profissional passa por um processo de tomada de decisão que resulta em alternativas de tratamento para o paciente. Mediante um exame e uma avaliação minuciosos, o terapeuta pode identificar a fonte dos sintomas dolorosos do paciente. O histórico médico e o histórico da condição atual auxiliam o profissional na identificação das contraindicações e das precauções relevantes para o uso da estimulação elétrica. O Quadro 15.1 apresenta um resumo das contraindicações e das precauções. Se houver contraindicações, é preciso escolher uma modalidade diferente para a redução da dor que apresente menos riscos para o paciente. Se houver precauções, o paciente deve ser monitorado de perto para sinais de reações adversas ao tratamento. Se a estimulação elétrica é o tratamento escolhido, os parâmetros são delineados após a identificação do tipo de dor presente, da localização da dor, das características da dor e das outras necessidades de reabilitação do paciente. Essas descobertas influenciam os parâmetros de tratamento, as opções para a aplicação do eletrodo e a definição dos objetivos. O paradigma da tomada de decisão é apresentado na Figura 15.4.

Lembrar que o gerenciamento da dor é apenas um aspecto do cuidado integral do paciente. Dependendo das necessidades adicionais de reabilitação do indivíduo, outras intervenções terapêuticas serão utilizadas.[2-5] A estimulação elétrica, assim como qualquer outra intervenção de tratamento, deve ser implementada para ajudar o paciente a alcançar os objetivos funcionais. Por exemplo, facilitar um ganho maior de força em um curto período de tempo permite a um paciente realizar atividades recreativas e da vida diária, o paciente pode usar a estimulação elétrica para intervenções de fisioterapia pós-operatórias.[5]

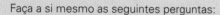

Antes de começar

Faça a si mesmo as seguintes perguntas:
- O paciente já teve uma má experiência com a estimulação elétrica que você terá de vencer?
- O paciente tem medo de eletricidade?
- Você explicou muito bem o que vai fazer e o que o paciente deve esperar?

Quadro 15.1	Contraindicações e precauções para o uso da estimulação elétrica no manejo da dor

Contraindicações

- Marca-passo cardíaco do tipo sentinela.
- Seio carotídeo, a estimulação sobre a área pode resultar em um incidente hipotensor.
- Diretamente sobre o olho.
- Epilepsia.
- Malignidades (ver abaixo).
- Perda de sensação ou sensação diminuída.

Precauções

- Os pacientes com doença cardíaca conhecida ou arritmias devem ser cuidadosamente monitorados para sinais de efeitos adversos.
- Diretamente sobre uma ferida aberta.
- A estimulação elétrica é contraindicada diretamente ao longo dos músculos paravertebrais lombares e sobre a área abdominal durante o primeiro trimestre de gravidez.
- Durante o trabalho de parto, a estimulação elétrica pode fornecer alívio para a dor lombar se a gravidez não apresentar complicações. Os dispositivos de estimulação elétrica podem interferir nos monitores fetais, e por isso devem ser usados com extrema cautela.
- A estimulação elétrica pode ser usada para o controle da dor com o consentimento informado do paciente nos casos em que os pacientes apresentem uma doença maligna diagnosticada que esteja comprovadamente em fase terminal. Ela tem sido útil no alívio paliativo.
- Estimuladores elétricos são apenas para uso externo e devem ser mantidos fora do alcance das crianças.

Princípios gerais do manejo da dor

A intervenção terapêutica com o uso da estimulação elétrica pode proporcionar um efeito analgésico. Isso ocorre por meio de uma série de mecanismos neurofisiológicos propostos (ver Cap. 2 para obter essa informação).

O manejo da dor envolve o controle da percepção e/ou sensação de dor. Ele permite que o paciente controle melhor seu desconforto. Isso pode conduzir a uma melhoria funcional. A estimulação elétrica é um agente físico que pode ser usado como uma ferramenta para o gerenciamento da dor.[6]

Acredita-se que a estimulação elétrica produz efeitos analgésicos por meio da estimulação dos sistemas nervosos periférico e central. Além dos modelos clínicos, os dispositivos de estimulação elétrica também estão disponíveis em modelos portáteis que o paciente pode usar em momentos adequados ao logo do dia conforme necessário. Esses modelos são geralmente do tamanho de um *beeper* e funcionam com baterias recarregáveis. A portabilidade dos estimuladores elétricos proporciona ao paciente uma maior autonomia em seus cuidados bem como a possibilidade de uso de longos períodos de estimulação. Quando a

unidade e os eletrodos são utilizados de forma adequada, os efeitos colaterais são mínimos. Existe a eventualidade de uma queimadura química no local da estimulação, de reações de hipersensibilidade à estimulação, ou de reações alérgicas aos eletrodos autoaderentes. Se o uso clínico da estimulação elétrica forneceu analgesia para um paciente, então o uso domiciliar pode ser benéfico. Isso será discutido mais adiante neste capítulo.

Métodos de tratamento

Justificativa para a aplicação dos eletrodos

Os locais de aplicação dos eletrodos nas diferentes práticas de tratamento foram discutidos em alguns dos capítulos anteriores. Esta seção trata especificamente da escolha do local para a aplicação do eletrodo para a analgesia.

Os locais de estimulação ideais para os eletrodos são aqueles que irão facilitar o alcance do objetivo por meio do fornecimento da corrente. Se a resistência da pele for demasiado elevada, o tecido-alvo não pode ser atingido em um nível confortável de corrente. Pontos motores, pontos-gatilho, e todos os pontos de acupuntura representam pontos eletricamente ativos e identificáveis que melhoram o fluxo potencial da corrente para o tecido-alvo.

Pontos motores

Os pontos motores são a localização anatômica onde o nervo periférico se insere no músculo. A quantidade de corrente elétrica necessária para desencadear uma resposta motora a partir de um músculo será menor sobre o ponto motor do que sobre outras áreas do músculo. A aplicação de um eletrodo sobre essa área facilita uma resposta motora do ventre muscular subjacente com uma configuração de intensidade menor do que em outros locais não específicos. Sempre que a resposta desejada envolver uma resposta motora ou uma contração muscular, os pontos motores devem ser escolhidos.[17-19]

Pontos-gatilho

Os pontos-gatilho são as áreas que apresentam hipersensibilidade à pressão e à estimulação elétrica. As palpações desses locais fazem com que a dor irradie para longe do local.[17-20] Os pontos-gatilho apresentam uma diminuição da resistência à energia elétrica. Há uma correlação direta entre a localização dos pontos-gatilho e os pontos motores.[19] A escolha de um ponto-gatilho para a estimulação elétrica tenderia a produzir melhores resultados do que a não escolha de um, uma vez que esses pontos representam uma área de resistência diminuída.

Pontos de acupuntura

Os pontos de acupuntura representam outro tipo de ponto descrito para o uso de dispositivos de estimulação

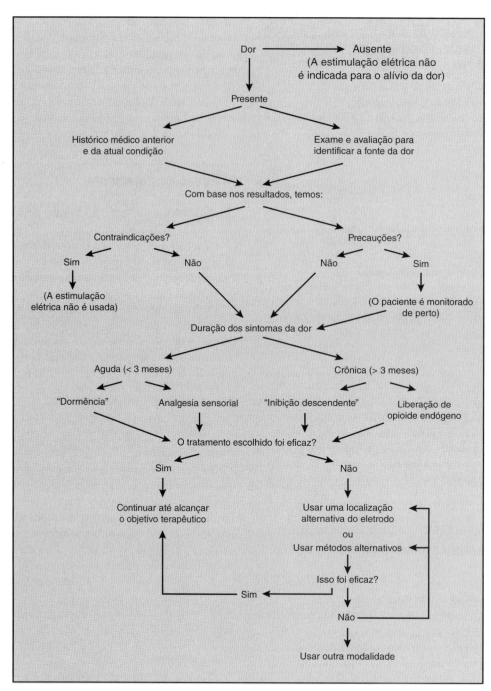

Figura 15.4 Paradigma de tomada de decisão clínica.

elétrica. Esses pontos estão localizados por toda a superfície do corpo e foram mapeados durante séculos. Eles podem repousar sobre o músculo ou o tecido conjuntivo. São também eletricamente ativos, exibindo uma diminuição da resistência ao fluxo da corrente elétrica.[19] Se a resposta desejada à estimulação elétrica é uma analgesia sensorial difusa, então os pontos de acupuntura podem oferecer uma maior disponibilidade de locais para a aplicação do eletrodo. Ver a Tabela 15.1 para uma comparação entre esses três tipos de pontos.

A analgesia sensorial difusa pode ser facilmente conseguida usando-se dois canais de eletrodos para um total de quatro eletrodos. Esses dois canais podem ser configurados em um padrão cruzado. Esse padrão irá promover um aumento da sensação de toda a área com menor discriminação da localização real dos eletrodos individuais, desde que eles circundem a região dolorosa. Essa configuração será reforçada com o uso dos pontos de acupuntura. (Consultar o Apêndice no final deste capítulo.)

Tabela 15.1	Comparações entre acupuntura, pontos motores e pontos-gatilho		
	Exibem resistência diminuída	Causam dor que irradia quando palpados	Foram mapeados
Pontos de acupuntura	X		X
Pontos-gatilho	X	X	X
Pontos motores	X		X

A justificativa para a aplicação do eletrodo baseia-se no tipo de resposta que o profissional está tentando obter com a estimulação elétrica. Se o espasmo muscular é desejado, pontos motores são a aplicação de escolha. Se a analgesia sensorial é almejada, o uso de pontos de acupuntura é garantido. O uso de pontos de estimulação ideais não garante a quantidade desejada da sensação. É preciso empregar parâmetros apropriados para criar o efeito analgésico esperado.

Os métodos de tratamento para o alívio da dor que deve ser produzido pela estimulação elétrica se encaixam em quatro categorias. Cada método produz teoricamente alívio da dor por meio de um efeito neurofisiológico diferente gerado pelo uso de diferentes parâmetros do dispositivo de estimulação elétrica. Todos os métodos demonstraram ser formas de tratamento eficazes quando utilizados de forma adequada.[1,2,4-7,9,10] A seção "Vamos descobrir", encontrada no final deste capítulo, traz uma atividade de laboratório que lida tanto com a unidade de estimulação elétrica clínica quanto com a portátil para fins de controle da dor.

Produção da analgesia em um procedimento doloroso

A execução de algumas técnicas manuais pode ser dolorosa para um paciente. É possível produzir analgesia usando-se uma forte sensação de formigamento para aliviar o desconforto do procedimento que emprega a estimulação elétrica. Os parâmetros para essa técnica estão resumidos no Quadro 15.2. A persistência eficaz do alívio da dor é breve, pois assim que a estimulação é desligada a sensação normal retorna muito rapidamente.

Produção da analgesia no nível sensorial

A analgesia sensorial é sugerida para ativar o mecanismo do portão na medula espinal. Isso reduz os impulsos da dor que chegam ao cérebro para serem processados.[1] Os parâmetros apropriados e as indicações de tratamento estão descritos no Quadro 15.3. A persistência eficaz é o alívio da dor que continua após a estimulação ter sido desligada.

Quadro 15.2	Parâmetros para a produção da analgesia durante o procedimento doloroso[21,22]

- Frequência: 150 + pulsos por segundo.
- Duração do pulso: mais de 150 µs.
- Intensidade: uma forte sensação de formigamento à tolerância.

Observação: pode ocorrer uma contração muscular não rítmica nesta intensidade.

- Locais de aplicação dos eletrodos: ao longo do dermátomo envolvido, dois pontos onde o nervo é superficial.
- Tempo de tratamento: 5 minutos antes do início da técnica dolorosa, com um tempo total de 15-30 minutos.
- Indicações: dor aguda, associada com debridamento da ferida, massagem de fricção transversal, técnicas de alongamento agressivo, técnicas de mobilização articular agressivas.

Quadro 15.3	Parâmetros para a produção da analgesia no nível sensorial[21,22]

- Frequência: 75-150 pulsos por segundo.
- Duração do pulso: menos de 200 µs.
- Intensidade: forte, mas sensação de formigamento confortável.
- Locais de aplicação dos eletrodos: ao redor do local da dor.
- Indicações: condições de dor aguda, condições de dor crônica.

Estimulação nociva na produção da analgesia

A estimulação elétrica, que é pensada para induzir a "inibição descendente", usa uma forma nociva de estimulação para ajudar a controlar a dor. O estímulo doloroso ativa as fibras de dor menores, que então fazem conexões na formação reticular do tronco encefálico. A informação é então conduzida ao mesencéfalo até uma área chamada de substância cinzenta central do mesencéfalo. Essa área do cérebro ativa uma via descendente que inibe a dor no nível da medula espinal.[1] A analgesia ocorre rapidamente com essa forma de estimulação e a persistência eficaz pode durar de alguns minutos a algumas horas. Os parâmetros de tratamento e as indicações estão apresentados no Quadro 15.4. Uma desvantagem dessa forma de esti-

400 Seção III • Uso da estimulação elétrica no tratamento terapêutico

Quadro 15.4	Parâmetros para a produção da "analgesia por hiperestimulação"[21,22]

- Frequência: 1-4 pulsos por segundo.
- Duração do pulso: ≥1 ms.
- Intensidade: o nível tolerável mais alto de estímulo nocivo.
- Locais de aplicação dos eletrodos: o eletrodo ativo é uma sonda de pequeno diâmetro que é colocado sobre um ponto com baixa resistência ao fluxo da corrente. Eles podem ser um ponto de acupuntura, um ponto-gatilho ou um ponto motor. O eletrodo dispersivo pode ser mantido pelo paciente ou colocado sobre a pele em um ponto distal ao local da estimulação.
- Tempo de tratamento: 30 segundos por ponto.
- Indicações: síndromes dolorosas agudas ou crônicas.

mulação é que o paciente deve experimentar estímulos nocivos (dolorosos) para produzir o efeito desejado.

Liberação do opioide endógeno

A estimulação elétrica de carga baixa pode potencialmente produzir analgesia por meio da liberação de opioides endógenos. Os parâmetros para o alívio da dor por esse método e as indicações estão resumidos no Quadro 15.5. O início do alívio da dor pode ocorrer no final de uma sessão de tratamento ou várias horas mais tarde, com potencial persistência de longo prazo do alívio da dor.

Expectativas do tratamento

Quando se emprega a estimulação elétrica como uma ferramenta em um programa de gerenciamento da dor, objetivos realistas devem ser considerados. A determinação dos objetivos baseia-se nas descobertas da avaliação, na natureza da condição incapacitante, no nível anterior de atividade do paciente, na sua condição psicossocial e no prognóstico de recuperação. Os objetivos estabelecidos também irão variar dependendo do estágio do processo de cicatrização e da natureza da dor aguda em oposição à dor crônica. Se o paciente não estiver empe-

nhado ou motivado para sua própria recuperação, isso pode limitar o êxito dos esforços do profissional.

O paciente que está passando por uma dor aguda experimenta uma diminuição na intensidade da dor e nos padrões de dor como resultado da resolução da resposta inflamatória e do processo de cicatrização. Durante a fase aguda, os pacientes podem sentir dor em repouso, bem como com qualquer movimento.[12] O uso da estimulação elétrica pode facilitar o processo de cicatrização por causa das respostas fisiológicas à modalidade. Uma vez que a dor diminui, o paciente também pode sentir uma diminuição na intensidade da defesa muscular. A estimulação elétrica pode ser usada para ajudar a quebrar o ciclo dor-defesa muscular-dor. Os objetivos para o paciente durante a fase aguda da resposta inflamatória e do processo de cicatrização incluem a diminuição da intensidade da dor em repouso e com o movimento. Essa resposta, se provocada pelo uso da estimulação elétrica, pode ocorrer dentro de um tempo de tratamento de 20 a 30 minutos. Com outros pacientes, a resposta desejada pode ser provocada somente enquanto o paciente estiver usando um dispositivo de estimulação elétrica. Nesse caso, o paciente pode ser um bom candidato para um dispositivo portátil que será utilizado às vezes fora do ambiente clínico.

À medida que o processo de cicatrização entra na fase subaguda, a dor pode ser sentida no final da ADM.[12] Normalmente, a dor em repouso já foi resolvida nessa fase. Esse processo tende a ocorrer a partir de 7 a 21 dias após o início da lesão, mas pode durar até 6 semanas. Tendões e ligamentos podem levar várias semanas para atravessar essa fase inicial da cicatrização. A gravidade da lesão também determinará a duração da fase subaguda. O uso da estimulação elétrica pode continuar sendo uma opção de tratamento para o paciente; no entanto, o objetivo subjacente para sua utilização irá mudar. Agora, o objetivo é o controle da dor criada como um resultado de outras intervenções terapêuticas que sobrecarregam o tecido no final da ADM. O paciente pode ter pouco desconforto antes do tratamento, mas as técnicas terapêuticas suaves usadas para melhorar a ADM podem causar um aumento na percepção da dor. A estimulação elétrica pode então ser usada como uma modalidade de pós-tratamento. Nessa situação, o objetivo seria trazer o nível de dor de volta a um nível pré-tratamento.

Quando o processo de cicatrização alcança a fase de maturação e de remodelação, as intervenções terapêuticas tendem a se tornar mais agressivas para promover a capacidade funcional do paciente. Alongamento progressivo, fortalecimento e atividades funcionais são comumente a ênfase do tratamento. Técnicas terapêuticas nessa fase visam a sobrecarregar as fibrilas de colágeno imaturo estabelecidas na fase subaguda para desenvolver ligações químicas mais fortes e orientar as fibras em uma direção propícia à função. Esse processo dura mais de

Quadro 15.5	Parâmetros para liberação de opioides endógenos[21-23]	
Frequência:	1-5 pulsos por segundo	
Duração do pulso:	200-300 μs	
Intensidade:	espasmo muscular	
Locais de aplicação dos eletrodos:	pontos motores	
Tempo de tratamento:	30-45 minutos	
Indicações:	síndromes de dor crônica	

8 a 14 semanas após a lesão inicial. Quanto mais denso o tecido conjuntivo, mais longo é o processo. Durante essa fase de cicatrização, a dor pode ser sentida no final da ADM quando a sobrepressão é aplicada nas estruturas encurtadas ou enfraquecidas. A estimulação elétrica pode ser usada com a finalidade de tratar a dor criada pela intervenção terapêutica com a intenção de trazer os níveis de dor de volta aos níveis pré-tratamento.

A finalidade do uso da estimulação elétrica durante o curso normal da cicatrização de uma lesão aguda é uma transição do controle da dor em repouso para a redução da dor pós-tratamento. A resposta de cada paciente variará; portanto, os objetivos formulados devem ser individualizados para o paciente e ajustados em conformidade. Se a dor estiver em um nível tolerável, não interferindo com a recuperação, ou pode ser controlada por outros agentes físicos de forma eficaz, a utilização da estimulação elétrica pode ser descontinuada.

Indivíduos com condições de dor crônica também podem se beneficiar do uso da estimulação elétrica. A expectativa de eliminar os sintomas da dor pode ser pouco realista para a maioria dos pacientes; portanto, o objetivo da estimulação elétrica é controlar a dor para permitir uma melhor função. Ela pode ser eficaz para pelo menos três objetivos diferentes no tratamento de um paciente com dor crônica.

1. A estimulação elétrica pode ser usada para diminuir a intensidade da dor que o paciente sente em repouso.
2. Pode diminuir a dor associada com as técnicas terapêuticas utilizadas para melhorar a flexibilidade dos músculos e a atividade funcional durante e após o tratamento.
3. Por fim, ela também pode ajudar a tratar os surtos ou as exacerbações agudas dos sintomas da dor.

Os objetivos do tratamento para o uso da estimulação elétrica em pacientes que têm dor crônica podem enfatizar a capacidade funcional ao manter os sintomas da dor em um nível administrável. O objetivo pode ser uma redução efetiva na dor que permite ao paciente andar por longos períodos de tempo ou que proporcione um maior conforto para uma pessoa realizar tarefas relacionadas ao trabalho. O paciente também deve ter a capacidade de usar uma unidade de estimulação elétrica domiciliar de forma eficaz para o manejo dos seus sintomas de dor.

O tratamento completo de um paciente com dor crônica é uma abordagem multifacetada que envolve várias disciplinas médicas e está além do âmbito deste livro. Desenvolver técnicas de relaxamento; melhorar as habilidades de enfrentamento; e aumentar a flexibilidade, a força e a resistência irão aumentar ainda mais a recuperação do paciente. O uso da estimulação elétrica é apenas uma ferramenta usada para ajudar os pacientes.

Estimulação elétrica nervosa transcutânea (TENS) para uso domiciliar

A portabilidade de algumas unidades de estimulação elétrica permite o uso domiciliar do dispositivo, proporcionando então ao paciente as oportunidades de tratamento necessárias para o alívio da dor. É preciso que o paciente tenha ADM articular e destreza suficientes para aplicar os eletrodos, ligar os fios e operar os controles. Se não é fisicamente capaz de usar a máquina, ele pode ter outra pessoa em casa para aplicar os eletrodos e ajustar os controles, conforme necessário. O paciente também deve ter a capacidade de compreender o uso apropriado da máquina. Cabe aos profissionais explicar a finalidade e o uso do dispositivo em termos compreensíveis. O paciente também deve receber instruções de como monitorar a condição da pele e reagir em conformidade.

Alguma forma de material com instrução escrita e/ou pictórica descrevendo e contendo todas as informações importantes sobre o uso seguro e adequado da unidade deve ser providenciada. Toda informação importante com relação à segurança e ao uso apropriado da unidade deve ser incluída. Esse material deve englobar as seguintes informações, mas não se limitar a elas:

- Objetivo da unidade.
- Configurações dos controles (duração do pulso, frequência do pulso).
- Alguma forma de gráfico de avaliação da dor para monitorar os resultados.
- Mapas com o local de aplicação do eletrodo.
- Instruções para a inserção da bateria.
- Cuidados e instruções sobre o uso do eletrodo.
- Nome e número de telefone do médico ou de outra pessoa que possa responder às perguntas.
- A lista de prós e contras sobre o uso do dispositivo.
- Dicas de resolução de problemas potenciais da unidade.
- Instruções sobre os cuidados adequados com a pele.
- Um modelo de formulário é fornecido na Figura 15.5.

Embora a TENS não garanta o êxito no alívio da dor para todos os pacientes, essa modalidade tem sido usada com sucesso pelos médicos para ajudar no manejo da dor dos muitos pacientes que buscam alívio de seus sintomas. Combinar os parâmetros adequados e a localização do eletrodo com os princípios do processo de cicatrização e a abordagem de comunicação apropriada para o paciente fornece o tratamento que tem um elevado potencial de sucesso. A dor pode não ser eliminada, mas pode ser controlada de forma suficiente a facilitar uma recuperação mais confortável, facilitar outros objetivos do tratamento e restaurar a capacidade funcional como um resultado do controle da dor.

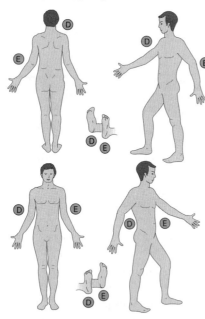

Figura 15.5 Exemplo de material ilustrado e pictórico para instrução domiciliar. (O diagrama é uma cortesia de Barbara J. Behrens, PTA, MS.)

Perspectiva do paciente

Lembre-se de que essa pode ser a primeira vez que esse paciente foi realmente incluído no seu próprio programa de controle da dor. Isso significa que ele deve se responsabilizar pelo monitoramento do seu desconforto para então agir de forma adequada. Se estiver usando uma unidade de TENS, então é de sua responsabilidade certificar-se de que as baterias necessárias estão em condição de fornecer períodos de estimulação ininterruptos. Se estiverem sendo empregados outros métodos, é importante que o paciente relate com precisão sua percepção da dor e anote cuidadosamente o uso de medicamentos para ela. Para que a abordagem tenha êxito, ela deve ser um trabalho de equipe.

Perguntas mais frequentes do paciente

1. Posso usá-la [uma unidade de TENS] no chuveiro?
2. Posso usá-la [uma unidade de TENS] quando houver uma tempestade?
3. Se eu me machucar mais, ainda serei capaz de senti-la?
4. Quais são seus efeitos colaterais? Ela parece muito simples.
5. Por que essa forma de estimulação elétrica dói tanto e as outras não?

Documentação

A documentação dos parâmetros de tratamento e as respostas do paciente são essenciais para a prática da determinação da eficácia de qualquer tratamento. Os parâmetros de tratamento que um profissional usa devem ser reprodutíveis por outro. A documentação é a chave para que haja uniformidade no tratamento entre os profissionais. Ao usar o formato de anotação Subjetivo, Objetivo, Avaliação, Plano (SOAP) na documentação, diferentes aspectos do manejo da dor devem ser anotados em todas as diferentes categorias da documentação.

A informação objetiva (O do SOAP) na documentação do manejo da dor inclui os aspectos mensuráveis da condição do paciente e do tratamento realizado. Os parâmetros usados com estimulação elétrica devem ser indicados. A documentação deve incluir o tipo de estimulação elétrica utilizado, modo de fornecimento, duração do pulso (DP), frequência (F), tempo de elevação e de queda (se usado), área de tratamento, locais de aplicação dos eletrodos, duração do tratamento e objetivo ou resposta à intensidade.

Resumo

A utilização da estimulação elétrica como um agente físico para o tratamento de sintomas da dor é multifacetada. O terapeuta deve ter uma compreensão completa sobre a base neurofisiológica da modulação da dor e sobre a variedade de métodos para alcançar a redução da dor com a estimulação elétrica. As aplicações de tratamento baseiam-se nesse conhecimento, bem como nos resultados de uma avaliação completa do paciente. Qualquer modificação dos parâmetros baseia-se no resultado do tratamento. Este capítulo apresentou uma revisão dos princípios subjacentes da modulação da dor e uma variedade de métodos para

alcançar sua redução. O paradigma da tomada de decisão clínica proporciona ao profissional um quadro do processo de escolha do tratamento ou da alteração para atingir os objetivos desejados da estimulação elétrica como instrumento para a redução da dor.

Questões para revisão

1. Qual é a diferença entre o manejo da dor e o alívio da dor?
   a. Não há nenhuma diferença
   b. O manejo da dor é o que os medicamentos fazem e o alívio da dor é o que ocorre com o uso da fisioterapia
   c. Tanto o alívio da dor como o manejo da dor podem ser realizados com agentes físicos, mas um é administrado pelo paciente com um dispositivo portátil
   d. O manejo da dor é temporário e o alívio da dor é constante
2. Que tipo de fibra precisaria potencialmente ser estimulada com a estimulação elétrica para causar a liberação dos mecanismos endógenos mais duradouros para o manejo da dor?
   a. A-beta
   b. A-delta
   c. Motor
   d. Fibras C
3. Qual seria a justificativa para o uso de uma opção clínica em comparação com uma opção portátil no manejo da dor com a estimulação elétrica?
   a. A estimulação elétrica clínica pode ser usada em combinação com técnicas manuais durante a terapia para que o paciente não sinta nenhum desconforto
   b. As unidades de estimulação elétrica clínica funcionam com bateria e oferecem mais potência do que as unidades portáteis para um benefício de longo prazo

c. As unidades de estimulação elétrica clínica são mais caras do que as portáteis, o que significa que o reembolso cobrado das companhias de seguro seria maior para o mesmo serviço

d. Os estimuladores elétricos portáteis são a forma mais conveniente de estimulação elétrica para uso na clínica e permitiriam a economia de dinheiro, pois os profissionais não precisariam comprar modelos clínicos

4. As orientações para a escolha dos locais de aplicação do eletrodo para o manejo da dor envolvem qual das seguintes considerações?

a. Os locais que exibem um aumento da resistência ao fluxo da corrente elétrica

b. Os pontos de acupuntura na área ao redor da área de tratamento e da área de dor referida

c. Os pontos motores na área de tratamento para que uma forte contração muscular possa ser gerada facilmente na região dolorosa

d. Os pontos-gatilho na área de tratamento

5. Qual dos seguintes parâmetros *não* seria importante documentar no uso da estimulação elétrica para promover a analgesia?

a. O nome do estimulador elétrico

b. A localização dos eletrodos e a configuração geral

c. O objetivo do tratamento e a quantidade de tempo para a aplicação

d. O pré e o pós-tratamento do paciente

Estudo de caso

Carol é cartunista e foi encaminhada à fisioterapia para técnicas de modulação da dor após uma lesão cervical em chicote. Ela se envolveu em um acidente de automóvel no qual foi atingida por trás. Agora ela apresenta defesa muscular e uma acentuada redução em sua ADM cervical em todas as direções. Sua principal queixa é de dores de cabeça occipitais. Ela vive sozinha e trabalha em casa. Passa a maior parte de seu dia debruçada sobre a prancheta que está inclinada em 45°. Os medicamentos para reduzir a defesa muscular e a inflamação causaram outras complicações porque interagiram com outros que ela já estava tomando.

- Será que Carol pode se beneficiar potencialmente de alguma forma de estimulação elétrica para ajudá-la na modulação da dor? Se sim, qual(is) a(s) forma(s) e onde você aplicaria os eletrodos?
- Se quisesse usar a estimulação elétrica para tentar lidar com a dor de Carol, quais seriam os parâmetros escolhidos e como você lhe explicaria o que ela pode sentir? Há mais de uma opção em potencial? Justifique sua resposta.
- Haveria alguma razão para que você considerasse o uso de uma unidade de TENS domiciliar contraindicado? Por quê? Justifique sua resposta.

Questões para discussão

1. Quais formas de estimulação elétrica podem ser usadas para tratar a dor associada à realização de uma técnica manual dolorosa como uma massagem profunda dos tecidos? Quais parâmetros você usaria e por quê?

2. Explicar os mecanismos neurofisiológicos dos efeitos da estimulação elétrica usando termos que um paciente entenderia.

3. Um paciente é diagnosticado com dor do membro fantasma. Quais as informações que você precisa saber sobre esse paciente para recomendar uma forma de estimulação elétrica para o tratamento dessa síndrome?

4. Quais são as vantagens e as desvantagens da estimulação elétrica para a analgesia em comparação com outras que reduzem a percepção da dor?

5. Descreva três possíveis formas de tratamentos de estimulação elétrica para um indivíduo com uma síndrome de dor crônica.

Referências bibliográficas

1. Melzack, R: Pain: past, present and future. Can J Exp Psych 47:615–629, 1993.

2. Hurley, DA, Minder, PM, McDonough, SM, et al: Interferential therapy electrode placement technique in acute low back pain: a preliminary investigation. Arch Phys Med Rehabil 82: 485–493, 2001.

3. Draper, V, and Ballard, L: Electrical stimulation versus electromyographic biofeedback in the recovery of quadriceps femoris function following anterior cruciate ligament surgery. Phys Ther 71:455–465, 1991.

4. Gotlin, RS, Hershkowitz, S, Juris, PM, et al: Electrical stimulation effect on extensor lag and length of hospital stay after total knee arthroplasty. Arch Phys Med Rehabil. 75:957–959, 1994.

5. Lewek, M, Steven, J, and Snyder-Mackler, L: The use of electrical stimulation to increase quadriceps femoris muscle force in an elderly patient following total knee arthroplasty. Phys Ther 81:1565–1571, 2001.

6. Jarit, GJ, Mohr, KJ, Waller, R, et al: The effects of home interferential therapy on post-operative pain, edema, and range of motion of the knee. Clin J Sport Med 13:16–20, 2003.
7. Rakel, B, and Frantz, R: Effectiveness of transcutaneous electrical nerve stimulation on postoperative pain with movement. J Pain 4:455–464, 2003.
8. Sluka, KA, and Walsh, D: Transcutaneous electrical nerve stimulation: basic science mechanisms and clinical effectiveness. J Pain 4:109–121, 2003.
9. Chesterton, LS, Foster, NE, Wright, CC, et al: Effects of TENS frequency, intensity and stimulation site parameter manipulation of pressure pain threshold in healthy human subjects. Pain 106:73–80, 2003.
10. Moore, SR, and Shurman, J: Combined neuromuscular electrical stimulation and transcutaneous electrical nerve stimulation for treatment of chronic back pain: a double-blind, repeated measures comparison. Arch Phys Med Rehabil 78:55–60, 1997.
11. Melzack, R, Coderre, TJ, Katz, J, et al: Central neuroplasticity and pathological pain. Ann N Y Acad Sci 933:157–174, 2001.
12. Zizic, TM, Hoffman, KC, Holt, PA, et al: The treatment of osteoarthritis of the knee with pulsed electrical stimulation. J Rheumatol 22:1757–1761, 1995.
13. Wells, PE, Frampton, V, and Bowsher, D: Pain Management by Physical Therapy. Appleton & Lange, Norwalk, CT, 1988.
14. Tollison, CD, Satterthwaite, JR, and Tollison, JW: Handbook of Pain Management, ed 2. Williams & Wilkins, Baltimore, 1994.
15. Bishop, B: Pain: Its physiology and rationale for management. Part II. Analgesic systems of the CNS. Phys Ter 60:21–23, 1980.
16. Lin, JG, and Chen, WL: Acupuncture analgesia: a review of its mechanisms of action. Am J Chin Med 36(4):635–645, 2008.
17. Travell, J, and Rinzler, SH: The myofascial genesis of pain. Postgrad Med 11:425–435, 1952.
18. Melzack, R: Myofascial trigger points: relation to acupuncture and mechanisms of pain. Arch Phys Med Rehabil 62:114, 1981.
19. Melzack, R, Stilwell, DM, and Fox, EJ: Trigger points and acupuncture points for pain: correlations and implications. Pain 3:3, 1977.
20. Baldry, P: Management of myofascial trigger point pain. Acupoint Med 20:2–10, 2002.
21. American Physical Therapy Association: Electrotherapeutic Terminology in Physical Therapy. Section on Clinical Electrophysiology. Author, Alexandria, VA, 2001.
22. Howson, D: Peripheral neural excitability: implications for transcutaneous electrical nerve stimulation. Phys Ther 58:1467, 1978.
23. Alon, G: High voltage stimulation: effects of electrode size on basic excitatory responses. Phys Ther 66:890, 1985.
24. Han, JS: Acupuncture and endorphins. Neurosci Lett 361(1–3):258–261, 2004.
25. Sabino, GS, Santos, CM, Francischi, JN, and de Resende, MA: Release of endogenout opiods following transcutaneous electric nerve stimulation in an experimental model of acute inflammatory pain. J Pain 9(2):157–163, 2008.
26. Kocyigit, F, Akalin, E, Gezer, NS, et al: Functional magnetic resonance imaging of the effects of low-frequency transcutaneous electrical nerve stimulation on central pain modulation: a double blind, placebo-controlled trial. Clin J Pain 28(7):581–588, 2012.
27. Chen, CC, and Johnson, MI: An investigation into the hypoalgesic effects of high-and low-frequency transcutaneous electrical nerve stimulation (TENS) on experimentally induced blunt pressure pain in health human subjects. J Pain 11(1):53–61, 2010.
28. Vance, CG, Rakel, BA, Blodgett, NP, et al: Effects of transcutaneous electrical nerve stimulation on pain, pain sensitivity, and function in people with knee osteoarthritis: a randomized controlled trial. Phys Ther 92(7) :898-910, 2012.

406 Seção III • Uso da estimulação elétrica no tratamento terapêutico

Vamos descobrir

Atividade de laboratório: gerenciamento da dor com estimulação elétrica

Propósito

Esta atividade de laboratório foi elaborada para familiarizar os leitores com a aplicação e as respostas esperadas dos pacientes à estimulação elétrica nervosa transcutânea (TENS) para o alívio da dor. Ela também irá familiarizá-los com a escolha do local de aplicação do eletrodo e com os parâmetros de estimulação para a analgesia sensorial. Os leitores terão a oportunidade de experimentar vários parâmetros tanto com os dispositivos de estimulação portáteis como com os dispositivos clínicos.

Equipamento

Estimuladores de TENS (clínico e portátil)

- cabos condutores para os estimuladores

- gel eletricamente condutor

OU
eletrodos autoaderentes
4 eletrodos com o mesmo tamanho
pano ou fita adesiva para fixar os eletrodos
estimuladores elétricos com durações do pulso ajustáveis
unidade de estimulação elétrica com uma duração do pulso ajustável que pode ser regulada para além de 1 milissegundo (ms)

Precauções e motivos

Precauções	Motivos
Fratura instável	Se a estimulação elétrica é utilizada para uma resposta motora, ela é uma contraindicação. No entanto, se nenhuma resposta motora for provocada, a estimulação elétrica pode ser considerada segura.
Sensação reduzida	Se a resposta desejada é dependente da sensação, então a estimulação elétrica pode ser inútil. No entanto, se a resposta desejada depende de uma resposta motora, então a aplicação pode ser considerada segura.
	Se a aplicação envolve a transmissão de íons através da pele, o paciente deverá ser capaz de relatar a sensação para evitar uma reação adversa.
Capacidade cognitiva prejudicada	Se a resposta desejada é dependente da sensação, então a estimulação elétrica pode ser inútil. No entanto, se a resposta desejada depende de uma resposta motora, então a aplicação pode ser considerada segura.
	Se a aplicação envolve a transmissão de íons através da pele, o paciente deverá ser capaz de relatar a sensação para evitar uma reação adversa.
Gravidez	Se a aplicação for após o primeiro trimestre, há pouco risco para o feto ou a paciente. A estimulação elétrica foi utilizada com segurança para a analgesia durante o trabalho de parto, mas pode interferir nos monitores fetais.
Evidências documentadas de epilepsia, acidente vascular encefálico ou déficit neurológico isquêmico reversível	Os pacientes devem ser cuidadosamente monitorados quando a estimulação elétrica é usada na região cervical. Possíveis respostas adversas podem incluir mudança temporária no estado cognitivo, dor de cabeça, vertigem e outros sinais neurológicos.
Marca-passo sentinela	Os dispositivos de estimulação elétrica podem interferir nas exigências elétricas do marca-passo.

Contraindicações e motivos

Contraindicações	Motivos
Gravidez (primeiro trimestre)	Não há dados que indiquem o nível de segurança para o feto com a aplicação da estimulação elétrica durante o primeiro trimestre de gravidez.
Sobre o seio carotídeo	Se a circulação para o cérebro for alterada, poderá haver efeitos adversos.
Malignidades	A maioria das técnicas de aplicação tem o potencial para produzir um aumento da circulação para a área. Existe a possibilidade de que a estimulação elétrica sobre ou próxima às lesões cancerosas pode aumentar o desenvolvimento de metástases.

Atividades de laboratório

Orientação para o equipamento de TENS

1. Familiarizar-se com o dispositivo de TENS que você escolheu revendo tanto seus controles sobre o estimulador quanto seu manual de instruções. Você pode usar um estimulador clínico ou portátil para este exercício. Quais são as faixas disponíveis de parâmetros?

   Frequência: _____

   Duração do pulso: _____

   Intensidade: _____

2. Existem outros controles no dispositivo? Se sim, quais são e o que fazem?

   _____

   _____

   _____

3. Familiarizar-se com os mapas dos locais de aplicação dos eletrodos encontrados em seus livros ou nas leituras recomendadas. Ver a Tabela 15.2 para os locais ideais para a aplicação dos eletrodos de estimulação TENS.

Orientações para os tipos de locais para a aplicação do eletrodo

1. Existem inúmeras áreas na pele que exibem uma resistência reduzida ao fluxo da corrente elétrica. Quais são as diferenças entre elas?

	Descrições	Diferenças
Pontos motores		
Pontos-gatilho		
Pontos de acupuntura		
Dermátomos		
Raízes nervosas espinais		

2. Quais são algumas opções para locais de aplicação dos eletrodos se o paciente tiver sido encaminhado ao departamento para o manejo da dor na parte inferior das costas?

Observar as respostas do paciente para a escolha do local de aplicação dos eletrodos

1. Selecionar um de seus colegas de classe para ser um paciente que irá receber a aplicação da TENS para a modulação da dor na parte inferior das costas. Posicioná-lo de forma que a parte inferior das costas fique exposta e acessível e ele se sinta confortável.
2. Preparar os eletrodos e a unidade a ser aplicada ao paciente.

Aplicação vertical (Fig. 15.6)

1. Aplicar um canal dos eletrodos no lado direito e um canal no lado esquerdo da musculatura paravertebral usando os locais que você identificou nos mapas.
2. Configurar os parâmetros para a analgesia sensorial:

Frequência	70–120 Hz (alta)
Duração do pulso	50 µs (curta)

3. Aumentar lentamente a intensidade do primeiro canal e pedir que o paciente lhe informe quando começar a sentir alguma coisa, onde e como está sentindo e depois se a intensidade está forte, mas tolerável, e registrar essas observações. Canal 1:

Onde?
Como é sentida?
Nível de intensidade?

4. Aumentar gradualmente a intensidade do segundo canal e repetir a sequência descrita acima. Avaliar a área vertical entre os eletrodos. Canal 2:

Onde?
Como está sentindo?
Nível de intensidade?
O que é percebido entre os canais?
Os níveis de intensidade foram iguais em ambos os lados?

- O que poderia explicar isso?
_____
_____

5. Desligar as duas intensidades. Deixar os eletrodos no lugar e desconectar as pontas dos cabos.

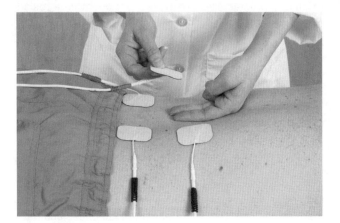

Figura 15.6 Dois canais de eletrodos configurados para as aplicações de eletrodos verticais ao longo dos músculos paravertebrais. Um estimulador clínico está representado; no entanto, um dispositivo portátil também poderia ter sido escolhido para esse exercício.

Aplicação horizontal (Fig. 15.7)

1. Conectar os cabos aos eletrodos para que um canal fique acima de L4-L5 e o outro abaixo. Repetir os mesmos passos listados anteriormente.

O paciente está sentindo alguma coisa entre os eletrodos? _____

O que poderia explicar isso? _____

2. Desligar as duas intensidades. Deixar os eletrodos no lugar e desconectar as pontas dos cabos.

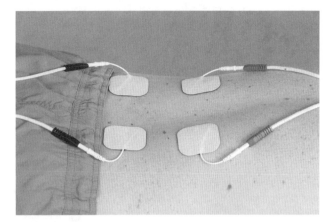

Figura 15.7 Dois canais de eletrodos configurados para as aplicações de eletrodos horizontais acima e abaixo da área de desconforto. Os eletrodos são colocados sobre os músculos paravertebrais mas não sobre os músculos unilaterais.

Aplicação cruzada (Fig. 15.8)

1. Conectar os cabos aos eletrodos para que um canal cruze com o outro canal.
2. Configurar os parâmetros para a analgesia sensorial (ou seja, frequência 70-120 Hz, duração do pulso, 50 μs). Aumentar lentamente a intensidade do primeiro canal e pedir que o paciente lhe informe quando começar a sentir alguma coisa, onde e como está sentindo e depois se a intensidade está forte, mas tolerável, e registrar essas observações.

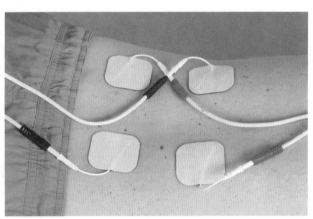

Figura 15.8 Dois canais de eletrodos configurados para as aplicações de eletrodos cruzados sobre os músculos paravertebrais.

3. Aumentar gradualmente a intensidade do segundo canal e repetir a sequência descrita acima. Avaliar a área entre os eletrodos.

O nível de intensidade foi igual em ambos os lados?
Foi fácil para o paciente descrever o local onde sentiu a sensação?
O que poderia explicar isso?
O paciente sentiu alguma coisa entre os eletrodos?
O que poderia explicar isso?

4. Será que uma das configurações produziu mais estimulação sensorial do que as outras? Por quê?

Atividades para a solução de problemas

Ajuste da intensidade e instruções para o paciente sobre a analgesia sensorial

1. Escolher um de seus colegas de classe como o paciente que irá receber sobre o ombro uma aplicação de TENS de uma unidade portátil. Escolher os locais de aplicação dos eletrodos que abrangem todo o ombro e fornecem analgesia sensorial em toda essa área.

2. Configurar os eletrodos como representado nas Figuras 15.9 e 15.10. Eles representam MV 21 e IG 14 para um canal e Ba 10 e Es 20 para o outro canal. Por que você acha que esses locais de aplicação do eletrodo foram sugeridos, especialmente nesse padrão cruzado?

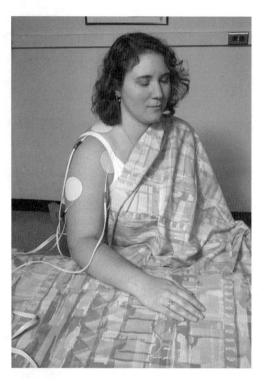

Figura 15.9 Locais de aplicação de eletrodos na parte anterior do ombro.

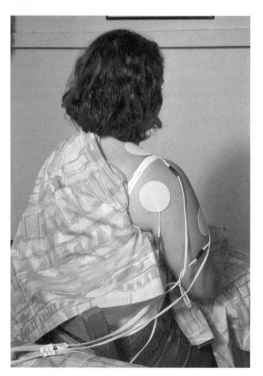

Figura 15.10 Locais de aplicação de eletrodos na parte posterior do ombro.

3. Configurar os parâmetros da unidade para a analgesia sensorial.
    - Instruir o paciente sobre como e o que ajustar para aumentar a intensidade do estímulo.
        - Também instruir o paciente sobre como e onde aplicar os eletrodos,
            - substituir a bateria,

- cuidados com a unidade de TENS portátil e com os eletrodos,

- autoavaliar seu nível de desconforto, e

- registrar sua avaliação.

4. Dar a unidade de TENS ao paciente e pedir-lhe que aumente a intensidade para um nível forte, mas confortável.
   a. Instruí-lo a aumentar a intensidade se a sensação "desaparecer" completamente.
5. Qual foi a diferença na configuração da intensidade quando o paciente a ajustou?

_____

_____

6. Qual seria uma boa justificativa para instruir o paciente sobre como ajustar e os cuidados que deve ter com uma unidade de TENS?

_____

_____

7. Quais seriam as considerações adicionais ao escolher a unidade para que o paciente pudesse ajustar a intensidade? (destreza, cognição)

_____

_____

8. Você pensaria em alterar a intensidade da analgesia sensorial enquanto a unidade estivesse ligada? Por quê?

_____

_____

9. O que aconteceria se você aumentasse a duração do pulso da estimulação?

_____

_____

10. Será que isso pode ser indicado? Por quê?

_____

_____

11. Dar instruções ao paciente sobre como terminar o tratamento.

- reavaliar, e

- remover os eletrodos.

12. Para você, quais foram as instruções mais difíceis de explicar ao paciente?

_____

_____

Aplicar e observar a resposta do paciente à estimulação de baixa intensidade para a analgesia da dor lombar

1. Escolher um de seus colegas de classe para receber a aplicação da estimulação no nível motor em seu tríceps sural bilateral.
   a. Um dos métodos para ajudar a obter o alívio da dor de longa duração é mediado pela liberação de opioides endógenos a partir da pituitária anterior no interior do cérebro. Isso é facilitado por pelo menos 20 minutos de espasmo muscular rítmico. A escolha dos grupos musculares que estão segmentalmente relacionados com a origem do desconforto ainda distal ao local tende a provocar respostas favoráveis do paciente.
2. Posicionar o paciente para que ele fique confortável e apoiado com os tornozelos livres para a flexão plantar e a dorsiflexão. Consultar os mapas em seus livros para determinar os locais de aplicação dos eletrodos e aplicá-los para provocar uma resposta motora do tríceps sural. (*Se você estiver consultando um mapa de acupuntura, MB 57 ou MB 58 junto com MB 60 funcionará bem.*)
   a. Configurar a unidade de TENS para a estimulação no nível motor em uma intensidade baixa.

412 Seção III • Uso da estimulação elétrica no tratamento terapêutico

3. Aumentar gradualmente a intensidade até que uma resposta de espasmo seja visível. Aumentar a intensidade para o nível mais elevado tolerável de forma que o movimento da articulação seja visível.

4. Quais são as diferenças entre esse nível de estimulação e a analgesia sensorial?

_____

_____

5. Quanto tempo levou para que o paciente relatasse alguma diminuição em seu desconforto após esse modo de estimulação?

_____

_____

6. Quais são as respostas subjetivas do paciente a esse modo de estimulação?

_____

_____

7. Quais são as circunstâncias para que esse modo seja considerado apropriado para um paciente?

_____

_____

8. Essa modalidade destina-se a induzir qual mecanismo para o alívio da dor?

_____

_____

9. Você espera que o paciente se adapte a esse modo de estimulação? Por quê?

_____

_____

10. Por quanto tempo esse modo de estimulação deve prolongar o alívio?

_____

_____

11. Qual seria a possível justificativa para a aplicação distal dos eletrodos se essa configuração fosse recomendada para dores nas costas?

_____

_____

Experimentar a estimulação em nível nocivo para a analgesia

1. Familiarizar-se com o estimulador. Ele deve ser capaz de produzir durações do pulso que ultrapassem 1 milissegundo (1 ms).

2. Selecionar um de seus colegas de classe como paciente para a hiperestimulação do espaço membranoso do dorso da mão.

3. Acomodar o paciente confortavelmente e posicionar-se de modo a ficar no nível dos olhos dele.

4. Provavelmente o estimulador possui algum tipo de medidor. Ele pode medir a resistência ou a condutância. Familiarizar-se com ele tocando as duas extremidades dos condutores juntos e observar o que o medidor está lendo. Em seguida, segurar o eletrodo maior em sua mão e tocar-se com o eletrodo sonda.

5. Comparar a leitura do medidor com sua primeira leitura. Se estiver mais baixa, então o medidor está lendo a condutância. Se a segunda leitura do medidor foi maior, então foi a da resistência.

6. Configurar os seguintes parâmetros:

   • Frequência: 4 Hz

   • Duração do pulso: Pelo menos 1 ms

   • Tempo ligado: 30 segundos por ativação

7. Peça ao paciente que segure com a outra mão o eletrodo dispersivo/inativo (maior). Você não precisará de um gel condutor ou de uma interface porque o paciente vai manter o eletrodo na palma da mão, que geralmente transpira quando segura algum objeto de borracha. A transpiração servirá como meio de contato. (*Os pacientes também tendem a transpirar quando são informados de que o que vão experimentar será uma sensação semelhante a uma agulha quente ou picada de abelha*.)

8. Localizar a área que é mais eletricamente ativa na parte de trás do espaço membranoso do dorso da mão do paciente. Essa seria a área mais condutora (p. ex., HoKu ou IG 4). Ver a Figura 15.11. Depois de identificá-la, pressionar o botão que ativa a estimulação e, gradualmente, aumentar a intensidade enquanto observa os olhos do paciente. Essa observação possibilitará saber quando o estímulo estiver tão forte quanto ele puder tolerar. Nesse ponto, reiniciar o temporizador para 30 segundos. Ele deve ser nocivo. Após o período de 30 segundos, retirar a sonda e pedir ao paciente para descrever o que sentiu. Repetir o procedimento em todos os membros do seu grupo.

9. Quando a estimulação em nível nocivo pode ser potencialmente indicada?

_____

_____

_____

10. O que você precisa explicar ao paciente para garantir que as chances de que funcione aumentem?

_____

_____

_____

11. Quais as possíveis explicações para que você se posicione no nível dos olhos do paciente?

_____

_____

_____

12. Por que esse tipo de estimulador tem um medidor de condutância/resistência?

_____

_____

_____

13. Como a sensação do estímulo difere da sensação da analgesia sensorial?

_____

_____

_____

_____

Casos clínicos

Ler os casos clínicos e determinar o seguinte para cada um:

- Se a estimulação elétrica seria indicada ou não para o alívio da dor.

- Quais poderão ser as precauções para esses pacientes.

- Qual seria o parâmetro para o paciente e como você o justificaria.

- Onde os eletrodos devem ser colocados, quantos e por quê.

- Se mais de uma modalidade poderia ser indicada para o alívio da dor.

- Se o paciente pode se beneficiar ou não do uso domiciliar de um estimulador portátil, e sua justificativa.

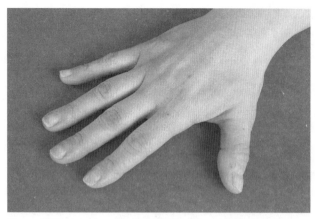
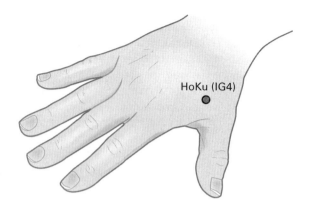

Figura 15.11 Localizando o "HoKu" intestino grosso 4, que é o espaço membranoso no dorso da mão entre o polegar e o dedo indicador.

A. Frank foi encaminhado ao departamento para o manejo da dor. Ele foi diagnosticado com herpes-zóster, e no exame há uma grande área inflamada no seu lado esquerdo. Ela começa na região torácica na linha mediana posterior e se estende anteriormente, indo das últimas cinco costelas até o esterno. Frank tem 85 anos, vive sozinho e é saudável, a não ser por uma úlcera que foi controlada com sucesso pela dieta e medicação por mais de 20 anos. Suas queixas principais são hipersensibilidade ao toque leve em toda a área inflamada. Ela está tão sensível que ele protege a área flexionando o tronco para que sua roupa não toque a pele no lado esquerdo.

B. Steve trabalha como engenheiro de manutenção em uma comunidade de aposentados. Ele foi encaminhado à fisioterapia para o manejo da dor após ter sofrido uma lesão na parte inferior das costas durante o trabalho. Tem 42 anos e é um "viciado em trabalho" que vem realizando exercícios de fortalecimento para estabilizar as costas. Também executou todo um "programa de condicionamento", e está extremamente ansioso para voltar às suas atividades profissionais. Sua única limitação é a dor lombar crônica. Ele é um assíduo ciclista, canoísta e caminhante. Está procurando um alívio que não interfera em seu trabalho com cortadores de grama, ferramentas elétricas e equipamentos mecânicos.

C. Carol é uma cartunista que foi encaminhada à fisioterapia para técnicas de manejo da dor após uma lesão cervical em chicote. Ela se envolveu em um acidente de automóvel no qual foi atingida por trás. Agora ela apresenta defesa muscular e uma acentuada redução em sua ADM cervical em todas as direções. Sua principal queixa é de dores de cabeça occipitais. Ela vive sozinha, trabalha em casa e passa a maior parte de seu dia debruçada na prancheta que está inclinada em 45°. Os medicamentos para reduzir a defesa muscular e a inflamação causaram outras complicações porque interagiram com os medicamentos que ela estava tomando para depressão.

Documentação

A estimulação elétrica pode ser usada para controlar ou reduzir o desconforto. Como existe uma variedade de formas pelas quais isso pode ser realizado, é importante documentar exatamente quais técnicas produziram resultados favoráveis em um paciente. Os seguintes parâmetros devem ser documentados:

- Objetivo do tratamento: analgesia sensorial ou manejo da dor.

- Avaliação da dor pré-tratamento: escala visual analógica ou outra medição quantificável.

- Avaliação da dor pós-tratamento: o mesmo instrumento que foi aplicado no pré-tratamento.

- Locais de aplicação dos eletrodos: a documentação dos locais exatos da aplicação do eletrodo não é essencial se o objetivo do tratamento for o alívio da dor e o modo de estimulação for a analgesia sensorial. No entanto, ela pode ser útil para o próximo profissional que tratar do paciente se locais alternados foram usados, pois isso ajuda a eliminar a tentativa e erro para alcançar um resultado bem-sucedido. Além disso, se um modo alternado de estimulação (p. ex., hiperestimulação, baixa intensidade) foi usado para alcançar o objetivo do tratamento, então os locais de estimulação devem ser documentados.

- Especificar o estimulador utilizado: se o modo de estimulação foi a analgesia sensorial e ela foi realizada com um estimulador clínico, então isso não é essencial para o documento. No entanto, se o tratamento envolveu o uso de uma unidade domiciliar de TENS, a documentação deve incluir o fabricante e o modelo do dispositivo.

Questões de laboratório

1. Qual foi o modo mais confortável de estimulação para os pacientes?
2. Qual foi o modo mais desconfortável de estimulação?
3. Quais dos parâmetros teria conseguido a estimulação da fibra A-beta?
4. Quais seriam os parâmetros necessários para a estimulação da fibra C, e quando isso pode ser indicado?
5. O paciente aumentou a intensidade para o nível mais alto de uma unidade de TENS portátil, e ainda não sentiu a estimulação. Quais são as possíveis soluções, o que você empregaria em primeiro lugar, e por quê?
6. Discutir o uso da estimulação elétrica como uma técnica de tratamento em relação à potencial taxa de sucesso como a única técnica de tratamento utilizada para tratar um paciente.
7. Discutir as semelhanças e diferenças entre a escolha dos vários locais de aplicação dos eletrodos para se obter o alívio da dor e fornecer a justificativa para cada um.

Apêndice: locais ideais de estimulação para eletrodos da TENS

Legenda			
▼	Ponto de acupuntura	R ou r...	Meridiano do rim
▢	Ponto motor	IG ou ig...	Intestino grosso
▢	Ponto-gatilho	Pu ou pu...	Pulmão
cinza	Nervo cutâneo	Fg ou fg...	Fígado
preto	Nervo periférico	P ou p...	Pericárdio
MB ou mb	Meridiano da bexiga	Ba ou ba...	Baço
MV ou mv	Meridiano da vesícula biliar	Es ou es...	Estômago
C ou c	Meridiano do coração	TA ou ta...	Triplo aquecedor

*De Mannheimer, JS e Lampe, GN: Clinical Transcutaneous Electrical Nerve Stimulation. FA Davis, Philadelphia, 1984, pp 301, 306–307, 309–319, 324–325, com permissão. Originalmente pesquisado e desenvolvido por Jeffrey S. Mannheimer, RPT, MA, and Barbara J. Behrens, PTA, AAS. © 1980.

416 Seção III • Uso da estimulação elétrica no tratamento terapêutico

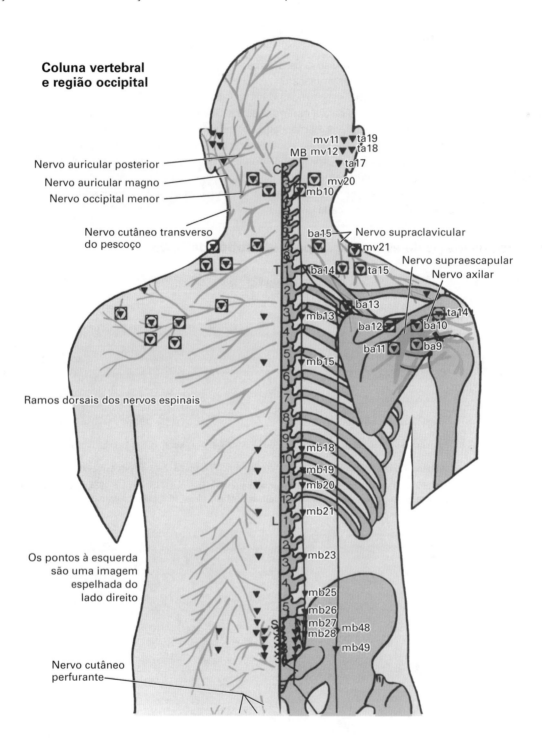

Tabela 15.2	Locais ideais para os eletrodos na estimulação TENS					
			Occipital			
Localização	**Ramo do nervo superficial**	**Ponto de acupuntura**	**Ponto motor**	**Ponto-gatilho**		**Nível segmentar**
Terço superior da parte posterior da orelha (TA 19) mesmo nível, mas um pouco mais medial na região occipital (MV 11)	Auricular magno, o ramo posterior comunica com o occipital menor, ramo auricular do nervo vago, ramo auricular posterior do facial. Nervo cutâneo transverso do pescoço	TA 19 MV 11 é apenas medial				Craniano C2-C4
Terço médio da parte posterior da orelha (TA 18) mesmo nível, mas um pouco mais medial na região occipital (MV 12)	O mesmo que acima	TA 18 MV 12 é apenas medial				Craniano C2-C4
Atrás da orelha na depressão entre o ângulo da mandíbula e o processo mastoide	Auricular magno, ramo posterior e occipital menor	TA 17				C2-C4
Depressão suboccipital, entre o esternocleidomastóideo (ECM) e a parte descendente do trapézio	Nervos occipitais maior e menor	MV 20 MB 10 está próximo, e ligeiramente medial e inferior	Esplênio da cabeça (ramos de C2-C4) semiespinal da cabeça	Semiespinal da cabeça Esplênio da cabeça		C2-C3

A explicação dos locais de estimulação ideais para a cintura escapular como observado aqui pode ser encontrada na vista da região posterolateral do ombro e da região dorsal do membro superior.

(continua)

Capítulo 15 • Manejo da dor com a estimulação elétrica

Tabela 15.2	Locais ideais para os eletrodos na estimulação TENS *(continuação)*

		Coluna vertebral			
Localização	**Ramo do nervo superficial**	**Ponto de acupuntura**	**Ponto motor**	**Ponto-gatilho**	**Nível segmentar**
Na depressão entre a margem medial da espinha ilíaca posterossuperior (EIPS) e o primeiro processo espinhoso sacral	Ramo dorsal de L2	MB 27			L2
5 cm lateral ao processo espinhoso de S2	Ramo dorsal de L2	MB 48	Glúteo máximo (ponto motor superior) (região glútea inferior L5-S2)	Glúteo máximo	L2 L5-S2
5 cm lateral ao processo espinhoso de S4	Ramo dorsal de L2-L3	MB 49	Glúteo máximo (ponto motor inferior) (piriforme diretamente abaixo) (glútea inferior) (L5-S2)	Glúteo máximo (piriforme diretamente abaixo)	L2-L3 L5-S2
Diretamente sobre o 1º forame sacral	Ramo dorsal de S1	MB 31			S1
Diretamente sobre o 2º forame sacral	Ramo dorsal de S2	MB 32			S2
Diretamente sobre o 3º forame sacral	Ramo dorsal de S3	MB 33			S3
Diretamente sobre o 4º forame sacral	Ramo dorsal de S4	MB 34			S4

Os 12 ramos cutâneos dos ramos primários posteriores torácicos se tornam superficiais adjacentes aos processos espinhosos. Cada um deles tem vários ramos cutâneos. Havelacque considera o ramo dorsal de T2 como o maior e o mais difuso.

A distribuição cutânea do ramo dorsal de T2 chega até a face posterior do acrômio, que abrange o meio das costas (a região de T5-T6) e lateralmente à região superior da prega axilar posterior. Vários locais ideais de estimulação são descritos como sobrepostos a este nervo.

Os ramos cutâneos dos ramos dorsais de L1-L3 descem até a parte posterior da crista ilíaca, da pele da nádega e quase até o trocanter maior do fêmur (ver membro inferior, vistas posterior e lateral)[1 (p1033), 93]

(continua)

Região anteromedial do ombro e região volar do membro superior

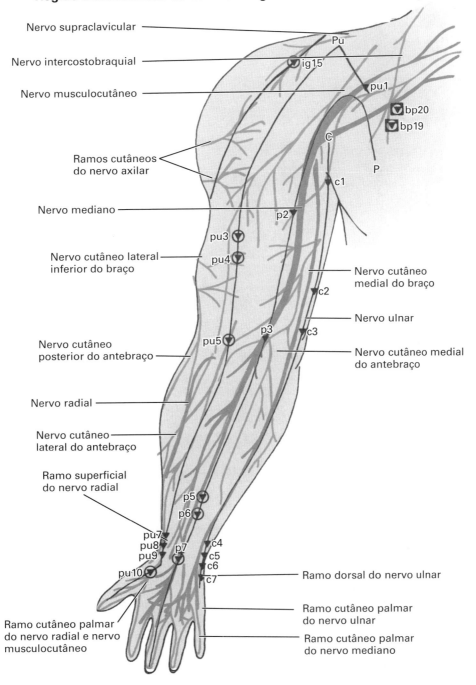

| **Tabela 15.2** | **Locais ideais para os eletrodos na estimulação TENS** *(continuação)* |

Região anteromedial do ombro e região volar do membro superior

Localização	Ramo do nervo superficial	Ponto de acupuntura	Ponto motor	Ponto-gatilho	Nível segmentar
Entre a 1ª e a 2ª costelas, cerca de 10 cm lateral ao esterno, medial ao processo coracoide	Nervo musculocutâneo	Pu 1	O coracobraquial está próximo (musculocutâneo) (C6)		C5-C7
Lado radial do bíceps braquial, 5 cm abaixo da prega axilar anterior. 7,5 cm abaixo da prega axilar anterior	Nervo musculocutâneo e seu ramo cutâneo lateral inferior	Pu 3 Pu 4	Bíceps braquial (musculocutâneo) (C5-C6)		C5-C7
Na fossa antecubital sobre a dobra no lado radial do tendão do bíceps	Nervo cutâneo lateral do braço	Pu 5	Braquial (musculocutâneo) (C5-C6)		C5-C7
Apenas lateral à artéria radial a partir da 1ª dobra volar até um pouco acima do estiloide do rádio	Nervo cutâneo lateral do antebraço que se comunica com o nervo radial superficial	Pu 7-9			C5-C7 C6-C8
Superfície volar da mão no ponto médio do 1º metacarpal	Ramo superficial do nervo radial e cutâneo palmar do mediano	Pu 10	Abdutor curto do polegar (mediano) (C8-T1)		C6-C8 C5-T1 C5-C7

(continua)

Região anteromedial do ombro e região volar do membro superior

Localização	Ramo do nervo superficial	Ponto de acupuntura	Ponto motor	Ponto-gatilho	Nível segmentar
Entre as cabeças do bíceps braquial 5 cm abaixo da prega axilar anterior com o cutâneo medial	Nervos musculocutâneo e intercostobraquial, podem comunicar o nervo do antebraço	P2			T2 C8-T1
Apenas medial ao tendão do bíceps na fossa antecubital	Nervo mediano e ramo anterior do nervo cutâneo medial do antebraço	P3	Pronador redondo (mediano) (C6)		C5-T1 C8-T1
Entre os tendões do flexor radial do carpo (FRC) e do palmar longo (PL) 5 cm e 3,8 cm acima da dobra volar respectivamente	Ramo medial e anterior do nervo cutâneo medial do antebraço		P5 P6 está 2,5 cm embaixo		C5-T1 C8-T1
Entre os tendões do FRC e do PL no ponto médio transverso da dobra volar do punho	Ramo anterior e mediano do nervo cutâneo medial do antebraço e ramo cutâneo palmar do mediano	P7			C5-T1 C8-T1
Entre as costelas 2-3 e 3-4, a meio caminho entre a prega axilar anterior e o esterno	Nervos supraclaviculares mediais e intermédios, à 2ª costela, nervos cutâneos laterais do tórax (2-4), o 2º nervo é o nervo intercostobraquial	BP 19-20	Peitoral maior (medial) e os nervos torácicos anterolaterais	Peitoral maior	C3-C4 T2-T4

(continua)

Tabela 15.2	Locais ideais para os eletrodos na estimulação TENS *(continuação)*

Região anteromedial do ombro e região volar do membro superior

Localização	Ramo do nervo superficial	Ponto de acupuntura	Ponto motor	Ponto-gatilho	Nível segmentar
Medial à artéria braquial da axila	Nervo ulnar, intercostobraquial, nervo cutâneo medial do braço e nervo mediano que está imediatamente lateral à artéria	C1			C7-T1 T2 C9-T1 C5-T1
No sulco medial ao terço inferior do bíceps braquial medial à artéria braquial		Nervo mediano e cutâneo medial do braço	C2		C5-T1 C8-T1
Superior ao túnel cubital pelo epicôndilo medial	Nervo cutâneo medial do antebraço	C 3			C8-T1
Face ulnar do punho lateral ao tendão do flexor ulnar do carpo de 3,8 cm acima da primeira dobra palmar do punho ao osso pisiforme	Nervo ulnar e seu ramo cutâneo palmar	C 4-C 7			C7-T1
Na depressão anterior e inferior ao acrômio	Nervo cutâneo lateral superior e ramo do nervo axilar	IG 15	Parte clavicular do deltoide (axilar) (C5-C6)		C5-C6

(continua)

Região posterolateral do ombro e região dorsal do membro superior

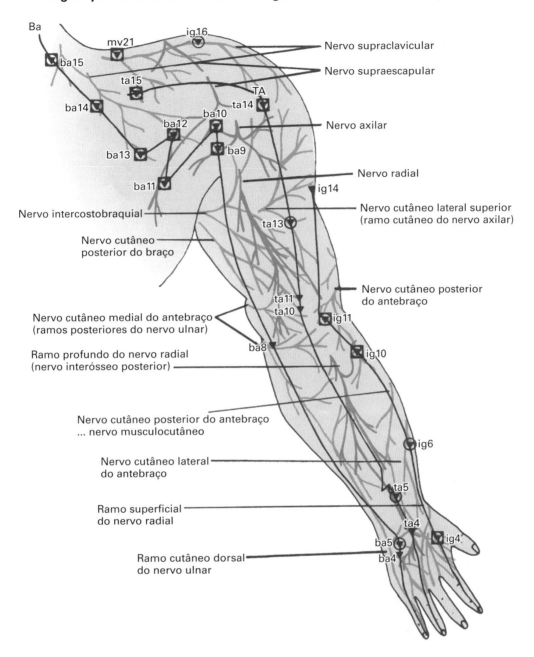

| Tabela 15.2 | Locais ideais para os eletrodos na estimulação TENS *(continuação)* |

Região posterolateral do ombro e região dorsal do membro superior

Localização	Ramo do nervo superficial	Ponto de acupuntura	Ponto motor	Ponto-gatilho	Nível segmentar
3,8 cm lateral ao processo espinhoso de C7	Ramo medial do supraclavicular	Ba 15	Levantador da escápula (acessório espinal e dorsal da escápula) (C3-C4)	Levantador da escápula	Craniano C3-C4
3,8 cm acima do ângulo superior da escápula no nível do processo espinhoso de T1	Ramo lateral (posterior) do supraclavicular	Ba 14 TA 15 está apenas lateral	Parte transversa do trapézio (acessório espinal) (C3-C4)	Parte transversa do trapézio	Craniano C3-C4
Fossa supraescapular (extremidade medial) 7,6 cm lateral ao processo espinhoso de T2	Ramo lateral (posterior) do supraclavicular e ramo dorsal de T2	Ba 13	Parte transversa do trapézio (acessório espinal) (C3-C4)	Parte transversa do trapézio	Craniano C3-C4 T2
No ponto médio da fossa supraescapular	Ramo dorsal de T2	Ba 12	Supraespinal (supraescapular) (C5-C6)	Supraespinal	C5-C6, T2
No ponto médio da fossa infraescapular	Ramo dorsal de T2	Ba 11	Infraespinal (supraescapular) (C5-C6)	Infraespinal	C5-C6, T2

(continua)

Tabela 15.2	Locais ideais para os eletrodos na estimulação TENS *(continuação)*

Região posterolateral do ombro e região dorsal do membro superior

Localização	Ramo do nervo superficial	Ponto de acupuntura	Ponto motor	Ponto-gatilho	Nível segmentar
Diretamente acima da dobra axilar posterior. Logo abaixo da espinha da escápula	Ramo dorsal de T2 e axilar (ramo posterior), que continua como o nervo cutâneo lateral superior do braço	Ba 10 (axilar)	Parte espinal do deltoide (C5-C6)	Parte espinal do deltoide	C5-C6 T2
Diretamente abaixo de Ba 10. Superior à prega axilar posterior	Ramo axilar e dorsal de T2	Ba 9	Redondo maior (subescapular) (C5-C6)	Redondo maior	C5-C6, T2
No sulco entre o olécrano e o epicôndilo medial do úmero	Nervo ulnar e seus ramos cutâneos mediais	Ba 8			C7-T1
Na depressão entre o osso pisiforme e o estiloide da ulna	Ramos cutâneos palmar e dorsal do nervo ulnar	Ba 5			C7-T1
Na depressão entre o 5º metacarpal e o piramidal	Ramos cutâneos palmar e dorsal do nervo ulnar	Ba 14	Palmar curto (mediano) (C8-T1)		C7-T1
Na superfície cefálica da parte descendente do trapézio, diretamente acima do ângulo superior da escápula	Supraclavicular	MV 21	Parte descendente do músculo trapézio (acessório espinal)	Parte descendente do trapézio	Craniano C3-C4

(continua)

Tabela 15.2	Locais ideais para os eletrodos na estimulação TENS *(continuação)*

Região posterolateral do ombro e região dorsal do membro superior

Localização	Ramo do nervo superficial	Ponto de acupuntura	Ponto motor	Ponto-gatilho	Nível segmentar
Na depressão posterior e inferior ao acrômio e acima do tubérculo maior do úmero com o braço na posição anatômica	Intercostobraquial, nervo cutâneo lateral superior – ramo do axilar, ramo dorsal de T2	TA 14	Parte espinal do deltoide (axilar) (C5-C6)	C5-C6	T2
Logo abaixo da inserção do deltoide pela cabeça lateral do tríceps	Ramo do nervo cutâneo lateral superior do axilar	TA 13	Cabeça lateral do tríceps (radial) (C7-C8)		C5-C6
Na depressão 2,5 cm acima do olécrano com o cotovelo flexionado a 90°	Cutâneo posterior do braço (radial), cutâneo medial do antebraço (ramos posteriores do ulnar), nervo cutâneo posterior do antebraço	TA 10, TA 11 está logo acima			C5–C8 C8–T1 C5–C8
Entre o rádio e a ulna na superfície dorsal cerca de 5 cm proximal à dobra transversal do punho	Nervo cutâneo posterior do antebraço, ramo das comunicações do radial com o nervo cutâneo lateral do antebraço, ramo do musculocutâneo	TA 5	Extensores do indicador (radial) (C7)		C5–C8 C5–C6

(continua)

Capítulo 15 • Manejo da dor com a estimulação elétrica 427

Membro inferior, vista anterior

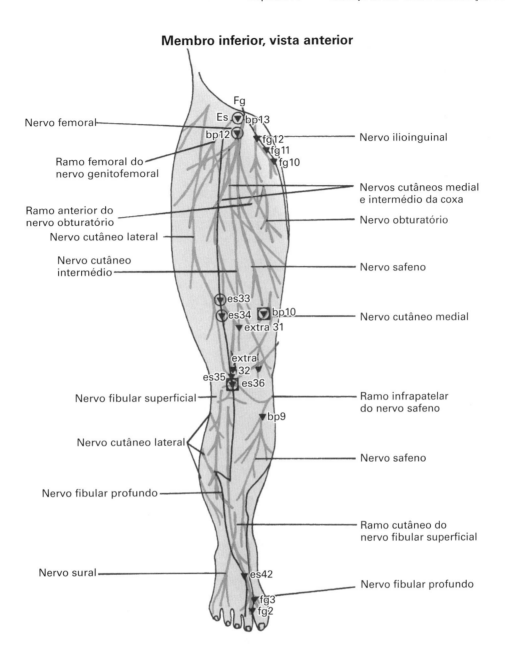

| Tabela 15.2 | Locais ideais para os eletrodos na estimulação TENS *(continuação)* |

Membro inferior, vista anterior					
Localização	**Ramo do nervo superficial**	**Ponto de acupuntura**	**Ponto motor**	**Ponto-gatilho**	**Nível segmentar**
5 cm lateral à margem superior da sínfise púbica	Ramos cutâneos anteriores do ílio-hipogástrico, ilioinguinal e genitofemoral	Fg 10–12	Pectíneo (femoral) (L2-L4)		L1 L1 L1–L2
Entre o 1º e o 2º metatarsais logo acima do espaço membranoso do dorso do pé	Nervo fibular profundo através do seu terminal medial e ramos do interósseo	Fg 2–3	1º interósseo dorsal (plantar lateral) (S1-S2)		L4–L5 S1–S2
A partir do ligamento inguinal até o trígono femoral lateral à artéria femoral	Ramo anterior do obturatório que comunica com o cutâneo medial. Forma o plexo subsartorial	Bp 12 Bp 13	Iliopsoas (femoral) (L2-L4)		L2–L4 L2–L4
5 cm acima da face medial da base da patela	Nervo cutâneo medial da coxa e nervo safeno (infrapatelar)	Bp 10	Vasto medial (femoral) (L2-L4)	Vasto medial	L2–L4 L2–L3
Logo abaixo do côndilo medial da tíbia, em nível com a tuberosidade da tíbia entre o sartório e o grácil	Nervo safeno	Bp 9			L3–L4
Superior ao ponto médio da base da patela	Nervo cutâneo intermédio da coxa	Extra 31			L2–L3
Medial ao tendão patelar	Nervo cutâneo medial da coxa	Extra 32 (medial)			L2–L3

(continua)

Membro inferior, vista anterior

Localização	Ramo do nervo superficial	Ponto de acupuntura	Ponto motor	Ponto-gatilho	Nível segmentar
Na depressão logo abaixo da patela, lateral ao tendão com o joelho flexionado a 5-7,5 cm acima da face lateral	Nervo cutâneo medial e lateral da coxa e ramo infrapatelar do safeno que forma um plexo patelar	Es 35 Extra 32 (lateral)			L2–L3 L3–L4
	Nervo cutâneo intermédio e lateral da coxa	Es 33–34	Vasto lateral (femoral) (L2-L4)		L2–L4
Na depressão logo abaixo da patela, lateral ao tendão com o joelho flexionado	Nervo cutâneo medial e lateral da coxa e ramo infrapatelar do safeno que forma um plexo patelar	Es 35 Extra 32 (lateral)			L2–L3 L3–L4
5 cm abaixo do ângulo inferior da patela, lateral ao platô tibial	Ramo infrapatelar do safeno	Es 36	Ponto motor superior do tibial anterior (fibular profundo) (L4-L5)	Tibial anterior	L3–L4
Abaixo do maléolo no centro do dorso do pé, lateral ao tendão do tibial anterior	Fibular superficial	Es 42			L4–S2

(continua)

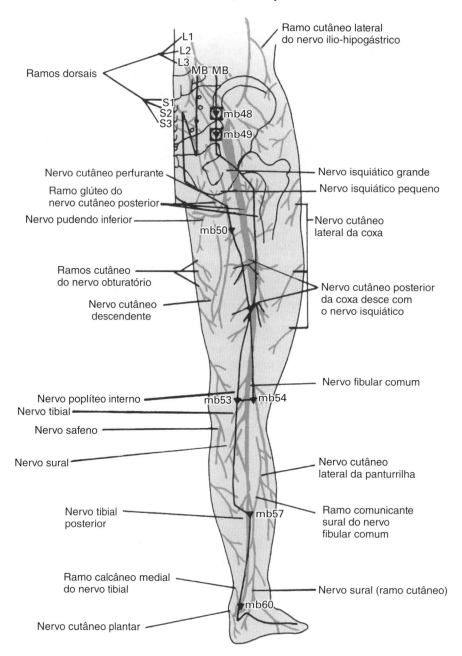

Membro inferior, vista posterior

Localização	Ramo do nervo superficial	Ponto de acupuntura	Ponto motor	Ponto-gatilho	Nível segmentar
5 cm lateral ao processo espinhoso de S2	Ramo dorsal L2	Mb 48	Glúteo máximo (ponto motor superior) (glúteo inferior L5-S2)	Glúteo máximo	L2 L5–S2
5 cm lateral ao processo espinhoso de S4	Ramos dorsais L2-L3	Mb 49	Glúteo máximo (ponto motor inferior) (piriforme diretamente abaixo) (glúteo inferior L5-S2)	Glúteo máximo (piriforme diretamente abaixo)	L2–L3 L5–S2
No ponto médio da junção entre a nádega e a região posterior da coxa	Nervo cutâneo posterior da coxa, ramos medial e lateral	Mb 50			S1–S3
Fossa poplítea entre o bíceps femoral e os tendões semitendíneos	Nervo cutâneo posterior da coxa, ramos medial e lateral	*Mb 54/40 *Mb 53/39 (face lateral da fossa poplítea medial ao tendão do bíceps femoral)			S1–S3
Linha mediana das cabeças do gastrocnêmio e do sóleo na junção dos 2/3 superiores e 1/3 inferior da perna	Sural, que comunica o ramo do nervo cutâneo lateral da panturrilha (fibular comum)	Mb 57	Sóleo (nervo tibial) S1-S2	Sóleo	L5–S2
Entre o maléolo lateral e o tendão do calcâneo	Terminação do nervo cutâneo lateral dorsal do sural	Mb 60		L4–S2	L4–S2

* Os sistemas numéricos diferem de acordo com os livros, Mb 53 e 54 na terapia com acupuntura, MB 39 e 40 no mapa da acupuntura chinesa.

CAPÍTULO 16

Terapia com corrente interferencial na prática clínica

Barbara J. Behrens, PTA, MS

Objetivos de aprendizagem

Após a leitura deste capítulo, o leitor será capaz de:

- Descrever a teoria por trás da terapia com corrente interferencial (CI) como uma forma de estimulação elétrica para o alcance de objetivos de tratamento terapêutico.
- Diferenciar entre a CI e as outras formas de dispositivos de estimulação elétrica citando seus benefícios potenciais em relação a outras formas de estimulação elétrica.
- Fornecer a justificativa que baseia a escolha do local da aplicação do eletrodo nas várias áreas do corpo para alcançar a redução da dor, do edema e da defesa muscular pelo uso da CI.
- Resolver o tratamento de casos relacionados ao uso da CI como a forma escolhida de estimulação elétrica para alcançar o objetivo estabelecido no tratamento de um paciente.

Termos-chave

Inibição de Wedensky
Kilohertz

Pré-modulação
Terapia com interferência

Vetor

Conteúdo

A teoria por trás da terapia com corrente interferencial
Estabelecimento da diferença
Aplicação do eletrodo
A "terceira linha" da corrente

Ímãs: por isso você aprendeu sobre eles na escola
Pré-modulação e terapia com corrente interferencial
Modulação com a CI

> *"A pele é um dos maiores órgãos do corpo e uma das suas funções é evitar que a corrente elétrica seja capaz de penetrar em seu interior. Como profissionais, precisamos encontrar uma maneira de valorizar a pele e de o paciente alcançar nossos objetivos clínicos."* – B. Behrens

Perspectiva do paciente

"Não tenho certeza de que posso realmente dizer o local exato onde estou sentindo isso. Será que é normal?"

O dr. Hans Nemec nasceu em 6 de julho de 1907, em Viena, e morreu em setembro de 1981. Ele é considerado o inventor da *terapia com interferência*,[1] o que hoje é geralmente chamado terapia com corrente interferencial (CI), uma forma de estimulação elétrica que na atualidade é utilizada em todo o mundo como uma forma única de tratamento para uma variedade de objetivos de tratamento, incluindo redução da dor, do edema e reeducação muscular.[2]

A CI é provavelmente uma das formas de estimulação elétrica mais usada no ambiente clínico para a redução de dor, mas muito pouco é publicado nos livros que preparam os terapeutas no uso da modalidade.

As citações no início deste capítulo foram escolhidas por duas importantes razões. Em primeiro lugar, como profissionais, nunca devemos nos esquecer de que é preciso que o paciente tolere o que estamos aplicando se quisermos que a modalidade escolhida tenha êxito e, em segundo, os pacientes precisam compreender o que estão sentindo quando ela é aplicada corretamente. Esses dois fatores podem levar ao sucesso ou ao insucesso de qualquer intervenção de tratamento com uma modalidade. A CI é utilizada clinicamente desde os anos 1950, por isso devemos ter a capacidade de explicá-la sem que sua compreensão se torne muito difícil para os nossos pacientes.

A teoria por trás da terapia com corrente interferencial

O Capítulo 13 abordou as respostas motoras e a estimulação elétrica, e um dos maiores fatores limitantes sempre foi a tolerância do paciente ao nível de estimulação que pode ser necessária para provocar uma contração muscular. O Capítulo 15 abordou a estimulação elétrica no manejo da dor. Às vezes os pacientes sentiam dor em níveis mais profundos do que as formas convencionais de estimulação elétrica eram capazes de alcançar. Esses dois tipos de situação são perfeitos para a CI, de acordo com aqueles que a defendem e afirmam que é possível alcançar respostas fisiológicas mais fortes e sem aquele desconforto que se pode esperar com as frequências mais baixas.[2] Eles relatam que para produzir efeitos de baixa frequência, ou aqueles que ocorreriam com menos de 250 pulsos por segundo (pps), a intensidade teria de ser significativamente maior do que a maioria dos pacientes poderia suportar. Esse é o resultado de uma relação inversa existente entre a resistência da pele e a frequência da estimulação elétrica. Quanto mais baixa for a frequência da estimulação elétrica, maior será a resistência da pele à passagem da corrente, o que significa que será mais desconfortável para o paciente na interface da pele. A resistência da pele em 50 pps é de aproximadamente 3.200 ohms, e em 4.000 pps é reduzida para aproximadamente 40 ohms.[2] Ver na Figura 16.1 uma representação gráfica da relação entre resistência e frequência.

Portanto, se a resistência na pele é mais baixa, a energia elétrica passa através dela com mais facilidade e, teoricamente, será capaz de percorrer de modo mais

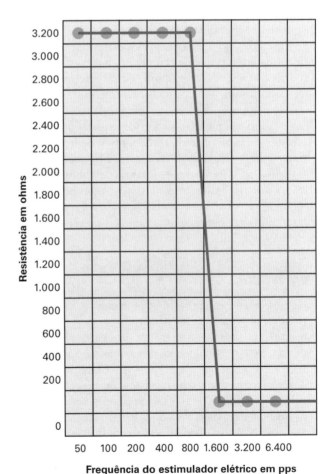

Figura 16.1 Há uma relação inversa entre a resistência da pele em ohms e a frequência de estimulação elétrica. Essa representação tem apenas fins ilustrativos e não representa quaisquer descobertas clínicas específicas.

profundo nos tecidos subjacentes e produzir menos desconforto ao paciente. Observe que esse conceito não é apoiado por todos os pesquisadores e alguns acreditam que frequências na casa dos milhares não são mais confortáveis para os pacientes do que aquelas fornecidas em menos de 100 pps. Não há nenhuma evidência científica para apoiar ou refutar essa teoria.[3,4]

A CI é a aplicação de duas correntes senoidais diferentes e separadas que são fornecidas para a mesma área de tratamento ao mesmo tempo, em diferentes frequências, com frequências portadoras acima de 1.000 pps. A diferença entre elas produz aquilo que é chamado uma frequência de batimento no interior do tecido subjacente onde os percursos das correntes interagem um com o outro (Fig. 16.2).

Estabelecimento da diferença

Uma das primeiras questões levantadas pelos profissionais após ouvirem sobre as origens da CI se relaciona com a diferença entre as frequências dos dois canais. Um dos benefícios da CI é que o funcionamento dos dispositivos é literalmente invisível para os profissionais. Os parâmetros selecionados para a estimulação elétrica como uma intervenção de tratamento baseiam-se no objetivo do tratamento. Isso significa que, essencialmente, você pode usá-los da mesma forma que outros dispositivos de estimulação elétrica foram utilizados. A única diferença estaria na seleção dos locais de aplicação dos eletrodos. Se o objetivo do tratamento é o alívio da dor, então seriam selecionadas as mesmas frequências que foram usadas com outras formas de estimulação elétrica. A principal vantagem da CI é a profundidade da penetração e o fato de que ela pode abranger uma área de tratamento maior do que as outras formas de estimulação elétrica (Tab. 16.1).

Para refletir...

Você já se perguntou por que aprendeu a cantar uma "canção de roda" quando estava na escola? Eis a resposta: ao cantar uma canção de roda como "Rema, rema, rema o barco", a ideia por trás disso é que um grupo comece a cantar a música e, em seguida, outro grupo comece a cantar a mesma canção, mas depois do primeiro grupo. Isso significa que os dois grupos estarão fora de fase. Se não estiver participando do canto, o que você vai ouvir às vezes será mais alto e, certamente, diferente de qualquer um dos grupos iniciais de palavras. Você ouviria uma terceira voz criada que seria análoga à terceira linha da corrente criada quando dois canais de CI se cruzam sobre uma área de tratamento.

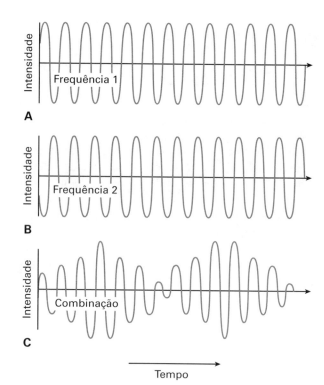

Figura 16.2 (A) Quando duas ondas senoidais interagem uma com a outra e estão na mesma frequência, elas estão em fase, ou seja, a amplitude dobra. (B) Quando duas ondas senoidais interagem uma com a outra e estão na mesma frequência, mas 180° fora de fase, elas se anulam mutuamente. (C) Quando duas ondas senoidais interagem uma com a outra e se encontram em diferentes frequências, elas estão periodicamente em fase e fora de fase, o que significa que a amplitude dobra e se anula, criando assim uma frequência de batimento.

Tabela 16.1	Configuração da diferença	
Objetivo do tratamento	Frequência	Frequência de batimento com a CI
Redução da dor (rápida)	70-120 pps	70-120 batimentos por segundo (bps)
Redução do edema (*bombeamento muscular com a área elevada*)	50 pps	50 bps
Redução da defesa muscular (*forte o suficiente para causar uma contração muscular*)	80 pps	80 bps

Aplicação do eletrodo

A premissa mais básica por trás da aplicação da CI é a de que dois canais de eletrodos devem ser utilizados e devem se cruzar. Isso criará a oportunidade para que os percursos da corrente interajam uns com os outros dentro do tecido subjacente. A corrente segue o caminho de menor resistência, por isso vai procurar os tecidos condutores ao longo do caminho. Sabemos que o corpo não é uniformemente condutor, por isso seria impossível para a corrente viajar em uma linha reta através dos tecidos subjacentes; no entanto, podemos utilizar o contorno do corpo para alterar o local onde os percursos da corrente com muita probabilidade vão interagir uns com os outros (Fig. 16.3).

A aplicação do eletrodo com qualquer forma de estimulação elétrica é um dos fatores-chave para o êxito do objetivo do tratamento terapêutico. Quando se usa a estimulação elétrica neuromuscular (EENM), o objetivo é desencadear uma resposta motora. Isso requer que os dois eletrodos possam ser aplicados sobre o músculo, sendo um deles especificamente sobre o ponto motor do músculo. A justificativa por trás disso é simples. A resistência ao fluxo da energia elétrica no ponto motor do músculo é a mais baixa na placa final motora, o que significa que uma menor quantidade de corrente elétrica será usada para a consecução do objetivo de atingir uma contração muscular. Colocando de forma mais simples, isso significa que ele é o melhor lugar para que a corrente entre no músculo para atingir o objetivo e ser confortável para o paciente. O ponto motor do músculo representa uma janela para o corpo, que é muito mais fácil de atravessar do que a "parede de tijolos" da resistência da pele. Ao usar a CI, os eletrodos vêm de dois canais, não apenas de um, por isso a aplicação deles é diferente. No entanto, o conhecimento das janelas na resistência da pele ainda vai ser útil, uma vez que é sempre mais fácil passar por elas do que através da "parede de tijolos". Isso quer dizer que o conhecimento das áreas onde a resistência da pele é menor vai ajudar na escolha dos locais de aplicação dos eletrodos. Os pontos de acupuntura e os pontos-gatilho exibem uma redução da resistência da pele e foram estudados e utilizados no tratamento de distúrbios da dor durante anos. De acordo com Dorsher, eles apresentam uma correspondência clínica uns com os outros que talvez seja superior a 95%.[5]

A maneira mais simples de pensar sobre a aplicação do eletrodo com a CI é "na dúvida, cruze-o". Os dois canais de eletrodos precisam se cruzar sobre a área de tratamento almejada (Fig. 16.4A, B). O que leva em conta o uso de pontos de acupuntura, que foram mapeados, localizados em diagonal do outro lado no corpo.

No final do capítulo, a atividade de laboratório encontrada na seção *Vamos descobrir* irá guiá-lo na aplicação dos eletrodos e para fazer com que a sensação do estímulo com a CI mova-se com a troca de posição da articulação envolvida pelos eletrodos.

A "terceira linha" da corrente

Já foram mencionados dois canais de eletrodos sendo cruzados sobre a área de tratamento. Cada um desses canais representa uma linha da corrente com a CI. O **vetor**, ou campo criado – a "terceira linha" – ocorre por causa da interação dos dois canais dentro do corpo. Essa interação, como já mencionado, é altamente dependente da condutividade dos tecidos subjacentes no campo do tratamento. Ela é também dependente da polaridade relativa dos eletrodos e da intensidade de cada um dos dois canais.

Ímãs: por isso você aprendeu sobre eles na escola

Quase todos nós aprendemos bem cedo que um ímã tem tanto um lado positivo como um lado negativo. Também aprendemos que:

- Os opostos se atraem mutuamente.
- Os iguais se repelem mutuamente.

Agora você tem a oportunidade de aprender por que precisava saber isso.

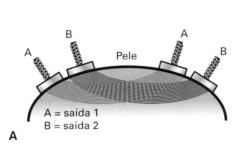
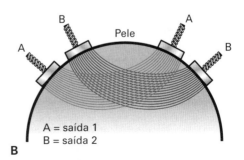

Figura 16.3 A ideia por trás da CI baseia-se no conceito de duas ondas senoidais que interagem uma com a outra para criar uma terceira linha de corrente profunda dentro dos tecidos. Quando há contorno entre os canais de eletrodos, a corrente deve atravessar mais tecido e é percebida mais profundamente pelo paciente. (A) Há muito pouco contorno corporal entre os canais de eletrodos. (B) No entanto, aqui há muito mais contorno entre os canais de eletrodos. A terceira linha ocorre mais profundamente nos tecidos.

436 Seção III • Uso da estimulação elétrica no tratamento terapêutico

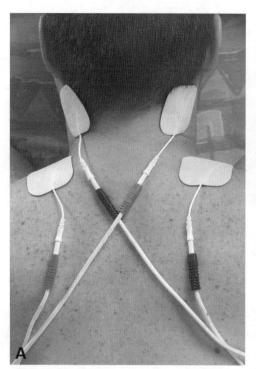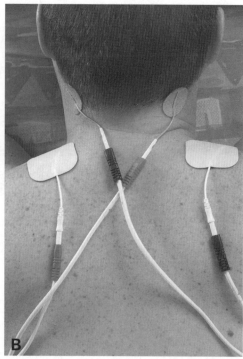

Figura 16.4 (A) A região cervical da coluna vertebral com eletrodos aplicados em um padrão cruzado para a CI. Os eletrodos são do mesmo tamanho. (B) A região cervical da coluna vertebral com eletrodos colocados em um padrão cruzado para CI; no entanto, os eletrodos não são do mesmo tamanho. O resultado será um desvio da terceira linha da corrente mais perto dos eletrodos menores, que é também onde o paciente terá uma percepção maior da sensação.

Para refletir...

Se você tem dois ímãs e seus polos positivos estão de frente um para o outro, o que acontece? Eles se repelem. Pense com o que se parece uma onda senoidal. Ela tem uma fase positiva e uma negativa. Agora, dê uma olhada na Figura 16.5.

Claramente, esses dois canais começam fora de fase um com o outro e seriam considerados opostos. Isso faz com que se repilam quando se encontram dentro do tecido, é o que faz com que a terceira linha possa ocorrer na Figura 16.5. A terceira linha ou vetor ocorrerá entre as fases opostas dos eletrodos dos canais separados. Ela também ocorrerá na frequência de batimento (Fig. 16.6).

Antes de começar

1. Qual é o objetivo do tratamento com a CI?
   Provocar a escolha da frequência de batimento do dispositivo.
2. Qual a profundidade que você está tentando tratar?
   Existe a possibilidade de delimitar o contorno do campo? Isso irá guiá-lo no posicionamento do paciente com a CI. A posição articular neutra pode não ser a posição mais ideal.
3. Existem pontos de acupuntura ou pontos-gatilho na área que poderiam ser usados?
   Eles têm uma resistência diminuída ao fluxo da corrente elétrica, o que vai tornar mais fácil para a corrente atravessar a pele.
4. Qual é a direção dos tecidos que você está tentando estimular?
   A corrente flui mais facilmente paralela aos nervos e músculos. Colocar a terceira linha paralela a esses tecidos pode fazer com que o paciente perceba melhor o estímulo.

Pré-modulação e terapia com corrente interferencial

Muitos dispositivos de estimulação elétrica que oferecem a CI apresentam uma configuração adicional chamada de "pré-modo" ou CI pré-modulada. Essa frase pode enganar os profissionais, pois se refere a uma frequência de batimento ou de trens de pulso que deve ser fornecida a partir do dispositivo de um canal, e não dos dois (o requisito básico para a interferencial). Lembre-se de que a interferencial ocorre por causa da interferência de canais separados no interior dos tecidos. Se houver apenas um canal aplicado, não há mais nada com o que "interferir". A **pré-modulação** simplesmente significa que o dispositivo está fornecendo pacotes de frequência **kilohertz** (1.000 + pps) que é modulada ou interrompida em uma frequência mais baixa selecionada pelo profissional como a frequência de tratamento.

Uma das vantagens declaradas da CI é a da **inibição de Wedensky**, que, tal como definida no dicionário mé-

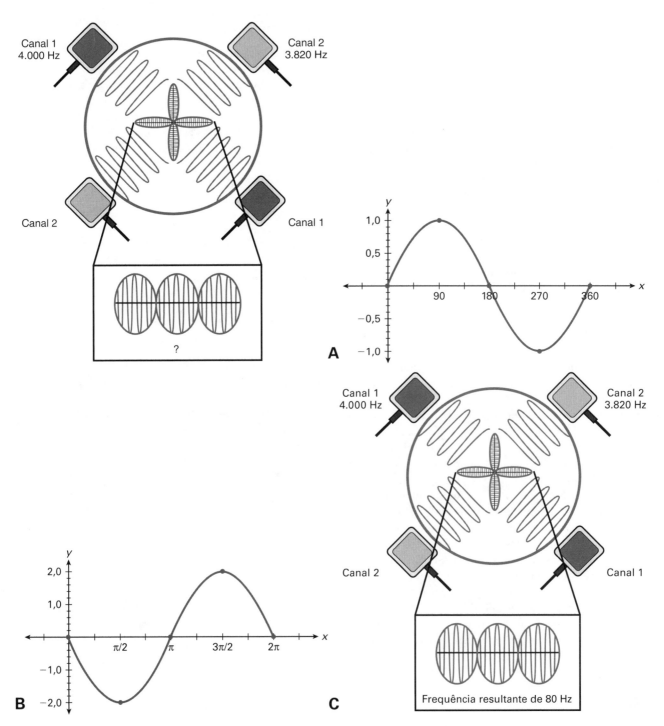

Figura 16.5 (A) Esta é uma das ondas senoidais do canal 1 da Figura 16.3 ampliada várias vezes para indicar onde ela começa quanto à polaridade. (B) Trata-se de uma das ondas senoidais do canal 2 da Figura 16.3 ampliadas várias vezes para indicar onde ela começa quanto à polaridade. A e B são ondas senoidais fora de fase uma com a outra. (C) As polaridades repelem-se mutuamente dentro do tecido, o que faz com que a terceira linha ocorra. Observe que os dois canais estão perpendiculares ao campo de tratamento. Isso significa que os dois eletrodos na parte superior são da mesma "fase", ou negativa ou positiva.

dico Stedman, é "o amortecimento da resposta muscular resultante da aplicação de uma série de estímulos rapidamente repetidos ao nervo motor onde uma estimulação menos frequente produz uma resposta muscular".[6] Isso significa que as estimulações que são fornecidas pela frequência kilohertz ininterrupta sob os eletrodos de cada canal são tão rápidas que não são capazes de desencadear uma resposta motora específica. No entanto, uma vez que os dois canais interferem uns com os outros e a diferença está na faixa motora ou sensorial, o paciente percebe então a sensação dentro dos tecidos em vez de, de fato, sob os eletrodos.

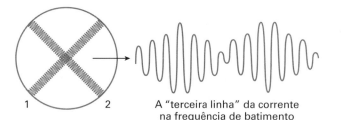

Figura 16.6 A ilustração conceitual da CI. Observe que os dois canais estão perpendiculares ao campo de tratamento, o que significa que os dois eletrodos na parte superior são da mesma "fase", ou negativa ou positiva.

O nervo só pode transportar impulsos na sua velocidade de condução e deve se dar tempo suficiente para repolarizar antes que outro impulso possa ser transportado. Até esse momento, ele está em um estado de refração, chamado de período refratário. Qualquer estimulação adicional não causará uma resposta maior do nervo ou dos tecidos que o profissional está tentando estimular. Isso não pode ocorrer até que o nervo se repolarize. Quando foram administradas frequências extremamente elevadas como as da faixa kilohertz, relatou-se a ocorrência da inibição de Wedensky por baixo dos eletrodos ou a sensação alterada. Há pouca ou nenhuma literatura substancial publicada para apoiar ou não a ocorrência da inibição de Wedensky nos nervos sensoriais; no entanto, a evidência empírica de pacientes sustenta que essa sensação sob os eletrodos é alterada. Em um estudo, a propagação da CI nos tecidos cutâneos, subcutâneos e musculares foi mais eficiente com a verdadeira CI, que utilizou frequências kilohertz capazes de causar os efeitos descritos.[7] Outro estudo descobriu que a CI e as correntes pulsadas bifásicas de *burst* modulado produziram maior força muscular do que a corrente russa.[8] Claramente é preciso mais investigação antes que afirmações definitivas possam ser feitas; no entanto, as declarações iniciais do Dr. Nemec não devem ser rejeitadas por completo em relação a uma sensação confortável ou alterada sob os eletrodos.

Modulação com a CI

É comumente aceito que com a corrente alternada os nervos irão se acomodar ao sinal constante. Por essa razão, os dispositivos estão equipados com uma variedade de opções para ajudar a impedir que isso ocorra. O significado clínico da acomodação é que o paciente não relata mais o mesmo nível de estimulação que sentia no início quando o dispositivo foi originalmente configurado para a intervenção terapêutica. Se o objetivo original era reduzir a dor, a sensação da estimulação teria de acontecer ao longo do tempo de tratamento. Os dispositivos de CI têm várias opções para evitar a acomodação, cada uma com um nome diferente (Tab. 16.2).

Para refletir...

Suponha que você estivesse ansioso para comprar bilhetes para ver seu artista favorito e soubesse que essa venda iria começar em uma hora específica, mas a compra só poderia ser feita pessoalmente. É provável que a maioria das pessoas se garantisse indo para a fila bem cedo. Então, o que aconteceria se houvesse uma porta giratória entre a entrada para a bilheteria e a fila, e todos nessa fila começassem a empurrar a porta ao mesmo tempo não permitindo que ela girasse?

Motivo: Ninguém seria capaz de passar pela porta. A única maneira para que todos pudessem passar pela porta seria empurrá-la na velocidade que ela é capaz de girar e permitir que outra pessoa entrasse. Esse modelo é muito semelhante ao período refratário de um nervo. Se ele recebe muita informação rapidamente, nada passa. Esse é o conceito básico por trás da inibição de Wedensky.

Tabela 16.2 | **Modulação e CI**

Tipo de modulação	Mecanismo para alcançar o objetivo
Varredura	Este tipo de modulação altera a frequência de um dos canais em relação ao outro. Como a sensação muda levemente, a acomodação diminui. Durante a configuração, o profissional escolhe uma faixa de frequência em vez de um número definido, e também deve escolher um modo dinâmico em oposição a um estático, uma vez que os níveis de intensidade confortáveis foram determinados. Tal como acontece com todas as formas de estimulação elétrica, isso é determinado pela tolerância do paciente.
Amplitude	Este tipo de modulação altera a intensidade de um dos canais para baixo em relação ao outro canal. Como a sensação muda levemente, a acomodação diminui. Durante a configuração, o profissional programa a intensidade e também deve escolher um modo dinâmico em oposição a um estático, uma vez que os níveis de intensidade confortáveis foram determinados. Tal como acontece com todas as formas de estimulação elétrica, isso é determinado pela tolerância do paciente.
Dinâmica	Este termo se refere à ocorrência ou não de mudança no campo de estimulação. Quando algo é dinâmico, isso significa que está mudando. Alterar os campos diminui a possibilidade de que a acomodação ocorra.

Resumo

A terapia com corrente interferencial (CI) não é uma nova forma de estimulação elétrica. Ainda assim, ela não tem sido objeto do mesmo nível de exploração científica que outros dispositivos de estimulação elétrica de uso mais comum. É algo que pode ser encontrado praticamente em todos os departamentos de fisioterapia ambulatorial e em muitos estabelecimentos ela é considerada a forma "sempre à mão" de estimulação elétrica para a redução da dor aguda.

A CI produz duas correntes alternadas de frequência kilohertz independentes, de uma intensidade constante, por meio de dois canais separados de eletrodos. Esses canais de eletrodos devem ser configurados para se cruzar um com o outro e criar interferência onde se interceptam dentro do campo de tratamento.[4] Os efeitos no campo de tratamento baseiam-se na diferença entre as frequências dos dois canais, o que resulta em uma frequência de batimento no campo do tratamento que ocorre ao longo do que é chamado de vetor. Este último pode ser fixo ou dinâmico usando-se as configurações no dispositivo. A profundidade do vetor também pode ser determinada para ser sentida de forma mais profunda utilizando-se o posicionamento do paciente e o contorno do seu corpo. A literatura é escassa em relação aos mecanismos específicos; no entanto, também é escassa em relação à refutação dos mecanismos propostos inicialmente. É claro que essa área precisa de mais pesquisa, assim como outras da medicina física e de reabilitação.

Questões para revisão

1. Qual das seguintes descrições da aplicação da estimulação elétrica representa com mais precisão a CI?
   a. Dois canais de um estimulador se cruzam sobre a área de tratamento e a intensidade é ajustada à tolerância do paciente
   b. Dois canais de geradores separados dentro de um estimulador que produz altas frequências na casa dos milhares se cruzam sobre a área de tratamento e a intensidade é ajustada à tolerância do paciente
   c. Dois canais de uma unidade TENS se cruzam sobre a área de tratamento e a intensidade é ajustada à tolerância do paciente
   d. Dois canais de um estimulador se cruzam sobre a área de tratamento e a intensidade é ajustada até um pouco acima da tolerância do paciente

2. Qual é a principal vantagem da CI sobre outras formas de estimulação elétrica?
   a. A CI não apresenta qualquer vantagem
   b. A taxa de cobrança da CI é mais elevada do que a das outras formas de estimulação elétrica
   c. A CI supostamente tem uma maior profundidade de penetração do que as outras formas de estimulação elétrica
   d. A CI é menos confortável do que outras formas de estimulação elétrica

3. Qual dos seguintes objetivos de tratamento é inadequado para a CI por causa da necessidade do cruzamento dos canais de eletrodos?
   a. A resposta motora
   b. A redução da dor
   c. A redução da defesa muscular
   d. Nenhuma das anteriores, pois todas podem ser realizadas com a CI

4. A importância dos locais apropriados para a aplicação dos eletrodos foi discutida em vários capítulos diferentes. Como a CI baseia-se no cruzamento dos percursos da corrente dentro do tecido, qual das seguintes afirmações é a mais precisa ao se considerar o tipo de locais de aplicação dos eletrodos?
   a. Onde os eletrodos são aplicados é irrelevante na medida em que os canais se cruzam sobre o tecido
   b. Uma vez que se usam áreas da pele com resistência diminuída como locais de aplicação dos eletrodos e os canais se cruzam, isso é tudo o que importa
   c. Os locais de aplicação dos eletrodos devem ser pontos motores para que a CI seja eficaz
   d. Cada canal deve ser empregado sobre os locais de aplicação dos eletrodos que estão relacionados de forma segmentar para a estimulação ser eficaz

5. O que significa "pré-modulação" quando o termo aparece em uma unidade de estimulação elétrica que é capaz de produzir a CI?
   a. Que um canal pode ser usado, mas não haverá uma maior profundidade da corrente
   b. Que dois canais são ainda necessários mas não precisam ser cruzados
   c. Que o estimulador é um dispositivo de CI e nada mais
   d. Que a inibição de Wedensky pode ser causada com a escolha de um canal pré-modulado

Estudo de caso 1

Steve trabalha como engenheiro de manutenção em uma comunidade de aposentados. Ele foi encaminhado à fisioterapia para avaliar e tratar do joelho, que já sofreu muitas lesões e passou por diversas reconstruções. Recentemente, ele caiu de um andaime do segundo andar onde estava trabalhando e agora sente dores extremas. Ele tem 42 anos e é um "viciado em trabalho" que vem praticando exercícios de fortalecimento para se preparar para uma cirurgia de artroplastia total de joelho iminente. Está bastante ansioso para retornar às suas atividades de trabalho e lazer, que incluem ciclismo, canoagem e caminhada. Steve está interessado em uma forma de alívio da dor não associada a medicamentos enquanto continua fortalecendo seu vasto medial oblíquo (VMO).

Estudo de caso 2

Karen é analista de programas de educação *on-line* fornecidos por uma faculdade local, por isso na maior parte do dia ela trabalha essencialmente com computadores. Tem se queixado de dor na região lombar que parece estar profundamente enraizada dentro de suas costas e que muitas vezes desce para a parte de trás de uma de suas pernas. Para o alívio da dor, ela procurou a ajuda de um fisioterapeuta, que tem ajudado com a CI e algumas técnicas manuais. Ele e seu assistente estão trabalhando em seus mecanismos corporais, na ergonomia do local de trabalho e no relaxamento da rigidez muscular dos paravertebrais, que, quando inflamada, reflete a dor ao longo do caminho do nervo isquiático. Ver Figura 16.7 A, B e C para os exemplos de como a CI foi usada para tratar a dor de Karen dependendo de onde ela se desloca em um determinado dia.

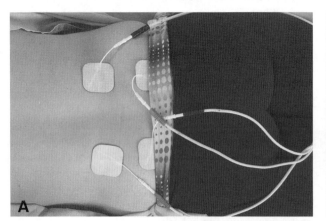
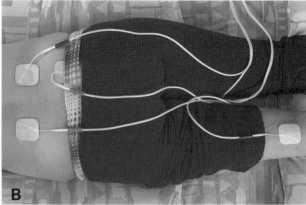
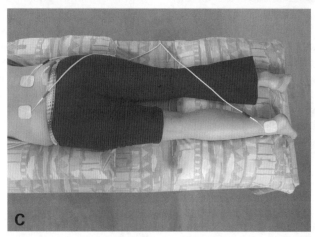

Figura 16.7 (A) Região lombar com a aplicação do eletrodo para a CI. (B) A aplicação do eletrodo horizontal para dois canais na região lombar da coluna vertebral com extensão para a perna. (C) A aplicação do eletrodo horizontal para dois canais na região lombar da coluna vertebral com extensão para a parte inferior da perna.

Questões para discussão

1. Você vai trabalhar com um paciente que se queixa de dor esternal após cirurgia aberta de coração. A CI seria potencialmente indicada para ajudar a aliviar seu desconforto? Por quê?

2. Um dos pacientes tratados por você ontem com a CI para a redução da dor após reparo do manguito rotador informou que após voltar para casa sentiu realmente fadiga em seu ombro. Ele ainda não tinha começado um programa de exercícios terapêuticos. Qual poderia ser a possível causa para a fadiga? Ela poderia estar relacionada com a CI? Se sim, como? Algo pode ser feito para que isso não volte a acontecer ou a CI precisaria ser interrompida? Justifique suas respostas.

3. Você vai tratar de um paciente que tem condromalacia aguda da patela do joelho esquerdo, que está edematoso e doloroso. Qual seria a melhor posição para colocar seu joelho durante o tratamento com a CI e quais parâmetros você usaria? Justifique sua resposta.

4. Um de seus pacientes foi diagnosticado com síndrome do piriforme como a causa principal para sua dor isquiática. Haveria alguma maneira de usar a CI para trazer algum alívio ao seu desconforto além do alívio temporário? Se sim, como? Como os eletrodos podem ser aplicados e por quê? Quais seriam seus parâmetros para uma configuração de tratamento com ele?

5. Um dos pacientes do departamento está com dor subescapular e irritação. Você observa que outro terapeuta está tentando usar a CI para provocar uma contração do subescapular aplicando os eletrodos em um padrão cruzado para que abranjam o subescapular e fiquem paralelos à maioria de suas fibras musculares. Isso é algo que você recomendaria como uma opção de tratamento? Por quê? Forneça uma justificativa para sua posição.

Referências bibliográficas

1. Dr. Hans Nemec. Site: http://www.hans-nemec.at/index.php. Accessed July 2012.

2. Watson T. Eletroterapia na internet. Disponível em http://www.electrotherapy. org Accessed July 2012.

3. Knight, KL, and Draper, DO: Therapeutic Modalities the Art and Science: Lippincott, Williams & Williams, Philadelphia, 2008, p 159.

4. Ward, AR: Electrical stimulation using kilohertz-frequency alternating current. Phys Ther 89:181–190, 2009.

5. Dorsher, PT: Can classical acupuncture points and trigger points be compared in the treatment of pain disorders? Birch's analysis revisited. J Alternative Complementary Med 14(4):353–359, 2008.

6. Stedman's Medical Dictionary. Lippincott Williams & Wilkins, Philadelphia, 2006 .

7. Beati, A, Rayner, A, Chipchase, L, et al: Penetration and spread of interferential current in cutaneous, subcutaneous and muscle tissues. Physiotherapy 97(4):319–326, 2011.

8. Bellew, JW, Beisanger, Z, Freeman, E, et al: Interferential and burst modulated biphasic currents yield greater muscular force than Russian current. Physiother Theory Pract 28(5):384–390, 2012.

Vamos descobrir

Atividade de laboratório: locais de aplicação dos eletrodos com a CI

Equipamento

Unidade de estimulação de CI
Eletrodos autoaderentes

Cabos condutores para o estimulador
4 eletrodos de mesmo tamanho

Precauções e motivos

Precauções	Motivos
Sensação diminuída	Se a resposta desejada é dependente da sensação, então a estimulação elétrica pode ser inútil. No entanto, se a resposta desejada depende de uma resposta motora, então a aplicação pode ser considerada segura.
Condições febris	O resultado do primeiro tratamento deve ser monitorado para determinar se qualquer aumento na circulação pode ou não ser muito desgastante para o sistema imune.
Epilepsia	Deve ser tratada a critério do fisioterapeuta em conjunto com o médico adequado, na medida em que as respostas adversas à CI incluíram mudanças temporárias no estado cognitivo, dor de cabeça, vertigem e outros sinais neurológicos quando usada na região cervical.
Problemas cardiovasculares avançados ou arritmias cardíacas	O tratamento que envolve a aplicação dos eletrodos sobre a parede torácica anterior pode interferir no ritmo cardíaco ou nos dispositivos elétricos implantados.
Marca-passo tipo sentinela	Os aparelhos de estimulação elétrica podem interferir nas exigências elétricas do marca-passo.

Contraindicações e motivos

Contraindicações	Motivos
Gravidez (primeiro trimestre)	Não existem dados para indicar o nível de segurança para o feto com a aplicação da estimulação elétrica durante o primeiro trimestre de gravidez.
Face anterior do pescoço ou seio carotídeo	Se a circulação para o cérebro for alterada, poderá haver efeitos adversos.
Malignidade ativa ou suspeitada, exceto em cuidados nos momentos finais da vida e em cuidados paliativos e terminais	A maioria das técnicas de aplicação tem o potencial para produzir um aumento da circulação para a área. Existe a possibilidade de que a estimulação elétrica sobre ou na proximidade de uma malignidade possa aumentar o desenvolvimento de metástases.
De forma transtorácica	O coração é um músculo que pode ser estimulado eletricamente. A CI *não* deve ser administrada atravessando os contornos do tórax de anterior a posterior ou onde o coração pode estar potencialmente no campo do tratamento.

Locais de aplicação do eletrodo com corrente interferencial e áreas de tratamento almejadas

A corrente interferencial requer o uso de dois geradores separados que produzam uma frequência superior a 100 Hz. Os dispositivos produzem 2.000, 4.000 ou 5.000 Hz, o que é chamado de *frequência portadora* do estimulador. Familiarize-se com os parâmetros que estão disponíveis e como você vai ajustá-los.

1. Qual é a frequência portadora do dispositivo que você está usando?

2. Existem outras frequências portadoras disponíveis no dispositivo que você está usando e, em caso afirmativo, quais são elas?
3. Qual seria a taxa *burst* do pulso apropriada ou a frequência de batimento para a analgesia sensorial? _____
4. Para uma resposta motora tetânica? _____

Experimento de estimulação elétrica interferencial e movimento articular

Selecionar um colega de classe para a estimulação elétrica no joelho. Você irá aplicar a corrente interferencial (CI) para a redução da dor generalizada em toda a articulação do joelho, como se o diagnóstico do seu paciente fosse condromalacia da patela que estava produzindo dor posterior à patela e inflamação na face medial superior da articulação do joelho (Fig. 16.8A, B).

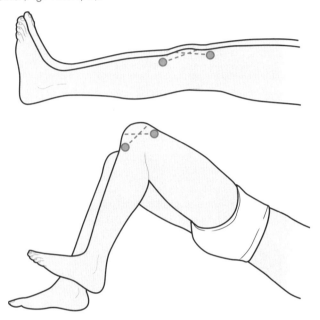

Figura 16.8 (A) Quando o joelho está estendido, os percursos da corrente se cruzam mais superficialmente. Isso faz com que seja possível alterar o local da sensação sem mover os eletrodos, mas alterando a posição do paciente. (B) Quando o joelho está flexionado, os percursos da corrente se intersectam mais profundamente dentro da articulação.

Posicionar o paciente para que o joelho fique apoiado com uma flexão de aproximadamente 20° (Fig. 16.9). Configurar os eletrodos (quatro eletrodos de mesmo tamanho) para que eles se cruzem sobre o joelho tanto em sua face lateral quanto medial (Fig. 16.10).

1. Aumentar lentamente os controles de intensidade em ambos os canais, e pedir ao paciente para descrever o que está sentindo e onde está sentindo.
2. O que acontece com a sensação quando o paciente aumenta a flexão do joelho para aproximadamente 90°?
3. Será que o paciente ainda sente a sensação na mesma área?

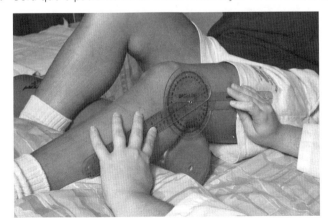

Figura 16.9 Posicionamento adequado do joelho para a aplicação dos eletrodos no tratamento com a CI. O joelho está apoiado em uma posição de articulação aberta.

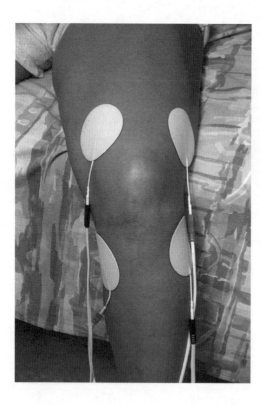

Figura 16.10 Aplicação da CI no joelho, com dois canais de eletrodos que foram cruzados.

4. Será que o paciente consegue tolerar mais intensidade agora? (Se sim, aumentar a intensidade.)
5. Localizar o controle sobre o dispositivo que permite alterar a corrente e pedir ao paciente para descrever o que está sentindo agora.
6. Agora é mais fácil ou mais difícil para o paciente localizar o estímulo do que era antes de você adicionar o componente dinâmico à CI?

SEÇÃO IV

Abordagem global para o tratamento

CAPÍTULO 17

Integração dos agentes físicos: tomada de decisão clínica

Barbara J. Behrens, PTA, MS / Stacie Larkin, PT, MEd

Objetivos de aprendizagem

Após a leitura deste capítulo, o leitor será capaz de:

• Descrever como os profissionais podem encontrar evidências para apoiar suas escolhas nas intervenções de tratamento para vários diagnósticos do paciente.

• Selecionar as melhores intervenções para um determinado paciente com base nos objetivos do paciente, nos objetivos do tratamento, na segurança do paciente, nas limitações de tempo, no custo-benefício e na disponibilidade do equipamento.

• Organizar em sequência as intervenções de tratamento que utilizam modalidades para complementar e reforçar outras intervenções de tratamento.

• Descrever as informações essenciais que devem ser incluídas quando se documenta a parte objetiva de um formulário SOAP.

Termos-chave

Adesão
Avaliação
Confiabilidade
Contraindicações

Documentação
Indicações
Objetivo
Plano

Precauções
Subjetivo
Tolerar

Conteúdo

Food and Drug Administration (FDA)
Prática baseada em evidências
   Hooked on evidence
   Outros bancos de dados *on-line*
Objetivos do tratamento terapêutico: é um agente físico apropriado?
Tempo de tratamento disponível
Gravidade da lesão
Estabilidade médica do paciente
   O impacto da adesão do paciente à terapia na recuperação

Expectativas do paciente
Agentes físicos disponíveis
Princípios de integração para os agentes físicos: o que escolher?
   Indicações: primária e secundária
   Considerações de segurança: precauções e contraindicações
   Disponibilidade do equipamento
   Confiabilidade do equipamento
   Experiência anterior do paciente com o agente físico escolhido

O que mais o plano de cuidados inclui?
　　Tratamento preparatório
　　Acompanhamento de uma atividade ou abordagem de
　　　tratamento

Decisões e evidências
Documentação
　　Formulários SOAP

"Por que deveria me importar?
Qual é o impacto disso em minha prática?" – Anônimo

Perspectiva do paciente

"Tem certeza de que isso realmente funciona ou é algo que você apenas imaginou uma noite?"

Mais uma vez, talvez essas perspectivas não pareçam relacionadas superficialmente, mas são essenciais para o sucesso global de quase todas as intervenções de tratamento em fisioterapia. Os profissionais precisam demonstrar aos pacientes que o que planejam fazer com eles na clínica baseia-se em pesquisa fisiológica sólida apoiada na literatura. Eles devem ser capazes de sustentar as abordagens que empregam por meio de uma fundamentação substancial e pela necessária instrução do paciente para explicar o que estão pensando em fazer para ajudá-lo. Tal procedimento não só auxiliará o paciente, como também assegurará que o profissional possa demonstrar a terceiros por que a abordagem foi feita. Isso refere-se às instituições pagadoras ou a indivíduos que estão decidindo sobre o reembolso. Portanto, responder à pergunta "Qual é o impacto disso em minha prática?" pode significar a diferença entre ser pago ou não por aquilo que se faz.

Também é essencial considerar e compreender a perspectiva do paciente. Pode ser tão simples como fornecer a justificativa em termos acessíveis para que o paciente possa compreender por que, como profissional, você optou por essas intervenções de tratamento. Além disso, ser capaz de apoiar essas decisões em artigos de pesquisa que reforçam seu processo de tomada de decisão deve ajudar os pacientes a se sentirem mais confortáveis quanto à sua capacidade para ajudá-los a melhorar. Eles também estão interessados em obter da companhia de seguros o pagamento por essa reabilitação. Então, qualquer coisa que possa ser feita para ajudar o paciente a entender por que os profissionais fazem o que fazem também pode ajudá--lo a acreditar plenamente nesse processo.

A prática da fisioterapia está sempre mudando. De acordo com o *Guide to Physical Therapist Practice* (2001) da APTA, um documento desenvolvido e revisado por um contingente de mais de 600 fisioterapeutas, as in-

tervenções de tratamento que usam modalidades eletroterapêuticas, agentes físicos e modalidades mecânicas são utilizadas com a finalidade de (1) redução de um sintoma ou (2) promoção de uma resposta. Isso inclui a cicatrização tecidual,[1-4] o aumento do fluxo sanguíneo para uma área lesionada,[5,6] o fortalecimento muscular,[7-9] o aumento da extensibilidade tecidual,[10-12] e a promoção do alívio da dor.[13-16] Esses objetivos de tratamento têm benefícios terapêuticos que podem ser visualmente observados e medidos de forma manual ou mecânica.

Esses objetivos podem muitas vezes ser interdependentes. Por exemplo, uma modalidade utilizada para a redução da dor pode causar uma diminuição no nível de desconforto suficiente para reduzir a defesa muscular de proteção na área. Se a defesa desaparece, então existe a possibilidade de que o fluxo sanguíneo que vai ou vem da área deixe de ser impedido pela defesa muscular, e a retenção de metabólito na área pode diminuir, resultando em menos irritação química (da retenção metabólica) e, finalmente, em menos dor. A dor também pode ser considerada uma resposta protetora, alertando o indivíduo para não sobrecarregar mais ainda a área lesionada. A área não é mais tão forte como era antes. A percepção da dor pode se intensificar por causa da defesa muscular e da retenção de metabólito resultante no tecido lesionado.

Muitas das técnicas individuais apresentadas ao longo deste livro abordam os três lados do triângulo da dor – dor, disfunção e defesa muscular – mas para uma discussão sobre os diferentes graus consulte o Capítulo 2. Algumas técnicas têm como alvo principal a dor ou a defesa muscular e tratam da disfunção de forma indireta. Outras visam concretamente à disfunção pela promoção da cicatrização tecidual e experimentam uma diminuição resultante na percepção da dor e da defesa muscular conforme a área cicatriza.

(continua)

448 Seção IV • Abordagem global para o tratamento

Perspectiva do paciente (*continuação*)

"Tem certeza de que isso realmente funciona ou é algo que você apenas imaginou uma noite?"

Uma consideração importante na escolha dos agentes físicos é o conceito de fatores causais. A marca de excelência na prática clínica é a atenção dada à relação entre causa e efeito e o reconhecimento da importância de compreender a relação. Os profissionais realizam o tratamento considerando o paciente e os ciclos normais de resposta às intervenções terapêuticas. Ao identificar a causa dos problemas do paciente, intervenções de tratamento eficazes podem ser usadas, o que diminui o potencial de recorrência. Os técnicos tratam o sintoma individual sem levar em conta os fatores causais. Os pacientes tratados dessa forma são mais propensos à frustração, pois seu alívio dos sintomas é muitas vezes temporário (Tab. 17.1).

Os profissionais especializados devem escolher a intervenção terapêutica apropriada para ajustar (1) o diagnóstico do paciente, (2) a estabilidade médica do paciente, (3) os objetivos previstos da intervenção, (4) a experiência do terapeuta, e (5) as opções disponíveis para o profissional. A influência de cada um desses fatores pode variar de indivíduo para indivíduo. A segurança do paciente deve permanecer acima de tudo nesse aspecto do processo de tomada de decisão.

Perspectiva do paciente

Lembre-se de que se seu paciente já recebeu fisioterapia para uma lesão, provavelmente ele é um dos seus melhores recursos para informações sobre o que funciona e o que não funciona. O paciente deve ser incluído no processo de intervenção de tratamento. Você deve respeitar o tempo dele, bem como o seu próprio. As instruções devem ser expressas em termos que ele ou alguém próximo seja capaz de entender. Se você pedir um *feedback* ao seu paciente, certifique-se de que ele sabe como fornecê-lo de forma adequada. Alguns pacientes podem ter a ideia equivocada de que "sem dor não há ganho". É sua responsabilidade explicar o que está fazendo e por que esse princípio não se aplica às intervenções de tratamento de fisioterapia com agentes físicos.

Perguntas mais frequentes do paciente

1. Por que você não pode simplesmente fazer tudo ao mesmo tempo?
2. Por que preciso usar gelo após o exercício? Realmente quero sair mais cedo.
3. Por que você não faz a mesma coisa com cada paciente? Parece que aquele paciente "recebeu mais" do que eu e nossas faturas foram iguais.
4. Ontem, quando fui para o outro lugar e recebi tração com calor e estimulação elétrica, meu pescoço doeu depois. Por quê?

Tabela 17.1	**Profissionais *versus* técnicos em sua abordagem de tratamento dos pacientes**
Profissional	**Técnico**
Identifica a causa do problema	Trata os sintomas
Trata a causa e educa o paciente	Nenhuma consideração pelos fatores causais
Diminui o potencial de recorrência, resultando em maior satisfação do paciente	A recorrência é comum e o alívio temporário, o que leva o paciente à frustração

Este capítulo concentra-se em cada um dos resultados esperados das intervenções de tratamento diretas identificadas no *Guide to Physical Therapist Practice* da APTA que resultam das modalidades eletroterapêuticas, modalidades mecânicas e agentes físicos (Quadro 17.1).

A fim de determinar se um objetivo foi alcançado, é preciso que o profissional colete as informações adequadas do paciente por meio de testes e medições. Ele também deve reconhecer que sua abordagem global da intervenção de tratamento e do paciente afetará os resultados. A

Quadro 17.1	Intervenções diretas e os objetivos previstos

Modalidades eletroterapêuticas

- *Biofeedback.*
- Estimulação elétrica do músculo.
- Estimulação elétrica funcional (FES).
- Iontoforese.
- Estimulação elétrica neuromuscular (EENM).
- Estimulação elétrica nervosa transcutânea (TENS).

Objetivos previstos das modalidades eletroterapêuticas

- Aumento da capacidade de executar tarefas físicas.
- Melhoria da ventilação, respiração (troca gasosa) e da circulação.
- Redução das complicações.
- Redução do edema, linfedema ou derrame.
- Melhoria da função motora (controle motor e aprendizagem motora).
- Aumento do desempenho muscular.
- Diminuição da dor.
- Melhoria da integridade e mobilidade articular.
- Redução do risco de deficiências secundárias.
- Redução do inchaço dos tecidos moles, da inflamação e da restrição.
- Reforço da cicatrização da ferida e do tecido mole.

Intervenções diretas: agentes físicos e modalidades mecânicas

Agentes físicos

- Crioterapia (compressa de gelo, massagem com gelo).
- Modalidades térmicas profundas (ultrassom, fonoforese) do *Guide to Physical Therapist Practice*, 2.ed. da APTA.
- Modalidades térmicas superficiais (calor, banhos de parafina, compressas quentes, fluidoterapia).
- Hidroterapia (terapia aquática, tanques de turbilhão, banhos de contraste, lavagem pulsátil).
- Fototerapia (ultravioleta).

Modalidades mecânicas

- Tração (contínua, intermitente ou posicional).
- Terapias de compressão (dispositivos de compressão vasopneumática, faixas de compressão, roupas de compressão, bandagens, gesso de contato total).
- Mesa de inclinação ou mesa em pé.
- Movimento passivo contínuo (MPC).

Objetivos previstos dos agentes físicos e das modalidades mecânicas

- Aumento da capacidade de executar tarefas de movimento.
- Redução das complicações de tecidos moles e distúrbios circulatórios.
- Redução de edema, derrame ou linfedema.
- Melhoria da função motora (controle motor e aprendizagem motora).
- Diminuição da dor.
- Melhoria da integridade e da mobilidade articulares.
- Redução do risco de deficiências secundárias.
- Redução do inchaço dos tecidos moles, da inflamação e da restrição.
- Aumento da tolerância às posições e atividades.
- Aumento da independência na desobstrução das vias aéreas.

abordagem do profissional no tratamento de um paciente com dor envolve o reconhecimento da dor e a avaliação do seu impacto nas atividades funcionais e na vida do paciente em general.[17,18] É essencial determinar que fatores contribuíram para os sintomas do paciente e como ajudá-lo a limitar o possível retorno dos sintomas. O técnico que apenas aplica uma modalidade indicada para o tratamento da dor talvez não obtenha um êxito duradouro se a sua causa não for abordada. É nesse ponto que a instrução do paciente torna-se um componente importante do plano de tratamento.

Existem várias abordagens diferentes para as intervenções de tratamento que terão como resultado respostas favoráveis do – e para – o paciente. O profissional deve ser um bom observador e saber quais testes e medições aplicar antes e depois da realização de qualquer intervenção de tratamento terapêutico para determinar se a modalidade escolhida obteve um resultado positivo.

Food and Drug Administration (FDA)

O passado nos ensinou que não podemos mais tomar como certo que algo funciona sem antes fazer as perguntas básicas da ciência em relação a "por que e como". Antes de maio de 1976, os dispositivos médicos foram regulamentados como um novo medicamento, e por causa de seu uso e pela falta de controles específicos dentro dessa divisão, aqueles já existentes foram considerados seguros e eficazes. Na atualidade, eles são regulamentados pelo Center for Devices and Radiological Health da FDA, que gerencia e facilita um processo altamente estruturado para dispositivos médicos que inclui as regulamentações, classificações, aprovações para pré-comercialização, isenções para experimentação do dispositivo, rotulagem e diretrizes de rastreamento. Essencialmente, essas regulamentações exigem que os fabricantes primeiro provem que um dispositivo além de seguro para uso em seres humanos também é eficaz antes de ser comercializado para a comunidade médica. Esse processo exige a realização de testes para determinar com exatidão quais resultados podem ser esperados quando o dispositivo é aplicado em um paciente.[19]

Muito poucos dispositivos novos já passaram por essa averiguação, que pode levar anos. Um excelente exemplo é a recente introdução e aprovação para pré-comercialização dos dispositivos LASER (acrônimo para *"light amplification of stimulated emission of radiation"* [amplificação da luz pela emissão estimulada de radiação]) de baixa potência ou frio para uso adjuvante no alívio temporário da dor na mão e no punho associada à síndrome do túnel do carpo. Mesmo que há anos o uso do *laser* seja comum fora dos Estados Unidos, somente em 2002 um fabricante obteve a aprovação 510 (k) para

450 Seção IV • Abordagem global para o tratamento

essa utilização. A partir de então, outros fabricantes receberam a aprovação da FDA ao demonstrarem que seus dispositivos são substancialmente equivalentes àqueles existentes no mercado. O uso de um dispositivo médico para intervenções que não foram pré-aprovadas pela FDA não é reembolsado pelas operadoras de seguros e esses usos são denominados aplicações *off-label*. Essa política e procedimento foram postos em prática para proteger o público da criação de demandas arriscadas ou infundadas e do uso não testado do equipamento e de posterior cobrança da operadora de seguros do paciente.

Além disso, a FDA implementou um *Medical Device User Fee and Modernization Act* (MDUFMA) de 2002, que cobra uma taxa daquelas empresas que solicitam a aprovação pré-comercialização para um novo dispositivo. O objetivo do MDUFMA é consolidar as diretivas dos dispositivos médicos da FDA para "assegurar que novos produtos seguros e eficazes cheguem aos consumidores o mais rapidamente possível".[20]

Prática baseada em evidências

O impacto da FDA sobre a prática da fisioterapia pode parecer vago para alguns profissionais, porém, na realidade, ele ajudou a desencadear um movimento que conduziu à prática baseada em evidências (PBE). Essa prática foi definida como "o uso consciente e criterioso da melhor evidência em vigor para a tomada de decisões sobre o cuidado de pacientes individuais".[21]

Quando uma profissão valoriza mais a prática antiga ou a experiência anterior em vez da PBE, existe a probabilidade de que resultados negativos sejam interpretados como um fracasso da fisioterapia quando, na realidade, a técnica e não a profissão estava errada. A dependência da PBE para definir o padrão do cuidado deve eliminar possíveis resultados negativos.[22] A evidência é mais do que apenas a experiência do profissional; ela baseia-se nos resultados documentados de vários profissionais com conjuntos padronizados de grupos de pacientes, sintomas e parâmetros de tratamento. Além disso, as ferramentas de medição para a PBE tendem a ser mais objetivas do que a experiência pessoal.

Hooked on evidence

O crescimento da necessidade de evidências fortaleceu-se consideravelmente em razão dos esforços da American Physical Therapy Association (APTA), que desenvolveu um banco de dados que pode ser pesquisado *on-line* chamado *Hooked on evidence*. Esse banco de dados é uma compilação de extrações de artigos relacionados com a intervenção fisioterapêutica apresentados pelos membros da APTA. Aqueles que apresentam uma

extração usam um modelo detalhado prescrito para obter as informações de um artigo de pesquisa publicado: informações gerais, projeto de estudo, detalhes de estudo, métodos, tratamento e resultados. Em 2012, havia cerca de 7.500 extrações de artigos incluídos no banco de dados.[23] Parte do processo envolve uma tentativa de escolher um corpo do trabalho preexistente e tentar quantificar os resultados utilizando os mesmos marcadores, alguns tomados do *Guide to Physical Therapist Practice* da APTA. Por exemplo, os seguintes temas são destacados para cada artigo revisado:[23]

- Condição-alvo.
- Elemento do modelo de manejo do paciente/cliente.
- Padrão de prática.
- Tipo de projeto.
- População do estudo.
- Localização da população.
- Critérios de inclusão.
- Critérios de exclusão.
- Como os indivíduos foram selecionados?
- Quantos indivíduos foram contatados inicialmente?
- Quantos indivíduos foram elegíveis para participar?
- Quantos indivíduos concordaram em participar?
- Características não clínicas dos participantes do estudo.
- Características clínicas dos participantes do estudo.
- Pesquisadores cegos.
- Sujeitos cegos.
- Mesma pessoa que providencia as medidas de tratamento e de teste.
- Análise da intenção de tratamento.
- Grupos de tratamento.
- Intervenções do objetivo declarado dos autores.
- Resultados do estudo.
- Conclusão dos autores.
- Comentários dos revisores.

Outros bancos de dados *on-line*

Bancos de dados ou fontes *on-line* variam significativamente nos tipos de informação que procuram. Existem bancos de dados *on-line* que incluem periódicos ligados às empresas para auxiliar os pesquisadores a monitorar as condições de negócios (ABI Inform) por meio da Psyc-INFO, que contém artigos de mais de 1.700 periódicos que tratam de temas relacionados com a psicologia. Embora possa parecer lógico encontrar todas as coisas médicas no banco de dados MEDLINE (*National Library of Medicine's electronic database*), não é bem assim. Cada um dos bancos de dados tem seus próprios critérios de inclusão e exclusão, que é uma das boas razões para se consultar mais de um banco de dados *on-line*. É importante lembrar que esses serviços são para assinantes, ao contrário do Google, que é um mecanismo de metapesquisa não específico que está disponível para todos e fornece todos os "*hits*" com os termos-chave. Itens obtidos por meio de um serviço para não assinantes devem ser cuidadosamente avaliados quanto ao seu mérito. Nem todos os artigos publicados na Internet foram revisados, por isso quando você olhar para esses artigos é importante que considere a fonte e a atualidade da informação apresentada. O fato de algo poder ser acessado usando-se a Internet não o torna confiável ou útil. Lembre-se: *artigos publicados em periódicos profissionais que são avaliados por pares ainda são as fontes mais confiáveis de informação sobre as informações do paciente e de intervenção terapêutica*. A Tabela 17.2 descreve os bancos de dados *on-line* e os tipos de informações que podem ser acessadas por meio deles.

Objetivos do tratamento terapêutico: é um agente físico apropriado?

Os agentes físicos abordados neste livro são utilizados no manejo de inúmeras lesões do tecido mole e de algumas condições neurológicas selecionadas. Essas condições estão associadas a sintomas que podem incluir dor, sensação alterada, edema, defesa muscular, fraqueza muscular, diminuição da extensibilidade do tecido mole ou falta de função muscular. Cada um desses sintomas pode ser controlado em parte usando-se a aplicação de um ou de vários agentes físicos como componentes de uma intervenção de tratamento fisioterapêutica. Muitos dos sinais e sintomas acima referidos podem também ser tratados usando-se exercícios terapêuticos, técnicas manuais, agentes farma-

Tabela 17.2	Bancos de dados *on-line* e tipos de informações acessíveis
Banco de dados *on-line*	**Tipo de informação**
PubMed	A National Library of Medicine é o primeiro banco de dados bibliográficos e abrange as áreas de medicina, enfermagem, odontologia, medicina veterinária, sistema de saúde e as ciências pré-clínicas. O banco de dados contém mais de 12 milhões de citações que datam de meados dos anos 1960 (www.ncbi.nlm.nih.gov/pubmed).
Hooked on evidence site da APTA	O site *Hooked on evidence* da APTA representa um esforço local para desenvolver um banco de dados que contenha evidências de pesquisa atual sobre a eficácia das intervenções de fisioterapia. Este banco de dados está disponível para todos os membros da APTA (www.hookedonevidence/com).
Cumulative Index to Nursing and Allied Health Literature (CINAHL), propriedade de EBSCO *Host*	Índice com resumos de 1.200 dos principais periódicos em enfermagem e outros profissionais da saúde.
EBSCO Host – pesquisa acadêmica	Fornece texto completo para cerca de 3.200 publicações acadêmicas que cobrem áreas acadêmicas de estudo, incluindo ciências sociais, humanidades, educação, ciências da computação, engenharia, linguagem e linguística, artes e literatura, ciências médicas e estudos étnicos.
EBSCO *Host* – fonte da saúde, edição do consumidor	Indexação e muitos textos completos de mais de 270 periódicos de saúde, mais de 1.100 brochuras de saúde e 20 livros de referência sobre saúde.
EBSCO *Host* – enfermagem acadêmica	Fornece o texto completo de mais de 520 periódicos acadêmicos com foco em muitas disciplinas médicas. Também apresenta resumos e indexação de mais de 560 periódicos.
Educational Resource Information Center (ERIC)	Contém referências bibliográficas e resumos de mais de 980 periódicos educacionais e relacionados à educação, bem como textos completos de mais de 2.200 sinopses.
LexisNexis – Academic Universe: Medical PsycINFO (propriedade de Reed Elsevier)	Texto completo e resumos de informações médicas e de saúde, indexação e resumos de mais de 1 milhão de artigos em 1.700 periódicos que remonta a 1887 com alguns artigos de texto completo disponíveis por meio da PsycARTICLES.

Alguns desses bancos de dados exigem assinaturas ou são de acesso limitado e podem estar disponíveis por meio de bibliotecas de faculdades ou universidades.

colócicos (medicamentos) e repouso como parte do cuidado total do paciente. No entanto, as abordagens com o agente físico podem ser usadas em combinação com qualquer uma ou com todas as outras abordagens para auxiliar na recuperação do paciente. A questão fundamental para todos os profissionais permanecerá a mesma: "Estou fazendo tudo o que posso para melhorar a condição do paciente de forma segura, eficiente e com custo vantajoso?"

O profissional excessivamente zeloso ou inexperiente pode utilizar uma abordagem "combinada". Isso envolve o uso de várias técnicas manuais e mecânicas para alcançar um objetivo. Infelizmente, o paciente pode apresentar um resultado negativo ao tratamento, que então não poderia ser rastreado até alguma fonte individual, pois todos os componentes foram administrados em conjunto. Por exemplo, suponha que um paciente está recebendo uma intervenção de tratamento terapêutica para uma queixa principal de dor, que, após exame, foi atribuída à defesa muscular protetora ao longo da musculatura cervical, limitando o movimento e, portanto, defendendo a área lesionada de um trauma maior. As intervenções de tratamento terapêuticas usadas incluem compressas quentes, tração, estimulação elétrica, ultrassom, massagem, mobilização articular e exercícios terapêuticos. Várias das técnicas de tratamento escolhidas tratam da principal queixa de dor, e várias das técnicas podem ser capazes de aliviar a causa subjacente da dor muscular ou da defesa muscular protetora. A combinação das técnicas de tratamento pode ou não aliviar os sintomas. Os sintomas podem aumentar se qualquer uma delas não for apropriada para esse paciente e, com essa abordagem, não será possível determinar qual delas não está funcionando.

Os profissionais também podem se perder diante da variedade de sintomas apresentada por um paciente. Profissionais prudentes irão identificar os objetivos funcionais primários e tratar das deficiências que estão limitando a capacidade do paciente de realizar uma determinada atividade funcional. Quando se usa uma intervenção escolhida, o terapeuta deve avaliar a resposta do paciente após a intervenção de tratamento individual para determinar se ocorreu uma variação positiva. Se existirem deficiências remanescentes, outro agente físico ou intervenção de tratamento *podem* ser indicados. A redução da queixa principal do paciente pode ocasionar reduções de seus outros sintomas, mas isso só será evidente para o profissional observador. Se, por exemplo, a dor é agravada pela defesa muscular subjacente, sua redução deve diminuir a dor. Pode ser verdade ou não que aliviar a dor reduzirá a defesa muscular. Por isso é importante focar os tratamentos naquilo que está causando a dor, em vez de apenas tentar tratar a dor isoladamente. A dor é um sintoma que pode afetar a capacidade do paciente para realizar tarefas funcionais. É a capacidade de executar essas tarefas que também deve ser reavaliada para determinar se a fisioterapia foi bem-sucedida.

Tempo de tratamento disponível

Os pacientes recebem atendimento de fisioterapia em vários estabelecimentos, incluindo hospitais, ambulatórios, centros de saúde, escolas e em seus lares quando se sentem bem o suficiente para ficar em casa mas não podem ir e voltar com facilidade de um ambulatório. As limitações de tempo e os mecanismos de apoio irão variar significativamente entre esses estabelecimentos. É importante considerar as necessidades e os objetivos do paciente ao elaborar um programa de tratamento. Certamente, os pacientes não irão dedicar todas as horas de seu dia para sua recuperação. A gestão do tempo na consecução dos objetivos de tratamento terapêutico deve ser levada em consideração. As sessões de tratamento que envolvem agentes físicos podem exigir aproximadamente de 10 a 20 minutos com o tempo de tratamento restante dedicado às técnicas manuais, instrução do paciente, exercícios terapêuticos e reavaliação. Embora haja exceções, com base no diagnóstico e em outros fatores relacionados, a maioria das sessões de tratamento em geral dura aproximadamente 1 hora.

Durante esse tempo, os objetivos estabelecidos e negociados com o paciente precisam ser abordados. Esse é o ponto em que a verdadeira integração deve acontecer. Muitas das técnicas irão tratar das queixas principais do paciente e indiretamente cuidar de seus outros problemas. Não é necessário ou realista usar cada modalidade que poderia ser utilizada para tratar um paciente por causa dessa sobreposição de respostas. A gestão do tempo e a avaliação da intervenção giram em torno de escolhas cuidadosamente limitadas para alcançar um objetivo, avaliar o resultado de um determinado agente físico e depois fazer modificações quando indicado.

O uso isolado de cada agente físico indicado para uma deficiência poderia demandar várias horas com um resultado final que não seria mais significativo do que se o profissional selecionasse cuidadosamente um dos agentes físicos e o usasse por 15 a 20 minutos. A orientação geral que os terapeutas devem seguir é escolher um número mínimo de intervenções de tratamento que irá obter a resposta máxima. Sempre que possível, os tratamentos devem ser combinados para que sejam mais eficientes. Por exemplo, um paciente com um joelho edematoso e dolorido poderia receber ao mesmo tempo gelo, compressão e elevação. Outro exemplo é a combinação de exercícios ativos de amplitude de movimento (ADM) enquanto recebe um tratamento de hidromassagem. É importante ser criterioso na seleção das intervenções e consciente do tempo necessário para usá-las, já que isso terá um impacto direto em sua programação e na capacidade de tratar os outros pacientes agendados. Além disso, o reembolso pode ser um problema, dependendo de como a instituição pagadora reembolsa as sessões de tratamento fisioterapêutico. Algumas seguradoras podem pagar até três intervenções de tratamento diferentes aos seus pacientes. Outras podem pagar uma taxa fixa para o tratamento, independentemente do número de intervenções de tratamento individuais utilizado ou da quantidade de tempo gasto com um paciente. É importante lembrar que os pacientes também desejam e merecem o uso eficiente de seu tempo. Se os tratamentos se tornarem demasiado longos, o paciente pode ficar frustrado e não voltar para as sessões futuras. O Quadro 17.2 fornece ao profissional as questões que devem ser consideradas quando os pacientes forem tratados com agentes físicos.

Possivelmente, algumas intervenções de tratamento que foram indicadas para um determinado paciente, com base em sua condição, podem produzir resultados comparáveis usando-se mecanismos completamente diferentes. A abordagem adotada pode refletir mais a individualidade do paciente e suas respostas às técnicas de intervenção de tratamento anteriores do que a própria técnica específica. Se, por exemplo, o paciente leu um artigo em uma revista que descreve o bem-sucedido uso da estimulação elétrica para o alívio da tensão muscular por meio do alívio da dor, ele pode responder melhor à estimulação elétrica do que à tração. Suas crenças podem influenciar os potenciais benefícios do agente físico escolhido (ver Quadro 17.2).

Gravidade da lesão

Ao tratar uma lesão aguda, a ênfase do tratamento é manter a mobilidade e prevenir um agravamento da lesão enquanto as deficiências da dor, formação de edema e defesa muscular são abordadas.[24] Na maioria das vezes, os pacientes gravemente envolvidos com múltiplos traumas e aqueles com comprometimento neurológico serão tratados no início em um ambiente hospitalar de cuidados intensivos e, em seguida, transferidos para um centro de reabilitação para uma abordagem mais intensiva para sua recuperação. Geralmente, quando existe uma maior destruição do tecido, o tempo de recuperação será mais longo. Nesses casos, o paciente pode ser visto por um profissional duas vezes por dia em ambiente hospitalar. Mesmo ali, o foco na escolha cuidadosa das técnicas de intervenção de tratamento não deve mudar. Como esses pacientes passam por uma mudança significativa em sua capacidade funcional, eles participarão de um programa terapêutico mais amplo. Haverá uma ênfase maior nos exercícios terapêuticos e nas habilidades adaptativas para a independência funcional. Os agentes físicos como

Antes de começar

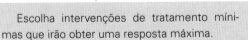

Escolha intervenções de tratamento mínimas que irão obter uma resposta máxima.

intervenções de tratamento serão escolhidos como um complemento ao seu plano de tratamento para reduzir os sintomas e melhorar seu retorno à função. No geral, a gestão do tempo e a otimização dos objetivos no uso de agentes terapêuticos devem permanecer as mesmas, independentemente da definição do tratamento.

Estabilidade médica do paciente

As intervenções de tratamento terapêutico são realizadas para promover a recuperação ideal do paciente, não o sintoma. Os pacientes com comorbidades podem limitar suas possíveis opções de agentes físicos como intervenções de tratamento. Suponha, por exemplo, que uma paciente procurou a fisioterapia para o tratamento de distensão cervical e entorse, e suas principais queixas incluíram dor com movimento limitado na parte cervical da coluna vertebral por causa da defesa muscular. O histórico médico da paciente revela que ela tem osteoporose. Embora a tração cervical possa ser benéfica para o relaxamento da musculatura cervical, ela seria contraindicada para essa paciente. A escolha da intervenção pode mudar para um manejo da dor com o uso de um dispositivo de estimulação elétrica portátil e concentrando-se predominantemente na dor da paciente para diminuir a defesa muscular e não o contrário.

Outro exemplo de uma alteração na escolha da intervenção de tratamento decorrente de questões de estabilidade médica é o paciente encaminhado à terapia com edema no membro inferior. Após a avaliação, não existem pulso palpável na região do extensor curto dos dedos do pé. Ainda que uma das intervenções terapêuticas usadas para o tratamento do edema possa ter sido a compressão intermitente, ela seria contraindicada para esse paciente. A falta de pulso na extremidade do membro inferior indica uma diminuição do fornecimento de sangue para o membro inferior e pode ser indicativa de outras complicações médicas que teriam de ser avaliadas pelo profissional. É importante ter certeza de que a causa do edema é conhecida e que é apropriada para receber intervenções de fisioterapia. Quando o edema é decorrente de condições médicas, tais como insuficiência cardíaca congestiva ou disfunção renal, tratá-lo pode causar res-

Quadro 17.2	Considerações clínicas no tratamento com agentes físicos

- Qual é o tempo de tratamento disponível? Quanto tempo vai demorar? (mais ou menos 1 hora?)
- Quanto tempo se passou desde a lesão real?
- O que é a estabilidade clínica do paciente?
- Quais as expectativas que o paciente tem sobre o tratamento?
- Quais modalidades estão disponíveis para atingir os objetivos do tratamento no tempo disponível?

454 Seção IV • Abordagem global para o tratamento

postas indesejáveis. O Quadro 17.3 descreve indicações, contraindicações, precauções e motivo.

O impacto da adesão do paciente à terapia na recuperação

A **adesão** do paciente a um regime de terapia ou sua confiabilidade quanto a continuar com programas domiciliares quando recomendado desempenha um papel crucial no processo de recuperação. O paciente deve ser capaz de compreender o propósito das intervenções terapêuticas para que exista continuidade durante as vezes em que não estiver em terapia. A maioria dos planos de tratamento incorpora a instrução do paciente e/ou plano de exercícios domiciliar para que os ganhos obtidos na terapia possam ser mantidos ou desenvolvidos em casa. Aqueles que são jovens demais ou têm capacidade prejudicada para seguir as instruções poderão contar com um membro da família para ajudar no programa domiciliar. Quando o progresso é retardado ou quando os ganhos obtidos na terapia não estão presentes na próxima sessão de tratamento, torna-se evidente que a adesão à terapia não está acontecendo. Pacientes e respectivas famílias devem entender que a terapia recebida é de apenas 1 hora, três vezes por semana. As outras 23 horas daqueles dias e as 24 horas dos dias sem terapia são de responsabilidade do paciente.

Suponhamos, por exemplo, que um paciente pediátrico está com seus pais procurando por uma fisioterapia para auxiliar na redução da curvatura lateral da sua esco-

liose. O terapeuta pode sugerir um uso experimental da estimulação elétrica no lado côncavo da curvatura para fatigar a musculatura e no lado convexo para fortalecê-la. O horário ideal para a aplicação é à noite, enquanto a criança dorme. O sucesso dessa intervenção pode evitar a necessidade de correção cirúrgica da curvatura. Infelizmente, os pais sentem pena do filho e usam o dispositivo a cada duas noites, e não em todas de acordo com o protocolo recomendado. Esse ciclo de terapia não é apoiado pelos pais e considerado um fracasso, sendo o resultado uma criança que necessita de cirurgia corretiva. A intervenção poderia ter sido apropriada e eficaz se tivesse sido aplicada conforme as instruções, mas, sem o apoio dos pais, é um fracasso (Quadro 17.4).

Expectativas do paciente

Outro problema que existe é o eterno uso pelos fanáticos da ginástica e pelos atletas da frase "sem dor, sem ganho". É importante perceber que quando se administra uma intervenção de tratamento ou um agente físico, as respostas apropriadas ao tratamento devem ser explicadas ao paciente, assim como as respostas inadequadas ao tratamento.

Vamos usar o exemplo de um atleta que busca a fisioterapia para o tratamento de uma contusão no quadríceps. O ultrassom foi recomendado para a alteração do tecido cicatricial que agora está limitando a produção de torque do atleta. Durante a aplicação do ultrassom, o paciente se lembra da frase "sem dor, sem ganho". Ele começa a experimentar uma sensação de formigamento que leva a uma sensação de queimação, e pensa: "OK, agora isso está realmente funcionando, está de fato começando a queimar" sem nunca comentar com o profis-

---

Quadro 17.3	Conheça suas indicações, contraindicações e precauções

Motivo

- *Indicações*: se você não tem uma justificativa fisiológica sólida para fazer algo, então não deveria fazê-lo.
- *Contraindicações*: verifique o prontuário do paciente para possíveis contraindicações. Por exemplo: o tratamento sobre a região lombar de uma mulher; pergunte-lhe se está grávida ou se há alguma possibilidade de estar grávida. A gravidez é uma contraindicação comum para muitos agentes físicos. É melhor prevenir do que remediar. Não presuma que alguém já fez essas perguntas ao paciente.
- *Precauções*: estar familiarizado com o histórico médico de seu paciente e revisar os medicamentos que ele está tomando. Precauções são condições que precisam ser monitoradas de perto ao fornecer uma determinada intervenção. Se o paciente está tomando analgésicos, talvez ele não seja capaz de relatar com precisão as sensações dolorosas, então você precisa ser mais cauteloso quando trabalhar com ele. Outro exemplo: se seu paciente tem um marca-passo, a frequência cardíaca não mudará da mesma forma que ocorre com um paciente que não tem.

Quadro 17.4	Reforçar a adesão do paciente ao tratamento

Instrução do paciente

- Se você não sabe o que esperar, como vai saber se está obtendo isso?
- Se você não sabe o que deve sentir, como vai saber se está sentindo isso?
- Se você não entender o que não deve sentir, como vai se proteger?

Pessoas próximas/familiares

- Eles entendem a intenção da intervenção e sabem que não é dolorosa?
- Eles entendem que a intervenção não é uma forma de punição?
- Será que entendem a importância do manejo dos sintomas quando o paciente não está na clínica? Entendem que uma pausa nas atividades pode provocar uma regressão no paciente?

sional que está realizando a intervenção. O paciente provavelmente sofreu uma queimadura periosteal, o que é prejudicial para o tecido. O revestimento externo do osso, o periósteo, é altamente inervado e rico em colágeno. O paciente deveria ter sido informado sobre o ultrassom e sobre o que deveria e não deveria sentir; além disso, deveria ter sido aconselhado a relatar ao terapeuta qualquer sensação percebida durante a sua aplicação. A instrução precisa ser clara antes de aplicar o agente físico, e a capacidade do paciente para responder de forma adequada tem de ser avaliada para determinar se o agente físico escolhido será seguro para o paciente (Quadro 17.5).

Agentes físicos disponíveis

Como há um extenso grau de sobreposição de muitas intervenções de tratamento com agentes físicos clínicos para o alcance dos objetivos terapêuticos e como vários dos agentes tratam das queixas primárias, bem como das queixas secundárias, é importante reconhecer quais ferramentas estão disponíveis. É possível que os pacientes parem de progredir depois de repetidas tentativas com uma determinada intervenção de tratamento. Também é possível que, quando um paciente chega ao departamento para o tratamento, o agente físico específico que foi utilizado durante a última sessão não esteja disponível. Os profissionais precisam saber como atingir os mesmos objetivos do tratamento, utilizando métodos alternativos, se sua primeira escolha não estiver disponível (Quadro 17.6).

Princípios de integração para os agentes físicos: o que escolher?

Indicações: primária e secundária

A primeira etapa para determinar o agente(s) físico(s) reside nas **indicações**. Quais são os efeitos diretos, e quais são os benefícios secundários da escolha de um determinado agente físico? Ele é usado principalmente

Quadro 17.5	Experiência anterior do paciente com os agentes físicos escolhidos

- O paciente já foi tratado com esse agente físico antes?
- Como foi sua experiência com ele?
- O paciente já recebeu essa explicação e entendeu o que deve esperar?
- O paciente está disposto a tentar novamente o uso do agente físico?
- Você vai explicar o que ele deve esperar.
- Assegurar que o paciente compreenda as reações normais e adversas de que necessita para que possa lhe informar.

Quadro 17.6	Agentes físicos disponíveis

- Quais são os objetivos que preciso alcançar?
- Quais modalidades são capazes de alcançar os objetivos?
- O que não está sendo usado por outra pessoa?
- Pode mais de um objetivo ser alcançado com o que está disponível?
- Existe outra maneira de abordar o objetivo com as modalidades disponíveis?

para reduzir o edema? Será que vai reduzir a dor indiretamente uma vez que o edema tenha diminuído? Ao estabelecer uma lista das indicações primárias e secundárias de um agente físico e compará-la com os objetivos do tratamento para um paciente, você pode determinar quais agentes físicos podem ser benéficos para ele.

Considerações de segurança: precauções e contraindicações

Quando finalizar essa primeira lista, analise cada um dos agentes físicos escolhidos e compare-os com o estado de saúde do paciente. Determine se existem quaisquer preocupações de segurança, como cognição prejudicada, sensação comprometida, ou doença vascular periférica que poderiam eliminar qualquer um dos agentes físicos como possíveis opções de tratamento. Cabe ao profissional conhecer as **contraindicações** e as **precauções** para cada intervenção de tratamento específica com ou sem agentes físicos e examiná-las. Em outras palavras, eles devem saber quando é inapropriado usar um agente físico (contraindicação) e quando é possível usá-lo, mas de forma criteriosa (precaução).

Disponibilidade do equipamento

Em seguida, verifique a disponibilidade dos potenciais agentes físicos que você escolheu. Normalmente existem várias unidades de equipamento em qualquer departamento de terapia que podem alcançar uma infinidade de objetivos – alguns melhores do que outros. Determine exatamente qual está disponível observando os parâmetros necessários para o protocolo que você escolheu. Alguma das unidades de equipamento disponível satisfaz os requisitos do parâmetro?

Confiabilidade do equipamento

Dos equipamentos disponíveis que não são contraindicados para seu paciente e atendem os parâmetros apropriados para você atingir seus objetivos de tratamento, quantos são confiáveis? Qual foi a data da última ins-

456 Seção IV • Abordagem global para o tratamento

peção pelo departamento de engenharia biomédica? A maioria dos equipamentos elétricos deve passar por uma inspeção profissional no mínimo uma vez por ano e a data da inspeção deve estar identificada com um autocolante no dispositivo. Se não houver qualquer indicação de que ele foi recentemente inspecionado, então também não há razão para que você como um profissional saiba se ele é **confiável** ou não, ou se irá funcionar de modo correto e com segurança quando você for usá-lo em seu paciente. O profissional deve inspecionar o equipamento e seus acessórios para determinar se está completo e funcionando corretamente *antes* de aplicá-lo em um paciente. Qualquer dispositivo que revele um defeito deve ser etiquetado e depois removido da área de tratamento. Além disso, certifique-se de que está familiarizado com todos os controles e parâmetros da unidade *antes* de aplicá-la em um paciente.

Experiência anterior do paciente com o agente físico escolhido

Um recurso valioso que pode ser facilmente negligenciado é o paciente! Muitos pacientes que estão em terapia já passaram pela fisioterapia. O paciente pode ter tido uma experiência inesquecível com um agente físico. Pergunte-lhe sobre suas experiências anteriores com terapia e com agentes físicos. Saber o que funcionou bem para ele no passado pode ajudá-lo na decisão do que usar. Do mesmo modo, se um paciente tem uma determinada aversão a um tipo de agente físico, como muitas vezes acontece com a crioterapia, então talvez você deseje sugerir alternativas adequadas ou descobrir quais foram as circunstâncias que tornaram essa aplicação inadequada.

Para refletir...

Quando foi a última vez que você alugou um carro? Caso saiba dirigir, espera-se que seja competente o suficiente para poder encontrar:

- Os freios.
- O pedal do acelerador.
- Os faróis.
- Os limpadores de para-brisas.
- Os controles para abrir e fechar as janelas.

Quando você aluga um carro, ninguém vai mostrar onde qualquer um dos controles acima está localizado. Cabe a você encontrá-los antes de sair do local. O mesmo vale para todos os "compartimentos" em um departamento de fisioterapia. Você precisa saber como encontrar o que precisa (em termos de controles de operação) *antes* de estar diante de um paciente.

O que mais o plano de cuidados inclui?

É importante olhar para suas opções quanto à utilização eficiente do tempo e resultados esperados. Se a aplicação do agente físico que você escolheu para tratar somente das principais queixas exige 20 minutos e você identificar também a necessidade de usar outra coisa para tratar de sintomas adicionais, é possível combinar dois agentes físicos e aplicá-los ao mesmo tempo? Se o fizer, um comprometeria o benefício terapêutico do outro? Esse procedimento é geralmente utilizado com compressas frias e estimulação elétrica, quando o objetivo do tratamento é diminuir a dor e a inflamação.

Tratamento preparatório

O objetivo para o agente físico que você vai usar envolve a preparação para uma outra atividade dentro do plano de cuidados? Por exemplo, o calor é muitas vezes usado antes de intervenções que focam no aumento da extensibilidade do tecido conjuntivo, como a mobilização articular, a mobilização dos tecidos moles e a tração. O calor serve para relaxar o paciente e aquecer as estruturas superficiais, que podem aumentar sua resposta às técnicas de mobilização realizadas depois.

Acompanhamento de uma atividade ou abordagem de tratamento

As sessões de tratamento podem envolver uma grande variedade de técnicas de tratamento, algumas delas podem ocasionar pequenos níveis de desconforto para o paciente. O exercício terapêutico pode aumentar a quantidade de atrito nas estruturas articulares, que podem acarretar algum edema localizado após a atividade. O gelo pode ser aplicado após o exercício para reduzir o desconforto localizado causado apenas pelo aumento do nível de atividade da área lesionada. Se o plano envolve a aplicação de um agente físico para reduzir o desconforto após uma atividade, é importante que o profissional explique o processo ao paciente, para que este compreenda o desconforto e não tema a atividade no futuro.

Decisões e evidências

Há uma grande quantidade de tomadas de decisões envolvida quando se escolhe e se incorpora um agente físico ao programa de tratamento de um paciente. Conforme discutido, os profissionais devem considerar muitas questões ao decidir qual intervenção é melhor para um determinado paciente. Parte do processo da tomada de decisão inclui saber qual evidência é confiável e disponível para apoiar uma intervenção particular com um agente físico. Encontrar evidências está ficando cada vez mais fácil, pois os bancos de dados eletrônicos estão tornando a busca mais rápida para que os profissionais encontrem informações atualizadas, mas a solidez dessa informação deve ser cuidadosamente avaliada quanto à fonte, reprodutibilidade e adesão às diretrizes publicadas estabelecidas pelas agências de licenciamento se for o caso, como a FDA.

A observação da condição inicial e então a reavaliação do paciente após qualquer intervenção terapêutica irá justificar a continuidade, modificação ou o término de um tratamento. Sem um processo cuidadosamente construído para essas avaliações, é difícil saber se está havendo algum progresso (consultar o Cap. 2 para as técnicas de avaliação). Se um paciente está começando a recuperar a força, experimenta uma diminuição da dor, tem menos edema, ou tem menos defesa muscular, então ele provavelmente vai retomar as atividades funcionais. O retorno à função é o fundamento das intervenções terapêuticas (Quadro 17.7).

Documentação

A **documentação** é uma forma essencial de comunicação que é útil para as necessidades do paciente, do fisioterapeuta, da instituição pagadora e de outros prestadores de cuidados de saúde envolvidos com o atendimento do paciente, incluindo enfermeiros, outros terapeutas e médicos.[25] Ela é o documento legal que serve para fundamentar os tratamentos prestados, e muitas vezes é utilizada pelas instituições pagadoras para determinar o reembolso das intervenções. Também fornece os detalhes necessários para que outra pessoa reproduza o tratamento. Por essas razões, é essencial que a documentação seja clara, concisa e precisa. Toda informação pertinente deve ser registrada para que esse registro seja útil.

Quadro 17.7	Dicas importantes para o sucesso com os agentes físicos

- Revisar a literatura publicada.
- Explicar as técnicas de tratamento aos seus pacientes.
- Manter os planos de tratamento simples.
- Observar seu paciente e registrar essas observações.
- Mostrar confiança para seus pacientes.
- Reavaliar após cada técnica de tratamento individual e de intervenção.
- Observar novamente. E continuar a registrar suas observações.

Formulários SOAP

Um formato de documentação comum é o formulário SOAP, que é um acrônimo para Subjetivo, Objetivo, Avaliação e Plano. O formulário SOAP é uma forma de registro do progresso usada para documentar tanto o tratamento quanto as respostas do paciente ao tratamento. Essa forma de documentação é registrada no prontuário do paciente e se torna um registro permanente da terapia desse paciente. São esses formulários sobre a evolução que irão subsidiar as perguntas básicas de como o paciente respondeu a uma determinada técnica de tratamento quando o prontuário for revisto. O prontuário deve apresentar um registro claro e conciso sobre o que exatamente foi feito e como foi a resposta do paciente para que qualquer um que o leia entenda exatamente por que um ciclo particular de ações aconteceu nas visitas subsequentes do paciente. Ao documentar uma intervenção de tratamento com um agente físico, os detalhes do tratamento devem ser facilmente evidentes para quem lê-los. Isso inclui o tipo de agente físico, os parâmetros escolhidos (por exemplo, duração, intensidade/temperatura, frequência), o posicionamento do paciente (se não usual), e a parte do corpo ou da estrutura tratada. Esses detalhes são comumente encontrados na parte relativa ao objetivo do formulário de tratamento. A resposta do paciente ao tratamento e as sugestões para avançar ou modificá-lo também devem ser documentadas, geralmente nas seções de avaliação e plano do formulário de evolução. O Quadro 17.8 descreve os componentes de um formulário SOAP. Lembre-se da chave para a documentação: "Se não foi documentado, não aconteceu."

Resumo

Ferramentas são maravilhosas de se ter, mas sem o conhecimento do que fazer com elas são inúteis. Na fisioterapia, como em outras áreas, isso também é verdade. Se não pararmos para dedicar algum tempo e pensar sobre o que precisamos realizar ou a forma mais eficiente para realizá-lo, vamos falhar. Isso é especialmente verdadeiro se negligenciarmos a reavaliação do que temos feito e sua documentação. O Quadro 17.9 fornece pontos-chave escolhidos para se ter em mente durante o processo de prestação do tratamento fisioterapêutico.

Ao longo deste capítulo, apresentamos uma forma de integrar as informações deste livro e de encontrar fontes confiáveis de novas informações para novas ferramentas. Também fornecemos uma abordagem sistemática para documentar o que você realiza com seus pacientes.

Quadro 17.8 | Formulários SOAP

- **S = Subjetivo:** informações subjetivas são as informações oferecidas pelos pacientes em relação a como se sentem. Tendências pessoais e contexto emocional influenciam a informação subjetiva. Ela pode abranger queixas físicas e emocionais ou dificuldades psicológicas. Os comentários do paciente são inseridos em seu registro entre aspas e identificados com a frase "o paciente afirmou que...". Perguntar aos pacientes como se sentem permite que relatem sua percepção sobre seu estado atual, e também pode orientar o profissional em relação às questões que devem ser deixadas de lado.
- **O = Objetivo:** informações objetivas, ao contrário das subjetivas, não são tendenciosas, são impessoais, imparciais, factuais. Essa é a parte da documentação que inclui todos os parâmetros relativos à abordagem de tratamento, quem ler o prontuário poderá reproduzir o tratamento. Os exemplos de entradas objetivas para cada modalidade são listados com a modalidade à qual pertencem:
  - Modalidades térmicas
  - Ultrassom
  - Hidroterapia
  - MPC
  - Compressão intermitente
  - Estimulação elétrica
- **A = Avaliação:** a parte da avaliação da documentação aborda a resposta do paciente ao tratamento. A tendência para o uso da frase "o paciente tolera bem o tratamento" deve ser evitada, pois a palavra "tolera" oferece pouca informação em relação à resposta ao tratamento. *Tolerar* algo significa literalmente suportar ou aguentar sem lesões. Ela não oferece comentários positivos ou negativos sobre a eficácia do tratamento. A avaliação é seu julgamento profissional de como o paciente está progredindo com o plano de cuidados.
- **P = Plano:** o plano deve envolver uma descrição das sessões de tratamento previstas, com base na avaliação da atual intervenção de tratamento. Ele também inclui informações sobre possível alta, novas técnicas ou exercícios para a próxima sessão.

Quadro 17.9 | Alguns conceitos-chave

Estes são os conceitos-chave selecionados que devem alertar os profissionais quando "juntar tudo" para cuidar do cliente:

- **Causas da dor**: é importante focar nos tratamentos que estão causando a dor em vez de apenas tentar tratar a dor isoladamente. A dor é um sintoma que pode afetar a capacidade do paciente para executar tarefas funcionais. É a capacidade de executar essas tarefas que também deve ser reavaliada para determinar se a fisioterapia foi bem-sucedida.
- **Objetivos funcionais *versus* deficiências**: praticantes prudentes identificam os objetivos funcionais primários e tratam das deficiências que estão limitando a capacidade do paciente para executar uma determinada atividade funcional.
- **Orientações gerais para o tratamento**: a orientação geral que os terapeutas devem seguir é escolher um número mínimo de intervenções de tratamento que alcançarão a resposta máxima.
- **Prática baseada em evidências**: ao pesquisar métodos de tratamento apoiados pela PBE, ter em mente que os artigos publicados em periódicos que são avaliados por pares ainda são as fontes mais confiáveis de conteúdo sobre as informações em relação ao paciente e à intervenção terapêutica.
- **Instrução do paciente**: os profissionais devem ter a capacidade de sustentar as abordagens que escolheram com uma sólida fundamentação e com a necessária instrução do paciente para explicar o que estão pretendendo fazer para auxiliar esse paciente e.
- **Contraindicações e precauções**: cabe ao profissional conhecer as contraindicações e as precauções para cada intervenção de tratamento específica, com ou sem agentes físicos, bem como selecioná-las.
- **Confiabilidade do equipamento**: o profissional deve inspecionar o equipamento e seus acessórios para determinar se ele está completo e funcionando corretamente antes de usá-lo em um paciente.

Por fim, as questões fundamentais para todos os profissionais:

- "Estou fazendo tudo o que posso para melhorar a condição do paciente de forma segura, eficiente e com custo vantajoso?"

Estudo de caso 1

Richard tem 55 anos e é um motorista de caminhão aposentado que decidiu procurar um fisioterapeuta para aliviar a dor e a rigidez no joelho direito. Os raios X revelaram alterações artríticas em ambos os joelhos. Ele passou por uma meniscectomia medial no joelho direito há 2 anos. Suas recentes queixas de dor e rigidez estão relacionadas com suas atividades atuais de lazer e de trabalho. Richard é um apaixonado jogador de golfe, dançarino e motorista.

- Quais agentes físicos possivelmente forneceriam um alívio contínuo se fossem usados como parte de uma abordagem de tratamento abrangente para tratar os seus sintomas?
- Se decidiu usar a estimulação elétrica para o alívio da dor, qual forma você usaria? Justifique sua escolha.
- Será que Richard poderia se beneficiar da utilização de uma unidade de TENS domiciliar? Se sim, por quê? Se não, por que não? Ao justificar sua resposta não se esqueça de levar em consideração o estilo de vida e o nível de atividade do paciente.

Estudo de caso 2

Charlotte tem 50 anos de idade e é secretária. Ela procurou o ambulatório do departamento de fisioterapia para ver se poderia receber um tratamento que aliviasse os sintomas associados ao acidente de carro com o qual se envolveu 3 semanas atrás. Ela não está conseguindo manter uma postura ereta por causa das fortes dores de cabeça, dor nas costas e parestesia intermitente na mão direita dominante. Ela é uma mulher frágil que dava aulas de aeróbica cinco noites por semana. Agora está absolutamente impossibilitada de ensinar. Seu ortopedista lhe disse que não houve fraturas, e ela está saudável.

- Quais agentes físicos possivelmente forneceriam um alívio contínuo se forem usados como parte de uma abordagem de tratamento abrangente para tratar os seus sintomas?

- Se decidiu usar a estimulação elétrica para o alívio da dor, qual forma você usaria? Justifique sua escolha.
- Será que Charlotte poderia se beneficiar da utilização de uma unidade de TENS domiciliar? Se sim, por quê? Se não, por que não? Ao justificar sua resposta não se esqueça de levar em consideração o estilo de vida e o nível de atividade da paciente.
- Será que ela poderia se beneficiar do uso da tração cervical para fornecer alívio às suas radiculopatias? Certifique-se de justificar sua resposta.
- Com base na informação que lhe foi fornecida, você teria algum tipo de preocupação em relação ao prosseguimento do tratamento com Charlotte? Em caso afirmativo, quais informações adicionais você gostaria de saber? Se não, por que não?

Questões para discussão

1. Com o uso de um banco de dados eletrônico, encontre evidências para apoiar a utilização da estimulação elétrica para facilitar a cicatrização de feridas.
2. O paciente que você está tratando apresenta um edema decorrente de uma entorse recente de tornozelo. Enumere todas as intervenções que poderiam ser praticadas para tratá-lo. O que você deve levar em consideração ao decidir pela melhor intervenção para diminuir o inchaço?
3. Como terapeuta, como você monitoraria a adesão do paciente a um programa de exercícios domiciliar?
4. Pesquisar na Internet os sites que podem ser úteis para você como um estudante de fisioterapia. Os resultados dessa pesquisa devem incluir o endereço visitado, como você o encontrou, a data em que o visitou, e o que considerou útil sobre ele. Você também precisa considerar a validade do conteúdo identificando a fonte da informação – por exemplo, as informações vêm dos sites dos National Institutes of Health ou de um fornecedor comercial? E quando

o site foi atualizado pela última vez? O responsável pelo curso vai guardar todos os resultados da pesquisa em um *notebook* de fontes. Posteriormente, você poderá acessar os sites que cada um de seus colegas de classe encontrou.

5. Sua mãe agendou uma consulta com um fisioterapeuta após seu recente acidente de carro. Ela ouviu falar sobre a estimulação elétrica e está aterrorizada. Como isso poderia afetar os resultados que ela pode alcançar? O que é possível fazer para ajudá-la a perder o medo dessa modalidade? (Esse pode ser um trabalho escrito ou uma discussão em classe.)
6. Um colega afirmou que não há tempo na clínica para que os pacientes recebam explicações em relação ao tratamento. Ele afirmou que só quer pacientes que entrem, recebam o tratamento e saiam e que até agora isso tem funcionado. Como você responderia a isso, e existe algo que você poderia sugerir ao colega? (Esse pode ser um trabalho escrito ou discussão em classe.)

Referências bibliográficas

1. Houghton, PE, Kincaid, CB, Lovel, M, et al: Effect of electrical stimulation on chronic leg ulcer size and appearance. Phys Ther 83:17–28, 2003.
2. Debreceni, L, Gyulai, M, Debreceni, A, et al: Results of transcutaneous electrical stimulation (TES) in cure of lower extremity arterial disease. Angiology 46:613–618, 1995.
3. Karba, R, Semrov, D, Vodovnik, L, et al: DC electrical stimulation for chronic wound healing enhancement. Part 1. Clinical study

and determination of electrical field distribution in the numerical wound model. Bioelectrochem Bioenerg 43:265–270, 1997.
4. Gentzkow, G, Pollack, S, Kloth, L, et al: Improved healing of pressure ulcers using Dermapulse, a new electrical stimulation device. Wounds 3:158–170, 1991.
5. Field-Fote, EC, and Tevavac, D: Improving intralimb coordination in people with incomplete spinal cord injury following training with body weight support and electrical stimulation. Phys Ther 82:707–715, 2002.
6. Griffin, JW, et al: Reduction of chronic post-traumatic hand edema: a comparison of high voltage pulsed current, intermittent

Seção IV • Abordagem global para o tratamento

pneumatic compression, and placebo treatments. Phys Ther 70:279, 1990.

7. Fitzgerald, GK, Piva, SR, and Irrgang, JJ: A modified neuromuscular electrical stimulation protocol for quadriceps strength training following anterior cruciate ligament reconstruction. J Orthop Sports Phys Ther 33:492–501, 2003.

8. Snyder-Mackler, L, Delitto, A, et al: Strength of the quadriceps femoris muscle and functional recovery after reconstruction of the anterior cruciate ligament. A prospective, randomized clinical trial of electrical stimulation. J Bone Joint Surg Am 77:1166–1173, 1995.

9. Lewek, M, Steven, J, Snyder-Mackler, L: The use of electrical stimulation to increase quadriceps femoris muscle force in an elderly patient following a total knee arthroplasty. Phys Ther 81:1565–1571, 2001.

10. Peres, SE, Draper, DO, Knight, KL, et al: Pulsed shortwave diathermy and prolonged long duration stretching increase dorsiflexion range of motion more than identical stretching without diathermy. J Athl Train 37:43–50, 2002.

11. Knight, CA, Rutledge, CR, Cox, ME, et al: Effect of superficial heat, deep heat, and active exercise warm-up on the extensibility of the plantar flexors. Phys Ther 81:1206–1214. 2001.

12. Funk, D, Swank, AM, Adams, KJ, et al: Efficacy of moist heat pack application over static stretching on hamstring flexibility. J Strength Cond Res 15:123–126, 2001.

13. Jarit, GJ, Mohr, KJ, Waller, R, et al: The effects of home interferential therapy on post-operative pain, edema, and range of motion of the knee. Clin J Sport Med 13:16–20, 2003.

14. Hurley, DA, Minder, PM, McDonough, SM, et al: Interferential therapy electrode placement technique in acute low back pain: a preliminary investigation. Arch Phys Med Rehabil 82: 485–493, 2001.

15. Albright, J, Allman, R, Bonfiglio, RB, et al: Philadelphia panel evidence-based clinical practice guidelines on selected rehabilitation interventions for knee pain. Phys Ther 81:1675–1700, 2001.

16. Moore, SR, and Shurman, J: Combined neuromuscular electrical stimulation and transcutaneous electrical nerve stimulation for treatment of chronic pain: a double-blind, repeated measures comparison. Arch Phys Med Rehabil 78:55–60, 1997.

17. Waddell, G, and Richardson, J: Observation of overt pain behavior by physicians during routine clinical examination of patients with low back pain. Psychosom Res 36:77, 1992.

18. Vlayen, JWS, et al: Assessment of the components of observed chronic pain behavior: the Checklist for Interpersonal Pain Behavior (CHIP). Pain 43:337, 1990.

19. Device Advice: Device Advice is CDRH's self-service site for medical device and radiation emitting product information. Device advice is an interactive system obtaining information concerning medical devices. Web site: www.fda.gov/cdrh/deadvice/2004.

20. FDA Talk Paper: FDA Meets with Stakeholders to Address Issues Related to the Implementation of the Medical Device User Fee and Modernization Act of 2002 (MDUFMA). Web site: www.fda.gov/bbs/topics/ANSWERS/2003/ANSO 2004.

21. Sackett, DL, Rosenberg, WM, Gray, JA, et al: Evidence based medicine: what it is and what it isn't. BMJ 312:71–72, 1996.

22. Fritz, JM, and Wainner, RS: Perspective examining diagnostic tests: an evidencebased perspective. Phys Ther 81:1546–1564, 2001.

23. Hooked on Evidence. Web site: http://www.hookedonevidence.com. 24. Soderberg, GL: Skeletal muscle function. In Currier, DP, and Nelson, RM (eds): Dynamics of Human Biologic Tissues. FA Davis, Philadelphia, 1992, pp 92–93.

24. Miller, CR, and Webers, RL: The effects of ice massage on an individual's tolerance level to electrical stimulation. J Orthop Sports Phys Ther 12:105, 1990.

25. Kettenbach, G: Writing SOAP Notes—With Patient/Client Formats, ed 3. FA Davis, Philadelphia, 2004, p 2.

ÍNDICE REMISSIVO

A

Abordagens comuns usadas na fisioterapia 222
Absorção 249
Absorção e penetração 98
Acomodação 287
Acompanhamento de uma atividade ou abordagem de tratamento 456
Acoplamento 109
Acrônimos dos dispositivos de energia eletromagnética e suas possíveis aplicações 243
Acrônimos e explicação dos objetivos do tratamento 267
Actinoterapia 256
Acústica 93
Adesão 454
Aditivos para prevenir a infecção 145
Administração passiva do medicamento 290
Agentes de aquecimento superficial 68
Agentes de calor superficial e diatermia 74
Agentes físicos disponíveis 455
Agentes térmicos 24
Algometria de pressão ou dolorímetro 43
Amassamento [petrissage] 228
Ambiente 224
Amplitude 272, 275, 339
Amplitude de movimento 266, 344
Amplitude de pico 276
Analgesia 16, 392
Analgesia e sedação 148
Analgesia sensorial 392
Anestesia 16, 392
Ângulo de incidência e dosagem 249
Ângulo de tração 169, 174
Ânodo 271
Antimicrobiano 370
Aparelho de tração cervical 168
Aparência pessoal 223
Aplicação 378
Aplicação da estimulação elétrica 266
Aplicação da luz UV 250
Aplicação do eletrodo 375, 434
Aplicação do eletrodo monopolar 326
Aplicação do eletrodo quadripolar 327
Aplicação do peso 167
Aplicação dos eletrodos 319, 322
Aplicações clínicas específicas 343
Aquecimento dos tecidos com ondas contínuas de ultrassom 112
Área de radiação efetiva (ERA) 100, 101
Argumentos para o uso da prática baseada em evidências 3
A teoria por trás da terapia com corrente interferencial 433
A "terceira linha" da corrente 435

Atividades aquáticas e hidroterápicas 154
Atrito 165
Avaliação da amplitude de movimento (ADM) 49
Avaliação da dor 19, 41
Avaliação da eficácia da intervenção e modificação da intervenção 351
Avaliação da pele (tegumento) 38
Avaliação do edema 45, 46
Avaliação dos tecidos moles 48
Avaliação eletromiográfica 338
Avaliação postural 49
Avaliações da força muscular 49

B

Banhos de parafina 70
Banhos frios ou com gelo 78
Bifurcador 324
Bioestimulação 254
Branqueamento 39
Burst 274

C

Cabo(s) 319
Cabo de ponta fina com proteção 324
Cabos condutores 319, 323
Calor e exercício 68
Calor e frio terapêuticos 60
Calor específico 70, 137
Calor superficial 55
Calor terapêutico 64
Campo elétrico 94
Campos eletromagnéticos 242
Campos eletromagnéticos pulsados para a reparação do tecido ósseo 247
Canais aquosos ou hidrofóbicos do estrato córneo 288
Capacitância 267
Características da corrente 272, 339
Características da eletricidade 267
Características da luz 247
Características da luz laser 252
Características das emissões de ultrassom e relevância para o resultado da intervenção 95
Características do fluxo de corrente 268
Características terapêuticas da corrente 338
Carga 267, 279
Cátodo 271
Cavitação 99
Células polimorfonucleares 368
Centro de flutuabilidade 135
Ceramidas 288
Checagem da aplicação 379
Cicatriz 229
Cicatrização de feridas 147, 369
Ciclo da dor crônica 17

462 Índice remissivo

Ciclo de trabalho 282, 341
Cinta de tração tradicional 168
Circuito 319
Classes de compressão para vestuários de grau médico 205
Classificação da corrente 270
Classificação das correntes elétricas 374
Classificação das formas de onda 272
Classificações FDA 292
Clônus 76
Comitê de avaliação institucional 255
Comparações entre acupuntura, pontos motores e pontos-gatilho 399
Compressão da faceta 178
Compressas frias 77
Compressas *Hydrocollator* 68
Compressas quentes 68, 69
Comprimento de onda 247
Comprimento de onda, profundidade de penetração, frequência e absorção 248
Conceito iontoforético 291
Conceituação generalizada das projeções das vias da dor 22
Condição de circulação e integridade da pele 72
Condição do paciente 148
Condição dos tecidos circundantes 148
Condução 63
Condutância 290
Condutividade térmica 62
Condutores 319
Conexões ascendentes e descendentes responsáveis pela sensação da dor 14
Confiabilidade do equipamento 455
Confiabilidade e eficiência do equipamento de ultrassom 113
Configuração dos eletrodos 326, 327
Configurações do canal e manuseio do cabo condutor 325
Conheça suas indicações, contraindicações e precauções 454
Conjunto de ferramentas para a avaliação da dor 53
Considerações clínicas 223
Considerações clínicas no tratamento com agentes físicos 453
Considerações de segurança 254
Considerações de segurança e precauções na aplicação do ultrassom 104
Considerações de segurança para a aplicação de intervenções de tratamento com frio 78
Considerações de segurança: precauções e contraindicações 455
Considerações especiais para a aplicação da tração 179
Considerações especiais para a diatermia e motivos 246
Considerações sobre a escolha do eletrodo 320
Considerações sobre a intervenção 74
Considerações sobre as aplicações clínicas da diatermia 245
Considerações sobre o tratamento 378
Considerações sobre o tratamento com hidroterapia 146

Considerações sobre segurança 250, 350
Contorno 45
Contração equilibrada 342
Contração muscular tetânica 281
Contraindicações à estimulação elétrica 338
Contraindicações e precauções 376
Contraindicações e precauções para o uso da estimulação elétrica no manejo da dor 397
Contraindicações e tomada de decisão clínica 179
Contraindicações para a massagem em geral 226
Contraindicações para o uso de turbilhão e piscinas de natação 135
Contraindicações para o uso do ultrassom 106
Contrairritação 66
Controle do edema 202, 212
Controle médico após lesão dolorosa nos tecidos moles 16
Convecção 63
Conversão 63
Corneócitos 115
Corno dorsal 15, 20
Corrente 267
Corrente alternada 271
Corrente contínua 271
Corrente de lesão 367, 369, 370
Corrente pulsada 273
Corrente pulsada monofásica de alta voltagem 381
Corrente pulsante 272
Correntes de Foucault 102
Correntes de Foucault como resultado da indução aplicada do campo eletromagnético 244
Corrente total 283, 284
Crioterapia 75
Critérios de exclusão 5
Critérios de inclusão 5
Cuidados com o equipamento de ultrassom terapêutico 109
Cuidados com os eletrodos 328
Cyriax 222

D

Debridamento 147
Debridamento autolítico 372
Decisões clínicas para a terapia aquática 143
Decisões e evidências 456
Declaração Vision 2020 da American Physical Therapy Association 3
Defesa muscular 45, 48, 67, 177
Deficiência 226
Definição da massagem do tecido mole 221
Definição da prática baseada em evidências 3
Denervação parcial 337, 349
Departamento de inspeção biomédica 109
Depressão do edema 202
Dermátomos 18
Derme 288
Desativação do ponto-gatilho 229
Descrição da ferida 148
Descrição de um único pulso 272
Descrição do trem de pulso 280

Desempenho funcional limitado pelo edema 47
Desenhos esquemáticos do corpo humano 43
Deslizamento alternado 227
Deslizamento [*effleurage*] 227
Deslocamento de volume de água 46
Diagrama dos dermátomos 18
Diatermia 242
Diatermia com campo elétrico 244
Diatermia com campo magnético 244
Dicas importantes para o sucesso com os agentes físicos 457
Diferença de potencial transepitelial 369
Disponibilidade do equipamento 455
Dispositivos eletroterapêuticos 24
Distração 164
Divergência do feixe 253
Documentação 206, 304, 403, 457
Documentação da intervenção de tratamento com a EENM 351
Documentação e cobrança 233
Documentação e cobrança da hidroterapia para tratamento de feridas 151
Documentação e cobrança da terapia aquática 144
Documentação para os IRB 255
Documentação para o tratamento com a luz UV 252
Doença articular degenerativa 177
Doença de Raynaud 79
Doença vascular periférica 65
Dor 12
Dor aguda 14
Dor aguda e a dor crônica 14
Dor clínica *versus* dor experimental 23
Dor como um sintoma de disfunção 23
Dor crônica 14
Dor referida 18
Dorsiflexão 344
Dosagem 251
Dosagem do *laser* 255
Dosagem do tratamento com ultrassom 111
Drenagem linfática manual 223
Duração 272
Duração da fase 277, 279
Duração do pulso 277, 340
Duração e frequência da intervenção de tratamento 342

E

Edema 13, 45
Efeito dos fatores sistêmicos no estímulo ou na redução da cicatrização de feridas 28
Efeitos antimicrobianos 370
Efeitos biofísicos 101
Efeitos da exposição à luz UVB 252
Efeitos da idade na resposta cicatricial 29
Efeitos da massagem 225
Efeitos da vibração mecânica e transmissão acústica 102
Efeitos de longo prazo da exposição à luz UV 251
Efeitos de segunda ordem do ultrassom não térmico 105
Efeitos dos fatores locais no estímulo ou na redução da cicatrização da ferida 28
Efeitos fisiológicos da diatermia 243
Efeitos fisiológicos da luz UV 250
Efeitos fisiológicos do frio 75
Efeitos sobre o fluxo sanguíneo 371
Efeitos sobre tecidos necróticos ou desvitalizados 372
Elastina 289
Eletrodo(s) 319, 342, 436
Eletrodo ativo 326
Eletrodo de placa de metal 320
Eletrodo dispersivo 326
Eletrodos autoaderentes descartáveis ou reutilizáveis 320
Eletrodos de borracha carbonada 320
Eletrodos de carbono não autoaderentes 333
Eletrodos de placa de metal 319
Eletrodos e cabos: materiais e cuidados 318
Eletrodos transcutâneos e percutâneos 326
Eletroestimulação muscular 266
Enchimento capilar 39, 40
Envoltório de calor ativado a ar 72, 73
Epiderme 268
Equipamento 350
Equipamento de terapia aquática 138
Equipamentos para tração da parte lombar da coluna vertebral 175
Equipamento terapêutico 110
Eritema 14, 40, 64
Escala COMFORT 53
Escala de classificação da dor Wong-Baker FACES 53
Escala de dor CRIES 53
Escalas da dor 41
Escalas de intensidade da dor 45
Escala visual analógica 19, 41
Esclerótomos 18
Espaço intersticial 197
Espaço intervertebral 169
Espasmo muscular 45, 281
Espectro EM 242
Esquema para a tomada de decisão clínica 305
Estabelecimento da diferença 434
Estabilidade médica do paciente 453
Estágios da fase proliferativa da cicatrização 26
Estágios do linfedema 200
Estimulação elétrica 205, 322
Estimulação elétrica funcional (FES) 337
Estimulação elétrica funcional nas AVD 361
Estimulação elétrica na reparação tecidual 366
Estimulação elétrica nervosa transcutânea (TENS) 266, 391, 401
Estimulação elétrica neuromuscular (EENM) 336, 337
Estimulação elétrica para a reparação tecidual 369, 387
Estimulação nociva na produção da analgesia 399
Estimuladores de corrente constante 270
Estimuladores de voltagem constante 270
Estímulo circulatório 148
Estudos clínicos que utilizam o ultrassom como agente de aquecimento 112
Estudos clínicos que utilizam o ultrassom para estimular a reparação tecidual 112

464 Índice remissivo

Etapas para a aplicação da PBE 7
Evaporação 64
Evidência em ação 8
Exame, avaliação e intervenção 38
Exame do paciente 199
Excitabilidade da membrana 286
Excitação muscular e nervosa: conceitos para revisão 286
Exercício 204
Exercício em águas profundas 140
Expectativas do paciente 454
Expectativas do tratamento 400
Experiência anterior do paciente com o agente físico escolhido 455, 456
Experiência clínica 3
Extensibilidade de tecidos 67

F

Facilitação da cicatrização 149
Facilitação ou reeducação do músculo 345
Faixa de compressão 203, 204
Faixas elásticas 203
Faixas ou fitas adesivas para a fixação dos eletrodos 323
Fase proliferativa 26
Fases da cicatrização 368
Fator de atividade 97
Fatores de atividade comuns para o ultrassom 97
Fatores de crescimento (citocinas) envolvidos na reparação tecidual 26
Fatores intrínsecos e extrínsecos 148
Fatores ligados ao paciente 301
Fatores que aumentam a probabilidade de uma ferida se tornar crônica 28
Fatores que devem ser considerados na escolha da roupa de compressão18 204
Fatores que influenciam na cicatrização de feridas 29
Fatores que influenciam na classificação da dor 42
Fatores relativos ao paciente 350
Feldenkrais 223
Fibras periféricas 21
Fisiologia muscular e nervosa 286
Fisiopatologia do edema 197
Fisioterapia aquática 133, 205
Flexores dorsais e plantares do tornozelo 357
Fluidoterapia 63, 71, 73
Fluidoterapia para mão e punho 72
Fluidoterapia para pé e tornozelo 72
Flutuabilidade 134
Fluxo da corrente dos eletrodos 269
Fluxo iônico 269
Fonoforese 109, 114
Fonoforese clínica com medicamentos anti--inflamatórios 118
Fonoforese clínica em disfunção musculoesquelética 117
Fonoforese e produtos fonoforéticos: indicações para tratamento 119
Fonoforese experimental com medicamentos anti-inflamatórios 116
Fontes de alimentação iontoforética 292

Fontes de evidências 7
Food and Drug Administration (FDA) 449
Força 165
Força de tração estática *versus* tração intermitente 175
Forma(s) de onda 272, 339
Forma de onda bifásica 274
Forma de onda da corrente pulsada bifásica 375
Forma de onda da corrente pulsada monofásica de alta voltagem 375
Forma de onda da corrente pulsada monofásica de baixa voltagem 374
Forma de onda e conforto 275
Forma de onda monofásica 273
Forma de onda para a corrente contínua 374
Forma de onda polifásica 274
Formas de onda pulsátil 273
Formulários SOAP 457, 458
Fornecimento da estimulação elétrica 285
Fortalecimento e resistência 343
Frequência 94, 248, 281
Frequência do pulso 340
Frequência kilohertz 436
Fundamentos da estimulação elétrica 310
Fundamentos da estimulação elétrica e da iontoforese 264
Fuso muscular 67

G

Galvanotaxia 370
Gânglio de raiz dorsal 21
Geradores e transdutores 110
Gerenciamento da dor 23, 392
Gerenciamento da dor com estimulação elétrica 406
Gesso "drop-out" 346
Gravidade da lesão 453
Gravidade específica 136

H

Hemostasia 368
Hérnia de disco 168, 177
Hidratação 289
Hidromecânica da água 137
Hidroterapia 132, 133, 147
Hidroterapia para tratamento de feridas 145
Hierarquia de evidências 4
Hiperemia 64
Hipomobilidade articular 177
Hipotálamo 62
Histórico médico 350
Homeostase 62

I

Identificação correta dos pacientes 337
Ímãs 435
Impacto da adesão do paciente à terapia na recuperação 454
Impedância acústica 98
Impedância/resistência 268
Impingimento 167

Implicações psicológicas 16
Indicações, contraindicações e precauções 226
Indicações para diatermia 247
Indicações para o uso de turbilhão e piscinas de natação 135
Indicações: primária e secundária 455
Indicações propostas 254
Indivíduos da pesquisa 5
Inflamação 13, 25, 368
Informação mecanorreceptiva 67
Inibição de Wedensky 436
Início da palpação 225
Inspeção da pele 303
Instrução domiciliar 402
Instrução do paciente e consentimento para tratar 108
Instrução do paciente para teste e tratamento com UV 252
Instruções educacionais para o uso domiciliar do estimulador 345
Instrumentação e aplicação da iontoforese 292
Insuficiência arterial 376
Insuficiência venosa 376
Integração dos agentes físicos: tomada de decisão clínica 446
Intensidade e potência do ultrassom 111
Intensidade *versus* duração do pulso 279
Intensificação iontoforética 291
Interface do eletrodo 319, 331
Interpulso 280
Intervalo intrapulso 277
Intervalos *interburst* 280
Intervalos interpulso e *interburst* 280
Intervenção terapêutica – tomada de decisão clínica 24
Intervenções diretas e os objetivos previstos 449
Intervenções fisioterapêuticas para a cicatrização do tecido mole 29
Intervenções para edemas 202
Inventários da dor 42
Iontoforese 271, 287
Iontoforese clínica de glicocorticoides na disfunção musculoesquelética 297
Iontoforese clínica de medicamentos anti-inflamatórios 298
Iontoforese experimental e clínica de medicamentos anti-inflamatórios 296
Irregularidades circulatórias 39
Irritação cutânea e sensação 350
Isenção de dispositivo experimental 255
Isquemia 13

J

Junções aderentes 288
Justificativa para a aplicação dos eletrodos 397

L

Laser 251
Laser de baixa potência na prática clínica 253
Lei de Ohm 267
Liberação do opioide endógeno 400

Liberação do ponto-gatilho 231
Liberação dos opioides endógenos 394
Liberação miofascial 231
Linfedema primário 199
Linfedema secundário 199
Locais de aplicação dos eletrodos com a CI 442
Locais ideais para os eletrodos na estimulação TENS 417-431
Luz como modalidade terapêutica 247
Luz UV 248

M

Macrófagos 368
Manchas 39
Manchas da pele 39
Manejo da defesa muscular e espasticidade 347
Manejo da dor com a estimulação elétrica 390
Manutenção da ponta 324
Massagem 205
Massagem cicatricial 229, 230
Massagem clássica 227
Massagem com gelo 77, 89
Massagem de fricção transversa 231
Massagem do tecido conjuntivo 222
Massagem sueca 223
Mecânica do corpo 225
Mecanismos físicos de troca de calor 62
Medicamentos anti-inflamatórios esteroides 297
Medicamentos anti-inflamatórios não esteroides 297
Medidas circunferenciais ou do contorno 46
Meio de acoplamento e fixação 321
Meios para avaliar a dor 44
Melanina 38
Método de Hipócrates 167
Método de imersão em parafina 87
Método Halliwick 142
Métodos de aplicação de calor 68
Métodos de aplicação de frio 77
Métodos de tração 164
Métodos de tratamento 397
Modelo de pesquisa 4
Modelo experimental 5
Modelos de eletrodos 294
Modelos de eletrodos iontoforéticos 295
Modelos não experimentais 5
Modulação 284
Modulação com a CI 438
Modulação da corrente 285
Modulação da rampa 341
Modulação e CI 438
Molécula dipolo 244
Monitoramento clínico 109
Morfologia e função 287
Movimentos de amassamento na massagem clássica 228
Movimentos de deslizamento na massagem clássica 227
Movimentos de percussão na massagem clássica 229
Mudanças do pH 296
Músculos paréticos ou paralisados 337

466 Índice remissivo

N

Nanômetros 248
Narcóticos 16
Nervo periférico 337, 338
Nervo periférico intacto 337
Neurônios aferentes 62
Neurônios eferentes 62
Neurônios motores alfa 67
Níveis clínicos de estimulação 276
Níveis de dosagem para a diatermia 247
Nociceptor 13

O

Objetivos do tratamento com a luz UV 250
Objetivos do tratamento terapêutico 266, 451
Objetivos e resultados esperados 202
Objetivos gerais do tratamento para a tração 167
Observação e documentação do tratamento com
ultrassom 109
Onda bifásica 272
Onda de cisalhamento ou transversal 95
Onda estacionária 95
Onda longitudinal 95
Onda monofásica 272
Onda polifásica 272
Onda senoidal 96, 434, 435, 437
Opiáceos endógenos 23
Opioides 394
Órgão tendinoso de Golgi 67
Orientação para o posicionamento do paciente para a
tração 185
Orientações gerais para as aplicações clínicas 341
Orientações para a intervenção 78
Órtese 337
Outros equipamentos para tração da coluna cervical
170

P

Palpação 41
Paradigma de tomada de decisão clínica 398
Parafina 70, 71
Parâmetros da estimulação 339
Parâmetros documentáveis 255
Parâmetros para a estimulação elétrica: corrente pulsada
bifásica assimétrica ou corrente alternada 380
Parâmetros para a fonoforese 115
Parâmetros para a produção da analgesia durante o
procedimento doloroso 399
Parâmetros para a produção da analgesia no nível
sensorial 399
Parâmetros para a produção da "analgesia por
hiperestimulação" 400
Parâmetros para liberação de opioides endógenos 400
Parâmetros registrados para a documentação das
intervenções de tratamento com *laser* 256
Parestesia 392
Parte lombar da coluna vertebral 180
Pêndulo de Newton 95
Penetração transcutânea do medicamento 290

Percepção da dor 19
Percussão [*tapotement*] 228
Perfusão 65
Perspectivas históricas 221
Pigmentação ou cor da pele 38
Pino 319
Pino de ponta fina 324
Piscinas 132
Piscinas de natação 134, 139
Piscinas para terapia aquática 139, 154
Plasticidade 289
Pletismografia 371
Plugue 319
Plugue tipo banana 324
Polaridade 374
Poliarterite nodosa 376
Pontas finas 319
Ponto isoelétrico 272
Pontos de acupuntura 397
Pontos-gatilho 229, 397
Pontos-gatilho ativos 230
Pontos-gatilho latentes 230
Pontos motores 397
Posicionamento do equipamento 302
Posicionamento do paciente 224, 303, 341
Possíveis causas e soluções para paciente que se queixa
de sensações de formigamento ou coceira sob os
eletrodos 326
Pós-tratamento 304
Postura 49
Potência 95
Prática baseada em evidências 3, 450
Prática baseada em evidências com agentes físicos 2
Precauções e contraindicações para o uso da tração 178
Precauções para a diatermia e motivos 246
Precauções para a massagem em geral 226
Precauções para o uso do ultrassom 104
Pré-modulação 436
Pré-modulação e terapia com corrente interferencial
436
Pressão hidrostática 136
Pré-tratamento 304
Princípios da aplicação terapêutica 111, 164
Princípios de integração para os agentes físicos 455
Princípios físicos 94
Princípios físicos e propriedades da água 134
Princípios gerais do manejo da dor 397
Problemas cognitivos 350
Procedimento de limpeza do turbilhão 146
Procedimento para a tração lombar 176
Procedimento para dose eritematosa mínima (DEM)
251
Procedimento para tração cervical mecânica 172
Procedimentos de aplicação 296, 328
Procedimentos de tratamento com ultrassom 107
Processo de cinco etapas para a aplicação da prática
baseada em evidências 3
Processo de reparação da lesão 367
Processos de regulamentação e segurança do *laser* de
baixa potência 254

Índice remissivo **467**

Produção da analgesia em um procedimento doloroso 399

Produção da analgesia no nível sensorial 399

Produção da luz *laser* 252

Profissionais *versus* técnicos em sua abordagem de tratamento dos pacientes 448

Proliferação 25

Propriedades acústicas 116

Propriedades de transmissão dos agentes de acoplamento de ultrassom 114

Propriedades elétricas da pele 289

Propriedades físicas da luz 248

Propriedades físicas relacionadas 164

Prós e contras das compressas quentes *Hydrocollator* 70

Pulso único 274

Q

Qualidades do feixe 100

Quase experimental 5

Queloide 27

Questionário de dor de McGill 19

Questionário da dor de McGill-Melzack 44

Quimiotaxia 368

R

Radiação 63

Radiação eletromagnética 241

Radiação eletromagnética: diatermia, ultravioleta e *laser* 240

Raiz nervosa 395

Rampa 341

Rarefação 94

Reações adversas no local 377

Receptores da dor 19

Recrutamento da unidade motora 286

Redução da defesa muscular 76

Redução da defesa muscular com o uso de três configurações diferentes de estimulação elétrica 363

Redução da dor 76

Redução da espasticidade muscular 76

Redução do edema 76, 348

Redução e modulação da dor 66

Reflexão 99, 249

Reflexão e a refração do ultrassom 98

Reflexo axônio 75

Reforçar a adesão do paciente ao tratamento 454

Refração 99, 249

Regulação da temperatura 62

Relação de não uniformidade do feixe 100

Relação entre a profundidade da água em uma piscina de natação e os possíveis tipos de atividades nessa profundidade 141

Remodelação 26

Remodelação ou fase de maturação 26

Reobase 286

Reparação tecidual 24

Representação celular do estrato córneo e da célula--matriz lipídica 289

Resistência 343

Resistência/impedância 267

Resposta do tecido à lesão 11

Resposta do tecido ao trauma: inflamação e reparo 25

Respostas adversas relatadas da iontoforese 299

Respostas dos pacientes às intervenções terapêuticas 37

Respostas motoras à estimulação elétrica 355

Respostas motoras para o fortalecimento muscular 359

Resposta tecidual à lesão 33

Resultados esperados 351

Retardos na cicatrização da ferida 27

Revisão da fisiologia 391

Revisão dos princípios de ultrassom 110

Revisão sistemática 5

Revistas acadêmicas 8

Rolfing 223

S

Saídas do estimulador 270

Segurança do paciente 143

Segurança elétrica 300

Segurança elétrica na clínica 302

Seleção da forma de onda 275

Sensações de formigamento ou coceira sob os eletrodos 325

Sequência de ultrassom em um plano de tratamento 107

Sinais cardinais de inflamação 15

Sincronização da modulação da relação do ciclo ligado/desligado 341

Sistema linfático 197, 198

Sistema tegumentar: nossa pele 287

Substâncias endógenas 13

Substâncias produtoras de dor desencadeadas por lesão 14

Substituição ortótica 348

T

Tamanho do eletrodo 322

Tamanho do eletrodo e densidade da corrente 321

Tanque de Hubbard 135

Tanques com turbilhão 157

Taxa metabólica 65

Tecidos e condutividade relativa para a radiação EM 245

Tecidos excitáveis 267

Tecidos heterogêneos 99

Tecido subcutâneo 64

Técnica Alexander 222

Técnica bipolar indireta com aplicação de eletrodos autoadesivos proximal/distal 379

Técnica de amassamento básico 229

Técnica de amassamento circular 229

Técnica de amassamento com rolamento da pele 229

Técnica de espalhamento miofascial 231

Técnica de percussão 230

Técnica de tratamento com *laser* 255

Técnica direta 378, 380

468 Índice remissivo

Técnica monopolar direta empregando eletrodos de borracha de carbono 379
Técnica perilesional 379, 380
Técnicas da aplicação da crioterapia 79
Técnicas de aplicação da diatermia por ondas curtas 259
Técnicas de Bad Ragaz 142
Técnicas de hidroterapia 139
Técnicas de manejo de tecidos moles: massagem 220, 236
Técnicas de massagem de tecidos moles 227
Técnicas de terapia aquática 139
Técnicas de tratamento: compressão e controle do edema 196
Técnicas de tratamento dos tecidos moles: tração 162
Técnicas hidroterápicas 149
Técnicas mecânicas 168, 173
Tegumento (pele) 287, 288
Temperatura ambiente 151
Temperatura da água 137
Temperatura da superfície da pele 40, 46
Temperaturas da água e aplicações potenciais na hidroterapia 138
Tempo de elevação 277
Tempo de queda 277
Tempo de rampa 282, 283
Tempo de tratamento disponível 452
Tempo ligado/tempo desligado (ciclo de trabalho) 282
Teoria da aplicação 167
Teoria das comportas para o controle da dor 21, 22, 66
Teorias da dor 22
Terapia com corrente interferencial na prática clínica 432
Terapia craniossacral 222
Terapia descongestionante completa 205
Terapia neuromuscular (ponto-gatilho) 223
Terapia RICE 202
Terminologia da eletricidade 267
Terminologia da percepção da dor 13
Terminologia de estatística definida 6
Terminologia do som 96
Terminologia para as configurações do posicionamento dos eletrodos 326
Thera Cane 231
Tipos de aplicações da diatermia 244
Tipos de corrente 271, 373
Tipos de edema 198, 199
Tipos de eletrodos 319
Tipos de fibras da dor e vias centrais 20, 392
Tipos de linfedema 199
Tipos de nociceptores 20
Tipos de radiação EM e suas características aprovadas pela Federal Trade Commission 243
Tomada de decisão clínica 233, 304, 351, 396
Tomada de decisão clínica: calor ou frio? 79
Tônus muscular 48
Tração 164, 185
Tração assistida por gravidade, incluindo tração invertida 176

Tração cervical 168, 180
Tração estática *versus* tração intermitente 169
Tração lombar 172
Tração manual 165, 171, 176
Tração mecânica 165
Tração posicional 171, 176
Trager 223
Transferências de pacientes para o tanque de Hubbard 160
Transporte transcutâneo 290, 291
Tratamento preparatório 456
Tratamentos potenciais e como obter êxito 396
Trato espinotalâmico 394
Trato posterolateral 393
Trem de pulsos 272, 283
Triângulo da dor 14
Tração gravitacional 165
Turbilhão 145
Turbilhão *versus* piscinas 134
Turbinas 145
Turgor 289

U

Ultrassom 94
Ultrassom como ferramenta de diagnóstico 96
Ultrassom não térmico 102
Ultrassom pulsado ou contínuo 97
Ultrassom terapêutico 95, 112, 125
Ultrassom terapêutico e fonoforese 92
Ultrassom térmico 101
Ultravioleta 249
Unidade de tração domiciliar 170
Unidades de frio controlado 78
Unidades domiciliares 176
Uso da estimulação elétrica 299
Usos clínicos e considerações de segurança para a tração 177
Usos terapêuticos da luz 256

V

Varredura 284
Vasodilatação fria 75
Velocidade de condução nervosa 67, 338
Vias da dor 21
Vias de perda de calor 62
Vias de transmissão dos neurônios de primeira, segunda e terceira ordem para a percepção da sensação 63
Vibração 93
Viés 4
Visão geral dos princípios e propriedades da água 138
Viscosidade e resistência 136
Voltagem 267
Volúmetro 46, 201, 213

W

Watsu 143